Engineering Technology on Tumor Particle Therapy

肿瘤粒子治疗工程技术

主　编　王学武　唐劲天

中国科学技术出版社
·北京·

图书在版编目（CIP）数据

肿瘤粒子治疗工程技术 / 王学武 , 唐劲天主编 . —北京 : 中国科学技术出版社 , 2022.3
ISBN 978-7-5046-9233-7

Ⅰ . ①肿… Ⅱ . ①王… ②唐… Ⅲ . ①肿瘤－放射治疗学 Ⅳ . ① R730.55

中国版本图书馆 CIP 数据核字 (2021) 第 197270 号

策划编辑	池晓宇　焦健姿
责任编辑	史慧勤
文字编辑	弥子雯
装帧设计	佳木水轩
责任印制	李晓霖

出　　版	中国科学技术出版社
发　　行	中国科学技术出版社有限公司发行部
地　　址	北京市海淀区中关村南大街 16 号
邮　　编	100081
发行电话	010-62173865
传　　真	010-62179148
网　　址	http://www.cspbooks.com.cn

开　　本	889mm×1194mm　1/16
字　　数	758 千字
印　　张	31.5
版　　次	2022 年 3 月第 1 版
印　　次	2022 年 3 月第 1 次印刷
印　　刷	天津翔远印刷有限公司
书　　号	ISBN 978-7-5046-9233-7/R·2826
定　　价	338.00 元

编著者名单

名誉主编　夏佳文　周永茂　于金明　赵振堂

主　　编　王学武　唐劲天

副 主 编　关遐令　李　强　刘渊豪　卢晓明

编　　者　（以姓氏笔画为序）

丁　洪　王　平　王　东　王　兵　王　晖　王小虎　王广发　王文化　王旭飞　王孝娃
王志宇　王忠龙　王俊峰　王桂华　王培臣　王绿化　王越男　王景瑞　王睿如　毛友生
尹　勇　邓嘉隆　甘志国　石　峰　卢　卫　卢晓明　叶　健　叶延程　申国栋　冯　娇
邢庆子　巩贯忠　朱京丽　任　斌　任海萍　向　青　刘　帅　刘　轩　刘　栋　刘　敏
刘　清　刘　璐　刘宁波　刘亚强　刘哲一　刘铮铮　刘鸿鸣　刘瑞峰　刘新国　汤晓斌
安　峥　杜乐辉　李　琛　李义国　李利亚　李君利　李国宏　李宝生　李晓亮　李晔雄
杨　涛　杨会霞　杨志勇　杨建成　肖　杰　肖永顺　肖德涛　吴凤军　吴龙海　吴令英
何　晟　邱　睿　邹　平　张　华　张　勇　张　浩　张　辉　张　煜　张子民　张天爵
张立峰　张先文　张庆有　张丽岩　张莹莹　张能鲲　张紫竹　张满洲　陆元荣　陈　一
陈卫强　陈韦霖　陈志华　陈金达　武建安　罗　成　罗　芬　罗广文　金和坤　周玉成
周先志　周渭川　郑曙昕　姜晓明　洛小林　姚庆高　姚红娟　姚泽恩　贺鹏博　秦　斌
贾　俢　夏启胜　夏艳芳　徐　琳　徐寿平　殷学军　殷治国　高　喆　高献书　郭　际
唐　若　陶　丹　黄文会　黄晓延　龚时华　崔相利　康静波　梁天骄　彭士香　彭疆南
蒋永莉　韩亚骞　程品晶　傅世年　曾　志　谢　青　谢小雪　蔡晓红　裴　曦　谭　珂
谭　萍　樊　新　樊宽军　颜学庆　霍万里　霍小虎　戴中颖　Hirata Hiro（日本）
Koizumi Hiroyuki（日本）　Michael Marash（以色列）　ROK Gajsek（斯洛文尼亚）
Yoshio Imahori（日本）

学术秘书　乔　艳　夏　伟　郭　帅　王　丹

内容提要

在我国肿瘤粒子治疗技术及应用迎来大发展、为人民健康造福之际，本书汇集行业内专家学者，联合国内外工程力量，对粒子治疗工程技术进行了汇总，包括粒子治疗技术的全貌在内，对我国粒子治疗技术的发展环境进行了分析，并详细描述了质子、重离子、硼中子俘获治疗的具体情况，介绍了计划系统技术的相关问题，阐述了技术创新和发展方向。本书有助于读者了解行业现状、发展历史、未来趋势等方面的新进展，也有助于开拓读者在医疗技术研发和临床工作中的视野与思路。

序

我国正在经历一场前所未有的变革，社会、经济和科技进入了迅猛发展的快车道。在肿瘤医学研究与治疗领域，我国学者积极引进吸收，与国际前沿保持高度一致，并在许多领域不断创新。他们的很多研究成果改变了现代医学的临床实践。

随着经济的不断增长，我国人民对自身健康有了更多需求。作为恶性肿瘤治疗方法之一的放射治疗也得到了高度重视，常规光子放射治疗（包括 X 线、伽马射线和电子线）已逐步普及至县一级医疗机构，但仍然满足不了我国人民对健康的追求。因此，除了积极普及推广普通放射治疗，更应加大力度推广具有显著物理学和生物学优势的质子、重离子和硼中子俘获治疗等高端粒子治疗技术，可解决很多常规放射治疗的疑难问题，从而挽救生命、改善患者生活质量。期望其可以得到国家政府部门的重视。

粒子治疗系统构成异常复杂，需要整合核物理、工程技术、材料科学、药理毒理、生物医学与临床医学的技术基础，并紧跟现代科技前沿。需要集中大量科学家、工程师、生物基础研究人员和临床放射肿瘤学家的力量，研发及应用成本很高，因此以往主要在美国、日本、德国等发达国家开展。早在 20 世纪 80 年代，我国一批核物理学家和放射治疗学家，就先后到国外考察学习加速器和粒子治疗项目；同时，国内一些基层核科技工作者和神经外科医师，对粒子疗法的小型核反应堆中子源进行研究和探索，推动了我国粒子治疗技术的发展。如今我国不但建立了多个粒子治疗中心，同时还成功研发了质子、重离子和硼中子俘获治疗的国产化设备。

我国在粒子治疗领域的技术进步，不仅学习先进技术，而且要进行自主创新。目前国家层面的科研项目和社会资金的应用探索，不断丰富了我国粒子治疗的研究内涵和外延，正进入快速发展阶段，需要各方面给予高度关注和强有力的支持。我们组织工程技术、放射物理、生物医药和肿瘤临床等行业内各领域的专家学者，首次编撰汇集了质子、重离子治疗和硼中子俘获治疗的工程技术内容，为这一新兴高端技术提供了最专业的国际研究前沿科技跟踪、设备技术动态和医疗发展咨询，期待这些信息能够助力我国粒子治疗工程技术与建设项目稳健发展，造福我国人民。

中国工程院院士

中国核工业集团有限公司科学技术委员会资深顾问　周承茂

前　言

使用质子/重离子（主要是碳离子）治疗肿瘤始于 20 世纪 50 年代。人们将这种技术带进现实的重要原因之一，是质子/重离子具有更好的能量沉积分布物理特性，即它们与物质作用时，绝大部分的能量都释放在一个很窄的深度范围内，而且深度可以通过调节带电粒子的能量来进行操控。这样一来，就可以使绝大部分的能量沉积在我们希望它停留的地方，比如癌变组织中。

而传统放射治疗使用光子作为载体，与质子/重离子不同，它的能量释放随深度的增加而减少，因此对照射路径上的正常组织有着不可避免的损伤。现行的适形调强办法是通过不同角度，按照病灶在对应角度的形状，形成对应形状的光子束实施照射，在达到疗效的同时，减少对正常组织的杀伤。可以想象，与质子/重离子治疗相比，传统放射治疗的不良反应要明显得多。

始于 20 世纪前半叶的硼中子俘获治疗，又是另外一个故事。它基于一个精妙的核反应，即热中子与 ^{10}B 原子核发生反应，产生 α 粒子和 Li 粒子。这两种粒子的射程与细胞大小相仿，也就是说，只要反应发生在癌细胞内，破坏作用就只会作用于癌细胞。而巧合的是另一个精妙的作用，即人们可以把这种硼元素用某些载体化合物运送到癌细胞里，而几乎不会运送到正常细胞里。通过这样特殊的具有二元靶向性的方法实现了一种新的放射治疗方案，即用中子照射富集含 ^{10}B 化合物的癌变组织，使热中子与 ^{10}B 原子核反应后产生的粒子来杀灭癌细胞。

对这些粒子治疗进行调度指挥的是计划系统。计划系统根据患者的医学影像、医生对病灶的规划、治疗所用载体的特性等，对治疗该患者的照射方案进行最优的安排，将射线尽可能集中到病灶区域，并减少对正常组织，尤其是关键器官组织的照射。有了优秀的计划系统，粒子治疗，当然也包括传统放疗，才能发挥出它们最大的效用。

清华大学工程物理系在 2005 年成立了医学物理与工程研究所，2009 年启动了微型脉冲强子源建设，与国内外合作开展了多个质子、重离子、中子源项目建设与相关技术研究。我们希望在我国肿瘤粒子治疗技术及应用迎来大发展，为人民健康造福之际，联合国内外工程力量，汇集行业内专家学者，对粒子治疗工程技术进行汇总，并加入各位编者的独到见解，供有兴趣的读者了解行业现状、发展历史、未来趋势等方面的新进展，因此编写了这部《肿瘤粒子治疗工程技术》。同时，这也是我们所知范围内的第一部汇集了质子/重离子治疗和硼中子俘获治疗的工程技术方面的专业著作，希望为各位读者提供有所侧重的前沿信息。

本书共分 8 章，第 1 章概要讲述了粒子治疗技术的全貌，第 2 章对我国粒子治疗技术的发展环境进行了分析，第 3~5 章详细描述了质子、重离子、硼中子俘获治疗的具体情况，第 6 章介绍了计划系统技术的相关问题，第 7~8 章则阐述了技术创新与发展方向。

　　我们衷心感谢方守贤、夏佳文、周永茂、于金明、赵振堂院士对本书编写的指导和贡献，感谢国内外百余位专家学者、工程师对本书编写的参与和支持，同时感谢组织编写的各位工作人员。恳切希望有关专家、同行和广大读者予以指正，以便我们今后更好地为大家做好信息服务。

清华大学工程物理系主任

清华大学医学物理与工程研究所副所长

目　录

第 1 章 粒子治疗技术概述

一、粒子治疗技术原理概述

（一）粒子治疗技术分类概述

应用放射线照射是恶性肿瘤主要治疗手段之一，即放射治疗。放射线是具有高速动能、通过空间或媒介传播的电磁波或粒子流。目前广泛用于临床的放射线有 X 线、γ 射线和电子线等，而应用由高能量粒子形成的射线对肿瘤进行的放射治疗，是当今不断发展和日趋完善的新型放疗技术，包括质子线、重离子线和中子线等（图 1-1）。其中，质子是氢原子失去电子之后带一个正电荷的粒子 H^+，重离子是原子量比质子大而比质子重的带电粒子，目前常用的医用重离子治疗是碳离子治疗。通过加速器将质子或碳离子加速到约光速的 70%，所形成的质子束或碳离子束用于攻击肿瘤病灶。与传统 X 线相比，这两种带电粒子束具有明显的剂量学优势，治疗更精确，从而使不良反应更小。中子与质子同为原子核的组成部分，中子与质子质量几乎相同，但不带电荷，利用中子射线俘获富集于肿瘤细胞内的含硼药物，该俘获反应可以使 ^{10}B 释放出射程仅约 1 个细胞直径的重离子 ^4He 和 ^7Li，因此能够更具选择性地打击肿瘤细胞。上述三种粒子治疗手段各具特点，也是本书所涉及的三项粒子治疗（particle therapy）技术，即质子治疗（proton therapy）、重离子（碳离子）治疗 [heavy ion（carbon ion）therapy] 和硼中子俘获治疗（boron neutron capture therapy，BNCT）。

1. 质子治疗

相对于 X 线和 γ 射线等光子射线，质子具有一定的质量，且带正电，当给予质子足够能量（70～250MeV），质子束在穿过物质的过程中速度会随着深度的增加而减慢，高线性能量转移（linear energy transfer，LET）则随速度的降低而增加，当能量全部耗尽，质子束就会突然停下来。这个剂量沉积过程产生的质子剂量——深度特征曲线，即布拉格曲线，当到达射程终末时，能量全部释放，即所谓的布拉格峰（bragg peak），而在布拉格峰后的剂量几乎是 0。基于这样的物理特性，将布拉格峰置于肿瘤病灶处，肿瘤处会接收到最大的剂量，而肿瘤前方的正常组织或器官接受的剂量不大，肿瘤后方的正常组织或器官几乎不会受到照射，因而质子非常适合用于治疗肿瘤。常规使用的光子放疗，剂量会随着进入人体的深度而下降，给临床放疗带来很大的缺陷，即肿瘤前面的正常组织和器官要受到比肿瘤病灶处更大的剂量（图 1-2）。

1990 年，美国加利福尼亚州罗玛琳达大学

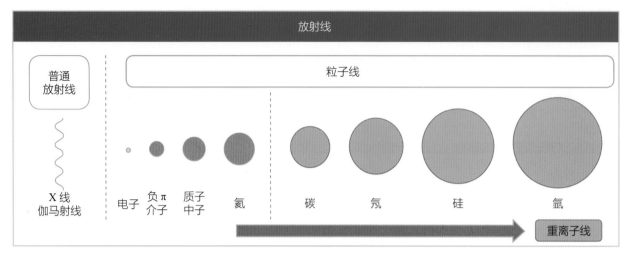

▲ 图 1-1　放射线分类

放射线可分为普通放射线和粒子线两大类，X 线和 γ 射线是普通放射线（又称光子线），而质子、中子和碳离子线属于粒子线，其中碳离子线是重离子线（来源于 https://www.particle.or.jp/hirtjapan/en/what/）

医学院（Loma Linda University Medical Center，LLUMC）建成了国际上第一台专门为治疗患者而设计的质子同步加速器，由于结合了医学影像技术、射线控制技术和计算机放疗计划系统的进展，质子放疗成为一项可控且精确的肿瘤放疗技术。LLUMC 质子中心在临床治疗恶性肿瘤和部分良性疾病中取得了良好的结果，减少了放射不良反应和并发症，提高了肿瘤控制率，由此促使了美国质子放疗的发展。以美国肿瘤界巨头麻省总医院（Massachusetts General Hospital，MGH）和 MD 安德森肿瘤中心（MD Anderson Cancer Center，MDACC）为首的肿瘤中心建立了质子放疗中心，治疗了大批的肿瘤患者，获得了较好的结果。

2. 重离子（碳离子）治疗

在质子放疗发展的同时，重离子放疗也在探索中进行。重离子放疗肿瘤的研究主要在日本国立放射医学研究所（National Institute of Radiological Sciences，NIRS）和德国国家重离子研究所（Gesellschaft für Schwerionenforschung，GSI）进行。在众多重离子中，目前国际上公认适用于治疗肿瘤的重离子是碳离子。碳离子射线

除了与质子具有相同的物理剂量分布以外（图 1-2），还具有更强的放射杀伤效应，特别是对那些抗拒光子放疗的肿瘤，如黑色素瘤、软组织肉瘤和含有大量乏氧肿瘤细胞群的局部晚期肿瘤。

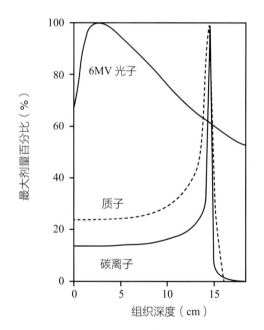

▲ 图 1-2　6MV 光子、质子和碳离子在组织中的深度剂量分布示意图

X 线等光子在组织中呈现非常宽的能量分布，能量峰相对接近于照射表面；而质子和重离子能将大部分能量沉积于一个非常狭窄的区域，称为 Bragg 峰，而且在布拉格峰之后能量释放迅速下降 [引自 Allen C, et al. Mutat Res. 2011,711 (1-2):150-157]

碳离子对这类肿瘤细胞的杀伤效应是光子的 2～3 倍。日本和德国的重离子放疗中心的临床试验已经证明碳离子在肿瘤放射治疗中的优势。碳离子束流在物理学和生物学上所具有的一系列独特优势体现在以下 5 个方面：①深度剂量分布好。通过改变入射离子束的能量将布拉格峰位精确地调整在肿瘤部位上，有利于高效杀灭靶区的癌细胞，同时保护周围正常组织，提高疗效。②相对生物效应（relative biological effect，RBE）较高。相同能量下，碳离子的相对生物效应一般是质子的 2.5～3 倍，能够杀灭对质子和光子抗拒的肿瘤。③氧增强比低。碳离子对氧浓度的依赖小，从而减少了肿瘤细胞乏氧所导致的放射抵抗。④杀伤效应不受细胞周期的影响。细胞周期各个时相对碳离子射线的敏感性相差很小，碳离子可以杀灭各个时相的细胞，甚至包括对常规射线具有抵抗作用的 S 期细胞。⑤实现精确放疗。碳离子为带电粒子，通过扫描磁铁来导向束流，使其按照肿瘤断层的形状精确照射，实现适形和调强放疗。此外，应用正电子放射断层成像技术（positron emission tomogfaphy，PET）可在线监控照射束流的动态变化。

3. 硼中子俘获治疗（BNCT）

中子由中子源产生，中子源是利用强流质子加速器加速质子轰击重金属靶产生中子的装置。用中子源产生的中子照射被标的物体，大多数中子会没有阻碍地穿过标的物，少数中子将与标的物的原子核发生反应，并沿某个角度散开。通过测量散射出来的中子能量和动量的变化，可以研究标的物在原子和分子尺度上的微观结构和运动规律。利用该原理，可以将产生的中子束应用于癌症研究中。

BNCT 是一种可以选择性杀伤肿瘤细胞的放射疗法，硼（^{10}B）化合物携带剂注入人体后，会选择性富集于肿瘤细胞，用中子束照射肿瘤

部位引起中子俘获反应，释放 α 粒子和 ^{7}Li 杀死肿瘤细胞（图 1-3）。BNCT 治疗过程主要包括：①将有亲肿瘤特性的硼携带剂输入患者体内；②当硼携带剂在肿瘤组织与正常组织的浓度比值（T/N 比值）达到高峰时，用中子束照射肿瘤部位。

与质子重离子放射疗法相比，BNCT 的优势在于以下 5 个方面：①中子能够特异性地与肿瘤细胞中的硼发生俘获反应杀灭肿瘤细胞，尤其对于弥散型肿瘤靶向性更强，定位更为精确，且克服了由于器官运动而造成的肿瘤定位困难的问题；②中子发生俘获反应后，短距离释放出的粒子，其射程与细胞直径相当，故能更加确保在不影响周围健康组织的前提下杀死肿瘤细胞；③该反应释放的带电粒子可以引起 DNA 不可修复的损伤，能更加有效地抑制肿瘤复发；④与质子等粒子相比，在同等能量下中子的穿透性更强，为深部癌症治疗提供了可能；⑤中子的使用成本相对低廉。基于 BNCT 的诸多优势，BNCT 已经成为癌症治疗领域的新热点。然而 BNCT 的发展

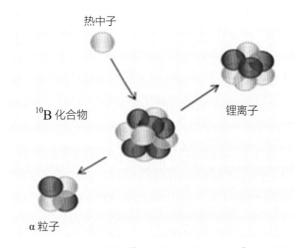

热中子

^{10}B 化合物

锂离子

α 粒子

▲ 图 1-3　热中子俘获 ^{10}B 产生带电粒子 α 和 ^{7}Li 示意图

当热中子束照射富集了 ^{10}B 的肿瘤组织时，热中子被 ^{10}B 俘获，从而产生出两种高 LET 的短射程重离子束，α 粒子束和 ^{7}Li 束，同时导致肿瘤细胞不可修复性损伤

引自 Bortolussi S, et al. Radiat Oncol. 2017,12(1):130.

仍面临着诸多问题，首要问题便是高效硼剂的研发，而高精度的硼剂量测量体系对于治疗效果同样至关重要。除此之外，中子源也需要朝着脱离大型核反应堆的趋势进一步发展。

4. 总结

质子和碳离子治疗降低了对射线路径上正常组织的损害，其剂量分布明显优于X线治疗，在近10年来发展比较快，成为肿瘤放疗发展的一个热点。同时，质子和碳离子用于放疗仍然存在一些技术问题和挑战，需要不断地探索和优化。例如，运用图像引导放疗技术进行更精确的照射；实现对肺癌、肝癌随呼吸运动的控制；减少使用笔形扫描技术对运动靶区照射精确性的负面影响；以及对不同分期的肿瘤寻找最佳的照射分割剂量、总剂量和总照射时间等。特别是对重离子的放射生物效应估计和临床应用还没有完全成熟，需要进一步研究定量碳离子和其他重离子的放射生物效应。

BNCT是一种复杂的二元靶向放疗技术，因其能在肿瘤细胞与正常细胞之间形成明显的剂量梯度，从而实现对肿瘤细胞的精准打击，一直被认为是一种潜在的理想肿瘤治疗手段，尽管至今为止仍被视作一种试验性治疗方法。限制BNCT发展与推广的最重要因素是目前缺乏对肿瘤细胞具有高度特异性的硼中子携带剂，以及便于医院使用且能够提供足够中子通量的中子源。未来，研发特异性更高的硼携带剂，研制合适的中子源以及在全球范围内制定统一的剂量测算体系是BNCT重要的研究方向。

（二）粒子治疗技术的物理与工程原理

这里的粒子治疗特指质子治疗和重（碳）粒子治疗，这里的治疗技术包括带电粒子束流的产生技术、能量选择技术、束流散射和扫描技术以及旋转机架技术物理与工程原理。

1. 束流产生技术的物理和工程原理

作为肿瘤治疗的带电粒子产生系统（beam production system，BPS）是由加速器完成的，所包括的加速器类型主要有：回旋加速器、同步回旋加速器、同步加速器、直线加速器和固定磁场交变梯度同步加速器，这些加速器类型在加速器家族里都属于谐振加速器，即均采用带电粒子束在具有交变电压间隙的谐振腔里被加速而获得能量的原理达到治疗所需要的粒子能量。不同的谐振加速器采用的同步谐振的途径不同。各种各样的治疗加速器具有各自的优点和缺点，限定了它们的适用范围。

（1）回旋加速器：回旋加速器的组成包括离子源注入系统、包括D形盒电极的谐振腔系统、磁铁系统、真空系统和引出系统。图1-4给出了回旋加速器的工作原理示意图。由离子源产生的带电粒子束被注入加速器磁场的中心区，经过D形盒间隙时被多次同步加速，每圈的能量增益为几万电子伏，在不变的磁场作用下以逐渐开放式的螺旋轨道向外延伸，轨道的半径随粒子能量的增加而增加。最终在加速器的引出区被静电偏转板或剥离膜引出。回旋加速器根据聚焦的原理不同可以划分为经典回旋加速器和等时性回旋加速器，等时性回旋加速器又可以分为径向扇等时性回旋、螺旋扇等时性回旋和分离扇等时性回旋。回旋加速器的最大优点是可以提供连续波束流的引出。图1-5给出了IBA公司的医用回旋加速器照片。

（2）同步回旋加速器：同步回旋加速器又称调频回旋加速器，它是为克服回旋加速器的能量的限制而发展起来的回旋式加速器。同步回旋加速器采用调频同步下降，以此保持谐振加速条件。它在结构上同回旋加速器非常相似，即磁场强度不变，轨道半径变化。主要区别是它在D形电极共振回路中使用可变电容器，以实现频率的

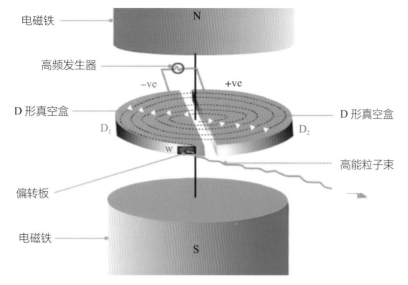

▲ 图 1-4　回旋加速器原理示意图

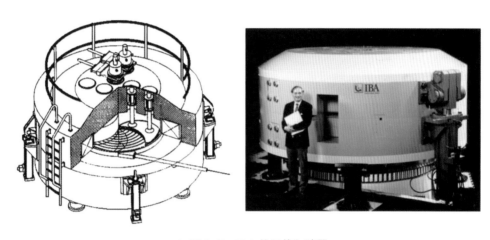

▲ 图 1-5　**IBA** 的回旋加速器

调变。在调变频率的一个周期内，只提供一个束流脉冲。此时，加速得到的束流将是脉冲束，它提高了加速粒子的能量，但限制了平均束流的强度。图 1-6 给出了迈胜 Mevion 的医用超导同步回旋加速器照片。

（3）同步加速器：同步加速器是一种加速高能粒子的回旋谐振式加速器。它由一系列二极偏转磁铁、四极聚焦磁铁、校正磁铁、射频加速腔、注入和引出系统组成。带电粒子在环形磁场的导引和控制之下沿着半径固定的圆形或接近圆形的轨道回旋运动，穿越沿途设置的高频加速

腔，从中获取能量。加速过程中，磁场随时间增强，使粒子的轨道半径保持恒定。高频电场的频率则与磁场同步变化，与同步粒子的回旋运动保持谐振。为了使粒子束约束在狭长的真空室内加速，需要有足够强的横向聚焦力。通常在同步加速器中设有直线段，目的是为了有利于设置注入、引出、真空设备和谐振腔的安装。通常的同步加速器需要一个直线加速器作注入器，将粒子预加速至适当的能量，然后注入同步加速器进一步加速至额定能量引出。注入直线加速器的需求使得总的成本造价和运行费用较高。由于谐振腔

的电场和偏转磁铁的磁场随时间周期变化，加速器在脉冲状态下工作，所以同步加速器引出的束流是脉冲的。它的最大优点是可以大范围逐个脉冲地精确改变引出束流的能量，这一点对医用粒子束非常重要。图 1-7 给出了美国 LLURM 的质子同步加速器。

（4）全直线加速器：全直线加速器是谐振加速器的一种，带电粒子的加速和运行的轨道是直线不再是回旋式的，因此加速器不再需要大型的偏转磁铁，但是需要一系列谐振腔，通过设计变化的加速间隙距离实现粒子的同步加速。医用直线加速器的构成包括离子源、射频四极（radio frequency quadruple，RFQ）加速器、漂移管直线加速器（drift tube linac，DTL）和一系列边（腔）耦合谐振腔 [边耦合直线加速器（side coupled linac，SCL）、腔耦合直线加速器（cavity coupling linac，CCL）]。

目前大多数质子治疗中心都是一台加速器配多个治疗室，占地面积大，意大利 TERA 基金会（TErapia con Radiazioni Adroniche，Italy）提出了基于直线加速器的单室治疗设备，即一台加速器只配一个治疗室，这样的机器投资成本低，适合一些小医院。2008 年 TERA 将这种加速器命名为 TULIP（turning LInac for protontherapy，质子治

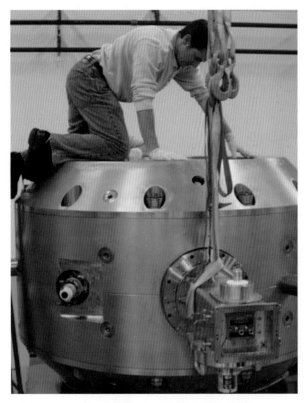

▲ 图 1-6 Mevion 超导同步回旋加速器

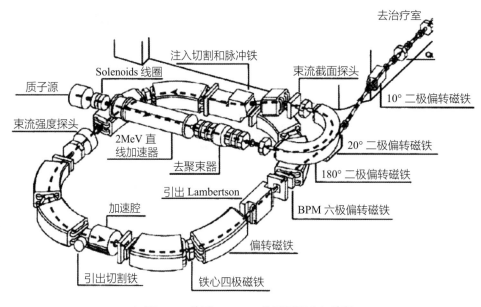

▲ 图 1-7 美国 LLURM 的质子同步加速器

疗用旋转的直线加速器），即高梯度直线加速部分被安装在旋转机架上可以进行旋转。图 1-8A 是 TULIP 最初版本的示意图，采用回旋加速器作注入，直线增强段用 3GHz 的 CCL，最大的平均加速梯度可达到 30MV/m。图 1-8B 是 TULIP 2.0 的版本，采用 CERN 的 750MHz 的射频四极加速器作注入，中间采用 DTL 或者 SCDTL，高能段采用的则是基于反波型行波（backward travelling wave，BTW）的新型加速结构，这种加速梯度可达到 50MV/m，能有效缩短高能段的长度。

英国的 Advanced Oncotherapy（AVO）公司的质子直线加速器 LIGHT（Linac for Image Guided Hadron Therapy）由三段组成，第一段采用的是欧洲原子核研究委员会 CERN 的 750MHz 的射频四极加速器（长 2m）将质子加速到 5MeV，第二段采用 ENEA 的 3GHz 的 SCDTL（长 6.1m）将粒子加速到 37.5MeV，第三段采用 VDL Enabling Technologies Group 公司提供的 3GHz 的 CCL（15.4m）将粒子加速到 230MeV。AVO 公司计划在 2018 年使用 LIGHT 进行浅表肿瘤的试验性治疗，而位于伦敦 Harley 大街的质子治疗中心将成为第一家安装 LIGHT 的质子治疗中心。按照目前的进展来看，LIGHT 很有可能成为第一台用于实际临床治疗的质子直线加速器。质子直线加速器的主要优势在于很小的发射度、高脉冲频率以及快速调节能量、强度的能力。表 1-1 给出了 TULIP2 的参数。

（5）固定磁场交变梯度同步加速器：固定磁

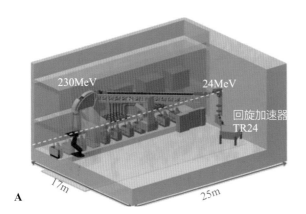
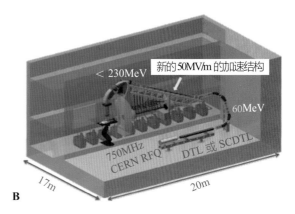

▲ 图 1-8　**TULIP（A）和 TULIP2.0（B）全直线加速器治癌设备效果图**

表 1-1　**TULIP2.0 的参数**

TULIP 全直线参数								
直线腔型	运行频率（MHz）	输出能量（MeV）	平均梯度（MV/m）	同步相位（°）	长度（m）	累计长度（m）	ZTT（MΩ/m）	峰值功率（MW）
RFQ	750	5	2.6	15	2	2	38	0.4
IH	750	10	5.7	12	0.9	3.3	350	0.1
DTL	2998.5	70	15.5	20	4.1	9.8	86	13
BTW-CCL	2998.5	70~230	37.7	15	4.4	17.5	68	108

其中 RFQ 为射频四极加速器；IH 为交叉脂型加速器；BTW-CCL 为返波型行波加速器 – 腔耦合直线加速器（cavity coupling linac，CCL）ZTT 为平均有效分路阻抗

场交变梯度同步加速器（fixed-field alternating-gradient synchrotron，FFAG）是在回旋加速器和同步加速器之间的折中，它的磁场强度是固定不变的，采用交变梯度聚焦原理，频率和轨道半径是变的。FFAG 有两种类型——径向扇（radial sector）和螺旋扇（spiral sector），其中径向扇主要是交替地采用正常和反向的偏转磁铁，它提供交变的聚焦，其轨道形式基本是一个圆的封闭轨道。从正向磁铁的中心到下一个正向磁铁的中心称为一个单元，它包括 1 对三单元扇区的一半及其中间的漂移空间，这个单元的数目很大时，聚焦和散焦作用来源于在径向有一个梯度分布的主磁铁。当这个单元的数目很小时，聚焦和散焦作用主要来源于磁铁的边缘场。另一种螺旋扇类型交变梯度聚焦主要来源于磁铁的边缘聚焦。可以宽带运行的水冷 FINEMET 磁合金高频谐振腔夹在磁铁组件当中提供对带电粒子进行

加速。在最近的几年里，各种设计方案都纷纷提出，如 PAMELA 提出碳离子可以达到 430MeV/u，NORMA 可以加速质子导 350MeV 等。

各种加速器特性见表 1-2。

2. 能量选择技术的物理原理和工程原理

能量选择系统（energy selection system，ESS）和束流传输系统（beam transport system，BTS）是回旋加速器所特需的，因为回旋加速器引出的粒子束的能量是不可调的。能量选择系统由降能器 Degrader 和磁铁组成，目的是使得从回旋加速器引出的固定能量的粒子束降到治疗所需要的能量。降能器的功能一方面是调节束流在患者体内的射程，另一方面是能量调制。楔形降能片所选择的材料是低 Z 材料，以获得尽可能多的动量损耗，比如铍、碳或铝。根据 Bethe-Block 公式，束流在通过降能器后，平均能量损失可简写为（公式 1-1）。

表 1-2 各种加速器特性一览表

加速器	回旋加速器 Cyclotron（超导）	同步回旋加速器 Synchrocyclotron（超导）	同步加速器 Synchrotron	全直线加速器 Linac	固定磁场交变梯度加速器 FFAG
粒子种类	质子	质子	质子/碳离子	质子	质子
束流模式	连续波	脉冲	脉冲	脉冲	脉冲
轨道半径	变化	变化	固定	固定	变化
磁场强度	固定	固定	变化	//	固定
频率	固定	变化	变化	固定	固定
厂家	IBA VARIAN PRONOVA SUMITOMO	MEVION IBA	HITACHI PROTOM TOSHIBA NIRS 近物所 SEMENS MITSUBISHI GSI/CERN 艾普强	ACCSYS TEPA/CERN LIGHT TULIP	EMMA PAMELA NORMA KURRI

$$-\left\langle \frac{dE}{dx} \right\rangle = \frac{KZz^2}{A\beta^2}\left[\ln\frac{2m_e c^2 \beta^2 \gamma^2}{I} - \beta^2 \right] \quad （公式1-1）$$

式中：

$$K = \frac{0.307\text{MeV}}{\dfrac{\text{g}}{\text{cm}^2}};$$

$I=16Z0.9$ 为降能材料的有效电离能，Z 为降能器材料的原子序数，z 为入射带电粒子的电荷数，m_e 为电子静止质量，c 为光速，β、γ 为相对论因数。

从公式可以看出，相同质量厚度的不同材料，其能损是基本一样的。而对公式微分也可得出能量分散的变化，也与降能器的质量厚度成正比。图 1-9 是 IBA 的能量选择系统和束流传输系统。

3. 束流散射和扫描技术物理

目前，离子治疗技术通常可以分为散束（beam spreading，BS）和笔束（pencil beam scanning，PBS）两大模式。散束模式的主要目的是使用散射体将加速器引出的较小发射度且不均匀的质子束，横向扩展到治疗所需的几十厘米的照射野上且有较好的均匀性；需要根据肿瘤形状，使用准直适形器和补偿器可以获得较好的适形度。根据散射体的数量和材料不同，被动散射方式又可分为单体散射法、双体散射法和均匀散射法。单体散射法是最简单的一种束流配送方法，该方法使用单一散射体，当离子束穿过散射体时，受到多次小角弹性散射的作用发生偏转，形成横向轮廓为二维高斯分布的照射野。双体散射法是将第一块散射体形成的二维高斯分布在第二块散射体处沿中心轴展宽，形成较大的均匀剂量分布区，使用单一的阻止柱将中心轴线附近多余的离子排除，将束流的强度分布形成一个中空的圆环，当经过第二块散射体之后，圆环中的离子被散射去填充圆环中间的空位，以获得均匀剂量分布区，如希望得到更宽的照射野，可采用环状阻止器。这种方法的优点是可获得较大均匀剂量分布区，但缺点是束流利用率低（约 20%）以及多次散射形成较大的辐射剂量。均匀散射法的横向均匀是借助于两个相互垂直的磁铁扫描完成的，一个是

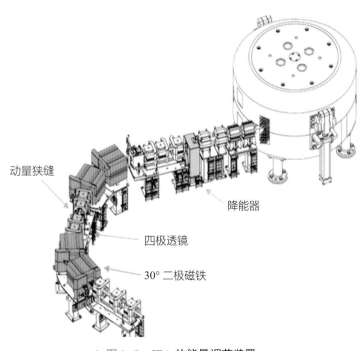

动量狭缝

降能器

四极透镜

30° 二极磁铁

▲ 图 1-9　IBA 的能量调节装置

快扫描磁铁（30Hz），一个是慢扫描磁铁（3Hz），其纵向均匀是借助于固定散射器和射程调制器完成的。

笔束模式可实现三维适形调强的精确放疗，可以最大限度地实现靶区内照射剂量尽可能大而周围敏感组织照射剂量尽可能小的放疗要求，它不再需要适形器和准直器。同时，这种方法也要求加速器引出的束流脉冲时间宽度足够长（秒级以上）甚至连续，要求束斑横向尺寸足够小，流强稳定，以实现在线剂量检测；具有发射度小和精确调能的能力。这些都对加速器引出的束流品质提出了较高要求，新的加速器系统设计都需要特别考虑到这些特性。笔束模式非常依赖于肿瘤位置的稳定性，对于随器官运动而位移的肿瘤，容易产生热点和冷点的问题。光栅扫描适用于大区域肿瘤的治疗，由扫描磁铁强度和频率变化产生的可变涂抹区域适形。该方法通过调节扫描磁铁的磁场变化，扫描出各种非规则形状的均匀照射野来提供好的适形模式。扫描的速度和束流的强度可根据预设的剂量要求进行控制。光栅扫描可以产生最好的适形于肿瘤形状的模式，但同时也对加速器的性能提出了更高的要求。它要求加速器提供均匀连续的束流，束流可按需进行脉冲化；脉冲的时间结构可按治疗的需求来灵活改变。在治疗过程中，脉冲的强度可控可调，同时当引出束流强度变化时，束流传输光学应保持不变，加速器束流的占空比以及束流门控响应时间要达到微秒量级。光栅扫描要求连续束或准连续束，所以在回旋和慢引出同步加速器上可以实现，而快循环同步加速器则由于每秒最多只有50～60个短脉冲（加速器重复频率为50～60Hz）引出而无法实现连续扫描。点扫描方式是将肿瘤区域划分成大小相等或不相等的单元格，治疗计划系统预设单元格剂量大小，当束流剂量沉积达到预设值时，束流位置移到下一个单元格。这种扫描方式要求非常快的磁铁和束流监测系统。该方法可实现三维适形调强。

4. 旋转机架（gantry）系统

旋转机架的目的是为放射治疗设备对一个仰卧的患者在竖直平面内以任何角度提供放射束。设计和研制旋转机架的主要困难在于，它支撑沉重的束流配送系统的光学元件，如偏转磁铁和聚焦磁铁以一个非常高的精度进行旋转。旋转机架系统的设计原则是：安全稳妥、运行可靠、精密准确、结构轻便。旋转机架束流光学设计首先要实现任意旋转角度下同输运线末端的束流光学系统匹配；另外，需要为笔束扫描治疗模式提供束斑可变、位置可调、定位准确的束流。输运线末端的束流品质不同，对束流光学匹配方法的需求也不同。一般来讲，束流对称性越好，相应的匹配方法越简单。主要的匹配方法有对称束流方法（symmetric-beam method）、圆束流方法（round-beam method）和旋转器方法（rotator method）等，这些方法对旋转机架束流光学的限制依次上升，实现难度也递增。对于慢循环同步加速器，引出束流水平和垂直方向的发射度差别显著。为了实现匹配，需要采用"旋转器方法"或者在输运线上对水平和垂直方向的束流发射度进行均匀化并采用"对称束流方法"。实际设计中采用后一种方法，在输运线上增加了主要由螺线管组成的发射度均衡单元，在输运线末端得到水平和垂直方向发射度相等的束流。这样可以降低旋转机架束流光学设计的要求和难度，易于减小旋转机架的体积和重量，同时增加其他方面的考虑和权重，更好地保证治疗束流的品质。图1-10是IBA和PSI的旋转支架的物理光学设计。

旋转机架整体需要实现消色散设计，以减小束流动量抖动对照射点的束斑位置的影响。合理地控制旋转机架内的束流包络函数，可以减小束

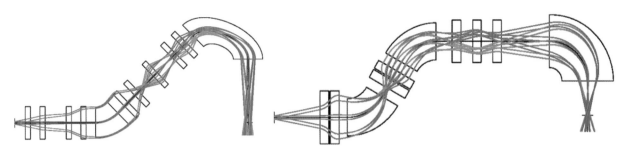

▲ 图 1-10　IBA 和 PSI 的旋转支架的物理光学设计

流包络以实现较小的磁铁孔径。扫描磁铁系统安排在治疗头里，也可以安排在旋转机架最后一块偏转磁铁之前，如图 1-11 所示。扫描模式要求旋转机架提供尺寸可调的束流，束流光学设计除了满足上述要求外，还应尽可能压缩旋转机架长度，并为治疗头和扫描磁铁留出充分的空间。

旋转机架被建造成三维结构。在治疗室侧面，旋转机架用一个能够承受轴向和径向负载的固定轴承支撑；在另一侧，用一个可轴向移动的轴承（可动轴承）支撑。在热胀冷缩时，旋转机架在治疗室侧的轴向位置不变，热胀冷缩的位移由束流进入侧的轴承进行轴向移动来补偿。通过配重，旋转机架绕其转动轴是平衡的。用于束流光学元件运行的电缆将通过一个电缆绞盘来引导。旋转机架运动由一个高精度定位的齿轮马达 / 齿圈驱动来实现，由一个独立的电脑单元控制，确保主驱动单元的相互制动、平稳启动和平稳减速的功能，对医疗室辅助驱动单元的控制以及限位开关的监视。旋转机架提供的桥架结构应当确保其对磁铁和束流线上的任何光学元件随时进行方便、经济的维修，以及对激光或 X 线准直对中的兼容性。旋转机架的设计应确保患者的环境安全，所提供的自动防故障系统满足对旋转机架断裂的三级冗余设计和对旋转机架定位二级冗余设计。旋转机架名义位置通过治疗控制系统界面来确定。旋转机架的设计应确保运行期限内的可使用率达到 98%。总之，先进的旋转机架的物理要求如下。

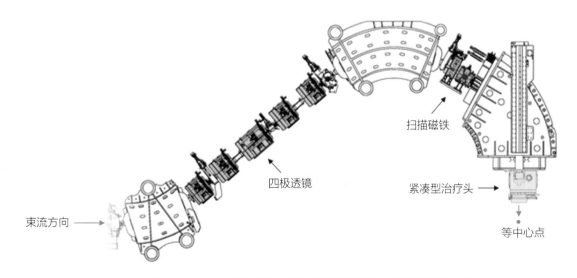

扫描磁铁

四极透镜

紧凑型治疗头

束流方向

等中心点

▲ 图 1-11　IBA 扫描磁铁安排在旋转机架最后一块偏转磁铁之前

（1）旋转机架的聚焦性能应当与机架的旋转角度无关；在等中心点处的束斑尺寸不随机架的旋转角度而改变。

（2）旋转机架应当是消色散的，在等中心点处的束斑尺寸不随粒子束的动量分散而改变。

（3）旋转机架的全部偏转和聚焦元件的物理光学性能应当适应粒子束的全部能量范围。

（4）旋转机架的物理光学性能应当适应入射束流横向发射度的不对称性。

（三）粒子治疗的生物学机制

1. DNA 损伤

粒子辐射对细胞的杀伤是粒子与细胞内的生物靶分子之间的相互作用，包括能量传递的直接作用和辐射反应所产生大量自由基的间接作用（图 1-12）。

（1）直接作用：指射线在介质的行进过程中，与组织细胞原子的直接相互作用，其中电离作用是引起细胞和分子损伤效应的主要直接作用机制

（射线与原子相互作用还可以激发分子进入激活状态导致震动产热，但这种产热作用对细胞的损伤有限）。

（2）电离作用：电离辐射过程中，尽管细胞中所有物质分子都受到了影响，但储存遗传信息、直径只有 2nm 的双链 DNA 分子是辐射损伤的主要靶物质。大量研究证明，DNA 分子的损伤在辐射诱导突变及其致死效应中起决定性作用。Harald Paganetti 等将高 / 低 LET 射线照射哺乳动物细胞后发生的效应事件数量进行了比较（表 1-3）。发现每个细胞核发生的电离数是大致相同的，甚至最初 DNA 双链断裂（double strand breaks，DSB）的初始发生率也与电离密度相差不大。但细胞修复 8h 后残余断裂的数量出现显著差异，说明高 LET 射线引起的不可修复的损伤更多。相对于低 LET 射线，高 LET 射线照射后，即使初始 DNA 双链断裂数量相同，后期不但产生的染色体畸变数量显著增加，复合畸变的

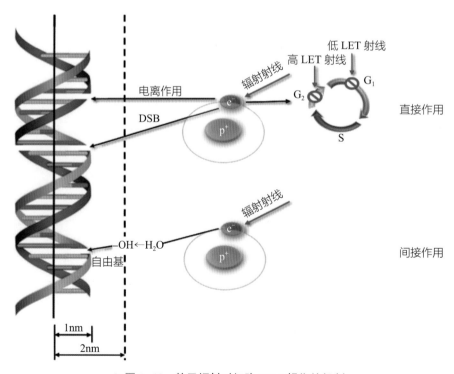

▲ 图 1-12　粒子辐射对细胞 DNA 损伤的机制

表 1-3　单个哺乳动物细胞受到 1Gy 高或低 LET 辐射照射后的平均损伤产量

辐射特征	低 LET（光子）	高 LET（低能 α 粒子）
核电离数	105	105
DNA 电离数	1500	1500
损毁基数	104	104
DNA 单链断裂数	700～1000	300～600
DNA 双链断裂数（起始阶段）	18～60	70
DNA 双链断裂数（8h 后）	6	30
染色体畸变数	0.3	2.5
复合畸变率（%）	10	45
致死性损伤数	0.2～0.8	1.3～3.9
细胞失活率（%）	10～50	70～95

假设细胞核的直径为 8μm，每次电离能量沉积被设定为 25eV（引自 Goodhead, Can J Phys.,68,872,1990; Nikjoo et al., Int J Radiat Biol.,73,355,1998.）

发生率也增加，这种畸变在低 LET 射线辐射中不常见。

①双链断裂空间分布和损伤复合体形成：研究发现最初的双链断裂与最终的细胞损伤并不成正比，每个细胞的双链断裂的数量与剂量呈线性关系，但细胞死亡和细胞突变与辐射剂量和能量沉积的相关性不同于双链断裂的产生与剂量和能量沉积之间的线性关系。不同的辐射粒子，如光子和质子，即使每单位辐射剂量产生的双链断裂数量相同，但这些双链断裂的空间分布却差别很大，辐射效应的关键在于能量沉积在细胞中的空间分布及损伤复合体的形成。低 LET 射线引起的 DNA 损伤灶在空间分布上是随机的，而高 LET 射线引起的损伤灶的分布则更靠近粒子的运行轨道。随着 LET 的升高，双链断裂的聚集性越明显，辐射损伤的簇集发生使损伤更难被修复，且簇集损伤增加错误结合的概率，从而引起染色体畸变，这是高 LET 射线产生更大辐射效应的主要原因。损伤复合体可以由 DNA 的双链和（或）单链断裂构成，并且可以涉及多条 DNA 链以及基底损伤。因此，高 LET 辐射引起的损伤比光子产生的损伤机制要更复杂，且复杂度随着 LET 值的增加而增加，因为更高的能量会导致更多的直接撞击，双链断裂的修复率也随 LET 变化。②诱导细胞周期阻滞效应：高 / 低 LET 辐射均能诱导真核细胞周期的阻滞。其中，低 LET 射线诱导的 G_1 期阻滞时间更长，而高 LET 辐射可以诱导更长的 G_2 期阻滞，例如重离子可以显著增加恶性黑色素瘤细胞的 G_2/M 期阻滞。

(3) 间接作用：即化学损伤，主要包括水的辐射分解和共价键分子的键断裂所产生的自由基对生物分子的破坏作用。由于细胞中有约 80% 的成分是水，这些水分吸收了大部分的辐射能量，产生大量的水自由基，因此也是引起损伤的重要方面。但这必须发生在距离 DNA 分子的几纳米范围内（自由基的扩散距离内）。

总的来说，直接作用和间接作用都是导致细胞死亡的主要原因。对于低 LET（线性能量转移）辐射，杀伤效应主要通过δ电子产生自由基介导，即是间接作用的结果；而直接作用则在高LET辐射产生的杀伤效应中更加常见。质子束的LET低，属于疏松电离辐射，间接作用占主导地位；而重离子属于高LET辐射，直接作用占主导地位。近年来，随着研究的进一步深入，高、低LET辐射引起DNA损伤修复差异的分子生物学机制正在逐步获得揭示，如高LET辐射可通过抑制双链断裂修复通路cNHEJ（canonical non-homologous end joining）和部分HRR（homologous recombination repair）、损耗去泛素化酶USP6下调PARP-1蛋白水平，从而抑制复合DNA损伤的修复和降低染色质稳定性，进而增强放疗的杀伤效应。

2. 氧增比

辐射的生物学效应还受到细胞内外氧环境的影响，氧效应能够增强辐射效应。氧增比（oxygen enhancement ratio, OER）的定义是：同一束流在缺氧条件下和富氧条件下，照射达到某一特定的生物效应终点所用剂量的比值，即乏氧细胞和富氧细胞受到同样损伤时的辐射剂量之比。X线、电子射线对乏氧细胞杀伤效力降低，因而其氧增比高。而质子的OER和X线、电子射线相近，意味着质子治疗也不能有效杀死乏氧癌细胞。为了更清楚地显示LET、相对生物效应和OER三者之间的关系，Coggle等将LET与OER的关系曲线和LET与相对生物效应的关系曲线绘制到一起，发现相对生物效应的迅速上升和OER的快速下降都发生在LET约100 keV/m的位置，这提示高LET辐射相对生物效应高的同时OER低，因而在治疗对常规辐射治疗抵抗的乏氧肿瘤时更有优势。

3. 粒子放疗的免疫调节作用

放疗一直被认为是一种局部治疗手段，不具备全身性的系统效应。我们把放疗的细胞杀伤过程归纳为放射生物学"4R"原理，即重组、再氧化、修复和再分布，而最新的观点认为放疗引起的免疫原性细胞死亡以及随之激活的全身系统性抗肿瘤免疫效应，也是放疗重要的生物学效应机制之一，可被称为放射生物学的第五大原理。已有大量研究表明X线放疗可影响免疫系统功能。我们在临床上观察到，结肠癌患者放疗后出现"异位效应"，即放疗可以通过激活机体免疫系统清除照射野外的肿瘤病灶，产生全身性抗肿瘤效应。尽管其具体的机制尚不明确，但多数学者认为主要是放疗可诱导肿瘤细胞产生免疫原性死亡而起到"原位肿瘤疫苗"的作用。肿瘤细胞受到辐射后表达损伤相关分子模式（damage-associated molecular patterns, DAMP），进而诱导CRT、ATP、HMGB1以及I型干扰素等炎症相关蛋白或因子的表达释放，促进肿瘤细胞被抗原呈递细胞识别、吞噬，从而激活效应T细胞杀伤肿瘤细胞。另外，也有研究表明放疗的免疫调节效应具有两面性，它还可以通过直接杀伤肿瘤及其周围局部浸润的DC细胞和T细胞，抑制DC细胞，巨噬细胞的免疫活化功能，促进分泌前列腺素E_2（prostaglandin E_2，PGE_2）和转化生长因子（transforming growth factor，TGF）-β等免疫抑制细胞因子，以及上调肿瘤细胞程序性死亡配体1（programmed cell death ligand 1，PD-L1）表达水平等机制抑制免疫系统功能。鉴于单纯放疗引起的异位效应仅为散发性，现代免疫治疗药物如PD1/PD-L1抑制药被用于与放疗联合以协同增强放疗的免疫激活效应，以期扩大受益的患者比例。

基于辐射可以杀伤局部浸润的免疫细胞而导致免疫功能受损的理论，粒子治疗因其独特的物理学特性可大大减少正常组织受照剂量和体积，因而减少对免疫系统的破坏而具有较X线更好的免疫学优势。已有临床报道提示，粒子放疗相较于光子放疗在降低和预防局部复发的同时，还可以减少远处转移的发生率。另外，体外细胞实验表明放疗诱导的免疫原性增加与放疗的能量密度相关，即高 LET 射线辐射后的细胞免疫原性更强，质子放疗可以促进 CRT 向细胞膜表面迁移而提高 CTL 细胞对肿瘤细胞的杀伤敏感性，且重离子辐射可进一步增强该效应。因此，理论上粒子放疗较光子放疗与免疫联合治疗的疗效会更理想。碳离子放疗联合免疫治疗可产生更强的异位效应，小鼠模型中已得到初步证实，更多研究正在进行中。

总而言之，光子放射治疗的免疫活化效应及其与免疫治疗后更强大的联合效应已在临床中得到证实，但其系统性治疗效应的发生率仍低（≤20%）。而粒子治疗由于其物理特性及相对生物效应放疗的优势，较常规光子放疗可能进一步增强其免疫激活效应，其与免疫治疗的联合有望获得更理想的疗效，但尚需更多临床研究证实，其具体机制也尚待进一步探索。

4. 相对生物效应

相对生物效应的定义如下。

$RBE = \dfrac{D_r}{D_p}$ 公式中的 D_r 表示用参考射线产生某一放射性生物效应的剂量，D_p 表示使用粒子产生相同放射性生物效应的剂量。目前，许多研究仍将 LET 作为主要辐射生物学效应预测的重要参数。RBE 与参考生存率的取值，粒子的 LET、剂量、肿瘤的性质、种类、生长周期、位置都有关，是一个多变量的复杂函数。例如对于一个给定剂量的质子 RBE，可以用以下公式给出（公式 1-2）。

$$RBE\left(\alpha_p, \beta_p, \alpha_r, \beta_r, D_p\right) = \dfrac{-\alpha_r + \sqrt{\alpha^2_r + 4\beta_r D_p\left(\alpha_p + \beta_p D_p\right)}}{2\beta_r D_p} \qquad （公式 1-2）$$

公式是一个关于质子剂量 D_p，参考射线参数 α_r 和 β_r，质子的 α_p 和 β_p 的一个线性二次方程。

需要注意的是，对于临床治疗，不仅仅需要考虑总的剂量，还要考虑每个分次治疗的剂量。

（1）质子相对生物效应：①低能质子具有较高的 LET 和较大的 RBE：在利用质子布拉格峰进行治疗时，部分剂量是由低能质子贡献，因而包含了高、低 LET 两种辐射成分，如前所述，它们对细胞损伤的机制有所不同，从而表现出不同的放射性损害修复率。质子主要是低能质子，相较光子有更高的生物效应。

②影响质子相对生物效应值的相关因素如下。

a. 质子的 RBE 值与 LET 的关系：LET 指的是粒子在组织中单位长度径迹上消耗的平均能量。对于一个质子束，LET 的最大值出现在布拉格峰的下降后沿。一般来说，LET 的增大会增加对细胞的损伤程度。在描述细胞尺度上的能量损失时，LET 其实是一个非常粗略的量，因为 LET 是一个宏观尺度上的参量，而不是一个在微观尺度上描述细胞结构中单位体积内能量损失的参量。当能量损失的区域越集中，每单位剂量对于组织和细胞的伤害就越大，比如单位体积内电离的密度越高，就有可能会造成更多的双链断裂。我们假设当只有一个粒子入射时，质子的 RBE 一开始随着 LET 的上升而增大，但是当 LET 持续升高，径迹的数量会减少，反而会造成 RBE 的下降。对于质子，最大的 RBE 值出现在质子能量已经非常小的情况下，而这个能量所沉积的剂量对于临床质子治疗是可以忽略不计的。所以，可以假设质子的 RBE 是随着 LET 的增加而增加的，而增加的斜率取决于所选择的生物终点，比如当选取 80% 的细胞生存率时候的质子 RBE 值会高于选取细胞生存率为 3% 时的值。由于一个 SOBP 是由多个单能布拉格峰组成，有研究认为，RBE 会在 SOBP 的末端上升 5%～10%，尽管这种变化并不显著且难以测量，但在老鼠的胸腔和内脏上还是观察到了这种 RBE 随深度而变化的现象。因此，介于射程末端 RBE 的增加以及质子射程的不确定性，临床上会避免让质子的射程末端贴近重要危及器官。

b. RBE 值和质子剂量的关系：因为相比较质子线的细胞生存曲线，光子线的细胞生存曲线下降得更加缓慢，因此质子的 RBE 值和单次照射剂量是相关的。不管是活体实验还是细胞实验，当每个分次治疗选取的剂量越小，质子 RBE 值就会越大。在大多数测量质子 RBE 值的活体实验中都使用了单次大剂量的照射，因此测量到的 RBE 值应该都是最小值。

c. RBE 值和生物终点的关系：对于正常细胞和肿瘤细胞，辐射损伤是不一样的，因为这两种细胞的修复机制和细胞增殖速度有很大的差别。很多肿瘤细胞处于乏氧环境中，这会导致辐射产生更少的自由基，从而减小辐射造成的损伤。但是，当细胞处于有氧环境中，也会增加细胞的自我修复速度。有氧环境中促进细胞的修复能力会影响高 LET 射线的 OER。很多生物终点可以用于测量辐射损伤，比如细胞死亡、染色体畸变和变异。但考虑到靶区的生物效应，主要是用细胞死亡来测量 RBE。但是其他生物效应同样重要，尤其是对那些没有受到致死剂量照射的正常组织。

d. RBE 值和组织 α/β 比值的关系：有学者用实验数据研究了 RBE 值与组织 α/β 比值的关系，发现对于辐射所造成后期损伤的 RBE 值比前期损伤的 RBE 值要高。因此，低 α/β 比值组织上的 RBE 值可能会有很大的变化。所以，质子线在治疗诸如前列腺癌这样类型的癌症上会有一定的优势。但是，这样也会增加在像脊柱这样低 α/β 比值的组织上出现不良反应的风险。

③临床质子治疗使用恒定 RBE 值的问题：目前临床上质子治疗使用的是一个恒定的 RBE 值，这个值等于 1.1。这个数值主要是根据质子治疗开始时所进行的一些动物实验数据计算出来的。显然，使用一个恒定的 RBE 值有诸多好处。临床上靶区的剂量分布是非常均匀的，在临床测试中使用一个固定的 RBE 值很容易就能将光子放疗剂量直接转换成质子治疗剂量。但是，使用一个固定的 RBE 值忽视了质子治疗中的物理参量和生物参量对 RBE 的影响(比如质子束的能量、组织的等效水深度、生物终点、分次治疗的剂量和组织的其他生物特性)。放疗医师和研究人员普遍赞同质子的 RBE 不是一个恒定的值，尽管目前尚没有足够的临床证据，但随着质子治疗的患者越来越多及随访年限的增加，已经有数据提示在危及器官如脑组织中出现了一些意料之外的放射性损伤，提示使用 1.1 这个固定值作为所有情况下质子的 RBE 是不合理的。

(2) 重离子 RBE：根据 RBE 的定义，粒子越重其值越大表示重离子的生物效应越大。与质子相似，当其速度接近于停止时，LET 变大，尤其在布拉格峰末端处，RBE 达峰值，随后随布拉格峰急速下降，RBE 也迅速下降到 0。但由于高 LET 射线主要引起的 DNA 损伤为 DSB，故重离子如碳离子在布拉格峰处的 RBE 比质子的布拉格峰处的 RBE 大 2～3 倍。因此，高 LET 射线更适合于治疗对常规辐射敏感性差的肿瘤，但这把双刃剑也会同时对正常组织带来不可修复的损伤。

(3) 硼中子俘获治疗 RBE：BNCT 的原理是利用中子和 ^{10}B 发生在肿瘤细胞内的核反应产生的次级辐射和反冲核来杀伤肿瘤细胞。BNCT 是一个混合场治疗，它在细胞中沉积的剂量来自 4 种射线成分：① ^{10}B 俘获中子后发生核反应产生的重粒子 α 和 ^7Li；②中子与组织中的碳元素反应产生的 0.54MeV 质子；③快中子与氢元素反应产生的反冲质子；④中子和氢原子的俘获反应产生的射线。由于辐射成分的复杂，BNCT 的 RBE 计算相比质子和重粒子要复杂得多，它受到中子能量、^{10}B 的载体种类和在细胞内的浓度及分布、作用组织细胞的种类、效应终点的选择等多种因素的影响，因而具有很大的不确定性。

Hopewell 等假设这些贡献了总吸收剂量各个组成部分的粒子在患者的治疗中是相互独立的，提出总的光子等效剂量可以用下面这个公式表示（公式 1-3）。

$$D_w = (d_\gamma \times DRF) + (d_n \times RBE_n) + (d_N \times RBE_N) + (^{10}B \times CBE) \qquad （公式 1-3）$$

其中 DRF 是 γ 射线的剂量换算系数，随着剂量率的变化而变化，RBE_n 是快中子的相对生物效应，与中子的能量有关，RBE_N 是碳俘获反应的质子的当量值，CBE 是复合生物效应因子，由以下 2 个因子得出：α 粒子和 ^{7}Li 的 RBE 和 ^{10}B 在器官中的微观分布。由于这两个粒子在体内的射程很短，分别为 9μm 和 5μm，所以生物效应与硼在体内的总量和微观分布都密切相关。

需要注意的是上述公式是在假设 4 种辐射成分相互独立作用的前提下，而事实上它们之间有着复杂的相互作用，而这些相互作用尚不清楚，从而进一步增加了 BNCT 生物学效应的不确定性。日本一项最新的研究提示硼中子俘获治疗 RBE 的剂量依赖性以及 ^{10}B 在细胞间分布的不均匀性，对于准确估计其生物学效应是必不可少的[31]。更有一项研究通过分析具有不同细胞对 BNCT 不同辐射成分的敏感性差异，提出可以通过核浆比和细胞大小预测"绝对生物效应因子"（absolute biological effectiveness，ABE），并可用 ABE 因子估算 BNCT 产生的 ^{10}B（n, α）^{7}Li 的生物效应剂量，以期减少 BNCT 的 RBE 不确定性。

总的来说，BNCT 的局部杀伤效应大，不增加 OER，但其 RBE 的预测尚无准确的计算模型，

还有待未来更多深入研究去探明。

5. 总结

质子用于肿瘤放射治疗的优势在于其物理特征是有布拉格峰，射程固定且可调，可以用调制器对布拉格峰进行扩展，并且由于其带正电荷而可用磁约束实现点扫描技术。而在生物学效应方面，质子属于低 LET 射线（高 LET 粒子如碳离子 LET 的范围是 15～200keV/μm，是质子的 100 倍以上），其生物学效应和其他常规放射治疗（光子、电子）射线的生物学效应没有很大差别，因此治疗计划可以直接利用积累了上百年的常规放疗经验，并以此为基础进一步完善。

而重离子的作用特点是能量沉积不均匀，有布拉格峰。具有较高的 RBE 和较低的 OER，因而对于对常规放疗抵抗的肿瘤细胞，特别是乏氧细胞更具有治疗优势。目前已有不同类型的重离子应用于临床，还有更多不同辐射类型的分子和细胞损伤的生物学效应的基础研究开展，以测定正常和肿瘤组织反应的关键参数，用于重离子临床治疗计划的精确制订。

BNCT 的特点则是 ^{10}B 与各种载体相结合，通过生物结合或代谢进入肿瘤组织，因而靶向性好、对正常组织损伤小、局部杀伤效应大、OER 低，且产生的亚致死损伤和潜在致死损伤不修复。但由于其受 ^{10}B 载体的类型和生物学特性影响较大，核反应有产生多种次级辐射成分，作用机制复杂，因而具有很大的不确定性，生物学效应尚难达到精确预测，相对生物效应的计算模型尚在探索中。

（四）粒子治疗的疗效与优势

1. 质子治疗的疗效与优势

质子具有布拉格峰，在放射物理上具有优势，可用于恶性肿瘤如黑色素瘤、颅内肿瘤、眼癌、前列腺癌、肺癌、肝癌等恶性肿瘤以及脑血

管畸形等非肿瘤性疾病的治疗。2000 年左右质子治疗开始进入爆发期，十几年间全球累计治疗病例数增加了 4 倍左右，是同期其他放疗设备增幅的 2 倍。与光子治疗相比，质子治疗在提高肿瘤照射剂量的同时，能显著降低周围正常组织受量，提高肿瘤局部控制率，减少并发症，尤其适用于儿童肿瘤。

(1) 质子治疗在肺癌治疗中的优势：质子治疗在早期非小细胞肺癌（non-small cell lung cancer，NSCLC）治疗中具有确定的疗效，尤其对较大的中央型 NSCLC 患者，质子治疗可更好地保护周围正常组织；在局部晚期 NSCLC 中可降低同期化疗时带来的严重不良反应。但质子治疗能否为患者带来长期生存的获益，仍需更大的样本和更多的研究予以证实。随着肺癌的立体定向放射治疗（stereotactic body radiation therapy，SBRT）的广泛开展，在疗效及不良反应上质子治疗与 SBRT 相当，而质子治疗的费用相较于 SBRT 明显更高，因此质子治疗对于该类患者并无明显优势。

Bush 等总结发现采用更大的放疗剂量有提高肿瘤控制的趋势，4 年局部控制率（local control，LC）从 45%（60Gy 组）提高到 60%（70Gy 组），且未发生高级别放疗不良反应；患者在放疗后 1 年仍可维持很好的肺功能。维持放疗分割次数不变，将放疗总剂量由 51Gy 递增至 60Gy 及 70Gy，能将 4 年总体生存率从 18% 提高到 32% 和 51%（P=0.006），而不良反应并未增加，且在周围型肺癌和中央型肺癌的患者中都获得了较好的结果。局部晚期 NSCLC 患者通常原发灶较大且伴纵隔淋巴结转移，治疗局部失败率高，易远处转移，通过应用四维计算机断层扫描（4-dimentional computed tomography，4D-CT）联合调强质子治疗（intensity modulated proton therapy，IMPT）和优化放疗计划可以限制呼吸运动对靶区覆盖和

剂量均匀性的影响，同时降低正常器官的体积和剂量。Chang 等对 44 例不可手术Ⅲ期 NSCLC 患者行高剂量（74Gy）质子放疗联合同期化疗，中位随访 19.7 个月，未发现 4 级和 5 级放疗相关不良反应，患者中位生存时间达到 29.4 个月，结果令人振奋。

(2) 质子治疗在原发性肝癌治疗中的优势：由于正常肝组织的放射耐受性很差，光子治疗中的低剂量散射是放射诱导性肝损伤的显著影响因素，尤其是肝癌患者常合并有肝硬化或病毒感染，更降低了其放射耐受性。日本的临床研究显示质子治疗肝癌有良好的效果，5 年 LC 和 5 年总生存（overall survival，OS）率分别为 86%～88% 和 24%～39%。其中，一项Ⅱ期临床研究中应用质子治疗无法手术或无法行其他局部治疗的肝癌，剂量给予 76 CGE/20f，其 2 年无局部进展生存可达 96%，肿瘤直径＜5cm、5～10cm 和＞10cm 的 LC 分别为 96%、84% 和 43%，而这部分患者的放射并发症发生率很低。

(3) 质子治疗在头颈部肿瘤治疗中的优势：多项剂量学研究显示质子治疗头颈部肿瘤具有剂量学优势。Resto 等回顾性分析了 102 例局部晚期鼻窦肿瘤患者，病理类型各异，接受单纯质子治疗或与光子混合治疗，其完全切除者的 5 年 LC 和 OS 分别为 95% 和 90%，部分切除者分别为 82% 和 53%，单纯活检者分别为 87% 和 49%。Ramaeker 等通过对鼻旁和鼻窦肿瘤的 8 组临床 Meta 分析及 86 组观察性研究发现，质子治疗的 5 年 LC 明显高于光子的调强放射治疗（intensity-modulated radiotherapy，IMRT），其中光子组为 66%，而质子组为 88%（P=0.035），并且质子治疗具有更低的放疗毒性。

研究显示，质子的调强放射治疗（intensity-modulated proton therapy，IMPT）应用于头颈部肿瘤可大大降低正常组织损伤，对扁桃体、颊黏

膜等结构的单侧性病变较 IMRT 可显著降低对侧下颌骨、腮腺、口腔、脊髓和脑干的剂量。口咽癌和鼻咽癌 IMPT 可降低非治疗区（脑、口腔、颌下腺或食管等）器官的剂量。口咽癌患者在同步放化疗期间需要鼻饲管营养支持的比例可由 IMRT 的 46% 下降至 IMPT 的 19%。

(4) 质子治疗在左侧乳腺癌治疗中的优势：既往接受过放疗的左侧乳腺癌患者罹患缺血性心脏病的风险明显增加，15 年缺血性心脏病死亡率高于右侧（13.1% vs. 10.2%，P=0.02），且冠状动脉事件风险与心脏所受平均剂量有关，心脏平均剂量每增加 1Gy，冠状动脉事件风险增加 7.4%，并至少持续 20 年。对术后接受光子放疗的左侧乳腺癌患者，如果包含内乳区淋巴，如何降低心脏剂量是一个很大的挑战。有研究对光子、光子 / 电子线混合和质子进行了剂量学比较，结果显示质子对心、肺的保护性更好，心脏容积剂量参数平均 V20（即接受照射剂量 ≥ 20Gy 的器官体积占其总体积的百分比）分别为 12%、12.4% 和 1.6%，同侧肺平均 V20 分别为 25.3%、21.7% 和 16.2%。

(5) 质子治疗在儿童肿瘤治疗中的优势：接受过放疗的儿童存活病例，在生长发育、组织晚反应、第二原发癌等方面的晚期不良反应发生风险较高。哈佛大学一项回顾性研究总结了接受质子治疗的 558 例患者，并以 SEER 数据库中的 558 例接受光子治疗的患者作配对，显示质子治疗后第二原发癌发生率更低 [4.2% vs. 7.5%；风险比（hazard ratio，HR）=0.52；P=0.009]。一组 86 例儿童视网膜母细胞瘤患者的初步数据提示，质子治疗与光子治疗相比，10 年累积放射相关并发症或野内第二原发肿瘤发生率较低（0% vs. 14%，P=0.015）。在 70 例儿童室管膜瘤的回顾性研究中，中位随访 46 个月，3 年无进展生存（progress free survival，PFS）率和 OS 率分别为 83% 和

95%，患者很少出现生长激素水平下降（n = 2）、中枢性甲状腺功能减退（n = 1）或听力减退（n = 2）。

(6) 质子治疗在脊索瘤和软骨肉瘤治疗中的优势：脊索瘤和软骨肉瘤常紧邻重要的神经组织，如视通路、脑干或骶丛神经，放疗时难以达到根治剂量，而质子治疗已成为颅底脊索瘤和软骨肉瘤首选放疗方法。在 Colli 等较早的一项回顾性研究中，质子治疗脊索瘤患者的 4 年 LC 率显著高于光子治疗（90.9% vs. 19.4%）。哈佛大学早期回顾分析了 621 例接受质子 / 光子混合放疗的患者数据，颅底脊索瘤的 5 年局部 PFS 率和 OS 率分别为 73% 和 80%，而颅底软骨肉瘤分别为 98% 和 91%。Paul Scherrer 采用 IMPT，94% 的患者 5 年内没有出现 3 级或 4 级不良反应，对于接受或未接受挽救性手术的复发或进展期脊索瘤，行高剂量再程放疗亦显示出了良好的 2 年 LC 率（85%）和 OS 率（80%），晚期 3 级或 4 级不良反应发生率约为 19%。

(7) 质子治疗在眼内黑色素瘤治疗中的优势：眼内黑色素瘤的治疗目标是保留眼和功能性视力并达到良好的肿瘤控制。在 BC 癌症中心接受质子治疗的 59 例患者，5 年 LC 率达 91%（接受 60 CGE 剂量的患者达到 97%），总体眼保留率为 80%，中位随访 63 个月，5 年的青光眼发生率为 31%，低于 SBRT 的 42%（中位随访 37 个月）。另一项回顾性研究中，73 例质子治疗后复发的患者经再程放疗，与眼球摘除治疗相比并没有降低总生存。

(8) 质子治疗在中枢神经系统治疗中的优势：有研究显示成人脑和脊髓照射采用质子技术可以降低椎体剂量，减少急性胃肠及血液学不良反应。一项研究中，40 例成人髓母细胞瘤患者接受质子治疗（全脑全脊髓照射 30.6CGE，局部加量至 54CGE），与光子放疗相比，治疗相关的恶心、

呕吐、体重下降和血液学不良反应发生率减少，而 2 年 OS 率相似。

（9）质子治疗在前列腺癌治疗中的优势：在 PROG 9509 随机研究中，393 例临床局限期前列腺癌患者接受 4 野光子放疗（50.4Gy）和质子（28.8CGE）或光子（19.6Gy）加量治疗，高剂量治疗降低了 10 年生化失败率（16.2% vs. 32.4%，$P < 0.0001$）且没有增加 3 级或 3 级以上晚期泌尿系或直肠并发症。

2. 重离子治疗的临床进展

在重离子（碳离子）治疗的临床应用中，放射并发症的发生率远远低于光子线。迄今为止，所有报道的少数严重放射并发症均发生在临床研究的初始阶段，随着剂量体积直方图和风险器官剂量限值的应用，以及呼吸门控、主动扫描等技术的进展及经验总结，严重并发症的发生率已很低。此外，碳离子治疗在难治性肿瘤、抗拒射线肿瘤、复杂部位肿瘤方面疗效独特，并显著缩短了治疗时间；由于毒副反应轻，患者甚至可以在门诊完成治疗。

（1）重离子治疗头颈部肿瘤的优势：头颈部恶性肿瘤病理类型具有多样性，其中软组织肉瘤、恶性黑色素瘤、腺样囊性癌等对光子治疗不甚敏感的肿瘤以手术为主，对术后残留或无法手术者，光子治疗疗效常不尽人意；局部晚期肿瘤周围毗邻诸多重要组织和器官，与机体多项重要功能密切相关，有效运用重离子射线的放射物理学优势，不仅可使放射剂量集中于肿瘤区域，显著提高部分头颈部肿瘤的疗效，而且周围正常组织剂量的降低有助于减轻患者相关不良反应（如口干、吞咽困难等）。重离子治疗常见恶性肿瘤的疗效及不良反应见表 1-4。

鼻咽癌完成放疗后可能出现局部复发，粒子线治疗鼻咽癌报道较少，上海市质子重离子医院采用碳离子治疗 20 余例根治性放疗后局部复发鼻咽癌患者，其中大多数患者局部复发病灶分期为 T_3、T_4 期，碳离子治疗总量为 50.0～57.5GyE（分割剂量为 2.0～2.5GyE/d），目前尚无患者出现

表 1-4 重离子治疗常见恶性肿瘤疗效

治疗中心	病例数	病 种	治疗成绩	不良反应
日本 NIRS	236 例头颈部肿瘤	恶性黑色素瘤 85 例、腺样囊性癌 69 例、腺癌 27 例、软组织肉瘤 14 例、乳头状腺癌 13 例、鳞状细胞癌 12 例	5 年 LC 率、OS 率分别为 68% 和 47%	重度（3、4 级）急性不良反应 < 10%，未出现 > 3 级晚期不良反应，2 级晚期不良反应 < 3%
日本 NIRS	47 例	颅底脊索瘤	5 年 LC 率为 88%	未报道
日本 NIRS	438 例头颈部肿瘤，74% 的肿瘤经外科评价无法手术	腺样囊性癌 175 例、恶性黏膜黑色素瘤 102 例、腺癌 50 例、其他各类 111 例	5 年 LC 率腺样囊性癌为 74%、恶性黏膜黑色素瘤 79%、腺癌 81% 5 年 OS 腺样囊性癌 72%、恶性黏膜黑色素瘤 33%、腺癌 57%	未报道
德国亥姆霍兹重离子中心	108 例	颅底脊索瘤（54 例）、局部晚期腺样囊性癌（21 例）和低度恶性软骨肉瘤（33 例）	3 年 LC 率分别为 81%、62% 和 100%	急性放射反应 3 级以下晚期放射反应 2 级以下
德国海德堡离子束治疗中心	155 例	颅底脊索瘤	5、10 年 LC 率分别为 72%、54%，5、10 年 OS 率分别为 85%、75%	未报道

日本 BNCT 治疗恶性脑胶质瘤的临床试验 [引自 Suzuki M. Int J Clin Oncol. 2020；25(1):43-50.]

2 级急性或亚急性不良反应。

(2) NSCLC 的重离子治疗：1994—2002 年，日本国立放射线医学综合研究所（National Institute of Radiological Sciences，NIRS）在Ⅰ、Ⅱ期临床试验中完成了 179 例Ⅰ期非小细胞肺癌的重离子治疗，其 2 年 LC 率为 62%～100%，3 年 OS 率为 65%～88%；结果优于常规放射治疗，与手术治疗效果相似，对于ⅠB 期非小细胞肺癌，就 LC 率和肺毒性而言，碳离子放疗的治疗结果优于光子的立体定向放射治疗（SBRT）的结果。Ebare 等分析重离子治疗的剂量分布发现，相对于 SBRT 具有更高的靶区适形性，在保证靶区高剂量的同时可更好地保护正常组织。Takahashi 等进行了一项碳离子治疗不可手术的局部晚期 NSCLC 的Ⅰ/Ⅱ期非随机前瞻性研究，选择局部晚期 NSCLC 患者 72 例，中位随访时间 25.2 个月，2 年 LC 率和 OS 率分别为 93.1% 和 51.9%；仅 1 例出现 3 级放射反应，无 4、5 级放射不良反应；对 $cT_{3-4}N_0$ 患者的分析发现具有更优异的 LC，超过一半的患者实现长期生存。Sugane 等选择 28 位不适合手术的Ⅰ期高龄 NSCLC 患者进行重离子治疗，分析其肿瘤的治疗情况和日常生活状态，发现患者 5 年 LC 率和 OS 率分别为 95.8% 和 30.7%，治疗后无须家庭氧疗或未发生日常活动力下降。

(3) 腹腔和盆腔肿瘤的重离子治疗：肝细胞癌（hepatocellular carcinama，HCC）重离子的 5 年 OS 率约为 15%，有 133 例 HCC 患者接受了两次碳离子治疗，其中高剂量组（45.0 GyE）和低剂量组（≤ 42.8GyE）的 1 年 LC 率分别为 98% 和 90%，3 年 LC 率分别为 83% 和 76%，两组的 1 年 OS 率均为 95%。

前列腺癌是碳离子放疗最重要的病种，在统计的 1479 例前列腺癌患者中，773 例（52.3%）为高危组，其 5 年和 10 年 OS 率分别为 95.1% 和 79.6%。接受碳离子治疗的两组（63.0GyE/20f 和 57.6GyE/16f）前列腺癌患者，剂量为 63.0GyE/20f 组和 57.6GyE/16f 组的胃肠道系统晚期辐射毒性，2 级或 2 级以上的发生率分别为 2.3% 和 0.4%，泌尿生殖道系统晚期辐射毒性，2 级或 2 级以上不良反应的发生率分别为 6.1% 和 2.4%。与其他放射治疗方法相比，碳离子治疗前列腺癌辐射毒性较低，特别是导致直肠出血的风险较低。

NIRS 总结了 46 例胰腺癌患者碳离子放疗后的肿瘤反应评价，1 例获得完全缓解，7 例部分缓解，37 例稳定，只有 1 例进展；1 年 OS 率为 43%。对局部晚期胰腺癌采用吉西他滨联合碳离子治疗的Ⅰ/Ⅱ期临床试验结果显示，2 年的 LC 率为 58%，2 年 OS 率为 54%，中位生存期长于 2 年，急慢性不良反应发生率均低。

(4) 骨肉瘤和软骨肉瘤：78 例外科无法手术的骨肉瘤患者采用碳离子治疗后，5 年 LC 率和 OS 率分别为 62% 和 33%，除严重皮肤和软组织并发症需要皮肤移植的 3 例患者外，没有观察到其他严重的毒性反应。75 例无转移但被外科医师认定为无法切除的软骨肉瘤患者（包括两个肢体软骨肉瘤患者）采用碳离子治疗结果显示，5 年 LC 率和 OS 率分别为 55% 和 57%，其中 4 例患者经历了 3 级或 4 级皮肤和软组织晚期反应。

(5) 颅底部肿瘤：2004 年，德国重离子研究中心（GSI）总结了碳离子放疗对颅底肿瘤的临床治疗结果，发现这组病人的 4 年 LC 率和 OS 率分别＞ 67% 和＞ 76%，且没有明显的晚期治疗不良反应。日本 NIRS 报道了碳离子治疗的 44 例脊索瘤患者，5 年 LC 率和 OS 率分别为 88% 和 87%；33 例颅底部和上部颈肿瘤患者的 5 年 LC 率和 OS 率分别为 85.1% 和 87.7%；9 例患有嗅神经母细胞瘤的患者用碳离子治疗，他们的 5 年 LC 率和 OS 率分别为 100% 和 56%；而在 7 例颅底脑膜瘤患者中，其 5 年 LC 率和 OS 率分别为 80% 和 86%。

(6) 胰腺癌的重离子治疗：一项 Meta 分析包括了 38 项从 2000 年 1 月至 2019 年 4 月所有 MEDLINE 数据库的胰腺癌粒子治疗研究，数据显示质子治疗的 2 年 OS 率为 31%～50.8%，中位生存期（median survival time，MST）为 18.4～25.6 个月，放疗剂量为 67.5～70.2GyE，但胰腺癌质子治疗同步化疗的研究目前尚无明确结果。只有 4 项有关重离子治疗的研究报道了预后的结果，均来自于日本，其 OS 和中位生存期与质子结果类似，主要的不良反应是胃肠道反应，但由于病例数过少，仍需进一步研究。

3. 硼中子俘获治疗（boron neutron capture therapy，BNCT）的进展

BNCT 能选择性地杀灭肿瘤细胞，而对正常细胞损伤较小，在复发性肿瘤和肉瘤中具有良好的应用前景。在日本进行的多个 I 期恶性胶质瘤临床实验中，其中位 OS 达 10.8～27.1 个月（表 1–5）。在头颈部肿瘤的治疗中，获得了很高的客观缓解（objective response，OR）率，而完全缓解（complete response，CR）率为 28%～45%，部分缓解（partial response，PR）率为 29%～40%，而且大多数患者在治疗后的第 1 天其临床症状就得到了有效缓解，详见表 1–4。

表 1–5 重离子治疗相关临床试验

研究单位	治疗时间（年）	肿瘤类型	BNCT 方案	临床结果
日本 Tsukuba 大学	1999—2002	5 例 GBM，4 例 AA	BSH 100mg/kg 1～1.5h 内，IO-BNCT	MST：23.2 个月（GBM） MST：25.9 个月（AA）
	1998—2007	7 例 GBM	BSH 5g 1h 内，IO-BNCT	MST：23.3 个月 2 年 OS 率：43%
	1998—2007	8 例 GBM	BSH 5g 1h 内，以及 BPA 250mg/kg 1h 内，BNCT+XRT	MST：27.1 个月 2 年 OS 率：63%
日本 Tokushima 大学	1998—2000	6 例 GBM	BSH 64.9～178.6mg/kg，IO-BNCT	MST：15.5 个月 2 年 OS 率：0%
	2001—2004	11 例 GBM	BSH 64.9～178.6mg/kg，IO-BNCT	MST：19.5 个月 2 年 OS 率：27%
	2005—2008	6 例 GBM	BSH 100mg/kg 和 BPA 250mg/kg，BNCT + XRT	MST：26.2 个月 2 年 OS 率：50%
日本 Osaka 医学院	2002—2003	10 例 GBM	BSH 5g 和 BPA 250mg/kg 1h 内	MST：14.5 个月 2 年 OS 率：20%
	2003—2006	11 例 GBM	BSH 5g 和 BPA 700mg/kg 6h 内，BNCT + XRT	MST：23.5 个月 2 年 OS 率：27.3%
	2002—2007	19 例 GBM（复发），2 例 AA（复发），1 例 AOA（复发）	BSH 100mg/kg 和 BPA 250mg/kg 1h 内，或 BSH 100mg/kg 和 BPA 700mg/kg 6h 内	MST：10.8 个月 2 年 OS 率：14%

多形性胶质母细胞瘤（glioblastoma multiforme，GBM），间变性星形细胞瘤（anaplastic astrocytoma，AA），间变性少突星形细胞瘤（anaplastic oligoastrocytoma，AOA），术中硼中子俘获治疗（intraoperative BNCT，IO–BNCT），X 线（光子束）体外放射治疗（external beam radiation therapy（photons），XRT），中位生存期（median survival time，MST），总生存期（over survival，OS）

近年来，应用 BNCT 探索晚期多发肺转移的治疗，受限于肺组织对射线的耐受性差，多发肺转移灶难以多次进行、也难以对全部病灶进行照射。应用 BNCT 则能够实现使正常肺组织得到保护的同时，对肿瘤进行有效杀灭，从而有望更改放疗的局部治疗属性。据治疗恶性胸膜瘤的个案报道显示，BNCT 后肿瘤达到了部分缓解。

（五）粒子与其他治疗方法相结合的研究现状

粒子（质子、重离子等）放疗是世界最先进的肿瘤放疗手段，适用于多种肿瘤，其采用可控制的粒子束来杀死癌细胞，同时进一步降低对正常组织的损伤。目前，粒子放疗为越来越多的癌症患者提供优质的治疗，这也让这项技术多元化发展，使其成为一种可塑性极强的治疗方式。现将粒子放疗与化疗、免疫等治疗手段相结合的研究现状概述如下。

1. 质子放疗联合化疗

(1) 肺癌：对于不可切除的 Ⅱ～Ⅲ 期非小细胞肺癌（nonsmall cell lung cancer，NSCLC）患者，同步放化疗是标准治疗方案之一，通常使用含铂双药联合传统的 X 线分次放疗。但是，为了减少放疗对胸腔内重要脏器（如脊髓、食管、肺实质、支气管和心脏）的不良反应，三维适形和调强放疗技术在过去的 20 年内发展迅速。相比传统的光子放疗，质子放疗精确度更高，具有更好的适形性，能够减少局部晚期 NSCLC 治疗过程中的不良反应。美国 MD Anderson 癌症中心的 Joe Y. Chang 等研究了同步化疗联合质子放疗治疗不可切除的 Ⅲ 期 NSCLC。该研究共纳入 64 例患者，所有患者的中位随访时间为 27.3 个月。受试者纳入后，接受同步化疗（卡铂、紫杉醇）和质子放疗（74Gy，RBE）。主要观察指标包括总生存期（overall survival，OS）、无进展生存期

（progression-free survival，PFS））、局部复发和远处转移。急性和迟发性不良反应采用 CTCAE 3.0 版进行分类和评级。结果显示，64 例患者的中位 OS 为 26.5 个月，5 年 OS 率为 29%，5 年 PFS 率为 22%，5 年远处转移率为 54%（36 例），5 年局部复发率为 28%（22 例）。治疗失败包括远期转移 31 例（48%），局部大范围复发 10 例（16%）和局部复发 9 例（14%）。急性 2 级食管炎的发生率为 28%（18 例），3 级为 8%（5 例）。急性 2 级肺炎的发生率 2%（1 例）。迟发性不良反应较少见，其中 2 级食管狭窄 1 例（2%），4 级食管炎 1 例（2%）。迟发 2 级肺炎的发生率为 16%（10 例），3 级肺炎为 12%（8 例）。2 级支气管狭窄 2 例（3%），4 级支气管瘘 1 例（2%）。未观察到 5 级急性或迟发性不良反应。研究结果提示，质子放疗联合化疗治疗不可切除的 NSCLC 的耐受性良好，中位生存期令人鼓舞。

(2) 食管癌：食管癌是质子治疗的重要适应证之一。美国 MD Anderson 癌症中心的 Lin 等首次报道了质子放疗联合化疗治疗食管癌的临床试验结果。该研究纳入 62 名食管癌患者，均接受质子放疗及同步化疗的治疗，研究评估患者的疗效及正常组织毒性。结果显示，患者的中位随访时间为 20.1 个月，中位数年龄为 68 岁，中位照射剂量为 50.4Gy。最常见的 2～3 级急性不良反应为食管炎（46.8%）、疲劳（43.6%）、恶心（33.9%）、厌食（30.1%）和放射性皮炎（16.1%）。有 2 例 2 级和 3 级放射性肺炎和 2 例 5 级放射性肺炎。共有 29 名患者（46.8%）接受术前质子放疗联合同步化疗，1 例患者术后死亡。手术的病理完全缓解率（pCR）为 28%，pCR 率和近 CR 率为 50%。术前同步放化疗组患者的局部复发率显著低于根治性同步放化疗组，但两组间的远处转移率和总生存期无显著差异。该研究首次采用质子联合同步化疗治疗食管癌，安全性及耐受性

较好，病理缓解率及临床疗效结果令人鼓舞，值得在临床实践中进一步探索。

2. 质子放疗联合免疫治疗

质子治疗是世界上最先进、最精确且适用于多种肿瘤的有效放疗手段。早在50多年前，国际上就有首例患者接受了质子治疗。质子治疗的优势在于采用可控制的质子束来照射癌细胞，同时对正常组织的损伤降至最低。质子治疗与免疫治疗联合使用是未来重要研究方向。

(1) 免疫治疗现状：2011年，一项具有里程碑意义的研究证实，针对CTLA-4的免疫检查点抑制剂伊匹单抗改善了转移性黑色素瘤的总生存期。很快，针对PD-1的免疫检查点抑制剂出现了。含铂双药化疗对晚期NSCLC患者的总有效率较低。针对表皮生长因子受体（epidermal growth factor receptor，EGFR）突变和间变性淋巴瘤激酶（anaplastic lymphoma kinase，ALK）基因重排的靶向治疗提高了部分患者的生存期。但是，随着免疫检查点抑制剂的出现，使免疫治疗成为晚期NSCLC最有前途的新兴疗法。2015年，KEYNOTE-001试验证明，帕博利珠单抗（pembrolizumab）对晚期NSCLC具有显著的抗肿瘤活性，总有效率为19.4%，而对于PD-L1表达大于50%的患者，有效率达到45.2%。不久之后，美国食品药品管理局（Food and Drug Administration，FDA）批准帕博利珠单抗作为局部晚期或转移性NSCLC的二线治疗。

2016年，KEYNOTE-024研究头对头比较了帕博利珠单抗与传统化疗治疗晚期NSCLC的Ⅲ期临床研究结果。结果显示，帕博利珠单抗相比化疗，能显著改善患者的无进展生存期；然而，在客观缓解率方面，帕博利珠单抗单药的有效率为45%。纳武单抗（nivolumab）是另外一个抗PD-1抑制剂，针对该药的CheckMate-017和CheckMate-057两项临床研究均提示总有效

率约为20%。这就意味着，仍然有大量的晚期NSCLC患者不能从现有的免疫治疗中获益。对于免疫治疗无效的患者，我们需要进一步地探索解决策略。

(2) 放疗联合免疫协同增效：近年来研究者发现，相比于单独放射治疗或免疫治疗，放疗联合免疫治疗有更有效的抗肿瘤效应。免疫治疗和放疗之间的协同作用已经成为肿瘤研究的热门领域。放疗通过诱导免疫原性细胞死亡，释放新抗原至免疫系统中，从而影响免疫应答，改善效应T细胞的启动和激活。主要通过以下方式作用：释放和恢复肿瘤免疫抗原，引发远隔抗肿瘤免疫效应，维持肿瘤特异分子免疫性，促进肿瘤免疫识别和T细胞浸润，诱导或上调细胞表面分子。

放射治疗可以通过直接作用引起癌细胞内DNA分子链断裂导致细胞凋亡或坏死，或者通过产生氧自由基然后间接导致DNA损伤。质子束的最大特征是可以形成尖锐的布拉格峰，在形成峰之前的平坦段为坪（platuea），峰后则是一个突然减弱陡直的尾，使绝大部分能量沉积于肿瘤部位，消除了出射剂量。质子束和光子束之间的这种差异意味着质子治疗计划可以保护正常组织和危及器官。

(3) 质子治疗诱导肿瘤免疫原性更具优势：那么质子束是否在诱导肿瘤细胞免疫原性方面比光子束更有优势？临床前研究提示，相比于光子束，质子治疗更具有诱导肿瘤免疫原性的潜力。Gameiro等的体外研究表明，质子可能介导钙网蛋白易位细胞表面比光子更高的水平，增加交叉敏感和对细胞毒性T淋巴细胞（cytotoxic T lymphocytes，CTL）的敏感性。该研究使用质子束照射肿瘤细胞系，如前列腺癌、乳腺癌、肺癌和脊索瘤等，采用流式细胞仪和免疫荧光分析检测质子束照射对肿瘤细胞活力和诱导免疫原性的影响。结果显示，质子束照射使免疫识别有关的

表面分子上调（组织相容性白细胞抗原、细胞间黏附分子 -1 和肿瘤相关抗原）；质子束照射介导的钙网蛋白细胞表面表达，增加对 CTL 杀伤肿瘤细胞的敏感性；肿瘤干细胞在经过质子束照射后，会出现类似于非肿瘤干细胞的方式上调钙网蛋白。这些研究为质子放疗联合免疫治疗提供了理论基础。体外研究发现，质子照射和光子照射黑色素瘤细胞可达到相似的细胞存活水平，但只有质子放疗可抑制远处转移。另外，质子及碳离子在乳腺癌和 NSCLC 细胞中也展现了抑制远处转移的能力。相比于光子照射，质子照射使乳腺癌和唾液腺癌细胞荷瘤小鼠的亚致死损伤修复的抑制更为显著。

在癌症治疗中，激活抵抗肿瘤的免疫系统细胞是目前肿瘤治疗研究的重要方向。而放疗是必不可少的多功能工具。全球已有超过 75 家质子治疗中心，质子放疗正成为癌症患者越来越普遍的治疗选择。相比于光子放疗，质子放疗具有更强的激发免疫原性的能力。质子放疗因其具有布拉格峰的物理学特征，使其在正常组织保护方面更具优势，避免大量杀伤淋巴细胞，导致免疫抑制作用。因此，质子放疗能够在促进抗肿瘤免疫原性和免疫抑制之间取得最佳平衡。大量质子放疗联合免疫治疗的临床研究目前正在开展过程中，其结果值得期待。

3. 质子放疗联合热疗

乏氧是实体瘤的重要特征。肿瘤乏氧的主要原因是肿瘤新生血管系统通过血管生成从宿主血管供应发展，是一个原始和混乱的系统，无法满足不断增长的肿瘤的氧需求。肿瘤细胞远离血管并且处于氧气扩散距离的极限处，从而形成肿瘤缺氧。肿瘤内乏氧细胞的存在是导致肿瘤对放射线抗拒的重要原因。

研究显示提高氧利用率，可增加乏氧细胞的放射敏感性，利用较高线性能量转移（linear

energy transfer,LET）的射线进行照射，使氧增强比（oxygen enhancement ratio, OER）降低。值得注意的是，热疗（39～45℃的热处理）实际上会引起上述效应。因此，热疗可能是消除乏氧的最佳方法之一。

有证据显示，随着 LET 增加，OER 降低。只要有足够高的 LET 射线，如碳离子等重离子，OER 非常低，肿瘤乏氧将不成为问题。重离子照射可以改善肿瘤的剂量分布，减少正常组织并发症。但目前全世界只有少数重离子设施，而质子治疗中心更常见。质子的 LET 明显低于碳离子，因此乏氧仍然是一个重大问题。质子和碳离子实际上具有相似的物理特征优势。有人提出，热疗和质子的组合可以模仿碳离子疗法，见图 1-13。

目前热疗和质子联合治疗肉瘤患者的临床试验（HYPROSAR）已在进行中。该试验将施加 41.5～42.5℃热疗持续处理 60min，质子治疗每周 5 次。目前该研究正在进行中，结果值得期待。

4. 总结

粒子治疗由于其优越的物理剂量分布，可以更好地保护肿瘤周围正常组织，在提高肿瘤控制率的同时提高患者生存质量。粒子治疗的优势也为临床肿瘤医生提供了使用新的联合治疗模式的可能。已有的研究显示，粒子治疗联合化疗、免疫治疗、热疗等，均显示出在疗效方面能够给肿瘤患者带来获益。我们相信，随着技术的发展和粒子治疗设备的增多，粒子治疗联合化疗、免疫等治疗方法的模式必然将会在肿瘤治疗中起到更大的作用。

（六）粒子放疗的不良反应与预防方法

自 20 世纪 50 年代起，粒子（重离子、质子、中子等）放疗开始应用于临床。因粒子放疗成本非常高，而放疗效果和不良反应是影响其性价比的主要因素，所以粒子放疗不良反应是评估质子

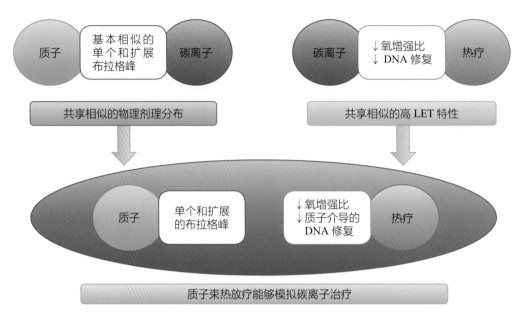

▲ 图 1-13　质子联合热疗模拟碳离子治疗示意图

治疗决策的主要指标之一。

1. 粒子放疗不良反应的临床观察

　　目前对粒子放疗不良反应的临床研究方法，主要来自于与传统光子线放疗的对比。目前临床上采用的粒子治疗主要有质子治疗、重离子治疗和 BNCT。尽管临床观察结果显示，粒子放疗相对于光子放疗可能取得更高的肿瘤控制及更好的正常组织保护，具有一定的优势，但目前尚缺乏随机对照或多中心大样本量的研究结果支持。接下来分别对临床观察中出现的质子治疗、重离子治疗和 BNCT 的不良反应进行阐述。

　　(1) 质子放疗的不良反应：质子治疗由于其射线固有的物理学优势，理论上比传统光子线更容易达到复杂和严格剂量分布，所以适合于治疗对正常组织保护性要求高的肿瘤，如儿童肿瘤、眼部肿瘤、颅底肿瘤、中枢神经系统肿瘤等。由于质子射线的生物学优势，所以更适合于治疗对光子射线放疗相对耐受的肿瘤，如脊索瘤、前列腺肿瘤等。电离辐射通过对中枢神经及生长激素的影响，可能导致儿童智力及身高发育障碍。另外，放疗可能导致的第二原发癌在儿童放疗实践

中也备受关注。而目前临床数据表明，与光子放疗相比，质子放疗的对儿童智力、身材发育以及第二原发癌的影响均远小于传统光子放疗，主要得益于质子治疗更加陡峭的剂量梯度，从而增强了对肿瘤周围正常组织的保护。前列腺癌的质子和光子放疗对比，数据显示质子放疗使膀胱和直肠得到了更好的保护。越来越多证据也显示，通过仔细评估和筛选的纵隔霍奇金淋巴瘤患者，质子治疗对于心脏、肺、乳腺、食管和脊髓等重要危及器官的保护性更好。尽管目前为数不多的随机对照研究尚未显示出质子治疗的生存优势，但临床医师以及放疗物理师已在不断实践中积累了更多珍贵的经验，包括如何更好地预测个体患者是否能从质子治疗中获益，以及治疗实施过程中真实物理及生物有效剂量的控制。

　　(2) 重离子治疗的不良反应：重离子是指质量数大于 4 的原子核，即元素周期表氦核以后（原子序数大于 2 的失去电子的原子）的离子。如 ^{12}C、^{22}Ne、^{45}Ca、^{56}Fe、^{84}Kr 和 ^{238}U 等。重离子放疗，是一类利用加速到快至光速 70% 的重离子放射治疗肿瘤的方法。与现在广泛使用的光子

放疗相比，它能提供更好的物理剂量分布以及更高的生物学效应，从而达到更高的局部控制率和更小的不良反应。

放射物理学方面，重离子线物理学的布拉格峰存在"拖尾效应"，为与质子射线的主要区别。射线"击打"肿瘤后穿透病灶，对病灶后方正常健康组织造成伤害，当伤害累积到一定程度时，患者将产生严重的不良反应及并发症。

放射生物学方面，质子射线和重离子射线均属于高 LET，但重离子射线的 LET 更高，有较强的放射生物效应，特别对乏氧、有丝分裂静止期、S 期或固有放射抵抗的肿瘤（如黑色素瘤），重离子射线能表现出更强的肿瘤杀灭效应。但由于重离子更强大的放射生物学效应，同时这也是重离子射线的缺陷。如果重离子照射在正常组织和器官上，也将产生严重的放射损伤。在治疗靠近脑干、心脏等重要器官时，重离子射线过大的杀伤力将伤害周围健康组织，对患者产生放疗不良反应。因此，重离子射线放疗的禁忌证包括中枢神经系统肿瘤与儿童肿瘤，与质子治疗适应证形成一定互补。

(3) BNCT 治疗的不良反应：BNCT 是基于天然元素硼中占有大约 20% 的非放射性 ^{10}B 能够发生中子俘获进而发生核裂变反应。理论上，BNCT 是一种高度选择性、以肿瘤细胞为靶，不对肿瘤周围正常细胞和组织造成辐射损伤的放射治疗。BNCT 的优点在于可以有选择性地向肿瘤输入照射剂量的同时，使尽可能低的剂量进入到人体正常组织。和体外光子射线治疗相比，用于 BNCT 达到 60～70Gy 的剂量可以在 1 或 2 个给药时间段送入肿瘤细胞。然而，BNCT 的有效性要取决于 ^{10}B 在肿瘤中分布的相对均匀性，这一点目前仍是限制 BNCT 成功的一个尚未解决的难题。

在过去的 10 多年中，仅有的最为重要的临床进步就是对复发性头颈部肿瘤患者在所有其他治疗手段均告失败的情况下应用 BNCT。加藤等对已无进一步治疗选择的 26 名晚期癌症患者，在 1～2h 的 ^{10}B-4- 二羟基硼基 –L– 苯丙氨酸（boronophenylalanine，BPA）或 ^{10}B-4- 二羟基硼基 –L– 苯丙氨酸（boronophenylalanine，BPA）和硫基十二硼烷二钠盐 BSH（sodium borocaptate，BSH）的静脉输注给药后使用超热中子束进行的 BNCT 进行了连续的报道。其中 12 例肿瘤完全消退，10 例肿瘤部分消退，4 例肿瘤进展。平均生存时间为 13.6 个月，6 年存活率达到 24%。其产生的不良反应表现如脑坏死、骨质疏松、急性黏膜炎和脱发等，严重程度都在可治疗范围内。加藤后来继续与其他几个研究小组在日本及坎康兰塔及其同事在芬兰进行该研究。他们对 30 名已不能进行外科手术治疗的头颈部局部复发性鳞状细胞癌患者的 I/II 阶段治疗也进行了报道，他们都接受过 2 次治疗，有几例是 1 次 BPA（400mg/kg）给药，静脉输注超过 2h 后进行中子照射的患者。在所评价的 29 名患者中，13 例症状完全缓解，9 例症状部分缓解，总体响应率为 76%。最常见的不良反应为口腔黏膜炎、口腔痛和疲乏。中国台湾对一组 12 名局部复发性头颈部癌患者在其"清华大学"的"清华开放池反应堆"（THOR）进行了治疗。作为 I/II 阶段临床试治的部分内容，其中 11 名患者在 30 天的时间间隔接受了 2 次剂量分割放射治疗，其响应率为 58%，且其不良反应在可接受的范围。

虽然目前临床研究已经显示了 BNCT 的安全性，但因缺乏长期观察数据，尚无法对其潜在的特有不良反应进行评价。

2. 粒子放射治疗不良反应的预防措施

放疗实施过程中对物理吸收剂量及生物效应进行精准把控，是质子、重离子和 BNCT 等粒子放疗临床获益的重要前提。接下来将以质子放疗为例，介绍可能影响真实剂量精准性的 2 个主要不确定性及可能的解决方法。

(1) 空间真实物理剂量分布的不确定性：对于质子治疗的优势，深度剂量的可调性，使得剂量分布比传统光子放疗的可调性多了一个维度，但这个维度对肿瘤或器官运动的敏感性极高，微小器官的运动将导致整个靶区的实际剂量分布发生显著改变。质子射线这一固有物理学优点，从这个角度来看反而成为缺点，物理学上称之为鲁棒性（robustness）差，其造成的照射过程中剂量分布的不确定性是增加质子治疗不良反应的特有原因之一。其解决办法不同于传统光子放疗（通过外扩 ITV 提高真实靶区覆盖率），需要采用鲁棒性优化方式来提高放疗计划的鲁棒性，即减少不可避免的靶区移动对剂量分布的影响。另外，对于合适质子治疗患者的选择也很重要，位置相对固定的肿瘤更适合用质子治疗。

(2) 生物有效剂量（biologically effective dose，BED）的不确定性：除了质子固有的物理学特征导致的实际剂量分布不确定性以外，相对生物效应也是影响放疗不良反应的因素之一。长期以来在临床上经验性的采用 1.1 作为质子射线与光子射线的相对生物效应值，然而我们都知道相对生物效应受到物理学及生物学诸多因素的影响。影响相对生物效应的物理学因素包括：射线能量、剂量分割方式及剂量率，生物学因素包括：组织类型、细胞周期、氧合程度及在 SOBP（spread-out Bragg peak；由不同能量的质子射线组合拓宽的布拉格峰）上的肿瘤深度。其中 LET 是影响 RBE 值的主要参数，LET 即质子射线路径上能量的丢失及沉积，所丢失和沉积的能量通过电离方式对其通过路径上的组织造成破坏。LET 越高，电离事件发生的密度越高，所导致的组织损伤越严重。体外实验通过细胞克隆形成实验对质子射线的 RBE 进行研究，随着深度的增加，质子射线能量不断降低，而 LET 不断升高。质子射线的能量在通过 SOBP 时迅速下降，此时 LET 也迅速增加，在出口远端附近达到最高（图 1-14）。体外实验结果显示，在 SOBP 的入口处的 RBE 约为 1.1，SOBP 的中心位置约为 1.2，SOBP 的最远端约为 1.7，在 SOBP 的垂直降落点约为 1.7，不同的研究甚至在 SOBP 的垂直降落点分别得到了 2.3 和 3.5 的 RBE 值。因为质子的深度剂量在 SOBP 远端可以发生如此迅速而巨大的变化，SOBP 远端附近的正常组织可能受到高 LET 的辐射损伤。但影响 RBE 的物理、生物因素居多，目前无法通过质子射线深度和能量准确计算 RBE。所以质子射线 RBE 的不确定性为增加质子辐射损伤的

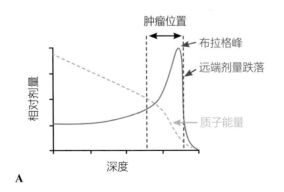
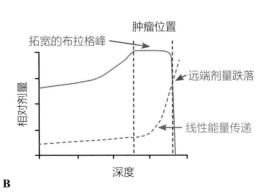

▲ 图 1-14　质子射线的深度剂量分布与线性能量传递的关系图

质子射线的深度剂量分布与 LET 的关系：随着深度的增加，质子射线能量不断降低，而 LET 不断升高，在 SOBP 出口远端附近达到最高。A. 原始单个质子射线布拉格峰；B. 由不同能量的质子射线组合拓宽的布拉格峰（引自 Cancers 2019, 11, 946 2 of 15）

另一主要原因。

目前研究证实，DNA 是电离辐射（包括光子及质子）的主要靶点，其损伤程度及修复能力也是影响质子射线 RBE 的主要因素。电离辐射导致 DNA 损伤的主要形式包括：碱基损伤、DNA 单链断裂（single-strand breaks，SSB）、DNA 双链断裂、复杂 DNA 损伤（complex DNA damage，CDD）等。DNA 双链断裂及复杂 DNA 损伤为致死性损伤的两种主要形式。复杂 DNA 损伤指邻近的多个 DNA 区域的多种不同 DNA 损伤的同时发生。不同 DNA 损伤形式有相应的修复机制，而复杂性 DNA 损伤因需要多种的修复机制参与，所以是导致 DNA 损伤修复困难的主要壁垒。体外研究通过克隆形成实验表明，由质子射线 SOBP 远端垂直降落区的高能 LET 产生的复杂 DNA 损伤显著高于光子射线，这可能是增加质子辐射不良反应的另一主要原因。但体内研究对于复杂 DNA 损伤的研究尚缺乏可靠检测指标。由于目前尚无得到准确的质子 RBE 值的在体研究方法，如同传统光子线对正常组织 RBE 值来自长久的临床数据积累一样，质子射线对人体正常组织的 RBE 值也需要从不断积累的临床数据中分析得出。除临床经验数据积累以外，质子治疗的相对生物效应也在分子水平进行了研究。

3. 总结

放射治疗的不良反应的预防在于对组织吸收物理剂量及生物效应的精准把控。对于重复性好的患者体位固定装置以及精准肿瘤定位需求的重要性，已被广大临床放疗工作者深度认同。而粒子射线由于其具有独特的物理学和生物学特点，为降低其潜在的不良反应，进而在患者身上产生真正治疗价值，目前亟待从以下几个方面开展深入研究：①通过比较不同粒子能量 /LET 时的细胞水平 DNA 损伤反应评价质子射线的生物学效应；②增加采用三维或类器官的体外培养模型来进行放射生物学实验；③增加不同肿瘤类型的体内研究；④同时考虑其他生物学因素（如乏氧、肿瘤微环境等）。

二、全球粒子治疗设备与设施概述

（一）粒子治疗设备供应机构分析

放疗设备随着放射线的发现与应用得以逐步发展，已经涵盖了 ^{60}Co 治疗机、伽马刀、医用直线加速器以及质子重离子设备等。20 世纪 90 年代，我国医药卫生事业的迅速发展，推动了放疗设备行业的发展。越来越多的企业进入放疗设备行业，并在医用直线加速器、伽马刀等设备的研制生产方面取得了一定进展，但国产放疗设备在产品质量和性能等方面相对落后，市场占有率相对较低，特别是质子重离子设备，由于价格昂贵、占地面积大、技术复杂及人才匮乏等因素，中国的步伐远远落后于发达国家，甚至在 2000—2014 年的 15 年间，中国质子治疗的发展效果不及近邻韩国。

质子重离子治疗技术是目前最先进的放射治疗技术。面对投资巨大、回报周期长、治疗费用昂贵等问题，曾令国内众多医疗机构和投资企业望而却步，但是依然没有阻挡住全球的投资建设潮流。2014 年开始，中国市场爆发出有史以来最大的潜力，世界上所有的设备生产商悉数来到中国市场，使中国市场急剧升温。在"健康中国"战略的推动下，我国放疗设备行业积极创新，在质子重离子设备研制方面取得了长足的进步。2013 年，中国科学院近代物理研究所自主研发了我国首台质子重离子肿瘤治疗设备，这标志着我国在质子重离子设备研制方面取得了重大进展；2015 年，中国科学院近代物理研究所在甘肃武威和兰州建设了两台医用重离子加速器示范装置，把我国放疗设备的自主研发创新技术水平推向了一个新高度；2019 年 9 月 29 日该系统获批第三类医疗器械产品注册，标志着我国有了自主品牌的碳离子治疗设备，实现了国产重离子治疗设备零的突破。中国另一家厂商中核集团刚刚于2015年5月实现100Mev回旋加速器出束，值得惊喜的是，中核集团已于2018年初宣布完成质子治疗核心部件的研制。

本章试图从以下几个方面向读者介绍当前全球的质子重离子设备及厂商的整体状况和市场规模，以期为商销质子重离子设备的选择提供一定的参考。

1. 全球粒子治疗市场规模

癌症患者数量的增加和全球人口的增长是粒子治疗设备市场扩大的主要原因。目前，粒子治疗仍是一个利基市场，在全球安装的所有外照射放疗设备中，粒子治疗设备的安装率仅占不到2%；并且截至2018年，在全球范围内接受癌症治疗的所有患者中，只有不到0.2%的患者接受了粒子疗法治疗，所以从整个市场来看，粒子治疗拥有巨大的竞争潜力。粒子治疗设备市场（主要为质子治疗设备）于2000年首次达到1亿美元；2017—2018年间，全球粒子治疗设备市场由7.2亿美元增长至9.9亿美元；2000—2018年间，年增长率接近14%；2010—2018年，粒子治疗市场的增长率为13%（治疗室），市值增长率为15.3%（美元）。

2018年，全球粒子治疗市场年增长率达37%，主要得益于大量粒子治疗中心开业或将于2019—2020年开业，主要为2015—2016年初签订的订单。由于某些项目的延期或取消，2017年及以前的粒子治疗市场规模经重新评估后有所缩小。截至2018年，全球市场价值1.8亿美元，设备市场价值8.1亿美元，总体市场9.9亿美元；预计到2030年，全球质子治疗市场估计将达到12亿~35亿美元，其中500~650个粒子治疗室向全球患者开放。

从产品发展趋势来看，质子重离子设备行业出现投资过热情况，真正能够将建设计划付诸行动的项目较少，市场规模增速将会比较平稳，这主要是由于质子重离子放疗的市场和观念需要一个较长的培育期，且建设难度大、时间长、资金要求高、适应证相对狭窄等。

2. 全球粒子治疗运营情况

根据国际粒子治疗联合会（Particle Therapy Co-Operative Group，PTCOG）统计，截至2019年9月，全球共有90家已经运营的粒子治疗中心。其中质子治疗中心77家，重离子治疗中心7家，质子重离子治疗中心6家。按照地域划分，北美共有34家中心（美国33家，加拿大1家），欧洲28家，亚洲27家（其中中国5家），非洲1家。从2012年开始，大量新建粒子治疗中心开业显著改善了市场状况，2016年增长减缓，与2015年相比，2016—2017年间开业的中心数量减少，并且在2013—2018年年底开业的中心中，40%的中心为紧凑型（单室）质子治疗中心。此外，截至2019年11月，据不完全统计，目前我国质子重离子项目78个，其中已运营4家，在建项目27个，拟建项目74个。

截至2019年2月，全球共有237间粒子治疗室可用于患者治疗。在237间治疗室中，美国和欧盟地区的质子治疗相较于其他放疗系统只覆盖了极少数人口；以中国的人口总数计算，每1000万人口拥有的治疗室数量几乎为0。截至2019年2月，根据76.3亿全球人口计算，全球每1000万人口仅拥有0.3间已运营的粒子治疗室；相比于14360台放射治疗设备、每1000万人口拥有18.8台放射治疗系统而言，全球粒子治疗室极为匮乏（表1-6）。

根据PTCOG发布的最新数据，截至2018年底，全球共有221528例患者接受了粒子治疗，较2017年增长了约45%，其中接受质子治疗的

表 1-6　已运营的粒子治疗室数及放疗系统数

地区 / 国家	粒子治疗室数	人口数（千）	粒子治疗室数 /1000 万人	放疗系统数	放疗系统数 /1000 万人
北美	97	363 844	2.7	4240	116.5
欧洲	59	523 633	1.1	3140	60.0
亚洲	72	4 207 588	0.2	4040	9.6
日本	53	127 185	4.2	940	73.9
中国	7	1 415 046	0	1690	11.9
俄罗斯	9	143 965	0.6	440	30.6
中东 & 非洲	0	1 624 277	—	900	5.5
拉丁美洲	0	652 012	—	1030	15.8
其他地区	0	76 240	—	570	74.8
全球	237	7 632 819	0.3	14 360	18.8

患者 190 036 例，占总数的 85.8%；接受碳离子治疗的患者 27905 例，占总数的 12.6%；其余接受 He 离子治疗的患者 2054 例，Pion 离子治疗的患者 1100 例，其他离子治疗的患者 433 例（图 1-15）。

3. 全球粒子治疗设备供应商

由于质子重离子治疗设备占地面积大、价格昂贵、技术复杂等因素限制了其快速的推广及广泛的应用，因此掀起了一场研发更小、更便宜的粒子治疗系统的竞赛，几乎所有的供应商已经拥有或正在研发紧凑型的质子治疗系统。如今，已有 19 家质子和碳离子治疗设备制造商或开发商（其中包括西门子和中核集团），表 1-7 总结了国际上主要的 17 家粒子治疗设备供应商及国内两家重离子治疗设备研发商，其中西门子于 2012 年退出了放疗业务。美国的质子设备生产商虽然在数量上最多，但在市场占有率方面却不及比利时和日本，来自比利时的 IBA 占据的市场份额接近 2/5；日本的传统电子设备巨头 Hitachi、Toshiba、Sumitomo 不仅生产质子设备，还代表了重离子设备的最高水平，这一技术路线对中国

生产商形成了较大压力。

截至 2019 年底，IBA、Varian、Hitachi 和 Mevion 4 家公司就占据粒子市场 70% 以上的份额。截至 2019 年 2 月，全球已经运营的粒子治疗中心中，约 32% 的中心应用的为 IBA 治疗系统；约 21% 的中心应用的是 Hitachi（包括三菱）；约 10% 的中心用的是 Varian。IBA、Hitachi 和 Varian 共占有约 63% 的已运营粒子治疗市场份额，其中 3 个供应商的所占粒子治疗室的份额分别为 34%、24% 和 15%，具体如图 1-16 所示。Hitachi（包括三菱）治疗设备主要安装于日本，IBA 在全球 13 个国家拥有运营的粒子治疗中心，Varian 在 6 个国家拥有运营的粒子治疗中心。下面将列举几个供应商具有代表性的粒子治疗系统（包括单室和多室）进行简要说明（表 1-7）。

4. 多治疗室粒子治疗装置

（1）美国瓦里安质子治疗系统（Varian ProBeam）：美国瓦里安（Varian）公司在 1959 年成立，专门研发肿瘤放疗设备。2005 年 Varian 利用自身的技术和从 RTPC 总调中得到的经验开

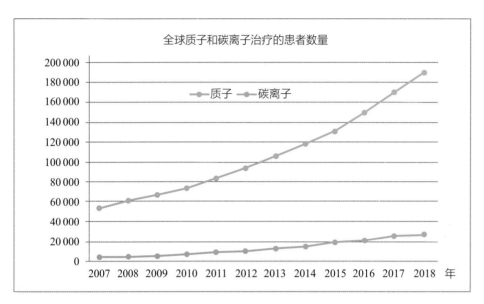

▲ 图 1-15　全球粒子治疗设备治疗的患者数量

表 1-7　全球主要的粒子设备供应商

公司名称	国　家	设备类型	备　注
Advanced Oncotherapy	英国	质子	多室
Alceli Ltd.	英国	质子	紧凑型
Best Particle Therapy	美国	质子、碳离子	多室、紧凑型
Mevion	美国	质子	紧凑型
Optivus	美国	质子	多室
AccSys	美国	质子	
ProNova	美国	质子	多室、紧凑型
ProTom	美国	质子	多室、紧凑型
Varian	美国	质子	多室、紧凑型
Sumitomo	日本	质子	多室、紧凑型
Toshiba	日本	碳离子	
Hitachi	日本	质子、碳离子	多室、紧凑型
HIL Applied Medical	以色列	质子	紧凑型
P-Cure	以色列	质子	紧凑型、固定束
SCHARE PROTON AG	瑞士	质子	多室、紧凑型
IBA	比利时	质子、碳离子	多室、紧凑型
Siemens	德国	质子、碳离子	
中科院近代物理研究所	中国	重离子	
中核集团	中国	重离子	

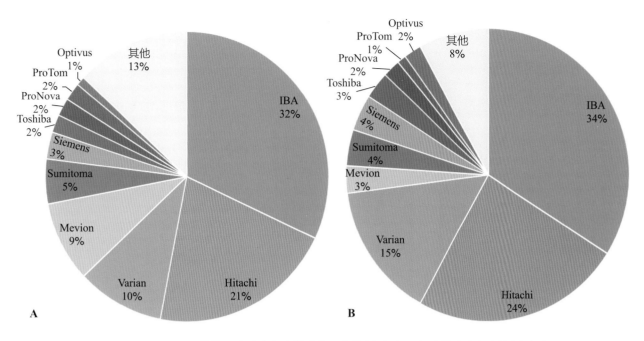

▲ 图 1-16　已运营粒子治疗中心中供应商所占比例（A）及相应治疗室所占比例（B）

发出一套自主知识产权的质子治疗系统。在 2007 年通过并购进入质子治疗领域；2009 年 2 月后相继通过欧盟 CE 认证和美国 FDA 认证；2014 年出售第一台完全意义上的设备，发展迅速；截至 2018 年底，瓦里安全球共有 23 家质子治疗中心。根据用户需要，Varian ProBeam 的基本方案可配置单个或多个治疗室。有两种可选治疗室类型即固定和旋转治疗室。该系统的特点是：①有一台 250MeV 超导回旋加速器，束流稳定可靠；②治疗室全部配置高精度的调强点扫描治疗；③旋转机架轻而精，旋转头的角精度可达 ±0.1°。在治疗头内装有运动探头以确保安全。表 1-8 是使用美国 Varian ProBeam 质子治疗系统的机构。

（2）日本 Hitachi ProBeat 质子治疗系统：Hitachi 公司建于 1910 年，1998 年开始开发质子治疗系统。2001 年，Hitachi 的第一台 ProBeat 型质子治疗系统建在日本筑波大学质子医学研究中心（Proton Medical Research Center，PMRC），由一

表 1-8　使用美国 Varian ProBeam 质子治疗系统的机构

编　号	中心名称	地　点	合同时间	备　注
1	德国 RPTC	慕尼黑		5 个治疗室
2	意大利 Meste	Meste	2011 年	5 个治疗室
3	美国 Scripps	San Diego	2011 年 10 月	5 个治疗室
4	沙特阿拉伯 Saudi	Riyadh	2012 年 1 月	多个治疗室
5	俄罗斯 St.Peterburg	St.Petershurp	2012 年 2 月	2 个治疗室
6	美国 Dallas	Univer.Texas	2012 年 7 月	5 个治疗室
7	美国 Georigia	Univer.Emory	2012 年 10 月	5 个治疗室
8	美国 Maryland	Baltimore	2011 年	5 个治疗室

台 70~230MeV 的质子同步加速器（不再需能量选择系统）以及旋转和固定治疗头等有关设备组成。

2006 年 3 月 21 日，Hitachi 美国分公司宣布此系统已获得美国 FDA 的批准，随后将该系统提供给位于美国 Houston 的 Texas 大学的 MD Anderson 癌症治疗中心的质子治疗中心。2017 年 12 月，Hitachi 收购三菱电机株式会社粒子线治疗业务其中包括三菱粒子治疗系统。Hitachi 还和 Elekta 合作，将 Elekta 的 MOSAIQ OIS 系统集成于 ProBeat 系统。2006 年 5 月，MD Anderson 中心开业，为当前最先进的质子治疗中心之一。表 1-9 是使用日本 Hitachi ProBeat 质子治疗系统的机构。

1971 年以来，日本 Sumitomo 研发核物理实验与应用的各种回旋加速器、RFQ 型直线加速器和小型同步光环等。研发的第一台 P235 型质子治疗系统安装在日本国家癌症研究中心（National Cancer Center，NCC）。该系统由一台 230MeV 固定能量等时性回旋加速器、能量选择系统、束流输运系统和其他系统组成。2008 年，中国台湾长庚医院决定选用 Sumitomo 产品，2010 年 8 月 18 日，日本松元相泽医院向 Sumitomo 订购了世界上首套小型直立式质子治疗系统。2010 年 11 月

12 日，中国香港养和医院与日本 Sumitomo 签署协议，协议中于 2015 年启用全港首部质子治疗系统。

自日本 NCC 后的近 10 年内，Sumitomo 没有售出一台，其高层在总结后，决定加强系统创新设计。Sumitomo 在系统小型化方面的特色，符合寸土寸金的地方需求。此外 Sumitomo 采取低利润方针，因此在近 3 年中取得好成绩，不但得到日本、中国台湾、中国香港三地合同，而且在与 IBA 等的竞争中取胜，获得韩国首尔的三星质子治疗中心的合同。表 1-10 是使用日本 Sumitomo 公司质子治疗系统的机构。

（3）比利时 IBA Proteus Plus 质子治疗系统：比利时 IBA 公司是一个从事回旋加速器、核辐射装置、质子治疗系统的研制生产公司。公司开发的第一台 IBA Proteus-235 型质子治疗系统安装在美国 MGH-NPTC。2001 年 7 月通过美国 FDA 论证，2002 年 2 月通过欧盟 CE Marking 论证。系统由一台 235MeV 固定能量等时性回旋加速器，一个 70~235MeV 连续可调的能量选择系统，一个束流输运系统，1~5 台（可由用户指定）旋转头治疗室，1~2 个固定治疗头治疗室，散射治疗头和铅笔扫描治疗头，以及控制系统、安全系统、患者定位系统和 TPS 系统等组成。截至

表 1-9　使用日本 Hitachi ProBeat 质子治疗系统的机构

编　号	质子治疗中心名称	地点	合同时间
1	日本筑波质子治疗中心	筑波大学	2001 年
2	美国 MD Anderson 中心	Texas 大学	2006 年开始治疗
3	日本名古屋质子治疗中心	名古屋	2012 年 11 月开业
4	美国 Mayo Clinic.Minnesota	Minnesota	2010 年 11 月
5	Mayo Clinic. Rochester	Rocliester	2010 年 11 月
6	美国田纳西州儿科医院	田纳西州	2012 年 2 月
7	日本北海道医院	北海道	2010 年 9 月

表 1-10　使用日本 Sumitomo 公司质子治疗系统的机构

编　号	中心名称	地　点	合同时间	备　注
1	日本千叶国立癌症中心	日本千叶	2001 年	样机
2	日本松元相泽医院质子治疗中心	日本松元	2010 年 8 月	已建成
3	中国台湾长庚医院质子暨放射治疗中心	中国台湾	2010 年 2 月	2014 年建成
4	中国香港养和医院质子治疗中心	中国香港	2010 年 12 月	有变化
5	韩国三星质子治疗中心	韩国首尔	2011 年	已建成

2019 年 11 月，IBA 系统在全球已销售 53 台，其中包括 23 个 Proteus®ONE 单室紧凑型系统，共有 32 个中心投入运营。此外，中国境内已经签订 5 套 IBA Proteus PLUS 质子治疗系统，未来中国必定将成为 IBA 一个特别重要的增长的市场。表 1-11 是在 2010—2013 年使用比利时 IBA Proteus Plus 质子治疗系统的机构。

2014 年 6 月，荷兰 Groningen 的 UMCG 质子治疗中心购买了一台有 2 个旋转治疗室的 IBA Proteus Plus 质子治疗系统。2015 年，IBA 又和中国的河北一洲肿瘤医院签订购买合同；到 2019 年 11 月，共签订新合同约 20 个，其中包括意大利米兰、中国 CNNC、新加坡伊丽莎白诺维娜医院、比利时瓦隆区沙勒罗瓦、印度钦奈阿波罗癌症中心、中国深圳肿瘤医院、意大利米兰的欧洲肿瘤研究所、俄罗斯迪米特罗夫格勒质子治疗中心、中国广东省质子国际广州中心等。

(4) ProTom Radiance-330 质子治疗系统：当前一般的质子治疗装置需 5000 万至 1 亿美元资金、9290m²（10 万 ft²）面积、220000kg 重的设备，而 ProTom 系统只需约 2500 万美元资金、465m²（5000ft²）占地面积和近 100000kg 设备。资金、面积和重量均不到当前销售质子治疗装置的 1/4～1/2。Radiance-330 全部装备大约仅占用 2 个电子直线加速器的空间，整体各系统的设计都是为了对扫描治疗法进行优化，表 1-12 是使用 ProTom Radiance-330 质子治疗系统的机构。

2012 年美国 MGH 选用 Protom Radiance-330 系统作为 MGH 第二个质子治疗中心。

5. 单治疗室粒子治疗装置

Mevion-S250 单治疗室质子治疗系统：该系统包括一台 250MeV 小型超导同步加速器型的回旋加速器、一个旋转机架、一个治疗头、一台机器人控制的治疗床、一台患者定位系统、一套质子治疗计划软件，以及一个与治疗记录和验证系统的连接口。Mevion-S250（原 Monarch-250）型不但紧凑，而且融合了当今放疗中几乎所行的先进技术，如机器人控制的患者定位床、专用的质子治疗计划软件、锥形 X 线束的 CT 影像和运动管理专用软件等，并预计在批量生产后能将价

表 1-11　2010—2013 年使用比利时 IBA Proteus Plus 质子治疗系统的机构

编　号	质子治疗中心名称	地　点	合同时间
1	美国 Knoxville 质子治疗中心	Knoxville	2010 年 11 月
2	Texas Center of Proton Therapy	Dallas.Taxes	2012 年 9 月
3	Apollo 质子治疗中心	Apollo	2013 年 1 月 21 日

表 1-12　使用 ProTom Radiance-330 质子治疗系统的机构

编　号	质子治疗中心名称	地　点	合同时间	备　注
1	McLaren 质子治疗中心（MPTC）	Great Lakes Cancer Institule	2011 年 9 月开始安装加速器	
2	New Jersey-based Atlantic Health System 治疗中心	Marketplace	2011 年 5 月 13 日	2013 年治疗首个患者
3	Advanced Proton Solutions Holdings Limiied（APS）	英国伦敦市 Moor-gate 地区	2011 年 9 月 29 日	

格定在 2000 万美元左右。

Mevion-S250 在 2014 年初治疗第一个患者，但此前在美国已销售 12 台，如位于 Seattle 的瑞典癌症所、位于 Long Beach 的 Long Beach 纪念医学中心、位于 Cleveland 的 UH Seidman 癌症中心、位于 South Flonda 的 South Florida 医学中心、位于 Orlanda 的 MD Anderson 癌症治疗中心、位于 Tacksonvilla 的 First Coast 肿瘤中心和位于 Washington D.C. 的 Washington 癌症中心等。表 1-13 是使用 Mevion-S250 单治疗室质子治疗系统的机构。

2009 年秋，IBA 推出配备一个治疗室的 Proteus-ONE 型治疗系统，2010 年 11 月在第 52 届 ASTRO 会上正式展出。这种单治疗室系统大概是目前大型旋转机架系统配置的 1/3，并在 2013 年后使用较小型的超导回旋加速器，加速器至治疗室的束流传输路径更短，旋转机架也更紧凑。Proteus-ONE 开发的优势在于利用已验证过的 IBA 先进技术（包括笔形束扫描质子传输方式和先进的治疗计划软件）提供集成三维锥形束流 CT 成像，能环绕患者旋转获取详尽的肿瘤影像和最小的占地面积，缩短建造质子治疗中心所需时间，降低粒子治疗成本等，从而扩大 IBA 为医疗界提供服务的范围。表 1-14 是

表 1-13　使用 Mevion-S250 单治疗室质子治疗系统的机构

编　号	质子治疗中心名称	地　点	合同时间
1	S. Lee Kling 质子治疗中心	St.Louis	2011 年 5 月
2	Robert Wood Johnson 大学医院	New Brunswick	2011 年 8 月
3	Oklahoma 大学	Oklahoma	2011 年 8 月
4-12	美国共 12 台		2012 年

表 1-14　使用 IBA Proteus-ONE 单治疗室质子治疗系统的机构

编　号	质子治疗中心名称	地　点	合同时间
1	CAL.Nice 质子治疗系统	法国 CAL.Nice	2012 年 12 月 24 日
2	Willis-Knighion Cancer Center		2012 年 10 月 28 日
3	彰化基督医院	中国台湾	2012 年 10 月 16 日

IBA Proteus-ONE 单治疗室质子治疗系统的销售用户。

2014 年 4 月法国 Nice 订购一台，2014 年 4 月和 6 月日本先后订购两台，2014 年 7 月 16 日获美国 FDA 批准。截至 2019 年 11 月，IBA 已经售出 23 个 Proteus ONE 单室紧凑型系统，其中 9 个已经正在运行中。

6. 质子治疗装置的最新特点

从全球质子治疗装置的供应需求看，可以得到许多有用信息。若对其进行综合、归纳和分析，可以得出许多宝贵信息，用于指导用户如何选购，指明开发商今后努力和升级的方向，使医务人员估计今后粒子放疗的发展方向。

(1) 质子治疗中心的技术已由低向更高精度发展，相应装置由低端向高端转移。在 2010 年前 10 年中，IBA 在全球的销售数达 20 多台，占全球销售的大多数。但在近 2 年的销售榜上，美国的广大用户更多选用价格比 IBA 高的美国 Varian 和日本 Hitachi 的产品。其原因有待分析，但技术更先进可能是主要因素。

(2) 单治疗室的治疗装置开始受到广大小型医院的欢迎。在 2010 年前，质子治疗多数仅供资金雄厚的大医院选用，一般小型医院不敢问津。但 10 多年来质子治疗的良好疗效和安全无风险，使小型私营医院和地方医院也纷纷有此需求，这在 IBA Proteus-ONE 和 Mevion-S250 的快速销售中有所反映。

(3) 小型化、低成本成未来趋势，紧凑型质子治疗装置将大受欢迎。2010 年前的各厂家生产的质子治疗装置都有占地大、价格高、工期长三大特点，仅能为少数用户建造。而广大中小医院希望推出占地小、价格低、工期短的产品。这次 ProTom 和 Mevion 两个产品在还未用于治疗患者、正在等待 FDA 审批时，即有大量用户订购，可见非同一般。

(4) 2010 年前的产品，固定守旧，销售量会随时间而下降，原来售不出的产品，更是无人问津。但若能按特定用户要求，创新改进，也有市场。如日本 Sumitomo，10 年未售出一台，后高层加强系统多元化设计和技术革新，其新产品也深受部分地区（中国台湾、中国香港）与国家（韩国、日本的私营医院）的欢迎。

(5) 2010 年前的主流治疗法，即主动散射治疗法已明显减少，静态、多重、调强点扫描及笔形束动态扫描已成为当前的主流治疗方法，Flash 超高剂量率质子治疗将成为未来的研究方向。

(6) 超导、壁流等高新技术新型加速器方案的研制，也进入实用阶段。这在 Varian ProBeam、Mevion-S250、ProTom Radiance-330 和 CPAC-DWA 中充分表现出来。技术创新仍是今后发展的源动力。

(7) 动态扫描和动态肿瘤的扫描治疗、质子成像、IGPT、质子弧形治疗、氦离子治疗及 Flash 质子束照射等新技术还在进一步研制中。其中部分厂家已提供实验产品，但今后还有待提高。

（二）粒子治疗设施发展分析

粒子治疗（质子与重离子）已成为当前肿瘤放疗中的热点学科之一。粒子治疗的物理及生物学优势已经得到了广大医患认可。粒子治疗设施的数量正在逐年增加。

1. 粒子治疗设施的全球分布情况

来自 PTCOG 的数据表明，截止到 2021 年 6 月，全球共有 20 多个国家和地区配备了 116 台的粒子治疗设施在进行临床治疗或临床试验。其中数量最多的是美国（41 台），其次为日本（24 台）、德国（7 台）、中国（6 台，含 1 台质子重离子设施）、俄罗斯（5 台）、英国（5 台）、意大利（4 台），这些设施具体分布如表 1-15 所示。

表 1-15 全球在运行粒子治疗设施分布的统计分析表

序 号	国 家	质子配置数	重离子配置数	总 数	所占比例
1	美国	41		41	35.34%
2	日本	18	6	24	20.69%
3	德国	5	2	7	6.03%
4	中国	4（包含台湾地区 2 台）	2	6	5.17%
6	俄罗斯	5		5	4.31%
7	英国	5		5	4.31%
5	意大利	3	1	4	3.45%
8	法国	3		3	2.59%
9	荷兰	3		3	2.59%
10	奥地利	1	1	2	1.72%
11	韩国	2		2	1.72%
12	瑞典	2		2	1.72%
13	西班牙	2		2	1.72%
14	加拿大	1		1	0.86%
15	捷克共和国	1		1	0.86%
16	丹麦	1		1	0.86%
17	波兰	1		1	0.86%
18	南非	1		1	0.86%
19	瑞典	1		1	0.86%
20	瑞士	1		1	0.86%
21	捷克	1		1	0.86%
22	比利时	1		1	0.86%
23	印度	1		1	0.86%
合计		104（89.65%）	12（10.35%）	116	100.00%

改编自 https://www.ptcog.ch/index.php/facilities-in-operation

截至 2021 年 7 月份有 15 个国家和地区正在建设和安装 38 台粒子治疗设施，其中数量最多的是中国（10 台质子治疗机、2 台重离子治疗机）和美国（5 台质子治疗机），其次为日本（2 台质子治疗机、1 台重离子治疗机）、英国（2 台质子治疗机）等，具体信息详见表 1-16。

当然，现在有很多国家和地区正在计划建设和安装粒子治疗设施，目前已经报道的有 12 个国家和地区计划在未来 3 年内购置或者安装 30 台粒子治疗设置，其中数量最多的仍然是中国和美国，其中质子治疗设施的比例达 93.33%，具体信息详见表 1-17。

表 1-16　全球建设中的粒子治疗设施分布的统计分析表

序　号	国　家	质子配置数	重离子配置数	总　数	所占比例
1	中国	10（包含台湾地区 1 台）	2（包含台湾地区 1 台）	12	31.58%
2	美国	5		5	13.16%
3	日本	2	1	3	7.89%
4	英国	2		2	5.26%
5	印度	2		2	5.26%
6	新加坡	2		2	5.26%
7	韩国	0	2	2	5.26%
8	阿根廷	2		2	5.26%
9	挪威	2		2	5.26%
10	俄罗斯	1		1	2.63%
11	澳大利亚	1		1	2.63%
12	沙特阿拉伯	1		1	2.63%
13	法国		1	1	2.63%
14	斯洛伐克	1		1	2.63%
15	泰国	1		1	2.63%
合计		32（84.21%）	6（15.79%）	38	100.00%

改编自 https://www.ptcog.ch/index.php/facilities-under-construction

表 1-17　全球计划购置或安装粒子治疗设施分布的统计分析表

序　号	国　家	质子配置数	重离子配置数	总　数	所占比例
1	中国	10	1	11	36.67%
2	美国	6	1	7	23.33%
3	瑞士	2		2	6.67%
4	比利时	1		1	3.33%
5	埃及	1		1	3.33%
6	印度	1		1	3.33%
7	意大利	2		2	6.67%
8	俄罗斯	1		1	3.33%
9	新加坡	1		1	3.33%
10	西班牙	1		1	3.33%
11	印度尼西亚	1		1	3.33%
12	格鲁吉亚	1		1	3.33%
合计		28（93.33%）	2（6.67%）	30	100.00%

改编自 https://www.ptcog.ch/index.php/facilities-in-planning-stage

2. 粒子治疗设施的限制

目前来看，粒子治疗还不能成为一种可普及的常规放疗手段，相对于成千上万台的光子治疗设备来说，粒子治疗设施仍然较少。限制粒子治疗应用的因素有很多，总结一下主要是物理剂量学、生物学的不确定性及设施技术限制3个方面。随着现代计算机学、材料学、信息学等领域的进步。粒子治疗设施正朝向紧凑、集成、低成本的方向发展。目前粒子治疗设施建设及运维成本过高的现状是限制粒子治疗推广的主要因素；其次，粒子治疗时剂量分布对摆位误差、分次治疗内及分次治疗间肿瘤运动、解剖结构等的变化较光子更为敏感，更容易产生误差。因此，粒子治疗在临床应用中仍存在诸多限制。

(1) 物理学的不确定性：粒子治疗的物理学不确定性主要由粒子在传输过程中所穿过的组织或器官的组成、位置变化而引起。例如在肺癌粒子治疗中，呼吸运动（呼气末到吸气末）可引起剂量分布的显著变化；其次放疗中肿瘤退缩造成的局部组织成分变化也可造成粒子剂量分布的明显差异，这些变化势必会造成肿瘤脱靶或者放射性损伤发生概率的升高。而这种不确定性对光子的影响却非常小。

(2) 剂量计算的不确定性：粒子治疗的剂量学指标是评估临床疗效及预测副反应发生的主要依据。因此，剂量计算精度至关重要。粒子治疗的阻止本领比受CT电子密度值转换准确性、粒子传输过程中所经历组织的均匀性及剂量计算算法等的影响。近年来，能谱CT对CT值的准确估算，以及应用蒙特卡罗模型为基础的剂量计算模型可以显著提高剂量计算精度。

(3) 生物效应不确定性：放射肿瘤学界一直在争论能否设计前瞻性随机临床试验来验证质子较光子治疗的优越性。有观点认为，虽然从物理学角度看，粒子治疗的剂量分布优于光子，但是无法证明粒子与光子治疗之间开展随机临床试验的合理性；也有观点认为，目前许多粒子治疗一直在使用简单处理技术，在部分肿瘤治疗中粒子治疗产生的剂量分布有时可能不如光子IMRT。如果要达成统一共识，就需大量临床数据。

在粒子治疗中，一个长期困扰大家的难题是，什么类型的粒子是最佳的治疗选择。粒子治疗成本仅为临床应该考虑的一个方面。临床应用中，还必须研究粒子治疗与化学疗法、激素疗法或免疫靶向疗法的协同作用，这对于评估和改善粒子治疗局部控制率尤为重要。除了治疗优势之外，由于粒子裂解产生的次级中子引起的继发性恶性肿瘤也是一个需要考虑的问题，粒子治疗的生物不确定性也展现出了在肿瘤治疗中的巨大潜力及技术魅力。

(4) 其他的技术限制：设施建设及运维成本高和技术更新发展慢是影响粒子治疗推广的最大障碍，同时也带来了一些新挑战，IBA、日立、瓦里安等公司正在努力克服这些障碍。相对于目前较为成熟的光子放疗技术，粒子放疗在技术层面，仍存在一些不足。①治疗光斑尺寸过大：扫描光束治疗时，光斑尺寸越小，可实现的剂量分布越好。目前已发布的商业质子治疗系统具有较小尺寸的入射束斑点（220MeV能量下可控制在5mm以下，70MeV能量下可控制在14mm左右，见图1-17）。即便如此，光斑尺寸较光子治疗仍然比较大，这对粒子治疗剂量学的精细调节非常不利。

②粒子束能量间转换时间长：无论应用何种类型加速器，粒子治疗时都需在几秒内完成从一种能量到另外一种能量的转换。IMPT中，最多需要实现50～60层的能量叠加，这就这意味着在进行三束或四束IMPT照射时，需要增加5～6min的时间用于切换能量，这势必延长患者在治疗床上保持静止的时间，给治疗过程带来更

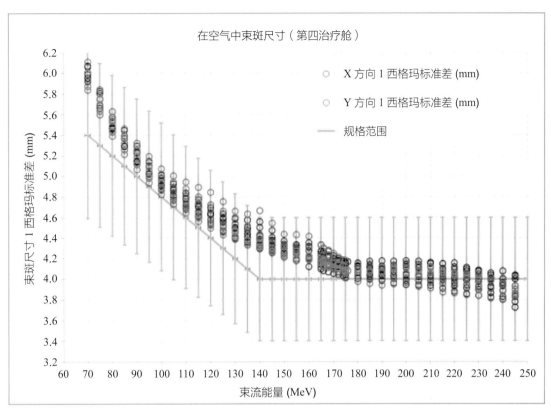

在空气中束斑尺寸（第四治疗舱）

图例：
○ X 方向 1 西格玛标准差 (mm)
○ Y 方向 1 西格玛标准差 (mm)
—— 规格范围

纵轴：束斑尺寸 1 西格玛标准差 (mm)
横轴：束流能量 (MeV)

▲ 图 1-17　瓦里安不同能量下束斑尺寸
美国加州质子中心 Lei Dong 教授提供测量数据

多的不确定性。

③缺少室内容积图像引导：光子放疗中室内容积图像（如锥形束 CT 或 CT-on-Rails）成像方式，在粒子治疗设施中很少见，这也是影响粒子治疗推广的主要因素之一。缺乏容积图像引导，会影响患者的放疗质量和治疗通量（单位时间内完成放疗患者数量）及设施经济效益。准确的图像引导系统对于剂量分布要求高、易产生误差的粒子治疗来说更加重要，现在部分商业化的质子治疗系统已经开始配备锥形束计算机断层扫描（cone beam computerized tomography，CBCT）（图 1-18）。

④缺少呼吸门控技术：肿瘤退缩和生理运动可明显影响质子剂量分布的问题已得到共识。呼吸门控是光子放疗中解决呼吸运动影响的主流技术。但粒子治疗中较少使用呼吸门控技术。呼吸门控可将治疗时间增加 2～3 倍，这是未来昂贵粒子设施提高治疗通量、降低回收成本不可回避的问题。

⑤缺少动态准直系统：质子光斑点尺寸过大引起的 IMPT 剂量分布半影范围过大，是导致肿瘤靶区以外正常组织照射剂量较高的主要原因。使用剂量调制器可以有效解决这个问题。IMPT 应用的目标是使剂量分布符合三维方向剂量要求，这就需要准直器必须跟随不同能量层实时变化，以便肿瘤靶区不同区域获得均匀剂量，有学者正在研究这种动态准直系统。

⑥建设及维保成本过高：目前的粒子治疗设施如果有 3～4 个治疗室，成本会超过 1 亿美元甚至更高，单室治疗系统的成本也在 3000 万美元左右，这些成本较高端光子治疗高出一个数量级，具体信息见表 1-18。各厂家正在努力研发设

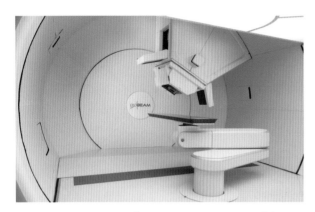

▲ 图 1-18 瓦里安 ProBeam 双源 CBCT 系统
瓦里安公司提供

计新型超导磁体，以便生产低成本紧凑型加速器和龙门架。

⑦质子外的粒子治疗技术发展缓慢：理论上，所有带电粒子经过加速后，都可成为有潜力的放疗手段，质子是迄今为止应用最普遍的。但质子散射造成的正常组织过量照射和相对较宽半影的劣势不容忽视。带电的重离子如氦和碳，因为横向散射较少、生物等效剂量高的优势备受青睐。重离子放疗时，需要更加昂贵的加速器和龙门架。其次，重离子的剂量分布中，在布拉格峰远端跌落后有明显的剂量拖尾现象，这个现象的机制尚不明确。但从物理和生物特性来看，重离子应为肿瘤放疗的最佳手段。

3. 粒子治疗未来的发展方向

鉴于粒子治疗存在的不足及设施技术限制，大家在努力地整合现有设施和技术对粒子治疗设施进行改进，以保证粒子治疗的精度、效率和安全。

(1) 单室粒子治疗系统：粒子治疗系统制造商一直都在开发粒子治疗"单室解决方案"所需的技术。单室治疗系统因所有或大多数组件（加速器、束流转换、光束传输、能量选择等系统）可安装在旋转机架上或靠近龙门架的位置，减小了质子治疗系统的整体尺寸，可以完全安装在一个治疗室中（图 1-19）。这种治疗系统每个室都有单独的加速器。多室治疗时，如果其中一个治疗室出现了故障，患者可以转移到其他治疗室进行治疗，整体的治疗能力不会下降。

单室粒子治疗系统潜在缺点：与单个加速器供给多个治疗室的大型系统相比，单室治疗系统成本不一定比每个独立治疗室更便宜。在后续升级为多室治疗时，因需要增加加速器数量，其维保成本也将显著增加。其次，单室治疗系统常用

表 1-18 传统放疗与粒子放疗的成本比较表

	传统光子放疗	质子放疗	碳离子治疗
加速器类型	直线加速器	回旋加速器或同步加速器	同步加速器
能量范围	4～25MeV	60～250MeV	120～430MeV
治疗室	单加速器单治疗室	一个或者多个治疗室（含科学研究室）	一般为 3 个治疗和科研实验治疗室
已发表的成本（仅设施）	500 万澳元	3400 万至 2.6 亿澳元（单个或多室）	1.8 亿～2.9 亿澳元（多个治疗室）
运维成本	451 万澳元（2 个治疗室）	880 万澳元（3 个治疗室）	1790 万澳元（3 个治疗室）
人力成本	425 万澳元（2 个治疗室）	1040 万澳元（3 个治疗室）	1040 万澳元（3 个治疗室）
分次治疗成本比	1.0	3.2	4.8
设施寿命	10 年	30 年或更久	30 年或更久

此表为 2017 年澳大利亚卫生部门发布的，澳元与人民币的平均汇率为 5.0

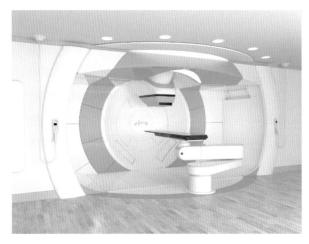

▲ 图 1-19 瓦里安公司 ProBeam 360 单室质子治疗系统
瓦里安公司提供

的一些加速器（例如同步回旋器）的脉冲结构，难以通过点扫描技术来完成 IMPT 放疗。通过使用多叶准直器（multi-leaf collimator，MLC）可以实现 IMPT，但是多叶准直器使用时粒子束传输效率低，产生次级中子风险较高。目前，单室系统仍处于发展阶段，其可操作性、可靠性和可维护性仍待进一步改进，但对一些小型放疗机构来说仍然是一种理想的选择。

(2) 加速器技术的进步：粒子加速器通过有计划地控制电场和磁场强度可以实现带电粒子有效加速。线性加速器（直线加速器）可以加速线性路径中的粒子，粒子能量增益及电场强度与加速器长度成正比。常规直线加速器无法提供足够的电场强度以加速粒子到治疗能量。在既定电场强度下，替代解决方案是回旋加速器和同步加速器，其在相同电场中引导带电粒子反复加速以获得期望能量。回旋加速器提供恒定磁场以控制带电粒子（不同加速半径对应不同能量）。同步加速器比回旋加速器更大、更重，可以提供可变磁场以相同的轨迹控制不同能量的带电粒子。

治疗用质子必须加速至 230～270MeV（相当于水中 33～43cm）。传统回旋加速器主要用于

大型质子治疗设施给多个治疗室提供粒子源，但相对于安装在龙门架上的质子治疗系统来说仍然太大、太重。同步加速器可用于质子治疗，并且是用于离子治疗的唯一粒子来源设施。随着技术发展，传统加速器在性能稳定性和降低成本方面得到了加强，并通过光束扫描、门控和 IMPT 等技术的综合应用，改进了临床服务的能力和质量。

因此，配有新一代更紧凑、更高效和更便宜加速器的质子治疗系统，具有非常大的临床应用潜力和市场推广价值。一些厂商正通过改进现有技术或者提供全新加速器来制造此类粒子治疗系统。

(3) 超导回旋加速器和同步加速器：配备室温下磁铁的粒子加速器通常太大、太重而不能装置在龙门架上。它们被放置在不同的位置，用于供给多个治疗室，以最大化提高加速器的使用率。新型的超导体加速器，足够紧凑，可以用于单室质子治疗系统（图 1-20）。ACCEL Comet 回旋加速器重量仅为 80 000kg，已用于单室或多室的紧凑型质子治疗系统的设计。Mevion（以前的 StillRiver）超导回旋管重约 17 000kg，可直接安装在质子治疗系统龙门架上。即便如此，在设计旋转机架时，设施重量与控制精度之间的矛盾仍

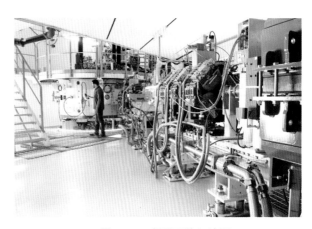

▲ 图 1-20 超导回旋加速器
瓦里安公司提供

需充分考虑。

(4) FFAG 加速器：FFAG 加速器结合了回旋加速器和同步加速器的优势，由一圈磁体（如同步加速器）组成，提供大而恒定的磁场，并允许不同的轨道半径（如回旋加速器）进行粒子加速。换而言之，FFAG 加速器结合了回旋加速器的固定场和同步加速器获得额外加速的双重效应，比同步加速器更快地运转，且只受射频脉冲调制速率的限制。固定场只需要更简单和更便宜的电源，且比同步加速器更容易操作。

对于固定场回旋加速器，FFAG 加速器可以强力聚焦，产生较小尺寸的光束，减少低能光束损失的同时更好地控制光束。FFAG 加速器（如同步加速器）具有磁环，可以提取可变能量的光束，而回旋加速器仅能提取单能量光束。FFAG 加速器可以将碳离子加速到 400Mev，将质子加速到 250MeV，超导磁体和紧凑型的尺寸使 FFAG 加速器在质子治疗应用更具吸引力。小孔径和线性场可进一步简化 FFAG 加速器设施，降低成本。

(5) 激光加速器：激光加速器最早被建议用于电子加速。随着射频脉冲放大和高能量密度固态激光材料（如 Ti: 蓝宝石）的发展，激光电子加速器技术发展迅速。基于目标正常鞘加速模型（target normal sheath acceleration model，TNSA）的激光诱导加速的带电粒子，已经开始成为开发紧凑型粒子设施的有效物质或离子源，最大质子能量达到 78MeV，要提升到 200MeV 则需要激光强度达到 10^{22}W/cm²。

BOA（breakout afterburner）技术超越传统TNSA 技术，该技术的理论于 2006 年问世。TNSA和 BOA 或 RPA（phase stable acceleration）之间的主要区别在于，离子从驱动激光场获得速度与目标的距离不同。对于 RPA 和 BOA 机制，加速离子用的电子仍然与激光场相互作用。为了获得

最大数量的可用电子，要求靶物质足够致密，使得激光束最初不会直接穿透目标而是与电子耦合。与 TNSA 的显著差异在于，在靶原子的混合物中，所有加速粒子以相同的粒子速度传播，并由存在的最慢（即最重）物质控制。要想加速高能质子，纯氢是最理想的选择。另一种激光加速质子的方法是使用密度恰好高于临界密度的氢气束流（如 CO₂ 激光，其密度为 10^{19}/cm³）。该方法具有产生非常窄的能量扩散和产生单能束的特征。已有实验可以产生能量分布窄、发射率低、变化范围小于 ±1% 且能量 > 20MeV 的单能质子。因此激光加速器质子系统应该具有以下 3 个关键要素。

①可以产生高能质子的激光质子源。

②用于产生高能质子的粒子选择和束流准直装置，实现粒子束准确传输。

③可以实现激光加速后质子束剂量分布与肿瘤靶区适形的计划优化算法。

(6) 介电壁加速器：基于高梯度绝缘体（high gradient insulators，HGI）设计的新型加速器，具有比传统绝缘体更好的电压保持能力。这种新型感应直线加速器即为介电壁加速器（dielectric wall accelerator，DWA）。传统的感应直线加速器仅在加速单元的间隙中设置加速场，其仅代表一段长度的场强。通过使用绝缘壁代替导电管，可以在加速器整体均匀地施加加速场，可以产生更高梯度（大约 100MeV/m）的紧凑型线性加速器。脉冲加速场由一系列结合到绝缘体中不对称 Blumlein 结构产生。DWA 技术目前正被应用到紧凑型质子治疗系统，可在总长度不超过 3m 的情况下，最大产生 250MeV 的质子能量。基于 DWA 技术的紧凑型单室质子治疗系统正在研发和推广中。

(7) 笔形束（点）扫描技术：粒子治疗主要使用被动散射技术，该技术通过不断改进提高效

率，应用范围日益广泛。鉴于多叶准直器在光子放疗中的作用，有学者努力开发用于粒子被动散射治疗的多叶准直器。目前来看，这种多叶准直器并不理想（例如这种多叶准直器的尺寸太小），不能保证完成与光子 IMRT 一样剂量分布的 IMPT。相反，已经开发用于 IMPT 计划方式的笔形束（点）扫描技术（图 1-21），相对于被动散射技术可以显著改善剂量分布。

瑞士 PSI 笔形束扫描技术，由一组扫描磁体实现一维扫描，并通过治疗床移位使笔形束布拉格峰传输到肿瘤靶区。为了实现三维扫描，通过应用磁场和能量选择系统，完成肿瘤一部分的扫描，然后再通过治疗床移动完成另一部分扫描。这种扫描技术已被用于单野均匀质量(single-field uniform dose，SFUD) 和 IMPT 治疗。最新的笔形束扫描系统使用两组垂直于喷嘴轴的平面扫描磁体，通过控制扫描光束方向来实现二维扫描。肿瘤靶区被分成不同的能量层（最高能量到最低能量），每层均可用笔形光束按顺序扫描。有两种方法可以扫描整个肿瘤靶区中的光束点。

①按照以光栅或线条图案进行动态（或连续）扫描，其中扫描速度或光束强度单一变化或同步

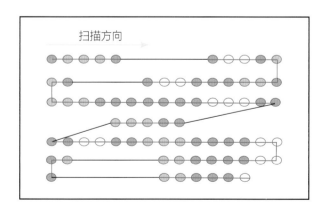

▲ 图 1-21　笔形束扫描技术示意图

红色线条区域代表质子束运行状态；黑色线条代表质子束停止状态；绿色圆球代表预设的较低机器跳数值；蓝色圆球代表预设的适中机器跳数值；黄色圆球代表预设的较高机器跳数（瓦里安公司提供）

变化，以产生治疗计划制订的剂量强度分布。

②离散点扫描，就是肿瘤靶区不同的治疗点之间切断光束，通过改变每个点的剂量以实现规定的剂量。

实施笔形束扫描技术的主要挑战在于，如何减少或消除由距离误差或目标运动引起的治疗不确定性。由于呼吸运动引起的剂量误差对于质子治疗来说更加显著，特别是肺部肿瘤，有两种主要减少的方式。

①射束门控技术，其中肿瘤靶区在计划设定的范围内时，粒子出束；当运动到设定范围外时，粒子射束被关闭。

②重复扫描的技术，重复扫描某点、某层或整个治疗体积（这就意味着要两次或更多次扫描特定剂量斑点位置、剂量层或肿瘤靶体积）（图 1-22）。后者将需要大量新技术来控制光束传输，特别是需要快速扫描和能量快速切换。而 FLASH 技术的发明为减少运动对粒子治疗剂量的影响，提供了可行的解决方案。

(8) Flash 技术：新设施可以大幅度提高粒子治疗束的强度。目前用于治疗的同步加速器以 $10^8 \sim 10^9$/s 的速度用于快速光束扫描。在治疗中，为了减少治疗时间和器官运动造成的影响，需要更高的治疗束强度。如果可以在几秒钟内完成整个治疗，而不是几分钟，那么肿瘤运动的问题可以得到解决。在光栅扫描（具有剂量驱动控制的连续光束传递）中，光束从一个点移动到下一个点（点间剂量）的同时递送的剂量变得太高而不能与计划的剂量匹配。斑点间剂量是一个问题，特别是对于低权重斑点和重复扫描技术。作为替代方案，高速扫描可以与患者个体化性三维范围调制器结合，能够在固定能量下产生更加适形的剂量分布，大大减少了粒子传输时间。

高强度的粒子治疗可能具有非常好的生物学优势。常规光子放疗的剂量率一般为 0.5～10Gy/

重新扫描技术与门控技术的比较

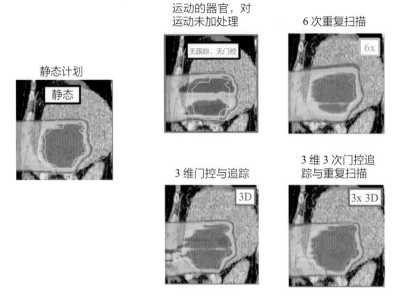

▲ 图 1-22 重复扫描和门控技术比较
瓦里安公司提供

min。剂量率＞2000Gy/min（FLASH放射疗法170～200Gy/s）的粒子治疗的生物学效应令人非常振奋（图1-23）。动物实验表明，以超高剂量率完成的4～6MeV电子线照射，具有对正常组织的保护效应，在肺部肿瘤控制率基本相似的情况下，而常规1.8Gy/min使肺纤维化程度要高得多。

FLASH技术保护效应机制尚未明确，但是该技术作为潜在扩大治疗窗口的可行技术，可在保证肿瘤相同治疗效果的基础上减少放射毒性，这在放疗界引起了极大的兴趣。这种非常高的剂量率难以用光子和带电粒子实现。用于临床质子治疗的回旋加速器的特定升级对于实现这种超高剂量率是必要的。同时，高强度加速器正在测试

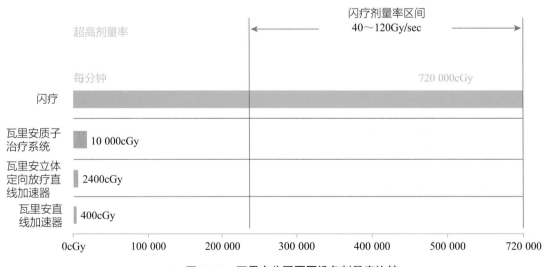

▲ 图 1-23 瓦里安公司不同设备剂量率比较
瓦里安公司提供

重离子 FLASH 放疗，即高 LET 粒子束也应能观察到 FLASH 效应。

(9) 治疗计划系统：被动散射技术治疗中，由组织的异质性引起的布拉格峰距离不确定性和散射条件的变化，可以通过扩大临床肿瘤靶区外放边界抵消。在 IMPT 中，剂量分布对治疗计划中使用的潜在几个 BP 的每个单独束的不确定性都很敏感，并且斑点放置的不确定性可导致肿瘤靶区中产生不可接受的剂量冷热点区域。改进 IMPT 治疗计划的一种方法是在优化计算中充分考虑误差，以确保治疗计划更可靠地预测实际剂量分布。目前，多项提高 IMPT 治疗计划的准确性和稳健性的研究正在开展中。

IMPT 已将现有的扫描技术应用在德国重离子研究中心（Gesellschaft für Schwerionenforschung，GSI）临床中，无须额外的质量保证工作。已有研究表明，摆位误差不会导致 IMPT 的治疗计划更差；摆位误差的不确定性范围将被作为 IMPT 剂量优化过程中的附加条件进行剂量约束。由于粒子治疗中应用的野束数量通常小于光子 IMRT，因此选择合适的光束角度变得更加重要。由于不同射束角度产生的距离不确定性可能会有很大差异，应用设计射束角度的自动优化算法，可将这些不确定性降至最低。其次，粒子治疗中强度调制后，生物学效应必然会发生变化，因此不同 RBE 生物学模型亦需要包括在治疗计划系统中。

(10) 剂量计算算法：传统质子治疗一直使用笔形束算法进行被动散射剂量计算。在光束传输路径中，肿瘤靶区附近、内部存在金属植入物而产生组织界面变化或组织中存在较大的异质性组织（骨骼或空气）的情况下，该算法可产生明显的误差。蒙特卡罗计算可提高这些情况下剂量计算的准确性，旨在用于粒子治疗的常规临床应用的快速蒙特卡罗计算方法正在研究中。蒙特卡罗计算可以提高质子束调制的效率，特别是在需要调制大约 100 个能量层转换的光束扫描情况下。蒙特卡罗计算比 IMPT 治疗计划的常规剂量计算更有效，因为肿瘤靶区中的剂量计算不确定性是由计划计算中使用的粒子总数决定，而不是由机架角度数量决定。虽然为质子治疗开发了蒙特卡罗计算模型，然而，蒙特卡罗计算是耗时的，并且尚未在常规商业系统中普及应用。

(11) 运动管理技术：与光子治疗一样，分次放疗内的器官运动如胃肠蠕动、心跳及呼吸运动会给粒子治疗造成严重误差。但与光子放疗相比，粒子治疗中粒子运动范围相关变化容易产生光束方向上的重大偏差，导致正常组织受到不必要的高剂量。照射束治疗中，靶区覆盖可能受到光束扫描和目标移动之间的相互干扰，可产生剂量热点或冷点，且不能通过增加外放边界予以补偿。

通过门控技术可在呼吸的某一个稳定阶段上或通过跟踪肿瘤运动来补偿呼吸运动的影响，是目前常用的方法。对于被动光束传输系统，门控已经应用于临床。对于扫描光束，由于同步加速器的工作循环和呼吸运动之间的相互作用，照射时间可能显著延长。在门控引导下，选择性地从同步加速器提取光束，可以在一定程度上减少该传送时间。

肿瘤追踪的一个重要目的是实时确定肿瘤位置。在 CT 模拟定位和实际治疗时，外部脉冲信号与肿瘤位置之间必然存在不匹配的现象，因此需要快速的实时荧光图像分析确保肿瘤位置是否符合预期。其次，与光子治疗相比，植入标志物作为定位标志可能会对粒子作用范围产生更大的影响，从而影响剂量分布（取决于标记的大小和位置）。鉴于这些问题，随着 FLASH 技术的完善和推广，未来只需要在单一呼吸阶段进行放射治疗而非整个呼吸周期。

(12) 用于粒子治疗验证的正电子发射断层扫描（positron emission tomography，PET）：PET 是用于验证患者粒子治疗时接收剂量分布的有用工具。PET 可以检测出由初级带电粒子与被照射组织中的靶核之间的核碎裂反应产生少量 β^+ 发射体（如 ^{11}C、^{15}O 和 ^{10}C）衰变而产生湮灭 γ 射线。通过比较 β^+ 活性分布与治疗计划获得的预期 β^+ 活性的差异，可以离线或在线获得粒子治疗剂量分布。PET 技术提供了检测和量化治疗计划中剂量不确定性差异的方法。初步结果显示随着进一步发展，该技术必将成为验证粒子治疗剂量输送

的重要工具（图 1-24）。

4. 硼中子俘获治疗进展

硼中子俘获治疗（boron neutron capture therapy，BNCT）是一种安全性较高的生物靶向放射治疗模式。BNCT 先后经过了理论发展阶段（1936—1950 年）、尝试失败阶段（1951—1970 年）、取得初步成效阶段（1971—2010 年）、加速器 BNCT 逐步兴起阶段（2011 年至今）。美国、日本、芬兰、瑞典、意大利、荷兰、阿根廷和中国等国家开展了 BNCT 临床治疗，对多种恶性脑肿瘤、恶性黑色素瘤、复发性头颈癌以及转移性肝

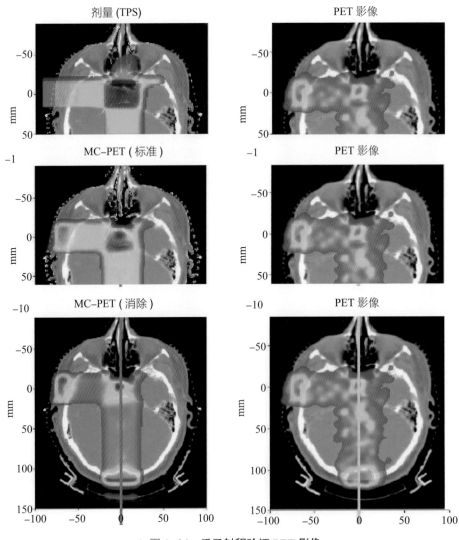

▲ 图 1-24　质子射程验证 PET 影像
瓦里安公司提供

癌等 1000 余名患者做了临床治疗（表 1-19），取得了令人鼓舞的疗效。

随着 BNCT 技术发展，21 世纪以来，逐步出现了一些 BNCT 治疗的"新技术"，诸如强流质子加速器技术、靶技术、混合辐射场测量技术、成像技术，以及包括硼药与运输工具、硼浓度检测在内的硼药技术。

(1) 强流质子加速器技术：无论是光子放疗还是质子、重离子放疗处方剂量需要达到 60～80Gy，放疗 1～2 个月，时间较长，在住院花费、患者护理方面存在很多不足。BNCT 治疗的最大优势在于只需治疗一次。

现代化 BNCT 放疗已经实现将照射时间控制在 1h 内。但是治疗时间仍然较长。而"强流质子加速器"技术的发展和应用，基本解决了 BNCT 照射时间长的问题。

低能强流质子加速器束流可到数十毫安（10～50mA），每毫安质子可以产生 10^{12}～10^{13} 中子/秒，加速器中子源的总中子产额在 10^{13}～10^{14} 中子/秒，在人体内等效剂量率可达几个 Gy-Eq/min，

因此单次治疗时间和其他放疗基本相当。低能强流质子加速器有很广泛的用途，每一个高能质子加速器背后都有一个或几个低能强流质子加速器。比如，意大利的核能研究机构就计划从用于核能研究的高能质子加速器的低能段引出 5eV 的质子，用来产生 BNCT 放疗用中子。

(2) 靶技术：反应堆是靠中子轰击同位素 ^{235}U 来产生多个中子，继续轰击可产生更多的中子，通过这种链式核反应，在反应堆内形成稳定的中子场。一般来说，几十个千瓦到几个兆瓦热功率的核裂变反应堆都可以为 BNCT 治疗提供中子源。通过一个孔道将反应堆产生的中子引出来，经过设计好的中子减速体和反射体来调整中子的能量分布和角度分布，就可以用于给患者做 BNCT 治疗了。但反应堆是核设施，不便于建在人口稠密的城市中，所以基于加速器的 BNCT 有取代反应堆 BNCT 的应用潜力。

"靶技术"这一新技术是加速器 BNCT 所必需的。加速器只能加速带电粒子，比如质子，或者氢原子核多一个电子的"负氢"等。BNCT 需

表 1-19　各个国家利用 BNCT 进行肿瘤治疗的情况汇总

机　构	患者人数	治疗的肿瘤
日本（反应堆、加速器）	约 550（BSH/BPA）	恶性脑肿瘤、头颈癌、恶性黑色素瘤、肝癌、肺癌
美国，BNL	54（BPA）	恶性脑肿瘤
美国，MIT	28（BPA）	恶性脑肿瘤、恶性黑色素瘤（手足和脑）
芬兰，埃斯波	约 300（BPA）	恶性脑肿瘤、头颈癌
瑞典，斯图斯维克	52（BPA）	恶性脑肿瘤
意大利，帕维亚	2（BPA）	转移性肝癌（肝脏离体治疗）
荷兰，佩滕	34（BSH）	恶性脑肿瘤、脑部恶性黑色素瘤
捷克共和国	5（BSH）	恶性脑肿瘤
阿根廷，巴里罗切	7（BPA）	恶性黑色素瘤
中国，台湾	12（BPA）	复发性头颈癌
中国，北京	4（BPA）	恶性黑色素瘤

要的是中子，让低能质子打在金属材料上可产生中子，即为"靶"。要产生数量足够多的中子且设备运行稳定可靠、维护与维修方便，靶技术是一项复杂的工程技术，靶上的热流密度达到$1kW/cm^2$量级，需要有先进的材料工艺及靶冷却手段。

BNCT加速器可以选择金属锂或金属铍做靶材料，如果选择铍靶则质子能量需要至少大于4MeV，否则中子产额过低。此外，金属锂材料的熔点只有180℃，可靠的固态锂靶工程实现难度大，有研究机构干脆采用液态锂来做产中子的靶。

(3) 混合辐射场测量技术：X/γ射线、质子、重离子等放疗手段所涉及的辐射类型都比较单一，剂量测量及人体剂量分布计算相对比较简单。通过剂量测量水箱，测量不同能量射线的深度剂量分布以及离轴剂量分布，计算人体剂量分布时再引入一些有针对性的局部修正即可，计算方法一般采用基于经验的解析方法。

BNCT治疗的辐射场为混合场，涉及多种不同辐射与物质的作用，必须考虑不同能量、不同种类的辐射物理特性和生物效应，因此剂量测量以及剂量分布计算相当复杂。辐射场的测量需要同时针对γ射线、快中子、热中子等的测量仪器；既需要测量射线的能谱分布，又需要测量不同射线所产生的剂量率大小，还需要考虑不同射线的相对生物效应以及不同介质的生物学效应。

BNCT治疗过程中不仅有一次射线，比如γ射线、快中子和热中子，还包括复杂的二次射线，包括α粒子（^{4}He核）、^{7}Li粒子、反冲质子、β射线（次级电子）以及次级光子等。混合辐射在人体组织中发生能量沉积事件的数目、大小及空间分布上的不同都会造成不同生物效应，不能简单使用平均吸收剂量大小来衡量。

根据BNCT治疗过程对混合辐射场测量的要求，利用微剂量学（microdosimetry）的理论和方法，完善了混合辐射场测量技术，研制能够同时测量γ射线、快中子、热中子等在人体组织剂量的组织等效正比计数器（tissue-equivalent proportional counter，TEPC）势在必行。

BNCT治疗剂量分布需要蒙特卡罗方法模拟计算，使用电脑模拟放疗过程中各种射线与人体组织的作用过程来得到人体的剂量分布，同时还需要根据实施过程中射线监测和硼浓度检测结果进行修正。

(4) 硼药技术——硼药与运输工具：掺硼药物的好坏直接决定了BNCT治疗的效果，肿瘤细胞中的^{10}B与热中子发生了反应才能生产杀伤效果，而且要杀死肿瘤细胞，其硼浓度必须在照射期间维持较高的浓度，每克肿瘤组织至少携带30μg的^{10}B。这一点，对于目前在使用的硼药——氨基酸衍生物BPA、BSH来说已经不再困难。

有一点要求比较难做到，就是健康组织和血液中的^{10}B浓度要远小于肿瘤组织中的硼药浓度。对于BPA，肿瘤中^{10}B与血液中的^{10}B浓度之比大约为3，就是说目前的BNCT技术从剂量安全的角度看有3倍安全因数。

开发出来的硼药一般可分为两大类，即小分子硼药和结合有硼的生物复合物。前者有含硼氨基酸衍生物、核酸衍生物、卟啉及其衍生物、碳水化合物以及含硼仿生体，后者主要有含硼聚合物、硼肽与抗体。为了更好地将^{10}B送到肿瘤细胞中，还研制了硼药的运载工具和保护措施，比如给含硼多肽镀一层膜，防止它在被吸收前发生水解；利用脂质体把大量的^{10}B包裹起来；为增加亲肿瘤效果，给硼药分子嫁接上靶向特定肿瘤受体的配体，比如针对上皮生长因子受体和叶酸受体等；利用仙台病毒（hemagglutinating virus of

Japan，HVJ）的外壳来包裹 ^{10}B，并送到肿瘤细胞中的技术亦在研发中。

（5）硼浓度检测和成像技术：BNCT 治疗实施过程中（照射前和照射中）除了需要实时对中子、γ 射线的通量、剂量率等参数进行检测和监控外，还需开展血液中硼浓度随时间变化的跟踪测量（每 15min 或 0.5h 取样测量一次）。在 BNCT 照射前，需要给患者注射 ^{18}F- 氟 - 苯丙氨酸（^{18}F-FBPA），并通过 PET 获取患者的 PET 影像数据，来计算患者肿瘤组织中与正常组织中硼浓度的比值（T/N），并作为患者 BNCT 治疗计划的重要输入参量。^{18}F-BPA 的合成有比较大的意义，硼药 BPA 亲肿瘤组织，又能通过 PET 设备对硼药进行体外成像。^{18}F-BPA-PET 可用来诊断肿瘤，确定硼药在患者体内的分布，还可用于治疗后的辐射效应、治疗效果跟踪等。还可以使用其他一些手段来检测或对硼分布进行成像，比如瞬发 γ 中子活化分析技术（prompt gamma neutron activation analysis，PGNNA）、γ 照相机、中子自动成像（neutron autoradiography）、次级离子质谱仪（secondaryion mass spectrometry）、电子能损谱仪（electron energy loss spectrometry）以及 α 谱仪（alpha spectrometry）等。

5. 总结

在过去几十年中，粒子治疗得到了快速发展，其临床应用已证明有效可行。粒子疗法在过去几年中经历了革命性的发展，在粒子传输、治疗计划和质量保证方面取得了显著进步。在未来 10 年中，预计粒子治疗的效率、稳健性和准确性也将进一步提高。

随着临床需求及应用的日益增多，围绕粒子治疗的硬件和软件设施也将快速发展（如新型高度紧凑的粒子加速器、高精度的粒子束流控制系统、高强度的束流产生 / 传输系统、功能更加强大的计划系统、快速的蒙特卡罗剂量计算系统、

新型的粒子治疗诊断级图像引导系统、以 PET 为基础的剂量追踪和评估系统等），以适应粒子治疗物理学自身特点及精确放疗的需求。

粒子治疗作为新生事物，尚处于萌芽成长阶段，而围绕"粒子治疗"这一命题的辅助学科的快速发展必将促进粒子治疗朝向精度更高、速度更快、安全更可靠的目标发展，进而造福更多的肿瘤患者。

三、我国现有粒子治疗技术介绍

自 1990 年全球第一家质子治疗中心——美国 Loma Linda 质子中心投入临床使用以来，粒子治疗产业在发达国家发展非常迅速。来自国际粒子治疗合作组织（Particle Therapy Co-Operative Group, PTCOG）的数据显示，截至 2019 年 6 月，全球共有 92 个粒子治疗中心正在营业。其中，86% 为质子治疗中心，主要集中在美国、日本、中国；具备重离子放疗设备的仅占 14%，主要为美国、中国、日本、德国、意大利、奥地利等国家；而非洲、南美等国家比较缺乏。近年来，中国粒子治疗事业紧随国际步伐，也已进入快速发展时期。

（一）我国正在发展的质子治疗技术

我国质子治疗事业的发展起步较晚，以山东淄博万杰质子中心的建设为标志。2004 年 12 月，国内第一家质子治疗中心——淄博万杰医院质子治疗中心建成使用，标志着中国成为继美国、日本后第三个拥有质子治疗设备的国家。其引进的是比利时 IBA 公司的质子治疗系统，可以提供 70～230MeV 的质子束，用以治疗体内任何部位的肿瘤。但随后因人才和财务等问题而停业，据悉，目前万杰正在努力恢复开业。

比较遗憾的是，在较长时间内我国筹建的质子治疗项目设备均引自国外，缺乏自主知识

产权。2013 年，上海应用物理研究所开始启动了首台国产质子治疗设备研发项目，并由上海艾普强粒子设备有限公司负责设备产业化、上海交通大学附属瑞金医院承担质子治疗中心建设，形成了从研发到生产，再到临床应用的完全自主知识产权创新之路，目前已进入全面调试阶段。该设备包含以下三大板块，其一，质子加速器：质子注入器、同步加速器及其注入引出系统；其二，束流输运系统：主干输运线、治疗室束流分配线；其三，治疗室：固定治疗室、旋转治疗室、眼束治疗室。设备的质子能量范围在 70～235MeV，加速器最高能量 250MeV，最大照射野 30cm×40cm。该治疗系统还配有机器人治疗床，作为质子放射治疗系统的重要组成部分，机器人治疗床具有运动灵活、工作范围大、运动精度高等优势，其与旋转支架组合，能够实现任意角度的照射治疗，并且不会与旋转支架和治疗机头发生碰撞危险，最大限度保证能够治疗身体内任何部位的肿瘤。

加速器在质子治疗系统中占有重要位置，国内正在加紧研发具有自主知识产权的质子治疗设备。目前，中国主要研发同步加速器、回旋加速器两种类型。其中，以同步加速器研发为代表的有中国科学院上海应用物理研究所、新瑞阳光粒子医疗装备（无锡）有限公司，以回旋加速器研发为代表的有中核集团、合肥离子医学中心、华中科技大学。

值得注意的是，在各地政府、医院、科研机构及民营资本的重视及支持下，越来越多质子治疗中心正在筹划建设中，主要集中在我国中部、华北、东南沿海城市。例如，北京中日友好医院质子治疗中心、上海交通大学瑞金医院质子治疗中心、解放军总医院涿州质子治疗中心、广东恒健核子医疗产业有限公司质子医学中心、山东青岛中加联合医疗管理有限公司质子中心、安徽合肥质子中心、广州泰和肿瘤医院质子中心等项目正在建设。

（二）我国重离子技术的发展现状

重离子治疗在国际上不算主流，但在我国发展较为迅速。中国科学院近代物理研究所于 1998 年建成了自行设计的兰州重离子加速器（HIRFL），在 HIRFL 上扩建多用途的冷却储存环（cooling storage ring，CSR），这是中国特有的设计，CSR 突出的创新点是高品质同步环和大接受度实验环双环运行，并配以空心电子束冷却，大幅度提高了束流累积效率、重离子束的能量、流强和束流品质，使一些极端条件下的高精度测量成为可能。2006 年，研制成功了我国首台拥有自主知识产权的重离子治疗肿瘤浅层终端，安装于兰州，该重离子系统采用首创的二维分层适形照射治疗技术，运用同步加速器，碳离子束流能量高达 400MeV，设有 1 间水平束流治疗室。

同在甘肃的武威重离子肿瘤治疗中心，于 2012 年启动建设，该重离子系统由中国科学院近代物理所及其控股的兰州科近泰基新技术有限公司自主研制。整个项目包括重离子治疗楼和放射治疗中心用房，其中重离子治疗楼建筑面积 36080m²，层数 2 层，框架结构形式，单栋，配置重离子治疗加速器 1 套，重离子治疗加速器能量最高达 400MeV，有 4 间水平束流治疗室。2019 年 9 月，其研制的重离子（碳离子）治疗系统获批第三类医疗器械产品注册，是国内首台由国家药品监督管理局批准注册的国产碳离子治疗系统（图 1-25），标志着我国高端医疗器械装备国产化迈上新台阶。该装置以回旋加速器作为注入器，以同步加速器为主加速器，配备水平、垂直和 45° 方向等 4 个治疗终端。同步加速器周长约为 56m，是目前世界上周长最小的医用重离子同步加速器系统。与世界上流行的以直线加速器

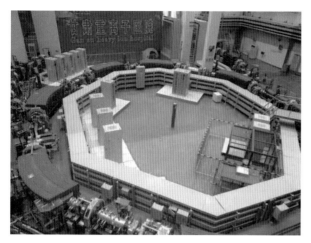

▲ 图 1-25　武威碳离子治疗系统同步加速器
中国科学院近代物理研究所供图

为注入器的方案相比，由近代物理所研发制造的这套装置性价比高、布局紧凑，还具有运行维护保障好、成本相对低、深度剂量分布独特、相对生物学效应高、对正常组织损伤小和不良反应低等优势，更利于推广应用。

（三）我国质子重离子治疗的临床研究

粒子治疗作为目前世界上最先进的肿瘤放疗手段，截至 2018 年底，包括乳腺癌、肺癌、妇科肿瘤等患者，约 22 万人已接受粒子治疗，并从中受益。这些临床试验研究资料，为全球发展粒子放疗事业奠定了良好的基础。通过国内外粒子治疗中心多年来的临床研究，目前已确立了多种类型肿瘤的质子、重离子治疗方案。质子治疗的范畴几乎涉及所有光子放疗涵盖的实体瘤，而重离子（主要为碳离子）的治疗范围包括肺癌、肝癌、前列腺癌以及复发转移的晚期常见肿瘤。

2006 年开始，兰州近代物理研究所与甘肃省肿瘤医院、兰州军区总医院等医疗单位合作，开展了治疗人体浅层肿瘤的临床试验（起初治疗肿瘤深度为 1.6cm，近年来已开展到 10cm）。截至

2013 年，已累计治疗 213 例肿瘤患者（103 例浅层和 110 例深层），其中大部分为手术、化疗和常规放疗无效、易复发转移的肿瘤病理类型，取得显著效果。甘肃武威重离子肿瘤治疗中心自 2018 年 11 月开展临床试验以来，已入组 12 例患者，病种包括脑膜瘤、肝癌、肉瘤、前列腺癌等，临床研究结果尚未公布。首台国产重离子治疗系统临床试验开展以来，未出现放疗相关严重不良反应，并取得了一定的治疗效果。在甘肃兰州、武威开展的碳离子治疗肿瘤临床试验，标志着我国成为世界上第三个掌握重离子治疗技术的国家。据悉，深圳华侨城文化置业投资有限公司、深圳市道田医疗科技有限公司和国科离子医疗科技有限公司共同签署合作协议，拟引进中国科学院近代物理研究所研发的国产重离子加速器治疗设备，此外，还有惠州市第三人民医院、武汉大学人民医院签约引进。

随着质子、重离子技术的传播与政府的重视，2015 年 5 月，在上海市委的支持下，上海市质子重离子医院正式开业。来自上海市质子重离子医院官网数据显示，截至 2019 年 6 月，上海市质子重离子医院已经治疗 2002 例患者，全部采用重离子或采用重离子联合质子治疗的患者为 1872 例，占 93.5%，单一质子治疗的患者有 130 例，占 6.5%，治疗覆盖四十余种肿瘤疾病，包括常见的头颈部肿瘤、肺癌、肝癌、前列腺癌、胰腺癌等，临床试验患者近 5 年总体生存率达到 97.1%，突破多个肿瘤治疗瓶颈，结果振奋人心。

（四）我国正在发展的硼中子俘获治疗技术介绍

目前，同为粒子治疗的质子与重离子治疗已处于临床应用阶段，而 BNCT（硼中子俘获治疗）靶向精准放疗作为治疗恶性肿瘤的重要选择，也正在进行更广泛的研究，特别是对难治性高级别

神经胶质细胞瘤、晚期恶性肿瘤的治疗。

2009 年，由中国原子能科学研究院、北京凯佰特科技有限公司和中原公司设计专门用于 BNCT 的医用中子照射器建成，并在 2014 年，与中南大学湘雅三医院等医院合作，完成我国首例黑色素瘤患者治疗。2017 年 8 月，中国科学院高能物理研究所与东阳光集团合作，正式签约 BNCT 项目，目前首台基于加速器的 BNCT 工程验证装置已开始安装，计划三年内建成一台加速器 BNCT 临床试验装置，五年内建成首座商业化 BNCT 治疗中心。2019 年 5 月，厦门弘爱医院国际硼中子俘获治疗中心开工建设。2020 年 3 月 5 日，散裂中子源科学中心申报的"硼中子俘获治疗（BNCT）肿瘤装备工程技术研究中心"获得广东省工程技术研究中心认定（图 1-26），这些项目的推进，均为我国 BNCT 技术的发展开启新的篇章。此外，广东太微加速器有限公司也正在致力于小型化中子源加速器、核心部件及成套装备的研发。

（五）我国创新发展粒子治疗技术的思考

我国从 1995 年起，将"核医学和放射治疗中先进技术的研究"列为国家科委"九五"攀登计划（B）项目，其中的"重离子治癌技术"是

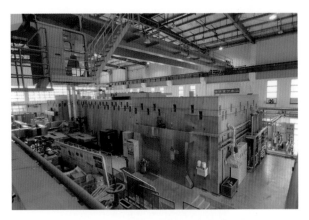

▲ 图 1-26　硼中子俘获治疗肿瘤装备
中国科学院高能物理研究所供图

重要的研究内容之一。2019 年政府工作报告中提出实施癌症防治行动，国家有关部门及科研单位高度重视，如中国科学院在上海、兰州的有关研究所，已正式立项研发质子、重离子治疗设备。目前，全国各地已经出现引进粒子治疗设备的热潮，签约项目也有很多，然而国内自主研发粒子治疗设备的机构很少，基本没有自主知识产权的技术，盲目跟随国外。

因此，中国要在粒子治疗事业方面有所突破，需要拿出原创性和颠覆性的技术。发展粒子治疗事业，必须拥有各个领域的专业人才，包括核技术、医学物理、管理学等方面，不能等到粒子治疗中心建设起来之后再去培养人才、引进人才。中国也正在学习国际建造成功的经验，相信在不远的将来，中国粒子治疗事业一定能够赶上西方发达国家，成为行业领先。

四、我国现有与在建粒子治疗设施

PTCOG 的统计数据显示，截至 2021 年 6 月，全球已运营的质子重离子诊治中心共 111 家，其中中国占 6 家（含台湾省 2 家）；截至 2021 年 7 月，全球在建的质子重离子诊治中心共 38 家，其中中国有 12 家（含台湾省 2 家）。

通过对"质子中国"微信公众号和互联网相关网站进行检索，至 2021 年 8 月 1 日，中国已运营和在建的质子重离子治疗项目 35 家，其中已运行项目已增至 7 家，在建项目已达 28 家。所采用的设备来自日本、美国、比利时以及中国本土。截至目前，中国实现了包括质子、重离子和硼中子俘获治疗在内的全部三种粒子治疗设备自主知识产权的研发和生产。在此，对这 7 家已运营（表 1-20）和 28 家在建的粒子治疗中心进行概括介绍（表 1-21）。

2004 年 12 月 20 日，淄博万杰肿瘤医院质子治疗系统的启动开创了中国粒子治疗的先河，同

表 1-20 中国已运营的 7 家粒子诊治中心一览表

序号	诊治中心名称	合作单位	地 址	占地面积（m²）	床位（张）	粒子种类/制造商	治疗室间数/机架旋转角度	束流输送方式	开始运营时间
1	山东淄博万杰肿瘤医院	—	山东省淄博市博山区经济开发区	10 万	400	质子，IBA	2 间。30° 旋转/水平束各 1	单和双散射法、摆动扫描法和笔形束扫描法	2004 年 12 月 20 日
2	上海市质子重离子医院暨复旦大学附属肿瘤医院质子重离子中心	上海复旦大学肿瘤医院	上海市浦东新区	10 万	220	质子重离子，西门子，50～221MeV	4 间。45° 角束流 1，水平束流 3	笔形束扫描法	2015 年 5 月 8 日
3	甘肃武威重离子治疗肿瘤中心	武威肿瘤医院	甘肃省武威市凉州区	200 万	1600	重离子，国产	4 间。水平 1、垂直 1、45° 角 1、水平加垂直 1	—	2020 年 4 月 1 日
4	台湾林口长庚纪念医院质子暨放射治疗中心	—	台湾省桃园县龟山乡	—	—	质子，住友治疗角度 360°	4 间。旋转	笔形束扫描法	2015 年 11 月
5	台湾高雄长庚纪念医院质子治疗中心暨永庆尖端癌症医疗中心	—	台湾省高雄市	—	—	质子，住友治疗角度 360°	3 间。旋转 3	笔形束扫描法	2018 年 10 月 29 日
6	广州泰和肿瘤医院	—	广东省广州市中新广州知识城	16 万	400	质子，瓦里安，ProBeam®	4 间	—	2021 年 6 月 11 日
7	上海瑞金医院肿瘤（质子）中心	上海交通大学医学院附属瑞金医院	上海嘉定新城核心区	2.7 万	—	质子，国产 70～235MeV	4 间。固定束 1，旋转 1，眼部专用 1，实验用 1	—	2020 年 6 月 29 日

时也使中国成为继美国和日本之后，第三个拥有质子治疗系统的国家。2007年第46届国际粒子（质子）肿瘤放射治疗大会PTCOG46在淄博万杰医院成功举办，并同期举办了世界首次国际粒子（质子）治疗技术培训班，来自世界26个国家的800多名代表参会，为中国粒子治疗的推广、发展及技术力量的培养起到了非常重要的作用。

在粒子治疗设备的研发方面，位于甘肃省兰州市的中国科学院近代物理研究所（简称近代物理所）走在了全国的最前沿。它的重离子加速器HIRFL-CSR是中国首台自主研制的重离子治疗设备，其浅层和深层治疗终端分别于2006年和2009年投入使用。近十年间近代物理所对213例肿瘤患者成功地进行了临床试验治疗。2009年兰州市政府、甘肃盛达集团有限公司与近代物理所三方合作建立兰州重离子治疗中心。2019年5月30日中国兰州网报道，该重离子治疗中心的医用重离子设备已经安装完成，检测工作已全部完成，进入运行调试阶段。中国国产医用重离子加速器系统完全符合医用电气设备相关标准和法规的要求，打破了国外高端医疗器械的垄断地位。目前兰州重离子治疗中心已更名为兰州重离子医院，医院定位为以中国科学院自主研发的重离子医用加速器为基础，建设国内有较高水准的三级甲等重离子示范医院，并计划于今年投入运营。

2019年9月29日，由近代物理所及其控股公司兰州科近泰基技术有限责任公司研制的碳离子治疗系统获批第三类医疗器械产品注册，该产品安装于甘肃省武威市，是国内首台由国家药品监督管理局批准注册的国产碳离子治疗系统。设在武威的甘肃重离子医院于2020年4月1日正式开诊，标志着中国第一台自主研发的医用重离子治疗装置进入临床诊治阶段。截至目前，该医院已治疗患者超300例，涵盖肺癌、胸腺癌、胰腺癌和肝癌等14个病种，并成功开展了全球首例膀胱癌"无创"重离子治疗，正在申请重离子中心治疗膀胱癌技术中国专利。2021年7月，该院在原有两个治疗室的基础上又新增两个治疗室，其配套设施和软件同步优化再升级，预计年内投入使用，但在本文撰写时尚未明确。

上海市质子重离子医院是一所集医疗、科研、教学于一体的国际化质子重离子治疗为主的肿瘤医院。它是中国第一家开诊的重离子医院，也是目前全球范围内唯一一家通过国际医疗机构评审联合委员会（Joint Commission International, JCI）认证的质子重离子中心。该院自主研发了旋转治疗椅系统，在全球首次采用坐姿对肿瘤患者进行碳离子治疗。开业6年来，医院已累计治疗病人超过3500例，已连续两年年治疗量居国际粒子机构的前列。其头颈部及神经系统肿瘤患者占比为51.25%。该院在临床前瞻性研究、SCI论文发表、粒子治疗诊疗规范的制订等工作，以及专业人员培训等方面均走在了中国该领域的最前沿。

在目前已运营的质子中心中，台湾林口长庚纪念医院是亚洲最大、最先进也是亚洲唯一能提供360°各角度治疗的质子中心，它有4间质子旋转治疗室，10间新型直线加速器室。自2015年11月开始运营以来，该中心每年服务约3000位和1500位患者分别接受直线加速器治疗和质子治疗。

台湾高雄长庚纪念医院与林口长庚纪念医院一样，均采用住友的质子治疗系统，它拥有3间旋转治疗室，是台湾省第二家质子治疗中心。

上海瑞金医院肿瘤（质子）中心于2020年6月28日举行了试运营启动仪式，该中心使用的是中国自主研发的首套国产质子治疗装置，由中国科学院上海应用物理所自主研发。这台国产质子装置被誉为堪比"大飞机"的国之重器，已完成所有第三方检测，成为真正意义上的医疗器械。

一洲国际质子医学中心依托中国人民解放军总医院，建成后将成为当今世界规模最大的肿瘤专科医院。该中心已于 2018 年 12 月开业，其质子治疗设备为比利时 IBA 公司 Proteus Plus 质子治疗系统，拥有 5 间治疗室，其中 1 间为固定束治疗室，4 间为 360° 旋转机架治疗室。在旋转治疗室中，有 3 间采用笔形束扫描，1 间采用笔形束 + 散射扫描方式专门用于肺部肿瘤。该中心还预留 1 间水平束流的眼科肿瘤专用治疗室。它启用后将成为中国第二家能够进行 360° 旋转治疗的粒子治疗中心。目前该设备已安装完毕，处于调试阶段。

2021 年 6 月 11 日，广州泰和肿瘤医院举行开业仪式。该院地处粤港澳黄金三角中心地带，与国内知名三甲肿瘤医院合作，是在美国 MD 安德森癌症中心支持指导下建设、以质子治疗为特色的三级肿瘤专科医院。目前已配备瓦里安

ProBeam® 多室质子治疗系统，是目前粤港澳大湾区首家提供质子治疗的医疗机构。

2021 年 6 月 30 日，中国医学科学院肿瘤医院河北医院项目一期工程主体结构封顶。一期工程包括该项目的核心功能区——放疗楼，将配备先进的质子治疗系统和直线加速器等尖端医疗设备。该医院计划配置 2000 张床位，定位为以肿瘤诊疗为特色，集综合医疗、教育、科研和预防功能为一体的国际一流、国内典范的三级甲等肿瘤医院，建成后将成为华北地区首个拥有质子中心的公立医院。

2021 年 7 月 10 日，中国首台全自主知识产权的硼中子俘获肿瘤治疗医疗示范装置在福建省莆田市妈祖健康城建成并完成总装调试，有望明年开展临床工作。其余在建诊治中心的概况见表 1-21。

从表 1-20 和表 1-21 中的内容可以看出，随着时间的推移，粒子治疗设备也在不断更新。从束流输送方式看，笔形束扫描法成为主流。越来

表 1-21　中国在建的粒子诊治中心概况

序　号	粒子诊治中心名称	所在地	粒子种类 / 制造商	治疗室间数 / 机架旋转角度	预计开业时间
1	北京质子医疗中心	北京	质子，IBA	4 间。旋转 3，固定束 1	（在建）
2	兰州重离子医院	甘肃兰州	重离子，国产	—	2021
3	中核滨海质子治疗示范中心	天津	质子，国产	—	（在建）
4	徐州质子重离子医院	江苏徐州	质子 + 重离子，日立	—	（在建）
5	上海泰和诚肿瘤医院	上海	质子	4 间	（在建）
6	重庆全域肿瘤医院质子中心	重庆万州	质子，迈胜（小型化质子治疗系统）	—	（在建）
7	山东省肿瘤医院质子治疗中心	山东济南	质子，ProBeam® Varian	4 间。旋转 3，固定束 1	2021
8	合肥离子医学中心（中国科大附一院离子医学中心）	安徽合肥	质子 + 重离子，ProBeam® Varian（质子）及国产（重离子）	5 间。旋转 3，水平固定束 1，研发专用 1	2021

（续表）

序号	粒子诊治中心名称	所在地	粒子种类 / 制造商	治疗室间数 / 机架旋转角度	预计开业时间
9	厦门弘爱医院国际 BNCT 肿瘤中心	福建厦门	BNCT，国产	—	2021
10	莆田市妈祖健康城质子重离子医院	福建莆田	BNCT+ 质子，BNCT 为国产	—	2022
11	武汉大学重离子医学中心	湖北武汉	重离子（国产）	—	2022
12	华中科技大学同济医学院附属协和医院质子中心	湖北武汉	质子，瓦里安，ProBeam®	多室，360°	2022
13	海南博鳌恒大国际医院	海南博鳌	质子	—	（在建）
14	中国科学院西安科学园西部质子（医疗）中心	陕西西安	质子 + 重离子	—	（在建）
15	南方医科大学附属东莞医院	广东东莞	BNCT，国产	—	2025
16	广州恒聚质子治疗中心	广东广州	ProteusPLUS 质子，IBA	5 间。旋转 3 固定束 2	（在建）
17	广州金沙洲肿瘤质子治疗中心	广东广州	质子，Mevion S250i	—	（在建）
18	中山大学附属第一（南沙）医院	广东广州	质子，迈胜	—	（在建）
19	珠海有爱国际医院质子治疗中心	广东珠海	质子	2～4 间。旋转 1～2，固定束 1～2	（在建）
20	深圳市质子肿瘤治疗中心	广东深圳	ProteusPLUS 质子，IBA	5 间。旋转 4，固定束 1	2024
21	广东英德质子治疗技术及设备研发制造基地	广东清远	质子	—	（在建）
22	香港养和医院质子治疗中心	香港	质子，日立	2 间。旋转 2	2022
23	台湾大学医学院附设癌医中心医院	台湾台北	质子，ProBeam	3 间。旋转 2，固定束 1	2022
24	台北医学大学癌症中心暨质子治疗中心	台湾台北	质子	—	2021
25	台北荣民总医院重离子癌症治疗中心	台湾台北	重离子，日立	—	2021
26	中国医学科学院肿瘤医院河北医院（一期工程）	河北廊坊	质子	—	2022
27	一洲国际质子医学中心	河北涿州	质子，IBA，Proteus Plus	5 间。固定束 1，360° 旋转 4，预留眼科肿瘤专用 1	（质子治疗设备调试阶段）
28	中国科学院大学附属肿瘤医院重离子医学中心	浙江杭州	重离子，国产	—	2024

越多的治疗中心拥有了机架可 360° 旋转的治疗室。粒子治疗设备开始进入中国大部分省份，经济较发达的地区甚至拥有多个粒子诊治中心。而有些地区则倾向于发展小型化或紧凑型粒子设备，从而加快了粒子治疗向全国范围内覆盖的速度。更加令人欣喜的是，目前已开诊的治疗中心至少有 2 家选择了具有中国自主知识产权的粒子治疗设备，而在建的项目中国产设备的选择率更高。这一现象也有别于过去的 30 年，彼时各单位竞相引进国外直线加速器等放疗设备。

随着中国各项事业的蓬勃发展，高科技领域也硕果累累。兰州近代物理所的重离子治疗设备、超导轻离子放疗装置、多粒子直线注入方案和 PET 在线监测系统、合肥离子医学中心的超导质子回旋加速器治疗系统、中核集团中国原子能科学研究院的 230MeV 超导回旋加速器、上海质子重离子医院的旋转治疗椅等设备和技术的成功研发为实现中国粒子设备的国产化做出了卓越的贡献。预计在今后的 5~10 年中，中国粒子放射治疗中心的数量将快速增多，同时治疗设备和技术的国产化比例也会不断攀升。

根据《2015 年中国大陆放疗基本情况调查研究》显示，2015 年全年接受放疗患者 919339 人次，占新发患者需要接受放疗的 30.5%。世界卫生组织（World Health Organization，WHO）推荐，每百万人群（正常人群而非患者）应拥有 3~4 台放疗加速器才可覆盖基本的肿瘤患者治疗需求。英国、法国分别为每百万人 5 台及 7 台，而美国高达 8.2 台。在中国，这一数字仅为 1.2。因此中国对放射治疗设备，包括尖端的粒子治疗设备的需求量是相当可观的。这也是近年来中国粒子治疗项目快速增长的一个原因。相信这些已开诊和即将开诊的粒子诊治中心将在肿瘤的放射治疗领域不断取得比传统放射治疗更好的疗效，为攻克癌症这一世界性难题发挥越来越重要的作用。

五、我国建设粒子治疗设施发展趋势

（一）质子、重离子、硼中子俘获治疗在我国的发展概况

与美、日、欧等区域中政府主导为主要发展模式的情况不同，粒子治疗技术发展初期，即 20 世纪 90 年代，美国 Loma Linda 大学医疗中心成立并发展首家质子治疗机构初期，我国重点开发"短平快"项目，并未对质子治疗这种投资线长、资金需求巨大、收效慢的项目予以足够的重视。直到数年后，该质子治疗机构获得高额年收入之后，该项技术才得到国内少数有远见的投资人的看重，成为他们的投资对象。因此，2007 年以前，国内包括质子治疗在内的粒子治疗项目发展，主要由民营企业摸索和推进。其中的代表就是山东淄博万杰质子治疗中心。该中心引进来自比利时 IBA 公司的设备，于 2002 年动工，2004 年底建成并开始营业，成为全球第三家质子治疗机构，但曾停业多时，粒子治疗在我国的发展一度停滞。可见，将技术掌握到自己手中才是最终出路。同一时段，北京也有质子中心建设项目通过了国内烦琐的审批流程，但由于各种原因，直到 2017 年，该项目才有实质性进展。

此外，据笔者不完全统计，国内有明确报道已经奠基或动工的在建粒子项目有 25 个，在建、拟建项目共计 74 个。其中，有 9 家报道将使用自主研发技术，以 2018 年投入临床试验的甘肃省武威重粒子医院为代表。这些机构的发展，也将成为我国粒子治疗发展的重要一环。

到 2008 年，中国才出现首家由地方政府主导的质子重离子治疗中心，引进来自西门子的设备，在上海开始建设，并于 2015 年收治首例病患。同一时期的 2009 年，甘肃一家重离子治疗机构，由民间资本启动，但遭遇重重困难，于 2012 年转手政府资本，至今仍在建设中。而内地

第二家由政府主导的质子重离子治疗机构落户深圳，引进来自 IBA 的设备，于 2019 年启动建设。

与内地粒子治疗项目建设难现状相比，台湾粒子治疗则呈现欣欣向荣趋势。台湾第一家质子治疗机构于 2010 年引进住友设备开始在林口建设，并于 2015 年开始收治病患；第二家质子治疗机构则落户高雄，同样引进来自住友的设备，于 2018 年开始运营。此外，仍有两家质子治疗机构在建，三家质子/重离子治疗机构拟建。

（二）粒子治疗机构发展对我国肿瘤大国的必要性

1. 发病率、死亡率居高不下

我国作为人口大国，在相对落后的诊疗技术和医疗条件下，也成为了癌症大国。据全国肿瘤登记中心数据，我国癌症发病率约 186/10 万，死亡率约 106/10 万；而死亡率水平已高于全球平均水平 17%。而这些，与人们的生活水平和生活习惯息息相关。

肺癌仍是我国发病率和死亡率居首位的癌症，这与我国民众吸烟较多的习惯、我国较为严重的空气污染水平、民众对癌症筛查较低的重视程度不无关联。其次，相对发达国家，我国的肝癌、胃癌、食管癌等问题也较为突出，这与我国饮酒，喜爱食用腌制、熏制食物，喜爱烫食的饮食习惯也息息相关。在这方面，不仅需要提高民众健康生活的意识，普及正确的健康生活知识，增加民众对于癌症筛查的重视程度，使民众在自身经济能力允许范围内实现更加健康的生活方式，更需要积极发展粒子治疗机构及配套的肿瘤筛查技术，以达到降低病患初次就诊时癌症的严重程度的目的，从而实现死亡率的降低。

2. 我国肿瘤治疗技术相对落后

除了上述与民众生活习惯、对健康的关注程度和经济能力等因素，我国肿瘤治疗技术相对落

后，也是导致我国癌症死亡率居高不下的一大因素。从各类典型癌症的五年生存率来看，我国癌症治疗水平明显低于美国等发达国家。以胰腺癌为例，2010—2014 年间，胰腺癌患者 5 年生存率仅 9.9%，与之相比，同年度美国胰腺癌患者五年生存率达到 11.5%；儿童急性淋巴细胞白血病所有种类的对比更加明显，我国 5 年生存率为 57.7%，美国则达到 89.5%。

这当然与癌症筛查普及较差、病患就诊时的癌症进展程度较为严重有密切关系，但也一定程度上显示出治疗技术的落后，其中一个重要方面就是粒子治疗技术的落后。这种落后不仅提醒在设施建设、自主研发、医疗保险方面都落后于发达国家，在收治病患方面也有着"七不收"原则广泛流传。虽然对病例的筛选是必需的，但也一定程度上体现出我国在粒子治疗方面的技术短板。粒子治疗相比传统放疗，对正常组织的伤害更小，而有着更好的疗效。这项技术的推广，必定能在一定程度上提高我国癌症患者的 5 年生存率。

3. 应用与创新促进技术进步

技术的进步固然能够解决这些问题，但技术只有在不断的应用与创新中才能实现进步。有了想法，必须要实践进行检验，在检验中发现问题，再进一步解决问题，这样才能形成技术发展的健康循环。在没有治疗设施、没有收治病人的条件下，无论如何也是无法实现新的想法的。我国在粒子治疗领域的技术进步，一方面要向先进技术学习，一方面也要进行自主探究，而自主研发的基础仍然是以先进技术为模型。因此，在我国建设粒子治疗设施是十分必要的。

（三）我国发展与推广粒子治疗的瓶颈因素

1. 认识问题

民众对粒子治疗的不完全认识往往导致粒子

治疗机构发展和建设的停滞。近年来，网络上盛行的对于传统放化疗不良反应的渲染、对各类辐射甚至是手机辐射危害的夸大，和对其他治疗手段的吹捧，使得相当一部分民众对粒子治疗产生了不准确、不完整的认识。这种不完整的认识使得常常有动工建设的项目，受到周围民众在邻避效应的驱使下，组织起来的投诉、抗议活动的影响，导致施工停滞甚至停止。以哈尔滨一家拟建质子治疗机构为例，2016 年前后，该项目工程建设已有实质性进展，但据知情人士透露，施工由于受到周边民众投诉，已在两年以内停止，并计划于 2019 年重新申请资质。这就意味着对于民众的宣传教育，仍需要得到更广泛的重视。

2. 效率问题

如前所述，粒子治疗机构的建设往往投资巨大且建设周期长，相应治疗费用也相对高昂。而与之对应，能够覆盖的患者数量，无论从适应证、收治能力方面，还是从价格方面，都大大限制了其在全民医疗保障方面的发展。也正是因为这些原因，在我国，尤其是改革开放初期，执行力和保障能力远强于民间资本的政府资本，往往流向见效快的"短平快"类项目中。但依照目前形势和国内经济发展速度，一旦足量粒子治疗机构投入运营，必将分流相当一部分患者，粒子治疗机构的发展与建设已成必然。

3. 资金问题

即便没有政府资本一般流向"短平快"项目的需求，民间资本也往往止步于粒子治疗项目的巨大投资和较长的建设周期前。据网络报道，仅质子治疗设备一项，就需要花费 1 亿～2 亿元人民币进行引进，整体治疗机构投资更是需要 10 亿元以上；而建成运营之后，每年的维护费用就需要 600 万～1000 万元，更不用提一旦出现较为严重的问题所需要的修理费用。如前所述，据网络报道，山东万杰就在这方面吃尽了苦头：由

于维护费用过于高昂，万杰曾中断与设备提供方的维护协议，一度导致由于各种技术问题而停业多时。

4. 技术问题

尽管使用自主研发设备可以成为解决途径之一，但使用自主研发设备的医疗机构仍需至少 5 亿元的建设和研发投入，并且使用自主研发的设备，对临床试验阶段的要求也会更加严苛。以甘肃武威重离子为例，从 2014 年底起，经过约 4 年的建设，于 2018 年投入临床试验，至今仍未正式运营，回收资金的周期变得更长。另一方面，技术壁垒偏高、我国在自主研发方面起步较晚等因素，使得自主研发设备并不能得到国内投资商的充分信任，在这方面也亟须成功的案例来给予投资商充足的信心。

（四）我国质子重离子设施的发展趋势分析

1. 已建和在建粒子中心数量与趋势

据不完全统计，我国已建、在建粒子中心数量逐年上涨，从 2002 年出现首个质子治疗项目起，起初，在建数量增长缓慢，但自 2010 年前后，在建数量呈现迅猛增长趋势，且增长速度逐年提升。与之相比，建成运营的粒子治疗项目却屈指可数，截至 2019 年，投入运营的粒子治疗中心仅 4 家，其中 2 家位于中国台湾（图 1-27）。

2. 国家卫生健康委员会的相关政策

2018 年，国家卫生健康委员会（下称"国家卫健委"）发布了《国家卫生健康委员会关于发布 2018—2020 年大型医用设备配置规划的通知》，其中指出，在 2018—2020 年期间，暂不制定新增配置重粒子放射治疗系统的计划，而新增质子治疗系统则规划在 10 台以内。其中，到 2019 年底前在华北、华东、中南、东北、西南、西北 6 个区域各配置 1 台；到 2020 年底在人口密集，

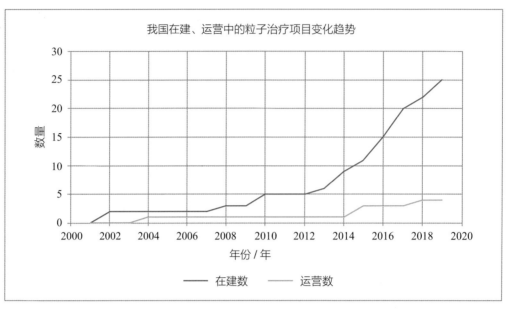

▲ 图 1-27　我国在建、运营中的粒子治疗项目变化趋势

医疗辐射能力强的地区进行配置，其中京津冀、长三角、珠三角和成渝经济区的华北、华东、中南、西南再各规划配置 1 台。

该通知中也指出了质子治疗设备配置的要求，包括对医疗中心的医疗、科研、教学能力的要求，对临床服务能力的要求，科室齐全、放疗和影像诊断工作经验的要求，配套医疗影像、常规放射治疗、质子治疗质控设备，配套软件系统和辐射防护设施的要求，对专业技术人员的资质和能力的要求，以及质量保障、应急处理、监督随访等质量保障方面的要求等。

2019 年，国家卫健委发布了《国家癌症区域医疗中心设置标准》，规定了对于癌症区域医疗中心的各项要求，其中对医疗服务能力的要求中，要求中心具备利用核心技术开展诊疗的能力，该核心技术清单就包括了关键技术"质子重离子放射治疗"和手术操作"质子远距离放射治疗"。这一要求就为粒子治疗设施发展开拓了更加光明的未来。

3. 与发达国家相比，仍有广阔发展空间

与发达国家相比，美国约 500 万人一台粒子治疗设备，日本的这一数字则为约 300 万人，甚至我国台湾在约 2400 万的人口中，拥有两家质子中心，年收治病例数可达约 3 万。而内陆地区已运营的粒子治疗机构仅 2 家，收治病例数也远达不到应有的水平。以上海质子重离子医院为例，从 2015 年该医院投入运营至今，仅收治约 2000 例患者；而世界首家质子中心 Loma Linda 则每天能收治约 100 名患者。

按照国家卫健委的要求，新配置的质子治疗系统，在肿瘤专科医院每年不得少于 4000 例放射治疗患者，在综合性医院则不得少于 2000 例；若按照 1/4 接受质子治疗，且截至 2020 年新配置 10 处质子治疗机构，年收治粒子治疗病例可达近 10 000 人。进一步地，若进一步放开对粒子治疗机构的限制，在可期的未来，粒子治疗机构的发展将欣欣向荣。

六、质子治疗工程技术及发展趋势

肿瘤质子治疗工程技术通常包括加速器工程技术、治疗系统工程技术和与其相关的其他设备的工程技术三大部分。由于离子治疗装置投资一般比较高昂，技术相对复杂，其建成后的设备使用寿命至少有 20~30 年之久，装置在技术上一定要保持先进性，并且必须留有充分的发展更新余地。所谓先进性就是要在治疗技术上、在加速器类型上均采用当今本领域最先进的方案和技术，或为进一步开发最先进的技术留有余地。在衡量所谓的先进性观念上，必须把治疗的需求作为加速器选型和采用技术的首要准则。实现高质量、高效率和高精确的治疗效果。

目前，回旋加速器、同步加速器和同步回旋加速器将是质子治疗最常用的加速器类型，制造商也力图通过减小加速器体积来降低质子治疗成本和运行成本。此外，可能用于质子治疗的加速器种类也在拓宽，如质子直线加速器——第一台临床用质子直线加速器正在装机中。同步加速器的工程组成包括注入系统、中能传输系统、主加速同步环系统和高能传输系统。回旋加速器和同步回旋加速器的工程组成包括主加速器系统、能量选择系统和束流传输系统。

治疗系统由旋转或固定机架系统、治疗头系统、图像引导系统、患者支撑系统、呼吸门控或其他运动管理系统、治疗控制系统、治疗记录与验证系统和患者转运系统组成。除此之外还将包括激光定位系统、治疗计划系统、CT 模拟定位系统等。

1. 回旋加速器

回旋加速器作为质子治疗的主加速器，其优点是突出的：结构紧凑，建造和运行简单方便，可以连续波（CW）运行，平均流强高而有利于治疗，不需要额外的注入器和在运行中不需要调节加速器的磁场和高频频率等。作为质子治疗用的回旋加速器设备已经较为成熟地适应了医院的环境。所以，到目前为止，回旋加速器是质子治疗加速器的主力。但是它的突出弱点是加速高能量碳离子的困难以及很难调节加速离子的能量。总

之，如果选择一种加速器类型能兼顾质子治疗和碳离子治疗，室温回旋加速器加速重离子是比较困难的。但如果只考虑质子治疗，室温回旋加速器是相当好的选择。

作为医用的回旋加速器进一步的发展趋势是小型化，比如采用超导回旋或者超导同步回旋加速器路线的单室设计，降低建造和运行费用。譬如 Varian ProBeam 回旋加速器的中心场强可以达到 2.4T，使得整个回旋加速器的尺寸明显减小，整体重量只有 80 000kg。图 1-28 是 Varian 250MeV 超导质子回旋加速器。

2. 同步加速器

同步加速器的缺点在于它的建造和运行成本相对较高，运行中的操作技术也相对较难；同步加速器由于其磁场需要调变的原因，引出束流不再是连续的，且脉冲的重复频率相对较低。同步加速器需要一个低能量的注入器，一般采用直线加速器作为注入器，这也是它相对造价较高的主要原因。同步加速器的明显优势在于可以对束流的能量方便地调节，可以逐个脉冲地改变能量，以适应放射治疗对质子能量精确变化的需求，它不需要额外的能量降能片，以确保相对干净的环境。到目前为止已经在运行的或

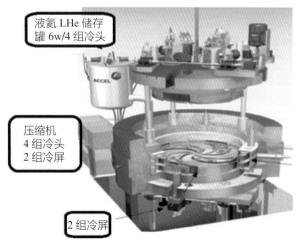

液氦 LHe 储存罐 6w/4 组冷头

压缩机 4 组冷头 2 组冷屏

2 组冷屏

▲ 图 1-28 Varian 250MeV 超导质子回旋加速器

建造中的加速碳离子的放射治疗医用加速器都是同步加速器。同步加速器是目前专用于碳离子治疗加速器的一个比较现实的选择。作为医用的同步加速器当前的工程和技术的发展趋势仍然是小型化，通过减少同步加速器磁铁（二极铁、四极铁、校正铁和六极铁）的数目，缩小同步环的周长，采用超导技术缩小磁铁的几何尺寸，进一步降低造价和运行经费。在提高运行质量方面，开发单脉冲中变能量的引出技术，在三阶共振慢引出技术方面，采用多种技术以克服引出束流的抖动。探讨同步加速器的快循环模式和快引出技术，获得灵活、简便的束流引出系统；克服引出横向质子束流不对称性；大幅度提高束流辐照注量率。

图 1-29 为新瑞阳光正在建造的世界上最小的紧凑型医用同步加速器，周长仅 18m，可根据治疗计划提供 70～230MeV 的可变能量质子束流；作为医疗产品设计而不是科研设备，简单可靠、便于安装调试、易于维护。

3. 同步回旋加速器

同步回旋加速器又称调频回旋加速器，采用调频同步下降，以此保持谐振加速条件，从而束流不再是连续波 cw 的而是脉冲的。它在结构上同回旋加速器非常相似。迈胜 MEVION 公司的

医用质子同步回旋加速器是目前小型化的前沿趋势，是世界上唯一的安装在机架上的加速器，同步回旋加速器的重量仅为 15 000kg。它的小型低温超导同步回旋加速器和紧凑型单室系统以及先进的束流传输技术，消除了束流传输线的复杂性，提高了治疗系统的可靠性。MEVION 采用低温超导同步回旋加速器技术，可以产生 10T 的磁场，最大限度地缩小了质子加速器的尺寸和重量。图 1-30 为 MEVION 的同步加速器主机，其直径为 1.8m 重量约 15 000kg。MEVION 一体化高精度同心式双结构型旋转机架。

4. 束流提供系统

众所周知，离子治疗工程的束流提供系统通常可以分为"散束"和"笔束"两大模式。散束的主要目的是使用散射体将加速器引出的较小发射度且不均匀的质子束，横向扩展到治疗所需的几十厘米的照射野上且有较好的均匀性；需要根据肿瘤形状，使用准直适形器和补偿器可以获得较好的适形度。笔束模式是将加速器引出的质子束，严格按照预先确定的工作模式在三维空间内往返逐点扫描或连续扫描（光栅扫描）靶区，准确度可达到亚毫米量级。笔束模式可实现三维适形调强的精确放疗，可以最大限度地实现靶区内照射剂量尽可能大而周围敏感组织照射剂量尽可

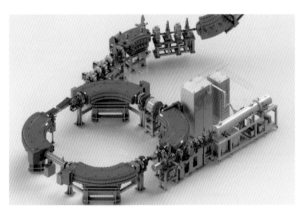

▲ 图 1-29　新瑞阳光的紧凑型医用同步加速器

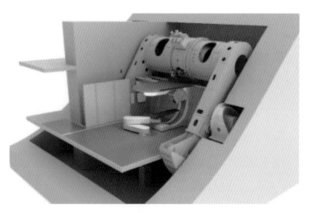

▲ 图 1-30　迈胜 MEVION 的低温超导同步回旋加速器和旋转机架

能小的放疗要求。同时，这种方法也要求加速器引出的束流脉冲宽度长（秒级以上）甚至连续；流强稳定，以实现在线剂量检测；具有发射度小和精确调能的能力。这些都对加速器引出的束流品质提出了较高要求，新的加速器系统设计都需要特别考虑到这些特性。笔束模式非常依赖于肿瘤位置的稳定性，对于随器官运动而位移的肿瘤，容易产生热点和冷点的问题。在这方面，当前 MEVION S250i 独特的超高速笔形束扫描技术 HyperScanTM PBS 与自适应孔径技术 Adaptive ApertureTM 相结合，配合包括锥形束 CT 在内的多种精准图像引导技术，实现了临床快速、精准和稳健的调强质子治疗 IMPT。从治疗机制方面，闪疗 FLASH 照射具有显著改变放射治疗和患者癌症护理前景的潜力，使其更有效、更便宜，因此更容易获得。FLASH 照射是一种快速而有力的治疗方法，能以超高剂量率提供高剂量的辐射。当然，FLASH 照射技术对相关的加速器技术、束流输运技术、笔束扫描技术、剂量监测技术和生物物理均提出了严肃的挑战。

5. 旋转机架系统

旋转机架系统（gantry）的基本功能是：为放射治疗设备对一个仰卧的患者在竖直平面内以任何角度提供放射束。设计和研制旋转机架的主要困难在于，它支撑沉重的束流配送系统的光学元件如偏转磁铁和聚焦磁铁以一个非常高的精度进行旋转。旋转机架系统的设计原则是：安全稳妥、运行可靠、精密准确、结构轻便。目前旋转机架的设计改进的理念和趋势是体积更小、更简单的机械设计以及应用新技术实现新的束流传输方式。图 1-31 是从 IBA 和 Varian 旋转机架发展到 ProNova 小型旋转机架的过程，可见越来越小，越来越精致。

再比如 IBA 公司的上游扫描模式的紧凑型旋转机架系统更是一种旋转机架的设计进步，所谓"上游扫描"（upstream scanning）式设计是指扫描磁铁安装在最后一个偏转磁铁之前，使得最后一个偏转磁铁和患者之间只需要安装小的治疗头，距离可以大幅缩短。如图 1-32 所示，大大缩短了治疗头的纵向尺寸。

目前，欧洲原子核研究委员会 CERN 正在研制一套无旋转的粒子治疗机架方案。环形磁场由一系列超导线圈组成，加速器生成的束流首先经过一个矢量磁场的导向，将束流以一个适当的方向导入环形磁场的一个内环线圈中，线圈具有梯度弯曲，能够改变磁场形状以控制束流的传输途径。该方案没有机械上的运动，场的形状可以实现不同能量不同方向注入的质子束流快速地打到

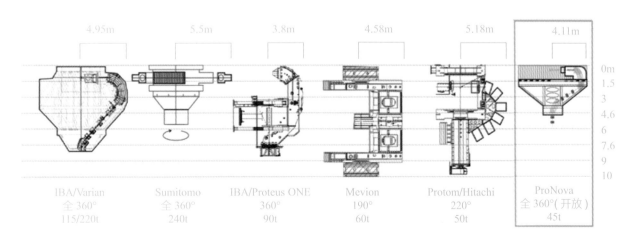

▲ 图 1-31 从 IBA 和 Varian 旋转机架发展到 ProNova 小型旋转机架的过程

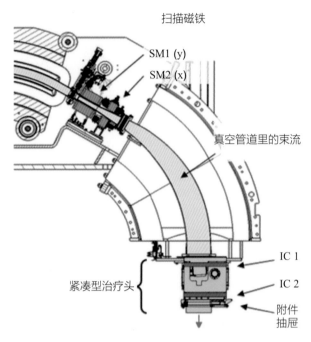

扫描磁铁

SM1 (y)

SM2 (x)

真空管道里的束流

IC 1

紧凑型治疗头

IC 2

附件抽屉

▲ 图1-32 比利时 IBA 公司上游扫描模式的紧凑型旋转机架示意图

同一中心点上。其质子机架 12 000kg，碳离子机架 50 000kg，如图 1-33 所示。

另外，近年来在旋转机架中应用超导磁铁被认为可以实现小型化改进而降低成本。首先，偏转磁铁的质量会大幅减小，这也会使机械构造更轻更简单，所以旋转机架的总重量会减少到原来的 1/4～1/2。其次，超导磁铁主要的技术优势是可产生较强磁场，缩短偏转半径。如图 1-34 是

东芝公司的超导旋转机架。

6. 总结

与传统的放射性治疗相比，质子和重离子治疗工程有无可比拟的优势，目前发展的现状是热火朝天的。但是摆在前进道路上的问题仍然很多，其中最主要的是如下几条。

(1) 小型化：各种束流产生系统即加速器系统，不论是回旋加速器还是同步加速器都需要尽量缩小它们的体积和占地空间，采用超导回旋加速器技术和超导同步回旋加速器技术，减少同步加速器的磁铁数目，缩小同步加速器的直径。除束流产生系统外，束流的提供系统包括超导旋转机架系统和治疗头系统也同样需要尽量小型化。使其更加适应医院的环境，真正做到让医院"买得起、装得下、治得好"。

(2) 其他类型的医用加速器的开发和研制和其他粒子种类的开发和研制：譬如基于全直线加速器的质子治疗加速器技术，采用更高频率（X波段）和更高梯度（50MV/m）的设计将大大减少医用设备的建造费用和运行费用；基于固定磁场交变梯度 FFAG 的加速器深入研究可以提供更高能量更小规模的设计。在粒子种类的开发方面，包括 ^{11}C 或者 ^{10}C 的应用，以及氦粒子的加速等等都是很吸引人的课题。

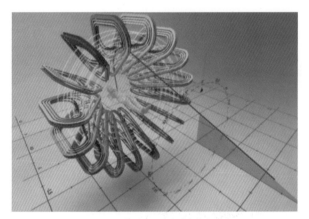

▲ 图1-33 Gatoroid 设计的无铁芯无旋转的粒子治疗机架方案

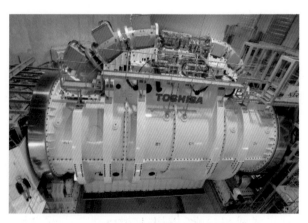

▲ 图1-34 东芝公司的超导旋转机架

(3) 新技术：开发治疗提高质子治疗的精准性能的新技术，诸如采用精准影像引导及摆位验证系统，提供最为精准的亚毫米级质子放射治疗，采用超高速笔形束扫描技术自适应准直孔径技术，保证整个靶区在各层都能得到最佳的横向侧半影。

(4) 降低治疗费用：降低建造成本和运行成本，恰当地分配治疗室的数目，有机合理地与医院配合，争取医保覆盖比率，积极改进医疗保险制度，促进服务业创新发展等。

七、重离子治疗工程技术及发展趋势

中科院近代物理研究所与多家医院合作完成了 213 例浅层和深层肿瘤患者的临床前期治疗试验研究，取得了显著疗效，成为我国第一家、世界上第四家实现重离子临床试验治疗的机构，培养了一支高水平重离子治疗研究和治疗装置研制的人才队伍，突破和掌握了相关关键技术，获得 60 多项专利授权。近代物理所及兰州科近泰基新技术有限责任公司研发了国内首台具有自主知识产权的医用重离子加速器——"碳离子治疗系统"，首台示范装置安装于甘肃省武威肿瘤医院。2019 年 9 月 29 日，经国家药品监督管理局审查，我国首台自主知识产权碳离子治疗系统获批注册上市，这表明国产医用重离子科技成果转移转化已经取得初步成果。

2020 年 4 月 1 日上午，武威重离子肿瘤治疗中心正式开诊，标志着我国首台自主知识产权的碳离子治疗系统正式投入临床治疗。截至目前已有 6000 余名患者预约治疗，已完成 380 余名（含临床试验 46 例）患者的治疗，疗效显著，起到了良好的示范效应。目前全国范围内已经签署了 5 台国产医用重离子装置，建设地点分别位于甘肃武威和兰州、福建莆田、湖北武汉、浙江杭州。

我国重离子治疗技术发展较德国、日本等发达国家起步晚，具有后发优势，可以避免发达国家已经走过的弯路。在新产品的研发上，应该加快最前沿加速器技术的应用，新一代的医用重离子加速器将更为紧凑，从而进一步降低成本，有利于医用重离子加速器的应用以及重离子放疗技术的推广。此外，医用重离子加速器治疗技术的发展，结合我国信息化、智能化基础设施建设，也将进一步提高治疗效率和精度。

基于重离子技术现状和未来发展趋势的分析，重离子治疗工程技术及发展趋势主要包括以下几方面。

1. 重离子治疗设备国产化是推广应用的必然选择

医用重离子加速器项目具有研发技术门槛高、资金投入大、生产及控制工艺复杂、质量要求高等一系列不利发展的因素；目前，国际上只有德国、日本和美国等少数发达国家拥有这项技术，国内只有近代物理所、国科离子公司和兰州科近泰基公司拥有医用重离子加速器产业化的实力。医用重离子治疗设备的主要国外生产商包括住友、东芝、日立、西门子等。由于公司发展战略的调整，西门子已放弃了重离子放疗设备业务，医用重离子加速器的国外生产商主要是日本的几家企业。上海质子重离子医院引进西门子的质子重离子治疗设备价格约 3 亿美元，日本重离子（碳离子）治疗设备的价格在 1.4 亿～2 亿美元。

与国际上流行的以直线加速器为注入器和同步加速器为主加速器的重离子治疗系统相比，近代物理所研发的碳离子治疗系统采用回旋注入与同步主加速相结合的技术路线、电荷剥离注入、紧凑型同步加速器、多治疗模式和个性化治疗室布局等独特设计，突破了国外产品的专利壁垒，实现了国产重离子治疗设备零的突破，提高了设备性价比，运行维护成本低，运行维护保障好。

国外重离子治疗设备的成本运行维护维成本高，技术支撑和运维保障难度大，收回投资的压力非常大。国产重离子设备的价格及运行维护费用较进口重离子设备优势明显，技术支撑和保障好，可实现良好的商业回报，重离子治疗设备国产化是突破制约重离子治癌技术推广应用瓶颈的必然选择。

2. 重离子治疗设备小型化

目前世界上医用质子/重离子加速器主要有三种类型：直线加速器、回旋加速器和同步加速器。现有或正建的医用重离子加速器治疗中心主加速器均采用同步加速器，注入器则分别采用直线加速器或回旋加速器，如日本放射医学研究所的重离子治疗专用加速器（HIMAC）和德国海德堡和马堡的重离子治疗装置的注入器都采用的直线加速器，而近代物理研究所研发的医用重离子加速器（HIMM）的注入器则采用了回旋加速器。

高治疗增益、小型化、低成本的需求推动着医用重离子加速器技术不断进步。通过采用超导技术，可以使同步加速器的周长从现在的 $60\sim70m$ 缩短到 $30m$ 以下，占地面积可降低到现有设备的三分之一。

通过新技术的研发和应用，实现医用加速器系统的小型化，降低成本，将是未来重离子治疗系统发展的重点，除超导技术之外，比如激光加速（laser acceleration）和 FFAG 等先进技术的发展及应用等。

此外，为了降低设备成本，有专家建议发展氦离子治疗系统。氦离子的物理学和生物学优势虽然次于碳离子，但优于质子，而加速器的规模比碳离子加速器小，发展氦离子治疗系统故而也是小型化的一个方向。

3. 发展重离子旋转机架

为了高效控制束流的横向位置和能量，以精

准地匹配病灶的形状，需要能够等中心、360°旋转的旋转机架。360°旋转机架能将重离子束按照最优路径准确打到患者的肿瘤位置，使治疗更为方便和精准，同时提升患者的治疗体验。

基于传统技术的重离子旋转机架庞大而昂贵，超导技术的应用可以使得旋转机架小型化，超导重离子旋转机架的发展和应用是当前重离子治癌技术重要的发展方向之一。

德国海德堡最先配备了常温磁铁旋转机架，其 600 000kg 的重离子旋转机架对技术和维护的要求很高，故障率也比较高，使用效率不高；东芝 2018 年研发了 300 000 多千克的重离子旋转机架，安装于日本千叶；东芝最近研发的 200 000 多千克紧凑型的超导旋转机架，已于 2021 年安装于山形大学重离子治疗中心；国内"小型化重离子治疗装置研发"作为重点产品已列入"十四五"国家重点研发计划，由兰州科近泰基公司牵头承担研发任务。

4. 发展精准治疗技术

未来精准治疗技术的发展方向是基于先进的重离子放疗设备，利用机械臂治疗床、图像引导精确摆位及验证、呼吸门控技术（gating technique）、PET 实时成像等先进技术，缩短摆位时间，提高摆位和照射精度，从而进一步提高治疗效率和治疗精度。

治疗计划系统（treatment planning system, TPS）在精准放疗中扮演十分重要的角色。由于重离子相对生物效应是变量，其剂量模型与质子和光子不同，不能直接采用光子或质子的治疗计划系统。目前还没有商用的重离子治疗计划系统。基于肿瘤细胞敏感性的重离子生物剂量模型，近代物理所自主开发了重离子治疗计划系统 ciPlan 已完成了检测，成功应用于国产首台碳离子治疗系统的临床试验；在后续的国产重离子项目中，兰州科近泰基引入 RaySearch 进行合作开发，同时也组建团队进行自主研发，伴随着国产设备的技术升级 TPS 系统会不断优化迭代。

此外，开发新的呼吸门控系统，满足运动肿瘤的治疗需要，提高运动肿瘤的治疗效率和精度也是新治疗技术的发展方向之一。

5. 发展多离子医用加速器技术

实现医疗加速器系统更加小型化和降低治疗成本将是未来设备发展关注的焦点。由于医用重离子加速器系统和医用质子加速器系统在结构和组成原理上基本相同，因此将质子束和重离子束放疗的功能集成到同一个医用加速器系统中，以达到复合处理的目的，综合利用，降低成本。目前，世界上一些已建成或在建的紧凑型医用质子／重离子加速器同时具有质子和重离子放疗功能，如日本兵库离子束医学中心（HIBMC）、海德堡离子治疗中心（HIT）、意大利国家肿瘤强子治疗中心（CNAO）和中国上海质子重离子医院。尽管近年来超导等先进技术的使用，使得医用质子／重离子加速器变得更加紧凑，但与人们所期待的更加小型化的设备相比，还有很大的距离。推动多离子医用加速器的发展，能使患者有更多的治疗选择。

6. 人工智能辅助离子医疗

现代医学的发展对医疗设备的智能化提出了越来越高的要求，智能化是医用重离子加速器等放疗设备发展的必然趋势。结合移动互联 5G 的快速发展，融合现代通信与信息技术和计算机网络等技术，实现高精度诊断、大数据、远程诊断及会诊、培训、远程监控，实现治疗过程的自动化、网络化、信息化和标准化，实现优质医疗资源共享、疑难病例会诊，减小因放疗人员业务水平差异等因素对治疗结果造成的影响。另外，可通过网络建立更为强大的肿瘤放疗数据库，实现智能系统管理和资源共享，为肿瘤综合性治疗研究提供大数据平台。

7. 总结

我国肿瘤发病率的逐年递增，未来高性能医用重离子加速器的市场需求十分广阔。近年来，加速器技术、放疗技术和各交叉学科的进步为现代医用重离子加速器的发展奠定了基础。国家对高端放疗设备的国产替代给予大力支持，结合建设健康中国、实施癌症防治行动等国家政策，我国医用重离子加速器及相关技术的创新发展进入重大机遇期和发展窗口期。我们应该把握好市场需求，及时布局新技术研发和应用，稳步推出符合市场需求的新产品，满足人民的健康需求。

八、硼中子俘获治疗技术及发展趋势

硼中子俘获治疗概述

硼中子俘获治疗是一种细胞水平的重离子刀，能在分子层级锁定癌细胞，给予精确制导的物理性核打击，且对周围正常细胞的影响远小于肿瘤组织。BNCT 系利用 ^{10}B 原子（硼的天然同位素，自然界中的丰度为 19.8%，剩余的为 ^{11}B）和热中子之间所具有的强大核子亲和性形成俘获反应（亦即硼中子俘获反应，也有称硼中子捕获反应），随即释放出两个具短距离（射程仅约 $10\mu m$，相当于一个癌细胞的大小）高传能线密度（linear energy transfer, LET）的重离子，将癌细胞的遗传物质，即脱氧核糖核酸（deoxyribonucleic acid, DNA）的双股螺旋结构摧毁进而击伤肿瘤细胞组织，达到狙杀肿瘤的效果。基于硼中子俘获反应的定点核物理作用、分子靶向药物载体的一次靶向选择及中子束的二次靶向作用结合，BNCT 可以实现双靶向、分子导引、定点打击的精准重离子治疗，将癌症医疗提升到个体化、高安全性、高有效性的新水平。

受益于前述硼中子俘获反应的高 LET 特性及放射生物效应以 ^{10}B-4- 二羟基硼基 –L– 苯丙氨酸（boronophenylalanine，BPA）为例，其对于肿瘤细胞的放射生物杀伤力为传统光子的 3.8 倍），因而 BNCT 的治疗次数大幅降低，仅需 1～2 次（如果肿瘤巨大，则可以考虑更多次照射以达到更佳的剂量覆盖），因此，与传统放射治疗相比，BNCT 具有总体治疗时间短的优势，同时能有效提高病患的生活质量，并降低治疗的隐性成本。

BNCT 技术的实现主要由两部分组成，即 ^{10}B 元素与中子。更准确地说，BNCT 技术实际上涉及了含硼药物（将硼元素载送至肿瘤）以及中子源两个部分（产生中子并投射至肿瘤区）。药物方面，当前最常使用的硼药为巯基十二硼烷二钠盐（sodium borocaptate，BSH）与 BPA。另外在美国与阿根廷也研究使用硼药 GB-10（$Na_2B_{10}H_{10}$），但是目前尚未积累足够的临床案例。上述 3 种硼药当中，又以 BPA 最常被使用，且经过临床试验证明有效；此外，BPA 还可以结合氟 -18（^{18}F）同位素构成正电子示踪剂，与 PET 设备结合使用，形成诊断治疗一体化的成对药物。中子源方面，之前数十年均以核反应堆作为唯一中子源，直至 2010 年以后，加速器在全球范围内快速取代反应堆成为 BNCT 中子源的主要形式；其他还有采用中子管（氘氘、氘氚聚变反应）技术的小型中子源，可以提供药物与动物研究所用，但其通量与效率仍然无法满足实际临床应用，仍有待进一步的研究开发。

关于中子源设备的发展，将会在后续章节中有更多的介绍与说明，并涵盖数个当前主要的 BNCT 设施介绍。BNCT 的硼药发展则不在本年报的涵盖范围。

1. 硼中子俘获治疗的起源与限制

1932 年 James Chadwick 发现中子，1935 年 Tylor 与 Goldhaber 发表了著名的硼中子俘获反应：$^{10}B+n_{th} \rightarrow [^{11}B] \rightarrow \alpha+^{7}Li+2.31MeV$。翌年，1936 年 Gordon Locher 发表了 BNCT 概念奠基性文章，是最早可以追溯的文献（图 1-35）。

3 年后欧战爆发，全球相关科研受阻停滞。直至第二次世界大战结束后方陆续恢复开展放射生物学方面的相关研究。1951 年 2 月 15 日，神经外科医师 William Sweet 团队在美国布鲁克海文国家实验室石磨研究反应堆（Brookhaven Graphite Research Reactor，BGRR）开展了全球首例的 BNCT 人体研究，并在 10 年内试验了 40 位恶性脑胶质瘤患者。

全球首例 BNCT 人体研究在 BGRR 展开，

THE AMERICAN JOURNAL
OF ROENTGENOLOGY
AND RADIUM THERAPY

VOL. 36 JULY, 1936 No

BIOLOGICAL EFFECTS AND THERAPEUTIC
POSSIBILITIES OF NEUTRONS
By GORDON L. LOCHER, Ph. D.

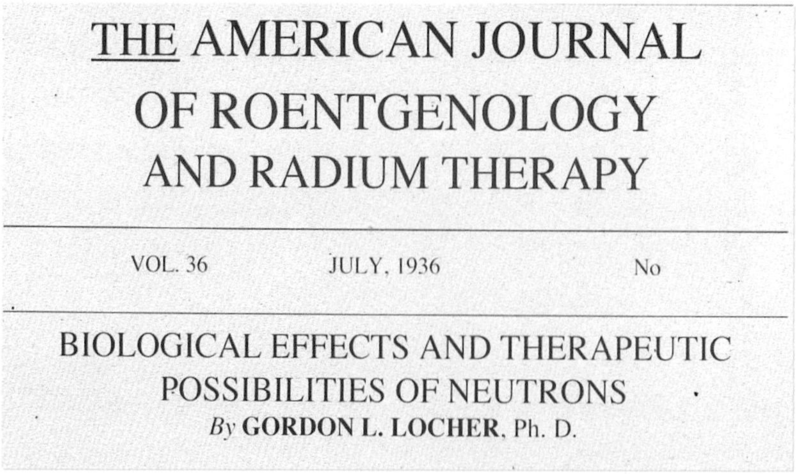

▲ **图 1-35 Locher 于 1936 年发表的全球首篇关于利用硼中子俘获反应进行医学应用的文章**

患者位于楼板下方，上方的镜子用来反射下方的患者情形，方便医生进行观察。坑中右方身穿白衣者为当时 BNL 医学物理部主任 Dr.Lee Farr（图 1-36）。然而 20 世纪 50 年代所开展的人体临床试验并未取得成功。当时使用四硼酸钠（硼砂，Borax）及其衍生物作为硼药剂，但四硼酸钠并不具有肿瘤靶向性，且有一定的生物毒性（酸化后形成硼酸），因此在经过中子照射后患者产生了巨大的放射毒性与急性不良反应，不少受试者在受照后 2 周内即死亡。基于失败的临床结果，美国于 1961 年终止了对 BNCT 的相关临床研究。

1968 年 8 月于日立训练反应堆（Hitachi Training Reactor，HTR），日本神经外科医师畠中坦（ひろし）（Hiroshi Hatanaka）教授在日本进行了日本首次的 BNCT 人体试验，并使用 BSH 取代早前在美国使用的硼砂；畠中坦在后续的人体试验中取得了重大的进步，也引起了日本对于 BNCT 研究的重视，从而带动了 BNCT 的再次复苏。1987 年，神户大学的三岛豊（Yutaka Mishima）教授首次使用 BPA 进行黑色素皮肤癌的 BNCT 人体试验，开启了 BPA 在 BNCT 上的使用。然而，受制于当时中子的通量与穿透深度

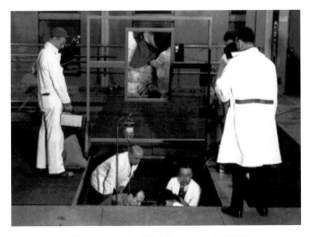

▲ 图 1-36　全球首例 BNCT 人体研究

来源于 DOE Openness-Human Radiation Experiments website

（热中子的穿透深度有限），BNCT 的研究并未能普及。

2. 20 世纪 90 年代的复兴与复落

受到日本 BNCT 临床研究的成功激励，20 世纪 90 年代起美国、欧洲、南美洲等数个国家与地区均重新将目光投向 BNCT，陆续有大量的研究用反应堆投入相关研究与临床试验，包括有美国布鲁克海文医学研究反应堆（Brookhaven Medical Research Reactor，BMRR）、美国麻省理工学院研究用反应堆（MIT Nuclear Research Reactor，MITR）、欧盟联合研究中心高通率反应堆（High Flux Reactor，HFR）、日本京都大学研究用反应堆（Kyoto University Research Reactor，KUR）、日本原子力研究所研究用反应堆四号（Japan Research Reactor 4，JRR-4）、芬兰研究用反应堆一号（Finland Reactor 1，FiR-1）、中国台湾地区清华水池式研究用反应堆（Tsing Hua Open-pool Reactor，THOR），以及阿根廷 RA-6 反应堆、瑞典 R2-0 反应堆、捷克 LVR-15 反应堆等超过十数个设施。

相比于 20 世纪 60—80 年代的反应堆 BNCT 设施，90 年代以后的反应堆中子束皆改用能量较高的超热中子或超热与热中子混合束，因此在治疗深度上获得了显著提升，也为 BNCT 临床应用翻开了一个新的章节。在这个时期，BNCT 临床研究走出脑癌与黑色素皮肤癌两种癌种之外，尝试了包括肝癌、头颈癌、肺间皮瘤等，其中头颈部癌的尝试获得了巨大的成功，也成为 BNCT 临床应用的主要癌种之一。

虽然 BNCT 在 20 世纪 90 年代再次归来，但是受制于核反应堆的不可普及性，以及随后而来的全球反核热潮，导致 BNCT 的发展渐趋冷淡，多数 BNCT 反应堆因经费、天灾、管理不善与政策因素等，逐步关停或是废止 BNCT 项目，到 2019 年底为止，全球仍然活跃的 BNCT 反应堆

仅存 KUR、THOR、RA-6、北京 IHNI 及波兰的 MARIA 反应堆，其中 KUR 与 THOR 均面临运行年限将至的除役停运问题。反应堆 BNCT 设施已经逐步退出舞台，帷幕缓缓降下。

3. 2010 年后的再次归来与产业化

2011 年日本"3·11"大地震与海啸袭击，重创日本核能产业，并毁伤 JRR-4 反应堆，导致其永久停运，后续也造成了 KUR 的临时关停。2012 年时全球能运行 BNCT 临床的设施仅有 THOR 与 FiR-1（后者在 2014 年被芬兰政府下令关停除役），此时整个国际 BNCT 发展正处在 20 年来的最低谷。

所幸日本京都大学与住友重工早已启动了加速器中子源计划，利用 30MeV 回旋加速器取代传统的反应堆中子源，该项目在 2008 年底开始安装，并于 2012 年取得恶性脑胶质瘤的临床试验许可，展开了全球第一例的加速器硼中子俘获治疗（accelerator-based BNCT，AB-BNCT）。随后 2012 年下半年，筑波大学也在东海村安装了由三菱重工生产的 AB-BNCT 系统。2013 年，位于福岛郡山市的南东北总和病院开始建设安装住友重工的 AB-BNCT，并于 2016 年投入临床试验。当前，日本已经完成加速器 BNCT 的复发性头颈癌与恶性脑癌的临床 I/II 期试验，并于 2020 年 3 月获批成为正式医疗技术。当前国际 BNCT 社群将 2010 年视为 BNCT 发展的一个重要分水岭的时间点。

受益于 AB-BNCT 的可普及性及经济性，BNCT 终于迎来了产业化曙光，全球在短短 10 年间，已经有中国、日本、美国、芬兰、意大利、英国、阿根廷、韩国、以色列、法国等多个国家及地区投入 AB-BNCT 设施发展，并有日本住友重工、日本 CICS、我国中硼公司（Neuboron Medtech Ltd.）、美国 Neutron Therapeutics Inc. 等公司进入了产业化阶段，全球 BNCT 设施已经建

成了 8 座以上，规划兴建的另有 10 座以上，以增速而言，BNCT 的前景未来期待。

九、粒子治疗计划系统及发展趋势

治疗计划的制订是放射治疗过程中最重要的环节之一。事实上，从治疗的角度来看，放射治疗设备的功能和要求仅限于在指定的时间向空间中指定的位置和方向射出具有指定能量和数量的射束，这一点适用于所有外照射治疗设备，包括光子、电子、质子、重离子和中子。而治疗计划才是将治疗设备和患者的身体联系起来的媒介，以达到实施治疗的目的，它的重要性不言而喻。

无论使用哪种射束，一个放射治疗计划系统必须具有一系列基本的功能。这包括患者影像资料的导入和处理以建立虚拟的患者体模，定义治疗靶区和需要保护的器官，选择治疗射束的种类、能量、入射方向和模式，计算产生的剂量分布并进行比较和优化，最后输出治疗计划到治疗信息系统和治疗控制系统以实施治疗。对于不同的射束，制订治疗计划的工作流程和步骤没有太多的不同，而主要的区别体现在某些具体的计算和要求上，比如剂量计算的模型和方法、模拟人体组织密度的准确程度、物理剂量至生物剂量的转换，以及治疗计划的鲁棒性优化和检验等。

因此，目前市场上几个主要放疗计划系统都是先有普通放疗部分，即光子和电子，并已推向了市场，而后才拓展到质子和其他粒子的。当然，这里有历史的原因，毕竟粒子放疗的大发展只是近年来的事情。但还应当注意到，一个仅包括粒子放疗而不含普通放疗功能的放疗计划系统在市场上事实上缺乏竞争力。原因是大部分粒子放疗中心都配有普通放疗需要的直线加速器，这是由于不少患者需要接受混合治疗（粒子加光子）。另外也是为了当粒子治疗系统因故障长时

间不能使用（3 天以上）时，可以用光子暂时继续患者的治疗，不至于间隔太久，影响总体治疗效果。在这种情况下，除非不得已，一个放疗中心不会为粒子和光子治疗选择两种不同的计划系统；这不仅影响效率，还容易出错。有志于开发粒子放疗计划并将其商业化的朋友们应当充分认识到这一点，这是有历史教训的。

目前粒子放疗领域中使用或正在开发的治疗计划系统有不少，本书的第 6 章对它们会有详细的叙述和讨论。考虑到实际应用的广泛性，我们在这里仅简单地介绍质子放疗计划系统近期几个最重要的发展及可能的趋势。

1. 基于蒙特卡罗模拟的剂量分布计算及优化

近几年粒子放疗计划系统最重要的发展莫过于质子放疗剂量计算中蒙特卡罗模拟的使用。而在这之前，笔形束模型是主要的计算方法。质子或重离子在介质中释放能量的过程主要是直接电离，所产生的自由电子能量极低，其自由程绝大多数在毫米之内。因此，物理剂量的计算模型事实上比光子要简单得多，不需要卷积叠加一类的处理方法。一个基于测量数据的笔形束模型就能相当准确地描述在密度均匀或密度变化较小的介质中的剂量分布[1]。然而，笔形束剂量计算法虽然简单、快捷，但是当人体组织密度在束流的横向上变化较大而导致多重库伦散射效应不再达到平衡时，会产生较大的误差。早期质子治疗多采用散射式和正向计划方法，这类误差对临床效果影响有限。但是，目前铅笔束扫描治疗已成为主流，且必须使用逆向计划方法，即根据所需剂量分布反推，来优化每一单个铅笔型束流的能量和质子数量。剂量计算模型的这类误差会直接影响治疗计划的整体质量。

蒙特卡罗模拟可以通过追踪质子在介质中的一切相互作用过程，从而能够准确地计算能量释放，即使在组织密度高度变化的情况下[2]。但由于其所需计算量巨大，一直无法系统地用于临床。直到最近几年，由于计算技术的飞速发展，特别是 GPU 的出现和使用，才使得使用蒙特卡罗模拟进行质子剂量计算成为普遍可能。一些经过简化的蒙卡模拟方法已经被某些商业计划系统采用，并用于临床。可以预见，蒙卡模拟剂量计算很快将成为质子计划系统不可缺少的基本功能。

需要指出的是，蒙卡算法对质子在人体内射程的不确定问题也有所帮助[3]。虽然这个问题主要起因于从 CT 数据换算到质子阻止本领的误差，笔形束算法不能准确地处理多重库伦散射这一缺陷对此也有贡献。研究表明，使用蒙卡可以将平均射程不确定度由 3.5% 减少至 2.5%。蒙卡算法在这个问题上的另一个可能的贡献是原则上应该能够更好更全面地利用双能或多能 CT 的数据以减少射程不确定性[4]。当然，这项工作尚在探索之中。

作为低 LET 类的辐射，质子的放射生物等效剂量一直被认为是在 1.1 左右，并在临床治疗中普遍使用。早期的某些研究似乎表明，RBE 值在质子射程末端确有增加，但考虑到布拉格峰后剂量的快速降低，其综合效应不过是将布拉格峰的深度增加 1～2mm。但近期的深入研究特别是一些临床观察结果，表明情况可能要复杂得多。细胞的放射生物效应和射线的 LET 有直接关系，而蒙卡模拟是准确计算 LET 的唯一方法。固然，从 LET 到放射生物等效剂量的模型尚有待于完善，还无法直接可靠地在计划系统中应用。但是，一些初步应用已在研究之中，比如将剂量权重的 LET 分布，或质子在组织内的停止点的分布，作为计划优化过程的条件之一，以求避免出现高 LET 集中的区域而产生不必要的不良反应。毫无疑问，这类功能将会很快出现在商用质子计划系统中。

2. 治疗计划的鲁棒性优化

这是质子放疗计划系统中另一个极其重要的发展。它起因于粒子束流对照射路径上组织密度的特殊敏感性。放射治疗计划的制订和实施过程会牵涉很多可能影响治疗效果的误差，比如 CT 偏差、摆位误差、器官运动、疗程中患者体重变化等。在光子治疗中，最重要的误差是照射野的瞄准误差（targeting error）。但对粒子治疗来说，除此而外，还有因组织电子密度变化而产生的剂量误差，而其影响往往更严重。试比较一个 10MV 的光子束和一个典型的质子展宽布拉格峰的深度剂量曲线。当射束穿过的组织密度发生 1cm 变化时，10MV 光子束的剂量变化只有 3%，而质子的剂量在展宽峰的末端会改变 90%，要么没能照射到靶区末端的癌细胞，要么给靶区后面的正常组织以高剂量，产生完全不必要的不良反应。

因此，对粒子计划制订来说，仅仅解决瞄准误差是不够的，即在光子放疗计划中广泛使用的由临床靶区（clinical target volume，CTV）等量外扩产生计划靶区（planning target volume，PTV）方法不再适用。正确的方法是在计划优化的过程中包含所有误差对计划的可能影响，以提高治疗计划的鲁棒性，即所得的治疗计划在这些误差出现的情况下仍能保证治疗的效果[5]。目前部分质子计划系统已经具有此项功能，其他的也在逐步跟进。必须指出，目前鲁棒性优化的算法需要进行大量的计算，即便使用了 GPU 技术，制订计划也还是相当费时，这方面还有待于进一步研究。

3. 质子弧形照射

由于条件的限制，早期的粒子放射治疗只能使用水平或垂直的固定束流。患者每天治疗的照射野一般不超过 3 个。旋转机架出现后，患者一个疗程使用的照射野数确有显著增加，但每次治疗使用的照射野数却没有太大的变化。这是因为当时只有散射式治疗，每一个照射角度开始前都要放置其特定的挡块和补偿器，因而限制了每次治疗照射野数的增加。久而久之，甚至形成了一种看法，认为粒子治疗不需要太多的照射角度，比如像光子治疗中的弧形照射技术，尽管现在的扫描式治疗技术已不再使用挡块和补偿器，原则上已没有技术障碍。

2018 年 10 月 25 日，美国密歇根州的博蒙特医院癌症研究所进行了首次质子弧形治疗，从而拉开了应用这一重要放疗技术的序幕[6]。研究发现，弧形照射不仅大大提高剂量分布的适形度，还显著增高了治疗计划的鲁棒性，从而使提高肿瘤处方剂量或大剂量分割成为可能。虽然目前市场上的粒子计划系统都还没有提供弧形照射计划的功能，但毫无疑问这一天会很快到来。

当然，质子弧形照射也不适用于所有的癌症治疗，特别是当照射野需要完全避开某部分危及器官时，如肝癌的情况。但在很多其他癌症的治疗中，如头颈部肿瘤，靶区周围的正常组织可以接受一定的放射剂量而不会产生可观察到的临床反应。在这些情况下，弧形照射或多角度照射，能够避免正常组织中的剂量热点，从而显著地减少不良反应。目前一种流行的看法估计大约 20% 的放疗患者可以获益于粒子放疗。笔者认为，质子弧形照射技术的出现和推广将会大大地提高这一比例。

参考文献

[1] Adeberg et al. Treatment of meningioma and glioma with protons and carbon ions. Radiation Oncology (2017) 12:193.

[2] Allen C, Borak TB, Tsujii H, Nickoloff JA. Heavy charged particle radiobiology: using enhanced biological effectiveness and improved beam focusing to advance cancer therapy[J]. Mutat Res. 2011,711(1-2):150-7.

[3] B R. Clusters of DNA damage induced by ionizing radiation: formation of short DNA fragments. II. Experimental detection. Radiation Research 1996; 145: 200-209.

[4] B € ohlen TT, Brons S, Dosanjh M, et al. Investigating the robustness of ion beam therapy treatment plans to uncertainties in biological treatment parameters. Phys Med Biol. 2012;57:7983–8004.

[5] Bär E, Lalonde A, Zhang R, Jee KW, Yang K, Sharp G, Liu B, Royle G, Bouchard H, Lu HM. Experimental validation of two dual-energy CT methods for proton therapy using heterogeneous tissue samples. Med Phys. 2018, 45(1):48-59.

[6] Bortolussi S, Postuma I, Protti N, et al. Understanding the potentiality of accelerator based-boron neutron capture therapy for osteosarcoma: dosimetry assessment based on the reported clinical experience[J]. Radiat Oncol. 2017,12(1):130.

[7] Brahme A. Physical, biological and clinical background for the development of light ion therapy. In: Levitt S, Purdy J, Perez C, Poortmans P, eds. Technical Basis of Radiation Therapy, Medical Radiology. Berlin, Heidelberg: Springer; 2011.

[8] C.-m. Charlie ma, Tony lomax. Proton and Carbon Ion Therapy. Florida: CRC Press, 2012

[9] Castro JR, Char DH, Petti PL, et al. 15 years experience with helium ion radiotherapy for uveal melanoma. Int J Radiat Oncol Biol Phys. 1997;39:989–996.83.

[10] Chang JY,Jabbour SK,De Ruysscher D,et al.Consensus Statement on Proton Therapy in Early-Stage and Locally Advanced Non-Small Cell Lung Cancer[J].Int J Radiat Oncol Biol Phys.2016,95(1):505-516.

[11] Cheong N WZ, Wang Y. Evidence for factors modulating radiation-induced G2-delay: potential application as radioprotectors. Phys Med 2001; 17: 205-209.

[12] Deye JA. NCI support for particle therapy: past, present, future. Health Phys. 2012,103(5):662-666.

[13] Ding XF, Li XQ, Zhang JM, Kabolizadeh P, Stevens C, Yan D. Spot-scanning proton arc (SPArc) therapy: the first robust and delivery-efficient spot-scanning proton arc therapy. Int J Rad Oncol Biol Phys Vol 2016, 96(5): 1107-1116.

[14] Durante M, Golubev A, Park W Y, et al. Applied nuclear physics at the new high-energy particle accelerator facilities[J]. Physics Reports, 2019,800,1-37.

[15] Durante M1, Loeffler JS. Charged particles in radiation oncology[J]. Nat Rev Clin Oncol. 2010,7(1):37-43.

[16] Ebner DK, Tsuji H,Yasuda S et al. Respiration-gated fast-rescanning carbon-ion radiotherapy. Jpn J Clin Oncol.2017;47(1):80-83.

[17] Emma B. Holliday, Steven J. Frank. Proton therapy for nasopharyngeal carcinoma. Chin Clin Oncol 2016;5(2):25-28.

[18] Friedrich T, Scholz U, Elsasser T, et al. Systematic analysis of RBE and related quantities using a database of cell survival experiments with ion beam irradiation [J].Journal of Radiation Research,2013,54(3):494-514.

[19] Fukuda H, Ichihashi M, Kobayashi T et al. Review: biological effectiveness of thermal neutrons and 10B(n,alpha)7Li reaction on cultured cells. Pigment Cell Res 1989; 2: 333-336.

[20] Furusawa Y FK, Aoki M, Itsukaichi H, Eguchi-Kasai K, Ohara H. Inactivation of aerobic and hypoxic cells from three different cell lines by accelerated 3He-, 12C- and 20Ne-ion beams. Radiation Research 2000; 154: 485-496.

[21] Gadbois DM CH, Nastasi A Alternations in the progression of cells through the cell cycle after exposure to alpha particles or gamma rays. Radiation Research 1996; 146: 414-424.

[22] Goodhead DT TJ, Cox R. Effects of radiations of different qualities on cells: molecular mechanisms of damage and repair. International Journal of Radiation Biology 1993; 63: 543-556.

[23] H. Paganetti, H. Jiang, S-Y Lee and H.M. Kooy. Accurate Monte Carlo simulations for nozzle design, commissioning and quality assurance in proton radiation therapy. Med. Phys. 2004, 31: 2107-2118.

[24] Haberer T, Debus J, J € akel O, Schulz-Ertner D, Weber U. The Heidelberg ion therapy center. Radiother Oncol. 2004;73:186–190.

[25] Hong L, Goitein M, Bucciolini M, Comiskey R, Gottschalk B, Rosenthal S, Serago C, Urie M. A pencil beam algorithm for proton dose calculations. Physics in Medicine and Biology 1996,41(8):1305-1330.

[26] Hopewell JW, Morris GM, Schwint A, Coderre JA. The radiobiological principles of boron neutron capture therapy: a critical review. Appl Radiat Isot 2011; 69: 1756-1759.

[27] Huang YW, Hsiao YY, Chao YC, et al. Monte Carlo simulation of the relative biological effectiveness for DNA double strand breaks from 300 Mev u.1 carbon-ion beam[J]. Phys Med Biol,2015,60(15):5995-6012.

[28] Inaniwa T, Kanematsu N, Hara Y, Furukawa T, et al. Implementation of a triple Gaussian beam model with subdivision and redefinition against density heterogeneities in treatment planning for scanned carbon-ion radiotherapy. Physics in Medicine and Biology. 2014;59(18):5361-5386.

[29] Inaniwa T, Kanematsu N, Noda K,et al. Treatment planning of intensity modulated composite particle therapy with dose and linear energy transfer optimization. Phys Med Biol. 2017;62:5180–5197.

[30] Jenner TJ BM, Goodhead DT, Ianzini F, Simone G, Tabocchini MA. Direct comparison of biological effectiveness of protons and alpha-particles of the same LET. III. Initial yield of DNA double-strand breaks in V79 cells. International Journal of Radiation Biology 1992; 61: 631-637.

[31] Johnston PJ BP. A component of DNA double-strand break repair is dependent on the spatial orientation of the lesions within the high-order structures of chromatin. International Journal of Radiation Biology 1994; 66: 531-536.

[32] Kitagawa A, Fujita T, Goto A, et al. Status of ion sources at National Institute of Radiological Sciences. Rev Sci Instrum. 2012;83:02A332-02A334.

[33] Kr € amer M, Scifoni E, Schuy C, et al. Helium ions for radiotherapy? Physical and biological verifications of a novel treatment modality. Med Phys. 2014;43:1995–2004.

[34] Sakurai H, Ishikawa H, Okumura T. Proton beam therapy in Japan: current and future status. Japanese Journal of Clinical Oncology. 2016;46(10),885-892.

[35] Kurz C, Mairani A, Parodi K. First experimental-based characterization of oxygen ion beam depth dose distributions at the Heidelberg Ion-Beam Therapy Center. Phys Med Biol. 2012;57:5017–5034.

[36] Lawrence JH, Tobias CA, Born JL, et al. Alpha and proton heavy particles and the Bragg peak in therapy. Trans Am Clin Climatol Assoc. 1964;75:111–116.

[37] Li Y, Kubota Y, Tashiro M, Ohno T. Value of Three-Dimensional Imaging Systems for Image-Guided Carbon Ion Radiotherapy. Cancers (Basel). 2019;11(3).

[38] Lomax A.TU-C-BRA-01:an overview of proton therapy[J].Med Phys,2007,34(6):2552- 2552.

[39] Lyman JT, Howard J. Dosimetry and instrumentation for helium and heavy ions. Int J Radiat Oncol Biol Phys. 1977;3:81-85.

[40] Mairani A, B € ohlen T, Schiavi A, et al. A Monte Carlo based-treatment tool for proton therapy. Phys Med Biol. 2013;58:2471–2490.

[41] McGowan SE, Burnet NG, Lomax AJ. Treatment planning optimisation in proton therapy. Br J Radiol. 2013;86:20120288.

[42] McKeever MR,Sio TT,Gunn GBet al. Reduced acute toxicity and improved efficacy from intensity-modulated proton therapy (IMPT) for the management of head and neck cancer. Chin Clin Oncol 2016;5(4):54-58.

[43] Mein S, Tessonnier T, Kopp B, et al. FROG: a novel GPU-based approach to the pencil beam algorithm for particle therapy. Radiother Oncol. 2017;ESTRO 37, Barcelona.

[44] Miyatake S, Kawabata S, Hiramatsu R, et al. Boron Neutron Capture Therapy for Malignant Brain Tumors[J]. Neurol Med Chir (Tokyo), 2016,56(7):361-371.

[45] Mohamad O, Makishima H, Kamada T. Evolution of Carbon Ion Radiotherapy at the National Institute of Radiological Sciences in Japan. Cancers (Basel). 2018 ;10(3).

[46] Mohan R, Das IJ, Ling CC. Empowering intensity modulated proton therapy through physics and technology: an overview. Int J Radiat Oncol Biol Phys. 2017;99:304–316.

[47] Mohan R, Grosshans D. Proton therapy – Present and future[J]. Advanced drug delivery reviews, 2016, 109:26-44.

[48] Ono K, Tanaka H, Tamari Y et al. Proposal for determining absolute biological effectiveness of boron neutron capture therapy-the effect of 10B(n,alpha)7Li dose can be predicted from the nucleocytoplasmic ratio or the cell size. J Radiat Res 2019; 60: 29-36.

[49] Paganetti H NA, Ancukiewicz M, Gerweck LE, Loeffler JS, Goitein M. Relative biological effectiveness (RBE) values for proton beam therapy. International Journal of Radiation Oncology, Biology, Physics 2002; 53: 407-421.

[50] Paganetti H. Range uncertainties in proton therapy and the role of Monte Carlo simulations. Phys Med Biol. 2012, 57(11): R99-117.

[51] Parodi K, Harald Paganetti H, Shih HA ,et al. Patient study of in vivo verification of beam delivery and range, using positron emission tomography and computed tomography imaging after proton therapy. International Journal of Radiation Oncology & Biology & Physics, 2007,68(3):2920-934.

[52] Particle Therapy Centers. 2019.https://www.ptcog.ch/index.php

[53] Pastwa E NR, Mezhevaya K, Winters TA. Repair of radiation induced DNA double-strand breaks is dependent upon radiation quality and the structural complexity of double-strand breaks. Radiation Research 2003; 159: 251-261.

[54] Peeler CR, Mirkovic D, Titt U et al. Clinical evidence of variable proton biological effectiveness in pediatric patients treated for ependymoma. Radiother Oncol 2016; 121: 395-401.

[55] Proton and Heavy Ion Therapy: An overview. Health PACT emerging health technology.2017. Australia. http://www.health.qld.gov.au/healthpach

[56] PTCOG官网: https://www.ptcog.ch/index.php/facilities-under-construction

[57] Qin N, Pinto M, Tian Z, et al. Initial development of goCMC: a GPU-oriented fast cross-platform Monte Carlo engine for carbon ion therapy. Phys Med Biol. 2017;62:3682–3699.

[58] Rath, Arabinda Kumar., and Sahoo, Narayan. Particle Radiotherapy Emerging Technology for Treatment of Cancer. 1st ed. 2016. New Delhi: Springer India, 2016. Web.

[59] Inaniwa T, Kanematsu N, Hara Y, et al. Implementation of a triple Gaussian beam model with subdivision and redefinition against density heterogeneities in treatment planning for scanned carbon- ion radiotherapy. Phys Med Biol. 2014;59:5361–5386.

[60] Robert G. Parker. Particle radiation therapy. Cancer 1985; 55:2240-2245.

[61] Schiavi A, Senzacqua M, Pioli S, et al. Fred: a GPU-accelerated fast-Monte Carlo code for rapid treatment plan recalculation in ion beam therapy. Phys Med Biol. 2017;62:7482–7504.

[62] Schippers J M, Lomax A, Garonna A, et al. Can Technological Improvements Reduce the Cost of Proton Radiation Therapy?[J]. Seminars in Radiation Oncology, 2018, 28(2):150-159.

[63] Schippers JM, Lomax A, Garonna A, Parodi K. Technological Improvements Reduce the Cost of Proton Radiation Therapy?. Semin Radiat Oncol, 2018,28(2):150-159.

[64] Scifoni E, Tinganelli W, Weyrather WK, et al. Including oxygen enhancement ratio in ion beam treatment planning: model implementation and experimental verification. Phys Med Biol. 2013;58:3871.

[65] status[J].Japanese Journal of Clinical Oncology,2016,46(10): 886- 890.

[66] Suzuki M1. Boron neutron capture therapy (BNCT): a unique role in radiotherapy with a view to entering the accelerator-based BNCT era[J]. Int J Clin Oncol. 2019 Jun 5. doi: 10.1007/s10147-019-01480-4. [Epub ahead of print]

[67] T.Kageji, et al. Boron neutron capture therapy(BNCT) for newly-diagnosed glioblastoma: Comparison of clinical results obtained with BNCT and conventional treatment. The Journal of Medical Investigation. 2014 (61):254-263.

[68] Tessonnier T, B € ohlen TT, Cerutti F, et al. Dosimetric verification in water of a Monte Carlo treatment planning tool for proton, helium, carbon and oxygen ion beams at the Heidelberg Ion Beam Therapy Center. Phys Med Biol. 2017;62:6579–6594.

[69] Tessonnier T, Mairani A, Brons S, Haberer T, Debus J, Parodi K. Experimental dosimetric comparison of 1H, 4He, 12C and 16O scanned ion beams. Phys Med Biol. 2017;62:3958–3982.

[70] Tessonnier T. (2017). Treatment of low-grade meningiomas with protons and helium ions. Dissertation, LMU München: Fakult € uat f € ur Physik.

[71] Thariat J,Hannoun-Levi JM,Sun Myint A,et al.Past, present,and future of radiotherapy for the benefit of patients[J].Nat Rev Clin Oncol,2013,10(1):52-60.

[72] Unkelbach J and Paganetti H. Robust Proton Treatment Planning: Physical and Biological Optimization. Seminars in Radiation Oncology 2018 28; 88–96.

[73] Verma V,Shah C,Mehta MP.Clinical Outcomes and Toxicity of Proton Radiotherapy for Breast Cancer[J].Clin Breast Cancer.2016,16(3):145-154.

[74] Verma V,Simone CB 2nd,Wahl AO,et al.Proton radiotherapy for gynecologic neoplasms[J].Acta Oncol.2016,55(11):1257-1265.

[75] Vitti ET, Parsons JL. The Radiobiological Effects of Proton Beam Therapy: Impact on DNA Damage and Repair. Cancers (Basel). 2019 Jul 5;11(7). pii: E946.doi: 10.3390/cancers11070946. Review. PubMed PMID: 31284432; PubMed Central PMCID: PMC6679138.

[76] Wang et al. Clinical trials for treating recurrent head and neck cancer with boron neutron capture therapy using the Tsing-Hua Open Pool Reactor. Cancer Commun (2018) 38:37.

[77] Wink KC, Roelofs E, Solberg T, et al. Particle therapy for non-small cell lung tumors: where do we stand? A systematic review of the literature. Front Oncol. 2014 Oct 29; 4:292-296.

[78] Wouters BG LG, Oelfke U, Gardey K, Durand RE, Skarsgard LD. RBE measurement on the 70 MeV proton beam at TRIUMF using V79 cells and the high precision cell sorter assay. Radiation Research 1996; 146: 159-170.

[79] X. Ronald Zhu et al. Towards Effective and Efficient Patient-Specific Quality Assurance for Spot Scanning Proton Therapy. Cancers 2015, 7, 631-647.

[80] Yajnik, Santosh. Proton Beam Therapy How Protons Are Revolutionizing Cancer Treatment. New York, NY: Springer New York, 2013. Web.

[81] Zhang et al. Online image guided tumour tracking with scanned proton beams: a comprehensive simulation study. Physics In Medicine and Bioiogy,2014,59:7793-7817.

[82] 傅深 . 精准医学时代的重离子技术临床应用 [J]. 医学新知杂志 , 2017,27(1):1-5.

[83] 葛劲松、王小虎、李祎、等，质子放疗联合同步化疗治疗食管癌安全性和疗效的系统评价和 Meta 分析 兰州大学学报 (医学版).2018；44(4)：46-51.

[84] 国医疗器械杂志 , 2019, 43(01):41-46.

[85] 江海燕、储德林 . 硼中子俘获治癌的技术进展及关键问题 [J]. 物理通报 , 2014(4):114-116.

[86] 蒋国梁 对国内质子重离子放疗热的评述 肿瘤防治研究 2017;44(3):159-161.

[87] 蒋国梁 . 质子和重离子放疗在中国 [J]. 中华放射医学与防护杂志 , 2016, 36(8):561-563.

[88] 乐紫妤、刘勇 . 重离子肿瘤放射生物学的研究进展 [J]. 中华放射肿瘤学杂志 ,2015,24(5)：600-604.

[89] 李四凤、阴骏、郎锦义 . 非小细胞肺癌质子和重离子放疗的临床研究进展 . 四川医学 2017；38(6)：717-719.

[90] 林口长庚纪念医院官网：http://www.chang-gung.com/gb/m/featured-1.aspx?id=201810161048355 2656&bid=5

[91] 刘世耀 . 2010-2013 年全球质子治疗装置销售榜 (上). 世界医疗器械 ,2013,(8):51-54.

[92] 刘世耀 . 2010-2013 年全球质子治疗装置销售榜 (下). 世界医疗器械 ,2013,(9):48-51.

[93] 刘世耀 . 质子和重离子治疗及其装置 [M]. 北京 : 科学出版社 ,2012:30.

[94] 刘玉连、赵微鑫、张文艺、等 . 质子放射治疗的现状与展望 [J]. 中国医学装备 , 2017, 14(7)：139-143.

[95] 美中嘉和肿瘤防治平台：http://www.mzjhkepu.com/cancer/Article/7358

[96] 人 民 网：http://gs.people.com.cn/n2/2018/0520/c183356-31601339.html

[97] 上海市质子重离子医院官网：https://www.sphic.org.cn/

[98] 万 方 数 据：http://d.oldg.wanfangdata.com.cn/Periodical_zgyyjzyzb201603004.aspx

[99] 王森、童永彭 . 硼中子俘获治疗的进展及前景 [J]. 同位素 2019:1-13.

[100] 王志成、代从新、卢琳、等 . 硼中子俘获疗法治疗中枢神经系统肿瘤的研究进展 [J]. 中国微侵袭神经外科杂志 , 2018,23(11):40-43.

[101] 位争伟、周燕、熊乐 . 重离子加速器照射恶性黑色素瘤的疗效观察 . 中国肿瘤临床与康复 .2018；25(6)：724-726.

[102] 夏文龙、胡伟刚、戴建荣、等 . 粒子治疗技术的进展 [J]. 中华放射肿瘤学杂志 , 2017，26(8)；951-955.

[103] 谢俊祥、张琳 . 质子 / 重离子放射治疗技术及应用 [J]. 中国医疗器械信息 , 2017(1):1-5.

[104] 杨小龙、陈惠贤、陈继朋、等 . 医用质子重离子加速器应用现状及发展趋势 [J]. 中国医疗器械杂志 , 2019, 43(01):41-46.

[105] 张雁山、王慧娟、叶延程、等 . 碳离子束放射治疗肿瘤的临床进展 . 医学综述 , 2017，20 (23):4033-4044.

[106] 张紫竹、金从军、刘凯、等 . 中子俘获疗法临床应用国际进展 [J]. 中国工程科学 , (8):102-107.

[107] 质子中国：https://www.wxwenku.com/a/6502?p=28

[108] 中国健康咨询网：http://www.cnjkzxw.com/html/7461.html

[109] 中国科学院近代物理研究所官网：http://www.imp.cas.cn/cgzh2017/cyhxm/201706/t20170622_4817054.html

[110] 淄博万杰肿瘤医院：https://www.sogou.com/link?url=DSOYnZeCC_rWjNztupukEI6ofMVIc3hPG_H1iKm2_78.

第 2 章　我国粒子治疗技术发展环境分析

一、我国粒子治疗技术发展经济环境分析

（一）"健康中国"战略引导下的大健康产业趋势

1. 健康行业发展与现状

随着人民健康需求不断提升，健康医疗产业转向"防—治—养"一体化防治模式。中国医疗健康行业从局限于有病治病向不仅要治病，还要"治未病、防未然"转型，并发掘潜在的医疗健康需求。

目前来看，我国大健康产业呈现蓬勃发展之势，到 2030 年，"健康中国"带来的大健康产业市场规模有望超过 16 万亿元，卫生总费用从占国内生产总值（Gross Domestic Product，GDP）的比重不足 6.2%，显著提升并接近发达国家比重的 10%，具体见图 2-1。

从产业自身发展的角度来看，医疗服务、医

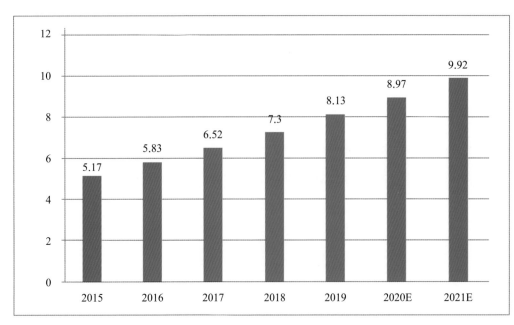

▲ 图 2-1　**2015—2021E 年中国大健康市场规模情况（万亿元）**

E.estimate. 预估数

药及医械和耗材研发生产、康复设备及保健品研发生产、健康管理及健康咨询和健康教育、健康养老及养老服务和适老产品、健康旅游和健康保险构成的大健康产业链投资热潮不减，投资退出方式主要为上市和股权转让。

(1) 大健康行业细分市场规模：大健康产业不仅追求个人身体健康，还包括个人精神健康、心理健康、生理健康、社会健康等方面的完全健康。从大健康的产业服务对象看，大健康产业的服务人群为健康群体、亚健康群体和疾病群体，

具体见图 2-2。

我国大健康产业已形成了四大基本产业群体：以医疗服务机构为主体的医疗产业，以药品、医疗器械以及其他医疗耗材产销为主体的医药产业，以保健食品、健康产品产销为主体的保健品产业，以个性化健康检测评估、咨询服务、调理康复等为主体的健康管理服务产业。与此同时，我国大健康产业链已经逐步完善，新兴产业不断涌现，健康领域新兴产业包括养老产业、医疗旅游、营养保健产品等，具体见图 2-3。

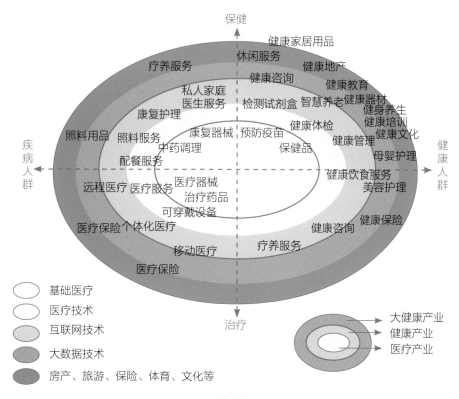

▲ 图 2-2　大健康产业涉及的行业

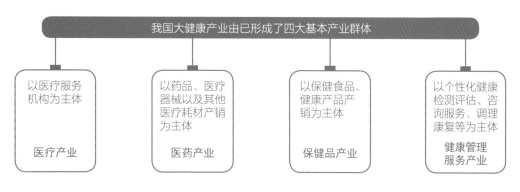

▲ 图 2-3　大健康产业四大基本产业群体

现阶段，我国大健康产业主要以医药产业和健康养老产业为主，市场占比分别达到50.05%、33.04%；健康管理服务产业比重最小，只有2.71%。

(2) 粒子治疗与大健康：全世界人口逐步迈入老龄化，中国当前已经属于世界老年人口数量最多、人口老龄化最快的国家。截至2020年11月1日，全国人口中60岁及以上人口为2.64亿，占18.7%，其中65岁及以上人口为1.91亿，占13.5%，因此，全世界尤其是中国的肿瘤患病群体增加。肿瘤治疗技术方面，粒子治疗是最先进的方法之一，粒子治疗技术不良反应低，可显著提升患者在肿瘤治疗后的生存质量。质子治疗的运用上，世界首批专用质子治疗中心在1990年左右投入临床应用，开启了人类对抗癌症的新时代。随着质子治疗技术日益成熟，质子治疗产业近些年来在全球呈现蓬勃发展之势。粒子治疗作为目前世界上最先进的肿瘤放疗手段，其中特别是质子治疗有望在未来20～30年成为主流的放疗手段。近些年来，粒子治疗产业在发达国家发展非常快，全球在运和在建粒子中心大部分采用质子技术，绝大部分位于北美、欧洲和中、日、韩三国。

(3) 行业发展驱动因素：健康需求方、健康供给方和监管干预方从各自角度出发，对健康产业的发展提供不同维度的动力，分别是需求和供给两端拉动和国家政策引导，具体见图2-4。

(4) 需求与供给端拉动：需求与供给两端拉动上，当前中国老龄化加速是中国医疗健康行业发展的长期驱动因素。中国人口老龄化速度加快，带来大量未满足的医疗健康需求。未来30年中国将会出现历史上前所未有规模的人口老龄化浪潮，预计到2050年，3个人中将有1个老年人。老年人消耗的卫生资源是全部人口平均消耗卫生资源的1.9倍。人口老龄化加速带来的医疗健康需求巨大。疾病种类的增多和危害性增强，供给驱动力技术进步和创新以及劳动力素质提升，尤其来自于医药产业自身的技术进步，都是健康产业发展的推动力。现代科技的渗透性加强，互联网、大数据、物联网、云计算等，对健康产业产生深远影响。

(5) 政策推动：政策推动上，政策是健康产业发展重要的环境动力，党的十九大提出"实施健康中国战略"，树立了"大健康、大卫生"理念，扩展了健康服务内涵。政府及其职能部门通过出台产业政策、财政税收以及货币等各方面政策同时影响健康产业的需求和供给。促进社会办医健康规范发展、鼓励仿制的药品目录、规范医用耗材使用、以药品集中采购和使用为突破口进一步深化医改。药品采购模式不断探索创新，从医疗机构主导到政府主导，由地方逐步提升至国家层

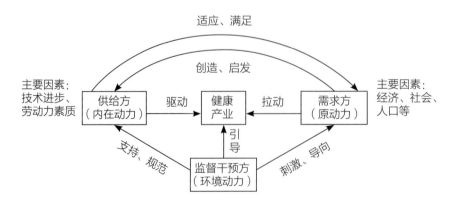

▲ 图2-4　健康产业主体及发展动力机制

级，提升行业集中度，增强行业龙头的话语权。医药行业高度依赖政策，具体见图 2-5。

2. 大健康行业发展趋势

（1）当前产业瓶颈：从中国大健康产业当前的瓶颈来说，由于消费市场没有完全打开，目前的消费群体，仍然受限于中老年及患者，消费者对产业了解和认识不够；产业链分散、商业模式落后，产品、服务同质化问题突出。大健康产业链在各个环节上都显得比较分散，对应的资源分布也相对分散，必须通过大量的资源整合将各个环节有效地连接在一起。当前主流的医疗健康服务应用上，功能布局差异不大、研发和技术创新不足、技术基础薄弱、个性化服务不足、健康行业仿制现象频出、高新技术缺乏等问题，都阻碍着大健康产业的发展。产业法规层面存在标准和信息滞后等问题，相关标准体系的滞后在一定程度上导致无法可依、无章可循，亟待完善。

（2）全产业链发展与景气程度：从健康产业全产业链上中下游发展和景气程度来说，上游的合同研究生产组织（Contract Development Manufacture Organization，CDMO）、医药合同研究组织（Contract Research Organization，CRO）行业：国家政策鼓励药械创新，议价能力提升，景气度提升。医药合同生产组织（Contract Manufacture Organization，CMO）行业：环保趋严，行业集中度提升，龙头话语权增强。中游的药品和器械生产企业，景气度依据创新能力出现分化。仿制药械行业在一致性评价加大企业成本，带量采购政策继续，相关公司的盈利水平很难恢复到前期水平。创新药械公司：医改政策鼓励药械创新，行业景气度将持续提升。中药行业：国家打击辅助用药、中药注射剂一致性评价，且行业鲜有新品种上市，导致议价能力和景气度下降。下游流通行业，行业集中度提升。药店行业不断推动连锁化导致行业集中度提升，未来将受益于处方外流和医药分开等政策，景气度提升。医疗服务行业受益于社会办医和分级诊疗，行业景气度将持续提升。

（3）产业发展趋势：从中国大健康产业发展趋势来说，一方面在产业部署上，要针对不同的

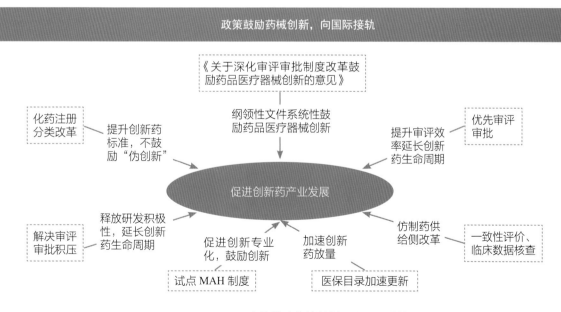

▲ 图 2-5 政策鼓励药械创新，向国际接轨

药品上市许可持有人制度（Marketing Authorization Holder，MAH 制度）

细分领域进行全面的技术研发，不仅要积极引进较发达国家低成本研发的优势，更要充分发挥研发和技术创新的力量；一方面在高科技创新运用上，将可穿戴设备、远程医疗、双向音频远程、慢性病监测、区块链医学等技术运用场景逐步落地，通过精准的检测、治疗、康养来实现个性化、专业化的全生命周期健康的照顾管理，实现医疗的精准化、标准化和专业化；另一方面通过人工智能（artificial intelligence，AI）等信息化技术和通过目前世界上最先进的肿瘤放疗手段粒子治疗在中国实现比较科学和广泛的运用，提升诊断治疗效果和智能化水平；最后，在产业融合上，产融结合带来大量的投资机会，包括商业医保、养生旅游、粒子治疗，大健康产业的融合使得更多的细分产业、商业模式或产品兴起，并不断推进国际合作与资源共享，为中国人民的健康需求服务的同时，实现全世界医疗健康产业合作的大交流、大融合、大合作、大发展。

（二）国民经济与健康产业增长分析

1. 基本概况

近年来，随着我国经济社会良好发展，供给侧结构性改革深入推进，改革开放力度加大，人民生活得到持续改善，国内生产总值不断提高（图 2-6），居民人均可支配收入不断增加（图 2-7），国民经济运行保持稳中有进的发展态势。

健康是促进人的全面发展的必然要求，是国家富强和人民幸福的重要标志。2015 年，"健康中国"首次被写入政府工作报告。党的十八届五中全会提出"推进健康中国建设"的宏伟目标。在《"十三五"规划纲要》中，单列出"推进健康中国建设"一章，对推进健康中国建设提出具体要求。这些凸显出国家对维护国民健康的高度重视和坚定决心。

伴随着新一轮的科技革命和产业变革方兴未艾，以前所未有的方式改变着现状，新产业、新业态、新模式不断涌现，其中，基于人们健康而进行的科技创新、产业创新、商业模式创新呈现出爆发式的增长态势，推动着社会经济发展，并影响着人们的生活方式。

健康产业是维护健康、修复健康、促进健康的产品生产、服务提供及信息传播等活动的总和，涉及医药产品、保健用品、营养食品、医疗

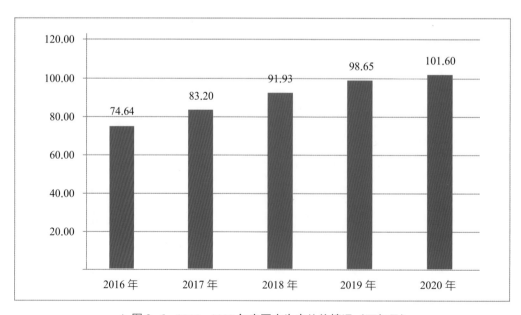

▲ 图 2-6　2016—2020 年度国内生产总值情况（万亿元）

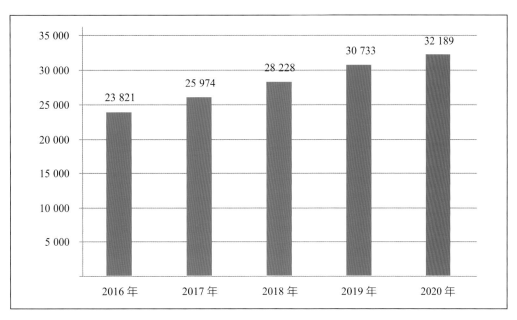

▲ 图 2-7 **2016—2020 年度国内居民人均可支配收入情况（元）**

器械、休闲健身、健康管理、健康咨询等多个与人类健康紧密相关的生产和服务领域，是关联性、融合性、渗透性较强的产业，具有产业链长、产品与服务内容丰富的特点。

近年来，我国健康产业发展较快，2016-2020 年我国健康产业市场规模由 3.2 万亿元增至 7.4 万亿元，年均复合增长率为 23.3%，远高于我国国内生产总值的增长速度。预计 2021 年我国健康产业市场规模可达 8.0 万亿元，增长幅度为 8.1%（图 2-8）。

相较欧美等发达国家健康产业占 GDP 的比重普遍超过 15% 的情况，我国健康产业的占比仅约 5%，差距明显，还有很大的提升潜力。健康产业在新技术、新业态的共同支撑下，将得到更为坚实的发展基础。同时，作为未来产业发展方向，拥有巨大发展前景。抓住了健康产业就是抓住了未来。

2. 需求分析

随着社会的不断进步和生活水平的不断提升，人们对健康的需求总量不断增加，对健康的需求结构也发生了巨大变化，健康产业在市场需求的驱动下得到拓展延伸。

一方面，随着人们收入水平和受教育程度显著提高，健康理念发生变化，对健康的需求从单纯的医疗终端向前端的保健、预防、基因检测等环节和后端的健康管理、养生修心等领域拓展延伸。健康产业的范围由传统的药品和医疗器械生产、研发和流通，延伸至医疗服务业、健康保险业、养老养身产业及互联网医疗等领域。

另一方面，在制造业转型过程中，健康制造业从提供传统健康产品制造向提供产品与服务整体解决方案转变，生产、制造与设计、研发、服务的边界也越来越模糊。在此过程中，利用创新和创意提升医药制造全产业链质量效益，提升服务活动对全产业链的贡献度，将成为健康制造业未来发展的一大趋势。

此外，我国人口老龄化不断加速产生的巨大压力，也带来更多的养老需求与医疗需求。养老不仅需要保障老年人的基本生活，还需要大量的适合老年人心理、医学等诸多方面的专业护理服务。

按照国际通用的老龄化标准来看，如果一个

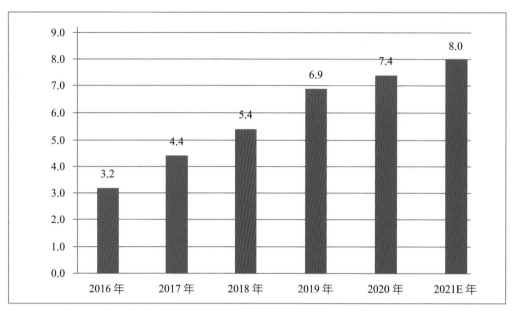

▲ 图 2-8　**2016—2020 年度中国健康产业市场规模（万亿元）**

E. estimate. 预估数

国家或地区 65 岁以上的老年人口占到了该国家或地区人口总数的 7%，这个国家或地区的人口整体处在老龄化的阶段。而我国 2016 年 65 岁以上人口占总人口的 10.80%，2020 年 65 岁及以上人口占总人口的 13.50%，已经远远高于国际通用的老龄化标准，人口老龄化的问题迫在眉睫（图 2-9）。

3. 供给分析

为了满足不断增加的医疗需求，我国卫生总费用支出持续增长（图 2-10）。至 2019 年，我国卫生费用支出为 65 841.39 亿元。卫生费用支出包含政府、社会、个人三部分，其中，社会卫生支出增长最快，从 2016 年的 19,096.68 亿元增至 2019 年的 29 150.57 亿元，增长了 52.65%。医疗

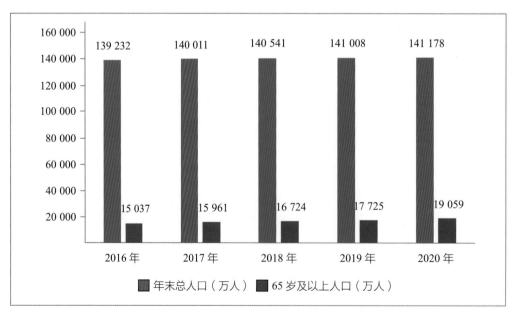

▲ 图 2-9　**2016—2020 年我国人口变化情况**

费用的持续增长将推动行业快速发展。

在居民收入增长的影响下，人们在医疗方面的支出也不断增加，医疗保健消费支出从 2016年的人均 1 307 元，增至 2020 年的人均 1,843 元，占人均消费支出的比重从 7.64% 增至 8.69%（图 2-11）。除了医疗保健费用的直接支出，还有对健康保险的投入等，这些增加了医疗费用的支付能力。

我国城镇基本医疗保险作为个人医疗消费的重要补充，参保人数与保险基金规模逐年增长（图 2-12 和图 2-13）。2020 年末参保人数已超过 13.6 亿人，参保率达 96% 以上。这是支撑医疗健康市场发展的强劲力量。

我国医疗卫生机构总数呈现增长趋势，从

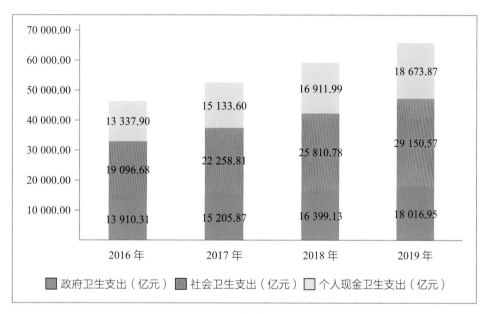

▲ 图 2-10　2016—2019 年度我国卫生费用支出情况

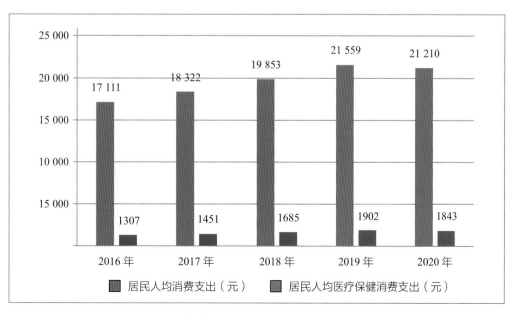

▲ 图 2-11　2016—2020 年度我国居民人均消费支出与医疗保健消费支出情况

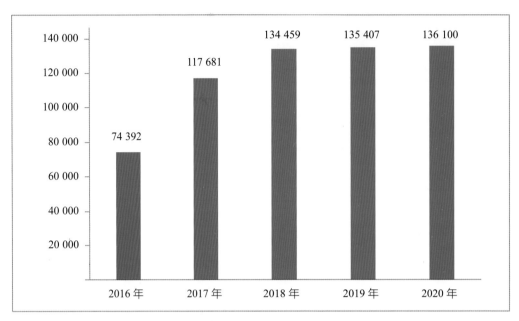

▲ 图 2-12　2016—2020 年度我国城镇基本医疗保险年末参保人数（万人）

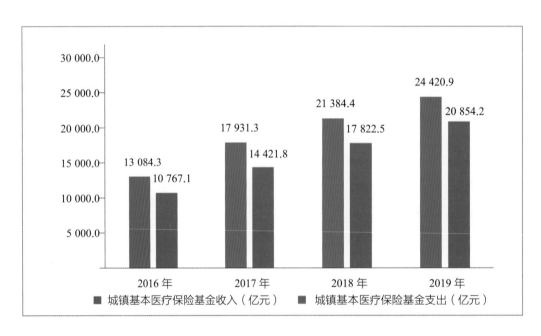

■ 城镇基本医疗保险基金收入（亿元）　■ 城镇基本医疗保险基金支出（亿元）

▲ 图 2-13　2016—2019 年度我国城镇基本医疗保险基金收入与支出情况

2016 年的 63 467 家增至 2020 年的 70 000 家，包括医院、社区卫生服务中心（站）等各类卫生机构均有所增加（图 2-14）。

我国卫生从业人员人数逐年递增，截至 2020 年总人数达 1 346.7 万人（图 2-15）。

随着医疗需求的增长、医疗费用支出的增加、医疗机构及从业人员的增多，医疗制造行业同样增长势头明显。2017 年，我国医药工业销售收入达 32651 亿元，增速为 10.82%，整体呈现较快发展趋势（图 2-16）。

4. 主要问题

需求端和供给端两方面的力量共同推动着健康产业大步向前，但同时也要看到目前健康产业所面临的问题。

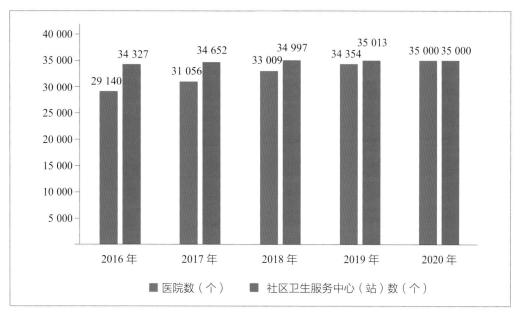

▲ 图 2-14　**2016—2020 年度我国医院及社区卫生服务中心情况**

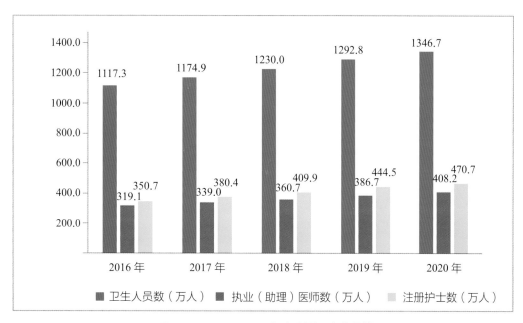

▲ 图 2-15　**2016—2020 年度我国卫生人员情况**

(1) 医疗改革仍需加强：医改相关政策整体协调性有待进一步提高，医疗、医保、医药改革尚需进一步联动，解决医疗卫生服务体系不健全，资源分布不合理，优质健康服务资源缺乏，药品、医疗耗材价格虚高等问题。

(2) 医疗水平仍需提高：我国医疗水平与发达国家相比还存在较大差距。以癌症为例，我国的癌症 5 年生存率仅为 30.9%，美国的癌症 5 年生存率则为 66%，而加拿大、日本等国家的癌症 5 年生存率更是达到了 80% 以上，差距明显。而癌症、心脑血管疾病正是导致我国居民死亡的主要疾病。我国的医疗水平还需要凭借更多的专业人才和先进技术设备全面提升，来追上发达国家的步伐，才能更好地保障人们的健康。

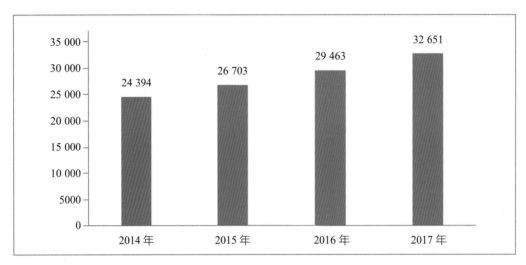

▲ 图 2-16   2014—2017 年度医药工业销售收入情况（亿元）

（3）人口老龄化问题严峻：如前文所述，我国目前人口老龄化形式严峻，老龄化带来的医疗需求增长，配套的医疗健康服务供给不足，医疗负担加重，医保支出压力增大等问题，亟待改善。

（4）国产品牌有待提升：我国国产医疗器械产品目前还是中低端为主，相比国外企业以高端产品为主，产品结构存在较大的升级空间。如果国内企业能在高端领域取得突破进展，市场空间将会更加辽阔。

（5）其他问题：如医药市场秩序较混乱，药品安全问题屡屡爆发，部分基本药物供应短缺，农村医药物流体系薄弱，过度宣传、虚假宣传等，都是需要健康产业的管理者和从业人员所重视的问题。只有解决问题，才会给健康行业带来更好的发展机会。

5. 前景展望

随着我国国民经济的平稳发展，人们健康观念的不断提升，健康产业将会迎来良好的发展前景，这是大势所趋。欧美等发达国家已在健康产业上形成规模，而我国也将积极探索与推动，开拓符合我国国情的健康产业发展道路。

若健康产业未来发展按照增速 8.1% 预测，2023 年市场规模将达到 9 万亿元，2024 年市场规模将突破 10 万亿元（图 2-17）。

人口老龄化的到来，健康产业的发展重点之一应加大力度在疾病诊疗领域，如癌症、心脑血管病、阿尔茨海默病、帕金森病等，以及完善医养结合有关措施与配套建设。

政策方面，加快医疗、医保、医药"三医"联动改革进程。实行三医联动是深化医改的基本路径，是党中央、国务院对医改进入攻坚阶段提出的新要求，体现了中央对医改发展规律的整体把握，对于破解医改难题，推动医改向纵深发展具有重要意义。全面深化医药卫生体制改革全局、健全全民医保体系和建立更加公平、更可持续的社会保障制度，整体设计，同步实施，协同推进，实现维护人民健康，推动医疗卫生事业进步，促进医药产业发展的共同目标。

相信未来通过体制机制改革，在政策、人力、财力、技术多方面的影响下，我国的健康产业将会更加普惠、高效，给人们更加健康的生活环境。

（三）健康产业投资增长与回报率分析

1. 市场规模分析

从投资角度观察中国的大健康（即医疗健康）

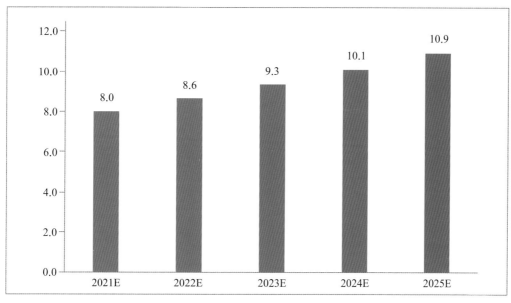

▲ 图 2-17 **2021—2025 年度我国健康产业市场规模预测（万亿元）**
E.estimate. 预估数

产业，近 5 年来的显著特征是政府改革力度加大，规模快速、稳步成长。多数权威研究机构的报告表明，中国 2018 年的医疗卫生总费用突破了 5.8 万亿元，广义的大健康产业规模为 7.01 万亿元。根据中国前瞻产业研究院发布的《中国大健康产业战略规划和企业战略咨询报告》统计数据及预测显示，且未来 5 年（2019—2023）年均复合增长率约为 12.55%，2023 年将达到 14.09 万亿元。按产业属性划分的一级产业中，医疗健康服务市场为 3 万亿元，药品市场为 2 万亿元，医疗器械市场为接近 1 万亿元。

2. 上市企业分析

证券市场（含中国大陆 A 股、港股）中大健康企业的表现，多年来溢价水平高于市场指数，说明资本市场长期看好大健康产业，也客观反映健康产业经营主体投资与回报水平的基础。至 2019 年上半年，A 股市场医药上市公司近 300 家，数量超过 A 股整体的 8%，市值占比为 6.3%，医药行业市值在全部 28 个行业中排名第三，仅次于银行和非银金融行业。从 A 股市值占比来看，2014—2018 年医药板块市值占 A 股总市值比例

分别为 5.31%、6.48%、6.65%、6.76% 和 6.95%，市值占比逐年提升。市值突破千亿（含等值港币）的医药上市企业有 4 家，分别为恒瑞医药（2600 亿元）、迈瑞医疗（2000 亿元）、药明康德（A+H 2100 亿）云南白药（1100 亿元）、中国生物制药（1200 亿元）。

从估值水平看，由于中国股票市场对医药行业长期看好以及医药行业的自身特征，导致医药行业长期估值溢价。至 2019 年上半年，医药行业近 12 个月滚动市盈率（Price-to-earnings, TTM）（剔除负值）大约在 40 倍，而全部 A 股为 18 倍，医药股溢价率超过 110%，较 2005 年以来的平均值高 17 个百分点，位于相对高位，历史均值为 94.96%。A 股剔除银行股后的医药股估值溢价率为 53.91%，历史均值为 49.83%，行业估值溢价率较 2005 年以来的平均值高 4.08 个百分点，位于相对较高位置。

估值的国际比较方面，中国 A 股医药板块市盈率长期高于美国和日本，当前相对溢价率处于较低水平。按 2019 年上半年粗略统计，国内医药板块的动态市盈率为 40 倍。同期美国医药板

块为 19.27 倍，日本医药板块为 21.29 倍，我国医药板块市盈率高于美国和日本。其原因笔者认为是国内医药上市公司整体增速高于全球药品市场增速，国内上市公司整体增速在 10%～15%，而全球药品市场增速在 5% 左右。

援引银河证券研究所的分析报告（表 2-1），选取全球市值较大的医药国际巨头及在细分领域具有代表性的共计 49 家国际医药龙头公司，以及 A 股市场具有代表性的 30 家医药龙头及大市值公司，计算了其 2019Q1 及 2018 年的收入、净利润增速及估值后发现，A 股龙头企业的收入、净利润增速均高于国际巨头，且增速稳定、波动性小。

3. 私募股权投资的分析

私募股权投资包括不同阶段偏好（创投、成长期、并购期）的投资机构，在健康产业的投资布局，可以反映出资本市场对各细分领域（二级产业）的关注度，其估值高低，也相当程度上代表了资本市场对该领域发展模式、未来价值的认可度。

2019 年上半年，健康产业总体获得的私募股权投资为 86.4 亿美元，同比增长 10%。这个数据在 2018 年中国宏观经济面临增速下滑、传统产业去产能、金融去杠杆的大背景下，是难能可贵的，体现了健康产业的景气度远远高于国民经济平均水平。对应的投资事件数量是 207，项目平均投资额为 2095 万美元，同比增长 13%。（以上数据统计来自于动脉网）

细分领域的投资情况见图 2-18。

4. 健康产业全产业链景气度趋势

(1) 上游：包括合同研究生产组织（Contract manufacturing organization，CDMO）、合同研究组织（Contract Research Organization，CRO）行业，如国家政策鼓励药械创新、议价能力提升、景气度提升；CDMO 行业，如环保趋严、行业集中度提升、龙头话语权增强。

表 2-1　国内外医药龙头企业业绩对比

	49 家国际医药巨头及细分领域龙头					
	净利润同比增速		收入同比增速		市盈率 TTM	
	19Q1	**Y18**	**19Q1**	**Y18**	**2019-6-20**	
均值	12.84%	152.44%	7.50%	7.97%	77.19	
中位数	12.02%	23.47%	4.56%	6.87%	21.54	
最小值	−742.00%	−109.00%	−15.00%	−16.00%	−122.43	
最大值	349.00%	1684.00%	76.00%	32.00%	2250.83	
	30 家 A 股医药龙头及大市值公司					
	净利润同比增速		收入同比增速		市盈率 TTM	
	19Q1	**Y18**	**19Q1**	**Y18**	**2019-6-20**	
均值	27.52%	26.05%	29.78%	39.10%	40.56	
中位数	24.29%	30.55%	23.84%	31.04%	38.73	
最小值	−35.48%	−294.77%	23.83	−0.46%	12.76	
最大值	93.38%	235.75%	173.58%	289.43%	85.15	

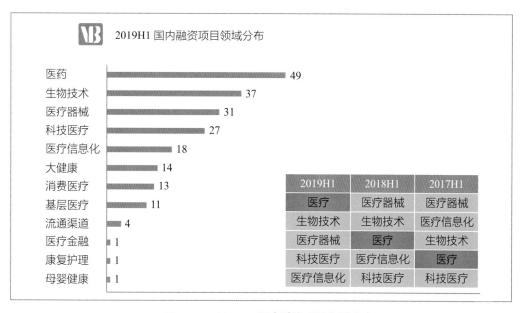

▲ 图 2-18　**2019H1 国内融资项目领域分布**

（2）中游：包括药品和器械生产企业，景气度依据创新能力出现分化。①仿制药械行业：一致性评价加大企业成本，带量采购政策继续，相关公司的盈利水平很难恢复到前期水平。②创新药械公司：医改政策鼓励药械创新，行业景气度将持续提升。③中药行业：国家打击辅助用药、中药注射剂一致性评价，且行业鲜有新品种上市，导致议价能力和景气度下降。

（3）下游：包括流通行业和医疗服务行业：行业集中度提升，此外也受社会融资成本影响。①药店行业：连锁化提升导致行业集中度提升，未来将受益处方外流和医药分开等政策，景气度提升。②医疗服务行业：新医改支持社会办医和分级诊疗，行业景气度持续提升。

5. 高景气度的细分领域（子行业）

根据招商证券 2019 年 6 月的健康产业研究报告，生物药（含血液、疫苗）、高端医疗器械、连锁药品零售和医疗服务行业，四个子行业在收入增速、净利润增速两个核心指标上，显著高于其他子行业，是名副其实的投资与回报"最优资产类别"。具体的数据统计如表 2-2。

6. 生物药的投资趋势

（1）单抗药物 PD-1/PD-L1 类成为热点：Evaluate 预计 2024 年全球生物药市场规模将达到 3732.4 亿美元，市场份额由 2017 年的 25% 提升到 31%，年均复合增长率为 9.54%。其中 PD-1/PD-L1 单抗已经形成快速增长势头，OPDIVO 和 Keytruda 等在 2018 年分别取得了 67 亿美元和 72 亿美元的销售收入，目前两个产品进入中国庞大的市场，加上 2019 年已经获批的三家国产 PD-1 单抗，PD-1/L1 单抗在国内的市场空间有望达到 500 亿元，引爆国内单抗市场。国内将逐渐形成 2（进口）+4 国产（恒瑞、君实、信达、百济神州）的格局。

（2）生物类似药在国内已经取得突破：海外明星品种如阿达木单抗、曲妥珠单抗等专利陆续到期，市场需求刺激生物类似药市场开始进入快速发展阶段，预计 2022 年将达到 90 亿美元，年均复合增速为 33%（来源：招商证券研究所）。国内市场方面，2019 年复宏汉霖的利妥昔单抗获批，成为第一个上市的与国际标准接轨的生物类似药。

表 2–2　健康产业上市公司细分子行业业绩增长对比

版　块		收入增速					扣非净利润增速				
		15A	16A	17A	18A	19Q1	15A	16A	17A	18A	19Q1
医药生物整体	总计	14%	20%	23%	21%	17%	18%	30%	26%	27%	2%
化学原料药	总计	4%	16%	18%	18%	3%	12%	75%	48%	55%	−34%
化学制剂	总计	9%	15%	14%	24%	13%	19%	9%	16%	16%	1%
中成药（剔除白云山和康美药业）	总计	11%	12%	15%	11%	8%	10%	9%	8%	8%	−1%
	OTC	11%	11%	14%	12%	10%	11%	5%	7%	7%	4%
	其他	10%	12%	15%	10%	6%	9%	13%	10%	10%	−4%
生物药	总计	12%	13%	22%	38%	35%	15%	315	34%	37%	33%
	血制品	15%	27%	5%	35%	31%	14%	54%	43%	47%	45%
	疫苗	19%	−27%	100%	156%	107%	39%	73%	110%	120%	80%
	其他	9%	13%	23%	21%	19%	10%	14%	16%	16%	14%
医疗器械	总计	15%	18%	28%	22%	19%	13%	14%	15%	15%	19%
	体外诊断	19%	24%	34%	31%	19%	4%	13%	12%	8%	13%
	高端医疗设备	3%	11%	23%	22%	19%	0%	32%	24%	27%	26%
	高值耗材	37%	13%	31%	40%	45%	41%	19%	35%	35%	40%
	制药设备	12%	−5%	32%	20%	5%	11%	−35%	−14%	−19%	−68%
	其他	15%	21%	26%	15%	13%	21%	12%	14%	14%	5%
医药流通	总计	17%	23%	25%	19%	20%	22%	36%	30%	32%	7%
	连锁药房	19%	24%	23%	25%	31%	28%	13%	23%	23%	29%
	医药配送	17%	23%	25%	18%	19%	20%	41%	34%	−2%	3%
医疗服务	总计	41%	35%	43%	26%	19%	34%	108%	0%	−5%	23%
	CRO	22%	24%	30%	28%	30%	1%	146%	25%	61%	78%
	其他	53%	41%	49%	25%	14%	50%	95%	−11%	−45%	−31%

资料来源：Wind、招商证券

7. 高端医疗器械的投资趋势

2018 年全球医疗器械市场达到 4260 亿美元，按市场份额划分细分子行业包括体外诊断（in vitro diagnosis, IVD）、心血管、医学影像、骨科、眼科、整形外科六大细分领域。中国医疗器械细分市场的几大核心领域分别为医学影像（占总市场的 16%，下同）、体外诊断（14%）、低值耗材（13%）、心血管（6%）以及骨科（6%）。市场份额的排序也同样可对应资本市场的估值高低，反映出医学影像设备、体外诊断是投资热点。

8. 连锁药店的投资趋势

连锁药店的核心投资价值，仍在得益于 2016 年以来的医改政策：处方外流。对处方外流的高门槛，刺激了行业并购加速，集中度不断上升。

连锁药店上市企业的扩张步伐明显加快，2019年 Q1，一心堂、益丰药房、老百姓和大参林的直营门店数量分别达到 6005 家、3746 家、3466 家和 3996 家，相比 IPO 初门店增量分别达到 150%、362%、247%、52%。私募股权投资领域，以高瓴、基石、大摩和华泰等为代表的产业资本同样通过收购打造药店拼盘。目前高瓴和基石各自控制的药店规模也已达到上千家甚至过万家。2018 年阿里健康加入到药店投资行列，先后参股了漱玉平民大药房、安徽华人健康、贵州一树等区域龙头。

9. 第三方医疗服务、CRO、专科门诊等医疗服务的投资趋势

医疗服务的投资热点相对比较分散，具体如下。

(1) 国家食品药品监督管理局从 2016 年陆续出台支持第三方影像诊断、医学检验、病理诊断、血液净化、消毒供应五种医疗服务机构政策，落地实施逐渐展开，促进了延伸的诸多医疗服务领域成为投资热点。

(2) 伴随创新药研发的价值发现及国内药品市场的支付体系大变革，国内 CRO 市场从 2017年快速发展，产业链延伸大势所趋。国内最大的

CRO&CDMO 龙头药明康德已跻身全球前 10 位，三家上市公司总市值超过 2000 亿元。近 2 年行业受益于全球订单转移及国内创新药改革，CRO的快速增长仍将延续。

（四）居民收入与健康支出情况分析

1. 居民收入情况

2020 年，全国居民人均可支配收入 32 189元，比上年名义增长 4.7%，扣除价格因素，实际增长 2.1%（图 2-19）。其中，城镇居民人均可支配收入 43 834 元，增长（以下如无特别说明，均为同比名义增速）3.5%，扣除价格因素，实际增长 1.2%；农村居民人均可支配收入 17 131 元，增长 6.9%，扣除价格因素，实际增长 3.8%。

2020 年，全国居民人均可支配收入中位数 27 540 元，增长 3.8%，中位数是平均数的 85.6%。其中，城镇居民人均可支配收入中位数 40 378 元，增长 2.9%，是平均数的 92.1%；农村居民人均可支配收入中位数 15204 元，增长 5.7%，是平均数的 88.7%。

按收入来源分，2020 年，全国居民人均工资

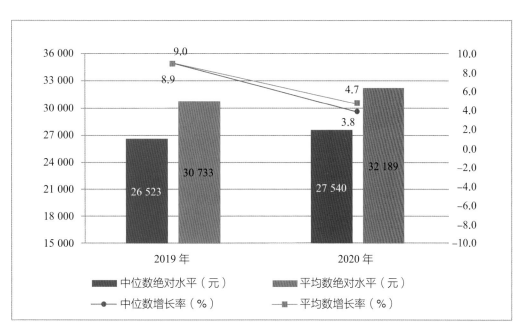

▲ 图 2-19　2019—2020 年度全国居民人均可支配收入平均数与中位数

性收入 17917 元，增长 4.3%，占可支配收入的比重为 55.7%；人均经营净收入 5307 元，增长 1.1%，占可支配收入的比重为 16.5%；人均财产净收入 2791 元，增长 6.6%，占可支配收入的比重为 8.7%；人均转移净收入 6173 元，增长 8.7%，占可支配收入的比重为 19.2%。

2. 居民消费支出情况

2020 年，全国居民人均消费支出 21210 元，比上年名义下降 1.6%，扣除价格因素，实际下降 4.0%。其中，城镇居民人均消费支出 27007 元，下降 3.8%，扣除价格因素，实际下降 6.0%；农村居民人均消费支出 13713 元，增长 2.9%，扣除价格因素，实际下降 0.1%（图 2-20）。

2020 年，全国居民人均食品烟酒消费支出 6397 元，增长 5.1%，占人均消费支出的比重为 30.2%；人均衣着消费支出 1238 元，下降 7.5%，占人均消费支出的比重为 5.8%；人均居住消费支出 5215 元，增长 3.2%，占人均消费支出的比重为 24.6%；人均生活用品及服务消费支

出 1260 元，下降 1.7%，占人均消费支出的比重为 5.9%；人均交通通信消费支出 2762 元，下降 3.5%，占人均消费支出的比重为 13.0%；人均教育文化娱乐消费支出 2032 元，下降 19.1%，占人均消费支出的比重为 9.6%；人均医疗保健消费支出 1843 元，下降 3.1%，占人均消费支出的比重为 8.7%；人均其他用品及服务消费支出 462 元，下降 11.8%，占人均消费支出的比重为 2.2%（表 2-3 和表 2-4）。

3. 居民人均可支配收入对医疗保健支出影响分析

（1）收入是影响医疗保健费用的重要因素：近年来，我国居民人均医疗保健支出以年均 14.3% 的速度快速增长，医疗保健支出占国内生产总值的比重也在逐渐增大。控制医疗费用过快上涨是我国"十三五"期间必须要面对的重大挑战，国民收入对医疗保健支出的影响被认为是不确定的。一方面收入提高导致消费需求和能力提高，因而会带来医疗保健的增加；另一方面，收

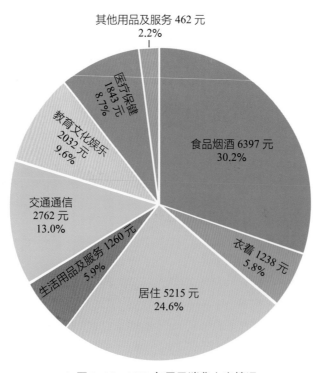

▲ 图 2-20　2020 年居民消费支出情况

表 2-3　2020 年全国居民收支主要数据

指　标	绝对量（元）	比上年增长（%）
（一）全国居民人均可支配收入	32189	4.7（2.1）
按常住地分：		
城镇居民	43834	3.5（1.2）
农村居民	17131	6.9（3.8）
按收入来源分：		
工资性收入	17917	4.3
经营净收入	5307	1.1
财产净收入	2791	6.6
转移净收入	6173	8.7
（二）全国居民人均可支配收入中位数	27540	3.8
按常住地分：		
城镇居民	40378	2.9
农村居民	15204	5.7
（三）全国居民人均消费支出	21210	-1.6（-4.0）
按常住地分：		
城镇居民	27007	-3.8（-6.0）
农村居民	13713	2.9（-0.1）
按消费类别分：		
食品烟酒	6397	5.1
衣着	1238	-7.5
居住	5215	3.2
生活用品及服务	1260	-1.7
交通通信	2762	-3.5
教育文化娱乐	2032	-19.1
医疗保健	1843	-3.1
其他用品及服务	462	-11.8

注：

①居民人均可支配收入 = 城镇居民人均可支配收入 × 城镇人口比重 + 农村居民人均可支配收入 × 农村人口比重。

②居民人均可支配收入名义增速 =（当年居民人均可支配收入 / 上年居民人均可支配收入 -1）× 100%；居民人均可支配收入实际增速 =（当年居民人均可支配收入 / 上年居民人均可支配收入 / 同期居民消费价格指数 -1）× 100%。

③全国居民人均收支数据是根据全国十几万户抽样调查基础数据，依据每个样本户所代表的户数加权汇总而成。由于受城镇化和人口迁移等因素影响，各时期的分城乡、分地区人口构成发生变化，有时会导致全国居民的部分收支项目增速超出分城乡居民相应收支项目增速区间的现象发生。主要是在城镇化过程中，一部分在农村收入较高的人口进入城镇地区，但在城镇属于较低收入人群，他们的迁移对城乡居民部分收支均有拉低作用；但无论在城镇还是农村，其增长效应都会体现在全体居民的收支增长中。

④比上年增长栏中，括号中数据为实际增速，其他为名义增速。

⑤收入平均数和中位数都是反映居民收入集中趋势的统计量。平均数既能直观反映总体情况，又能反映总体结构，便于不同群体收入水平的比较，但容易受极端数据影响；中位数反映中间位置对象情况，较为稳健，能够避免极端数据影响，但不能反映结构情况。

入提高，居民的生活条件改善，疾病的抵抗能力增强，从而可能导致医疗保健的下降。收入对医疗保健支出存在一定影响。

城镇居民人均可支配收入每提高 1%，人均

医疗保健支出提高 1.04%；而农村居民人均纯收入每提高 1%，人均医疗保健支出提高 1.31%。

东部、中部及西部的省级面板数据检验显示均在 1% 的水平下显著，东部地收入每增加 1 元，医

表 2-4　2020 年城乡居民收支主要数据

指　标	绝对量（元）	比上年名义增长（%）
（一）城镇居民人均可支配收入	43834	3.5
按收入来源分：		
工资性收入	26381	3.2
经营净收入	4711	-2.7
财产净收入	4627	5.4
转移净收入	8116	7.3
（二）城镇居民人均消费支出	27007	-3.8
按消费类别分：		
食品烟酒	7881	1.9
衣着	1645	-10.2
居住	6958	2.6
生活用品及服务	1640	-2.9
交通通信	3474	-5.4
教育文化娱乐	2592	-22.1
医疗保健	2172	-4.8
其他用品及服务	646	-13.5
（三）农村居民人均可支配收入	17131	6.9
按收入来源分：		
工资性收入	6974	5.9
经营净收入	6077	5.5
财产净收入	419	11.0
转移净收入	3661	11.0
（四）农村居民人均消费支出	13713	2.9
按消费类别分：		
食品烟酒	4479	12.0
衣着	713	-0.1
居住	2962	3.2
生活用品及服务	768	0.5
交通通信	1841	0.2
教育文化娱乐	1309	-11.7
医疗保健	1418	-0.2
其他用品及服务	224	-7.1

附注

① 指标解释

居民可支配收入是指居民可用于最终消费支出和储蓄的总和，即居民可用于自由支配的收入，既包括现金收入，也包括实物收入。按照收入的来源，可支配收入包括工资性收入、经营净收入、财产净收入和转移净收入。

居民消费支出是指居民用于满足家庭日常生活消费需要的全部支出，既包括现金消费支出，也包括实物消费支出。消费支出包括食品烟酒、衣着、居住、生活用品及服务、交通通信、教育文化娱乐、医疗保健以及其他用品及服务八大类。

人均收入中位数是将所有调查户按人均收入水平从低到高顺序排列，处于最中间位置的调查户的人均收入。

季度收支数据中未包括居民自产自用部分的收入和消费，年度收支数据包括。

② 调查方法

全国及分城乡居民收支数据来源于国家统计局组织实施的住户收支与生活状况调查，按季度发布。

国家统计局采用分层、多阶段、与人口规模大小成比例的概率抽样方法，在全国 31 个省（区、市）的 1800 个县（市、区）随机抽选 16 万个居民家庭作为调查户。

国家统计局派驻各地的直属调查队按照统一的制度方法，组织调查户记账采集居民收入、支出、家庭经营和生产投资状况等数据；同时按照统一的调查问卷，收集住户成员及劳动力从业情况、住房与耐用消费品拥有情况、居民基本社会公共服务享有情况等其他调查内容。数据采集完成后，市县级调查队使用统一的方法和数据处理程序，对原始调查资料进行编码、审核、录入，然后将分户基础数据直接传输至国家统计局进行统一汇总计算。

疗保健支出增加 0.03 元。但对于中部地区来说收入增加 1 元，医疗保健支出会增加 0.068 元；西部地区收入每增加 1 元，医疗保健支出增加 0.06 元。

可支配收入是影响医疗保健支出的重要原因，城乡居民可支配收入对医疗保健支出有显著影响，而中西部省份居民医疗保健支出对人均可支配收入更为敏感。

(2) 个人医疗自费支出占比较高：医疗费用方面，2016 年，医院次均门诊费用 245.5 元，按当年价格口径同比增长 5.0%，按可比价格口径同比增长 2.9%；人均住院费用 8604.7 元，按当年价格口径同比增长 4.1%，按可比价格口径同比增长 2.0%。日均住院费用 914.8 元，增幅高于人均住院费用 2 个百分点。医疗次均门诊和人均住院费用略有上涨，意味着居民看病成本进一步提升。

而相较于发达国家，我国基本医疗保障仍然不够充分，个人医疗自费支出占比较高。根据 WHO 2015 年的统计数据显示，中国的个人医疗自费支出占总医疗费用支出比例为 32.4%，而法国、英国、德国、日本、美国的这一比例分别为 6.8%、14.8%、12.5%、13.1% 和 11.1%。

因此，在当前形势下，既要提高居民的健康意识，促进健康行为的养成，同时应更加注重对收入较低的居民医疗消费的转移支付能力，提高医疗保障水平及门诊特病、日间手术和社区慢病费用的报销比例，减轻其医疗负担，提高健康水平。从更长远来看，推动建立分级诊疗制度，通过一手抓医疗联合体建设，合理配置医疗资源，引导优质医疗资源下沉，提高基层医疗机构的能力和水平；一手抓家庭医生签约服务制度，优先覆盖老年人、儿童、残疾人等人群以及高血压、糖尿病等慢性病患者和严重精神障碍患者，以健康需求为导向，加强医共体内医院和基层医疗机

构的对接，组建家庭医生签约服务团队，让基层医疗机构真正成为"健康守门人"的角色，提高基层医疗卫生资源的可及性，促进基本医疗服务均等化才是解决地区之间医疗资源不均衡的解决方案。

（五）投资粒子治疗设施的财务状况分析

投资粒子治疗设施的基本面是以患者治疗费用为投资收益的。同时，财务分析需结合相应的商业模式为基础条件，而商业模式需遵照国家相关法律规定。

1. 现有粒子治疗设施建设管理要求

在粒子治疗领域，所有境内机构都需要遵循《质子和重离子加速器放射治疗技术管理规范》（2017 年版）中对医疗机构的基本要求。要求年收治肿瘤患者不少于 10 000 例，开展放射治疗工作 10 年以上等条件，这意味着大多数能建设粒子治疗设施的是现有大型公立医院，如下见标准对照自查表模板（表 2-5）。

能满足上述要求的大多数医院均为公立医院，而公立医院是非营利性组织，其进行盈利活动时，需界定医院非营利性活动定价收费情况和营利性活动的收费定价情况。由于非营利性医疗机构不以赚钱为目的，只能把收益用于扩大自身发展，不能分红。所以在财务模型上盲目做大运维成本以达到收益转移的操作是不可取的。

2. 私营投资机构参与粒子治疗设施的投资机会

那么是否市场上数目最多的私营投资机构就无法投身于粒子放疗设施之中呢？答案是否定的。自 2015 年起，我国财政部及发改委大力推行的 PPP 模式（Public–Private–Partnership）就是私营机构和公立医院合作的一种商业模式。在此模式下私营机构可以合理合法取得相应的投资回报。投资方采取这种模式的时候，需注意一些

表 2-5　质子设备配置准入标准表

序	项　目	基本标准
1	功能定位	国家、区域医疗中心或集医、研、教为一体的三级综合或专科医疗机构，能够开展重大疾病防治、复杂疑难病例诊治和临床研究，牵头区域性以上多中心临床试验和新技术评估工作，制订重大疾病和放射治疗相关技术应用标准、临床指南，承担放射治疗专业高水平人才培养、国家级重大科研项目和放射治疗技术装备研发任务
2	临床需求	年新收治肿瘤患者：肿瘤专科医院≥20000例；综合医院≥10000例
		其中放射治疗患者：肿瘤专科医院≥4000例；综合医院≥2000例
3	技术条件	科目设置情况：具有外科、肿瘤内科、放射治疗科、病理科及医学影像科等诊疗科目
		适形调强放疗（IMRT）经验年限：8年以上调强放射治疗经验
		IMRT治疗例数：近3年年均调强放射治疗例数≥1500
		开展年限：10年以上影像诊断（含核医学）经验
		开展年限：5年以上立体定向放疗（SRS/SBRT）经验
		治疗例数：近3年年均立体定向放疗/体部立体定向放疗（SRS/SBRT）例数≥350
		能力情况及年均执行例数：多模态影像引导放疗计划设计与执行能力，常规开展调强放射治疗剂量验证工作，且年均执行例数≥1500
4	配套设施	配备情况：配备CT模拟定位机或MR模拟定位机
		配备情况：配备CT（X线计算机断层扫描）、MR（磁共振）、PET/CT（正电子发射计算机断层显像）等影像诊断设备
		配备情况：配备适形调强放疗（IMRT）、图像引导放疗（IGRT）、立体定向放疗（SRS/SBRT）技术的直线加速器≥3台
		配备情况：配备质子治疗相应的物理质控设备
		配备情况：具有相应的放疗计划和影像信息管理系统
		配备情况：符合各级卫生和环保部门要求，具有电磁与辐射防护设施场地
		具备3年内完成采购和安装的条件
5	专业技术人员资质和能力	符合条件人员数：取得《执业医师证书》的放射治疗医师≥15名
		符合条件人员数：其中从事放射治疗专业10年以上并取得高级专业职称者≥6名
		符合条件人员数：放射治疗物理专业人员≥10名
		符合条件人员数：其中从事放射治疗专业5年以上并取得高级专业职称者≥3名
		符合条件人员数：设备维护、维修医学工程保障人员≥2名
		符合条件人员数：辐射防护专业技术人员≥1人

关注点：①PPP 项目设计的基础投资回报率为 8%～12%，回报周期为 8～10 年，对于项目运行后超过原设计收益部分，可以与政府或医院方设置一定的收益分成比例，以满足 PPP 项目物有所值评价的标准。②项目资本金以自筹为主，但是可以采取项目后融资方式，以 PPP 项目未来所产生的现金流为基础资产发行债券。③PPP 项目要求到期无偿转让给公立医院方，或者继续签署下一阶段的合作协议。财务模型中需规划设备更新的情况。

上述表格中的数据是医疗机构的入门条件，也是基本的投资门槛。其要求医疗设置需配置 CT、MRI 等用于诊断及制订治疗计划的影像设备，还有 PET-CT 核医学科的设置。至少 3 台具备 IMRT、IGRT 和 SRS/SBRT 直线加速器（图 2-21）。如果考虑新建一个粒子放疗中心，而不是在原有医院建筑内改造的话，这些配套设备连同粒子放疗设备的一次性投资为 6 亿～8 亿元。

另外一项比较大的一次性投入就是粒子放疗设施的建筑及机电成本。粒子放疗设施由于其放射性及我国辐射环评执行的标准比国外更为严格，导致加速器及治疗层一般规划在地面以下。由于配置证按照加速器进行配置且较难获取的原因，医院一般要求设置 4 个以上的治疗室，故

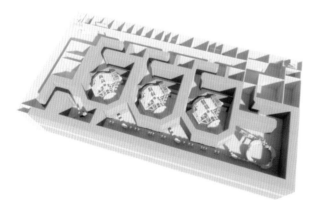

▲ 图 2-21　3 个旋转治疗室、1 个固定治疗室的质子设备建筑物

一个加速器配 4 个治疗室的建筑物占地面积为 1800～3000m^2 不等。因此国内医院多采用新建粒子放疗中心，而非国外喜欢的单间方案。根据最低配置原则，设置 2 台 CT 及 1 台 MRI 的影像中心，连附属区域占地 800m^2 左右，PET-CT 等核医学科占地 600m^2 左右。3 台直线加速器中，2 台为传统配置，1 台规划 Tomotherapy（螺旋扫描放疗），连附属建筑物如患者等候区、操作间及设备间等，占地面积约 800m^2。连同必要的医生办公室、接诊大厅、变配电房、冷水机房、患者固定物库房、Quality Assurance（质量保证）设备库房、消防泵房、气体灭火室等一个新建粒子放疗中心的面积为 10000～15000m^2。如此规模的粒子放疗中心每平方工程、采购、建设总包价格为 1.4 万～1.5 万元。则整个新建中心的建筑投资为 1.4 亿～2.25 亿元。

除设施的投资外，人力成本是经常性开支中的最大投入。其中需配置至少 15 名具备执业资格的放射治疗医师，物理师 10 名，设备维保人员 2 名，辐射防护按照相关规定，如《注册核安全工程师执业资格关键岗位名录》，Ⅰ 类射线装置生产使用单位至少 2 名注册核安全工程师；另外还有若干的摆位技师及医护人员。根据国外质子或重离子放疗中心的经验，一个配置 4 个治疗室的中心按 14～16h 每工作日计算，一般需要 16～20 名放射治疗医师、16～20 名放射物理师、16～20 名放射剂量师、20～25 名摆位技师、10～12 名设备工程师。其余固定模具或适形器制造、护理人员及其他设备操作员为 36～45 人，故一个新建粒子放疗中心保守估计为 100～140 人规模。

经常性开支中，还需要考虑设备运维费用，粒子放疗设备运维成本为 8%～10%，其他设备运维成本为 3%～5%。整个中心水费电费等成本每年 1500 万～3000 万元，取决于设施运转时间

及设备特性。如果采用超导设备，保持低温所需要的用电成本较常规设备要高。另外粒子放疗设备需保证处于一个较为恒定的温湿度环境，以保证大型机架因形变产生的等中心点误差在可接受范围内。

据此建设的一个粒子放疗中心，收入主要有几块，第一是质子或者重离子放疗收入。国家在这一块尚未有指导原则出台，一般行内会参考上海质子重离子医院对外宣传平均每个患者 27.8 万人民币的收费定价。这一方面台湾地区的长庚医院收费定价也可以做个有效的参考。其收费定价是按照照射次数收费，根据其网站上的公开资料，照射 10 次为 12.5 万～18.3 万人民币，以此按照照射次数递增，21～30 次为 21.4 万～43.1 万人民币，50 次以上为 45.4 万～73.3 万人民币。这个收费模式是比较科学的，因为照射次数直接关系到设备占用时间。粒子中心的其他收费基本有国家的相关规定政策，在此不作展开。

3. 总结

综上所示，一个新建粒子放疗中心的投资金额约 10 亿元左右，由于质子重离子设备从安装调试到临床需要 2 年左右的时间，故中心开业初期需要直线加速器及影像设施的收入以减轻资金压力。保守估计项目收益率为 12% 左右，回收周期为 10 年以内。随着我国进入高质量稳增长的存量竞争阶段，配以项目后融资的多方渠道，相信更多投资机构会关注这种稳定长久的投资项目。

二、我国粒子治疗技术发展技术环境分析

（一）粒子治疗工程技术中软件技术现状和发展

重离子肿瘤治疗系统加速器开发中需要用到多种专用软件，主要包括束流光学、纵向动力学、慢引出束流动力学等加速器物理设计软件，以及磁铁、电源、真空、束流诊断等硬件系统设计软件，经过几代人的努力，这些软件的功能逐渐成熟和完善，极大地提高了系统开发的效率，并且向着更高精度、更强功能、更加易用的方向不断发展，下面简要介绍加速器设计过程中的常用软件。

1. 光学设计软件现状和未来发展方向

目前加速器光学设计软件主要有 WinAGILE（WINdows Alternating Gradient Interactive Lattice dEsign）以及 CERN（Conseil Européenn pour la Recherche Nucléaire）开发的 MAD8（Methodical Accelerator Design 8）及 MADX（Methodical Accelerator Design X）系列软件。

WinAGILE 是用 DELPHI ™（Borland）为 IBM PC 和 MS Windows 环境编写的。它使用户能够模拟带电粒子束在同步加速器环和传输线路中的行为，包括空间电荷、耦合、涡流、同步辐射和散射。光学元件可以包含磁性、静电和电磁元件，以及散射体、旋转平面和真空室。该程序是互动的，如图 2-22 所示，在很大程度上可以直观地操作且具有向后兼容性，并且可以直接读取 MADX 文件。在粒子治疗加速器设计中，由于安装环境的限制，需要更加灵活地匹配同步加速器到治疗终端的传输束线，且治疗终端旋转机架（Gantry）设计需要满足围绕患者进行 360° 环绕旋转的要求，由于 WinAGILE 在传输线设计中具有操作直观、元件匹配灵活等独特优势，故在粒子治疗加速器设备的粒子传输束线设计、旋转机架设计中具有更广泛的应用，图 2-23 所示为该软件三维几何展示界面。

MAD 系列软件是一款用于交流梯度加速器和束流线中带电粒子光学设计和研究的通用工具。参数通过文本输入的方式输入并执行相应设计命令，但无法进行可视化交互式操作。MAD8

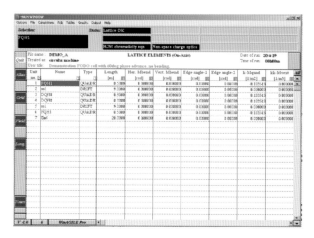

▲ 图 2-22　WinAGILE 主操作界面

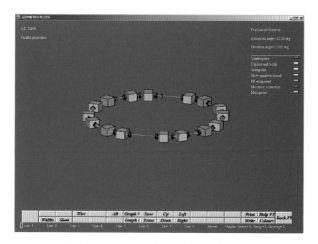

▲ 图 2-23　WinAGILE 三维几何图界面

可以处理中型到超大型加速器，并解决各种同步机器的问题，是一款高效的加速器光学设计软件。MADX 是 MAD8 的继承者，特别适应大型强子对撞机设计的需要，Etienne Forest 的 PTC（polymorphic tracking code）库也嵌入在 MADX 中，作为对小型和低能量加速器更好的支持。但 MADX 无法兼容运行 MAD8 文件。在粒子治疗同步加速器设计中，既需要满足小型同步加速器参数调节的灵活性，又需要具有丰富的粒子追踪功能，故 MAD 系列设计软件在粒子治疗同步加速器设计中具有更广泛的应用。

随着加速器设计需求的日益变化，光学设计软件在不断的版本更新中功能也变得越来越丰富，未来光学设计软件的发展方向也会向操作更加直观、子功能模块更丰富、软件总体集成度更高的方向发展，对于粒子治疗加速器设计，还得集成相应的治疗终端模拟模块，以满足该领域对不断提高的治疗效果的需求。

2. 磁铁设计软件现状和未来发展方向

目前国内外主要使用解析法和有限元方法进行磁场计算设计。解析法对应的磁场设计软件主要有 Mathematica、MATLAB 等，主要用于纯线圈磁铁的磁场设计。有限元方法对应的磁场设计软件有 OPERA、ANSYS、POSSION、ANSOFT、MAFIA、ROXIE、MERMAID 等，有限元软件既可以用于纯线圈磁铁的磁场设计，也可以用于铁芯磁铁的磁场设计，因此在磁铁设计软件中大多使用有限元方法。磁场计算中被广泛用到的软件是 OPERA，OPERA 软件计算精度高，可满足加速器磁铁精度的要求，同时也可以进行线圈电磁力计算、涡流分析、铁芯热分析等。

随着加速器技术的发展，对磁铁的性能也提出了更高的要求，我们不仅需要关注磁场计算，同时需要对磁铁进行力学结构分析、热分析及多场耦合分析，这往往需要多个软件的相互配合。同时随着超导技术的发展，线圈主导型磁铁也将在肿瘤粒子加速器上得到应用，而线圈主导型磁铁使用有限元软件计算时，因为计算量大、计算速度慢，对磁场的计算和优化带来了较大的困难，因此需要开发新的计算方法和软件。

3. 真空系统设计软件现状和未来发展方向

真空系统为粒子治疗装置获得和维持合理的真空度，以保证束流在运行过程中有足够的寿命和稳定性，并为高频、超导等系统提供需要的绝缘环境。对于真空系统设计者而言，其重点关注的是分子流状态下残余气体密度的动静态分布和动态波动的快速稳定，它是决定粒子治疗装置加速器部分整体性能的重要参数，是预测束流寿命、离子损失等不可或缺的。由于粒子治疗装置真空系统的复杂性，传统的分析方法已无法满足要求。近年来，许多加速器实验室已发展出较为完善的计算软件用于商业目的或自用，其中 SLAC（stanford linear accelerator center）开发的 VAKTRAK（vacuum tracking）、CERN 开发的 MOLFLOW+（molecular flow）、GSI（德国亥姆霍兹重离子研究中心）开发的 STRAHLSIM，可较好地涵盖粒子加速器残余气体密度动静态分布所重点关心的方面，现简要介绍如下。

(1) VAKTRAK 基于压力分布计算公式，通过系统 Lattice（束流光学）所决定的传输矩阵和边界条件进行计算得到所需的结果。

(2) MOLFLOW+ 基于测试粒子蒙特卡罗方法，通过塑造一个近乎真实的概率模型依次释放大量粒子追踪其随机行为，统计得到所需的结果，如图 2-24 所示。

(3) STRAHLSIM [专门为 FAIR（The Facility for Antiproton and Ion Research）动态真空模拟所开发，主要针对中间电荷态强流重离子同步加速器，即重点考量束流与残余气体分子电荷交换造成的束流损失，并可引入由于束流注入、引出、高频加速、冷却等造成的损失进行修正，其中损失值需测出]基于束流与残余气体分子电荷交换理论、粒子动力学、压力分布计算公式，通过将整个系统离散，分单元计算由于电荷交换造成的束流损失，得出束流损失分布图，进而得到动态压力随时间变化的压力分布图。

对比这三款软件，它们都适用于静态压力分布的计算，其中 MOLFLOW+ 由于采用蒙特卡罗方法，更适用于复杂真空系统的模拟。MOLFLOW+ 和 STRAHLSIM 软件都可实现系统动态压力随时间变化的压力分布图的模拟，但 MOLFLOW+ 软件没有束流损失分布图的模拟能力，必须先通过 STRAHLSIM 软件进行计算。

可以预想未来这些软件定会互相取长补短，不断完善计算模型，不断优化人机交互界面以带给真空系统设计者更方便、更准确地计算。

4. 电源系统软件现状和未来发展方向

全数字化是粒子加速器电源未来的发展方向，数字电源经过之前十几年的发展也日趋成熟。从最初只实现数字调节控制功能、接口简单基于数字信号处理（digital signal processing, DSP）的直流电源，到基于 FPGA、接口丰富的直流/脉冲电源，再到采用 ARM、DSP、FPGA 等多芯片组合控制方案或集成多种芯片优点的 SoC（system on chip）系统级芯片的多功能、实时、智能数字电源。

随着数字电源的发展，其相对应的软件技术也随之发展。医用粒子治疗装置电源软件系统需要满足高可靠性、安全性、易用性等需求。最初的基于单一 DSP 芯片的数字电源，因其通信接口速率较慢，只能用作直流电源控制器，难以满足所有类型电源的应用需求。现用第二代基于 FPGA（Field Programmable Gate Array，现场可编程逻辑门阵列）的数字电源的软件系统，可在集成基础控制算法、故障处理等软件模块的基础上，同时提供高、低速通信接口，实现波形接收、同步触发和数字回读等功能。软件系统功能、接口协议更为完整和完善，提高了粒子治疗装置电源的可靠性和易用性。基于多芯片组合控

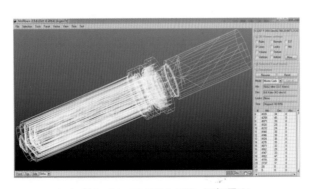

▲ 图 2-24 **MOLFLOW+ 运行界面**

制或 SoC 芯片的下一代数字电源软件,必将在进一步完善电源基础功能的基础上,提升电源接口及其通信协议的安全性,实现电源的智能化,提升电源的易用性,进而达到提升粒子治疗系统效率的目的。

(二)粒子治疗工程技术中磁铁技术现状和发展

目前粒子治疗加速器,特别是重离子加速器中普遍采用常温电磁铁技术。在磁场设计方面,由最初根据经验公式进行手工计算到 Poisson 2D、Mathematic、OPERA 软件计算,在设计效率、优化手段和计算精度上都有了很大的提高。在研制加工方面,铁芯的加工,硅钢片的冲制、叠压技术,铜导线的绕制,浇注环氧的配制,以及高精度加工技术等都进行了不断的改进。在磁场测量方面,由最初的霍尔片点测量的单一测量手段发展到霍尔点测量系统、积分长线圈测量系统、谐波线圈测量系统等各测量系统的搭建,测量技术也在不断完善和提高,为束流调试提供参考依据。

目前,常温磁铁的磁场设计、机械设计、加工工艺、磁场测量等相对成熟。考虑物理要求、运行成本、加工技术等因素,常温磁铁依然是加速器装置的主要选择,但仍在不断地发展中,主要的发展方向有以下几个方面。

1. 小型化

根据磁铁的运行模式,同时考虑加工成本,磁铁铁芯材料可选择电工纯铁 DT4(电工纯铁的牌号)或者硅钢片。原材料性能的优化,可进一步提高磁铁在高场的励磁效率,减小磁铁尺寸。目前磁铁的设计主要采用 OPERA 有限元软件,通过削斜、空气槽、垫补等组合优化方案进一步减小磁铁机械尺寸,如图 2-25 所示。另外通过束流的优化及真空管道的优化选择,可以降低磁铁气隙,从而直接使磁铁小型化,达到降低费用的可能性。

2. 紧凑化

组合磁场是在同一空间上同时存在多种磁场形态,考虑加速器运行需求、空间分布等要求,组合磁铁的设计与运用也将较为普遍,目前涉及的组合功能磁铁主要有螺线管集成二极、四极线圈,四极磁铁集成校正线圈等,从而达到紧凑化设计(图 2-26 和图 2-27)。

3. 新材料的采用

针对部分磁铁磁场要求较高、运行速率较快

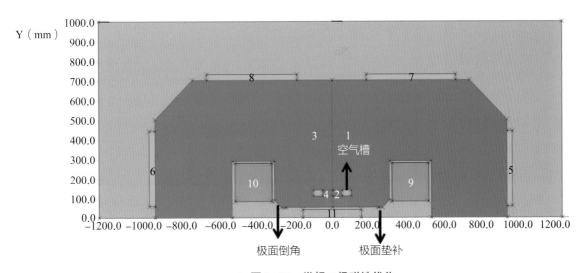

▲ 图 2-25　常规二极磁铁优化

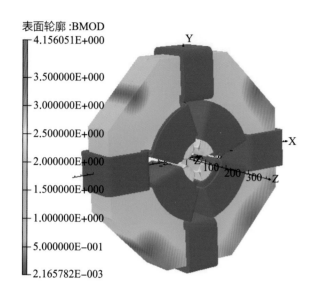

▲ 图2-26　四极磁铁集成双向校正

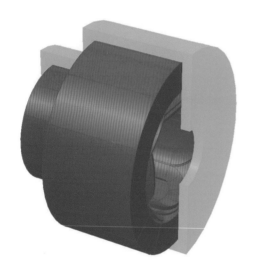

▲ 图2-27　螺线管（包括主线圈、二极线圈、四极线圈）

等特点，选择铁钴钒、氧化镁、非晶软磁等材料作为磁铁铁芯，从而克服了一些电工纯铁及硅钢片的饱和磁场限制，另外考虑到涡流影响，也有选择铝绞缆等作为磁铁线圈绕组。

4. 新结构发展

加速器磁铁系统注引元件较为特殊，对其结构设计、运行性能等要求较为严苛。目前设计的切割磁铁存在安装空间紧张、线圈易疲劳、温升

较高等问题，可以通过改变注入方式，严格控制加工精度和线圈固定上进行相应的解决；发展和应用新的结构也有很大的趋势。

另外由于饱和磁场的限制，其最高磁场仅能达到1.6T左右，这就导致了设备规模大、占地和配套建筑及辅助设施要求高、运行和维护成本较大，特别对于需要将多台磁铁旋转的旋转机架置来说，常规磁铁的重量和尺寸造成了巨大的技术难度和建造成本，目前世界上仅有一台基于常规磁铁技术的重离子旋转机架，位于德国海德堡，重量达670000kg，相当于将1/10个埃菲尔铁塔精确旋转（图2-28）。超导材料具有高载流和无阻特性，用其绕制线圈能够产生更高的磁场，并且大幅降低功率损耗和重量，是实现粒子治疗装置小型化、节能化的关键技术之一。采用低温超导线圈的紧凑型回旋加速器已经率先应用于质子治疗装置，例如气隙最高场约5T的基于NbTi（铌钛）超导线圈的质子回旋加速器，基于Nb_3Sn（铌三锡）材料的无液氦高场质子同步回旋加速器，最高磁场达到9T，重量控制在了20000kg以内，因此能够直接安装于旋转机架上。日本NIRS（National Institute of Radiological Sciences）也将无液氦NbTi超导磁体技术应用于重离子旋转治疗头上，如图2-29所示超导旋转机架磁体，成功建造世界首台超导重离子旋转机架，重量降到了300000kg。随着高温超导材料和超导磁体技术的发展，利用更高性能的超导材料制造组合功能超导线圈，能够同时从增强磁场强度和减少纵向空间两方面入手，使得旋转机架束流配送线更为紧凑，预期主磁场能够达到5T，使重离子旋转机架尺寸减少70%。同时发展低交流损耗超导电缆技术，使超导磁体的磁场交变速率能够满足同步加速器的需求，从而使主加速器的尺寸缩减一半以上，实现重离子治疗装置总体的小型化和节能化。

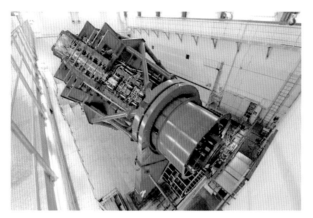

▲ 图 2-28　德国重离子常规磁铁旋转机架

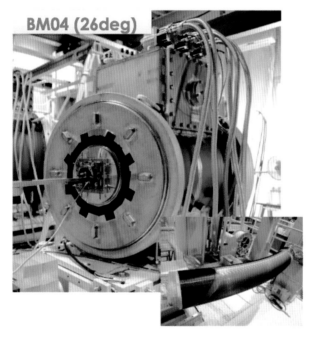

▲ 图 2-29　NIRS（National Institute of Radiological Sciences）超导旋转机架磁体

（三）粒子治疗工程技术中真空技术现状和发展

医用重离子加速器（heavy ion medical machine, HIMM）真空系统主要为加速器提供满足束流寿命的真空环境。武威和兰州治癌装置真空系统由垂直注入线、回旋加速器、中能束运线、同步加速器、高能束运线几个真空分系统组成。其中，垂直注入线（全长约 4m）、回旋加速器真空度指

标为 5×10^{-5} Pa；中能束运线（全长约 21m）真空度指标为 10^{-5} Pa；同步加速器（全长 56.2m）真空度指标为 5×10^{-7} Pa；高能束运线（全长约 121m）真空度指标为 5×10^{-5} Pa。

武威和兰州治癌装置真空系统采用全无油非烘烤的真空获得方式，主要由真空获得（粗抽、主抽）、真空测量、隔断阀门等真空标准设备和各类束诊元件室、真空泵室、二极或四极铁真空室、陶瓷真空室及波纹管等非标加工真空设备构成。

真空系统主抽泵采用低温泵（回旋加速器）、涡轮分子泵（垂直注入线）、溅射离子泵（中能、高能束运线）和溅射离子泵 +NEG（eon-evaporable getter）复合泵（同步加速器）；粗抽系统采用干式机械泵 + 涡轮分子泵的组合方式；真空测量由全压力真空规和分压力规（四极质谱计）组合而成；真空隔断阀采用 VITON（氟橡胶）密封气动插板阀，粗抽隔断采用 VITON 密封手动插板阀，各分段放气阀使用全金属密封角阀。

由于医用重离子加速器磁场使用 RAMPING 工作模式且磁场从 0～1.6T 的上升时间为 1s，所以安装在武威和兰州治癌装置同步加速器二极铁间隙中的二极铁真空室，必须采用薄壁奥氏体不锈钢材料制作以减少涡流的影响。同时采用壁厚 1mm 316L 不锈钢和 2mm 的薄壁加强筋板，以使真空室能够承受大气压力。

为了满足同步加速器束流包络要求，二极铁真空室有效孔径有两种截面尺寸，其中常规二极铁真空室截面尺寸为 14mm×60mm；特殊二极铁真空室尺寸为（70+120）mm×60mm，截面形状为跑道形。为了减小加工制造难度，确定将 45° 弯段真空室由 5 个直段拼焊而成，同时加大截面尺寸来弥补弦弧差异，常规二极铁真空室的截面形状变为 153mm×60mm，特殊二极铁真空室的截面形状变为 203mm×60mm。由于同步加速器

安装空间十分紧凑，在薄壁二极铁真空室两端各焊接跑道形波纹管起调节作用。

运用有限元分析的方法，分别对两种截面的真空室进行真空状态时应力和变形模拟计算。图 2-30 为常规二极铁真空室的应力和变形情况，筋板高度为 5mm，间距 30mm，最大变形量 0.14mm，最大应力 112MPa。图 2-31 为特殊二极铁真空室的应力和变形情况，筋板高度为 5mm，间距 19mm，最大变形量 0.38mm，最大应力 168Mpa，均在 316L 不锈钢弹性变形范围内。图 2-32 不锈钢薄壁真空室，安装在武威和兰州两套治癌装置真空系统中，目前各项真空性能在武威治癌装置运行过程中表现稳定。

然而由于薄壁加筋结构不锈钢真空室壁厚和

筋高共占用垂直方向尺寸为 12mm，造成了磁铁造价成本偏高，尤其对于磁铁电源而言，不仅提高了磁铁电源制造技术难度，更是大幅度地提高了运维成本。基于以上原因，在第三套治癌装置中，首次提出了陶瓷内衬薄壁（0.3mm）真空室新方法，如图 2-33 所示，将跑道型陶瓷管（氧化锆）衬于薄壁真空室内，利用陶瓷很大的抗压强度来抵抗大气压强，以确保薄壁真空室的最大变形量满足物理要求，与此同时，在真空室内壁上加工定位压痕，以确保陶瓷在管道内不产生偏移。

图 2-34 为第三套治癌装置中的陶瓷内衬薄壁真空室三维示意图，截面尺寸为 195mm×46.2mm，陶瓷厚度为 2mm，不锈钢壁

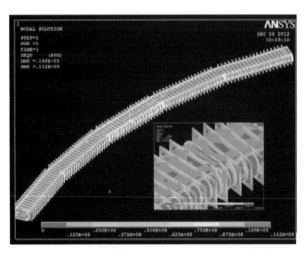

▲ 图 2-30　常规二极铁薄壁真空室应力分析

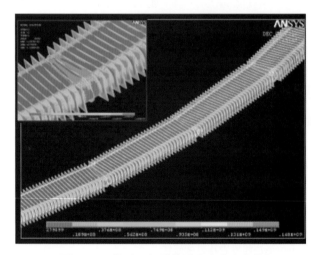

▲ 图 2-31　特殊二极铁薄壁真空室应力分析

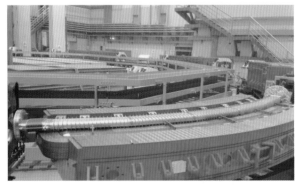

▲ 图 2-32　薄壁加筋结构不锈钢真空室

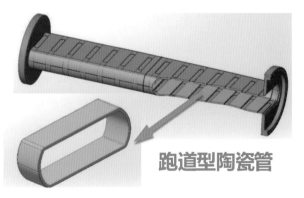

▲ 图 2-33　陶瓷内衬薄壁真空室三维示意图

厚为 0.4mm，陶瓷和不锈钢壁的厚度共占用垂直方向尺寸为 4.8mm，相比于薄壁加筋结构，节约了 7.2mm 的空间。图 2-35 为第三套治癌装置中的陶瓷内衬薄壁真空室应力分析图，不锈钢和陶瓷的最大应力分别为 129MPa 和 141MPa，远低于不锈钢的屈服强度和陶瓷的抗弯强度，所以治癌装置陶瓷内衬薄壁真空室的稳定性和安全性是完全可以得到保障的。

综上所述，二极铁薄壁真空室采用陶瓷内衬方案能有效减小磁铁间隙，大幅度降低磁铁造价和运行费用，潜在的科学应用价值重大，是未来薄壁真空室的发展方向。

（四）粒子治疗工程技术中电源技术现状和发展

电源系统是粒子加速器系统中的一个重要子系统，其输出性能直接决定了粒子束的品质。作

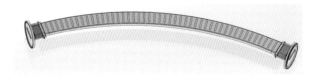

▲ 图 2-34　HIMM-3 陶瓷内衬薄壁真空室三维示意图

为特种电源的粒子加速器电源需具有高精度、高稳定性等特点。而粒子治疗系统作为粒子加速器的一种商业应用，又要求其考虑建造成本和运行的高效性。粒子治疗系统中电源的可靠性、稳定性和可重复性，决定了治疗系统的维护成本和运行效率。作为粒子治疗系统一个大的组成部分，其成本的高低也直接决定着治疗系统的建造成本。同时作为医用装置用电源，其需要进行强制的医用设备电气安全和电磁兼容测试，且需要满足医疗器械质量管理规范（Good Manufacturing Practice，GMP）对其提出的更为特殊且严苛的要求。

加速器电源按照其所用器件和调控方式可分为模拟电源（线性调整管电源）和开关电源。模拟电源工作在器件的线性区，其输出电流纹波非常小，精度极高；应用于加速器电源时，通常需要大量调整管并联输出以达到输出功率等级，且其工作在器件的线性区，功耗巨大，需要大容量的散热装置。开关电源通过控制脉冲宽度调制（pulse width modulation，PWM）脉冲占空比来控制输出等效电压实现对输出电流的控制，其器件工作在截止区和饱和区功耗小，不需要体积庞大

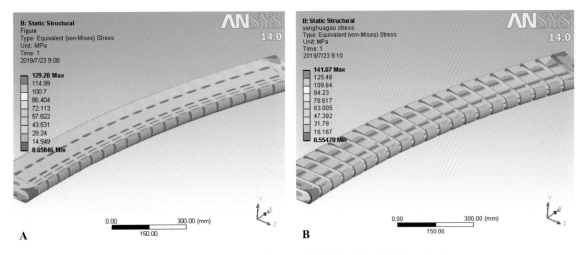

▲ 图 2-35　HIMM-3 陶瓷内衬薄壁真空室有限元应力分析
A. 陶瓷内衬薄壁真空室不锈钢应力分析；B. 陶瓷内衬真空室陶瓷应力分析

的散热器；且随着电力电子器件的发展，器件开关频率越来越高，故其可以在运用较小体积的滤波器的情况下，实现对输出纹波的大幅衰减，也能满足目前几乎所有粒子加速器电源输出指标的要求；同时其拓扑灵活多变、控制实现简单，且更容易实现粒子治疗电源数字化和归一化设计，更符合医用装置低成本、高可靠性、高效率的要求。

开关电源按控制实现方式又分有可模拟控制和数字控制两种。模拟控制电源采用模拟器件实现对电源的控制，易受控制器件温漂、外界干扰等因素影响，输出精度和各项指标长期稳定性较差。全数字电源通过模数转换芯片将外部模拟信号转成数字信号送入数字芯片，以实现对电源的调节控制，降低了温度和外界干扰的影响，极大地提高了电源的输出精度，各项指标的长期稳定性、可靠性和可重复性，可极大地缩短束流调束和恢复时间；且其控制策略和参数更改可在数字芯片内部编程实现，更加便捷和灵活，电源控制的软件化实现方式更易于实现其调节控制和对外接口归一化处理。同时，电源数字化后可提供丰富的通信和人机接口，使其更加智能化，可极大地提升电源的易用性。因此，全数字化是医用粒子治疗电源系统的必然发展方向。图 2-36 为最新数字控制器核心板。

作为医用治疗系统的一部分，粒子治疗电源系统需要进行严苛的医用电气安全和电磁兼容的测试，复杂、未经长期实际工况验证的技术，不仅难以满足医用系统长期可靠性的要求，也使其通过 GB4793、GB9706、YY0505 等电气安全和电气兼容标准变得异常困难；同时，其还需要更易满足医用器械质量生产体系 GMP 的要求。因此，其必将采用简单、可靠、成熟的技术来实现。图 2-37 为满足以上体系标准的中等功率电源结构工艺局部图。

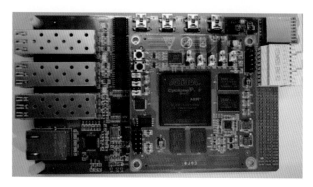

▲ 图 2-36　电源数字控制器核心板

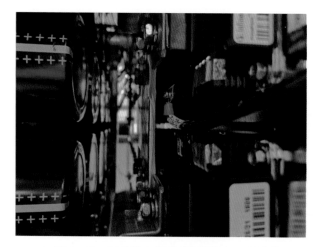

▲ 图 2-37　紧凑的中等功率电源内部工艺结构

作为商用化的粒子加速器，医用粒子治疗系统中的电源子系统亦需要考虑其运行长期可靠性和建造维护成本，电源系统归一化、模块化设计已成为一种必然。模块化设计思想是通过针对一种或几种不同功率等级的模块进行设计，再运用其灵活搭建不同的拓扑。通过提升功率模块的可靠性，即可提升电源整体的可靠性；采用模块化设计后，还可以实现功率模块的热备份，进一步提高电源的长期可靠性、稳定性和可维护性。模块化设计后，更容易实现电源硬件系统的归一化设计，简化电源设计生产步骤，使其更容易满足医用设备质量生产体系 GMP 的要求。同时，一种或几种模块的规模化生产，可以进一步降低电源系统的建造成本，提升粒子治疗系统的市场竞争力。

针对医用粒子治疗装置电源系统高可靠性、高稳定性、高可重复性、高可维护性等特殊要求，同时为满足医用设备电气安全、电磁兼容和医疗器械 GMP 的需求，其必将采用简单、可靠、成熟的技术进行电源设计，并沿着全数字化、模块化设计、归一化设计的方向继续向前发展。

（五）粒子治疗工程技术中控制技术的现状与发展趋势

粒子治疗系统是最复杂的医疗设备之一。对于控制系统而言，复杂性意味着巨大的工程挑战。首先，每个独立子系统（如加速器、患者定位、旋转支架、成像、安全系统等）能各自运行；其次，各子系统需集成为一个功能强大又易操作的整体。然而，粒子治疗控制系统将面临更严峻的挑战——如果操作不当，粒子治疗设备可能会对患者和操作人员造成严重伤害，甚至导致死亡事故，而防止这种灾难性错误的发生主要依赖于控制系统。

由于系统复杂性和加速器本身的风险，经过 20 年不懈努力，加速器控制系统被成功引入进医疗市场并进行临床使用，这是医疗行业一项巨大的成就。为实现这一目标，通常需要采用许多不同的控制系统。对于加速器控制的研究已经有很长时间，因此一些控制系统平台成型并已被广泛使用，如 EPICS、TANGO、TINE 等。这些系统非常灵活和开放，就如何使用和实现相关功能，给予研发人员很多的开发可能性。但对于医疗设备而言，灵活性不如安全性和可靠性重要，尤其是在商业用途中的安全可靠性。因此，在医疗设备中有时也会使用工业中常见的技术，比如数据采集与监控系统（supervisory control and data acquisition，SCADA）和美国国家仪器公司（NI）研发的 LabVIEW 平台系统。用于医用加速器的辅助系统，通常也遵循研究领域的相同理念，

即使用可编程逻辑控制器（programmable logic controller，PLC）来实现。粒子治疗控制系统带来的风险巨大，需要设计一个独立子系统专门用于安全问题。由于大多数所需逻辑都处于可控状态，并且在特定条件下可启动联动装置，因此程序逻辑控制系统通常被作为首选技术；但由于使用医疗设备必须操作得当，不容一丝失误，因此又需配合冗余配置或安全等级模型。

一些安全机制以及粒子束向患者的输送具有实时性，因此技术人员主要采用现场可编程门阵列技术（field programmable gate array，FPGA），但部分也可以使用实时操作系统来实现。

患者定位需要检查治疗床和成像系统，通常都是独立开发的。增加运动控制逻辑，首先需要集成两个系统，其次整合两个系统的功能，使整合后的工作流程能快速、准确、安全地为患者定位。这两个系统也需要特定的专业知识——定位通常使用六轴的机器人操作，因此机器人需具备相关知识完成运动学计算、路径规划，以避免碰撞。如果没有机器人，患者定位将需要花费更长的时间，大大降低了治疗室的患者接待量。因此，需要培养成像系统专家进行图像处理，以开发注册软件。

图 2-38 中治疗控制系统（treatment control system，TCS）处于中心位置，它代表了一个中央的子系统，必须集成其他所有子系统并将它们整合在一个功能齐全且安全的系统中。治疗控制系统可实现业务逻辑，通常没有严格的时序要求，所以使用了更高阶的编程语言，如 C++、C # 或 JAVA。除了修正子系统，确保治疗工作流程高效安全外，治疗控制系统还必须能够灵活地支持不同的工作流程。这些工作流程不仅是目前通常使用的，还需要为以后的功能扩展准备就绪。一台粒子治疗设备的寿命预计 20 年以上，可以预见，在此期间治疗方案将发生变化，新设备需

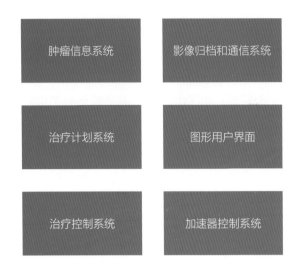

肿瘤信息系统	影像归档和通信系统
治疗计划系统	图形用户界面
治疗控制系统	加速器控制系统

▲ 图2-38　粒子治疗控制系统中主要子系统的高阶图示，肿瘤信息系统

要整合，控制系统内部各种状态机需要更新处理协议，还需要新的认证申请。还有不容忽视的技术更迭，需要持续维护和重构，以避免治疗方案过时。

目前市场上用于临床的粒子治疗设备采用了第一代控制系统。如果粒子治疗需要进一步发展并广泛应用，我们还需要继续改进控制软件，以降低软件总体成本。目前，各大医疗设备制造商在软件开发、调试和认证方面投入了大量精力和时间，进而延迟了产品的上市时间。目前投产的粒子治疗设备数量有限，治疗系统的总体成本受软件开发的影响很大。如果每个制造商都各自开发自己的电源控制器、机器人和运动控制器等，那么在粒子治疗中就会出现很多不兼容的控制软件。幸运的是，一家在该技术领域积累了大量经验的专业公司，为大家制订了人人都可使用的解决方案。这样，在某一控制软件不被视为竞争因素的情况下，该软件用户可集体分摊软件开发成本，受益于彼此的测试结果（一个用户发现问题，可将通过其他站点的新版本修复）。那么，在粒子治疗系统中，控制系统是否具有竞争优势？医院是否根据控制系统决定购买哪种系统？如果答

案是否定的，那么以后的发展方向将是开发通用的控制系统产品。在科斯拉博（COSYLAB d.d.），我们坚信这种发展趋势，并在过去几年中开发了一系列专用于粒子治疗系统且获得医学认证的控制系统平台：加速器控制系统（C-ACS）、医疗安全系统（C-MSS）、治疗控制系统（C-TCS）、剂量传输系统（C-DDS）。我们所有的软件产品都可相互集成，同时也有开放接口以整合到现有系统或在顶部构建其他功能。这也许可以成为未来粒子治疗行业的发展愿景——制造商可专注于开发具有竞争优势的特定系统，其余的则选择现有的经过测试和开放的解决方案。

（六）粒子治疗工程技术中射频功率技术现状和发展

射频功率源是加速器中非常关键的一个部分，它就像是加速器的心脏，为其中的"血液"即粒子的运动提供能量。根据不同的工作频率，粒子治疗加速器中的功率源通常分为中波（0.3～3MHz）、高频（3～30MHz）、微波（0.3～30GHz）等几个波段。功率源主要由功率放大单元、控制与稳定单元、供配电单元组成，功率放大单元负责将信号源输出的小信号经过放大链路放大到额定功率，控制与稳定单元负责系统的运行逻辑、频率和幅度闭环控制、运行参数的监测、安全保护等，供配电单元负责给所有用电设备提供电源。根据加速器需要射频功率大小，有时候需要多台射频发射机合成为一台加速器提供射频功率，有些时候一台射频发射机给多台加速器提供射频功率。

1.功率源核心器件分析

放大器是功率源整机的核心器件。目前，功率源可主要分为真空管功率源和全固态功率源。真空管发射机根据管子类型、功率水平和工作频率，其直流或者脉冲工作电压从几千伏

到数百兆伏，加速电子的速度可以达到接近光速。真空管的尺寸与工作频率对应的波长相比拟，连续波输出功率可以达到兆瓦级，脉冲输出功率可以达到百兆瓦级。用于加速器领域的真空管主要有：栅控管（比如四极管）、感应输出管（inductive output tube，IOT）、速调管和磁控管。需要说明的是，磁控管是一种自激振荡器，目前主要用于医用电子直线加速器。固态功率源常用二极管和晶体管，如双极结型晶体管（bipolar junction transistor，BJT）和垂直金氧半场效晶体管（metal-oxide-semiconductor field-effect transistor，MOSFET）（VMOS 管），新型横向扩散金属氧化物半导体（laterally-diffused metal-oxide semiconductor，LDMOS）、GaN（Gallium nitride 氮化镓）功率管，固态功放管的工作电压从几十到几百伏，由于在半导体中电子动能远小于在真空中的电子动能，因此单个固态放大管连续波输出功率只有千瓦量级，通过多只固态放大管合成输出的方式才能满足加速器高频信号功率要求（表 2-6）。

从经济性上看，电真空功率放大器与全固态功率放大器各有优缺点，在超大功率放大（兆瓦级）时，电真空放大器具有单管功率大、成本低的优势，而在中小功率放大（百千瓦级及以下，频率 1GHz 以下），全固态成本优势更为明显；从技术上看，电真空放大器抗失配能力优于全固态放大器，全固态放大器从性能指标、可靠性和维修性方面优于电真空放大器（图 2-39、表 2-7）。

正因为存在上述的优势和劣势，不能单一的否定某一类型功率源，虽然目前的形势是在中、小功率，低频率和低噪声方面，电真空器件已经失去了竞争力，但在大功率、高频率领域，固态器件还无法与电真空器件抗衡。具体到医用加速器领域，需要用户从实际应用角度出发，综合各方面因素，选择适合自己的功率源产品。

2. 质子重离子治疗设备中的功率源分类

目前专用质子和重离子治疗中心，技术成熟的有以下两种类型的加速器：回旋加速器和同步加速器。一般同步加速器需要专用的注入用直线加速器。因此相应的功率源按用途分类，可分为

表 2-6 加速器领域常用频率和功率等级的功率放大器件

器件类型	频率（MHz）	工作模式	输出功率
真空管 四极管	30～300	连续 / 脉冲	约 2.5MW
感应输出管	500～1500	连续 / 脉冲	约 100kW
速调管	300～10000	连续 / 脉冲	约 2MW
场效应管	30～500	连续 / 脉冲	单管 1200W
	500～900	连续 / 脉冲	单管 600W
	1000～1500	连续 / 脉冲	单管 250W

表 2-7 电真空与固态放大器件比较

器件类型	优 势	劣 势
电真空器件	单管功率大、负载能力强、非线性失真小、效率高	体积大、需要高压、单管成本高、寿命器件
固态器件	工作电压低，模块化易于集成、寿命长，可靠性高、便于维护	单管功率小、效率低、抗反射能力差

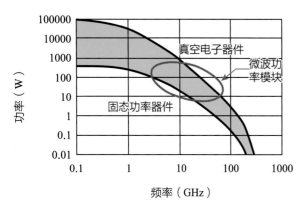

▲ 图2-39 固态功率器件、真空电子器件、微波功率模块性能比较

回旋加速器用功率源、同步加速器用功率源、同步加速器直线注入器用功率源。

(1) 医用回旋加速器用功率源：医用质子回旋加速器束流引出能量一般是230～250MeV，加速器频率也较为固定，根据回旋加速器类型不同，超导回旋加速器功率源工作频率一般为71MHz左右，常温回旋加速器功率源工作频率一般为107MHz左右，连续波工作模式，输出功率几十至一百千瓦。

医用重离子回旋加速器，考虑到体积因素，一般束流引出能量很低，不能直接用于治疗，需要注入储存环进一步加速放大。如兰州重离子医院和武威重离子医院均是采用回旋加速器作为注入器，其配套功率源31MHz，功率50kW，连续波模式。

(2) 医用同步加速器用功率源：同步加速器工作频率较低，通常只有几兆赫兹，且随着粒子周期运动的加快，需改变加速电场工作频率，相应要求功率源除了可以脉冲/连续波输出，还应工作在扫频调制模式，以适应加速器频率的变化。功率源工作频率一般是中短波频段，功率等级几千瓦至十几千瓦不等。

(3) 同步加速器直线注入器用功率源：直线加速器是作为同步加速器注入器使用，一般选择

射频四极或者射频四极+DTL注入的方式，质子直线注入器其配套功率源工作频率325MHz左右，脉冲输出功率等级一般是百千瓦量级。重离子直线注入器其配套功率源工作频率162.5MHz左右，脉冲输出功率比质子的要更高一些，一般不超过500kW。

3. 质子重离子治疗领域国产功率源现状

国际的一些质子重离子供应商出于商业保密，很少公开其产品上配套功率源的信息。国内具备加速器配套功率源整机研制实力的厂家主要有北京航天广通科技有限公司、北京北广科技股份有限公司、成都凯腾四方数字广播电视设备有限公司、陕西如意广播电视设备有限公司（原762厂）。四家企业产品各有侧重，北京航天广通科技有限公司的电子管功率源占有较大市场份额，同时不断推出固态功率源产品；成都凯腾四方数字广播电视设备有限公司以全固态功率源为主，市场占有率较高；北京北广科技股份有限公司则是电子管和全固态功率源兼顾，武威重离子和兰州重离子装置均是采用该公司功率源产品；陕西如意广播电视设备有限公司以全固态功率源产品为主。

同时，国内从事质子重离子治疗加速器自主研发的单位主要有中科院近代物理研究所、中国原子能科学研究院、中科院上海应用物理研究所、清华大学、上海艾普强粒子设备有限公司、合肥中科离子医学技术装备有限公司、新瑞阳光粒子医疗装备（无锡）有限公司等。另外国内从事BNCT（boron neutron capture therapy，硼中子俘获治疗）加速器研究的单位主要有中科院高能物理研究所、南京中硼等。

根据以上用户及厂家信息，查询到国内目前医用质子重离子加速器装置上（包含已建成、在建及拟建）所采用的国产功率源设备，不完全统计如下（表2-8）。

表 2-8　医用质子重离子加速器装置上国产功率源设备配套情况（不完全统计）

项目	加速器部分					功率源部分				
	设计单位	加速粒子	用途	加速器组成	放大器件	频率（MHz）	功率（kW）	模式	厂商
230MeV 超导回旋加速器	原子能院	质子	医疗	回旋加速器	电真空	71.3	75	连续	航天广通
250MeV 超导回旋加速器	原子能院	质子	医疗	回旋加速器	电真空	71.3	100	连续	航天广通
基于同步加速器的质子放疗系统	应物所	质子	医疗	直线射频四极 直线 DTL	电真空	325	500 射频四极 +DTL	脉冲	航天广通
				同步加速器	全固态				陕西如意
小型化质子放疗系统	新瑞阳光	质子	医疗	直线射频四极	未查询到相关信息				
				同步加速器	全固态	1～10	3	连续 / 扫频	航天广通
SC200 超导质子治疗系统	中科离子	质子	医疗	回旋加速器	电真空	91.25	100	连续	航天广通
硼中子俘获治疗装置	高能所	质子	医疗	直线射频四极	电真空	公开报道称将采用散裂中子源上射频四极配套功率源产品			
兰州重离子医院	近物所	重离子	医疗	回旋加速器	电真空	31	50	连续	北广科技
				同步加速器	电真空	0.6～4	30	连续 / 扫频	北广科技
武威重离子院	近物所	重离子	医疗	回旋加速器	电真空	31	50	连续	北广科技
				同步加速器	电真空	0.6～4	30	连续 / 扫频	北广科技

4. 国产功率源设备未来发展方向

国际上质子重离子治疗装置目前已经形成产业，回旋加速器的厂家主要有 IBA（Ion Beam Applications SA，亿比亚公司）、Varian（瓦里安公司）、Mevion（迈胜医疗）、ProNova、Protom、住友；同步加速器的厂家主要有日立、三菱、东芝。这些公司均可提供系统解决方案，技术产品相对成熟稳定。而国内目前仅有武威重离子和兰州重离子两个治疗中心，也是我国第一台和第二台拥有自主知识产权的重离子治疗装置。可以说国产设备从诞生之日起，就面临着世界市场的激烈竞争。

当前中国质子重离子治疗设备是高端医疗投资风口，各地正掀起建设热潮，但在这繁荣景象的背后，是设备国产化的进展缓慢、举步维艰，作为加速器系统的关键设备，国产功率源设备同样面临以下问题和发展方向。

（1）建立行业标准：目前国内做功率源的厂家以前主要是从事广播发射机、雷达发射机的研制，产品转型应用到医疗加速器行业，虽然产品技术指标上可以满足，但面临医疗器械检测认证时，将会暴露诸多不合格项，这需要功率源制造企业认真学习消化医疗行业相关标准和法规，同时建立医用功率源行业标准，实现产品的标准化、产业化，提高产品的可靠性，降低风险。这也有利于缩短整个治疗系统的建设周期。

（2）核心器件国产化：相比于整个治疗系统，功率源设备的成本所占比重不高，但值得关注的是，作为功率源设备核心器件的功放管，无论是电真空器件还是固态器件，也是国外品牌主导，这就导致一方面价格居高不下，更主要的是在国际形势波云诡谲的今天，关键技术受制于人，风险则不可控，容易出现"卡脖子"情况。核心器件的国产化同样值得关注。

（3）提高市场认可度：相比于医用加速器系统其他关键装置，国产功率源产品相对来说更为成熟可靠、技术风险低，但功率源需要跟随着整个加速器系统去面临市场的选择。基层医院追求进口设备并以此为宣传重点，国产设备只能在夹缝中求生存，目前的趋势是更关注粒子治疗技术及设备的应用，而忽视粒子治疗技术及设备的研制。提高市场认可度，需要产品自身质量过硬，也需要设备研制企业共同努力。

三、我国粒子治疗技术发展政策环境分析

（一）"健康中国"战略的理解与分析

1. "健康中国"战略简介

人民健康是民族昌盛和国家富强的重要标志。随着工业化、城镇化、人口老龄化发展及生态环境、生活行为方式变化，慢性非传染性疾病（以下简称慢性病）已成为居民的主要死亡原因和疾病负担。心脑血管疾病、癌症、慢性呼吸系统疾病、糖尿病等慢性病导致的负担占总疾病负担的 70% 以上，成为制约健康预期寿命提高的重要因素。

《健康中国行动（2019—2030 年）》（以下简称《行动》）是 2019 年 7 月 15 日，由国务院印发关于实施健康中国行动的意见，为进一步推进健康中国建设规划新的"施工图"（图 2-40）。《行动》聚焦当前主要健康问题和影响因素，围绕疾病预防和健康促进两大核心，将开展 15 个重大专项行动，也为民众在健康领域细化了"国标"，努力使群众不生病、少生病，提高生活质量，延长健康寿命。这是以较低成本取得较高健康绩效的有效策略，是解决当前健康问题的现实途径，是落实健康中国战略的重要举措。文件中明确了健康中国行动主要指标。在健康水平领域，提出到 2022 年，人均预期寿命的目标值为 77.7 岁，到 2030 年将达到 79 岁。

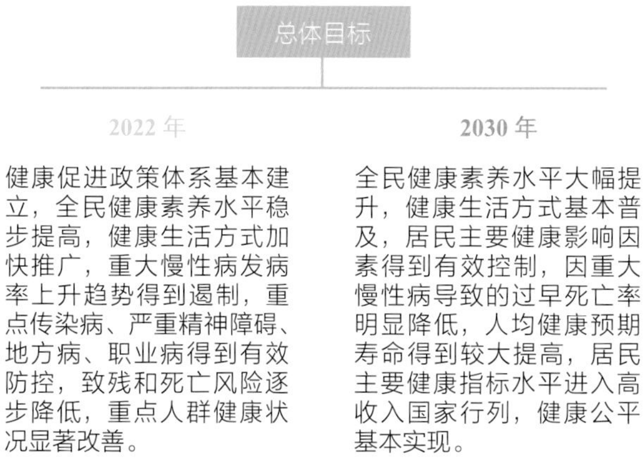

▲ 图 2-40 《健康中国行动（2019—2030 年）》总体目标

"健康中国 2020"战略，作为卫生系统贯彻落实全面建设小康社会新要求的重要举措之一，努力促进公共服务均等化。这一战略是以提高人民群众健康为目标，以解决危害城乡居民健康的主要问题为重点，坚持预防为主、中西医并重、防治结合的原则，采用适宜技术，以政府为主导，动员全社会参与，切实加强对影响国民健康的重大和长远卫生问题的有效干预，确保到 2020 年实现人人享有基本医疗卫生服务的重大战略目标。

实施"健康中国 2020"战略，必须着手以下工作：一是根据我国居民的主要健康问题及其可干预性和干预的成本效果以及相关国际承诺，确定优先领域和重点。二是根据影响健康的主要问题，制定切实可行的全国和地方行动计划。行动计划不仅要提供良好的卫生服务，还要特别关注影响健康的各种社会经济环境和人口因素，营造有利于健康的环境。三是建立健全健康评价体系。评价体系要以人民健康状况为中心，既反映工作情况，更要反映群众健康素质的变化。

癌症是人们谈之色变的一大重症，严重影响人民健康。目前我国每年新发癌症病例约 380 万，死亡人数约 229 万，发病率及死亡率呈逐年上升趋势，已经成为城市死因的第一位，农村死因的

第二位。《行动》提出，倡导积极预防癌症，推进早筛查、早诊断、早治疗，规范化治疗，降低癌症发病率和死亡率，提高患者生存质量。加快临床急需药物审评审批。并提出社会和政府应采取的主要举措。到 2022 年和 2030 年，总体癌症 5 年生存率分别不低于 43.3% 和 46.6%。

《行动》明确表示将针对心脑血管疾病、癌症、慢性呼吸系统疾病、糖尿病四类重大慢性病实施防治行动。健康中国行动将围绕重大疾病防治工作的突出问题进行重点干预，并为公众从自我健康管理、膳食、运动等生活方式方面给出指导建议。《行动》通篇从前端入手，从主要的健康影响因素入手，通过健康促进手段，实现健康水平的提升。

2. "健康中国"战略的目标

(1) 把人民健康放在优先发展的战略地位：建设健康中国的根本目的是提高全体人民的健康水平，人民健康也是社会主义现代化强国的重要指标。党的十九大报告将"健康中国"作为国家战略实施，进一步确立了人民健康在党和政府工作中的重要地位。整合健康资源、健康产业，建设人人共建共享的健康中国。以健康优先就是要把健康融入所有政策，以人民的健康需求为导向发展健康服务。健康问题牵涉面广，当前健康中国战略相关工作分散在医疗医药、社会保障、环境治理、公共卫生等部门，在政策提出和落实的过程中，要正确认识健康中国战略的重要作用，积极调动医疗、环境、教育、法制等多部门共同努力，坚持健康优先原则。

(2) 树立"大健康、大卫生"理念，扩展健康服务内涵："大健康、大卫生"的理念要求将尚未患病的老人、儿童、亚健康人群等疾病易感人群也包含进服务范围中来，以健康与否的判断标准来选择服务对象。

在医疗资源日益丰富、人们对情感交流需求

不断提高的今天，健康保障要加大心理健康问题基础性研究，做好心理健康知识和心理疾病科普工作，规范发展心理治疗、心理咨询等心理健康服务。

坚持预防为主，减少疾病发生。从以疾病为中心转为以健康为中心，关键是加强对疾病预防的重视，这是健康中国战略发展的必然选择。做好疾病预防工作，从普及健康知识做起，从环境安全开始落实；重视重大疾病防控，倡导健康文明的生活方式；建立健全健康教育体系，提升全民健康素养；持续开展城乡环境卫生整洁行动，贯彻食品安全法，完善食品安全体系，加强食品安全监管，严把从农田到餐桌的每一道防线等。

(3) 构建全方位全周期的保障机制：从全局的角度统筹各部门的工作，规划更符合人民健康发展规律的发展路径。习近平总书记指出，"推进健康中国建设，是我们党对人民的郑重承诺。"中共中央、国务院印发的《健康中国"2030"规划纲要》，提出"普及健康生活、优化健康服务、完善健康保障、建设健康环境、发展健康产业、健全支撑与保障、强化组织实施"7方面的战略任务，并且"要全面建立健康影响评价评估制度，系统评估各项经济社会发展规划和政策、重大工程项目对健康的影响"，完善标准体系、目标体系、工作路径等理论研究，为落实健康中国战略的实践提供有意义的理论先导。这种设计囊括了影响健康的全方位因素，照顾到了全生命周期的健康水平，理顺了人为干预健康的工作开展的思路与重点，逻辑上具有连续性，实施上具有系统性。同时，以健康生活调动人民力量、以健康服务作为重点领域、以健康保障作为支撑基础、以健康环境作为外部影响、以健康产业提供物质资源。从全局的角度统筹开展各部门的工作体系，为健康中国战略的实施、建设、评估、调整、完善打下良好的基础。

3."健康中国"战略的意义

(1) "健康中国"政策带来大健康产业：随着人民健康需求不断提升，健康医疗产业转向"防—治—养"一体化防治模式。中国医疗健康行业从局限于有病治病向不仅要治病，还要"治未病、防未然"转型并发掘潜在的医疗健康需求。

目前来看，我国大健康产业呈现蓬勃发展之势，到2030年，"健康中国"带来的大健康产业市场规模有望超过16万亿元。

(2) "健康中国"政策促进健康事业投资增长与回报：《"健康中国2030"规划纲要》明确提出健康服务业总规模于2020年、2030年分别超过8万亿元和16万亿元，"健康中国"战略成为我国医疗健康产业发展的重要引擎，中国医疗健康行业将迎来改革的质变，"中国创造"将在全球医疗健康领域强势崛起。一批拥有全球领先技术的创新药、原研药的中国公司携带它们的重磅新品走向全球市场，在精准医疗领域中国也将处于全球领先地位。

(3) "健康中国"战略开启"粒子治疗"新时代：2018年10月31日，国家卫生健康委员会官网"关于发布2018—2020年大型医用设备配置规划的通知"中，制定了2018—2020年全国大型医用设备配置规划。以维护和增进人民健康为核心，以提高医疗质量保障医疗安全为前提，以优化资源配置和控制医疗成本为重点，统筹规划大型医用设备配置数量和布局，科学设置配置准入标准，提升医疗资源供给效率，支撑卫生健康事业高质量发展，不断满足人民群众日益增长的医疗服务需求。到2020年底，全国规划配置大型医用设备22 548台，其中新增10 097台，分3年实施，甲类大型医用设备根据工作需要按年度实施，乙类大型医用设备由省级卫生健康部门制订年度实施计划。为社会办医配置预留合理空间，具体为：①重离子放射治疗系统。加强对在用设备使用状况的跟踪和评价，本规划期内暂不制订新增配置规划。②质子治疗肿瘤系统。全国总体规划配置控制在 10 台内，全部为新增配置。按区域功能定位、医疗服务辐射能力和医疗机构诊疗水平等实际情况，到 2019 年底前，在华北、华东、中南、东北、西南、西北 6 个区域各配置 1 台；到 2020 年底在人口密集，医疗辐射能力强，集中京津冀、长三角、珠三角和成渝经济区的华北、华东、中南、西南再各规划配置 1 台。

另外，在机构配置准入标准方面，支持社会办医。支持非公立机构发展，不以医疗机构等级、床位规模等业务量因素作为非公立医疗机构的主要配置标准，重点考核机构人员资质与技术服务能力等保障应用质量安全的要求。

（二）粒子治疗设备配置证的引导作用

2004 年底，国家卫生健康委员会（原国家卫生部）、国家发展和改革委员会、财政部制定了《大型医用设备配置与使用管理办法》（以下简称《办法》），开始对列入国务院卫生行政部门管理品目的医用设备，以及尚未列入管理品目、省级区域内首次配置的整套单价在 500 万元人民币以上的医用设备，即大型医用设备，实施配置管理，其中便包括了各类粒子治疗设备。

1. 设置配置办法的必要性

(1) 粒子治疗设备的合理配置与有效使用：对于粒子治疗设备这种大型医疗设备，吸引人的不仅是它有更好的疗效和更轻微的不良反应，也包括它有健康运营下产生的利润。这就使得宏观层面的调配和控制显得十分必要。粒子治疗设施的建设不同于小型医疗设施，需要的投入十分庞大，这就意味着一旦产生了冗余的投资与建设，就将造成医疗费用的大量浪费。因此，在真正需要的地区，设置符合需求的粒子治疗设施就成为必要。而这一方面，可以预见，仅依赖市场的调

控作用，是无法实现的。

而针对设备采购的合理性方面，政策的介入也可以进一步促进资本对于粒子治疗设备的监督。根据《办法》的规定，对于可配置的机型，由国务院卫生行政部门委托中介组织对大型医用设备的先进性、经济性和适宜性进行专业技术论证，定期发布阶梯配置入选机型。这种国家层面的调研与论证，不仅履行了国家对于民众医疗安全保障的诺言，对于需要配置粒子治疗设备的资本来说，也减小了论证和调研所需的成本，在宏观层面也将大幅缩减相关领域的总投入。

(2) 医疗费用的有效控制：根据国务院公布数据，全国财政医疗卫生支出从 2013 年的 8280 亿元，增长到 2018 年的 15291 亿元，年均增长率超过 10%，然而医疗卫生领域仍有大量问题亟须解决，粒子治疗领域也需要对其做出贡献。

这种贡献并非意味着限制大投入的设施建设。对于我国卫生领域支出而言，用于医疗方面的仅占 30% 左右，剩余 70% 都投入到了健康、预防、康复等领域。粒子治疗设施的建设看似需要庞大的投资和高昂的治疗费用，但总体来看，对同等程度的患者，所需要的总剂量可以减少，预后方面也会更乐观，身体恢复所需要看护、医药等方面的成本也会有所降低。

即便如此，对于粒子治疗设施的建设，仍需要有效地控制和规划。如同前文所言，针对如此规模的投资，需要通过统一的调控，将经由采购、建设粒子治疗设施产生的浪费降到最低，才能够更好地符合国情，为人民群众的健康卫生保障事业添砖加瓦。

2. 设置配置办法对粒子治疗建设的促进作用

(1) 区域性医疗中心的建设：2019 年 9 月，国家卫生健康委员会发布了《国家癌症区域医疗中心设置标准》（以下简称《标准》）。该《标准》的颁布进一步完善了癌症医疗服务体系顶层

设计，优化了癌症医疗资源区域布局，推动了区域癌症医疗服务保障能力的提升和区域分开的实现。

根据《标准》规定，癌症区域医疗中心需具有开展质子治疗的能力；而近期计划中，根据国家卫生健康委员会在官网上发布《关于发布2018—2020 年大型医用设备配置规划的通知》，到 2019 年底前，在华北、华东、中南、东北、西南、西北 6 个区域各配置 1 台；到 2020 年底在人口密集，医疗辐射能力强，集中京津冀、长三角、珠三角和成渝经济区的华北、华东、中南、西南再各规划配置 1 台。这就使得这几张配置证具有决定一家医疗机构能否成为区域性医疗中心的意义。

这种宏观层面的规划，不仅对建设的经济能力有天然的要求，更对医疗机构对患者的吸引、消化能力，和与粒子治疗相配套的各项医疗能力有所要求。这从政策层面上，成为粒子治疗设施有足够多的病例数来维持健康运营的保障，不仅如前所述，对医疗资源的合理分配产生促进作用，也在一定程度上成为粒子治疗设备投资不成为冗余的基本保障。

(2) 具有我国特色的治疗效果评价：按照《办法》规定，对于粒子治疗设备这类大型医疗设备，需经由中介机构进行各项评估，其中便包括对其疗效的评估。长期以来，我国针对药品和医疗器械均采取中国食品药品监督总局制定的独立于国际标准的准入标准，形成了一套适合我国国情且适合东亚人种特点的检验流程。根据 2014 年修订的《医疗器械监督管理条例》和《医疗器械注册管理办法》和 2015 年发布的《医疗器械临床评价技术指导原则》，针对粒子治疗设备这种大型医用设备，也没有例外。这不仅形成独立于国外医疗器械检验的独立准入标准，成为对已有实验数据的重复，也促进了我国在该技术应用领

域、在投入临床应用前的成长与成熟和针对东亚人种的实验数据的积累。

3. 设置配置办法对粒子治疗设施建设的限制

(1) 部分患者无法及时得到最合适的治疗：配置办法的设置不仅有它的必要性、促进作用，也有一定的局限性。如前所述，按照《医疗器械注册管理办法》规定，针对大型医用设备的疗效也需要委托中介机构进行论证。此外，各医用设备在国内也需要通过验证获得医疗器械注册证。这就使得审核、论证的时间会非常长，配置证的颁发也会偏于谨慎。这就使得在获得配置证、治疗设施进行建设期间发生的，符合条件的病例，将无法在国内得到更合适的治疗；只有少数能够支付高昂费用的患者，才能前往国外接受粒子治疗。根据美国的相关数据，在质子治疗设备配置证扩大范围之前，我国每年至少有 8 万合适的病例无法接受质子治疗。2019 年，配置证的初步放开将成为这部分患者的福音。

(2) 我国粒子治疗相关技术发展受到限制：我国在粒子治疗领域尚处于起步阶段，在技术方面也有一定的滞后。对于作为实验科学的医学来说，只有实践才能推动进步。配置证的限制如前文所述，必然会带来较长时间的延迟，这使得大量的研究将无法得到足够的实践机会；而设备开发方面，工程实践也是技术进步的必要条件，因此，配置证的流程也在一定程度上使得设备开发方面有了更多的困难。此外，在配置证相关政策公布之前，政策方面的限制也使得部分希望投入粒子治疗领域的资本和科研人员望而却步。不过可以预见，配置证初步放开的 2019 年之后数年内，完成建设的粒子治疗机构将成为相关领域技术实质性进展的起点。

综上所述，粒子治疗设备的合理有效配置和对医疗费用的控制需求使得配置证的设置成为必然，这在一方面促进了癌症区域中心设立的有效

和合理，促使我国积累自己的检验数据和技术，另一方面也拉长了粒子治疗中心落地所需的时间，使得部分患者无法接受治疗和相关技术有所迟滞。

2019 年《卫健委发布〈关于 2019 年甲类大型医用设备配置许可的通告〉，5 家医院获得质子放射治疗系统准予许可》《卫健委发布〈关于 2019 年第二轮甲类大型医用设备配置许可的通告〉，西安国际医学中心医院获质子放射治疗系统准予许可》，包括：中国医学科学院肿瘤医院、中国医科大学附属第一医院、山东省肿瘤防治研究院、华中科技大学同济医学院附属协和医院、四川省肿瘤医院、西安国际医学中心医院。

2021 年 7 月 30 日国卫通（2021）7 号《2020 年甲类大型医用设备配置许可通告》，公布了质子放射治疗系统准予许可名单，包括以下 10 家医院：天津市肿瘤医院（天津医科大学肿瘤医院）、河北一洲肿瘤医院、吉林省肿瘤医院、上海交通大学医学院附属瑞金医院、安徽省立医院、中国医学科学院肿瘤医院深圳医院、华中科技大学同济医学院附属同济医院、郑州大学第一附属医院、四川大学华西医院、重庆大学附属肿瘤医院。

目前共有 16 家医院获得质子放射治疗系统准予许可。

（三）粒子治疗技术临床许可条件

粒子放疗被国际放疗界认为是目前进一步提高肿瘤放疗疗效最有希望的新技术。近年来随着我国经济的发展，已经有能力对粒子放疗技术进行投建，开展粒子放疗技术不仅能大幅提升我国肿瘤治疗水平、造福肿瘤患者，也能使我国的肿瘤放射治疗技术位于该领域的世界"制高点"。

粒子放疗目前的主流射线就是质子和重离子，全球质子治疗中心数是碳重离子治疗中心数

的 6.9 倍。因为粒子放疗中心的投资巨大，养护成本高，技术相对年轻而且尖端，所以粒子放疗必须依托在肿瘤诊治领域有着丰富经验和团队的医院来实施运营。除了设备以外，更需要的是一支技术团队——包括临床医生、放射物理师、放射治疗技师、设备维护保养团队（硬件和软件）和辐射防护人员。

2009 年 5 月，质子、重离子加速器放射治疗技术被列入原国家卫生部公布首批允许临床应用的第三类医疗技术目录内。2015 年因为技术难度大、风险高，对医疗机构的服务能力和人员技术水平有较高要求，被列入限制临床应用的医疗技术，2018 年 3 月国家卫生健康委员会发布《大型医用设备配置许可管理目录（2018 年）》，质子、重离子放疗系统归类于甲类大型医用设备，由国家卫生健康委员会负责配置管理。2017 年国家卫生健康委员会颁布了《质子和重离子加速器放射治疗技术管理规范》和《质子和重离子加速器放射治疗技术临床应用质量控制指标》，这个管理规范对医疗机构科室和人员设立做了严格要求，对培训以及治疗技术的制度和管理做了详细的规定，但这些细则仍然是医疗机构及其医务人员开展质子或重离子放射治疗技术的最低要求。

2018 年 10 月国家卫生健康委员会颁布关于发布 2018—2020 年大型医用设备配置规划的通知，其中规定：①重离子放射治疗系统。加强对在用设备使用状况的跟踪和评价，本规划期内暂不制订新增配置规划。②质子治疗肿瘤系统。全国总体规划配置控制在 10 台内，全部为新增配置。按区域功能定位、医疗服务辐射能力和医疗机构诊疗水平等实际情况，到 2019 年底前，在华北、华东、中南、东北、西南、西北 6 个区域各配置 1 台；到 2020 年底在人口密集，医疗辐射能力强，集中京津冀、长三角、珠三角和成渝经济区的华北、华东、中南、西南再各规划配置

1 台。

2019 年 5 月颁布国家卫生健康委办公厅关于做好 2019 年甲类大型医用设备配置许可申报工作的通知。这个通知的内容包含了 3 个附件。

(1) 甲类大型医用设备配置审批服务指南。

(2) 甲类大型医用设备配置许可申报须知。

(3) 甲类大型医用设备配置许可评审标准。

通知中对申请质子放射治疗系统设立了评审标准，这个标准就可以作为目前开展粒子治疗的临床许可标准。规定中分别对：①现有公立医院机构（取得医疗机构执业许可证 3 年以上，含 3 年）；②新建医疗机构（取得医疗机构执业许可证 3 年以下，不含 3 年）；③现有社会办医疗机构（取得医疗机构执业许可证 3 年以上，含 3 年）；从功能定位、临床服务需求、技术条件、配套设施、专业技术资质和能力、质量保障 6 个方面分别设立标准。并且要求申请单位提供临床能力的证明材料，包括：①落实医改要求，满足人民群众多层次、多样化健康服务需求情况；②甲类大型医用设备运行保障措施和资金来源、运营以及收益分配情况；③承担国家医学中心、区域医疗中心、疑难病症诊治能力提升工程情况；④承担重大疾病防治、复杂疑难病症诊治和临床研究情况；⑤开展区域性多中心临床试验和新技术评估工作，制定重大疾病和肿瘤诊疗相关技术应用标准、临床指南工作情况；⑥承担放射治疗高水平专业人才培养、国家级重大科研项目和放射治疗技术装备研发任务情况。这个规定较 2017 年颁布的管理规范内容更加详细和严格，对申请单位的临床许可做了更为细致的规定，临床开展的具体条件详见表 2-9。

2015 年国际原子能机构给发展中国家开展粒子治疗给予了几点建议，其中强调了开展单位要充分使用好本地的基础治疗措施，有着丰富的临

表 2-9　质子设备申请配置标准

序 号	项 目	基 本 标 准	单位申请自评
1	功能定位	国家医学中心、区域医疗中心或集医疗、科研、教学为一体的三级综合性或专科医疗机构	需要准备证件，批复文件及证明材料
		能够开展重大疾病防治、复杂疑难病例诊治和临床研究	
		牵头开展重大疾病和放射治疗相关技术应用标准、临床指南	
		承担放射治疗专业高水平人才培养、国家级重大科研项目和放射治疗技术装备研发任务	
2	临床服务需求	肿瘤专科医院年收支肿瘤患者不少于 20000 例，其中放射治疗患者不少于 4000 例	提供具体数据
		综合性医院年新收治肿瘤患者不少于 10000 例，年收治肿瘤患者中放射治疗不少于 2000 例	
3	技术条件	具有卫生健康行政部门或中医药主管部门核准登记的外科、肿瘤内科、放射治疗科、病理科及医学影像科等相关诊疗科目，具备肿瘤综合诊治能力	提供具体数据，证明材料及凭证
		具有 8 年以上的调强放射治疗（IMRT）经验，且近 3 年年均 IMRT 治疗例数不少于 1500 例	
		有 10 年以上的影像诊断（含核医学）工作经验	
		有 5 年以上的立体定向放射治疗（SRS/SBRT）经验，且近 3 年年均 SRS/SBRT 治疗例数不少于 350 例	
		具有多模态影像引导放射治疗计划设计与执行的能力，常规开展 IMRT 剂量验证工作，且年均执行例数不少于 1500 例	

序　号	项　目	基本标准	单位申请自评
4	配套设施	配备 CT 模拟定位机或 MRI 模拟定位机	提供配置许可证，固定资产卡或财务凭证
		配备 CT、MRI、PET/CT 等影像诊断设备	
		配备可开展 IMRT、图像引导放疗（IGRT）和 SRS/SBRT 的直线加速器不少于 3 台	
		配备质子治疗相应的物理质控设备	
		具有相应的放疗计划和影像信息管理系统	
		符合各级卫生健康和环保部门要求，具有电磁与辐射防护设施场地	具备条件并有书面承诺
		具备 3 年内完成采购和安装的条件	
5	专业技术人员资质和能力	取得《执业医师证书》的放射治疗医师不少于 15 名，其中从事放射治疗专业 10 年以上并取得高级专业职称者不少于 6 名	提供相关人员资质证明材料
		从事放射治疗物理专业人员不少于 10 名，其中从事放射治疗专业 5 年以上并取得高级专业职称者不少于 3 名	
		设备维护、维修医学工程保障人员不少于 2 名并具备相应的技术实力	
		辐射防护专业技术人员不少于 1 人	
		满足开展质子放射治疗技术临床应用所需相关专业技术人员	
6	质量保障	具有质子放射治疗技术质量控制和质量保障体系	专项提供相应材料
		具有相应的辐射防护管理制度	
		具有相关安全事件的应急机制及处理能力	
		具有健全的质子放射治疗技术应用后监督及随访制度	
		具有健全的设备使用前培训及临床实践机制	
		具有设备使用后降低不良反应率、提高放疗控制率以及延长患者生存期的评价机制	
7	其他	新建机构、现有社会办医疗机构 1、2 项不参与评审，应具备 3、4、5、6 规定的条件（新建机构可不提供第 3 项开展治疗的具体例数），重点考核人员资质和能力等保障医疗质量安全的相关指标，新建机构相关人员应当具有相应专业技术从业经验	

床经验、多学科的诊治团队，系统的培训机制还有强大的运营管理能力。总的来说，申请开展粒子治疗的单位是要有着充分的临床条件准备的。首先要做详细的自评：有甲类大型设备运行保障措施的经验和对运营和收益的管理经验；有把质量和安全摆在第一位的有经验的粒子放疗技术团队；有能够承担国家区域肿瘤防治和复杂疑难病症诊治的能力；有制定重大疾病和肿瘤相关技术应用标准及临床实践指南的能力；有承担放射治疗高端专业人才培养，开展国家重点研发项目，开展区域性多中心临床试验和新技术的能力；有粒子治疗技术质量控制和保证以及辐射防护管理体系；还要有安全事件应急机制及处理能力。2019 年国务院发展研究中心在利用质子重离子技术提升我国癌症治疗水平的政策建议中说道：在我国质子重离子放射治疗技术应用仍处于起步阶段。在我国癌症防治形势依然严峻的背景下，需要完善质子重离子放射治疗技术应用规划，创新

与引进结合发展质子重离子放射治疗设备，加强质子重离子放射治疗技术人才培养，积极开展质子重离子放射治疗技术国际科研合作，鼓励民营医疗服务机构推进质子重离子放射治疗技术应用，进一步提升我国癌症物理治疗水平，不断满足人民群众的健康需求。

（四）粒子治疗设备的注册检测

注册检验要求

对于粒子治疗设备的注册检验，目前没有专门的针对中子治疗设备的注册检验要求，针对离子束治疗设备的注册检验，2015 年 4 月 1 日，国家药品监督管理局医疗器械技术审评中心发布了《质子 / 碳离子治疗系统技术审查指导原则》（以下简称《指导原则》）（图 2-41），该文件是对目前常见的质子 / 碳离子治疗系统注册申报的指导文件，对其他类型的离子束治疗系统的注册申报也具有很好的参考意义。

关于质子 / 碳离子治疗系统（以下简称治疗系统）的注册检验要求，《指导原则》中主要涉及的相关内容概述如下。

(1) 产品技术要求：治疗系统的产品技术要求应包括：①治疗系统的规格型号说明；②治疗系统使用的软件的名称、型号规格、发布版本、运行环境（包括硬件配置、软件环境和网络条件等）；③基本参数（包括系统基本参数、患者支撑装置基本参数、患者转运装置基本参数、配套使用的图像引导系统、激光定位系统、呼吸门控 / 运动追踪系统、多元限束装置、CT 模拟定位系统的基本参数以及其他配套支持设备基本参数等）；④治疗系统的性能要求（包括质子 / 碳离子治疗设备的性能、图像引导系统、激光定位系统、呼吸门控系统、多元限束装置、CT 模拟定位系统、治疗计划系统的性能、患者支撑系统的性能、患者输送装置的性能，以及治疗控制系统软件、治疗记录与验证系统的性能等）；⑤安全要求（包括加速器子系统及其子系统内的设备通用安全、治疗子系统及子系统内的设备的通用安全、质子 / 碳离子设备的专用安全以及图像引导系统、治疗计划系统、放射治疗记录与验证系统专用安全等）；⑥电磁兼容性；⑦运行环境；⑧产品主要电气安全特征等。

(2) 检测要求：《指导原则》中规定，治疗系统的注册检测应由具有相应资质的医疗器械检验机构进行，治疗系统应逐台进行注册检测。对于注册检验过程中遇到的实际问题，如注册治疗系统的现场检验、分阶段检测（包括部件检测和系统检测）、检测需要提供的技术资料、电测兼容现场测试，《指导原则》给出了具体的指导意见。对于注册检测报告，《指导原则》要求：①电气安全应提供整个治疗系统整体、加速器子系统和治疗子系统的电气安全检测报告，加速器子系统，应提供二级子系统的电气安全检测报告，对于治

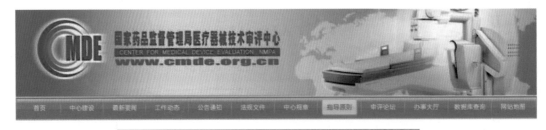

质子 / 碳离子治疗系统技术审查指导原则（2015 年第 112 号）

▲ 图 2-41　质子 / 碳离子治疗系统技术审查指导原则

疗子系统、与本系统配合使用的其他设备，应提供三级子系统的电气安全测试报告；②电磁兼容应提供整个治疗系统整体、加速器子系统和治疗子系统的电磁兼容检测报告，对于治疗子系统、

与本系统配合使用的其他设备，应提供三级子系统的电磁兼容测试报告。

(3) 相关检测标准：《指导原则》附录XⅡ给出了治疗系统注册检验可能涉及的标准，见表2-10。

表 2-10　注册检验可能涉及的标准

序　号	标准编号	标准名称
1	GB 4793.1-2007	测量、控制和实验室用电气设备的安全要求　第 1 部分：通用要求
2	GB 7247.1-2012	激光产品的安全　第 1 部分：设备分类、要求
3	GB 9706.1-2007	医用电气设备　第 1 部分：安全通用要求
4	GB 9706.3-2000	医用电气设备　第 2 部分：诊断 X 线发生装置的高压发生器安全专用要求
5	GB 9706.11-1997	医用电气设备　第二部分：医用诊断 X 线源组件和 X 线管组件安全专用要求
6	GB 9706.12-1997	医用电气设备　第一部分：安全通用要求 三、并列标准 诊断 X 线设备辐射防护通用要求
7	GB 9706.14-1997	医用电气设备　第二部分：X 线设备附属设备安全专用要求
8	GB 9706.15-2008	医用电气设备　第 1-1 部分：安全通用要求 并列标准：医用电气系统安全要求
9	GB 9706.18-2006	医用电气设备　第 2 部分：X 线计算机体层摄影设备安全专用要求
10	GB/T 17856-1999	放射治疗模拟机　性能和试验方法
11	GB/T 18987-2003	放射治疗设备　坐标、运动与刻度
12	YY 0505-2012	医用电气设备　第 1-2 部分：安全通用要求并列标准：电磁兼容 要求和试验
13	YY 0310-2005	X 线计算机体层摄影设备通用技术条件
14	YY 0637-2013	医用电气设备　放射治疗计划系统的安全要求
15	YY 0721-2009	医用电气设备　放射治疗记录与验证系统的安全
16	YY 0775-2010	远距离放射治疗计划系统　高能 X（γ）射束剂量计算准确性要求和试验方法
17	YY/T 0106-2008	医用诊断 X 线机通用技术条件
18	YY/T 0723-2009	医用电气设备　医学数字影像和通讯（Digital Imaging and Communications in Medicine, DICOM）- 放射治疗对象
19	YY/T 0736-2009	医用电气设备 DICOM 在放射治疗中的应用指南
20	YY/T 0888-2013	放射治疗设备中 X 线图像引导装置的成像剂量
21	YY/T 0889-2013	调强放射治疗计划系统 性能和试验方法
22	YY/T 0890-2013	放射治疗中电子射野成像装置 性能和试验方法
23	IEC 60601-2-64:2014	医用电气设备第 2-64 部分：光离子束医用电气设备基本安全和基本性能的特殊要求
24	IEC 60601-2-68:2014	医用电气设备第 2-68 部分：与电子加速器、光离子束治疗设备和放射性核素束设备一起使用的基于 X 线的图像引导放射治疗设备的基本安全和基本性能的特殊要求

根据国家药品监督管理局医疗器械标准管理中心 2019 年标准制修订任务要求，由全国医用电器标准化技术委员会方式治疗核医学和放射剂量学设备分技术委员会（SAC/TC10/SC3）承担"医用电气设备 – 医用轻离子束设备 – 性能特性"（等同采用 IEC 62667：2017）行业标准的制定工作。依照标准化工作程序，2019 年 3 月 24 日在北京召开了该标准的起草工作启动会（图 2–42），2019 年 7 月 4 日召开了该标准的起草工作组会，对该行业标准的征求意见稿进行了讨论和修改，其后按程序向社会征求意见，最终形成报批稿上报。

该标准适用于能量为 10～500MeV/n 的轻离子（原子序数不大于 10 的离子）治疗装置。主要技术要求包括：向用户提供的信息、束流输运（包括轻离子种类、能量、机架、束流门控、限束筒托架、可调节限束装置、等中心、横向扩展装置、时间约束、维护）、剂量监测系统（包括重复性、线性、调制扫描束流通量监测离轴响应、随角位置的变化、稳定性）、深度剂量特性（包括非射程调制深度剂量分布、射程调制技术、射程调制深度剂量分布、轻离子射程稳定性）、轻离子束横向分布（包括散射或均匀扫描轻离子系统横向分布、调制扫描轻离子系统横向分布）、能量和注量调制轻离子照射、规定体积的照射时

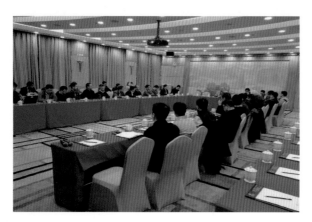

▲ 图 2–42　2019 年 7 月 4 日召开的标准起草工作组会

间、患者支撑装置等内容。该标准仅规定了轻离子设备应公布的性能和试验方法，不强制规定轻离子设备性能应达到的限值，应公布的性能限值由设备制造商按照该标准的附录推荐的格式进行公布。

该标准的性能要求与《指导原则》中的附录Ⅲ《轻离子束治疗系统性能指标要求》（参考 IEC 62667：2014 草案）基本一致。由于 IEC 62667：2017 删除了 IEC 62667：2014 草案中"千伏级 X 线图像引导放疗设备"中的要求（包括支撑结构的机械规格、探测器区域、探测器特征、可见像素、探测器帧时间、成像系统信噪比及动态范围、成像器余辉、成像器线性、成像系统空间分辨率、成像系统低对比度分辨率、入射曝光量、双 X 线成像曝光时间间隔等），因此，该标准没有《指导原则》附录Ⅲ中的"千伏级 X 线图像引导放疗设备"部分。

（五）辐射防护监测系统与认证

1. 辐射防护设计

（1）辐射防护剂量限值和剂量控制水平：对于符合正当化的放射工作实践，应以防护最优化为原则，使人员受照剂量不仅低于规定的限值，而且控制到可以合理做到尽可能低的辐射水平。

依据《电离辐射防护与辐射源安全基本标准》相关规定：工作人员的职业照射水平控制为连续 5 年的年平均有效剂量不超过 20mSv，任何一年中的有效剂量不超过 50 mSv。公众的年有效剂量不超过 1mSv。依据《粒子加速器辐射防护规定》的相关规定：公众每年受到的有效剂量限值为 0.1mSv/ 年。根据以上两个标准，粒子治疗设备的剂量约束值一般设置如下。

　①对工作人员：5.0mSv/ 年。

　②对公众：0.1mSv/ 年。

此外,《GBZ/T 201.5-2015 放射治疗机房的辐射屏蔽规范第 5 部分：质子加速器放射治疗机房》4.2 节中给出了机房墙和入口门外的剂量控制要求，包括机房墙和入口门外关注点的剂量率参考控制水平和机房顶的剂量控制要求。

(2) 辐射防护源项：加速器的辐射防护源项主要包括瞬时辐射和感生放射性两大类。由于加速器在工作过程中会产生束流损失，继而会产生瞬时辐射。除此之外，加速器结构材料以及各种环境介质也会被初级、次级粒子活化而产生感生放射性。在具体的防护中，需要对瞬时辐射以及感生放射性同时进行考虑计算。

瞬时辐射主要包括初级辐射及其产生的 γ 射线和中子，这种类型的辐射只会在加速器开机运行的过程中产生。对于用于放射治疗的质子和离子加速器而言，次级中子是最为重要的次级辐射。图 2-43 和图 2-44 分别给出了质子与不同材料靶反应的中子产额与 200MeV 质子与不同靶材反应产生的中子微分产额分布。

瞬时辐射包括由各个源项直接产生的辐射以及天空散射与迷道散射。由于空气的散射，穿过屋顶的光子与中子有部分会回到地面，从而产生天空散射，这会使离加速器一定距离的地面处也有一定的辐射剂量。在加速器的辐射防护中，经常使用迷道、地沟等结构进行辐射屏蔽，部分次级辐射会在迷道中继续散射传播，从而在迷道外产生辐射剂量，这种情况也需要进行考虑。瞬时辐射在正常工况下可通过采取良好的屏蔽和严格的出入控制进行防护，是加速器辐射防护和监测的主要对象。

感生放射性由加速器产生的初级粒子、各种次级粒子活化加速器的结构材料及各种环境介质产生，即使在加速器停止运行后，感生放射性仍将继续存在一段时间。在加速器周围的环境中，主要有以下材料及环境介质存在感生放射性

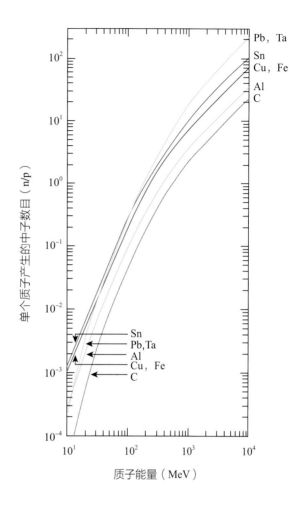

▲ 图 2-43　质子与不同材料靶反应的中子产额

（表 2-11）。

靶和加速器结构部件：初级、次级粒子与加速器部件相互作用会产生放射性核素，当束流的发射功率较高时，还会产生大量的中子，这些中子也会使得加速器结构部件出现感生放射性。

冷却水：加速器的冷却水在受到中子照射后会产生感生放射性，高能中子或 γ 射线会与水中的核素发生反应，产生 ^{11}C、^{13}N、^{15}O、^{7}Be 和 ^{3}H 等核素，从而产生感生放射性。

空气：在加速器工作场所中，次级中子或 γ 射线与空气中的核素发生 (n,γ) 或 (γ,n) 反应，会生成 ^{41}Ar、^{11}C、^{7}Be、^{3}H 等放射性核素，从而产生感生放射性。

除了上述的感生放射性，在加速器运行过程

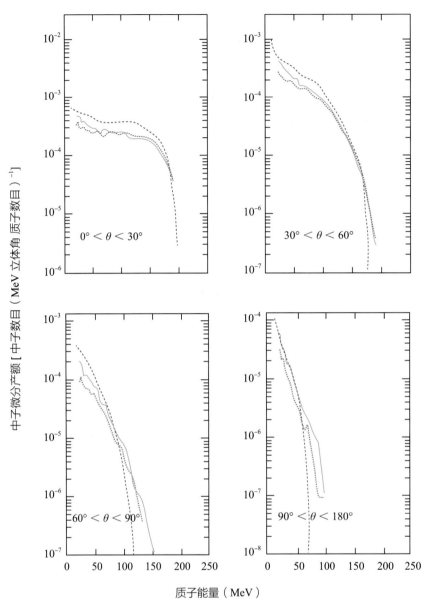

▲ 图 2-44　200MeV 质子与不同靶材反应产生的中子微分产额分布

表 2-11　不同材料中产生的常见感生放射性核素

受照材料	产生的放射性核素	半衰期
水、塑料、油	^{7}Be	53.3 天
	^{11}C	20.3min
铝	除以上核素外还包括	
	^{18}F	110min
	^{22}Na	2.60 年
	^{24}Na	15.0h

（续表）

受照材料	产生的放射性核素	半衰期
铁	除以上核素外还包括	
	^{42}K	12.4h
	^{43}K	22.3h
	^{44}Sc	3.93h
	^{44m}Sc	2.44 天
	^{46}Sc	83.8 天
	^{47}Sc	3.35 天
	^{48}Sc	1.82 天
	^{48}V	16.0 天
	^{51}Cr	27.7 天
	^{52}Mn	5.59 天
	^{52m}Mn	21.1min
	^{54}Mn	312 天
	^{56}Co	77.3 天
	^{57}Co	272 天
	^{58}Co	70.9 天
	^{55}Fe	2.73 年
	^{59}Fe	44.5 天
不锈钢	除以上核素外还包括	
	^{60}Co	5.27 年
	^{57}Ni	35.6h
	^{60}Cu	23.7min
铜	除以上核素外还包括	
	^{65}Ni	2.52h
	^{61}Cu	3.35h
	^{62}Cu	9.74min
	^{64}Cu	12.7h
	^{63}Zn	38.5min
	^{65}Zn	244 天

中，空气中的氧分子在光子的作用下会与空气中的 NO 反应，生成 O_3 和 NO_x，它们是与辐射相关的非辐射危害因素。由于在 NO_x 中以 NO_2 为主，NO_2 的产额比 O_3 的产额低一个数量级，且工作场所的 NO_2 最大容许深度为 O_3 的 17 倍，所以一般仅考虑 O_3 气体。

2. 辐射防护屏蔽设计

在源项确定后，可采用经验公式计算以及蒙卡模拟的方法，对加速器周围的辐射剂量进行计算，从而有针对性地采取不同手段进行辐射防护。其中，经验公式较为简单便捷，但往往不够准确。蒙卡模拟方法主要是根据装置的工作时间、初级粒子种类及能量等源项信息，配合场地的几何模型进行模拟，从而得到相关的瞬时及感生辐射场信息，这种方法耗时较长，但比较准确。目前，辐射屏蔽设计主要采用固定屏蔽、活动屏蔽、局部屏蔽和"迷宫"四种形式。

(1) 固定屏蔽、活动屏蔽、局部屏蔽：以钢筋混凝土制成的屏蔽块为基础单元，屏蔽材料主体选用重混凝土或者混凝土，在特殊区域使用铸铁块。这种混凝土块可以防止射线穿过屏蔽块间的缝隙，也可以防止放射性气体外泄。

(2) 迷宫：对于经迷道散射出来的辐射，主要考虑级联中子的剂量贡献。对于级联中子产生的散射，采用 NCRP144 号报告中给出的计算方法对其剂量率进行计算，在该报告中，对第一阶与其后的迷道提出了经验公式用于剂量率计算。

3. 安全联锁系统

人身安全联锁系统主要组成包括钥匙控制、门磁系统、清场搜索、紧急保护装置和状态监控五个部分。质子治疗系统人身安全联锁系统允许开机的逻辑如下。

(1) 各辐射区内清场按钮按一定顺序全部按下。

(2) 各辐射区内急停按钮全部复位。

(3) 各辐射区的控制室内钥匙面板上的主控钥匙全部归位并选至"ON"的状态。

(4) 控制区出入口的门全部处于关闭状态。

人身安全联锁系统的设计遵循"失效安全""纵深防御"和"最优切断"原则，重要场所需进行多重"冗余"设计。"急停"按钮和巡查"复位"按钮应当醒目、易识别、容易到达。重要部位设置监控装置，辐射区域设置机器运行前警告和语音提示装置，控制台设置电子显示屏，用于显示辐射区域内的联锁装置工作状况。

4. 辐射监测系统

辐射监测包括工作场所监测、个人剂量监测和环境监测。工作场所监测采用固定式在线区域辐射监测和巡测两种方式；环境监测包括固定式辐射监测仪表进行连续监测和环境介质取样分析；个人剂量监测以累积式个人剂量监测计监测为主，个人剂量报警仪为辅。配备的主要监测设备包括便携式中子辐射巡测仪、便携式 X-γ 辐射巡测仪、便携式表面污染监测仪、手足衣物污染监测仪、个人剂量计和个人剂量报警仪。治疗区配备的个人剂量计和个人剂量报警仪均需具有监测 X-γ 和中子的功能。

在固定点位布点时，主要遵循科学性、可对比性原则。科学性原则指在监测过程中，针对辐射较大的地区进行布点；可对比性原则指的是在同一地点布点时需要进行对比。同时，监测点位置要具有一定的代表性，还要考虑监测对象外围形状特征、公众停留时间等条件，剂量率监测点位选取主要考虑在束流损失较大的部位所对应屏蔽体之外位置，以及人员出入流动较多位置。区域巡测范围包括加速器区域、治疗室周围、辐射监督区边界、放射性污染物贮存室周围等。

固定式辐射监测仪表主要是对装置周围若干方位的环境辐射剂量率进行连续监测，通过布置高灵敏度环境 γ 探测器与高灵敏度环境中子探测器，实现对 γ 剂量率和中子剂量率的连续监测。

环境介质取样分析委托有资质的单位进行，主要采用对环境介质样品（空气、水、土壤等）进行伽马能谱分析等方法。定期对周围环境土壤、气溶胶取样，进行对土壤、地表水、冷却水、气溶胶、空气当中的 ^3H、^7Be、^{13}N、^{15}O、^{41}Ar 等核素进行分析。并将数据收集整理，与不同时期的测量数据进行比对，存档。

个人剂量报警仪在工作人员进入加速器大厅、治疗室等辐射区内部及应急时使用，报警仪能够实时显示工作人员该次工作的受照剂量和场所的剂量率水平，实施剂量预警。

（六）辐射安全许可与管理

1. 辐射安全许可

按照《放射性同位素与射线装置安全和防护条例》（国务院令第 449 号）的相关规定，国务院生态环境主管部门对全国放射性同位素、射线装置的安全和防护工作实施统一监督管理。国务院公安、卫生等部门按照职责分工和本条例的规定，对有关放射性同位素、射线装置的安全和防护工作实施监督管理。

国家对生产、销售、使用放射性同位素和射线装置的单位，施行许可证管理制度，由各级生态生态环境主管部门颁发，辐射安全许可证样式见图 2-45。

生产、销售、使用放射性同位素和射线装置的单位申请领取许可证，应当具备下列条件。

（1）有与所从事的生产、销售、使用活动规模相适应的，具备相应专业知识和防护知识及健康条件的专业技术人员。

（2）有符合国家环境保护标准、职业卫生标准和安全防护要求的场所、设施和设备。

（3）有专门的安全和防护管理机构或者专职、兼职安全和防护管理人员，并配备必要的防护用

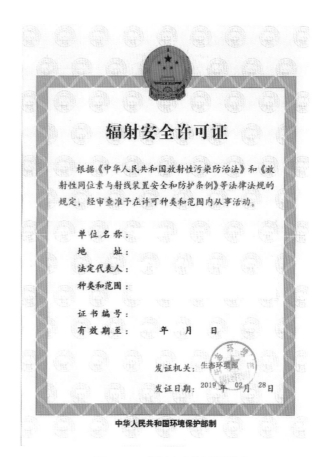

▲ 图 2-45　辐射安全许可证样式

品和监测仪器。

（4）有健全的安全和防护管理规章制度、辐射事故应急措施。

（5）产生放射性废气、废液、固体废物的，具有确保放射性废气、废液、固体废物达标排放的处理能力或者可行的处理方案。

2. 环境影响评价

按照《射线装置分类》（环境保护部、国家卫生和计划生育委员会，2017 年第 66 号公告），医用质子、重离子治疗装置按照 I 类射线装置进行管理，具体分类表见表 2-12。

按照《建设项目环境保护管理条例》（国务院令第 682 号）、《建设项目环境影响评价分类管理名录（2021 年版）》（生态环境部令第 16 号）的相关要求，医用质子、重离子治疗装置属于 I 类射线装置，须编制环境影响报告书，由省级生

表 2-12　射线装置分类表

装置类别	医用射线装置	非医用射线装置
I 类 射线装置	质子治疗装置	生产放射性同位素用加速器 [不含制备正电子发射计算机断层显像装置（PET）用放射性药物的加速器]
	重离子治疗装置	粒子能量 ≥ 100MeV 的非医用加速器
	其他粒子能量 ≥ 100MeV 的医用加速器	/
II 类 射线装置	粒子能量 < 100MeV 的医用加速器	粒子能量 < 100MeV 的非医用加速器
	制备正电子发射计算机断层显像装置（PET）放射性药物的加速器	工业辐照用加速器
	X 射线治疗机（深部、浅部）	工业探伤用加速器
	术中放射治疗装置	安全检查用加速器
	血管造影用 X 线装置	车辆检查用 X 线装置
	/	工业用 X 线计算机断层扫描（CT）装置
	/	工业用 X 线探伤装置
	/	中子发生器
III 类 射线装置	医用 X 线计算机断层扫描（CT）装置	人体安全检查用 X 线装置
	医用诊断 X 线装置	X 线行李包检查装置
	口腔（牙科）X 线装置	X 线衍射仪
	放射治疗模拟定位装置	X 线荧光仪
	X 线血液辐照仪	其他各类 X 线检测装置（测厚、称重、测孔径、测密度等）
	/	离子注（植）入装置
	/	兽用 X 线装置
	/	电子束焊机
	其他不能被豁免的 X 线装置	

态环境主管部门进行审批，生态环境部颁发辐射安全许可证。建设项目环境影响评价分类管理名录见表 2-13。

3. 辐射安全管理

(1) 人员安全和防护：①培训：医用质子、重离子治疗装置的生产、销售、使用单位，应当对直接从事生产、销售、使用活动的操作人员以及辐射防护负责人进行辐射安全培训，并进行考核；考核不合格的，不得上岗。②个人剂量监测：医用质子、重离子治疗装置的生产、销售、使用单位，应当按照法律、行政法规以及国家环境和职业卫生标准，对本单位的辐射工作人员进行个人剂量监测；发现个人剂量监测结果异常的，应当立即核实和调查，并将有关情况及时报告辐射安全许可证发证机关。应当安排专人负责个人剂量监测管理，建立辐射工作人员个人剂量

表 2-13　建设项目环境影响评价分类管理名录

项目类别 \ 环评类别		报告书	报告表	登记表
172	核技术利用建设项目	生产放射性同位素的（制备PET用放射性药物的除外）；使用Ⅰ类放射源的（医疗使用的除外）；销售（含建造）、使用Ⅰ类射线装置的；甲级非密封放射性物质工作场所；以上项目的改、扩建（不含在已许可场所增加不超出已许可活动种类和不高于已许可范围等级的核素或射线装置，且新增规模不超过原环评规模的50%）	制备PET用放射性药物的；医疗使用Ⅰ类放射源的；使用Ⅱ类、Ⅲ类放射源的；生产、使用Ⅱ类射线装置的；乙、丙级非密封放射性物质工作场所（医疗机构使用植入治疗用放射性粒子源的除外）；在野外进行放射性同位素示踪试验的；以上项目的改、扩建（不含在已许可场所增加不超出已许可活动种类和不高于已许可范围等级的核素或射线装置）	销售Ⅰ类、Ⅱ类、Ⅲ类、Ⅳ类、Ⅴ类放射源的；使用Ⅳ类、Ⅴ类放射源的；医疗机构使用植入治疗用放射性粒子源的；销售非密封放射性物质的；销售Ⅱ类射线装置的；生产、销售、使用Ⅲ类射线装置的
173	核技术利用项目退役	生产放射性同位素的（制备PET用放射性药物的除外）；甲级非密封放射性物质工作场所	制备PET用放射性药物的；乙级非密封放射性物质工作场所使用Ⅰ类、Ⅱ类、Ⅲ类放射源场所存在污染的；使用Ⅰ类、Ⅱ类射线装置（X线装置和粒子能量不高于10MeV的电子加速器除外）存在污染的	丙级非密封放射性物质工作场所；使用Ⅰ类、Ⅱ类、Ⅲ类放射源场所不存在污染的

档案；个人剂量档案应当包括个人基本信息、工作岗位、剂量监测结果等材料。③职业健康体检：辐射工作人员上岗前，医用质子、重离子治疗装置的生产、销售、使用单位应当对其进行上岗前的职业健康检查，符合辐射工作人员健康标准的，方可参加相应的放射工作。不得安排未经职业健康检查或者不符合放射工作人员职业健康标准的人员从事放射工作；应当组织上岗后的放射工作人员定期进行职业健康检查，两次检查的时间间隔不应超过 2 年，必要时可增加临时性检查；辐射工作人员脱离放射工作岗位时，应当对其进行离岗前的职业健康检查。

(2) 场所安全和防护：医用质子、重离子治疗装置生产、使用的场所，应当按照国家有关规定设置明显的放射性标志，其入口处应当按照国家有关安全和防护标准的要求，设置安全和防护设施以及必要的防护安全联锁、报警装置或者工作信号；应当具有防止误操作、防止工作人员和公众受到意外照射的安全措施；应当按照国家有关规定采取有效措施，防止运行故障，并避免故障导致次生危害。医用质子、重离子治疗装置的生产、使用单位，应当按照国家环境监测规范，对相关场所进行辐射监测，并对监测数据的真实性、可靠性负责；不具备自行监测能力的，可以委托经有资质的环境监测机构进行监测。医用质子、重离子治疗装置的生产、销售、使用单位，应当对本单位的放射性同位素与射线装置的安全和防护状况进行年度评估，并于每年 1 月 31 日前向发证机关提交上一年度的评估报告。

(3) 辐射事故应急报告与处理：发生辐射事

故或者发生可能引发辐射事故的运行故障时，医用质子、重离子治疗装置的生产、销售、使用单位应当立即启动本单位的应急方案，采取应急措施，并在2h内填写初始报告，向当地生态环境主管部门报告。根据辐射事故的性质、严重程度、可控性和影响范围等因素，从重到轻将辐射事故分为特别重大辐射事故、重大辐射事故、较大辐射事故和一般辐射事故4个等级，详见《放射性同位素与射线装置安全和防护条例》（国务院令第449号）的相关规定。

（七）粒子治疗技术的质量控制与保障

1. 质量保证一般概况

质量保证（quality assurance，QA）的一般意义是指为了使一个产品或服务项目满足已给出的质量要求，从而为用户提供一定的信心所必须进行的那些计划或系统的动作（指测试某一项工作）。放射治疗的质量保证是为了确保放射治疗设备按照患者治疗要求可靠运行，并且保证患者所受的照射剂量在规定的公差范围内安全、准确。光子和电子放疗已有较长的应用历史，发展比较成熟，从设备生产厂家到临床使用都已形成标准化，所制定的相关质量保证已形成通用的商用QA工具。质子重离子加速器的放疗QA虽然与直线加速器相似，包括日检、周检、月检和年检等，但因粒子加速器的放疗应用时间短、规模小、经验少等因素，使得粒子治疗的QA目前仍未形成统一，如直线加速器和质子加速器QA程序的一个主要差异是后者的扩展布拉格峰（spread-out Bragg peak，SOBP）深度和范围。目前各家粒子治疗中心一般都是根据自有设备研发适合自己医院的专用QA工具和QA程序。各个QA程序都是一贯且密切关联，但任何QA程序都可以针对不同的检测频率进行修改，以适应特定的设备性能和不同机构的专门要求。所有QA结果都应该准确记录，用于系统控制的数据统计和质控方案的优化，并区分系统误差和随机误差。

2. 质量保证的分类

质量保证可以按照不同的角度进行分类，然而无论从哪一角度分类，其保护患者安全的初衷都是一样的。

按照患者的治疗过程，粒子治疗的QA可以分为5个层次。①治疗准备阶段的系统运行和维护。②治疗准备前的定期QA，这个阶段主要是保证加速器运行的工作参数是治疗所要求的运行起始参数。③患者治疗前的QA，主要是为满足特定患者的特定要求。即对特定患者的治疗计划进行质量验证，保证按该患者的特定治疗计划进行的治疗的质量。④患者治疗中的QA，这一步的QA是随着放射治疗技术的提高而产生的，例如在图像引导的粒子放射治疗过程中患者治疗定位的再验证。⑤患者治疗后的QA，这里主要是针对患者治疗时的治疗计划，用蒙特卡罗方法进一步验证其准确性。

按照检测的项目，质量保证也分为以下几个类别。①一类是剂量测定参数检查，用于监测目标的绝对吸收剂量和相对剂量分布。②一类是两类检查是机械检查和成像系统检查，这两类检查都确保了目标在接受剂量前的正确绝对位置。③最后一类是安全检查监控的检查，这个是确保患者、员工和其他人员安全的关键设备的功能。

对于质子治疗，美国医学物理师协会（The American Association of Physicists in Medicine，AAPM）2019年发布的AAPM TG224号报告将其质量保证分为以下3个关键环节。①一般设备功能，包括剂量测定、成像和机械质量保证；②针对特定患者的质量保证；③治疗计划系统的质量保证。该报告重点阐述了质子治疗的一般设备功能和机器的质量保证，未详细讨论特定患者和治疗计划系统的质量保证。治疗计划系统预测的剂量分布必须由机器实际生产和传输。束流配送系统的临床调试包括测量特定机器的束流参数，并将其纳入治疗计划系统，考虑到质子剂量分布是根据这些参数计算出来的，必须定期检查这些参数。

3. 质量保证的检测频率

质量保证中的每一个检查项目都可以进一步划分为每日、每周、每月和年度程序。QA 检测频率，即日检、周检、月检及年检的确定，主要依据以下原则：与被测试参数的稳定度成反比，被测试参数越稳定，QA 需要的次数越少，如照射野的剂量均匀度需每月进行一次 QA，而旋转机架的等中心度则可以每年进行一次 QA；一个被测试参数的随机误差越大，需要的 QA 次数越多，例如治疗头内的跳数（monitor unit，MU）游离度的精度测量则需要日检。

AAPM TG224 号报告强调，质子治疗可以通过不同的加速器设备和不同的束流配送方式进行，利用失效模式与影响分析（failure mode and effect analysis, FMEA）技术，可以确定发生错误的相关风险及其影响级别。报告鼓励质子治疗中心考虑并实施风险评估技术（如 AAPM TG100号报告中概述的技术），评估错误发生的概率、严重性和可检测性。这些因素对于确定质量保证的检测频率和检测方法非常重要。随着经验的积累以及对错误事件概率、严重性和可检测性的支持性数据的定义，相关的检测频率和（或）检测方法也可能会发生变化。

4. 粒子治疗加速器的常规质量保证

(1) 粒子治疗加速器的日检程序内容：具体的 QA 流程需要根据实际应用的系统而定。医学物理师应针对所用的系统全面考虑 QA 流程并制定文件，明确哪些流程需要遵守，如应测量的扫描笔形束半影或束斑大小。对于无须遵循的流

程，应从逻辑、经验、数据及风险评估等方面进行详细说明。粒子治疗加速器的日检应由放射治疗师执行完成，所有检测结果应由有资质的责任医学物理师（qualified medical physicist, QMP）进行审查，任何超出公差水平的日检结果应立即报告给责任物理师。质子治疗 QA 日检的典型项目如表 2-14。

(2) 粒子治疗加速器的周检程序内容：每周进行的 QA 检查主要针对以下情况，在未检出的情况下对临床安全影响较小；发生频率低于每日1 次；发生频率高于每月 1 次。某些机构并不每周进行检测，而将较低风险的检测与月度检测同时进行，较高风险的检测则需每日进行。在做出上述决定时，鼓励进行风险评估，以协助做出这些决定。每周进行的 QA 流程应回顾每日 QA 的结果，并且每日的检测应评估所有的系统误差或不一致性。因此，助理物理师可以实施 QA 流程，但 QMP 需要检查所有的结果。表 2-12 总结了建议每周进行的质量保证检查项目和公差。

(3) 粒子治疗加速器的月检程序内容：月度QA 流程检测的参数主要包括较少发生变化的参数、短期内导致误差的风险较小和（或）未通过检测不会产生严重后果的参数。无论实施者是谁，责任物理师均应对月度 QA 检查负责。表 2-14 总结了质子治疗的推荐月度质量保证程序。

5. 粒子治疗加速器的年检程序内容

年度检测内容包括检查所有的机械功能，评估成像系统的操作质量及精确性、安全程序及联锁装置，验证运行过程中的剂量数据，校准质子束的剂量输出。根据厂商及设备功能的不同，还需要检查其他参数和（或）设备并验证操作的安全性。

年度 QA 检测所需要的时间远多于月度检测，包括检查所有机械功能、评估成像设备操作的质量和准确性、安全程序和联锁装置、验证调试期

间收集的剂量测量数据以及质子束剂量输出的校准。

根据制造商和设备的功能不同，还需要对其他参数和（或）设备进行检查和验证以确保安全和正确操作。检测内容可根据质子治疗中心应用的治疗系统及 QA 设备进行调整。责任医学物理师应对年度 QA 的全流程负责。表 2-14 列出了年度质量保证的建议检查内容，这些内容可以根据质子中心的特殊系统和可用的质量保证设备进行修改。

表 2-14　质子治疗的各类质量保证程序

日　检	周　检	月　检	年　检
1. 剂量测定	1. 机械（所有配送系统）	1. 剂量测定	1. 剂量测定
(1) 输出恒定性	(1) 机架角度	(1) 输出恒定性	(1) 标准输出校准
(2) 深度验证	(2) 治疗头嘴凸范围	(2) 射野对称性	(2) 射程验证
①远端	2. 可选项	(3) 射野平坦性	(3) 扩展布拉格峰（SOBP）宽度
②近端	(1) 治疗床的定位精度	(4) 射程	(4) 深度剂量验证
(3) 扩展布拉格峰（SOBP）宽度		(5) 束斑大小	(5) 横向分布半影
(4) 束斑位置		2. 机械（所有输送系统）	(6) 射程均匀性
2. 机械（所有输送系统）		(1) 机架等中心点	(7) 射野均匀性
(1) 治疗床的移动		(2) 治疗床等中心点	(8) 射野平坦性
(2) 激光定位精度		(3) 治疗床平移精度	(9) 束斑位置
3. 成像系统		(4) 治疗床旋转精度	(10) 束斑大小
(1) X 线等心点 vs. 激光等心点		(5) 治疗床准确度	(11) 束斑形状均匀性
(2) X 线和质子束等心点重合		(6) 治疗头准确度	(12) 平方反比校正
(3) 图像采集与传输		(7) MLC（多叶准直器）	(13) 监测电离室
(4) 锥形束 CT		①光野的重合性（对称性）	①线性度
4. 安全性		②光野的重合性（非对称性）	②可重复性
(1) 门禁联锁		③准直器角度指示器	③最小 / 最大剂量 / 斑点
(2) 音频监视器		④叶位定位精度（2 个设置模式）	④末端效应
(3) 视频监视器		⑤补偿器位置精度	(14) SOBP 因子
(4) 束流开启指示器		⑥影像与治疗坐标重合	(15) 射程调节器
(5)X 线开启指示器		(8) 质子和 X 线射野的适配性	(16) 相对输出因子
(6) 搜索按钮		3. 安全（所有输送系统）	(17) 质量保证日检设备的验证
(7) 束流急停按钮		(1) 紧急制动按钮	(18) 射野电离室的校准

（续表）

日　检	周　检	月　检	年　检
(8) 紧急制动按钮		(2) 长期活化暴露	(19) 多叶准直器（multi-leaf collimator，MLC）泄漏
(9) 监控单元联锁		4. 成像（如适用）	① 中间层
(10) 碰撞联锁装置		(1) 影像质量	② 叶端
(11) 辐射监测仪（中子和 X 线）		(2) 呼吸门控	③ 防护支架
5. 可选项			2. 机械（所有输送系统）
(1) 射程调制轮的时间			(1) 质子与 X 线射野的重合
(2) 射野灯			(2) 质子与激光灯野的重合
(3) 射野宽度			(3) 机架角度精度
(4) 近端深度验证			(4) 机架的等中心点
(5)SOBP 宽度			(5) 机架 X 线等中心点
(6) 射野对称性			(6) 治疗床的下凹度
(7) 射野平坦度			(7) 治疗头延伸的精确度
(8) 剂量率			(8) 治疗头旋转的精确度
(9) 机架角度读取精度			(9) 锥形束 CT（Cone beam computed tomography，CBCT）等中心点
(10) 治疗传输系统的联锁测试			3. 成像系统功能
(11) 治疗验证系统的联锁测试			(1) 图像系统性能和剂量
			(2) 锥形束 CT（Cone beam computed tomography，CBCT）
			(3) 标准年度 X 线系统检查
			4. 安全性检查
			(1) 多叶准直器（MLC）激活测试
			(2) 碰撞保护联锁试验
			(3) 无人值守开关
			(4) 辐射警告标志
			(5) 门禁联锁
			(6) 束流暂停
			(7) 室内束流停止

（续表）

日　检	周　检	月　检	年　检
			(8) 设施束流停止
			(9) 束流传输指示器
			(10) 辐射监测器
			(11) 视听监控
			(12) 机架旋转传感器
			(13) 室内安全按钮
			(14) 室内探测器
			5. 目视检查
			(1) 调制轮
			(2) 闭塞和补偿门

四、我国粒子治疗技术发展人才环境分析

粒子治疗作为目前世界上最先进的肿瘤放疗手段有望在未来20～30年成为主流的放疗手段。最近的几十年来，粒子治疗产业在发达国家发展非常快，每年都有数个粒子治疗中心投入使用。我国的粒子医疗产业也已进入快速发展期。随着粒子治疗技术的发展，精确的粒子治疗技术越来越受到肿瘤学家的重视，在粒子治疗发展如此迅速的情况下，粒子治疗专业人才的培养尤为重要，相比较于国外，国内专业粒子治疗人才培养还有许多缺陷需要去改变。为适应未来中国粒子治疗技术发展对专业人才的需求，本节主要通过分析国外粒子治疗技术人员的培养情况和中国对粒子治疗相关专业人员需求及培养现状，以更好地探索中国粒子治疗人才培养新模式，促进中国粒子治疗技术向更高水平发展。

（一）国外粒子治疗技术人员的培养分析

1. 医学物理师

相比于中国粒子治疗物理师尚未有职称的尴尬情况，欧洲早有医学物理学家（medical physicist）这一职称，并且有明确的定义：医学物理学家是医学物理学领域的一个合格的临床医生，他有能力在医学物理学的一个或多个专业中独立实践，例如放射肿瘤学（放射治疗）物理学、诊断和介入放射学物理学（包括在成像部门之外进行的荧光引导程序）、核医学物理学、辐射防护或涉及非电离辐射使用的医学物理学的其中专业之一。

医学物理学家和医学物理专家将对需要专家行动、参与或就医疗器械的规格、选择、验收测试、调试、质量保证／控制和优化临床使用提供咨询意见，并就相关物理制剂对患者造成的风险提供咨询意见，包括对此类物理制剂的保护、安装设计和监视，以及预防意外或意外接触物理制剂。

欧洲的所有资格框架都应提交欧盟职能标准架构（European Qualifications Framework，EQF），医学物理学家和医学物理学专家的资格框架以EQF确定的级别为基础。级别分类为EQF第6级（如学士或同等学历）、EQF第7级（如硕士

或同等学历）和 EQF 第 8 级（专家级、EQF 最高级别）。这些级别的定义可以在 EQF 中找到。因此，医学物理学专家被定义为临床医学物理专业（如诊断和介入放射学、放射肿瘤学、核医学、生理测量、神经学、听力学）中达到 EQF 水平 8 级的临床合格医学物理学专家。

医学物理学专家、医学物理学专家的知识、技能和能力（knowledge，skill and competence，KSC）最初将通过在高等教育机构学习，通过一组商定的最低限度标准来衡量欧洲临床合格的医学物理学家和医学物理学专家。医学物理学的基本教育水平专业人员是物理和相关数学的 6 级专业人员，并在经认证的医疗机构的住院医生中进行结构化临床培训，以获得承认成为临床合格物理师（EQF 第 7+ 级），随后通过进一步学习结构化的先进经验和持续专业发展成为专家级（EQF 第 8 级），最后获得主管当局（或放射设备和电离辐射以外的医疗设备和物理制剂领域的同等专家水平）的承认。

资格框架将通过其灵活性、成本效益和终身学习方法，使更多的人成为可能达到临床合格的医学物理学家和医学物理学专家，而且将促进流动。医学物理专业人员需要在物理和数学方面有良好的基础，因为医学物理是一门涉及物理、数字及精确的科学。但是随着医疗器械技术和物理代理研究刊物的迅速发展，医学物理学家和医学物理学专家越来越难以胜任医学物理的多个专业，因此，必须在早期就确定各个专业的医学物理分类，医学物理的各个专业应独立地承认医学物理学家和医学物理学专家。

课程框架设计采用核心医学物理知识、技能和能力结构，通过强调不同专业（核心知识、技能和能力）的共性领域，该框架使医学物理师和医学物理学专家在不同专业中更容易为患者的利益开展合作，并使之能够避免该专业的过分

分散。

此外，知识、技能和能力还分为两类，即欧洲高等教育领域文件中定义的通用技能和特定学科技能。

通用技能包括可转让的技能，所有专业人员都应具备这种技能，而这些技能应适用于 EQF 特定级别的所有专业人员。在这种情况下，相关级别是第 7 级和第 8 级。

特定科目的知识、技能和能力是特定于某一专业的。这些被进一步划分为由特定职业决定的子类别。在医学物理学的例子中，子类别是参考文献中 [1，2] 指定的，如下。

(1) 医学物理核心知识、技能和能力：所有医学物理师医学、物理学专家均应该具备这些知识、技能和能力，而不论其专业为何。

(2) 作为物理科学家的医学物理师 / 医学物理学专家的知识、技能和能力：这些是所有物理科学家都应该具备的基础物理知识、技能和能力。

(3) 护理专业人员医学物理师 / 医学物理学专家的知识、技能和能力：这是所有护理专业人员所具备的知识、技能和能力。

(4) 作为对医疗器械的临床使用和相关物理因素保护方面的专家：这些代表医疗设备和所有医疗物理专业所要求的安全知识、技能和能力。

这些知识、技能和能力对医学物理的每一个专业都具有高度的特殊性。

欧洲教育特别关心专业的终身性学习，在 2016 年欧洲医学物理组织联合会第 10.1 号声明就明确地指出了医学物理的终身性学习。

在医学物理学家的职业生涯中，没有任何阶段可以完成学习。随着职业发展，责任不断增长，知识库应该不断适应于新技术。专业的持续进修（continuing professional development，CPD）是指在一个人的整个工作生涯中获得专业实践所需的知识、经验和技能（包括技术和个人技能）。

因此,专业的持续进修是专业理想的核心。专业的持续进修也是应变医疗技术和方法的发展所必需的。医学物理学家在他的专业领域负责日常和新的临床服务中使用的设备、技术和方法。他的个人知识、技能和能力必须更新,才能适应医疗技术、技术和程序变化的速度。

所有医学物理学家在注册为医学物理学家或被认可为医学物理学专家后,都应参与专业的持续进修。虽然欧洲医学物理组织联合会在这方面没有法定权力,但它完全支持在自愿基础上开展的国家方案文件(或受国家规则规范),这是对加强患者护理的实际贡献,因此请其国家医疗组织在不存在法定义务的情况下执行 10.1 号声明的要求。而每项国家持续专业进修计划的设计必须满足特定国家的国情。

2. 粒子治疗肿瘤医师

美国哈佛医学院就放射性肿瘤治疗医生有一个计划,目标在于培养新一代一流的临床放射性肿瘤治疗医生,每年招生人数并不确定,培养时间为期 4 年。放射性肿瘤医师需要漫长的学习时间,美国肿瘤医生在高中毕业以后至少需 12 年的时间才能成为合格的医生,包括 4 年的大学教育、4 年的医学院校教育以及至少 4 年在医疗机构的住院医师培训。

成为一个合格的放射性肿瘤治疗医师必须经历过激烈的竞争、严格的培训,在第二阶段 4 年的大学教育中美国在校医学生需要通过美国执业医师执照考试(United States Medical Licensing Examination,USMLE)的第一第二阶段的考试,并且毕业后才能获得第三阶段进入放射肿瘤学住院医师培训计划的资格,接着将申请资料上传至住院医师培训网上申请服务(Electronic Residency Application Service,ERAS),申请材料需要有申请表、导师推荐信、个人兴趣阐述、医学院学习成绩、美国医师执照考试成绩。不过

进入培养计划名单中竞争非常激烈,以美国的肿瘤中心安德森癌症中心为例,每年固定有 6 个职位,往往有 200 多人进行竞争。先由培训主席联合副主席或者主任进行第一步挑选出 50 人,接着由全体培训委员会成员开会挑选出 25~28 人,最后分为 7~8 组进行为期 4 天的面试后才能确定人选。

接受有关临床实践以及科学研究的教育,在培训结束之后成功通过美国执业医师执照考试第三阶段的考试才能获得职业放射性肿瘤治疗医师的资格。

美国放射肿瘤学住院医师培养计划主要包括两个部分,一部分是为期 3 年的临床实践,另一部分是为期 1 年的科研教育。美国哈佛医学院培养理念有 4 个:①利用麻省总医院和长木医学中心丰富的患者案例和优秀的在职员工提供优质的临床医学教育;②为住院医师提供肿瘤放疗科教育,它拥有 3 个互相独立却又统一的部门:临床肿瘤放射治疗、肿瘤放射生物学和放射物理学;③提供科研时间,导师对住院医师进行各个学科的科研培训;④培养住院医师的社会责任感,为以后领导行业打下基础。

每位住院医师在进行各科室之间的轮转时由一个主治医生或一个医疗小组带领指导,通常按照人体的每个器官进行轮换,包括乳腺、泌尿生殖器、胸肺、胃肠、中枢神经、妇科系统、头颈部、淋巴等,轮转的目的在于通过实践来积累住院医师的临床经验、提高应对能力、增强责任意识。医生在第 1 年和第 2 年的培训中仅在少数几个主要的部门轮换学习,如胸部、头颈部、胸部等。接着在第 3 年和第 4 年的培训中,第 1、2 年所说的放射治疗部门,如头颈部、乳腺部、妇科等也会重复进行。住院医师通过放射治疗科的多学科咨询并通过亲自参与患者的诊断和治疗,了解恶性肿瘤手术、化疗、内分泌治疗和免疫治疗

的多学科治疗，进一步加深了多学科咨询的概念。

对于住院医师的教育方式主要为放疗临床讲座（planning clinic），方式是早会（morning conference），围绕各个医疗主题，通常为 1h 的讲座，在带领医师的指导下，先用 0.5h 讲解重要文献，接着延伸到其他治疗该疾病的重要临床试验。随后 0.5h 回顾案例讨论的文献。培养计划还会举办包括生物学、医学物理学和医疗方案制订的研讨会，每年都组织口授课程（didactic courses），包含放射治疗学、放射物理学、放射生物学和肿瘤生物学等。在培训期间，所有住院医师必须在为期 4 年的培训过程中参与不少于 36 个月的临床肿瘤放射治疗。除此之外，住院医师必须记录他们参与的放射治疗患者的人数。总的来说，住院医师每年至少需要治疗 150 名患者，放射科轮岗期间总共至少需要治疗 450 名患者。在训练期间，住院医师必须完成近距离放射治疗，其中组织间植入术 5 例，腔内植入术 15 例。除此之外，住院医师必须参加不少于 6 次放射免疫治疗会议（或其他放射性核素靶向治疗会议、非密封放射源治疗会议）。住院医师必须治疗 12 名儿童患者，包括至少 9 名患有实体肿瘤的儿童。住院医师必须参与治疗计划，制订不少于 10 个头部立体定向放射治疗手术计划，5 个肝、肺、椎等颅外肿瘤立体定向放射治疗计划，同时住院医师获得资格认证还必须发表至少一篇科研论文。

3. 粒子治疗技术员

在美国对于放射治疗技术员的工作定义是：根据医师和物理师为患者制订的计划，用专业的放疗设备来对患者实施照射治疗。职责具体可以分为利用影像设备对肿瘤进行定位、照射、准确记录下患者在治疗期间的健康状况和不良反应等。以俄亥俄州立大学医学院为例，学院的放射科学与治疗系拥有放射诊断、超声诊断和放射

治疗等多项培养计划，在美国有着极大的名声。其放射治疗师培养计划的目标是培养学生具有：①对于患者治疗方案和实践论证有着自己独特的具有批判性思考；②在学习相关专业知识、心理技能和临床诊断疾病能力后，掌握具备临床工作能力；③掌握与其他不同领域和背景的人进行高效清楚的口头、书面交流能力；④具备积极的工作态度、优秀的领导才能以及崇高的职业追求。

相比于放射肿瘤医师的培养周期，放射治疗技术师培养时间更短。举个例子，在俄亥俄州立大学，通常通识教育就占据了 4 年大学学习的一半，然后在大三的时候注册进入放射治疗师培养计划，成功完成培养计划学业后才能获得学士学位。主要培养学生人体解剖学、生理学、物理学、数学、计算机科学、研究方法论、写作和演讲等学科的知识、技能和能力。大学生经过 2 年的通识教育和 2 年的职业教育，结束大学学业后才有资格参加美国放射技术员注册（American Registry of Radiologic Technologist）组织的国家放射治疗资格认证考试（National Certification Examination in Radiation Therapy），考试通过后即可申请获得放射治疗师执照。美国的放射治疗技术员培养计划分为 2 年的职前教育和 2 年的职业教育。在职前教育中，学生必须完成人体解剖学、生物学、英语、数学、物理学、心理学、放射科学、统计学、健康与康复学和化学等课程的学习。在职业教育中，学生要完成应用放射肿瘤学、放射生物学、放射防护学、临床放射肿瘤学、放射物理学、剂量学、放射局部解剖学、放疗仪器和设备、放射科学中的质量控制、放射治疗物理学、治疗计划的制订、临床实践的转化和放射科学中的管理和质量控制等课程，并且在临床轮转学习时，在专业医师的带领下参与有关患者的治疗进行相关能力的训练。

最近几十年来，文凭课程改为学位课程成为

许多国家的改革方向，放射技术员只有获得学术学位之后才能获得执业允许。比如中国香港地区的《辅助医疗产业条例》明确规定了非医护人员的执业资格、职业道德、执业登记、晋升考试和纪律处分。中国香港地区在放射治疗技术人员领域，从1995年起就已经废除了原有的医院自我培训高级文凭制度，取而代之的是完整的学位制度。首先由香港理工大学放射科培训，三年制大学和在"中七"完成一年制预科课程。获得学士学位后，就算还未经过考试依旧可以申请注册执业。对比其他外国国家学位制度，澳洲与中国香港基本一致。唯一的不同是，相比在中国香港的"中七"完成一年制预科课程，澳洲变为去医院实习1年，最后才有资格申请注册执业，比如墨尔本的皇家理工学院（RMIT University）。目前加拿大和美国文凭制度和学位制度共存。加拿大的省级肿瘤科医院自己的技师学校独自进行关于对高等文凭课程的培训。在完成指定课程并在3年内通过考试后，可推荐他们通过加拿大放射治疗技术人员协会组织的全国考试，然后才能申请在该医院所属的省注册。

（二）我国粒子治疗医护人员的需求与培养现状

粒子治疗的医护人员与普通医护人员不能等同，尽管大多数用于治疗的粒子释放的能量低、穿透能力弱，但是根据相关实验发现未穿戴相关的防护装备医护人员在接触粒子治疗后的患者过长时间后，会出现头痛、记忆力衰退、白细胞含量下降等情况。所以粒子治疗的医护人员应该进行更多的专业知识的培训，对于医护人员的要求更高，制订职业的防护和环境保护制度更加严密，暴露后的紧急措施也应该编写进医护的制度流程中，其中环境保护和职业防护，主要是防止植入过程中的所受到的辐射伤害，防护包括铅手套、铅服、眼镜等，需要严密的操作流程，严谨的工作态度，避免放射粒子的丢失，手术操作结束后严格监控患者状态及粒子情况，切实保障医护人员的安全。

在如今人口老龄化导致年龄结构改变、平均年龄增长的现状下，癌症发病率上升，社会需要更多的癌症治疗医护人员。癌症治疗的"三把刀"手术、化疗、放疗，其中放疗是恶性肿瘤治疗的主要手段之一，放疗的主要方式是粒子植入治疗，所以在还没有出现更加高效可行的治疗方法时，为粒子治疗提供更多医疗人员是不可忽视的。

粒子治疗需要多学科的配合，在未植入之前，首先运用组织细胞学进行精确的诊断，确定用量。通过仪器确定癌细胞准确位置范围，通过已知粒子的放射性活度计算出放射粒子植入数目等，制订植入计划。治疗过程需要放疗物理师、放疗医生、技术人员和手术护士的参与，其中放疗物理师是放疗医生和技术人员之间沟通的桥梁，在肿瘤患者放疗前，根据医生下达剂量处方来布置照射野、计划，借助电脑在人体设计图上画出各种曲线，将设计射束的路径并计算剂量在人体的分布，制订详细的计划方案去实现医生的思路想法，最后交由放疗技术员进行方案的操作。

1. 培养放疗医师经验能力不足

我国放疗医师的培养方式主要有两种：第一条途径是临床医学专业毕业生进入医院后，由单位派出到北京、上海的肿瘤医院等单位进修学习后成为放疗医师。根据2013年由国家卫生和计划生育委员会、中央机构编制委员会办公室和国家发展和改革委员会等颁布的《关于建立住院医师规范化培训制度的指导意见》，临床医学专业大学生毕业后，想要成为合格的临床医师只有经过3年的住院医师规范化培训才能获得资格。临床医学专业本科毕业生要成为放射治疗科住院医师，不仅要在临床相关科室轮转，还要在放射治疗科进行 14 个月左右的轮转，需要学习有关肿瘤学、放射线的物理特性和临床剂量学原则、常见肿瘤诊断、分期和综合治疗原则、放射肿瘤学基础、放射治疗的基本流程和放疗计划的评判标准等。通过这种方式培养临床专业本科毕业生，医院可以保证受训者的基础医学、临床医学知识、临床技能能够得到全面发展，但是受限于大多数医院无法提供系统的放射性肿瘤课程以及所需要的实验科研条件，所以这样的培养方式所培养出来的医师存在许多专业知识的结构缺陷、没有形成一套完整的理论体系；第二条途径就是专门对口的大学放射医学专业大学毕业生。然而如今国内只有少数大学有能力培养放射医学专业的毕业生。目前，仅有苏州大学、吉林大学等少数高校开设放射医学专业，南华大学开设有临床医学专业。

国内有关放射医学方向专业招生人数较少，远远不能满足日益增长的社会对于高质量放射肿瘤医学治疗的需求、跟上快速发展的放射肿瘤医学。此外受限于学制、学分，临床医学生的临床医学、基础医学的知识技能和结构仍未完善。以苏州大学为例，放射医学专业的培养目标是培养出对于患者治疗方案有着自己独特的思考、具备相关专业知识、心理技能和临床推断病症能力、掌握具备临床工作能力、适合我国医疗事业发展、德智体全面发展的优秀人才。放射医学专业的学制为 5 年。毕业生需要掌握临床医学、预防医学和基础医学的基本知识，并接受过相关基本培训，包括诊断、治疗和预防人类疾病，在在校学习及培训过程中学习放射医学的基本理论和技能。在大学期间，根据学分制度，学生需要学习相关课程修够学分，包括通识教育课程（英语、数学、化学、物理、计算机科学等）、基础课程（系统解剖学、局部解剖学、组织学与胚胎

学、内科学、生理学、医学免疫学、预防医学生物化学、药理学、病理学、外科学、妇产科学等）以及放射专业课程（放射卫生学、放射生物学、放射治疗学和辐射剂量学等），通过各个课程考试、毕业考试以及专业实习即可毕业并获得学士学位，但是参加国家执业医师资格考试要求获得医学学士学位后需要有 1 年的临床工作经历。这样的教育制度培养出来的大学生基本上可以胜任临床从事放射治疗、医学物理等工作。然而受限于硬性标准的 5 年学制和 200 学分的要求，在增加了放射医学的理论学习和实验的同时必然减少一些基础医学和临床医学课程的学时，如儿科学、口腔医学、皮肤病学等；与之同理的是在 1 年的临床实习中，减少临床通科的实习时间变成了增加放射治疗科的实习时间的前提条件，最后导致该专业毕业生的医疗知识技能结构存在一定的缺陷。

2. 放疗物理师人才匮乏

在发达国家中，通常一个放疗物理师与一个放疗医生合作进行对患者的治疗，而在中国，在这一比例达到了 1∶4 或 1∶5，放疗物理师肩负统筹规划责任，从治疗方案的制订、实施到患者的治疗效果反馈都需要参与并进行管理规划。一个物理师需要物理学和生物学等多学科基础，一般需要硕士学历以上，但目前物理师的教育培养体系并不完善。我国物理师培养长期处于被忽视的状态。中国对于培养放疗物理师方面还有许多欠缺，如今放疗物理师尚未有职称，没有职称就会导致无法晋升，许多物理师只能走放疗技师与医疗设备工程师等途径，而在欧美等发达国家，物理师有较完善的培养体系及职业通道。有一套制度保障物理师的配备、培训和上岗，涵盖任职资格、职业注册、教育培训和级别晋升等。早在 2014 年欧洲医学物理组织联合会（European Federation of Organisations for Medical Physics,

EFOMP）政策声明 12.1 就提出过："随着医疗器械技术和物理代理研究刊物的迅速发展，医学物理学家和医学物理学专家越来越难以胜任医学物理的多个专业，因此，早期专业化已成为一种必然，医学物理的各个专业应独立地承认医学物理学家和医学物理学专家。"故学习其他国家的教育方式进而培养更多专业的放疗物理师是势在必行的，同时提高物理师待遇，解决物理师的职称和岗位编制问题，避免人才流失。

相比较于国外，我国医学职称评比存在着许多问题。我国由于人口基数大的原因，医护人员每天工作量繁重，而医学职称评比标准又决定了每个医护人员想要晋升必须花费大量的时间精力，两者之间存在着不可调和的矛盾，于是就出现工作认真负责反而得不到晋升机会的反常局面。而对于本来就属于高精尖人才的放疗物理师来说，国内环境相比较于国外环境同样缺少吸引力，国内长期的不受重视和国外形成完善的组织形成鲜明的对比，因此常常在花费大量看不见的资源后培养出合格的物理师又给别人做了嫁衣。医学职称评定本该是鼓励医疗人员为公民健康做出更多贡献的机制，而不是成为医疗人员又一层负担。探索出符合中国国情的医疗制度才能从根本上解决这一问题。

3. 放疗技术员的专业空白

放疗技术员是放射治疗计划的执行者。医生和物理师制订的放射治疗计划，需要技术人员准确无误地执行。放射治疗计划的实施不像外科医生那样在短时间内即可知道手术效果，而是要技术员通过 1~1.5 个月的时间的摆位照射才能完成整个治疗方案。技术员在整个治疗过程中起着关键性的作用。提高自身素质和专业技能，精确摆位定位的质量管理：技术人员在医疗服务中要有严谨认真的工作作风，树立以患者为中心的服务理念；要善于沟通，以热情和蔼的态度关心患者，及时传递有关病情恢复的积极信息，避免不良刺激；放疗摆位和定位由两名技师完成，要求有高度责任心和高尚的医德，还要有扎实的理论基础，包括放射物理、放射生物、解剖学、肿瘤学等知识，以及良好的计算机和外语水平熟悉各种放疗设备的原理性能及操作；具有一定的放射防护知识及医学法律常识二积极学习放疗新知识、新理论，不断完善自己。放疗技术员作为放疗方案的操作实施者，在放射治疗中是不可或缺的一个重要参与者，也是治疗方案成功实施的保证。然而，与其工作的重要性形成鲜明对比的是，如今我国对放疗技术员培养教育制度的空白，只有极少数高校开设了放射治疗专业，国内现状是技术员的空白是由原本从事放射诊断、护理等专业的人员转行填补的。医院里的放疗科只能通过招聘生物医学工程、医学影像学、核工程与核技术等其他专业的毕业生，接着在通过在岗技术员的帮助了解掌握操作流程，用以满足对放疗技师的需要，其中有相当部分的技术员是由未经医学基础教育的其他专业人员来代替，没有接受过专业的本科医疗专业教育，导致其对放疗技术员的职责停留在放射医疗器械的操作上，职业的培养方式变成了不对口专业的人通过上一代的技术员以师傅带徒弟的方式进行培养。而且，不管是在教育制度还是在社会的重视度都远远不能与其工作的重要性相匹配，例如每年总会举行肿瘤放疗学术交流会，基本上都由放疗肿瘤医师参加，而技术员却被忽视了。而技术员在工作后的进修机会极少，与国外推崇的终身性学习和进修的完备制度形成了鲜明的对比。放疗技术员的教育制度远远落后于放疗技术的快速发展，造成了教育和技术、社会需求的脱离，严重地限制了放疗技术的发展。放疗技术工作是如此重要，而整体素质却偏低，所以对放疗技术员进行正规、系统的培养以提高其专业素质势在必行。

（三）我国粒子治疗工程技术人员的需求与培养现状

粒子治疗的相关设备及其辅助系统的维护、使用及其管理是粒子治疗的保障，由于粒子治疗相关设备复杂精密、涉及相关专业多，所以对于维修专业性及操作环境要求高。粒子治疗工程技术人才不仅需要提出相关设备的改进措施，还要根据相关参数分析出设备运行状况、及时发现问题并提早预防、设备发生故障后准确找到故障点并及时处理，所以培训专业的粒子治疗工程技术人才不可或缺。

1. 完成放疗实施的过程

(1) 制订治疗方案：放疗前，医师根据每位患者的详细病史和体征、病理诊断、实验室和影像检查资料、全身情况等，制订最适合的个体治疗方案，确定初步的放疗原则，需要增强的患者需医生处方增强造影剂，为模拟定位做准备。

(2) 体位固定及 CT 模拟定位（影像学资料的获取）：由医生、物理师和技师根据患者具体情况选择和制作固定模具。体位固定完成后进行 CT 模拟扫描定位，获取患者肿瘤及其周围器官组织详细的影像数据。

2. 影像学资料的初步处理及放疗靶区的确定

由物理师将图像导入计划系统，进行初步的影像数据处理，保证图像高质量，医师准确勾画靶区。影像数据经过初步的处理后，由医师勾画放疗病灶靶区和需保护的重要器官组织轮廓图，精确放疗靶区。

(1) 计划设计和评估优化：放疗靶区和重要器官组织轮廓勾画完成后，由物理师根据医师要求设计精确复杂的放疗计划。放疗计划设计完成后，要由医师和物理师进行评估并反复优化，直到满意为止。评估优化目标是在保证肿瘤获得足够放疗剂量的同时，尽可能控制重要器官组织的照射剂量不超其耐受剂量，从而保护重要器官组织的功能和患者生活质量。

(2) 放疗计划验证：放疗前最后一步准备工作，包括放疗中心位置验证（即复位）、射野验证和剂量验证。放疗中心位置验证：依照计划系统给出的肿瘤中心位置，找出对应的体表标志作为放疗时摆位的依据。射野验证：指在确定放疗中心位置后，利用模拟机拍摄 X 线片，核对中心位置、每个照射野形状、入射角度和射野大小等是否正确，可将位置误差控制在 2～3mm 以内。剂量验证：由物理师通过人体仿真体模，比较实体内所接受的射线照射剂量与计划系统所设计的照射剂量是否一致。

(3) 放疗实施：放射治疗一般由 2 位技师共同完成，先在操作室核对治疗参数，然后在机房内进行摆位，按照标记线摆好患者，加入挡块、楔形板等需要的辅助器材，向患者交代好感到不舒服、不能耐受时可举手示意等注意事项之后，就可以离开机房并关闭铅门。治疗中开启患者监视系统，密切监视患者体位是否移动，如果发现患者体位移动或发出求助信息，应立即停止治疗并做相应处理，纠正后再行照射。

3. 粒子治疗工程技术人才工作任务

可以概括为独立解决设备及其附属设施的技术难题，确保设备开机率。

(1) 制订岗位职责、操作流程、应急方案，明确责任归属，保证工作的井然有序。

(2) 根据设备的实际工作情况及其参数，适当改造优化设备。

(3) 合理制订本年的花费预算，定期预计实际开销情况，降低设备使用维修成本。

(4) 根据本专业的技术难题制订计划，注重技术创新和学习研发先进技术。

(5) 与各相关部门或维保单位合作协调处理一些跨部门解决问题。

以上海市质子重离子医院为例，他们根据医院的相关情况组建了一支专业工程技术人才队伍，包括加速器、暖通、自控、强电、给排水、弱电、IT 等相关专业，截止至 2016 年医院工程技术人才一共 7 人，2 位硕士，5 名本科专业毕业生，团队平均年龄为 39 岁。团队成员学习背景各有异同，有着多年专业经验的资深专家、多年从事相关设备维修的工程师、在国外企业从事过相关工作的工程师。团队成员都有着一专多能的能力，除了在自身专业能够如鱼得水之外，还能有着对相关设备的了解，有着跨专业交流合作、相互帮助解决问题的能力，是专业工程师团队里的复合型人才。

上海市质子重离子医院所购入的相关质子治疗（proton therapy，PT）设备精度高、占地面积大，其中的同步加速器直径达 21m，质子重离子治疗主设备系统占地 9363m²，其中其主设备分别有剂量检测系统、加速器系统、离子注入系统、束流输运系统、治疗计划系统、束流配送系统、患者定位系统、控制与安全系统等多个系统和众多子系统组成，并且每个系统或多或少都有着联系，通常一个系统的故障将会引起连锁反应，这就给维修技术人员带来了许多问题，故障来源变得错综复杂，正确地推断出故障点不仅需要相关的专业知识，同样需要多年的维修经验。怎样高效运行治疗设备是每个专业工程师团队最重视的问题。

上海市质子重离子医院在 2016 年首次引进质子治疗设备，并且设备高度集成、相关专业人员少、辐射量大，为了保证设备长时间的正常运行，选择了医院工程技术队伍与设备厂商维护团队合作的方式对设备进行维护、维修，两者分工明确，细化了工作操作细节，明确了责任主体。其中医院工程技术人员负责 PT 设备及其辅助系统的供电、提供冷却水、温度控制和辐射防护等

系统的运行。维护原则为预防为主、统筹安排、科学管理、集中保养。考虑到医院实际治疗繁忙的现实状况，专业工程团队通常采取一年 2 次大保养，而每次大保养包括林林总总 100 多项专业维护项目，涉及多达 150 多人次先后参加维护项目，而维护时间仅有短短 4 天。维护项目繁多、涉及人员复杂集中、设备厂家不一、维护时长短等许多难题摆在维修技术人员面前，各个工程团队需要提前做好规划。

细化工作责任，避免出现责任盲区，保证设备每个部位的检测、维护、保养工作没有缺漏。

做好各个工程团队工作时间、场地分配，既要避免各个工程团队维护时间场地的冲突，同时也要注意工程队互相合作时段规划，保证合作时段各方都要到场。

由于保养时间短，极有可能出现延期情况，所以做好维护时间拖延方案，防止患者治疗与设备保养出现冲突。

做好设备维护系统之间的相互配合，防止跨系统维护出现的交流障碍。

在整个维修过程都要及时监督，最后还要进行设备各个方面的测试验收及对外包商的评估，对整个保养规划和实际维修情况进行总结。

以上海质子重离子医院新建的由西门子公司（Siemens AG）生产的质子重离子加速器（IONTRIS）设备为例，其在国内尚属首台，国内无相应的监测规范和标准。放疗设备驾驶员即为医学物理师，X、γ 和三维调强适形治疗属高精度放射治疗，它们在我国迅速发展应用，开展这样高精确度的治疗，没有合格的物理剂量人员的参与是不可能实现的，但事实上，目前我国物理师极度缺乏，中国内地肿瘤治疗科的医生与物理师之比为 8：1，而发达国家为 3：1，中国香港为 2：1。不少开展 X、γ 刀、三维调强适形治疗的科室没有物理师，甚至在 44 家开展调强适

形治疗的科室中就有 18 家连物理技术人员都没有，这凸显问题的严重性。

（四）我国粒子治疗管理人员的需求与培养现状

从我国规章制度的层面进行分析

《放射诊疗管理规定》（卫生部令〔2006〕46 号；国家卫生和计划生育委员会令第 8 号修改）规定，开展放射治疗工作的，应当具有。

(1) 中级以上专业技术职务任职资格的放射肿瘤医师。

(2) 病理学、医学影像学专业技术人员。

(3) 大学本科以上学历或中级以上专业技术职务任职资格的医学物理人员。

(4) 放射治疗技师和维修人员。

2012 年卫生部卫监督发〔2012〕25 号关于印发《放射卫生技术服务机构管理办法》之附件 2《放射诊疗建设项目卫生审查管理规定》中明确：危害严重类的放射诊疗建设项目包括立体定向放射治疗装置（γ 刀、X 刀等）、医用加速器、质子治疗装置、重离子治疗装置、钴 –60 治疗机、中子治疗装置与后装治疗机等放射治疗设施，正电子发射型计算机断层显像（positron emission computed tomography，PET）与单光子发射计算机断层显像装置（single photon emission computed tomography，SPECT）及使用放射性药物进行治疗的核医学设施。放疗设施由于属于危害严重类的放射诊疗建设项目，因此对操作者也有极高的要求。需要其在懂得相关诊疗知识的同时，也能具有清晰的应急处理思路和能力。

《大型医用设备配置与使用管理办法》第二十一条大型医用设备上岗人员（包括医生、操作人员、工程技术人员等）要接受岗前培训，取得相应的上岗资质。

《中华人民共和国职业病防治法》（中华人民共和国主席令第 60 号）第十一条：用人单位应当设置或指定职业卫生管理机构或者组织，配备专职或者兼职的职业卫生管理人员，负责本单位的职业病防治工作。《放射诊疗管理规定》（中华人民共和国卫生部令第 46 号）第十九条：医疗机构应当配备专（兼）职的管理人员，负责放射诊疗工作的质量保证和安全防护。《中华人民共和国职业病防治法》（中华人民共和国主席令第 60 号）第十一条：建立、健全职业卫生档案和劳动者健康监护档案；建立、健全工作场所职业病危害因素监测及评价制度；建立、健全职业病危害事故应急救援预案。

对于相应人员的培养，《放射工作人员职业健康管理办法》（中华人民共和国卫生部令第 55 号）第七条：放射工作人员上岗前应当接受放射防护和有关法律知识培训，考核合格方可参加相应的工作。培训时间不少于 4 天，《放射工作人员职业健康管理办法》（中华人民共和国卫生部令第 55 号）第八条：放射工作单位应当定期组织本单位的放射工作人员接受放射防护和有关法律知识培训。放射工作人员两次培训的时间间隔不超过 2 年，每次培训时间不少于 2 天。《放射工作人员职业健康管理办法》（中华人民共和国卫生部令第 55 号）第九条：放射工作单位应当建立并按照规定的期限妥善保存培训档案。培训档案应当包括每次培训的课程名称、培训时间、考试或考核成绩等资料。《放射工作人员职业健康管理办法》（中华人民共和国卫生部令第 55 号）第十条：放射防护及有关法律知识培训应当由符合省级卫生行政部门规定条件的单位承担，培训单位可会同放射工作单位共同制定培训计划，并按照培训计划和有关规范或标准实施和考核。

《放射诊疗管理规定》中华人民共和国卫生部令第 46 号，已于 2005 年 6 月 2 日经卫生部部务会议讨论通过，现予以发布，自 2006 年 3 月 1

日起施行。第四章第十九条规定医疗机构应当配备专（兼）职的管理人员，负责放射诊疗工作的质量保证和安全防护。其主要职责如下。

(1) 组织制定并落实放射诊疗和放射防护管理制度。

(2) 定期组织对放射诊疗工作场所、设备和人员进行放射防护检测、监测和检查。

(3) 组织本机构放射诊疗工作人员接受专业技术、放射防护知识及有关规定的培训和健康检查。

(4) 制定放射事件应急预案并组织演练。

(5) 记录本机构发生的放射事件并及时报告卫生行政部门。

第二十条医疗机构的放射诊疗设备和检测仪表，应当符合下列要求。

(1) 新安装、维修或更换重要部件后的设备，应当经省级以上卫生行政部门资质认证的检测机构对其进行检测，合格后方可启用。

(2) 定期进行稳定性检测、校正和维护保养，由省级以上卫生行政部门资质认证的检测机构每年至少进行一次状态检测。

(3) 按照国家有关规定检验或者校准用于放射防护和质量控制的检测仪表。

(4) 放射诊疗设备及其相关设备的技术指标和安全、防护性能，应当符合有关标准与要求。

从以上不完全所罗列的相关制度要求可以看出，要运行一个粒子治疗中心，光有钱不够，必须有一支几十人至百余人的队伍，包括由研究生学历，对放疗有若干年工作经验的和技术、放疗物理、核医学、肿瘤医学和医学管理的专家队伍，这些人才非短期所能培养。质子和重离子治疗时，必须特别重视治疗的质量验证和控制，严格制订和执行各种质量验证与控制制度及规定，从而防止一切严重事故的发生，单有装置，没有严格的规范、制度和验证，不但不能治病，还可能造成事故。因此，从国家层面制定相关准入制

度、运行要求等标准要求，再到治疗单位自身从上至下以标准为基础制订的相关制度，都需要管理层及操作者重视和严格执行。中国山东万杰的停业，表面上是缺乏资金，实质上是因缺乏维修人才而使设备损坏，不但不能及时正确修复，相反越修越坏，最后不得不高价请 IBA 维修，以致变成经费问题，中日友好医院质子治疗中心的停工，说是资金断裂，实质也是技术和管理问题。

从上述质子治疗工程和学科内涵的要求来看，当前的形势，从组织、财力、表象、规模、决心等方面确实是一片大好，从原则上来看，这些项目中的科技内容，只要端正学风，不难迎刃而解。最大的难点是工作人员的业务水平、工作作风和道德素质，而目前这方面与国外有相当大的差距。放疗设备的质量保证与治疗控制，是十分专业的工作，需要工作人员具有良好的业务水平，对相关要求和相关规范及检测方法都有详尽的了解。

政府也应主动负起领导和引导的责任，粒子治疗事业涉及全国亿万人民的健康大事，表面上是医疗之事，但实际上是政治大事，如果在今后 10 年内我国的粒子治疗发展只为不到 5% 人口的富人提供高档的粒子治疗服务，而 95% 以上的癌症患者得不到治疗，是不容忽视的一个问题。

（五）探索粒子治疗人才培养的新模式

1. 吸引优秀生源

精英教育是国外对与放射肿瘤医师的培养方式，许多著名培养机构由于掌握着该行业最好的设备、资源、技术以及名声等，生源极佳并且竞争激烈，能够招收优秀的学生并且培养出最好的放射肿瘤医师。我国放射治疗的现状与欧美国家技术水平确实有着不小的差距，招生计划对于国际学生吸引力不够。在我国，由于过往核事故的发生，媒体铺天盖地的报道使得放射性危害在社

会普及或者说过度宣传，导致公众对其有着普遍的恐惧心理，愿意从事该行业的学生并不多，招生指标经常只能通过调剂完成。所以应正确宣传放射射线的核知识降低公众恐惧感，各高校积极宣传放射医学专业，展示专业特点优势用来宣传吸引生源。

2. 改革学制

放疗医师所需要的专业知识既要覆盖普遍医疗专业所学知识，又要了解相关的放射知识，所学知识繁多、复杂、斑驳且难度极大。所以在美国，培养一个专业的放疗肿瘤医师需要长达 12 年，反观我国只有与普通医学专业一样的 5 年学制，难免有囫囵吞枣的嫌疑，放射医疗专业除了与临床医学相同的基础课程之外还添加了相关的放射性课程，必定弱化了基础医学和临床医学的能力培养，专业能力相比较于美国长达 12 年的精雕细琢必然有着不小的差距，所以改变学制有益于提高毕业生质量，除了尝试正常本科教育外同时可以尝试本硕连读的方式，或者通过招收优异的临床本科毕业生进行相关的研究生教育，保证学生在毕业后有着系统的基础医学、临床医学、放射医学的专业知识、技能及临床经验去胜任放射性医师工作。

3. 优化课程体系

可以从着手以下几个内容进行改革。

(1) 重点培养和重点教学，形成放疗医学特殊专业。以放射医疗为重点，组织 20～30 人为重点进行特殊培训，以医学案例为教材，让学生认识不同疾病、不同肿瘤、不同位置所产生的医疗差异，采取不同放射剂量、放射强度、放射间隔时间，观察产生的不同效果。根据不同的措施、不同的效果不断地调整相应的方法达到最好的效果，调动学生的学习积极性和能动性，以实践为主，让学生在老师的带动下对案例进行具体分析和共同讨论，达到最佳的教学效果，培养学生正确地把理论和实践紧密地联系在一起，培养具有判断思维和解决实际问题的能力。

(2) 为学生提供科研机会，培养学生的科研精神和科研思维能力。科研不是一种传统教学，要勇于对传统教学的舍弃，科研需要有创新思维和献身精神，高校应该加强医疗放疗设备及场所的经济投入，加强和医疗机构的合作，为学生提供更好的实验设备和资源。

(3) 建立终身制度，参照美国欧洲等国家的制度，建立一套各方面放射医疗人才进修完整体系以及专门的评定标准，给予放疗人才一个动力，让放疗医疗人才不断在工作实践和理论学习中转换，并提供对外学习机会。科研实验和临床实践是推动放疗发展的重要手段，实验技能和临床能力的培养和提高必须深入研究揭示本质发现规律、创立新论、研制新法。对基本理论的研究、完善知识结构、提高实践能力，必须要求每一个学员终身研究积累丰富的经验才能取得较高的研究成果，所以政府部门必须加强科研投入，让每一个科研人员充分发挥能动性和主动性。

4. 开设放射治疗技术专业

随着我国的老龄化加剧导致的肿瘤患者增加，放疗技术需求日益增加，而我国放射治疗技术员培养存在着许多空白急需填补，高校尚未展开相关专业进行培养导致如今放疗技术员的医疗素质水平的参差不齐。尽管一些医院开始尝试自主培养放射治疗技术员，但是人数太少、比例太低，相比较于整个国家无异于杯水车薪。因此各高校医学院有责任设立专业通过系统教育培养出一批有能力有经验的技术员，通过借鉴其他国家的成功经验和完善的教育制度，结合我国医疗国情，经过数年摸索建立起一套放射治疗技术专业的教育体系，高校也可以抓住机遇形成自己的特色专业，不断培养出特色人才以适应社会日新月异的发展。

第 3 章　肿瘤质子治疗技术

一、全球质子治疗技术发展现状与动态

（一）质子治疗发展历史

质子束的医学应用是 1946 年由威尔逊提出的。1954 年 Tobias 等在美国加州大学劳伦斯伯克利实验室进行了世界上第一例质子束治疗。此后，瑞典、苏联也先后开展了质子放疗的临床研究。美国 MGH 在质子放疗的发展中起到了非常重要的推动作用。1961 年开始利用哈佛回旋加速器实验室治疗脑垂体有关疾病，如肢端肥大症、库欣综合征、糖尿病引起的视网膜病、动静脉畸形等。

1975 年 MGH 和哈佛回旋加速器实验室联手开始用质子放疗治疗眼球脉络膜黑色素瘤、颅底软骨瘤、脊索瘤和前列腺癌。20 世纪 80 年代后期，随质子设备的改进，三维影像和立体放疗技术的进步，质子放射治疗的应用范围得到进一步扩大。日本筑波大学 PMRC 根据东方人的特点，将肿瘤治疗研究的重点放在肝癌、食管癌、肺癌和头颈部肿瘤等内脏器官肿瘤上。这一时期，非肿瘤疾病也开始用质子放疗，主要有脑血管畸形和老年的黄斑退行性变性。

1992 年，美国 LLUMC 启用了世界上第一台医学专用质子放疗装置，在质子放疗的历史上具有划时代意义。在这以前，质子放疗只是高能物理实验室用大型加速器的附属产品之一。而医学研究专用加速器的应用，正式宣告质子放疗进入了医学领域的研发育推广，确定了其在医疗应用中的地位，加快了这一技术的发展与推广应用范围，他们采用的是同步加速器。这 8 年中，在前列腺癌、肺癌等肿瘤的研究与治疗中取得了良好的效果。

由于质子技术在肿瘤和非肿瘤的治疗中均获得了较好的效果。因此，得到了各国政府的有力支持。1985 年成立了 PTCOG，进行世界范围内的质子课题合作研究。

（二）全球质子治疗中心

截至 2019 年，据 PTCOG 统计，全球有 90 家临床质子治疗中心在治疗患者（表 3-1）。

（三）质子治疗患者数

根据 PTCOG 统计，截至 2018 年，全球已有接近 20 万名患者接受过了质子治疗（图 3-1）。

二、我国质子治疗技术发展现状与动态

（一）我国质子治疗技术发展现状

1946 年美国罗伯特·威尔逊在《放射学》杂

表 3-1　90 家临床质子治疗中心

序 号	国 家	中心名称及城市	粒子类型	房间数	开始时间（年）
1	Austria	MedAustron，Wiener Neustadt	C-ion, p	3	2019
2	Canada	TRIUMF，Vancouver	p	1	1995
3	Czech Republic	PTC Czech r.s.o.，Prague	p	4	2012
4	China	WPTC，Wanjie，Zi-Bo	p	3	2004
5	China	IMP-CAS，Lanzhou	C-ion	1	2006
6	China	SPHIC，Shanghai	C-ion, p	3	2014
7	China	Heavy Ion Cancer Treatment Center，Wuwei，Gansu	C-ion	4	2019
8	China	Chang Gung Memorial Hospital，Taipei，Taiwan	p	5	2015
9	Denmark	Dansk Center for Partikelterapi，Aarhus	p	4	2019
10	England	Clatterbridge	p	1	1989
11	England	Proton Partner's Rutherford CC，Newport	p	1	2018
12	England	The Christie Proton Therapy Center，Manchester	p	3	2018
13	France	CAL/IMPT，Nice	p	2	1991，2016
14	France	CPO，Orsay	p	3	1991，2014
15	France	CYCLHAD，Caen	p	1	2018
16	Germany	HZB，Berlin	p	1	1998
17	Germany	RPTC，Munich	p	5	2009
18	Germany	HIT，Heidelberg	C-ion, p	3	2009，2012
19	Germany	WPE，Essen	p	5	2013
20	Germany	UPTD，Dresden	p	1	2014
21	Germany	MIT，Marburg	C-ion, p	4	2015
22	India	Apollo Hospitals PTC，Chennai	p	3	2019
23	Italy	INFN-LNS，Catania	p	1	2002
24	Italy	CNAO，Pavia	C-ion, p	4	2012
25	Italy	APSS，Trento	p	3	2014
26	Japan	HIMAC，Chiba	C-ion	3	1994，2017
27	Japan	NCC，Kashiwa	p	2	1998
28	Japan	HIBMC，Hyogo	C-ion, p	3	2002
29	Japan	PMRC 2，Tsukuba	p	2	2001
30	Japan	Shizuoka Cancer Center	p	4	2003
31	Japan	STPTC，Koriyama-City	p	3	2008

序 号	国 家	中心名称及城市	粒子类型	房间数	开始时间（年）
32	Japan	GHMC，Gunma	C-ion	4	2010
33	Japan	MPTRC，Ibusuki	p	3	2011
34	Japan	Fukui Prefectural Hospital PTC，Fukui City	p	3	2011
35	Japan	Nagoya PTC，Nagoya City，Aichi	p	3	2013
36	Japan	SAGA-HIMAT，Tosu	C-ion	5	2013
37	Japan	Hokkaido Univ. Hospital PBTC，Hokkaido	p	1	2014
38	Japan	Aizawa Hospital PTC，Nagano	p	1	2014
39	Japan	i-Rock Kanagawa Cancer Center，Yokohama	C-ion	4	2015
40	Japan	Tsuyama Chuo Hospital，Okayama	p	1	2016
41	Japan	Hakuhokai Group Osaka PT Clinic，Osaka	p	1	2017
42	Japan	Kobe Proton Center，Kobe	p	1	2017
43	Japan	Narita Memorial Proton Center，Toyohgashi	p	1	2018
44	Japan	Osaka Heavy Ion Therapy Center，Osaka	C-ion	3	2018
45	Poland	IFJ PAN，Krakow	p	3	2011，2016
46	Russia	ITEP，Moscow	p	1	1969
47	Russia	JINR 2，Dubna	p	1	1999
48	Russia	MIBS，Saint-Petersburg	p	2	2018
49	Russia	MRRC，Obninsk	p	1	2016
50	South Africa	NRF – iThemba Labs	p	1	1993
51	South Korea	KNCC，IIsan	p	3	2007
52	South Korea	Samsung PTC，Seoul	p	2	2015
53	Sweden	The Skandion Clinic，Uppsala	p	2	2015
54	Switzerland	CPT，PSI，Villigen	p	4	1984，1996，2013，2018
55	The Netherlands	UMC PTC，Groningen	p	2	2018
56	The Netherlands	HollandPTC，Delft	p	3	2018
57	The Netherlands	ZON PTC，Maastricht	p	1	2019
58	USA，CA.	J. Slater PTC，Loma Linda	p	4	1990
59	USA，CA.	UCSF-CNL，San Francisco	p	1	1994
60	USA，MA.	MGH Francis H. Burr PTC，Boston	p	3	2001
61	USA，TX.	MD Anderson Cancer Center，Houston	p	4	2006
62	USA，FL.	UFHPTI，Jacksonville	p	4	2006
63	USA，OK.	ProCure PTC，Oklahoma City	p	4	2009

（续表）

序　号	国　家	中心名称及城市	粒子类型	房间数	开始时间（年）
64	USA，PA.	Roberts PTC，UPenn，Philadelphia	p	5	2010
65	USA，IL.	Chicago Proton Center，Warrenville	p	4	2010
66	USA，VA.	HUPTI，Hampton	p	5	2010
67	USA，NJ.	ProCure Proton Therapy Center，Somerset	p	4	2012
68	USA，WA.	SCCA ProCure Proton Therapy Center，Seattle	p	4	2013
69	USA，MO.	S. Lee Kling PTC，Barnes Jewish Hospital，St. Louis	p	1	2013
70	USA，TN.	ProVision Cancer Cares Proton Therapy Center，Knoxville	p	3	2014
71	USA，CA.	California Protons Cancer Therapy Center，San Diego	p	5	2014
72	USA，LA.	Willis Knighton Proton Therapy Cancer Center，Shreveport	p	1	2014
73	USA，FL.	Ackerman Cancer Center，Jacksonville	p	1	2015
74	USA，MN.	Mayo Clinic Proton Beam Therapy Center，Rochester	p	4	2015
75	USA，NJ.	Laurie Proton Center of Robert Wood Johnson Univ. Hospital，New Brunswick	p	1	2015
76	USA，TX.	Texas Center for Proton Therapy，Irving	p	3	2015
77	USA，TN.	St. Jude Red Frog Events Proton Therapy Center，Memphis	p	3	2015
78	USA，AZ.	Mayo Clinic Proton Therapy Center，Phoenix	p	4	2016
79	USA，MD.	Maryland Proton Treatment Center，Baltimore	p	5	2016
80	USA，FL.	Orlando Health PTC，Orlando	p	1	2016
81	USA，OH.	UH Sideman CC，Cleveland	p	1	2016
82	USA，OH.	Cincinnati Children's Proton Therapy Center，Cincinnati	p	3	2016
83	USA，MI.	Beaumont Health Proton Therapy Center，Detroit	p	1	2017
84	USA，FL.	Baptist Hospital's Cancer Institute PTC，Miami	p	3	2017
85	USA，DC.	MedStar Georgetown University Hospital PTC，Washington DC	p	1	2018
86	USA，TN.	Provision CARES Proton Therapy Center，Nashville	p	2	2018
87	USA，GA.	Emory Proton Therapy Center，Atlanta	p	5	2018
88	USA，OK.	Stephensen Cancer Center，Oklahoma	p	1	2019
89	USA，MI.	McLaren PTC，Flint	p	3	2019
90	USA，NY.	The New York Proton Center，East Harlem，New York	p	3	2019

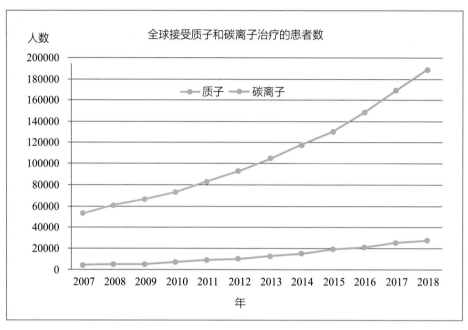

▲ 图 3-1　2007—2018 年全球接受质子和碳离子治疗的患者数

志上发表论文，提出用质子治疗肿瘤的建议，他指出质子具有以下 3 个内在的物理性能：①质子 Bragg 峰在射程终点处得到剂量值，比入口处的剂量值大 3~4 倍，在射程终点后的剂量等于 0，此特点用于治疗肿瘤，使肿瘤处的剂量为最大值，得到最大的治疗效果，肿瘤后的正常细胞不受损伤，肿瘤前部的正常细胞仅受到 1/3 左右较小损害的肿瘤剂量值；②单一能量的质子流在相同的射程传递最大剂量值，不同深度的肿瘤可用不同能量质子来照射治疗，固定深度的肿瘤可用单一能量质子进行若干次照射；③质子在传输时，其前进轨道不会偏离直线轨迹太远，质子具有相对较小的散射与本底，使照射野边缘比较清晰分明、阴影小，能治疗距离敏感器官很近的肿瘤。

伴随着我国人民对生活质量的要求不断提高以及国家科学技术的飞速发展，把国产质子治疗装置产业化提上日程已经迫在眉睫，应立即推广，因此，越来越多的医院和研究机构投入到质子放疗的应用研究当中。不论是高能物理学界还是医学界，都将质子治癌评估为显著优于传统放疗的治疗方法，如今我国在国产质子治疗领域中也取得了突飞猛进的发展。

目前我国已经具备了一批质子治疗装置，如兰州质子重离子治癌中心、上海瑞金医院、淄博万杰医院博拉格质子治疗中心、北京质子治疗中心、上海市质子重离子医院、涿州质子重离子肿瘤治疗中心等。其中还不乏许多科研院所正在进行设备的研制，如中国原子能科学研究院、华中科技大学和中科院等离子体研究所等。其中声称拟建的有十多处，而真正竣工的却为数不多，万杰建成停业，上海市质子重离子医院在上海市委支持下，资金雄厚，高价引进一个西门子装置。国内质子装置研制主要集中在科研院所、大学和少数有科研背景的单位中，其中以下列 5 家单位作为代表，它们代表了国产自主研发质子放疗装置的现状。

1. 我国原子能科学研究院

中国原子能科学研究院在已经建成的 100 MeV 强流回旋加速器技术基础上，在核工业集团公司龙腾创新项目的支持下，开展了第四代的 230 MeV 超导等时性回旋加速器关键技术研制、降能器设计、束流输运线技术和治疗端的前期技术研究工作，已经突破了低温超导磁工艺技术、强磁场下束流动力学研究等 230 MeV 超导等时性回旋加速器的关键技术问题，并在串列加速器升级工程上设计完成了 100 MeV 质子治疗示范装置的方案设计工作，对质子治疗加速器技术、束流输运线技术、治疗端技术都有了深入的研究，已经具备了开展可用于质子治疗的 230 MeV 超导质子回旋加速器及治疗端等放疗装备的研制能力。230MeV 超导质子回旋加速器整机结构如图 3-2。

加速器引出束流能量为 230～240MeV、引出流强为 300nA，并可根据应用需求提升到 800nA；采用内部离子源，引出 10μA 以上的质子束；加速器采用常温磁铁、超导线圈；磁极采用螺旋扇

结构，超导线圈安装在低温恒温器中，低温恒温器的 300 K 内筒与主磁铁的上下盖板及磁极装配在一起作为加速器的主真空室；采用 4 个螺旋型高频腔，粒子快速加速穿越共振区，束流品质不会受到太大影响；外半径圈间距大，有利于提高引出效率；减少加速圈数，从而减少加速过程的束流损失；中心区电压相对较低，引出区电压较高，有利于束流引出，同时降低了中心区打火的可能性。加速器采用共振进动引出方式，增加引出位置圈间距，提高引出效率；采用两个静电偏转板使束流偏出，并由 6 个引出磁通道元件进行聚束；偏转电压要求 < 100kV/cm，减少静电偏转板打火，提高加速器运行稳定性；引出效率要求 > 80%，减小加速器内的束流损失。

结合上述整机结构图与参数特点可以得出如下结论，该超导质子回旋加速器具有以下一系列适用于质子治疗装置的优越特点：结构紧凑，大

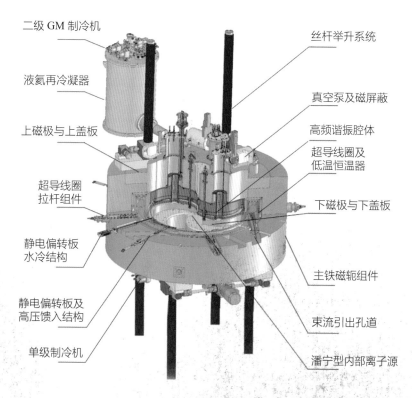

二级 GM 制冷机

液氦再冷凝器

上磁极与上盖板

超导线圈拉杆组件

静电偏转板水冷结构

静电偏转板及高压馈入结构

单级制冷机

丝杆举升系统

真空泵及磁屏蔽

高频谐振腔体

超导线圈及低温恒温器

下磁极与下盖板

主铁磁轭组件

束流引出孔道

潘宁型内部离子源

▲ 图 3-2　230MeV 超导质子回旋加速器整机结构图

大减小加速器的尺寸，降低工程造价；高效率的加速与引出；流强调节范围大，调节简便，整机系统运行功耗低等。

2. 上海瑞金医院肿瘤（质子）中心

上海瑞金医院肿瘤质子中心由上海应物所、艾普强公司和瑞金医院等三方合作。由下面两个项目联合支持：上海市自主创新和高新技术产业发展重大项目和科技部国家重点研发计划重点专项"数字诊疗装备研发"。上海应用物理研究所负责首台质子治疗装置的技术研发，以及后续治疗系统的建设和未来功能与性能升级和提升。艾普强公司负责提供质子治疗装置产业化、产品准入和第三方检测，以及日后的运行和维护。瑞金医院负责建设质子治疗中心和实施临床试验，参与确定治疗系统的技术和工艺要求。北京医疗器械检测所负责系统性能与安全评价方法研究，清华大学负责同步加速器的直线注入器的设计和剂量检测与验证等。

该项目的目的是研制具有自主知识产权的质子治疗装置，其中包括质子注入器、同步加速器及相关束流输运线、固定束治疗室（由瑞士SPAG公司提供）、180°旋转束治疗室、360°旋转束治疗室（正在设计）、眼部肿瘤治疗室。

质子注入器采用进口自美国加州的质子注入器，国际上同步加速器的质子注入器均采购于此，其设备性能指标优越。目前正在和清华大学自主研发具有自主知识产权的质子注入器，该项目的进展如下，国产质子注入器：长约7m，质子能量7MeV，电流10mA，脉冲宽20μs，重复频率10Hz；完成电子回旋共振（electron cyclotron resonance，ECR）离子源到DTL加速器出口的束流动力学模拟设计，确定了包含射频四极（radio frequency quadruple，RFQ）和漂移管直线加速器（drift tube linac，DTL）所需高频总功率不到400kW，总长度7.54m的综合解决方

案；完成了RFQ和DTL的工程设计，正在进行施工图设计。

质子同步加速器优化设计：加速器周长压缩到24.6m，使用了多圈涂抹注入以增加储存粒子数，三阶共振慢引出和RFKO技术控制引出流强稳定性和进行开关；接收度和储存流强处于国际同类装置先进水平，最大储存离子数达到1.3×10^{11}个。

固定治疗室的设计实际场景图3-3如下。

180°旋转机架系统研制项目自设计制造到装配检测历时4年，攻克了关键技术十余项，取得发明专利两项，打破国外企业技术垄断，由上海应用物理研究所和上海电器机床设备公司联合设计，上海锅炉厂制造。180°旋转机架长11m、高12m、宽8m，旋转重量90多吨，等中心点精度实测±0.2mm，达到世界先进水平，已经完成了工厂内最后测试，实现了旋转精度较高的主轴系统；导轨直径6m，圈跳动＜0.1mm；齿圈精度实测达到了3级，代表了国际最高制造水准；实现了与机架同步旋转的旋转地板。2017年11月

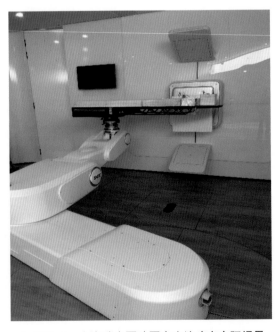

▲ 图3-3 上海瑞金医院固定束治疗室实际场景

底开始机架的医院现场安装，现已完成旋转机架子及其附件的安装以及动态调试。经检验其旋转部分重量 96000kg、等中心精度达到 ±0.26mm，运动参数达到了设计要求，达到国际同类设备的先进水平。设备外观如图 3-4。

360° 紧凑型旋转机架目前仍处于研制状态。截至 2018 年 10 月，自主研制 360° 紧凑型旋转机架的工作总体进展顺利，已取得了两项发明专利，目前正在推进工程设计工作。目前已经确定了旋转机架本体结构、输运线器件的支撑调节系统、大机架支撑驱动系统、旋转地板等的技术方案及水电等工艺设施的布局，完成旋转机架整体方案设计评审，具体工程设计正在展开；确定了紧凑型治疗头的物理布局，将针对八极铁和常规扫描铁的方案，开展治疗头的机械设计；确定了各子系统的技术负责人和岗位职责；旋转地板、机架本体、支撑驱动系统、治疗头等子系统工程设计合同已在洽谈中。

眼癌治疗室项目如图 3-5，参照了瑞士 PSI 质子治疗的眼科治疗室研制建设，获得 PSI 研究团队和瑞士 SPAG 公司的合作支持；束线设备（NOZZLE 组件）、治疗椅、X 线定位成像、激光定位器等已经安装完成；NOZZLE 控制器（NCS）、治疗控制系统（TCS）于 2018 年 12 月完成；治疗计划软件（EYEPLAN）已经获得使用许可，于 2018 年 12 月开始眼癌治疗束流线的调试，完成眼束治疗室设备集成调试。

此质子治疗装置为首台国产质子治疗装置，该装置于 2018 年 8 月 15 日在上海召开了质子治疗装置研制评估暨产业化研讨会，评审专家组基于项目团队的研制报告、国内专家的测试报告和实地考察和质询对装置研制做出了肯定的评估意见。专家一致认为，该国产质子治疗装置的加速器已达到设计指标，总体性能与国际产品处于同一水平；自主研制的点扫描束配系统和机器人治疗床等经测试均达到主要设计指标，整个治疗系统已具备基本功能。

3. 合肥离子中心

合肥离子医学中心是合肥综合性国家科学中心七大创新平台之一。依托国家大科学工程，以"自主＋合作"的创新模式，设立质子治疗和自主研制两个项目主体，建设集离子医学技术研

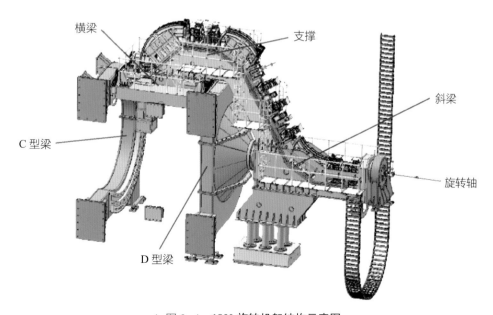

▲ 图 3-4　180° 旋转机架结构示意图

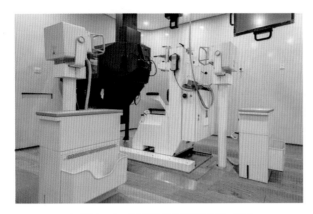

▲ 图3-5 上海瑞金医院眼癌治疗室

发、治疗、培训、数据化处理中心以及高端医疗装备研发、关键部件制造、系统集成和产业化两个公共平台为一体的创新科技基地。

合肥离子中心采用"自主+合作"的模式，其中合作的项目为引进国际成熟先进的美国瓦里安（Varian）ProBeam质子治疗系统（3个旋转机架室、1个固定机架治疗室、1个研发室，即"3+1+1"）如下图3-6，安排40多张病床及相应医疗护理设施，提高分析诊治的综合实力。

合肥离子中心自主研发的项目位于合肥市高新区柏堰弯路与火龙地路交口西南角，总占地约6.7万 m²。一期自主研制全国首套SC200超导质子治疗系统，占地4.5万 m²，推动该研究单位离子医学装备国产化、小型化，系统运维和人才培养。SC200超导回旋加速器由中国科学院等

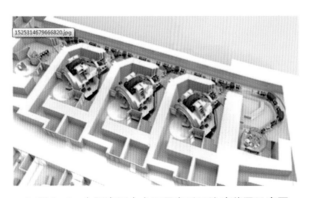

▲ 图3-6 合肥离子中心瓦里安质子治疗装置示意图

离子体物理研究所（Institute of Plasma Physics, Chinese Academy of Sciences，ASIPP）和俄罗斯杜布纳联合核子研究所（Dubna Joint Institute for Nuclear Research，JINR）联合研制，是一台用于质子治疗的紧凑型回旋加速器，其引出质子能量为200MeV。SC200采用超导磁体结构，在较小的体积下提供更高场强，总重量约为50000kg，磁极半径为61cm，中心磁场为2.95T。主磁铁系统主要由4对磁极、上下盖板和铁轭腰组成，磁极间的气隙为渐变式气隙、气隙高度为9～37mm，磁极采用螺旋扇形结构，提供高束流聚焦磁场。如图3-7为合肥自主项目SC200束流线布局图。

4. 新瑞阳光粒子医疗装备（无锡）有限公司

新里程投资集团是无锡新瑞阳光粒子医疗装备的投资方，为了将全球领先的科技——质子治疗装备技术，能够在国内得到较好的实施和推广，在考察了全国各地多个城市，且在无锡市政府的大力推动和支持下，最终将粒子放疗产业项目落户于太湖之滨——无锡，并在2017年2月正式与无锡市政府签约，共同建设"粒子放疗产业集群基地"项目。随后成立新瑞阳光粒子医疗装备（无锡）有限公司。

NewRT（新瑞阳光）是新瑞阳光粒子医疗装备（无锡）有限公司的研制项目。其紧凑型智能化质子治疗系统具有三大核心技术：超小型同步加速器、一体化医疗软件和人工智能赋能的治疗计划系统。这三大核心技术皆为自主研发，真正实现了从设计到算法到实现的完全国产化。新瑞阳光成立以来，一直紧锣密鼓地筹备质子放疗装备项目，到目前为止，公司已有近百名员工，其中，研发团队人员占到70%以上，硕博占比在60%左右。

NewRT的紧凑型同步加速器是世界上最小的医用同步加速器，周长仅为18m，直径约为5m，

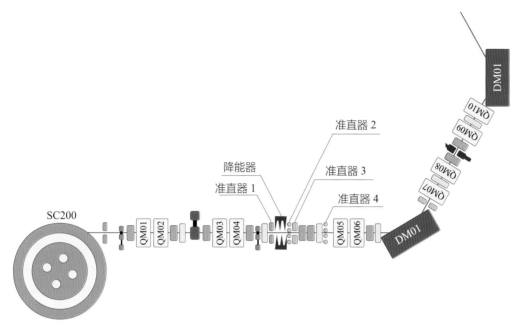

▲ 图 3-7　合肥自主项目 SC200 束流线布局图

仅为同类加速器的一半大小。其紧凑设计的需求在物理和工程上都有很大的挑战。为此 NewRT 使用了全弱聚焦的物理设计来达到元件数最小化，并采用了真空盒内置冲击磁铁、KF 法兰等一系列非传统工程设计来保证紧凑化的实现。目前工程设计已经基本完成，超过 80% 的部件已经投产。工程总装图见图 3-8。

图 3-9 是用于单圈注入的注入器的安装照片。

NewRT 自主开发了基于蒙特卡罗计算的治疗计划引擎，通过大量从实际经验和物理模型中总结出来的蒙卡模型优化，可以做到 1min 快速计划。

同时，NewRT 在治疗计划系统和摆位系统上探索了人工智能自动计划的实现，具体实现方法步骤如下（图 3-10）。

(1) 基于稠密连接网络（DenseVnet）的器官分割和肿瘤分割。

(2) 采用强化能力学习训练人工智能网络应用于放疗计划系统调参。

(3) 在线适应计划利用人工智能锥形束 CT

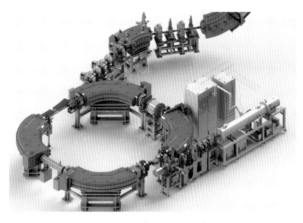

▲ 图 3-8　NewRT 紧凑型同步加速器工程总装图

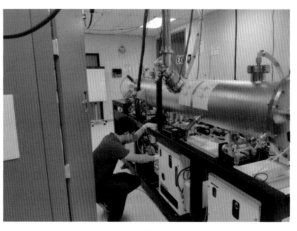

▲ 图 3-9　单圈注入的注入器

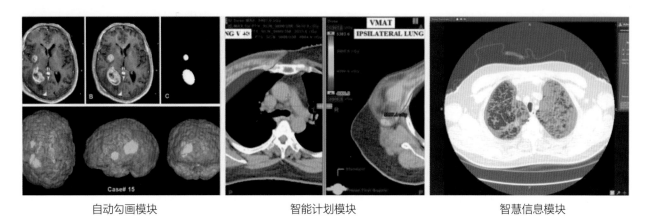

自动勾画模块   智能计划模块   智慧信息模块

▲ 图 3-10 治疗计划系统主要模块展示，分别为自动勾画模块、智能计划模块和智慧信息模块
摘自新瑞医疗计划软件 demo

（conical beam CT，CBCT）向计划 CT（plan CT）图像转换得到更准确 CT 数值

（4）人工智能网络训练核磁共振影像（MRI）向 CT 图像转换。

目前治疗计划系统（treatment planning system，TPS）蒙特卡罗算法基本引擎已经完成 demo，智能勾画器官已经完成 demo。

新瑞阳光公司于 2018 年 11 月竞得梁溪区的太极地块。新瑞阳光粒子医疗装备（无锡）有限公司创造性地设计和研发小型化质子放疗装备，分别是如图 3-11 所示的 NewRT 230GTR 单间旋转机架质子治疗系统和如图 3-12 所示的 NewRT 230FBR 固定束质子治疗系统。产品使用基于同步加速器的质子放疗装置，最大的特性就是体积小、成本低，让医院买得起，更多癌症患者用得起。

5. 清华大学

清华大学工程物理系的 4 个与质子治疗相关的研究团队及其技术包括：①加速器设备及系统；②医学物理与计划系统；③辐射防护与环境保护；④治疗剂量与位置监测。

清华大学工物系参与了上海瑞金医院的首台国产质子放疗装置中直线注入器的研制，为了实现质子放疗系统的国产化。上海艾普强粒子设备

公司牵头承担了国家重点研发计划"基于同步加速器的质子放疗系统研发"项目。其中"质子注

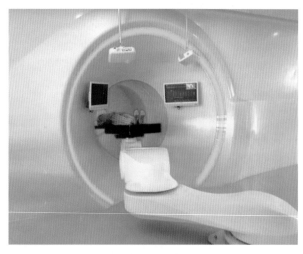

▲ 图 3-11 NewRT 230GTR 单间旋转机架质子治疗系统效果图

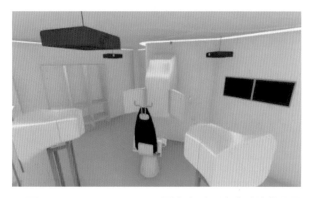

▲ 图 3-12 NewRT 230FBR 固定束质子治疗系统效果图

入器"课题参与单位包括清华大学、中国科学院上海应用物理研究所、上海克林公司,清华大学工程物理系(先进辐射源及应用实验室)承担设计和技术支持。

近年来,最高能量在250MeV左右的质子辐照装置因其在质子治疗、质子辐照效应研究等领域的应用前景而得到广泛的关注。清华大学目前正在研制此类质子辐照装置,其最高能量可达230MeV,一个工作周期可引出约2×10^{11}个质子,且引出的束流是准连续的,该辐照装置的核心部分是一个能够将质子由7MeV加速到230MeV的同步质子加速器。低能质子束流在空间科学、材料科学、核医学、生物科学及能源科学等领域一直有着广泛的应用。

清华大学的装置(图3-13),单个脉冲能产生2×10^{11}个质子,且为了满足辐照实验的需求,引出束流的脉冲宽度可在1～10s范围内调整。装置的整体架构主要由以下几部分组成:①直线加速器(负氢离子源、低能输运线、RFQ、DTL以及中能输运线);②同步加速器;③高能输运线及实验靶站,其中直线加速器作为同步加速器的

注入装置,能够提供7MeV的负氢离子,负氢离子在同步加速器的注入系统中被剥离两个电子成为质子然后注入到同步环中,当累积足够的粒子数后,同步加速器将这些质子一同加速到所需能量后被引出,经由高能输运线进入实验靶站进行各类辐照实验。

6. 质子治疗相关设备研发

除了整机厂商外,还有一部分致力于质子治疗设备研发的厂商。质子和泰(北京)科技股份有限公司也有意进入质子治疗装置领域。广东恒健在引进的同时也开始质子治疗部件如治疗头的国产化。中国科学院核能安全技术研究所正在联合上海应用物理所进行国产治疗计划系统的研发。此外还有多家开展治疗床、治疗软件、激光灯、X线成像系统等研发的公司,这里就不一一列举了。也有公司计划引进俄罗斯PROTOM公司的整体技术,在国内开展设备生产和集成工作。

7. 总结

上述国内质子放疗装置代表着国产医疗装置的最高水平,面对国内质子放疗的需求,国内的

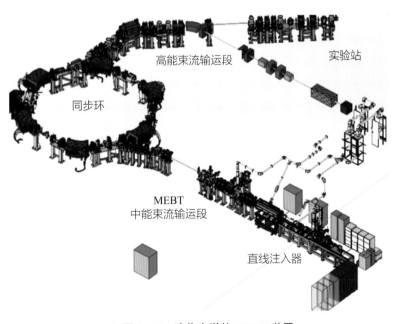

▲ 图3-13 清华大学的 XiPAF 装置

科研机构没有错过这一机会，正在逐步发展拥有自主知识产权的质子放疗装置。虽然自主研发的质子放疗装置还有一段路要走，但是依托现有国内成熟先进的生产制造业、计算机产业、互联网的发展，国产质子放疗装置在一个较高的平台起步，走向成熟是必然的，同时也需要市场对国产质子放疗装置提供积极的响应和支持，将研究所和大学的科研优势和市场需求紧密的结合，形成一个良好的供给关系。

（二）国产质子治疗工程技术创新动态

质子治疗技术是以加速器技术作为核心，而加速器技术最初只是存在于少数的科研院所和大学中，具有一定的技术壁垒，所以国际上多数质子放疗装置厂家都有科研院所和大学合作的项目背景。目前国产质子治疗装备主要也是由国内的几家研究院所和大学在研制生产，并计划在医院中临床使用。虽然国内质子治疗装置的研发起步晚于目前国际上技术成熟的厂家，但是得益于近几年国内外医疗设备的技术发展、先进医疗影像、计算机控制技术，以及国内高精尖加工制造业的快速发展，还有国际上对于质子放疗成熟的临床应用，使得国产质子治疗装置在较高的平台上起步，避免了工程技术上面的弯路。在工程技术的创新上可以快速应用现有的先进成熟的患者定位技术、锥形束CT图像引导技术，以及大型旋转机架的精加工技术。

1. 国产回旋加速器质子放疗装置的小型化

加速器产生的质子束流需要满足治疗端质子放疗的需求，一般质子放疗需要引出质子束流能量范围 70~250MeV。国产质子放疗装置的加速器主要分为两种类型，一种是以安装在上海瑞金医院的中国科学院上海应用物理研究所研制的同步加速器为代表，使用了基于同步加速器的质子治疗装置方案；另外一种是以中国原子能科学

院、合肥离子中心、武汉华中科技大学为代表的使用基于超导回旋加速器的质子治疗装置方案，同时合肥离子中心还在研制用于单室质子放疗的超导同步回旋加速器。不论是同步加速器，还是超导回旋加速器的质子放疗装置方案，目前质子放疗装置加速器的方案都在趋向小型化紧凑型发展，为了便于安装在医院中，降低在大城市中安装的场地要求。近年来，超导等先进技术的应用，使得医用质子加速器系统更加紧凑。世界上第一台医用超导回旋质子加速器于 2007 年在瑞士投入运营，之后，超导、激光加速等先进技术研究突飞猛进。由于设备规模和成本原因，已有的医用质子加速器治疗中心通常建设在人口稠密的大城市，为了更多的人能够接受质子治疗。

和同步加速器相比，等时性回旋加速器的质子放疗装置的小型化，是以超导技术的发展为代表。1997 年比利时 IBA 和日本住友合作，在它们原有研制小型回旋加速器的经验基础上，购买了美国和法国的专利，研制出 1 台 230MeV 固定能量小型等时性回旋加速器，由于使用常温的线圈和磁铁制造，平均场 1.7T，线圈主磁铁总重量 220000kg，安装于美国 MGH 内。之后德国的 ACCEL 公司和著名的美国国家超导实验室合作，于 2003 年建成世界第一台 250MeV 超导回旋加速器，体积更小，外径小于 3.6m，占地小，由于使用超导线圈，线圈励磁后总能耗很小，平日夜间可以不关闭主磁铁电源。现在超导技术方案已经成为回旋加速器质子放疗装置的主流，中国原子能科学研究院在几代回旋加速器的研究基础上，也采用超导线圈技术，研制的用于质子放疗装置的 SC 230MeV 超导回旋加速器如图 3-14，尺寸直径为 3.2m，有引出连续束流的优点，适合目前最先进的快扫描治疗技术，但能量固定，近年出现的紧凑型超导回旋加速器引出效率高，适合在医院安装使用，相比普通回旋加速器，运营

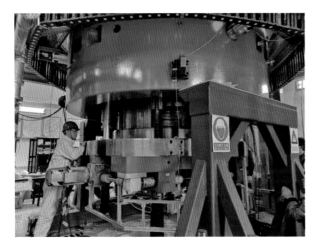

▲ 图 3-14　中国原子能科学研究院研制用于质子放疗的 **230MeV 超导回旋加速器**

费用更低。

在超导技术小型化方面，美国麻省理工学院的科研团队有着领先的超导技术，不但能将磁场大大提高，还可以大大减轻重量和尺寸，当磁场用 1T 时，加速器的最终半径为 2.28m；如用 9T 时，则降为 0.25m。尺寸和主磁铁场强的关系是非线性，因此当给出离子类型和最终能量后，加速器的总尺寸会随着所选磁场强度的提高而急速下降。基于此研究美国迈胜（Mevion）公司和其合作开发的同步回旋加速器 MEVION250 系统，直径小于 2m，加速器直接安装在可旋转架上，

加速器随机架旋转，复杂的传输电子光学也变得十分简单，造价也极大降低。虽然结构已经极大的简化，但是同步回旋加速器还是只能引出固定能量，还需要能量选择系统。同时美国麻省理工学院也在研究紧凑型、用于粒子放疗的无铁芯的新一代超导回旋加速器，由于无铁芯的设计，使得其即有回旋加速器结构紧凑的特点，同时也可实现能量可调节，无须降能器，目前此项技术还在研发当中。

2. 国产质子同步加速器治疗工程技术创新动态

基于质子同步加速器的国产医用放疗设备的创新点可以从加速器端和治疗端分别来分析。

(1) 对于加速器来说，它其实是一个比较成熟的技术，用户对它的要求主要是稳定、性价比高。因此在加速器的创新方向主要有以下几点。①基于超导磁铁的小型化机架（图 3-15）：因为超导磁铁的重量和尺寸远小于常规磁铁，因此能大大减小机架的尺寸，从而减少机架的造价和运输成本，更显著降低了建筑成本。对于重离子医用同步加速器来说，超导机架的优势更加凸显。②加速器小型化带来的紧凑型装备趋势：加速器的小型化未来仍将是重要方向之一，是紧凑型设备的重要实现方式，能够大幅度降低建筑成

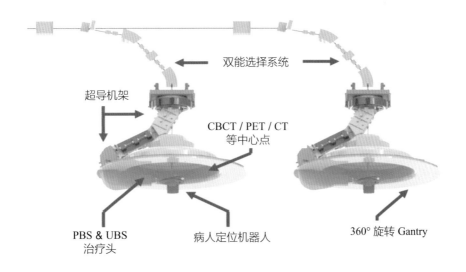

▲ 图 3-15　超导机架示意图

本。无论是回旋加速器还是同步加速器，都在通过提高磁场梯度、减少加速器部件的类型和数量等手段实现加速器的小型化。这些小型化的努力虽然提高了加速器部件的加工、准直误差和安装调试等要求，但是一旦工艺成熟质量可控，也简化了加速器的运行和维护难度，降低了设备造价和运维费用。③加速器运行维护系统的简化和智能化：目标是实现智能全自动一键运行，同时，对加速器关键数据进行实时存储，通过维护系统自动检测损耗件寿命与健康情况，据此提示用户进行备品备件更换。提供线上线下故障咨询与维修，减少医院运行和维护质子放疗设备所需的人员与费用。④辐射扫描头系统的部件、结构升级和剂量监测的创新：一个方向是扫描头系统越来越小型化，例如磁铁采用新型八极磁铁，取代传统的二极磁铁组件来缩短整体长度，从而更容易均匀扫描并缩小机架旋转外径。另一个创新的方向是开发新兴的剂量监测系统替代目前的条带型电离室。

(2) 对于放疗装备来说，用户对于治疗端的创新和升级的需求更加明显。

①全自动摆位系统的趋势：由于摆位时间长，用户对降低摆位时间、提高患者流通量有明显的需求。一个患者的治疗时间大概是 15min 左右，但束流治疗的时间仅仅 2min 左右，剩下的时间主要是患者摆位的时间。② AI 智能治疗计划系统：利用人工智能自动勾画靶区并制定治疗计划，可以缩短治疗计划时间，解决三四线城市缺少物理师的难题，同时也可有效降低医院运行成本。③用于固定束治疗的旋转座椅和适配的垂直 CT 与治疗计划系统：有望覆盖从头颈部到胸腹部的约 70% 的肿瘤病例。这一系统配套可以避免笨重而庞大的旋转机架，其技术难点主要在于患者的有效固定和运动器官的实时跟踪。虽然因为这些技术难点尚未得到广泛使用，但这一低成

本小空间的解决方案仍然是值得研究的方向，国内也有如新瑞阳光等厂商致力于这一方向的开发和应用。④新型图像引导，如 MRI 引导的质子放疗系统，让质子精准定位的优越性更加显著。虽然，MRI 引导的质子放疗产品还有很长的一段路要走，但是德国的德累斯顿质子治疗中心已用实验初步验证了 MRI 引导质子放疗的可行性。

3. 患者摆位和图像引导质子放疗技术

(1) 国产质子放疗装置的患者摆位系统：目前放疗技术趋向于"三精"即精确定位、精确计划、精确治疗。精确定位是指患者通过 CT 等图像扫描设备来确定病灶位置，并在患者体表上做好标记；精确计划是指在扫描图像传送到放射物理治疗计划室后，由医生和物理师分别勾画出肿瘤靶区和制订精确的放疗计划；最后将治疗计划传送到医用质子加速器，在精确摆位后进行精确治疗。质子放疗由于质子在穿透组织时具有布拉格峰的物理特性，可以将放疗的能量在特定的位置释放，从而达到精准治疗的目的。放疗的精准性还需要患者摆位和医学影像的配合才能够达到精准治疗的目的。目前国内和国际上的质子放疗厂家已经普遍使用六维机器人治疗床来实现患者摆位，可以在 6 个自由度上进行调节，采用机械臂式的六维机器人治疗床拥有更大的活动范围，定位精度保证在 0.1mm，角度小于 0.2°，同时可以配有光学运动相机，实时监测治疗床运动，防止运动过程中的碰撞，并修正定位精度。目前国内沈阳通用机器人公司已经完成首台质子治疗用机器人治疗床的临床调试并交付上海瑞金医院，国产六维机器人治疗床的技术指标优于设计指标，同时国内上海的柯尼卡美能达再启医疗公司也可以生产用于质子放疗的六维机器人治疗床（图 3-16），同时机器人治疗床还和锥形束 CT 集成，此方案已经达到国际先进水平。

(2) 国产质子治疗装置图像引导技术：现代

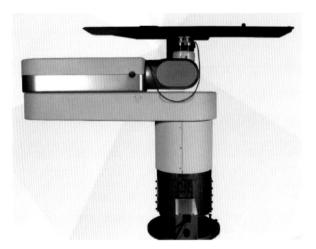

▲ 图 3-16　苏州尚贤医疗机器人技术股份有限公司的六位机器人治疗床

放疗技术的主要优势是提高肿瘤靶区剂量分布的适形性，增加肿瘤靶周围正常组织的剂量梯度，让肿瘤是高剂量区，而正常组织受到很少剂量，对肿瘤进行"精确"照射，放疗实施过程中产生的微小误差都可能造成肿瘤靶区的低剂量和周围正常组织的高剂量照射，不仅使优势没有得到发挥，反而会造成正常组织损伤增加，更为严重的是肿瘤靶区的"漏照"。为了确保精确实施放疗计划，采用影像引导下的放疗方法（image guide radiation therapy，IGRT）可以成为质子放疗技术发挥优势的重要保证。目前国产质子放疗装置的图像引导装置主要分为两种，一种是使用一套正交的直接数字 X 线成像系统（digital radiography，DR），在上海瑞金医院内中国科学院上海应用物理所研制的 180° 旋转机架治疗室内，装备的就是一套正交 DR 作为质子放疗的图像引导系统。正交 DR 采图得到二维的图像，经过算法重建成为三维影像，再和治疗计划中的 CT 进行融合比对。另外一种是使用锥形束 CT，目前千伏级锥形束 CT 图像已经普遍应用于传统光子放疗中，医科达、瓦里安、西门子的 X 线放疗装置都有集成千伏级锥形束 CT 图像的设备。基于大面积非晶硅数字化 X 线探测器的锥形束 CT 具有体积小、重量轻、便携开放的优点。

目前，X 线成像为基础的图像引导是质子放疗中定位肿瘤的主要手段。可以预见，随着医学诊断技术的发展，将会出现更多的放射治疗图像引导方案。例如，可以使用大孔径 CT 作为图像引导；德国 GSI 研究所也正在研究将磁共振应用到图像引导质子放疗中，其关键在于解决磁场与带电粒子束的相互作用；另外，还有质子 CT 也可以作为图像引导的手段，目前有多家单位正在开展相关研究。

质子 CT 及在束正电子发射断层成像（In-beam PET）：当前质子治疗过程中，质子照射范围和准确性都存在不确定性，由于质子治疗的治疗计划是在临床靶目标的 X 线成像基础上制订的，在制订质子治疗计划的过程中计算剂量需要将 CT 单位 Hu 转换为当量长度（WEL），而这一过程存在不确定性，从而导致计算照射范围出现误差或错误，提高癌症质子治疗计划制订和实施过程中的准确性已迫在眉睫。质子 CT 能够通过直接计算质子束能量损失来解决癌症质子治疗的准确性问题。如果使用 X 线、CT 图像进行治疗计划制订，那么束流实际到达和释放能量的位置会与计划有 3%～5% 的误差，很难避免损伤正常细胞；而使用质子 CT，其误差则可以降低至 1%。对于患者而言，若体内肿瘤为 20cm，基于光子的 CT 图像由于与物质作用的差异将不可避免产生误差，治疗中往往靠多勾画边界进行补偿，对正常组织会有非理想损伤。而质子 CT 由于使用物理性质一致的同种粒子成像则可以避免较大误差。

现代医学的发展对医疗设备的智能化提出越来越高的要求，智能化转型是未来医用质子、重离子加速器等放疗设备发展的必然趋势。医用加速器的智能化将有效结合高精确放疗技术、现代通信与信息技术、计算机网络技术、先进制造技术以及智能材料等，实现放疗过程的自动化、网络化、信息化和动态标准化，减小因放疗人员业务水平差异等因素对治疗结果造成的影响。另外，可通过网络建立更为强大的肿瘤放疗数据库，实现智能系统管理和资源共享，为肿瘤治疗的综合性研究提供更加广阔的大数据平台。

未来医用加速器放疗技术发展的方向是基于先进的质子／重离子放疗设备，综合利用实时成像及追踪技术、精确摆位技术以及剂量引导、生物适形等先进技术，以提高治疗增益为目的，实现肿瘤的高精确化放疗。随着肿瘤发病率的逐年递增。可以预见，未来高性能医用质子、重离子加速器的市场需求十分广阔。加速器技术、放疗技术和各交叉学科的进步为现代医用质子、重离子加速器的发展提供了良好的条件，《中国制造2025》的宏伟蓝图，为我国医用质子、重离子加速器及相关技术的创新发展迎来重大机遇。

三、质子设备的不同方案特点分析

（一）回旋加速器方案的优缺点分析

近年来，随着质子放疗技术设备的发展成熟，越来越多的医院和研究机构投入到质子放疗的应用研究当中，不论是高能物理学界还是医学界，都将质子治癌评估为其他放疗方法无法比拟的治疗方法。自 1946 年美国哈佛大学 Robert Wilson 提出质子治疗建议以来，质子治疗经历了漫长的发展道路，其中质子放疗的技术也随着高能物理加速器技术的发展而迭代发展。加速器作为质子治疗系统的核心主体，其性能水平直接反映质子治疗的水平，加速器技术的发展直接影响着质子放疗设备的发展。其中，回旋加速器技术有着较为漫长的发展历程，从 20 世纪 30 年代经典回旋加速器开始，已经发展了 80 多年，从最初的经典回旋加速器，发展到现在的超导回旋加速器，加速的质子能量越来越高，设备的体积越

来越小。新技术的应用为回旋加速器不断注入新的生命力，回旋加速器已经成为越来越多的质子放疗装置厂家选择的加速器方案。

1.基于回旋加速器的质子放疗装置介绍

加速器是产生束流的装置，也称质子源。目前国际上质子放疗装置用的加速器主要分为两种类型，一种是同步加速器，可以引出不同能量的质子，不需要另外的能量选择系统；另外一种是回旋加速器，回旋加速器分为等时性回旋加速器和同步回旋加速器，两种类型的回旋加速器都只能引出固定能量的质子束流，所以必须再有一个能量选择系统。能量选择系统的功能就是将 230MeV 左右的质子束流降能为 70～230MeV 的不同能量的质子束流。所以，基于回旋加速器的质子放疗装置质子源的构成，需要回旋加速器和能量选择装置结合在一起才能够产生满足质子放疗所需 70～230MeV 能量可调的质子源，流强在 100～300nA，如图 3-17。

回旋加速器质子能量选择系统的工作运行效率较低。质子能量选择系统的工作原理是将高能质子穿过石墨来降低能量，但在穿透过后，质子向不同方向散射出去，其中只有很少部分散射角

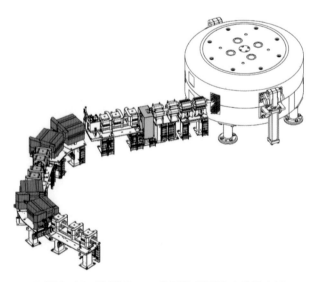

▲ 图 3-17　比利时 IBA 公司的质子治疗装置布局

较小的质子，方能收集起来加以利用，特别当降低到低能量时，穿透石墨厚度越大，散射也越大，能利用的质子也越少。图 3-18 是从石墨降能器输出的束流传输效率，即是质子能量选择系统的运行效率。由图 3-18 可见，当降到最低能量时的运行效率低于 10%。能量选择系统的利用率低和辐射量大是回旋加速器在质子治疗系统中应用的主要瓶颈。

2. 回旋加速器质子治疗装置优缺点分析

(1) 回旋加速器方案优点分析：目前国际上在 230～250MeV 能区，质子加速器主要有同步加速器、回旋加速器和同步回旋加速器。同步加速器直径一般在 5～8m，且需要质子直线加速器作为注入器。常温回旋加速器直径一般在 3.5～4.6m。以 230MeV 的回旋加速器为例，考虑到纯铁的饱和磁场大约 2.1T，常温的回旋加速器磁极半径 1.1m、总重大约 200000kg。由于此时纯铁磁场已经饱和，因此常温线圈的匝数非常高，能耗也很高，且磁极间隙也必须非常小以减小磁阻，限制了引出元件的布局，造成引出效率下降。目前市面上装机量最大的该能区常温回旋加速器的线圈功率达到 200kW（同能量超导回旋加速器线圈与低温系统共 50kW），而且经过了十几年的努力直到最近才得以将引出效率从 50% 提高到 75%（同能量超导回旋加速器引出效

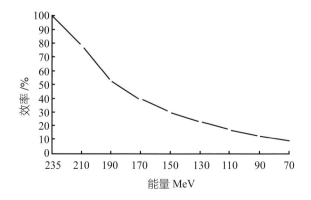

▲ 图 3-18 质子能量选择系统的运行效率

率 > 80%）。回旋加速器的优点在于平均流强高，适合目前最先进的快扫描治疗技术。

超导回旋加速器的优势在于：①结构紧凑。回旋加速器的设备台套数少，结构更为紧凑。回旋加速器的磁铁电源数量少，只有为磁铁线圈供电的一个主磁铁电源。以超导回旋加速器为例，其他的数字电源仅还需要静电偏转引出的 2 台功率大约为 3kW 的数字电源，以及 1 台功率大约为 60W 的离子源弧流电源作为内部粒子源的电源，需在线控制参数少，可靠性强于同步加速器，所需要的人员以及运行功耗也远少于同步加速器。②占地面积小。超导回旋加速器的尺寸和重量明显小于同步及常温回旋加速器，占地面积更小，超导回旋加速器的外径一般不大于 3.6m，主磁铁总重量为 50000～60000kg，便于整体吊装，适合安装在大城市中的医院内。③技术发展成熟，可采用模块化开发。回旋加速器某些主要部件的建造可采用模块化方式，已接近工业规模化水平，建造和运行费用低，具有很大的商业优势。以超导回旋加速器的控制系统为例，可编程逻辑控制器具有成本低、稳定可靠、开发快的优点。④采用低温超导技术，运行费用更低。超导回旋加速器主线圈的采用超导线圈，可获得高电流密度，运行功耗与费用低，具有很大的商业优势。超导技术可以进一步减低长期运行时的能耗，平时运行时夜间可不关闭主磁铁电源，每日晨检后，开机启动速度快，同时由于回旋加速器本身具有结构紧凑，设备台套数少的特点，调节参数少，运行设备数量少，也降低了运行和维护的费用。⑤平均束流强高，可开展 FLASH 治疗的前期研究。由于回旋加速器产生连续直流束流，束流强度高，重复性能好，可用于连续扫描治疗，治疗速度更快，使用连续扫描治疗技术，单位时间内可以治疗更多的患者。

现在国际上较为前沿的 FLASH 放疗研究厂

家都是使用了基于超导回旋加速器的方案技术，Flash Therapy（"闪疗"）是一种以非侵入性方式、超高速（小于 1s）、极高剂量率对肿瘤部位进行照射的治疗方式。传统加速器的剂量率是每分钟 2～12Gy，传统加速器一般的跳数为 400MU/min，目前最高跳数可达 2400MU/min。而闪疗定义为大于每秒 40Gy 的剂量率。一般加速器的参数大致是每秒可以产生 360 个脉冲，对于 600MU/min 的加速器，每个脉冲产生的剂量是 0.0277cGy，要产生 40Gy/s 的剂量率需要每秒产生 144404 个脉冲，这对加速器是个考验。目前国际上美国的 Varian 公司和比利时的 IBA 公司都在其超导回旋加速器的质子放疗装置上进行了闪疗的前期研究。如图 3-19 为 Varian 公司加速器进行闪疗研究的剂量率的要求，现在目前的加速器技术只有高平均流强的回旋加速器可以进行闪疗的研究。

与常规质子治疗相比，Flash 治疗可减少 25%～30% 的肺组织损伤，从而减少了肺部纤维化的发生，放射性皮炎发生率平均降低了 35%。质子闪疗技术目前处于临床前试验阶段，由于毒性作用很低，治疗时间极短，对运动器官的放疗是很好的解决方案，目前基于超导回旋加速器的

质子治疗设备，由于具有高束流强度的优势，可以在其装置上进行前期研究，未来这项治疗技术可能具有革命性的突破。

(2) 回旋加速器方案缺点分析：任何技术都会有适用环境及技术局限性，在实际工程技术实现时需要考虑多方面的因素，基于回旋加速器的质子治疗方案，其不足方面主要有以下两方面。

① 环境辐射剂量高：回旋加速器只能引出固定能量的束流，为了满足质子放疗所需要的 70～230MeV 能量射程，还需要另外的能量选择系统，质子能量选择系统的工作运行效率是很低的，由于质子能量选择系统运行效率较低，因而会造成环境内的残余剂量较高，所以需要考虑辐射屏蔽，以及人员运行维护时的安全保护。同时回旋加速器的静电偏转引出效率相比同步加速器较低，最高只能到 80%，高流强引出效率 80% 的情况下，也会造成一定环境辐射。质子能量选择系统的能量利用率低和辐射量大这两大缺点更显示出同步加速器在能量调节和环境辐射剂量的优点。

② 加速单一粒子：目前回旋加速器的质子放疗装置较为成熟，但是使用回旋加速器加速其他

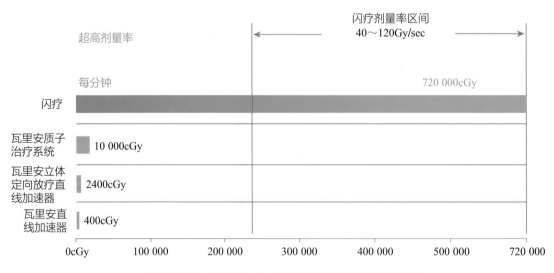

▲ 图 3-19　美国 Varian 公司闪疗研究的剂量率的要求

重离子，如碳离子等的粒子放疗装置还不够成熟，只有比利时的 IBA 公司研制的基于超导技术的重离子回旋加速器，但是直径达 6.06m。所以就质子放疗而言，超导回旋加速器的性价比要优于同步加速器，就重离子放疗而言，重离子兼质子用的同步加速器要优于回旋加速器的方案。

3. 质子治疗装置国际厂家选用方案

从某种角度来看研制质子治疗专用加速器的历程和研制质子治疗专用系统的过程在很大程度上是一致的。质子放疗装置已经在医学临床应用了快 30 年，国际上有着技术成熟先进的厂家，他们对于质子放疗装置加速器方案的选择在一定程度上代表着质子放疗加速器方案的趋势。

一直以来质子放疗系统使用同步加速器或者回旋加速器的作为粒子束流产生装置，大多数的加速器装置加速质子，并使用质子进行恶性肿瘤的放射治疗，在亚洲和欧洲有一些同步加速器系统也使用较重的碳离子，进行重离子放射治疗肿瘤癌症。最初用于质子放疗的专用加速器装置是 Loma Linda 大学医学院的同步加速器，当时的回旋加速器主要还是用于低能量段 10～70MeV 的放射性同位素的生产，要将质子的能量加速到用于质子放疗的 230MeV 的能量的质子，在当时还没有紧凑型的等时性回旋加速器技术可以实现。随后比利时 IBA 和日本的住友公司在购买美国和法国专利的基础上，结合自身在放射性同位素生产的紧凑型回旋加速器的技术上研制出了可以用于质子放疗的 230MeV 常温等时性回旋加速器。到了 20 世纪初，超导技术应用到了回旋加速器上面，使得其尺寸缩小、性能大幅提升，成为各大质子放疗厂家优先选择的加速器方案。用于粒子放射治疗的阻碍是加速器的尺寸、成本（资金和运营）和复杂性。近年来 Varian、IBA、Mevion、ProTom 等质子放疗厂商都推出了基于超导回旋加速器技术的质子治疗设备。230～250MeV 能段各种类型加速器及厂商情况如表 3-2 所示。

加速器方案的选择需要明确质子治疗的方案要求、束流传递方案、工作模式以及综合资金和工期等方面的因素。截至 2015 年的质子中心统

表 3-2　230～250 MeV 能段主要加速器类型及厂商

供应商	加速器类型	引出粒子最大能量
IBA（Ion Beam Application，Belgium）	常温回旋加速器	235MeV 质子
	超导回旋加速器	250MeV 质子
住友（Sumitomo Heavy Industries，Japan）	常温回旋加速器	235MeV 质子
	超导回旋加速器（在研）	250MeV 质子
Varian（Varian，Inc.，CA，USA）	超导回旋加速器	250MeV 质子
ProNova（Provision Healthcare，LLC，USA）	超导回旋加速器	250MeV 质子
迈胜（MEVION Medical Systems，Inc.，USA）	超导同步回旋加速器	250MeV 质子
Optivus（Proton Therapy，CA，USA）	同步加速器	250MeV 质子
三菱（Mitsubishi Heavy Industries，Japan）	同步加速器	400MeV/u 碳离子 250MeV 质子
日立（Hitachi，Japan）	同步加速器	250MeV 质子

计选用的方案如表 3-3。从 2015 年统计的国际专用质子放疗加速器情况统计表中可以看出，目前国际上使用回旋加速器的质子放疗装置方案在半数以上，占据大多数，并且国际上质子放疗厂家使用回旋加速器的也是多数，加速器技术的方案虽然各有优缺点，但是作为商用的医疗装置，厂家的技术成熟度、设备稳定性，以及治疗患者的目标人群都需要多方面的考虑。回旋加速器的方案发展多年日趋成熟，并且在未来闪疗方面的应用有着较大的优势。

4. 总结

质子放疗装置的回旋加速器技术经历了最近 30 年的发展，已经日趋成熟，超导等新技术的应用，使得其对比其他质子加速器具有结构紧凑、占地面积小、平均束流强度高的特点，虽然回旋加速器只能引出固定能量的质子束流，用于质子放疗还需要能量选择装置，环境辐射率较高，但回旋加速器已经成为国际上大多数质子放疗装置厂家所选择的加速器方案，突出的性价比是其中重要的原因之一。历经 80 年，回旋加速器的技术还在发展，新技术的突破有望可以解决更多的放疗问题。

（二）同步加速器方案特性分析

1. 同步加速器介绍

同步加速器是质子治疗中的一种主要的加速器类型。为了使得不同能量的粒子一直保持在同一个圆形轨道上运动，这种加速器的磁场强度和高频频率随着能量的增加或减少而同步变化，因此被称为"同步加速器"。同步加速器方案按照结构来说主要分为注入器、主环、注入、引出和相应的输运线几部分。按照重复频率（或加速器周期）和引出方式的不同，用于质子治疗的同步加速器可分为快同步加速器和慢同步加速器。快同步加速器的重复频率在 10～50Hz，采用快引出或称为单次引出。慢同步加速器重复频率可变，一般在 0.5～0.1Hz，甚至更慢，其引出采用共振慢引出方式。表 3-4 给出了快同步加速器、慢同步加速器和回旋加速器的一些参数比较。

由于深度方向的调制需要加速器提供不同能量的质子来组合形成。现在越来越应用广泛的扫描模式，一般 70～235MeV 需要 90 个以上的能量层。即使散射模式也需要加速器提供几个能量档以减小治疗头的工作压力。从工作原理就可以看出，只要改变引出时的加速器磁场和频率，同步加速器就可以提供不同引出能量的粒子束。与其他类型的加速器相比，同步加速器的明显优点在于它可以对束流的能量方便地进行调节，以适应放射治疗对离子能量精确变化的需要。其他固定引出能量的加速器则需要额外的降能片和能量选择系统。前者通过散射将束流的能量降低，但同时束流的能散和束流尺寸都显著的增加。后者形成色散较大的点并在此处安装狭缝将不需要的粒子阻挡，这就造成极大的束流损失及相应的环境辐射，防护墙的厚度和辐射产生的活化也增

表 3-3　国际专用质子放疗加速器情况统计表

	运　行		在　建		筹　建		合　计	
	数　量	百分比	数　量	百分比	数　量	百分比	数　量	百分比
回旋	36	73.5%	19	65.5%	13	86.7%	68	73.12%
同步	13	26.5%	10	34.5%	2	13.3%	25	26.88%
总计	49		29		15		93	

表 3-4　加速器技术方案比较

类　型	慢同步加速器	快同步加速器	回旋加速器
引出能量	连续可调	连续可调	固定
大小（半径，m）	6	10	4
平均功率（kW）	350	200	300
发射度（RMS，μm）	1～3	0.2	10
重复频率（Hz）	0.5～0.1	10～50	连续束
占空比	脉冲 20%	脉冲 0.1%	连续
粒子数限制	2×10^{12}/min	3×10^{12}/min	$> 5 \times 10^{13}$/min
束流平整度	可接受	无	好
能散度	0.1%	0.1%	0.5%
能量稳定度	0.1%	0.1%	无
辐射	一般	一般	极强
调强治疗	尚可	尚可	好
呼吸门控	一般	较好	好
快速变能	较好	好	好
引出效率	较高	高	一般

加，从 235MeV 降低到 70MeV 甚至能损失 99% 以上的粒子。

目前更多采用的扫描模式每层需要照射几百个剂量点，因此需要加速器引出的束流脉冲宽度较长甚至连续；流强稳定，以实现在线剂量检测。对于随器官运动而移动的肿瘤，扫描模式容易产生剂量不均匀，需要配合呼吸门控或者快速重复扫描等技术。前者利用呼吸探测器，只在呼吸周期内的平稳阶段允许束流引出，而后者通过与呼吸周期频率有明显差别的多次小剂量的重复扫描来将这些移动平均掉。快速重复扫描和线扫描都是目前处理呼吸器官最有效和最快速的治疗方法。这些都对加速器的引出束流品质及加速器的控制提出了较高要求。

对于快同步加速器来说，其重复频率受到磁铁和电源的限制，目前的重复频率太低

（10～50Hz），在扫描模式下（需要 500Hz 以上）无法满足在短时间内扫描一个能量层的要求。而散射模式采用能量调制轮中 step 长度（即时间）的方式控制每个能量层的剂量，现有的转速在 1500r/min 左右，而快同步加速器的重复频率也在这个范围，无法实现每个 step 都能有粒子照射到，且每个周期引出粒子数偏多。因此，目前只有慢同步加速器应用于质子治疗中。

由于低能下空间电荷效应的严重，空间电荷效应引起横向振荡频移从而造成束流的丢失，最终的储存粒子数与束流发射度有关。同步加速器主要采用多圈涂抹注入或剥离注入的方法。前者通过水平凸轨下降和垂直 twiss 参数失配的方法扩大注入后束流的发射度，后者采用注入 H⁻ 离子之后利用剥离膜来剥除核外的两个电子。此外注入能量也是主要影响因素，注入能量越高，储

存粒子数也越高。国际上这类加速器最高储存粒子数在 1.5×10^{11}，受误差和各种因素影响，日常工作也只在（7~8）$\times 10^{10}$。整个注入过程一般在 20~30 圈，涂抹注入效率在 30%，剥离注入则达到 70%~80% 以上。因此，同步加速的注入器一般为 RFQ+DTL 组成，其束流流强大于5mA，注入能量 7MeV 左右。

注入后则是绝热俘获和加速过程。慢同步加速器的一个标准循环周期如图 3-20 所示，每个引出循环对应一个引出能量。注入、升能（称之为上升沿）和标准化循环（称之为下降沿）需要占用很长时间，引出平台所对应的有效治疗时间较短。一般按照加速器的设计不同注入和升能时间一般从 0.5~2s 不等。平台时间在采用 RFKO激励的慢引出下可按照治疗需要实现从 0.1~10s甚至更长的稳定束流。RFKO 配合高频的控制使得束流开关速度达到了 100μs 以下的水平。

除了第一台专用质子治疗装置 Loma Linda大学的同步加速器采用二阶共振慢引出外，其他同步都采用三阶共振慢引出。三阶共振慢引出是利用水平工作点靠近三阶共振线时，利用共振驱动六极铁产生共振（图 3-21）。进入非稳定区的粒子很快进入由静电切割板等组成的引出通道而被引出进入高能输运线。稳定区的大小与工作点距离共振线的距离和共振六极铁的强度有关，控制粒子进入非稳定区的速度就可以控制引出流

强。引出流强的控制是质子治疗加速器的关键，点扫描要求引出束流平稳、开关迅速。控制引出流强的方式主要有两种，减小稳定区或扩大束流发射度。前者包括增加共振六极铁强度或改变工作点。目前国际上的医用同步加速器一般采用后者，将工作点设置在共振线附近，通过激励使粒子进入共振。一是纵向激励，如使用转芯加速驱动（betatron core）和纵向随机电场（stochastic noise）加速（或减速），增加粒子进入共振的速度，使得不同动量的粒子可以同时进入共振，如MedAustron、CNAO；另一种方法即使用横向射频激励（RF knockout，RF-KO），使得粒子发射度增长，被"打"出稳定区。改变激励的强度就可以改变束流进入非稳定区的速度，稳定区的大小也决定了激励的难易程度。此外，随着引出的进行，环内粒子数减少，为了保持同样多的粒子进入非稳定区就需要更强的激励。这样控制引出流强的范围可以从零点几微安到十几纳安。需要关断引出时则需要将激励关断，但是已经进入非稳定区的粒子和由于纵向振荡还不断进入非稳定区的粒子并不能马上停止，因此关断需要一定的时间。为了加快关断速度，经常需要改变工作点以增大稳定区，需要引出时再将工作点移动回来，但是当工作点移动回来时，会有大量粒子被瞬间引出，形成"spike"。慢引出是个复杂的共振系统，受诸多因素的影响，包括电源纹波、工作点、共振六极铁强度、高频腔电压、激励源的参数等，因此引出束流的稳定性，尤其是高频范围内较差。很多装置采用了反馈系统来控制引出流强，以达到稳定的状态。另外，共振系统并不是一个线性系统，引出流强的快速强度调节能力较差，难以做到随时改变引出流强，比较适用于剂量驱动的光点扫描（spot scanning），而不适合时间驱动的线路扫描（line scanning）。

慢引出时在水平相空间上切削的特点决定了

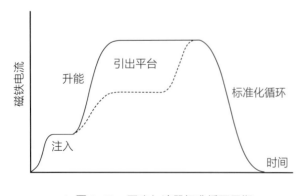

▲ 图 3-20　同步加速器标准循环周期

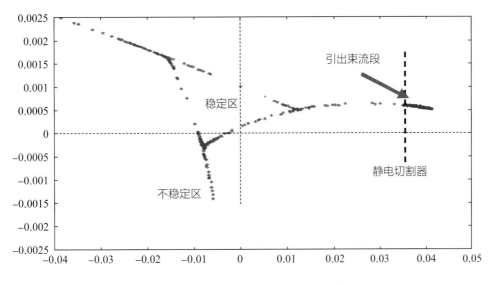

▲ 图 3-21　三阶共振慢引出原理的示意图

引出束流发射度具有非常明显的不对称性，即垂直相空间中束流具有正常发射度，而水平相空间中成"棒"状结构，两者相差甚至在 10 倍以上（图 3-22 共振慢引出的相空间特点所示），这时的实空间几乎为矩形，这增加了旋转机架束流光学设计的难度。为了处理这种特殊的发射度情况，国际上采用了很多种方法进行处理，如"对称束流法（symmetric-beam method）""圆束流法（round-beam method）"和"旋转束流法（rotator method）"等，以及在 360° 的每个角度上都对旋转机架和其前面的束流输运线进行匹配。

与其他加速器相比同步加速器的一个弱势是脉冲束，且束流流强较低。

对于扫描模式来说，以需要 2Gy 的剂量的 1L 肿瘤来计算，需要分成 26 层治疗，每层对应 1 个能量，前 9 层粒子数量的相对系数如表 3-5 所示，其中需要粒子数最多的是第一层，约为 4×10^{10} 质子，整个肿瘤总计需要 3×10^{11} 的质子。如果加速器每个标准循环能够引出 $> 4 \times 10^{10}$ 质子，整个治疗过程需要 26 个周期，按照每周期上升、下降 2s 计算，无效治疗时间在 1min 左

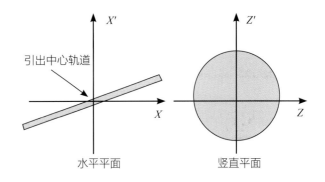

▲ 图 3-22　共振慢引出的相空间特点

表 3-5　前 9 层粒子数量的相对系数

层　数	相对剂量系数
1	1.00
2	0.53
3	0.35
4	0.28
5	0.25
6	0.23
7	0.21
8	0.20
9	0.18

右，实际上还有其他如磁场稳定时间、束流参数测量时间等，这都会导致治疗时间过长。而受制于点剂量控制精度、电离室响应等因素，点扫描模式等束流流强也不宜增加来减少治疗时间。对于散射模式来说，按照总的粒子数计算，由于其效率仅为 40% 左右，那么需要提供的质子数为 12×10^{11}，但是其储存粒子数和引出流强可以较大，也需要 15～20 个周期，无效时间在 30～40s。为了治疗运动器官采用的呼吸门控还会加长等待时间，但由于呼吸周期在 4～5s 以上，一般大于整个加速器循环周期。如果能够在呼吸周期的间隔期间完成注入、升能和标准化循环的操作，或者结合超长的引出平台时间，则同步加速器和回旋加速器在呼吸门控上的差别不明显。治疗运动器官目前国际上广泛采用的另一种方法是重复扫描，主要分为体扫描和层扫描两种。前者是将整个体积完整照射若干次，每次都照射几分之一的剂量，后者是将一层的剂量分成若干次进行照射。慢同步加速器只能采用后者进行照射。

如何有效地提高治疗时间、提高束流能量切换速度，提高利用率成了国际上同步加速器的重要研究方向。如果能够将加速器的储存粒子数增加，在同一个标准化循环周期内引出多个能量，并且每层能量间快速地切换，就成了解决这个问题的主要手段。日本的质子重离子治疗装置 HIMAC 和 GSI 发展了一种在循环周期的下降沿引出的模式。在同一周期内可以提供 137 种不同的能量进行选择，每层能量切换时间 100ms，每个平台宽度都可以扩展。HIMAC 的下降沿多能量引出模式下的磁铁标准化循环曲线如图 3-23 所示。HIMAC 的重离子工作模式甚至一个周期就能够满足整个肿瘤治疗要求。德国的质子重离子治疗装置 HIT 也计划采用上升沿提供几种不同的能量，如果能量间切换时间在 100～500ms，就使得治疗时间能够降低 50% 以上。100ms 量级的能量切换时间，超长的平台时间，如果再加上同一个循环周期或少数几个周期内的束流总量满足整个肿瘤治疗，那么在使用上同步加速器和回旋加速器几乎没有区别。很多在回旋加速器上适用的降低剂量不均匀性、避免额外剂量照射的方案在同步加速器上也将使用，如快扫描、重复扫描等。同步加速器环境剂量低的优势就可以更好地发挥。

从 2014 年开始国际上发现如果在很短时间（＜1s）内将整个处方剂量照射完（FLASH），即

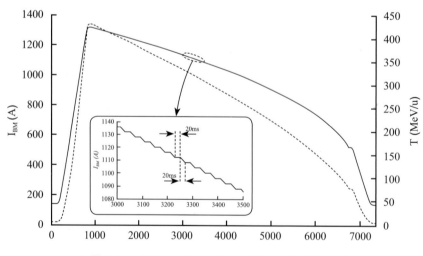

▲ 图 3-23　HIMAC 的多能量引出模式磁铁励磁曲线

剂量率大于 60Gy/s，正常组织受到的伤害比目前常规的治疗还要小，这种治疗称之为 FLASH。FLASH 要求加速器能够在短时间内提供极高的剂量率，而同步加速器受空间电荷效应影响，在一个周期（2s）仅能达到（$7\sim8$）$\times 10^{10}$ 的引出，按照上文计算远远达不到治疗患者时在 1L 体积内达到 2Gy 的需求。FLASH 的要求把同步加速器脉冲束和束流流强低的缺点暴露出来。

综上所述，用于质子治疗的同步加速器主要是慢引出同步加速器，其最主要优点就是引出能量连续可调，其最主要缺点就是脉冲束的束流占空比稍低、剂量率稍低。如果采用合理的措施，如单周期多脉冲引出可以提高剂量率。其他的缺点如相空间不平衡、波动稍大等都可以采用不同的技术手段规避。

2. 同步回旋加速器优缺点分析

（1）同步回旋加速器的介绍：同步回旋加速器（synchrocyclotron）又称调频回旋加速器或稳相加速器，它是克服回旋加速器极限能量的限制而发展起来的加速器。克服能量极限有两种途径，一种是使磁极外圈的磁场逐渐增强，抵消相对论效应的影响，即扇形聚焦回旋加速器（等时性回旋加速器）；另一种是调节加速电场的变化频率，使之适应相对论效应的影响，即同步回旋加速器。

1946 年 Robert Wilson 提出质子治疗的建议，1954 年在美国加州的 Berkeley 实验室进行第一例质子治疗，用交叉穿透照射技术照射脑垂体以抑制其激素分泌，从而治疗转移性乳腺癌患者。由于质子在减速过程中出现 Bragg 峰，可显著减小对正常组织的损伤，质子治疗获得长足发展。目前绝大多数质子治疗都是基于回旋加速器。相反，碳离子治疗则基于同步加速器。采用同步加速器实施质子治疗在 20 世纪也有过尝试，例如 1955 年在 B.Larsson 和 L.Leksell 领导下的乌普萨拉小组（Uppsala Group）使用过 Gustav Werner 学院的 185MeV 同步加速器研究质子治疗，1959 年完成第一个治疗病例，主要集中在帕金森病及其他功能性神经疾病。1959 年开始，哈佛大学回旋加速器实验室采用 160MeV 同步回旋加速器实施癌症治疗。苏联杜布纳（DUBNA）联合核子研究所同步回旋加速器（质子能量 660MeV）引出 $70\sim200$MeV 质子束进行质子治疗，其以学术研究为主，完成病例有限。苏联 ITEP（理论与实验物理研究所）及 Gatchina 核物理研究所也分别利用 10GeV 和 1GeV 同步加速器引出 $70\sim200$MeV 质子实施过癌症治疗，其中 ITEP 在 20 世纪 90 年代具有相当规模，1969—1998 年间完成了约 3100 名治疗病例，效果明显。

（2）用于粒子放疗的同步回旋加速器装置的优势如下。

①同步回旋加速器结构简单：目前，能量在 230MeV 左右的质子直线加速器与同步加速器装置尺寸＞10m，限制了在医院环境的使用。商业质子治疗加速器目前只有比利时的 IBA 公司研制的常温 C235 及 ACCEL 公司为瑞士 PSI 研究所建造的超导回旋 SC250，两种机型投入了市场。其中 C235 的磁场为 $1.7\sim2.2$T，外圆直径 4.34m，总重达到 200000kg；SC250 采用了超导线圈，中心磁场约 2.4T，大半径处的平均磁场约 3T，加速器外圆直径 3.2m，总重也达到 90 多吨。限制超导回旋加速器进一步提高平均磁场进而减小重量的主要问题是，继续提高平均磁场，纯铁磁铁磁场已经饱和，此时等时性回旋加速器粒子回旋运动平面上的磁场主要由超导线圈提供，这样磁场调变度会迅速降低，无法提供粒子加速所需的聚焦力。20 世纪 50 年代就已经提出设想，但因为种种技术限制，直到 2000 年左右才又重新发展起来的 FFAG 加速器极为类似，同步回旋加速器在 20 世纪四五十年代十分流行，但动辄上千

吨的重量，使其很快被等时性回旋加速器与同步加速器所取代。近年来，结合超导线圈技术、高性能数值计算技术等的发展，超导同步回旋加速器显示出了在质子治疗方面的巨大优势，再次得到了业界的重视。同步回旋加速器采用弱聚焦原理，通常整圆周型磁极结构，提高平均磁场，不会影响粒子束聚焦，可以克服超导回旋加速器继续提高磁场时面临的调变度限制。因此，超导同步回旋加速器可以在超高平均磁场下工作，进而可以大大减小装置的尺寸。根据初步计算估计，平均磁场约5.5T的230MeV质子同步回旋加速器，其直径约2.5m，总重可以控制在约50吨，仅仅相当于目前医院及核医学中心常见的商业化30MeV医用加速器的规模；而平均磁场约9T的同步回旋加速器可以进一步降低总重到25000kg，远小于相同能量的回旋加速器和同步加速器。基于超小型超导同步回旋加速器的新一代质子治疗系统，一方面减小了加速器本身的造价，另一方面还可以大大降低辅助设施的造价。根据国外估计，一套商业质子治疗系统 [包括加速器、束流线、旋转治疗头（Gantry）及辅助设备，不包括厂房] 费用需要1亿～1.5亿美元，其中加速器本身的费用只占一小半。降低加速器规模的同时，厂房的面积等也会减少，从而可以大大降低整个治疗系统的建造成本。2006年，美国麻省理工学院与Mevion公司合作设计了基于超导同步回旋加速器，将加速器与患者放置在同一房间的质子治疗系统，其广告中给出整套系统的造价仅数千万美元。

在1GeV能量以下范围内，且流强、精度要求适中的条件下，同步回旋加速器相对于等时性回旋加速器更有竞争力，主要原因在于结构简单、精度要求不高、同时造价低。例如，同步回旋加速器没有加速圈数的限制，加速电压相对回旋加速器加速电压要低很多，加速间隙可适当增大，可用单Dee结构代替双Dee结构。腔体无须调谐机构，也无须加速电压稳定和调谐控制电路。采用与经典回旋加速器类似的单一紧凑磁极结构，与超导等时性回旋加速器中的螺旋扇形磁极结构相比，设计加工难度大大减小。超导技术的应用，进一步降低了成本，加速器体积更小，更容易安装于医院环境。目前应用最为广泛的IBA常温235MeV质子回旋加速器外圆直径4.34m，总重达到200000kg；ACCEL超导回旋加速器SC235外圆直径3.2m，总重降为90吨。据估算，平均磁场达到5.5T的圆形加速器总重可进一步减小为40多吨。

自20世纪80年代，美国MSU提出建立世界上第一台超导同步回旋加速器进行质子治疗开始，国际上一些国家加速器实验室和专业加速器制造厂商也相继提出基于超导同步回旋加速器的质子治疗方案，如表3-6所示（由于商业机密的原因，Monarch 250MeV医用加速器的若干射频参数缺失）。对这一先进加速器机型，目前国际上只有美国和欧洲完成了整机设计，正在进一步地完善测试，具有技术上的创新性和市场的极大竞争力。

②高平均磁场和超导技术的应用进一步缩小加速器尺寸：目前，许多先进加速器研究机构及高端医疗设备公司都启动了基于超小型超导同步回旋加速器的新一代质子治疗系统研发。美国密歇根州立大学于20世纪90年代首先进行了质子治疗超导同步回旋加速器的研究，但由于当时的超导技术稳定性、建造费用等限制，该项目仅仅停留在概念设计阶段。2006年起，美国麻省理工学院与Mevion公司合作研制基于一台中心磁场高达10T的超小型同步回旋加速器的质子治疗系统，其中加速器已经成功出束，但由于所谓"single room"的Gantry设计中未能解决中子屏蔽问题，尚未能投入大面积的质子治疗商业化

表 3-6　前拟建或在研在建的质子治疗用超导同步回旋加速器指标

参　数	MSU 250MeV	Monarch 250MeV	TERA 230MeV	IBA S2C2 230/250MeV	JINA 250MeV
流强	20/100nA	—	< 1uA	150 nA	100/300 nA
磁场强度	5.5/4.9T	10T	5T	5.64/5.24T	9.1/8T
超导材料	NbTi	Nb3Sn	NbTi	NbTi	Nb3Sn
磁极半径	21 英寸	0.9m	1.1m	1.15m（S2C2）	185cm × 100cm
频率	84.27/61.75MHz	—	38/31MHz	90/60MHz	276/192MHz
调制频率	1kHz	—	400Hz	1kHz	1kHz
加速电压	20kV	—	20kV max.	14kV max.	20kV
腔体结构	180°～λ false/2	—	180°～λ/2	180°	42°
工作模式	自激	自激	自激	自激	自激

运行；研制了常温 C235 商业质子治疗加速器的比利时 IBA 公司，打算用超导同步加速器对其商业化质子治疗系统进行升级，为此 IBA 公司于 2009 年开始对超导同步加速器进行了概念设计，2013 年完成了整机装配及超导励磁，目前正在进行束流调试；2009 年意大利 TERA 基金会（TErapia con Radiazioni Adroniche, Italy）提出所谓"Cyclinac"的创新性加速器解决方案用于癌症治疗，其中包括一台超导同步回旋加速器，可提供 400Hz 重复频率的 H_2^+ 和 C_6^+，加速能量为 70～230MeV/u，目前已经完成了物理设计；2010 年国际加速器大会上俄罗斯 Dubna 联合原子核研究院提出 JINR 250MeV 超导同步回旋加速器方案用于质子治疗。可以看出，对于基于高平均磁场超小型超导同步回旋加速器的新一代质子治疗系统，国际上都处于研发阶段，其中美国和欧洲各有一台装置已经处于调试状态。在整个亚洲范围内，只有中国原子能科学研究院正在进行超小型超导同步回旋加速器的研发，目前已经完成了加速器总体参数的规划和超导线圈方案的可行性研

究。作为超小型超导同步回旋加速器的重要支柱技术之一，超导磁体技术从 20 世纪八九十年代起，在国内发展十分迅速。中科院高能所设计建造了储能达到 3.05MJ 的超导电磁分离磁铁；哈尔滨工业大学与美国伯克利实验室合作设计的 μ 子电离冷却实验装置（MICE），冷却通道的超导耦合磁铁其储能达到了 12.8MJ；中科院电工所也在超导磁体技术方面进行了许多前沿性的研究，如超导线圈绕制时的力学行为研究等；另外，中科院理化所、等离子体所、近物所以及原子能院等单位也在超导领域进行了一些研究工作；特别是上述科研需求与国内日益蓬勃的超导磁共振产业培养出了一些很有竞争力的超导线材与超导磁体厂商。这些工作都将为研制超高平均磁场的超导同步回旋加速器提供良好的基础。

尽管超导技术已经有良好的基础，但与上述提到的各种专门功能的超导磁铁不同，超导同步回旋的主磁铁磁场分布还要考虑与高频变频系统的匹配，即要使得粒子在加速过程中旋转频率随时间的变化必须是一条较为光滑的曲线，以方便

设计高频变频机构；同时，尽管同步回旋加速器从20世纪40年代就已出现，但具有超高平均磁场的超导同步回旋加速器仍有许多关键物理问题和核心技术问题需要研究，如超强磁场下，磁极边缘场的设计如何保证足够的聚焦力并防止共振耦合造成束流损失；超强磁场下，直径仅有几个毫米的超小型离子源，以及中心区束流动力学计算如何保证粒子进入加速区时有足够大的俘获效率；在超强磁场下，如何准确求解及补偿由于加速器回轭上开孔等结构非对称性造成的超导线圈所受到的非平衡电磁力；由于中心平面的磁场要求达到约5.5T以及铁芯的存在，超导同步回旋主磁铁的储能达到了13MJ，接近甚至超过了MICE的超导耦合磁铁储能，如此大储能超导线圈的失超保护系统也是一个需要研究的关键技术。

（3）用于质子放疗的同步回旋加速器装置的缺点：同步回旋加速器为磁场固定，高频调变的回旋加速器，从加速器物理的角度分析，同步回旋加速器同时具有回旋加速器和同步加速器的缺点。①同步回旋加速器为脉冲束流，平均流强低：同步回旋加速器为脉冲束流，离子源注入后，每一次引出周期内，加速器中只有一团束流。但一个束团引出后，离子源再次注入，高频再次调变进入一个新的加速引出周期，这点和同步加速器类似，所以造成了同步回旋加速器引出为脉冲束流，用于治疗的平均流强较低。对于目前比较热门的"质子闪疗"，对瞬时注入剂量的要求目前还无法达到。②同步回旋加速器引出固定能量束流，环境辐射较高：同步回旋加速器作为回旋加速器发展历史中的一种，同步回旋加速器只能引出固定能量的束流，为了满足质子放疗时分层治疗的需要，依然需要一套能量选择系统，而目前能量选择系统中降能器从材料和结构上工作效率较低，所以会造成一定程度的环境辐射剂量。

用于质子放疗的加速器装置需要综合考虑工程技术上的造价，并结合不同类型加速器的特点。目前主要用于粒子放疗的加速器都各有利弊，还没有一个完全适合应用于粒子放疗的加速器装置，各大厂家也都是在努力充分发挥自身技术优势的同时，尽量降低各自性能的不足。同步加速器近年来也在向准连续束，高流强发展，并且优化工程技术，使结构更为紧凑降低造价；回旋加速器也在尝试优化能量选择系统，提高束流效率，降低环境辐射，并进一步发展超高剂量的"质子闪疗"；同步回旋加速器也凭借高磁场的超导磁铁技术，将尺寸缩小到可以安装在治疗室的旋转机架上，从而减少了束流线等一系列设备的造价，将单室质子放疗设备的价格大大降低，为质子放疗市场的推广做出了很大的贡献。

3. 总结

超导同步回旋加速器作为具有超小型结构、造价更低廉、更适用于医院环境使用的新一代质子治疗系统的核心部件，相对于现有的质子治疗系统，可以降低癌症的质子治疗费用、惠及大众健康，有巨大的经济效益与社会效益，因此日益得到各国先进加速器研究机构及高端医疗设备研发企业的重视。

（三）全直线加速器特性分析

1. 全直线加速器的质子治疗概述

全直线加速器（all-linac）的质子治疗设备，是指全部采用直线型谐振加速腔结构的加速器将质子加速到治疗所需要的能量的设备。全直线加速器的组成包括离子源、射频四极加速器、更高能量的直线加速器（如DTL、交叉指型横磁模DTL、CCL、返波型行波加速器）及束流传输线。在质子治疗中，对流强的要求低，可以采用较小的孔径、使用更高的频率，使得直线加速器更加紧凑，以适应在医院环境下安装。同回旋加速器比较直线加速器可以方便地改变引出束流的能量，与同步加速器比较，它可以运行在更高的重复频率（200Hz 以上）状态下，可以运行在 S 波段从而降低建造费用和运行费用。

同其他质子治疗加速器相比，治疗用的全直线加速器射频频率很高，以便减小其尺寸。但是，更重要的特色，也是质子直线加速器的一大优势是，其脉冲重复频率可以很高，很容易就达到治疗所期望的 200Hz 以上。束流的能量可在脉冲与脉冲之间快速地调变，改变人体内束流作用点的深度，实现纵向扫描，配以 Gantry，可跟踪呼吸和器官位移。不同于同步加速器，直线加速器出来的束流性能在时间上稳定一致，并且发射度很小，可实现四维精准治疗（空间三维、时间一维）。质子直线加速器所具有的高脉冲重复频率以及治疗过程中快速调节能量和强度的能力，是调强精准治疗的理想工具。

其次，直线加速器很小的发射度（均方根归一化发射度约 0.1π mm mrad）有利于降低剂量分布的横向半影，此外还能够有效减小旋转机架上的磁铁的磁极气隙，从而减小磁铁的体积，最终降低旋转机架的体积、重量和成本。高脉冲频率能够逐个脉冲调整束流能量、强度，使得直线加速器产生的束流很适合用作快速重复点扫描，能够有效减少重复扫描所需的时间。相比之下，直线加速器和回旋加速器所需的时间相差不大，同步加速器所需的时间最多，而在 400Hz 的重复频率下直线加速器的时间要明显小于另外两者。此外快速调节能量的优点还体现在移动肿瘤的治疗中，若是治疗时采用实时跟踪肿瘤的位置、调整扫描点位置方法，这就意味着必须要有极快的调整束流能量的能力，直线加速器无疑是好的选择。直线加速器与其他加速器的四象限比较图如图 3-24 所示。可见其优势是明显的。

直线加速器的缺点是设备长度较长，虽然通

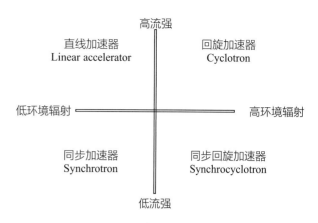

▲ 图 3-24　各种类型的加速器四象限

过采用较高射频频率可以有效减小其尺寸，但是同其他圆形质子加速器相比仍然很长。再有就是设备复杂，由多种加速结构组成，并采用多台射频功率源，导致其调试运行复杂，维护技术要求高，价格较贵。

2. 医用全直线质子加速器进展

目前，有许多关于医用质子直线加速器的研究项目正在进行，致力于设计出具有高加速梯度、体积小、结构紧凑的高频质子直线加速器。

1989 年，美国费米加速器实验室第一次提出了用于质子治疗的直线加速器的设计，该加速器由射频四极、DTL 组成，能够产生 66MeV 的用于眼癌治疗的质子束。

1991 年，美国的 AccSys Technology 公司提出了能量范围在 70～250MeV、用于质子治疗的质子直线加速器，该加速器第一部分是工作在 499.5MHz 的射频四极 DTL，第二部分则是工作在 3GHz 的边耦合直线加速器（Side-Coupled cavity Linac，SCL；现在称为腔耦合直线加速器，cavity coupling linac，CCL），该部分能将质子从 70MeV 加速到 250MeV。这是第一次提出让质子直线加速器工作在 3GHz 的射频频率下。高频有利于提高加速梯度，缩小直线加速器的纵向尺寸，同时也缩小了横向尺寸（谐振腔的横向尺寸大致与波长成正比），使得加速器更加紧凑。同时 3GHz 是现在医院在用的电子直线加速器的工作频率，3GHz 的射频功率源发展十分成熟，商业化程度高，因此采用 3GHz 的工作频率，可靠性、经济性都很好。之后的质子直线加速器项目也都是工作在 3GHz 的工作频率下。

1993 年意大利 TERA 基金会的 Ugo Amaldi 提出了 "cyclinac" 的概念，即采用回旋加速器（cyclotron）作为注入器，采用直线加速器（linac）作为增强器，"cyclinac" 一词来源于此。TERA 基金会最初的设计为采用输出能量为 30MeV 的回旋加速器作注入，3GHz 的 CCL 将质子束加速到 200MeV，后由于技术限制改为 62MeV 的回旋加速器作注入。直线段的 CCL 后被命名为 LIBO（LInac BOoster），即直线增强器的意思。LIBO 样机的建造和测试由 TERA 基金会、欧洲核子研究组织（European Organization for Nuclear Research，CERN）、意大利国家核物理研究所（Italian Institute for Nuclear Physics，INFN）共同完成。LIBO 的第一个模块（长 1.3m）在 2000 年建造完成，随后在 CERN 进行了功率测试，在 4.4MW 的峰值功率下，加速梯度达到了 15.8MV/m，2001 年在 INFN 的实验室进行了束流加速测试，将质子束从 62MeV 加速到 73MeV。LIBO 的成功验证了 3GHz 的 CCL 的可行性。之后其他几个项目中的 CCL 都是基于 LIBO 的设计。采用回旋加速器作为注入器的 cyclinac 有许多弊病，首先是因为回旋加速器输出的束流发射度太大，其次束流在两种不同加速器模式下的时间结构上的不匹配，回旋加速器输出的束流将有 90% 的损失，只有 10% 的比例被接受，形成严重的纵向本底。

避开回旋加速器注入的 TOP-IMPLART（Terapia Oncologica con Protoni Intensity Modulated Proton Linear Accelerator for Radio Therapy）项目是一个全直线型的质子直线加速器项目。该项目

在 1998—2005 年期间由意大利的 ENEA（Italian National Agency for New Technologies, Energy and Sustainable Economic Development）和 ISS（Italian National Institute of Health）领导现由 ENEA、ISS、IFO（National Cancer Institute in Rome）三个机构共同进行。该加速器分为三段，注入段采用 425MHz 的射频四极 DTL 将质子加速到 7MeV，第二段采用 3GHz 的边耦合漂移管直线加速器（side-coupled DTL，SCDTL）将质子加速到 35MeV，第三段采用 3GHz 的 CCL 将质子加速到 230MeV。TOP-IMPLART 采用模块化的建造，SCDTL 段分为四个模块，分别将粒子加速到 11.6、18、27、35MeV，四个模块总长 4.72m，2016 年已经完成了第三个模块的安装测试，将质子束加速到了 27MeV。

为了将 LIBO 转换成商业成果，2007 年在瑞士日内瓦成立了一家 CERN 的衍生公司 ADAM（Applications of Detectors and Accelerators to Medicine），ADAM 在 2013 年被英国的 Advanced Oncotherapy（AVO）公司收购。AVO 的质子直线加速器项目名为 LIGHT（Linac for Image Guided Hadron Therapy），该加速器也是全直线型的，由三段组成，第一段采用的是 CERN 的 750MHz 的射频四级（长 2m）将质子加速到 5MeV，第二段采用 ENEA 的 3GHz SCDTL（长 6.1m）将粒子加速到 37.5MeV，第三段采用 VDL Enabling Technologies Group 公司提供的 3GHz 的 CCL（15.4m）将粒子加速到 230MeV，图 3-25 给出了 LIGHT 的示意图。AVO 公司计划在 2018 年使用 LIGHT 进行浅表肿瘤的实验性治疗，而位于伦敦 Harley 大街的质子治疗中心将成为第一家安装 LIGHT 的质子治疗中心。目前的计划是在 2017 年开始建设这家质子治疗中心，在 2020 年开始治疗第一个患者。按照目前的进展来看，LIGHT 很有可能成为第一台用于实际临床治疗的

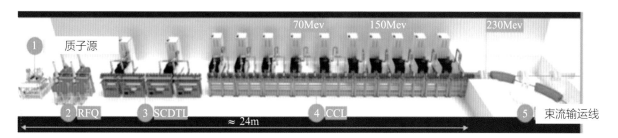

▲ 图 3-25 **LIGHT** 示意图

RFQ. 射频四极；SCDTL. 边耦合漂移管直线加速器；CCL. 腔耦合直线加速器

质子直线加速器。

目前大多数质子治疗中心都是一台加速器配多个治疗室，占地面积大，TERA 基金会提出了基于直线加速器的单室治疗设备，即一台加速器只配一个治疗室，这样的机器投资成本低，适合一些小医院。2008 年 TERA 基金会申请了专利，并将这种加速器命名为 TULIP（TUrning LInac for Protontherapy），即高梯度直线加速部分被安装在旋转机架上可以进行旋转。图 3-26 是 TULIP 最初版本的示意图，采用回旋加速器作注入，直线增强段用 3GHz 的 CCL，最大的平均加速梯度可达到 30MV/m。图 3-27 是 TULIP 2.0 的版本，采用 CERN 的 750MHz 射频四极作注入，中间采用 DTL 或者 SCDTL，高能段采用的则是基于反波型行波（backward travelling wave，BTW）的新型加速结构，这种加速梯度可达到 50 MV/m，能有效缩短高能段的长度。目前 TULIP 还处于设计阶段。图 3-28 给出了 TULIP2 750MHz 射频四极、750MHz IH、3GHz DTL 的结构图，图 3-29 给出了 TULIP2 3GHz 返波型行波加速器 BTW 和 β=0.38 CCL 的结构图。表 3-7 给出了 TULIP2 的参数。

返波型行波加速器 BTW 结构采用 12 个单元设计，设计梯度为 40WV/m（为了实现冗余小于 50WV/m），设计的最大功率密度 0.48MW/mm^2（为了实现冗余小于 0.75MW/mm^2）。最大表面电场 160Mv/m（为了实现冗余小于 200Mv/m），6.2m

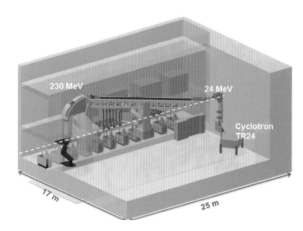

▲ 图 3-26 **TULIP**

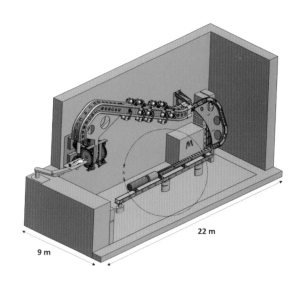

▲ 图 3-27 **TULIP 2.0**

从 70Mev 加速到 230Mev，占空比为 0.01%，同步相位为 -15°。改变相位和振幅可以平滑地改变引出质子的能量从 70Mev 到 230Mev。

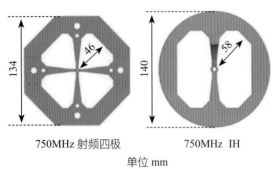

750MHz 射频四极　　750MHz IH

单位 mm

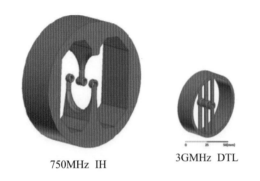

750MHz IH　　3GMHz DTL

▲ 图 3-28　750MHz 射频四极、750MHz IH、3GHz DTL

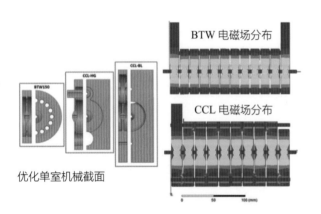

优化单室机械截面

BTW 电磁场分布

CCL 电磁场分布

▲ 图 3-29　3GHz BTW 和 β=0.38 CCL

（四）激光加速器方案优缺点分析

由于传统加速器的局限性及其高昂的造价，在过去的几十年里物理学家一直在探索新的粒子加速原理，以期在较短的距离内将粒子加速到很高能量。杨振宁教授在 2015 年提出，寻找新的加速器原理是高能物理值得探索的发展方向。随着超短超强激光技术的发展，激光聚焦光强可以达到 10^{18} W/cm² 以上，对应的电场高达 10^{12}V/m。这样强的激光与等离子体相互作用时，由于等离子体本身是电离的状态，不存在击穿问题，产生的加速电场可以比常规加速器至少高出千倍以上，可以更加经济地实现高能离子加速。例如采用激光加速器可以把 3km 长的斯坦福大学 30GeV 直线加速器缩短到足球场大小。真正地实现"大物理变小"。与此同时，激光加速器还可以使中小型应用加速器的尺寸缩小到"台面大小"，大大减少所需要的空间、运行和维护成本，同时激光加速器产生的离子束具有能量高、脉冲短（皮秒量级）、尺寸小（微米）、方向性好及转换效率高等特点。这样的关键仪器设备可以安装在各种小型实验室和医院现场，在癌症治疗、质子成像、质子超声、离子诊断、空间物理等方面具有非常广泛的应用前景。

1. 传统加速器的瓶颈

一般传统射频加速器加速梯度要低于

表 3-7　TULIP 全直线参数

直线腔型	运行频率（MHz）	输出能量（MeV）	平均梯度（MV/m）	同步相位（°）	长度（m）	累计长度（m）	平均 ZTT（MΩ/m）	峰值功率（MW）
RFQ	750	5	2.6	15	2	2	38	0.4
IH	750	10	5.7	12	0.9	3.3	350	0.1
DTL	2998.5	70	15.5	20	4.1	9.8	86	13
BTW-CCL	2998.5	70~230	37.7	15	4.4	17.5	68	108

100MV/m。若要将电子加速至高能则往往意味着非常长的加速距离以及相应非常高的造价，例如SLAC 的长度约为 3km，大大限制了这类加速器的应用范围。因此，人们希望能够发展具有更高加速梯度的加速器以最大限度地缩小其尺寸，降低造价以使其获得更广泛的应用前景。

1979 年 Tajima 和 Dawson 提出了革命性的激光尾波场加速概念和理论，利用激光脉冲驱动的等离子体波加速电子。等离子体作为加速结构的优势在于，等离子体本身处于电离状态，因而其加速能力不会受到介质击穿问题的影响。在等离子体密度约为 $10^{18}cm^{-3}$ 时，等离子体波的加速梯度可达 1TV/m，比传统线性射频加速器高出 3～4 个数量级。相应的加速至相同能量其体积可大幅缩小，造价也会大幅降低，从而实现加速器的台面化，有可能广泛应用于大学和中小研究机构。因此，激光加速器十分有望成为下一代的主流加速器，是世界各国量子治疗技术抢占的战略高地。

2. 激光加速器的原理

激光加速器是基于激光与等离子体相互作用来实现粒子的加速。强激光与物质相互作用时，激光脉冲的前沿就可以将靶物质离化成等离子体，脉冲的后续部分在等离子体中传播，并通过各种机制将激光能量转移至等离子体中，等离子体迅速被加热至极高的温度。激光在等离子体中传播时，可以通过不同的加速过程获得高能的电子、离子、光子、中子等。其中的离子加速是激光等离子体相互作用领域非常重要的一个组成部分，在肿瘤治疗和医学成像等领域具有非常广泛的应用前景。目前主要的加速机制有靶后鞘层加速机制、稳相光压加速机制、相对论透明加速机制、库伦爆炸加速机制和冲击波加速机制等。

研究较为广泛的加速机制为靶后鞘层加速机制和稳相光压加速机制，其中光压加速理论上质子加速能量与激光聚焦光强成正比，是一种最高效的质子加速机制。稳相光压加速机制情况下，圆偏振激光照射超薄纳米靶，此时电子加热被强烈抑制。电子被压缩成为高密度电子层，堆积在激光脉冲之前，电子拖动离子同步被加速。通过选择激光强度、靶厚度和密度，可以使得激光产生的辐射压力等于电荷分离场造成的回复力，将整个激光聚焦区域最终作为一个准中性的等离子束团沿激光传输方向传播，离子不断地从激光场获得能量。只要电子温度保持较低，稳相加速就可以保持下去，并且可以预计这个过程有着非常高的能量转换效率。

基于以上加速机制，世界各大研究机构围绕激光离子加速开展了多方面的研究工作。研究重点包括质子束角分布、能量、数目和源尺寸等，在超短超强激光和固体靶相互作用中，产生了能量高达近百 MeV 的质子束。这些基于激光加速获得的质子束具有高亮度、尺度小、方向性好、脉宽短、可控等特点，具有广泛的应用前景，其中在医学中的应用，如质子医疗成像和质子肿瘤治疗的方案获得广泛关注。

3. 激光加速器应用于质子治疗的优劣势分析

激光质子加速器是利用激光与等离子体相互作用过程中的高加速电场梯度，在微米尺度将质子加速至兆电子伏量级的新型加速器。基于激光质子加速器产生的质子具有宽能谱、大发散角、小发射度、皮秒超快等特点。以激光质子加速器为基础，可研制应用于肿瘤治疗的激光质子治疗机，在保证输出质子束流品质满足治疗需求的前提下，解决传统质子治疗机在小型化、辐射防护等方面的突出困难，为质子治疗机在三甲级医院的投放奠定基础。

激光质子治疗机的优势主要体现在以下。

(1) 结构简单，效率高：与传统加速器不同，基于稳相光压加速机制的激光加速器，利用超高功率脉冲激光与靶材相互作用产生的瞬态高强度静电场加速质子，仅需数十微米就可将质子加速到百兆电子伏量级。产生的质子束利用高磁场梯度的超小型脉冲磁铁对靶后质子流进行收集与控制，可获得高品质单能或宽谱质子束流。

(2) 体积小，重量轻：传统质子治疗机体积极为庞大，仅质子加速器部分就重达数百吨，需要占用两三层楼高、上千平方米的建筑。受限于真空击穿场强，供电、配电、冷却、控制等配套部分及束流传输系统、治疗室等，需要的建筑面积数倍于加速器部分。这样，整个传统质子治疗中心需要大约 $10\,000\,m^2$ 的建筑，而且要求建筑承重能力很强，设备区域全部要做辐射防护处理，需要在现有的医院之外寻找地方专门建设质子治疗中心。

激光质子治疗机由于结构简单，其激光器系统和靶室体积小、重量轻，仅需数百平方米普通层高、承重能力适当的建筑即可容纳，易于推广。

(3) 造价低：建设一个传统质子治疗机治疗中心需要数亿元的投入。如上海质子重离子治疗中心的设备投入为18亿元，尚不包括场地建设费用。目前，如何缩小质子治疗机的体积、降低质子刀的造价一直困扰着人们，这是质子治疗尽管疗效好却无法普及的根本原因。美国瓦里安公司采用先进的超导回旋加速器，可将质子加速器的直径降低至3m，并将造价降至3000万美元。然而，传统质子治疗系统的成本和占用建筑面积的不只是加速器本身，加速器电源、水冷系统、超导设施、束流传输系统、治疗头等附属部件所占面积远远大于加速器本身，这些部件的技术很难进一步升级换代，体积和成本很难降低。

激光质子治疗机由于结构简单，易于安装，占用建筑面积小，辐射防护容易，因而成本低。激光质子治疗机的主要成本是超高功率激光系统，约占总成本的一半，随着技术迅猛发展，其

成本下降空间巨大。根据历史上工业用激光器的价格走势规律来推断，在超高功率激光器需求被充分激活并国产化后，其价格有望在10年内下降80%以上。激光质子刀的其他部分在从研制到试产、量产的过程中，随着经验积累和规模生产，成本也会显著降低，量产后可降至2亿元左右，远期可望降至约1亿元。

(4) 运行维护成本低：传统质子治疗机耗电巨大，每年电费可高达1千万元乃至数千万元。系统维护复杂，需要运行维护人员约30人，人工费用约600万元。带放射性的废弃物处理也增加费用。原厂维护费用通常为设备购置成本的10%，传统质子刀的维护费用也是不小的开支。一年的运行维护费用大约5000万～1亿元。如上海质子重离子医院年维护费便高达1亿元。

相比之下，激光质子治疗机每年电费可＜200万元，运行维护人员仅需＜10人，人工费用约300万元。放射废弃物处理费用、原厂维护费用都可明显降低。一年的运行维护费用可控制在大约2000万元。

(5) 治疗费用低：目前国内外传统质子治疗机治疗每个病例收费大约为30万元，尽管收费看起来很高，实际上还没有达到成本水平，质子治疗中心普遍亏损。例如，淄博万杰肿瘤医院和上海质子重离子医院的收费标准均为27.8万元，两家医院在质子治疗上都存在较严重的亏损。

经测算，激光质子治疗机治疗每个病例的费用，最初大约为10万元，未来可以降至7万元以下。这个治疗费用不仅患者能够普遍接受，医院也不会亏损，从而有望争取纳入全民医保。

激光质子刀具有上述明显优势，使之有望替代传统质子治疗机，成为下一代主流质子放疗设备。但激光质子治疗机作为正在研发的高新技术产品，尚需一段时间才能逐渐成熟，因而与IBA等传统质子治疗机厂商相比，目前存在以下

劣势。

(1) 初期质子能量略低：理想的质子治疗机的质子最高能量应达到 200～230MeV，穿入人体深度可以达到 25～33cm，照射深度能够满足治疗人体任何部位的肿瘤。IBA 等厂商的传统质子刀都达到了该能量水平。

目前世界上获得的基于激光加速的最高质子能量为 94MeV，对应的质子束流穿入人体最大深度只有 7cm 左右，只能治疗头颈部肿瘤、儿童肿瘤、其他离体表较浅的肿瘤。尽管如此，在中国每年新发 430 万肿瘤病例中，这类浅部肿瘤患者已经有很庞大的数量。随着技术的进一步升级，尤其是激光技术的不断发展，基于更高功率的拍瓦激光器有望获得能量达到 200MeV 以上的质子，具备与传统质子治疗机同等质子能量水平，可满足全身不同部位的肿瘤治疗需求。

(2) 技术成熟度不够：自传统质子治疗机治疗首例患者至今已有 30 年，经过这些年的发展，传统质子治疗机已技术成熟并不断升级，IBA、Varian、Mevion、ProNova、日立、西门子等传统质子治疗机供应商陆续推出了多款质子治疗机产品并提出了一系列小型化解决方案。自 1990 年 Loma Linda 质子中心开业以来，世界上接受质子治疗的患者人数将近 20 万人，目前年治疗人数在 2 万人左右，长期的应用实践与技术积累使传统质子刀不断优化，技术日臻完善。而激光质子刀属于颠覆性的技术创新，从加速原理到医学应用都是全新的领域，整个激光质子加速器设备技术成熟度还相对较低，目前的技术水平尚难应用于激光质子治疗机的产品研制。与传统质子刀的发展历程相似，激光质子刀投放市场还需要十年的研发准备期。

4. 国内外激光加速器发展现状

随着超短超强激光技术尤其是啁啾脉冲放大技术的发展，激光的输出功率已达到拍瓦量级，激光光强可以达到 $10^{23}W/cm^2$，在这种情况下，为加速产生满足肿瘤治疗所需能量的质子提供了条件。由于激光加速产生的高能质子广泛的应用前景，世界各发达国家投入巨大建设高功率激光装置。美国、欧洲、日本等世界科技强国竞相支持激光加速器的发展，制订了相应的激光等离子体加速器研究计划，并给予了大规模的经费支持。经过十几年的研究，攻克了一批关键技术，初步建立了许多激光加速实验装置；开展了相关的应用技术研究，如质子诊断成像、重离子诊断热核聚变等离子体、癌症治疗等领域，应用前景广阔。

在国内，近十几年来科研院所在相对论等离子体加速方面开展了广泛的研究，在对其中的物理机制、新的加速方案、粒子束的能谱控制、加速稳定性等方面的研究均取得重要进展。与此同时，在实验室研究条件、技术支撑方面也基本达到国际先进水平。国内的优势研究单位包括上海交通大学激光等离子体教育部重点实验室、中国科学院物理研究所、中国科学院上海光机所、北京大学重离子物理研究所以及应用物理与技术研究中心、清华大学工物系、中国工程物理研究院激光聚变研究中心、中国原子能研究院、国防科技大学等。其中，中科院物理所张杰院士团队建成了"极光"系列的超短高功率激光器，中科院上海光机所建成了"强光"系列的超短高功率激光器，也正在建设 10PW 和 100PW 超高功率激光器。中国工程物理研究院建成了 4PW 超短高功率激光器，也正在预研更高功率飞秒激光装置。

北京大学激光加速团队结合传统加速器的基础背景，在理论和实验上取得突破。团队发现在圆偏振的情况下，当激光聚焦光强和固体面密度满足一定条件时，在激光有质动力作用下形成的静电场不仅可以加速质子，而且还可以对束流进行纵向聚束，即稳相光压加速机制。团队基于稳相光压加速机制，建成世界上首台小型激光加速器辐照装置，加速参数指标为1～15MeV质子束，总流强10^6～10^8粒子/发，质子截止能量的稳定性好于3%（图3-30）。通过电磁四极透镜和分析磁铁等高流强离子束流传输和分析系统，首次利用点—点成像方案，获得了3～10MeV能量可调的高流强、短脉冲质子束，稳定地获得了1%能散/1～10pC的单发电量。

5.激光加速器未来小型化趋势和意义

考虑到激光质子加速器仍处于发展上升期，短期内在功能上和成熟度上很难与传统质子加速器竞争，只能作为传统质子加速器的补充，产生的质子能量仅能面对相对浅层肿瘤，但通过渐进性的技术升级，未来激光质子加速器的质子能量也可达到200MeV以上。

目前，质子治疗设备的小型化已经成为发展的必然趋势，并逐步得到了市场的青睐。激光质子刀独有的小型化优势，将使其在未来质子放疗市场中占据重要位置。德国德累斯顿研究所提出了占地面积仅数百平方米的激光质子治疗超小型化解决方案。在小型激光打靶腔内产生质子，经由超高强度脉冲磁铁研制的超紧凑型束流传输线，可实现360°旋转照射，为激光质子放疗设备的研发提供了重要参考。

日本政府牵头的PMRC研究项目，深度挖掘了激光在传输方面的优势，将激光打靶与360°传输臂相结合，在传输臂内同时实现了激光打靶与束流传输功能，省去了打靶真空腔的冗余空间，整个系统连带激光器总长度仅20m，该方案为激光质子治疗机的进一步小型化技术升级提供了更新颖的解决方案。

综上所述，未来激光质子治疗机研发完成并成功产业化后，将极大程度上推动质子治疗机的普及，使普通医院有能力添置质子治疗机，让更多的癌症患者可以接受质子治疗，为癌症患者带来福音。

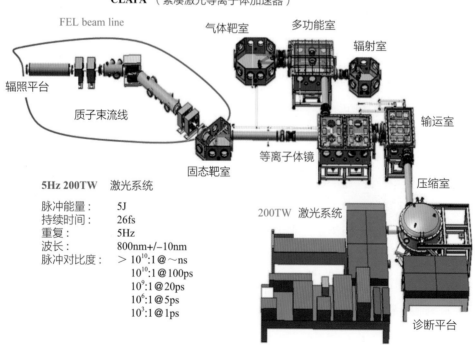

▲ 图3-30　北京大学小型激光质子加速及束流传输系统（CLAPA）

四、国内外主要质子设备技术及特点介绍

（一）我国科学院上海应用物理研究所项目

2009 年上海市政府决定在引进西门子设备的同时，由中国科学院上海应用物理研究所研制质子治疗装置，建在嘉定上海瑞金医院肿瘤（质子）治疗中心，项目的名称为"首台国产质子治疗示范装置"，并于 2013 年正式立项，同时被列为上海市战略性新兴产业发展重大项目。拟建成的装置名为"上海先进质子治疗装置"（Shanghai Advanced Proton Therapy Facility，APTRON）。

1. 上海先进质子治疗装置项目总体情况

项目建设目标是为瑞金医院北院研制一套质子治疗装置，研发包括质子同步加速器、输运线、180° 旋转支架和扫描治疗头等关键部件和质子治疗配套设备及技术。该质子装置由 1 个眼睛治疗室、1 个固定治疗室和 1 个旋转治疗室组成。除眼睛治疗室外，其余采用点扫描治疗头，配备机器人治疗床、定位系统、治疗计划和治疗验证系统。2016 年，在科技部重点研发计划"数字诊疗专项"的支持下又增加了一台国产注入器和

360° 紧凑型旋转机架治疗室的研制和加速器性能的提升等。图 3-31 为"上海先进质子治疗装置"项目布局图。

装置主要技术指标如下。

(1) 加速器主体采用质子同步加速器 + 慢引出方案，引出能量 70～235 MeV。注入器采用射频四极 +DTL+ 散束器方案，注入能量 7MeV。

(2) 治疗室包括 2 个旋转束治疗室、1 个固定束治疗室、1 个眼束和实验束共用治疗室。

(3) 引出粒子数：$(4～8) \times 10^{10}$/脉冲。可满足标准治疗靶区 > 2Gy/min 的剂量要求。加速器重复频率最大 0.5Hz。

(4) 固定束和旋转束治疗束流配送方式为点扫描，眼束为双散射。

2. 上海先进质子治疗装置加速器和旋转机架

APTRON 加速器主要负责质子束流的产生、加速和分配，包括注入器、同步加速器、低能输运线、高能输运线以及各治疗室内的输运线。注入器由离子源、射频四极、DTL 构成，它产生质子，并初步将能量提升到 7MeV；低能输运线将注入器初步加速的质子进行能量和尺寸调制，进入注入系统，再利用多圈涂抹的方法注入同步加速器；同步加速器将质子俘获，然后将能量提高

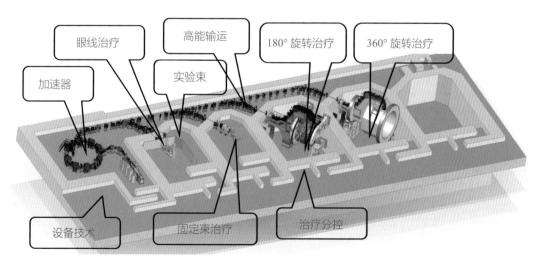

▲ 图 3-31　上海先进质子治疗装置布局总图

到 70～235MeV；达到治疗所要求能量的质子束由三阶共振慢引出将束流从引出通道传输到高能输运线，并分配到治疗室提供给患者进行治疗。引出束流的开关和强度控制通过 RFKO 系统来完成。高能输运线则完成了束流参数的分配和匹配，加速器主要参数见表 3-8。为了提高同步加速器换能速度，提高剂量率，在加速器的设计过程中，着重优化了储存粒子数，准备单周期内多能量引出。

旋转机架（gantry）是一个用来承载旋转治疗室的束流输运线和治疗头的大型机械装置。旋转机架的作用就是按照治疗计划系统要求，将输运线围绕等中心轴进行旋转，依靠足够的刚性和回转的精确性，保证输运线的器件和治疗头的位置稳定度和束流入射角的准确度，使质子束按要求位置精度准确地照射到肿瘤组织中。为紧跟世界旋转机架发展步伐、优化治疗室空间并降低结构重量，APTRON 的首个旋转治疗室采用了最先进的 180° 旋转机架。其优点在于开放式空间，方便和优化医生操作，重量比 360° 结构要轻。其缺点在于治疗床要求高，旋转地板设计难度高，X 线成像系统只能固定安装。在完成 180° 旋转机架的研制后，为缩小旋转机架尺寸和规模，设计了紧凑型旋转机架，旋转半径比 180° 机架降低了 1m，长度更降低了近 5m，总重量下降了近 40000kg。

3. 上海先进质子治疗装置治疗室系统

装置主要包括四种治疗室，即眼部治疗室、固定束治疗室、180° 治疗室和 360° 治疗室。

眼部治疗室专门用于眼部肿瘤治疗，采用双散射系统的眼部专用治疗头。眼部治疗室定位系统和治疗控制系统也是专门为眼部肿瘤治疗设计的。质子束治疗是葡萄膜黑色素瘤的重要治疗手段之一，目前，美国、瑞士、德国等许多国家及地区都在质子放疗中心开展了眼束治疗，初步估计已有 8000 名患者接受了眼黑色素瘤的质子治疗。相关的文献证实高剂量质子束治疗对于葡萄膜黑色素瘤的局部控制率超过 95%，保眼率达到 90%，大概 50% 的患者可以保留有用视力。

眼束线治疗室整体采购 PSI OPTIS2 的主体设备，其主要设备由治疗头、定位系统组成。定位设备由六维运动治疗椅、两套正交 X 线成像系统和患者凝视设备组成。同时，在治疗期间患者眼球的运动可以通过 CCD 相机监控，当患者眼球移出治疗区域时，操作员可以通过 CCD 相机监测并触发停止照射。

固定束治疗室为水平束采用扫描治疗头，将主要治疗头颈部等固定器官（图 3-32）。180° 旋转束治疗室采用 180° 旋转机架，配合机械臂治疗床可以实现 IMPT（图 3-33）。360° 旋转治疗

表 3-8　质子加速器装置的主要性能参数

参数名称	参数值
质子能量范围	70～235MeV
加速器最高能量	250MeV
能量设定点数	94
单次引出质子数	$(4～8)×10^{10}$
加速器类型	同步加速器
注入/引出方式	多圈累积注入/三阶共振慢引出
升能时间	0.7s
重复频率	0.5～0.1Hz 可变
二极铁磁场范围	0.27～1.74T
引出时间	0.5～10s 可变
能量稳定度	＜0.1%
能量调节精度	0.5
束斑尺寸（FWHM）	4～10mm
束流位置稳定度	＜0.5mm
束流关断时间	＜1ms
Spike	＜300%

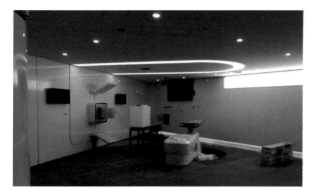

▲ 图 3-32　上海质子治疗装置固定治疗室
摘自上海艾普强粒子设备有限公司 APTR 报告

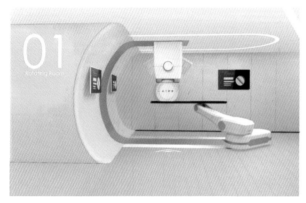

▲ 图 3-33　上海质子治疗装置 180 旋转束治疗室
摘自上海艾普强粒子设备有限公司 APTR 报告

室采用 360° 旋转机架，并配以锥形束 CT 和在线伽马探测等先进的图像引导及验证手段。这 3 个治疗室采用点扫描治疗头，配合呼吸门控设备或重复扫描照射，使治疗运动器官成为可能。固定束治疗室和旋转束治疗室的扫描治疗头、定位系统和治疗控制系统结构相同。

每个治疗室用于患者放射治疗、质量保证和计划验证。在射束区域外还有一个治疗控制区，可进行机器床的移动及放射成像定位。在旋转束治疗室还具有对旋转机架的控制。除治疗室和工作区外，在治疗室外部还有一个治疗控制室用于照射控制。治疗室 1~3 带有迷宫式通道，还设置有患者固定室和 CT 成像室。

治疗系统主要由治疗计划系统、束配系统、定位系统，治疗控制系统、QA 系统及肿瘤信息系统 OIS 等子系统组成，各子系统之间通过千兆网络连接进行数据交换。整个治疗系统通过与千兆网络相连的影像存档和交互系统（picture achiving and commmunication system，PACS）获取外部影像采集设备（如 CT 机）中获取的影像数据。

质子治疗计划采用的是商用质子治疗计划系统软件 RayStation（瑞典 RaySearch 公司），其基本功能有图像自动配准、图像融合、鲁棒性评价、计划评估比较、QA-Plan 制作、Sub-Beam 计算、扫描路径优化、IMPT 优化、蒙卡剂量计算和优化。此外还自主研制了一套治疗计划系统，基本完成了功能和软件设计。

质子精准放疗对于患者的定位提出了很高的要求。APTRON 患者摆位系统设计采用 6 自由度机器人治疗床。相比传统治疗床，机器人治疗床具有精度高、运动范围大等优点。此外，机器人治疗床的结构特点使得医务人员在摆位时更容易靠近患者，提高工作效率，改善患者体验。分别进口和自主研制了两种三维治疗床，分别为水平关节型机器人（selective compliance assembly robot arm，SCARA）和摆臂型。固定治疗室和旋转治疗室配合可旋转 180° 的六维高精度机器人治疗床（robotic couch），从头部到躯干部的范围都可以照射到。在半旋转治疗机架的情况下，治疗机架旋转装置正对着水平治疗床，在等中心周边朝向患者方向也都可以照射到。

APTRON 患者定位与验证系统采用基于定位 CT 重建的 DRR 影像与交叉定位采集的两幅 X 线影像分别进行图像配准（二维配准）的图像引导质子治疗（image-guided proton therapy，IGPT）系统。采用交角立体平面成像技术，通过由计算机控制两组千伏级（诊断级）X 线管、高压发生器、X 线平板探测器、曝光控制器组成的成像硬件系统，对患者的解剖结构或外部植入标记进行两个方向的透视投影，取得一对交角 X 线投影图像。对获得的二维 X 线投影图像和用于放射治疗计划的三维 CT 图像，进行二维－三维图像配准和二维－三维几何转换，精确探测出患者（病灶）在放疗设备上的摆位误差，据此引导放疗设备移动治疗床，校正患者位置，实现对患者在治疗前的精确定位。患者定位与验证系统与治疗控制系统紧密集成，实现流程无缝对接、数据的自动传输、自动定位与校正。

首台国产质子治疗装置还有一套肿瘤信息化系统或者放疗信息化系统。肿瘤信息化系统／放疗信息化系统根据 HIS 系统提供的患者信息和交费信息，PACS 提供的 CT 图像信息、治疗计划系统提供的患者治疗计划（图 3-34），对患者的治疗过程进行安排并跟踪记录整个治疗过程，因此直接跟治疗过程相关的信息数据都储存在肿瘤信息化系统／放疗信息化系统的数据库中。质子放射信息系统采用两条技术路线，在首台上采用成熟商业化产品医科达的 MOSQIA，同时，自主研发具有自主知识产权的肿瘤信息化系统。质子放射信息系统是数据管理平台，具有患者信息数据库。患者信息数据库储存和管理着已经完成治疗、正在进行治疗和计划进行治疗的所有患者的治疗信息，是连接治疗计划系统、治疗控制系统和定位控制系统的纽带，是医生、物理师和技师的日常工作平台。

4. 上海先进质子治疗装置总体推进情况

先进质子治疗装置于 2009 年开始设计，2013 年立项后开始样机研制，2014—2016 年是设备制造阶段，并于 2016 年底开始设备现场安装，2017 年 4 月底开始加速器调束。

加速器系统已完成设备安装和软硬件系统联调、加速器主要性能调试，包括 70～235MeV 间不同能量的调试，加速器整体性能和各主要系统经专家组测试，主要参数全部达到或好于设计指标，满足了治疗系统要求。目前已经与治疗系统进行了联调与性能优化。

治疗系统已完成 3 个治疗室的设备加工制造。其中固定束与旋转束治疗室使用笔形束扫描治疗头治疗肿瘤，眼束治疗室使用双散射治疗头治疗眼部肿瘤。系统还包括治疗计划系统与肿瘤信息系统。

固定束治疗室已完成工业设计与装修、全部

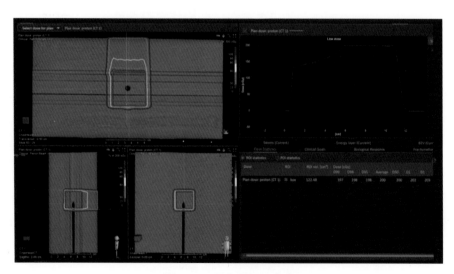

▲ 图 3-34　国产质子治疗计划
摘自上海艾普强粒子设备有限公司 APTR 报告

关键子系统的硬件安装或部署，包括治疗计划系统、肿瘤信息系统、患者定位与验证系统、治疗控制终端系统、机器人治疗床、治疗控制系统、治疗连锁系统、辐射防护与安全系统等。作为治疗系统的关键，自主研发的国内首台质子扫描治疗头于 2017 年底完成设备安装并开始束流调试。现已基本完成包括加速器与高能输运线、扫描照射系统在内的系统调试。系统实现了主动能量切换控制、高精度调强点扫描（位置精度 ±1mm）。完成了束流建模数据测量，数据与蒙特卡罗模拟结果一致，偏差小于 0.5mm。固定治疗室其他子系统的集成调试也基本完成，已实现了从治疗计划系统输出治疗计划→导入肿瘤信息系统→治疗排程→推送计划给治疗室治疗控制终端系统→患者自动摆位与验证流程→调强点扫描照射，并进行了流程和性能测试。

180° 旋转治疗室完成整体设备安装调试和治疗室装修工作，主要包括 180° 旋转机架及治疗头，并顺利将束流引至治疗等中心处。其中 180° 旋转机架及附件完成加工和现场总装，测试表明三轴同心度和 ISO 中心等主要参数达到设计指标。自主研制的 SCARA 和 SWING 结构的治疗床完成工厂总装测试，达到设计要求，并完成了束流的引入。

眼束治疗室也已完成治疗主体设备硬件安装和束流引入，完成治疗室工业设计与装修。其中治疗头（引进自瑞士 PSI 研究所）2018 年初完成安装，目前正在开发治疗头控制与治疗控制系统，预计 2021 年完成并开始束流测试，但在本文撰写时尚未明确。通过国际合作，引进了治疗计划系统（EYEPLAN）。

2018 年 6 月 9 日进行了加速器总体性能专家测试，测试结果表明加速器的能量、束流位置和尺寸及其稳定性、引出束流流强、束流关断时间和 spike 等总体参数已经达到设计指标。2018 年

8 月 15 日在上海召开了质子治疗装置研制评估暨产业化研讨会，评审专家基于项目团队的研制报告、国内专家的测试报告、实地考察和质询对装置研制提出评估意见，认为该国产质子治疗装置的加速器已达到设计指标，总体性能与国际同类产品处于同一水平；自主研制的点扫描束配系统和机器人治疗床等经测试均达到主要设计指标，整个治疗系统已具备基本功能。

艾普强与北京医疗器械检验所就"质子治疗系统"（SAPT-PS-01）正式签署委托检验协议，已经进场实施注册检测。

5. 上海先进质子治疗装置项目发展计划

APTRON 项目计划 2021 年底投入临床，除了紧凑型旋转机架、锥形束 CT、在线 gamma 监测等项目外，还开展了国产注入器、corkskrew 型旋转机架、先进治疗头、直线加速器治疗装置等项目的研究。

为了产业化工作，上海应用物理研究所和上海联合投资公司以及克林公司联合成立了上海艾普强粒子设备有限公司，初步形成一支具有质子治疗装置设计研发、生产注册及运行维护能力的产业化团队。

（二）我国原子能科学研究院质子治疗装置

1. 我国原子能科学研究院质子治疗装置研发背景

中国原子能科学研究院在已经建成的 100MeV 强流回旋加速器技术基础上，在中国核工业集团公司龙腾创新项目的支持下，开展了第四代的 230MeV 超导等时性回旋加速器关键技术研制、降能器设计、束流输运线技术和治疗端技术的研究工作，目前，已经突破了低温超导磁工艺技术、强磁场下束流动力学研究等 230MeV 超导等时性回旋加速器的关键技术问题，并在串列加速器升级工程上设计完成了 100MeV 质子治

疗示范装置的方案设计工作，对质子治疗加速器技术、束流输运线技术、治疗端技术都有了深入的研究，已经具备了开展可用于质子治疗的230MeV超导质子回旋加速器及治疗端等放疗装备的研制能力。

当今社会，癌症是全球性疾病的主要死亡原因，世界卫生组织国际癌症研究中心2014年底最新统计，2012年全世界死于癌症者为820万，当年新增癌症病例1400万例，到2020年，全世界癌症的发病率将比现在增加近1倍，其中中国新增和死亡病例，两项均居世界第一。我国国家卫生健康委员会委（原国家卫生和计划生育委员会）2014年公布的统计数据，中国每年因癌症死亡的人数已超过250万，每年新增癌症患者350万。

质子治疗可用于恶性肿瘤如黑色素瘤、颅内肿瘤、眼癌、前列腺癌、肺癌、肝癌以及脑血管畸形等非肿瘤疾病的治疗，以及用于新药开发等领域，对提升我核医学水平、提高国民生活质量有着重要意义，同时具有显著的经济、社会效益。根据第24届PTCOG公布的，质子治疗适应证有六大类：中枢神经系统、眼部、头颈部、胸部、腹部、骨盆区。

据统计，中国目前有57家医院和单位希望建设质子治疗中心，中国核工业集团公司以原子能科学研究院为技术依托和医院合作开展质子治疗示范中心的落地，大力发展230MeV超导质子回旋加速器及治疗端放疗装备研发工作，将有望在近几年内实现质子治疗关键装备的国产化。

2.我国原子能科学研究院质子治疗装置技术性能

中国原子能科学研究院在中国核工业集团公司"龙腾二期"项目的资助下，预计利用4年时间，在中国原子能科学研究院研制出我国具有自主知识产权的一台230MeV医用超导回旋加速器，突破质子放疗超导回旋加速器整机设计、快速调节能量束流输运线、降能器、旋转机架、治疗头等关键技术，研制出我国具有自主知识产权的基于230MeV超导回旋加速器的质子治癌放疗装备（图3-35）。基于超导回旋加速器的质子放疗装备

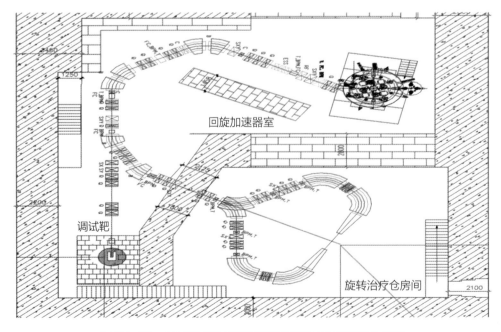

▲ 图3-35 中国原子能科学研究院质子治疗示范装置布局图

应包括：一台能量为 230MeV 的超导质子回旋加速器、一条束流输运线、一套能量选择装置、一个 360° 旋转机架和一个治疗头设备。在治疗室内配备一台高精度的六维机器人治疗床以及旋转机架集成影像系统，用于患者高精度摆位和图像引导，提高质子治疗的精度，发挥质子精准放疗的优势。

结合对质子放疗所需的中能质子加速器的技术特点分析，以及中国原子能科学研究院在质子回旋加速器领域的技术基础与优势，采用超导质子回旋加速器，230MeV 超导质子回旋加速器的主要结构见图 3-36。

中国原子能科学研究院研制的用于质子放疗的加速器采用超导质子回旋加速器，该加速器能够引出能量 230MeV，流强 100nA 的质子束，并具备不做硬件改动引出 800nA 质子的能力，完全可以满足质子治疗对加速器能量、流强的需求。由内部离子源产生质子束，通过 4 个高频谐振腔

体结构使得质子每圈获得 8 次加速，可以高效地获得 230MeV 的质子束流。超导质子回旋加速器由于采用了 GM 制冷机冷却液氦零挥发的超导线圈和常温磁铁结构，因此磁场强度高，束流在引出区的圈重叠严重，因此在质子束流的引出上采用静电偏转方法。利用闭环反馈控制技术实现同步举升系统的同步精度为 0.1mm。采用平台集成控制系统，使得加速器的运行具备更高的安全性和可操作性。总之，该超导质子回旋加速器具有以下的设计特点，性能对比表见表 3-9。

(1) 质子加速和引出效率高：得益于超导线圈的使用，磁极间隙可适当增大，这将有利于静电偏转板的设计进而减小束流损失，提高引出效率。根据目前的设计结果计算得到的引出效率比目前质子治疗市场主流的常温回旋加速器的引出效率高 1 倍左右。

(2) 高性价比的紧凑型内部离子源：磁场强和中心区空间紧凑的设计需求，使得内部离子源结

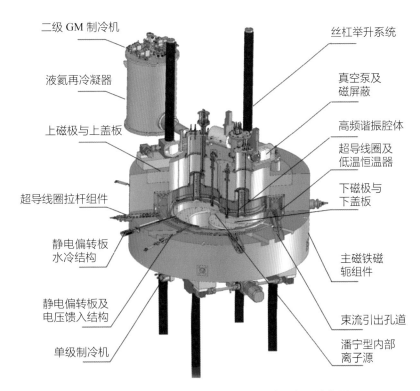

二级 GM 制冷机

丝杠举升系统

液氦再冷凝器

真空泵及磁屏蔽

上磁极与上盖板

高频谐振腔体

超导线圈及低温恒温器

超导线圈拉杆组件

下磁极与下盖板

静电偏转板水冷结构

静电偏转板及电压馈入结构

主磁铁磁轭组件

单级制冷机

束流引出孔道

潘宁型内部离子源

▲ 图 3-36　230MeV 质子回旋加速器主要结构图

构紧凑，便于运行维修和更换，具有高的性价比。

（3）超导高场强：利用超导线圈技术产生了高磁平均场，场强为2.3（中心区）～3.0T（磁极边缘线圈附近），减少了磁铁的建造规模，降低了加工和安装风险，降低了制造费用；另一方面，230MeV超导质子回旋加速器的超导线圈（包括制冷机）功耗仅为230MeV常温回旋加速器线圈的1/4左右，降低了系统的运行功耗。

360°旋转机架高10.5m、长9.5m；前后环等径，外径5.3m；采用八角筒体结构，保证等中心精度好于±0.5；优化束流线设计，控制束流线磁铁总重量小于22 000kg，从而控制旋转机架总重量小于180 000kg。后筒开有人孔，便于进入筒体内部进行维修，同时，从后筒进入进行维修，减小了后椎体尺寸，即可减轻旋转机架总重。

（三）新瑞阳光公司质子治疗设备

1. 质子治疗设备整体概况

新瑞阳光质子医用质子同步加速器秉承紧凑型、智能化、高性价比的设计宗旨，为客户提供灵活的配置方案（单间或者多间，见图3-37）。新瑞阳光产品的核心竞争力如下。

自主研发的加速器：①超小型的同步加速器设计：周长仅18m的紧凑型同步加速器，可根据治疗计划提供70～230MeV的可变能量质子束流。②作为医疗产品设计而不是科研设备，简单

可靠、便于安装调试、易于维护：简化设计，减少部件数量；利用层切换时间重新注入，不影响剂量率；大幅减少紧急情况下的残余剂量，保护患者；无须复杂的超导低温系统；大幅度降低运行和维护成本。

2. 自主开发的一体化医疗软件

新瑞阳光自主研发治疗控制系统（treatment control system，TCS）、治疗计划系统（treatment planning system，TPS）、肿瘤信息系统（oncology information system，OIS）及安全联锁系统（Safety Interlock System，SIS），实现医疗软件的高度集成化，简化临床的操作步骤（图3-38）。

3. 本地化、客制化、自动化运维

（1）新瑞阳光可以提供中心的建筑设计和BIM模型，帮助客户最大限度地避免接口错误和设计变更。

（2）研发自动调试软件，大幅度缩短治疗室的设备安装和调试时间，加快应用于临床。

（3）深度了解机器的运维团队，以客户为本的快速响应机制，为中国区的客户提供24h内的专家现场解决方案。

4. 加速器性能与数据

新瑞阳光产品的设计遵循系统工程设计方法，由用户需求导向产品定义，推导系统和子系统需求，从而进行系统和子系统的设计。加速器

表3-9 用于质子放疗的同步加速器和国产超导回旋加速器性能指标对比

	中国原子能科学研究院 230MeV 超导回旋加速器	日本筑波大学质子医用放疗中心 日立质子同步加速器
加速器设备尺寸	直径3.2m	周长约23.9m，直径7m
加速器离子源	内部离子源	7MeV 直线加速器
引出束流强度	300nA	10^{11} 质子 / 每脉冲
束流能散度	< 0.3%	< 0.2%
引出能量调节范围	固定不可调节	70～250MeV

作为新瑞阳光产品的一级子系统，其系统需求（表 3–10）源自临床的用户需求（表 3–11）。新瑞阳光基于加速器的子系统需求，进行了加速器的物理设计和工程设计。值得一提的是，对于目前主流的笔束扫描治疗方式，每一次 8Gp 的注入已经可以满足绝大多数的层扫描。

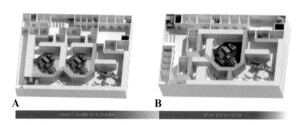

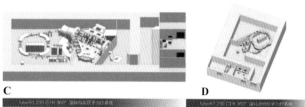

▲ 图 3-37　灵活的配置方案

图 A 和 B 为多间方案，图 C 为单间旋转机架方案，图 D 为单间固定治疗室方案

- 智能勾画
- 基于蒙卡的质子、光子剂量计算
- 智能计划
- 自拟合剂量模型
- 多模态影像融合
- 质子调强治疗（IMPT）

- 一站式登际，就一入口
- 符合中国医院需求的流程管理
- 动态指派工作流
- 数据安全
- 以患者和科室资源双中心的数据管理
- 高度集成化软件方案，简化临床操作步骤

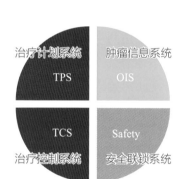

治疗计划系统　TPS　肿瘤信息系统　OIS
治疗控制系统　TCS　Safety　安全联锁系统

- 贴近光子应用，降低培训门槛
- 新里程医疗统一风格的操作界面
- < 20ms 的总线节拍
- 无缝切换硬件，高效维护和升级
- 智能标定和调试，缩短安装时间
- 避免疲劳使用，安全可靠

- 独立的安全保证系统，为质子放疗设备保驾护航
- 软、硬双路联锁
- Search button 保证安全出束

▲ 图 3-38　自主研发的一体化医疗软件

表 3-10　临床的用户需求

参　数	用户需求
粒子种类	质子
所需能量	70～230MeV
剂量率	2Gy/min（在 10cm×10cm×10cm 体积内）
笔形束半影	80% 到 20% 等剂量线区间为 3.4mm
辐射控制要求	尽可能减小中子辐射

表 3-11　加速器一级子系统需求

同步加速器参数	要　求
束流引出时间	1～10 秒慢引出
最大重复频率	0.5Hz
引出束流流强	质子数 / 秒
临床端束斑大小	σ 约为 4mm 圆形高斯束斑（230MeV） σ 约为 6.3mm 圆形高斯束斑（70MeV）
束流损失要求	尽可能减小 ≥ 6MeV 的质子束损

5.加速器物理设计

以小型化、紧凑型和减少部件数量为目标，同步加速器采用了镜像对称的光学设计，超周期为2，弱聚焦方式（主二极磁铁边缘角聚焦）见图3-39，四个直线节用于安放注入、引出和高频等设备。该光学设计的优点是：注入点和引出点位于 β_y 函数的最小值附近，可最小化注入磁切割板和引出磁切割板的磁铁间隙，降低工程难度和部件造价。用于共振慢引出的2块六极磁铁直接的相位差约为60°，有利于稳定慢引出时同步环的色品，减少引出时的束损。注入冲击磁铁安置于直线节的一侧，最小化束流所需冲击磁铁的踢角，从而大大减小冲击磁铁的工程难度和造价。

通过对同步加速器的注入、加速和引出做的一系列仿真得到相应的效率，可以推导出要达到引出粒子数至少为 8×10^9，要求注入同步环的束流强度至少为10mA。在设计中，针对这些需求预留了一定的余量。

6.加速器工程设计与进展

目前，加速器的工程设计已经在多次迭代之后完成，大部分部件已经投产，其中注入器（包括离子源、射频四极）已经完成出厂验收，高频腔和慢引出激励腔已经完成制造并开始进行控制系统联调，待无锡的生产调试间竣工后各加速器部件将陆续运抵交付。

同时，加速器控制系统已经完成设计，其中时序控制系统、电源控制系统、真空控制系统已完成局部软硬件联调测试，低电平控制系统和慢引出控制系统目前也进入了调试阶段，待加速器在无锡的调试间组装完成后将进行加速器系统的整体联调测试。图3-40是加速器控制系统架构与设计示意图。

图3-41展示了同步加速器上部分磁铁的机械设计三维模型。图3-42是部分束流诊断设备机械模型。图3-43是同步加速器的机械总装图三维模型，涵盖了注入器（图3-44）、磁铁、高频、真空（图3-45）、束诊等部件。第二代机器

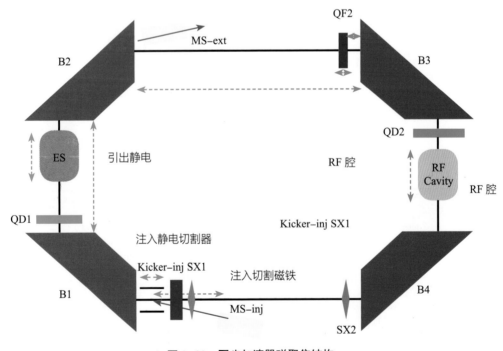

▲ 图3-39　同步加速器磁聚焦结构

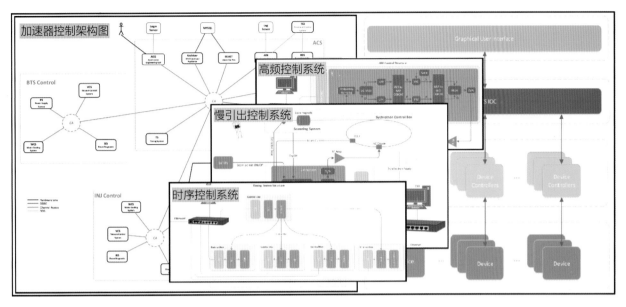

▲ 图 3-40 加速器控制系统架构与设计示意图

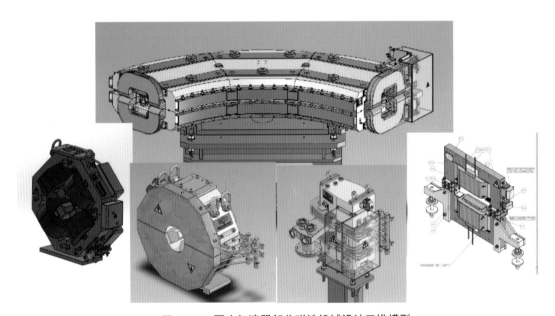

▲ 图 3-41 同步加速器部分磁铁机械设计三维模型

上层图为主二级磁铁；下层左起，一为四级磁铁、二为六级磁铁、三为二级磁铁 21°、四为矫正磁铁

可以做到所有加速器部件国产化，并有望将整个装备国产化率提高至 90% 以上。

7. 束流传输系统

从同步环到达治疗头之间的高能束流传输段被称为束流传输系统，新瑞阳光已经将该系统模块化，根据用户的需求，可以快速客制化不同治疗室的配置。以"1+2"的方案为例，我们可以为用户提供两种"1+2"的束流传输系统方案（图 3-46）。通过优化物理设计，让不同机架治疗室的束流在上机架前的横向相空间相差 π 的整数倍，从而统一所有机架的输运线设计，大大缩短了多间机架治疗室的调试时间。

目前输运线传输系统（包括磁铁、调节支架、真空系统、束诊设备等）已经完成了各模块的机

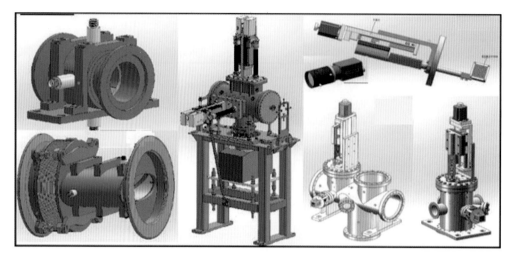

▲ 图 3-42　束流诊断设备机械设计三维模型

左上：注入线束流位置探测器（beam position monitor，BPM）；左二：发射度仪；右上：荧光靶；左下：同步环 BPM）；右二：电荷耦合元件（charge-coupled device，CCD）图像传感器；右下：荧光靶真空盒

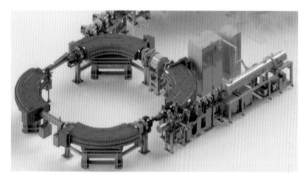

▲ 图 3-43　同步加速器机械总装图

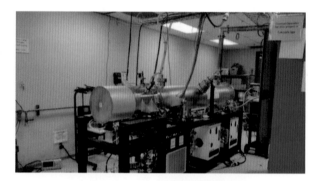

▲ 图 3-44　同步加速器的注入器

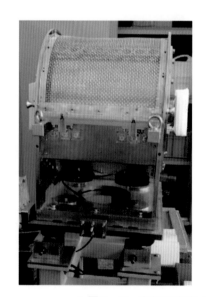

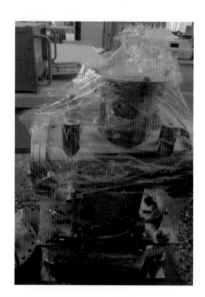

▲ 图 3-45　高频加速腔（左）和慢引出激励腔（右）

2 间机架治疗室方案　　　　1 间机架治疗室 +1 间旋转椅治疗室方案

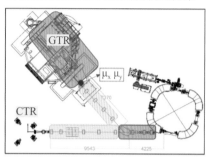

▲ 图 3-46　2 间机架治疗室方案（左）和 1 间机架治疗室 +1 间旋转椅治疗室方案（右）

械设计（图 3-47），随时可以根据客户需求进行备料加工。

8. 治疗机头与机架（图 3-48）

机架采用梁式结构来减轻整体重量（< 100 000kg），总净高 9.8m，总长 10.5m，旋转角度为 ±190°。

新瑞阳光采用了业界主流的笔形束扫描方案，治疗机头的照射野是 40cm×30cm，换点时间约为 3ms，换层时间约为 1s（由同步环决定），除去摆位时间，治疗一个患者的时间在 2min 内。治疗机头有两套独立的剂量和剂量分布探测系统，同时具有治疗超时功能来满足法规要求。目前治疗机头已经交付（图 3-49）。

9. 治疗床与治疗椅及其定位系统

NewRT 的治疗室有两种：①旋转机架搭配治疗床（图 3-50）；②固定治疗室搭配旋转座椅（图 3-51）。产品可以由这两种治疗室进行组合搭配。定位系统采用的是激光预定位（手动），再根据治疗计划系统对患者进行等中心摆位（自动），然后由物理师选择 CBCT 方式或者正交成像方式对患者成像，最后由位置验证系统对肿瘤进行配准从而完成患者位置的较准（自动）。

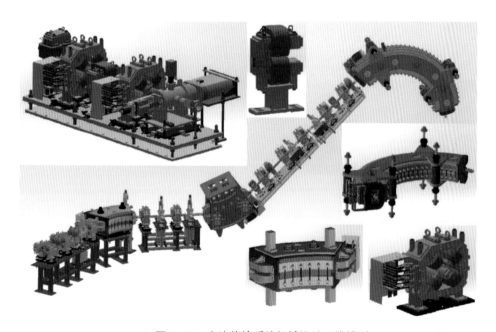

▲ 图 3-47　束流传输系统机械设计三维模型

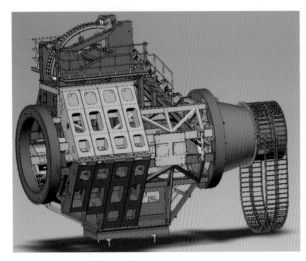

▲图 3-48　360°旋转机架机械设计

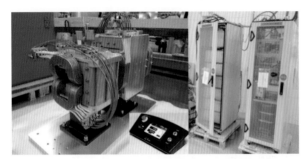

▲图 3-49　治疗机头的扫描磁铁、键盘和机柜

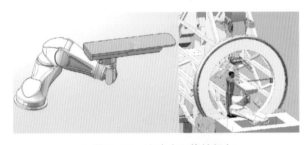

▲图 3-50　治疗床和旋转机架

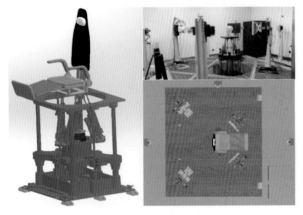

▲图 3-51　旋转治疗椅

10. 治疗控制系统

治疗控制系统是医疗端的内核，也是整个产品里面直接面向用户的部分，因此其设计必须遵循法规的要求（包括质子放疗产品的专业标准和通用标准），同时又要满足用户的需求（通过需求搜集、需求分析和建模得到）。

对于医疗端来说，工作流按照功能划分可以大致分为两大部分：治疗准备和治疗实施。通过对这两大工作流的梳理，再由此为基础细化出每个步骤的序列图（图 3-52）。因为每个序列图关系到多个子系统和子部件，同时每个子系统子部件又与多个序列图相关，因此通过整理序列图可以得到各个子系统和子部件的子系统需求，并且以此为依据定义出子系统子部件之间的各种交互时序、接口和具体通讯协议。

工作流和序列图一般会随着设计开发的进展而迭代几次，目前 NewRT 医疗端的设计通过总体组和系统组的梳理已完成了第二次迭代，已在医疗端的整体联调测试中实测（医疗端联调测试的连线图和实验室现场布局见图 3-53）。现阶段，治疗控制系统已经能够实现大部分工作流，图 3-54 展示了 NewRT 治疗控制系统的用户界面和大致操作流程。

11. 运行与维护系统

本地化、客制化、自动化的运行和维护系统是 NewRT 的核心竞争力之一。我们可以提供质子中心的建筑设计、BIM 模型、建筑辐防计算，帮助客户最大限度地避免接口错误和设计变更 [以无锡质子厂房为例，目前已经拿到环境影响评估批文（图 3-55 展示的是电缆穿墙做的辐射防护计算），厂房的 BIM 模型见图 3-56，加速器调试间的水、电、气、网桥架布局见图 3-57]。

自动化运维是我们的目标，我们会尽可能为降低用户的运维难度，让加速器的控制实现一键出束、一键待机、一键关机。通过实时检测并保

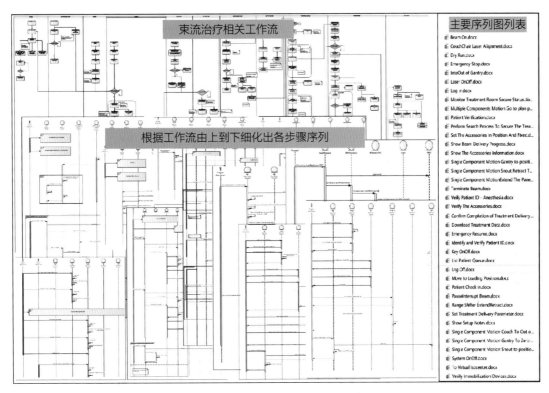

▲ 图 3-52　束流治疗相关工作流和序列图

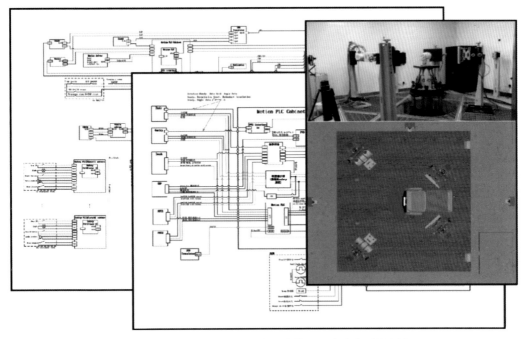

▲ 图 3-53　医疗端联调测试的连线图和实验室现场布局

存关键部件的运行数据，我们会定期巡检机器的
健康状态，并根据情况安排系统维护时间。对于
耗损件，我们会为用户提供备件列表，定期为用

户更换耗损件。

12. 设备创新发展计划

NewRT 产品的创新发展计划主要有如下几个

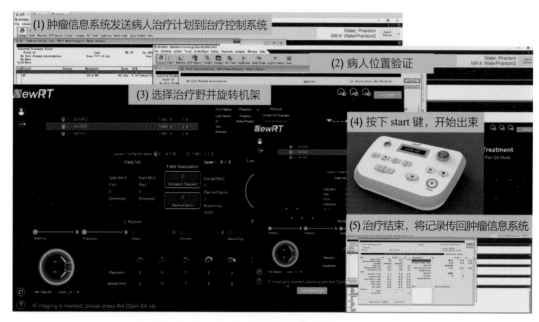

▲ 图 3-54　NewRT 治疗控制系统用户界面和操作流程介绍

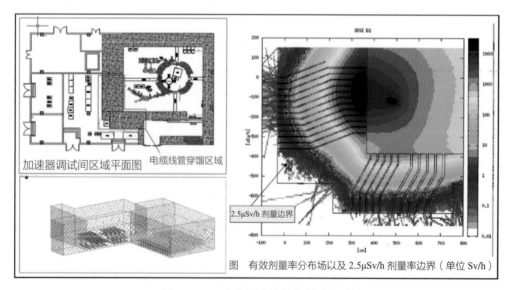

▲ 图 3-55　厂房电缆穿墙的辐射防护计算

方向：①开发全自动摆位系统，显著缩短摆位时间，提高患者流通量；②开发人工智能自动勾画靶区的治疗计划系统，缩短治疗计划时间，减少医师和物理师在这方面的工作量，降低医院运行成本；③开发肿瘤信息系统，实现高度集成化的软件方案，简化临床操作步骤，保证临床数据安全；④升级旋转座椅，研发适配的垂直 CT 和治

疗计划系统，提高旋转座椅的病症适用率；⑤研发 MRI（或者 TBCT）引导的质子放疗系统，让质子精准定位的优越性更加显著。

13. 设备特点

新瑞阳光创造性地提出了质子放射治疗系统的"6C"目标。

(1) 客户定制化建筑（customized building）。

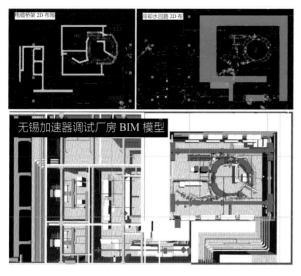

▲ 图 3-56　无锡调试厂房 BIM 模型

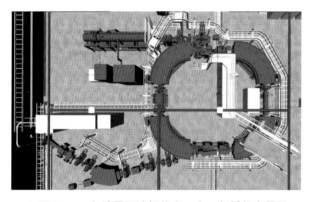

▲ 图 3-57　加速器调试间的水、电、气桥架布局图

(2) 低成本辐防（cost-reduced shielding）。

(3) 高性价比设备（cost-efficient equipment）。

(4) 先进技术（cutting-edge technology）。

(5) 用户友好运维（customer-friendly OP&M）。

(6) 优秀临床性能（clinical excellence）。

对于 NewRT 的核心竞争力，可以总结为三点。

(1) 自主研发的加速器。

(2) 自主开发的一体化医疗软件。

(3) 本地化、客制化、自动化运维。

（四）日立公司质子设备

日立公司成立于 1910 年，是日本最大的综合制造厂家。开展的业务涉及电力、能源、产业、流通、水、城市建设、金融、公共、医疗健康等领域，旗下的医疗产品主要包括诊断、治疗和信息系统。从 20 世纪 70 年代起，日立就开始为 JAEA 日本原子能机构和 KEK 国家高能物理研究所等科学研究机构，提供超大型的粒子同步加速器及加速器控制系统用于高能物理方面的研究。在此基础上，通过与客户的协创，日立先后研究并开发了质子治疗系统、重离子治疗系统以及质子 / 重离子一体化的治疗系统。2017 年 12 月初，日立收购三菱电机的粒子线治疗系统业务，逐步完成对三菱电机粒子线治疗装置包括设计、制造、销售、维保等业务在内的全面整合。

1. 系统简介（图 3-58）

日立的质子治疗系统配置提供从单室系统到较大型的多室配置。根据北海道大学设计的系统，日立重新设计了同步加速器，推出了紧凑型质子治疗系统 PROBEAT，降低了加速器成本，缩小了设备体积（图 3-59）。

日立的加速器为同步加速器，并搭配射频驱动引出技术提供质子射束。全球首次实现质子点扫描临床商业治疗的系统来自日立，该系统于 2008 年初开始治疗患者（MD. Anderson 癌症中心质子治疗中心）。其点扫描质子治疗设备是第

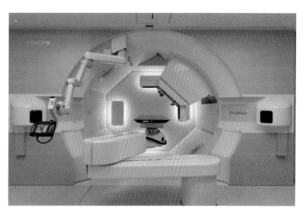

▲ 图 3-58　日立质子系统旋转机架治疗室

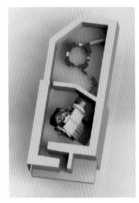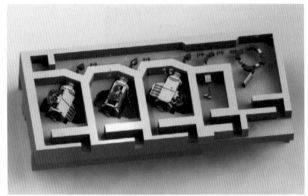

▲ 图 3-59　单室与多室质子设计

一个获得美国 FDA 许可的该类型质子治疗设备。点扫描喷嘴，利用氦气与真空方式，避免束斑尺寸因散射而变大。治疗时射束会保持开启，直到各点达到设定给予剂量，且当各点之间位置切换时，会停止出束。能量切换时，是借由同步加速器的能量操作切换，而非使用降能器。

2. 技术特点

在质子重离子技术研发领域，日立在全球率先研发成功的主要技术如表 3-12 所示。

(1) 同步加速器技术：见图 3-60。

(2) 高频驱动引出技术：日立为医用质子重离子同步加速器研发了高频驱动引出技术（图 3-61），采用这一技术的同步加速器显示出优异的性能，尤其适合点扫描技术应用。

(3) 可变周期运行模式：日立研发的同步加速器的可变运行周期技术（图 3-62），可实现高效率门控照射。这一技术为解决运动器官照射问题开启了大门，首先应用于筑波大学质子医学利用研究中心（呼吸门控），之后在北海道大学质子束治疗中心得到进一步发展（运动器官实时追踪门控照射技术）。

(4) 多级能量引出技术：日立公司于 2015 年成功研发同步加速器单次周期内多级能量引出技术。这一技术为全球首创，如图 3-63 所示，质子束流能量可以在同步加速器的一个运行周期内实现多级能量引出（能量切换时间约 0.3s），实现在单个运行周期内的多层照射，从而大幅度提高了剂量率，缩短照射时间。

(5) 可加速多种粒子的一体化同步加速器：日立公司的同步加速器系统可以加速多种粒子，

表 3-12　日立主要技术研发时间表

治疗设施	治疗设施
放射性医学研究所 HIMAC 设施（1997 年）	800MeV 医用重离子同步加速器（高频驱动引出方式等基础技术）
筑波大学质子医学利用研究中心（2000 年）	250MeV 医用质子同步加速器（可变周期运行模式，对应呼吸同步照射）
MD. Anderson 癌症中心质子治疗设施（2006 年）	静态点扫描照射技术（全球首个商业设施的点扫描治疗室 2008 年 10 月投入运行，2010 年 4 月实现全球首例质子调强照射）
北海道大学质子束治疗中心（2014 年）	旋转机架搭载型 CBCT（锥形束 CT）（2014 年 3 月） 运动器官追踪门控照射（2014 年 3 月）
圣裘德儿童医院质子治疗中心（2015 年）	质子同步加速器周期内多能量引出（可大幅度提高照射效率）

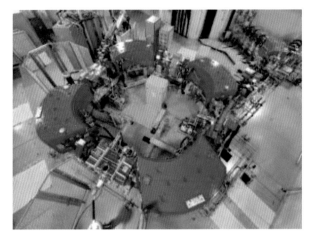

▲ 图 3-60 日立同步加速器

在早期的放射线医学研究所的 HIMAC 设施中，曾经使用日立公司的重离子加速器加速过 8 种不同的粒子研究其生物学效应（图 3-64）。

新一代的日立质子重离子一体化系统可以在 2min 内实现从质子照射到碳离子照射的切换，同时具备质子点扫描照射技术，碳离子点扫描照射技术，质子旋转机架锥形束 CT，充分发挥质子和碳离子两种粒子的治疗优势（图 3-65）。

治疗头：日立采用离散点扫描方式，其治疗头设计如图 3-66 所示。

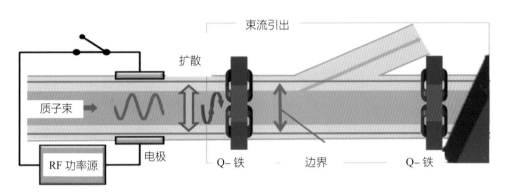

▲ 图 3-61 高频驱动引出技术原理图

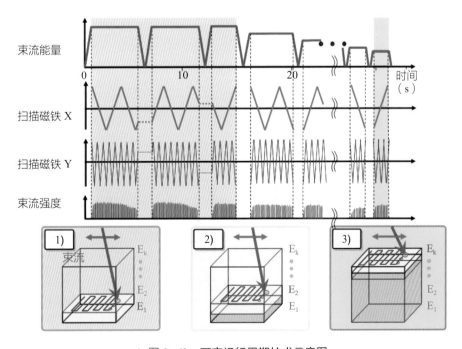

▲ 图 3-62 可变运行周期技术示意图

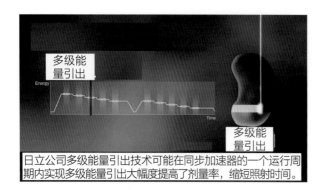

日立公司多级能量引出技术可能在同步加速器的一个运行周期内实现多级能量引出大幅度提高了剂量率，缩短照射时间。

▲ 图 3-63　多级能量引出技术示意图

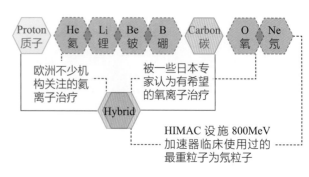

▲ 图 3-64　日立的同步加速器系统可加速 8 种粒子

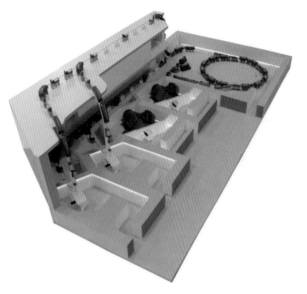

▲ 图 3-65　日立质子重离子一体化系统示意图

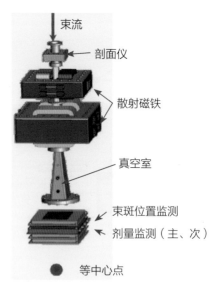

▲ 图 3-66　日立离散点扫描

机架搭载型 CBCT：日立公司也可提供旋转机架配设 CBCT 的室内成像技术（图 3-67）。

照射技术——静态点扫描技术：日立公司于 2008 年 10 月全球率先在商业设施（MD. Anderson 癌症中心质子治疗中心）上实现的质子静态点扫描技术（图 3-68），并于 2010 年 4 月完成了全球首例多野优化 IMPT。使用该照射技术可以最大限度地保护患者的正常组织，减少不良反应，提高患者的生活质量。

(6) 运动器官实时追踪门控照射技术（图 3-69）：2017 年 12 月底，由日立与北海道大学

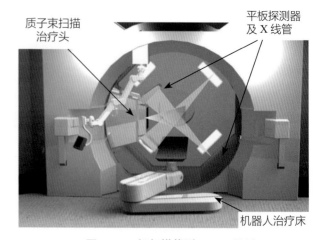

▲ 图 3-67　机架搭载型 CBCT 设计

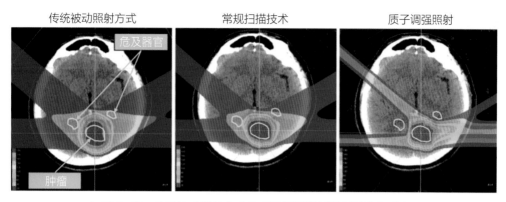

传统被动照射方式　　　　常规扫描技术　　　　质子调强照射

▲ 图 3-68　传统被动照射方式和质子调强照射的剂量分布对比图

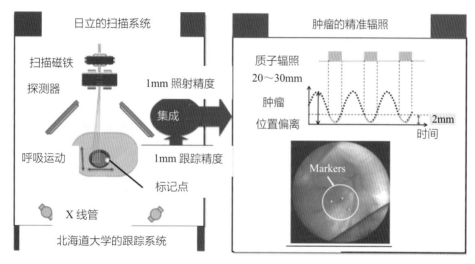

▲ 图 3-69　日立的运动器官实时追踪门控照射技术示意图

共同研发的用于质子线治疗系统的"动体追踪系统"获得了美国 FDA 的销售许可。运动器官实时追踪门控照射技术是指，在掌握伴随呼吸而移动的器官（如肺和肝脏）的动态后，进行质子线照射的技术。通过在肿瘤附近植入 2mm 的金标，并使用 CT 装置预先掌握肿瘤中心与金标的位置关系，再利用双向 X 线透视装置，通过模型识别技术自动识别透视画面上的金标，并周期性地反复计算其空间位置。只有当金标位于计划位置数毫米范围内时才会进行照射。相对于照射肿瘤全部活动范围的方法，该技术能够大幅度减少对正常组织的照射。

图 3-70 是使用动体器官实时追踪技术和自由呼吸状态下进行照射时的剂量分布对比：

这一技术的应用大幅度地提高了运动器官肿瘤的照射精度，明显改善靶区剂量分布的均匀性（提高成功率），同时大幅度地减少总照射体积（减少对正常组织的损伤）。

3. 紧凑型日立公司的 PROBEAT 单室系统

日立研发出新型紧凑型节能高效同步加速器，可为单间和多室系统提供动力并提供完整的旋转机架选择。2014 年初，北海道大学开始在日立公司的第一个紧凑型单室 360° 机架系统（图 3-71）上治疗患者。

（五）迈胜公司质子治疗设备

Mevion Medical Systems, Inc.（以下称"Mevion

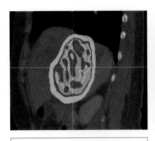

点扫描 + 自由呼吸
（ITV 外扩 5～10mm）

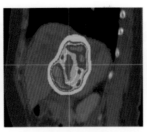

点扫描 + 自由呼吸
（ITV 外扩 3mm）

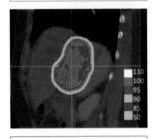

点扫描 + 实时追踪
（ITV 外扩 3mm）

▲ 图 3-70　实时追踪技术和自由呼吸状态下进行照射时的剂量分布对比

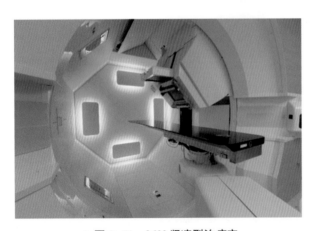

▲ 图 3-71　360° 紧凑型治疗室

公司"或"迈胜公司"）成立于 2004 年，总部位于美国马萨诸塞州大波士顿地区的利特尔顿，在欧洲和亚洲均设有分支机构。针对传统质子治疗系统占地大、能耗高、使用维护复杂、价格昂贵的缺点，迈胜公司与美国麻省理工合作研制了目前世界上最紧凑的低温超导回旋质子加速器，并在此基础上，于 2012 年正式推出了革命性的

MEVION S250 单治疗室小型超导回旋加速器质子治疗系统。该系统也是全球首个小型化质子治疗系统，是质子放疗领域进入小型化时代的标志。2013 年，迈胜公司在美国华盛顿大学附属医院（Siteman Cancer Center, at Barnes-Jewish Hospital, Washington University, St. Louis, MO）成功部署世界上第一台应用于临床治疗的单治疗室小型化质子治疗系统。之后，迈胜公司又推出了新一代 MEVIONS250i 超高速笔形束扫描质子治疗系统 HYPERSCAN™ 和 MEVIONS250mx 多室治疗系统方案。目前，MEVION 质子治疗系统已获得了美国 FDA、欧洲 CE、加拿大卫生部、沙特阿拉伯、中国台湾地区的上市许可。设备已被包括 6 家美国国立癌症研究所（NCI）认证的肿瘤中心在内的全球众多知名肿瘤医院所采用（图3-72），是目前在美国投入临床使用最多的小型化单室质子治疗系统，在全美小型化质子治疗市场占有率第一。截至 2020 年 3 月累积治疗患者已超过 4500 例。

迈胜质子治疗系统是全球第一套投入临床使用的小型化单室质子治疗系统，开创了质子系统小型化、单室化的先河，也是业内唯一的加速器与旋转机架一体化的质子治疗平台。与传统的大型多室质子治疗系统和其他小型化系统相比，迈胜质子治疗系统在总体拥有成本、占地面积、束流递送品质、产品标准化程度和运营稳定性方面优势显著，在不牺牲任何产品性能的基础上，有效避免了传统质子设备的占地大、能耗高、使用维护复杂、价格昂贵等缺点，为客户提供高品质、良好财务回报的质子治疗设备。

迈胜质子治疗系统的设计理念是实现类似于直线加速器的集成型、智能化质子治疗平台。与直线加速器相似，迈胜质子治疗系统为每个治疗室配备一个加速器，采用与现有直线加速器放射治疗类似的工作流程。基于这种革命性单室设计

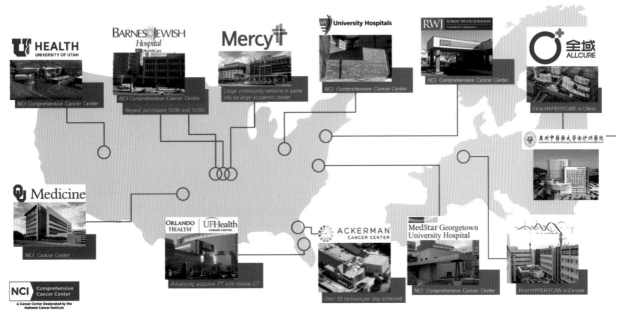

▲ 图 3-72　已经采用 MEVION 系列质子治疗系统的医疗机构

蓝色背景的为美国国家癌症研究所认证的癌症中心

方案，医院可根据实际临床需求分阶段增加治疗室，避免了传统多室质子治疗系统初始投资额大的负担，同时有效降低了技术更新迭代带来的技术风险。用户可以采用和常规直线加速器一样的方法来整体规划、安装以及操作迈胜质子治疗系统。因此，用户能够轻松实现与现有放射治疗设备的无缝整合，并且在患者管理、临床实践、人员配置、培训和设施方面能够更有效地利用现有的基础设施。

通过 10 多年的技术研发积累，公司已拥有 200 余项国际核心专利，对其产品从设计、安装、选材等多方面进行保护。

1. 迈胜质子治疗系统在技术革新方面的突出特点

(1) 最紧凑的超导质子加速器：采用低温超导同步回旋加速器技术，可以产生 10T 的磁场，最大限度地缩小了质子加速器的尺寸和重量，有效地解决了散热问题和能耗问题，实现了质子加速器的小型化、轻量化、低耗能；超导磁体的低温保持使用了先进的"零液氦"技术，使得液氦

的消耗几乎为 0，大大降低了用户的使用维护成本（图 3-73）。

(2) 创新的一体化机架设计：独有的高精

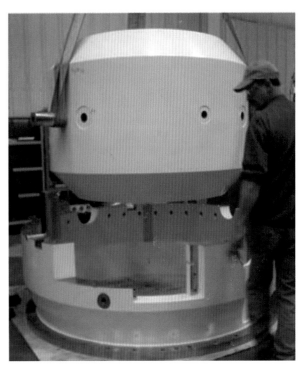

▲ 图 3-73　迈胜同步回旋加速器主机直径 1.8m、重量约 15000kg

度同心式双结构型旋转机架（图 3-74）配合 DirectDose™ 专利质子束流直接传输技术能够准确适应不同治疗计划。加速器直接安装在旋转机架上，无须复杂的偏转磁体束流输送系统以及大型降能及能选设施，精简的系统使得稳定性明显提高，同时也节省了大量的能耗；实现了"一机一房"的简约建造理念，大大减低了工程的复杂性和建设成本。

（3）独特的整体机房布置方式：得益于加速器与旋转机架一体化的设计，整套迈胜质子治疗系统包括治疗室全部安装在一间占地约 200m² 的机房内（图 3-75），与常规直线加速器机房占用面积差不多大小。这种集成化的结构可让迈胜质子机房很容易嵌入医疗机构现有的放疗科并进行整合。迈胜质子治疗系统独特的配置结构可大幅降低建筑尺寸方面的要求及相关的建筑成本。其占用面积不到传统大型质子系统的 1/30，高度仅为传统大型质子系统的 2/3。

（4）多模式精准影像引导及摆位验证系统：系统采用包括肿瘤信息整合系统在内的现代三层控制体系，进行治疗计划的制订、认证和记录。

系统标配有 X 线成像设备，并可根据需求在治疗室内配备 CBCT（图 3-76）或诊断级 CT（图 3-77）等影像设备，实现精确的二维/三维实时图像引导，配合六维机器人治疗床以及患者自动摆位及动态跟踪系统，共同实现了最为精准的亚毫米级 IGRT 图像引导质子放射治疗和 ART 自适应质子放射治疗。

（5）业内最快的笔形束扫描技术和先进的动态肿瘤管理

迈胜公司在 2014 年推出了革命性的超高速笔形束扫描技术——HYPERSCAN，借助仅 50ms 的能量层切换速度，5s 内即可向 4cm 直径球形体积输送 2Gy 剂量，实现了治疗时间的最小化，可以显著减少由于肿瘤或患者运动所造成的不确定因素（图 3-78）。同时配合业内独家的自适应准直孔径技术 Adaptive Aperture™，可保证整个靶区在各层都能得到最佳的横向侧半影（图 3-79）。HYPERSCAN 的设计结构可保证在提高放疗稳健性的同时提供最高品质的 IMPT 调强质子治疗（图 3-80）。

迈胜系列质子治疗系统的这些技术特点在实

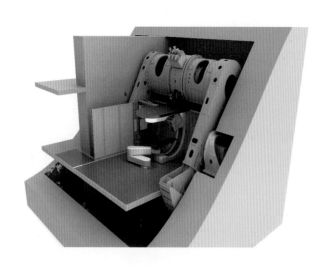

▲ 图 3-74　迈胜一体化高精度同心式双结构型旋转机架

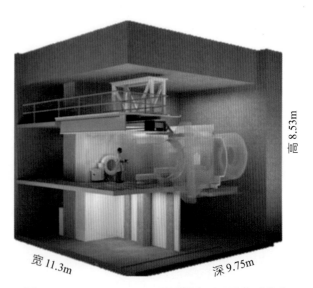

▲ 图 3-75　MEVION S250 系列整套质子治疗系统在一个三层机房内

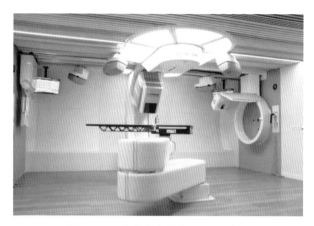

▲ 图 3-76　治疗室内配备 **CBCT** 实景图

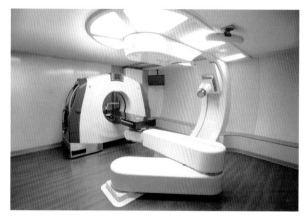

▲ 图 3-77　治疗室内诊断级 **CT** 及六维机械臂治疗床实景图

际应用中为用户带来了显著的好处。

①部署时间大幅缩短，在美国从设计到临床

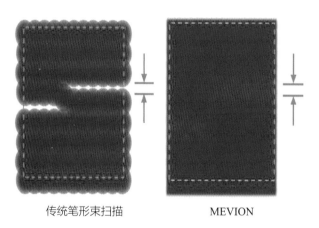

传统笔形束扫描　　　　　　MEVION

▲ 图 3-78　更稳健的靶区剂量均匀性，减少冷热区的风险并对移动有更高容忍度

调试仅需 23 个月（图 3-81），在中国预计整个部署时间可以进一步缩短。

②操作运行人员减少，仅需 4～5 人标准放疗团队及 2 名驻场工程师即可保证设备运行。

③设备能耗低至每年 60 万千瓦时，大量节省了用户运行成本。

④系统维护简单，无日维护，全球维护时间只需要 13 天时间，最大限度保证了客户的临床使用时间。

⑤每个治疗室均配备单独的加速器，无须束流排队，无须束流配给（图 3-82），患者流通量高达 3～4 人 / 小时，比传统多室系统高 30% 以上（图 3-83）。MEVION 的三室方案可以治疗相

未准直　　　　　　　　"金标准"黄铜挡块　　　　　　　3 倍锐利的侧半影

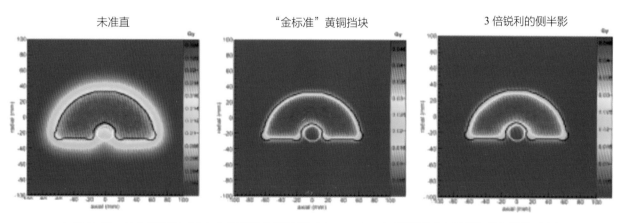

▲ 图 3-79　比未准直时（左）3 倍锐利的侧半影（右，＜ 3mm）等效于"金标准"黄铜挡块（中）

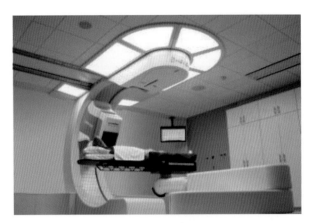

▲ 图 3-80　HYPERSCAN 超高速笔形束扫描技术治疗头

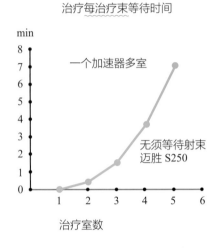

治疗每治疗束等待时间

一个加速器多室

无须等待射束
迈胜 S250

治疗室数

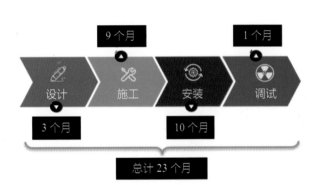

▲ 图 3-81　迈胜质子治疗系统部署时间

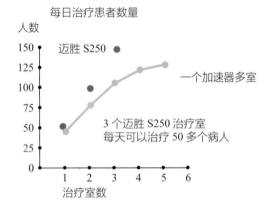

每日治疗患者数量

迈胜 S250

一个加速器多室

3 个迈胜 S250 治疗室
每天可以治疗 50 多个病人

治疗室数

▲ 图 3-82　单室与多室质子治疗系统治疗每治疗束等待
时间（左）和每日治疗患者数量（右）对比

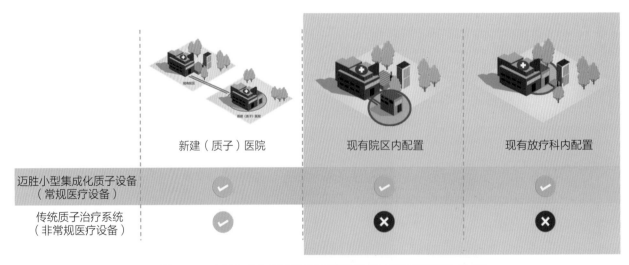

▲ 图 3-83　小型集成化质子设备和传统质子治疗系统配置模式对比

当于传统四室治疗的患者数量。

⑥更精准、更快速、更稳健的超高速笔形束扫描技术大大减少了临床不确定性。

2. 迈胜质子治疗系统在配置模式和运维方面的突出特点

可在医院现有院区或放疗科内直接配置（图3-83）：小型集成化质子设备占地面积略大于直线加速器，作为常规医疗器械配置模式灵活，极大降低质子治疗的总体拥有成本。可共享医院现有医疗资源，无须重新购买放疗相关的影像等辅助设备；共享现有医疗技术团队（放疗医生、物理师等），无须新增团队；便于患者就近治疗、本地治疗，便于进行综合治疗；快速拉动现有院区肿瘤相关科室的收入。

3. 迈胜质子系统的"1+N"分阶段配置模式

"1+N"模式即在购买首套系统时，同时规划、预留后续迈胜质子机房。该配置模式的优势包括如下。

(1) 减少前期投资成本，提高资金利用效率。

(2) 可根据患者数等实际运营情况，在合适时机增加下一套系统。

(3) 降低质子中心运营风险：类似医用直线加速器的配置；相互独立的质子加速器，一

台维护或故障，不会影响其他系统治疗患者（图3-84）。

(4) 降低技术更新换代的风险：新增系统可配备最先进的技术。

4. 迈胜集成化质子设备与传统质子系统的技术参数对比

具体见表3-13。

5. 小型集成化质子系统用户联盟"Nucleus"

2019年9月，全球首个针对小型集成化质子系统的用户联盟成立（图3-85）。联盟取义"Nucleus"（即"核心"），代表着迈胜公司以用户为核心的服务理念，倾听用户的反馈、建议、临床与科研需求。迈胜整合全球优质医疗资源，深化用户间的协同合作，在临床学科建设、人才培养、运营管理、科学研究与技术创新等多方面实现优势互补、错位发展、合作共赢。迈胜公司还特别启动了专项科研经费项目，用于支持与全球用户的合作研究，携手并进共同推动放疗技术的发展。

6. 迈胜欧美联盟成员将在以下方面予以我国成员多方面、不同程度的支持

(1) 项目筹划与运营管理：提供国际先进的质子治疗项目筹划、建设和运营管理方面的专业知识及经验，融合国内外医疗建造规范与理念，

直线加速器
每一台都是相互独立的加速器，一台维护或故障，不会影响到其他台的患者治疗

大型多室质子系统
加速器或传输线维护或故障会导致整个系统停止运行，所有治疗室均无法治疗

迈胜质子设备 1+N 配置方案

• 类似直线加速器的配置
• 相互独立的加速器，一台维护或故障，不会影响其他设备的患者治疗

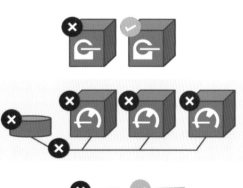
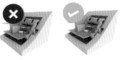

▲ 图 3-84　迈胜质子设备有效降低质子中心运营风险

表 3-13　迈胜集成化质子设备与传统质子系统的技术参数对比

治疗设施	迈胜小型集成化质子系统	传统质子系统
质子多叶准直	最锐利的靶区边缘侧半影	无准直技术，适形度较差
能量层切换	仅需 50ms	
质子利用率	有效的动态肿瘤治疗	0.5～2s
机房占地面积	动态肿瘤治疗难度大	
部署时间	直接束流递送，损耗最小	大量质子束在束流线传输中流失
运营要求	占地面积仅有 250m^2	占地面积大于 3000m^2
系统能耗	从设计到临床调试完成在 2 年以内	至少 4 年以上
系统维护	标准放疗团队	
治疗效率	无须单独加速器操作团队	质子束流输送系统庞大，操作复杂，除医疗团队外还需要加速器操作团队配合

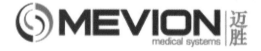

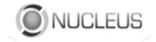
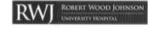

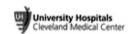

▲ 图 3-85　小型集成化质子系统用户联盟 Nucleus 成员单位

协助制订符合当地特色的市场战略方案，帮助中国成员打造空间布局合理、功能齐全，具有地方特色的智能化和国际化质子治疗中心。

（2）临床实践与人才培训：提供质子治疗医学方面的专业报告、技术咨询、远程会诊与驻点培训，帮助中国肿瘤医师、物理师与技师等专业人员更快掌握质子放疗技术，为质子中心开业做好充分的运营准备，组织并监督质子治疗中心完成规章制度、临床路径、质量控制标准的制订，以协助进行治疗方案设计并提供有关患者治疗的临床和技术咨询。

（3）科学研究与技术创新：与中国成员组成科研联合体，协助开展国际多中心临床试验，在试验方案设计、患者入组、治疗、随访跟踪、结果分析等多方面给予支持，共同扩大质子放疗的临床应用，探索符合中国疾病谱的质子治疗方案。同时，广泛协同开展各项针对诸如 FLASH、ARC、MRI 引导的质子治疗等前沿技术领域的临床前研究。

综上所述，迈胜质子治疗系统结构紧凑，融合了当今放射治疗中几乎所有的先进技术，受到医学界和患者的广泛关注，具有成为 21 世纪革命性放疗成就之一的巨大潜力！

（六）IBA 公司质子设备

IBA 质子治疗产品为 Proteus 系列产品，主要分为 ProteusPlus 和 ProteusOne 两类产品。ProteusPlus 为大型化质子治疗设备，客户可以根据需求进行定制；ProteusOne 为紧凑型质子治疗设备，为单室质子治疗设备，下面就对这两类产品进行详细介绍。

1.IBA Proteus®PLUS 质子治疗系统（图 3-86）

Proteus®PLUS 是一款独特的质子治疗解决方案，为顶尖的癌症中心提供了独一无二的解决方案，使他们既能满足大量且不断增长的患者群的治疗需求，同时进一步提升中心在区域以及全国范围内在癌症治疗方面的临床声誉。其先进的功能可配置为定制化解决方案，以满足用户的研究、临床和业务目标。

Proteus®PLUS 的灵感源自卓越的临床经验，同时注重患者体验。其强大的功能可以帮助治疗中心从容应对治疗各种复杂癌症的挑战，并提升中心的研究水平，从而推进癌症治疗。具体而言，Proteus®PLUS 为提供最先进、最精确的影像引导及调强质子治疗手段，可以为患者提供新的治疗方案，并帮助中心探索新的治疗规范和更多可能性。

Proteus®PLUS 安全可靠且可升级，使治疗中心能够治疗更多患者，并可与 IBA 的专家网络和庞大的质子治疗用户群分享临床研究和最佳实践。

2.加速器和束流传输系统

(1) 质子加速器：Proteus®PLUS 采用的加速器 Cyclone230 是一种等时回旋加速器，特点是使用非常高的磁场以保持尺寸、重量和成本最小，可输出能量为 230MeV 的连续束流，到达人体内深度 32cm 的肿瘤（图 3-87）。

(2) 能量选择系统：能量选择系统的作用是将从回旋加速器引出的 230MeV 固定能量束流转化成绝对能量、能量扩散和发射度可控可验证的束流，能量变化范围在 60～230MeV。在能量选

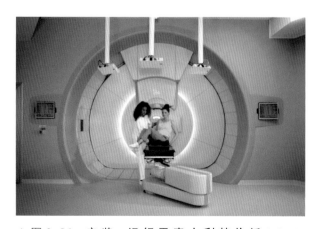

▲ 图 3-86 安装、运行于意大利特伦托 **Azienda Provinciale per iServizi Sanitari** 中心的 **Proteus®PLUS**
图片来源于 IBA 意大利特兰托中心

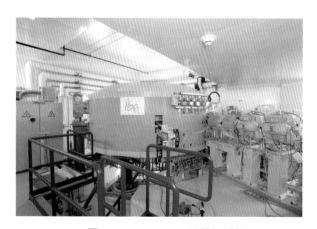

▲ 图 3-87 **IBA C230 回旋加速器**

择系统（而不是在治疗室）中将能量降低可以保护患者免受中子伤害。

束流传输和转换系统将能量选择系统连接至每个治疗室的入口处，之后在治疗室内束流传输系统通过等中心旋转机架或固定束流线延续至束流照射系统（治疗头）。束流传输采用标准的磁束传输元件，并可自动调节。治疗束流轨迹在治疗头内得到控制，不同于在束流传输系统内的束流轨迹。典型的束流线示意图如图3-88。

（3）治疗室：①等中心旋转机架治疗室。

a. 旋转机架结构（图3-89）：旋转机架是束流传输的可运动部分，它是一个等中心可旋转结构。束流传输线的一部分和治疗头安装在这个等中心旋转结构上，与有6个自由度的患者定位系统的运动相结合。这一360°束流旋转机架可帮助放射肿瘤医生在各个角度灵活地治疗患者。

b. 旋转地板（图3-90）：旋转机架配备有旋转地板，在旋转机架的基坑上方形成一个水平可行走的平面，医护人员可充分接近其中的患者，因此可以：提升治疗师在房间内的安全性；治疗师可从治疗床的任何一个地方接触到患者；在紧急情况下治疗师可更快速方便地接触到患者；患者上下治疗床接近治疗位置，可优化患者流；维护期间操作人员可更好地接触设备。

c. 机器人患者定位系统（6个自由度机器人式治疗床，图3-91）：IBA患者定位系统为治疗床提供安全、高效、平稳及精确的6个自由度的运动，以确保患者靶区在等中心处的最佳定位。

d. 患者摆位与位置验证系统：三维激光摆位系统。旋转机架治疗室内安装有7个预定位激光灯，或直接固定在旋转机架上或治疗头结构上，或安装在治疗室内。激光灯的位置可以在矢状面、冠状面和横剖面上投影一个平面，所有激光灯平面相交在等中心。

e. 正交X线影像引导（图3-92）：IBA千伏级影像引导质子治疗系统基于两个平面正交数字X线成像系统，一个是质子束流方向上，采用在治疗头可伸缩X线管形成射束方向视图影像；另一个在束流正交方向，X线源相对治疗头成-90°，在机架旋转地板之下（使用低衰减窗）。

正交图像优势在于所提供的解剖（正面前后或后前位横向右左或左右）图像可以简单、精确和安全的验证患者位置。

在旋转机架组件中整合X线球管与可伸缩平

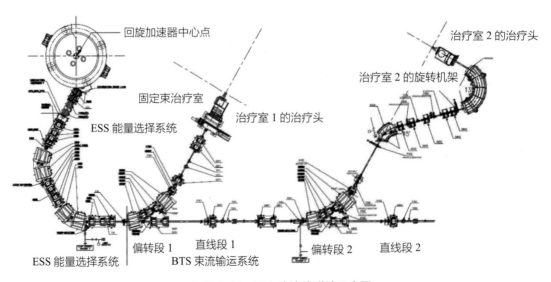

▲ 图3-88　IBA束流线磁铁示意图

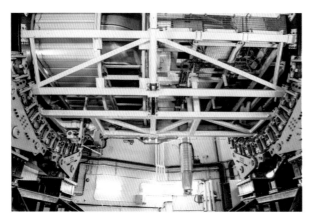

▲ 图 3-89 旋转机架照片

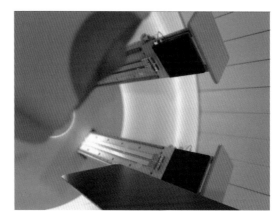

▲ 图 3-92 IBA 正交 X 线成像系统

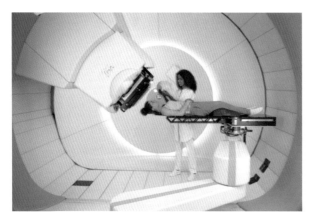

▲ 图 3-90 **IBA 旋转地板示意图**
图片来源于 IBA 意大利特兰托中心

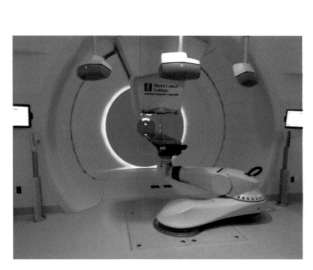

▲ 图 3-91 **IBA 旋转机架治疗室内景**
图片来源于 IBA 迈阿密中心

板的设计可以使影像设备对治疗流程的影响降到最小。

f. CBCT：IBA 千伏级影像引导质子治疗解决方案的 CBCT，为提高患者定位和解剖学评估提供了治疗等中心处的三维容积影像。

结合正交共面影像系统、机架旋转和 IBA 千伏级影像引导质子治疗软件 adaPT Insight，可以提供采用三维 CBCT 的三维患者位置验证。

采用一个单独的二维影像设备围绕需要成像的区域旋转，采集得到三维影像，然后利用获得的二维图像重建三维图像。

②固定束流治疗室：房间设计包括水平束流传输系统、笔形束扫描专用治疗头、机械臂是患者定位系统、影像引导质子治疗系统。

3. 治疗头

(1) 笔形束扫描专用治疗头：IBA 笔形束扫描专用治疗头经过优化，可提供 SFUD 和多野优化，即 IMPT。

配备笔形束扫描治疗模式的专用治疗头，可使质子束一次一层、逐格快速扫描靶区、精确匹配肿瘤形状（图 3-93）。治疗头配备了附件架，可远程控制水平移入 / 移出束流方向的运动。附件架可用于安装笔形束扫描喷嘴、射程调节器和

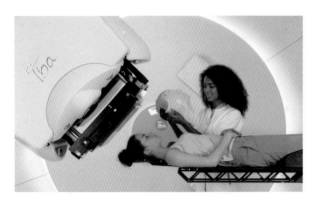

▲ 图 3-93　IBA 笔形束扫描治疗头示意图
图片来源于 IBA 意大利特兰托中心

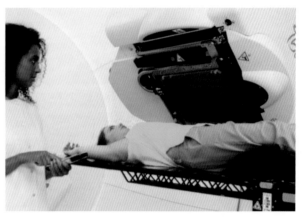

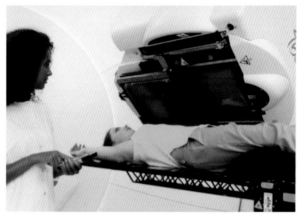

▲ 图 3-94　IBA 治疗头专用附件系统示意图
（图片来源于 IBA 意大利特兰托中心）

脊形过滤器。

（2）治疗头专用附件系统：在 Proteus® 系统上，束流改变装置（射程调节器、脊形过滤器、准直孔径或以上装置的组合）安装在治疗头上（图 3-94）。

束流改变装置为电机驱动，可以遥控纵向（沿束流方向靠近及远离患者）和横向（移入及移出束流路径）移动附件。以上两种运动根据肿瘤信息系统的处方进行设定。

纵向运动可以控制设备与患者体表之间的空气间隙，可最小化束斑尺寸，提高治疗野的质量。

4. IBA Proteus®ONE 质子治疗系统介绍

Proteus®ONE（图 3-95）是 IBA 的单室紧凑型 IMPT 解决方案，这一解决方案受益于与多家知名临床机构合作开发的最新技术。

IBA Proteus®ONE 提供完善的治疗解决方案（调强质子治疗和影像引导质子治疗），医生可以将质子束流精确性优势带来的临床有效性。Proteus®ONE 受到日常临床实践的启发，其设计通过营造一个舒适的环境提升了患者体验，同时也让医护人员的日常工作更安全轻松。

Proteus®ONE 体积更小、价格更经济，且操作简单。Proteus®ONE 是 IBA 为了让全球更多的医院和患者受益于质子治疗所做的努力。

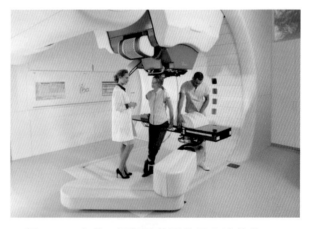

▲ 图 3-95　安装、运行于美国什里夫波特的 Willis-Knighton 癌症中心的 Proteus®ONE
图片来源于美国什里夫波特中心

Proteus®ONE 解决方案目前在美国什里夫波特的 Willis Knighton 医院、法国尼斯的 Antoine Lacassagne Centre 以及美国 Royal Oak 的 William

Beaumont 医院开展临床工作，治疗患者。另外还有 20 个 Proteus®ONE 项目处于制造或安装阶段，分别在法国、比利时、西班牙、埃及、英国、阿联酋、美国、日本等国家，以及中国台湾地区。

(1) 超导同步回旋加速器及束流线：Proteus® ONE 是一款单室解决方案，采用全新、行业领先的超导同步回旋加速器设计，同时配有独特的紧凑型机架。

这款回旋加速器专为紧凑性、低能耗和高鲁棒性（移动部件更少）之目的而设计（图 3-96）。

包含了能量选择系统的束流线安装在一个开放式的紧凑型等中心机架上，可以进行调强质子治疗。

能量通过降能器降低，并通过安装在机架上的能量选择系统实现连续的能量选择。束流能量由降能器位置和设定能量选择系统磁分析仪以一种冗余方式实现控制，束流能量可降至 70MeV。

(2) 旋转机架：Proteus®ONE 是 IBA 的紧凑型单室解决方案，其设计是一个 220° 的开放式机架，占地面积很小（图 3-97）。

IBA 的单室开放式机架的旋转跨度是 220°，但却具有 360° 的治疗功能。根据 ISO 标准 60601-2-1，机架旋转速度是有限制的，不能超

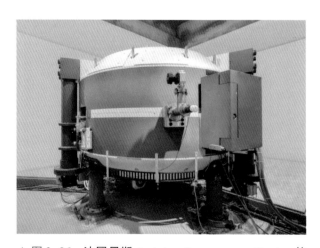

▲ 图 3-96 法国尼斯 Antoine Lacassagne Centre 的加速器

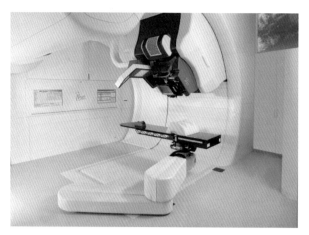

▲ 图 3-97 IBA ProteusOne 设备治疗室示意图

过 1r/mim，并能在 3° 内停止。由于这一限制，旋转 180° 需要 45s，由于加速和减速阶段，旋转 220° 大约需要 1min。

患者超过 180° 的旋转需要约 45s，治疗床的非等中心专用轨道在任何时候都会避开机架，这意味着照射右边 / 左边两侧的照野时无须在两个照野（A）中移动机架，与 360° 旋转机架所用的时间几乎相同。

在多种高精度的系统如 Cyberknife 的立体定向治疗和高精度的临床机器人上，患者在两次束流之间移动是公认的做法，但是患者在治疗床上的移动，可能需要重新做影像。Proteus®ONE 独特的千伏级影像系统可以无须移动平板或球管，就能实现患者定位的快速验证。

(3) 患者定位系统：与 220° 开放式机架相结合，患者定位系统的移动和旋转可实现患者的精确和平稳定位，从而可以从患者两侧进行照射。患者定位系统经过校准，治疗区域任一点的绝对位置精度 < 1mm。

Proteus®ONE 采用了 adaPT insight（adaPT 治疗包的一部分）控制台作为定位和影像系统的前端。

2.5D 立体影像通过一个倾斜的成像系统设置来实现。两个 X 线球管安装在机架旋转地板旁边

的地板上，两个数字化平板安装在天花板上旋转机架相对的另一面。2.5D 立体影像采集是在患者处于等中心位置时进行的，图 3-98 展示了影像系统的设置。

三维 CBCT 采用了安装在机架上的影像系统。具体而言，X 线球管和平板安装在治疗头一侧，可根据指令伸出至影像采集位置或收回至存储位置。

采集三维 CBCT 影像时，机架会绕患者旋转，从而完成在等中心处高质量的三维成像。2015 年 10 月，什里夫波特质子中心采用 CBCT 进行了第一例患者的治疗。

（七）Provision Healthcare 公司质子治疗设备

1. Provision Healthcare 公司介绍

Provision 医疗公司总部位于美国田纳西州的诺克斯维尔市，主要专注于质子治疗，是一家致力于为全球癌症患者提供尖端治疗、早期诊断和个性化护理的综合性医疗公司，现已成为世界首屈一指的癌症治疗中心之一。其下设质子治疗中心、多个综合癌症专科门诊、综合性影像诊断中心、高级化疗和放疗中心、治疗康复中心、物理治疗中心、核药学，并与多家美国顶级医疗中心合作进行临床试验和研究。Provision 的独特之处不仅在于它是一家综合性癌症诊疗中心，更是一家质子设备的研发和制造商。正因为如此，其质子设备在研发和生产的过程中会不断吸取质子治疗中心的专业放疗肿瘤医师、医学物理师和放疗理疗师等临床实践心得。

2. ProNova SC360 介绍

ProNova Solutions LLC 隶属于 Provision 医疗集团，致力于为全球癌症患者和医生提供质子治疗技术。ProNova Solutions LLC 的 SC360 质子设备，具有体积小、重量轻、能耗低、效率高的特点，在不降低任何功能的前提下，最大程度提升了系统的整体能力，同时降低投资建设成本。

下图为 ProNova SC360 与其他厂商 360° 旋转治疗系统的投资建设及运营的整体对比结果（图 3-99）。

3. ProNova SC360 质子治疗系统的重要特点（图 3-100）

（1）高电流的连续回旋加速器支持低分次治疗（hypofractionation）和光域化射束扫描（raster scan beam）。

（2）永磁体和恒定能量光束不需电源和冷却时间。

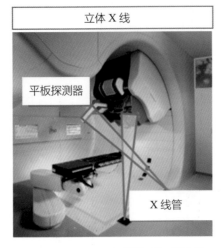
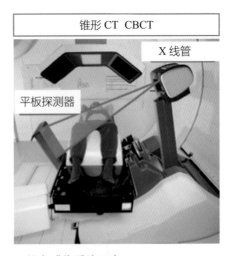

▲ 图 3-98　IBA ProteusOne 设备成像系统示意

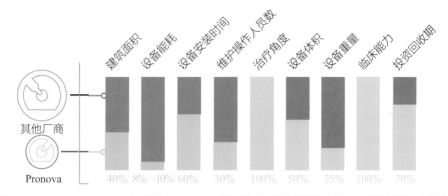

▲ 图 3-99　ProNova SC360 与其他厂商 360° 旋转治疗系统的投资建设及运营的整体对比结果

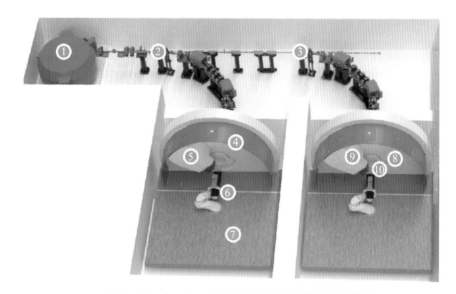

▲ 图 3-100　ProNova SC360 质子治疗系统的重要特点

(3) 独立的能量选择系统，治疗室切换时间＜0.1s。

(4) 非移动式治疗舱，墙面可架设摄像机、激光器、投影仪等。

(5) 结合孔径过滤器的快速铅笔束扫描，换层时间＜0.5s。

(6) 独立双能量 CBCT 实现任何角度三维影像，且允许重新规划图像。

(7) 宽敞的矩形治疗室。

(8) 360° 超导旋转支架。

(9) 吊臂式治疗喷嘴实现开放式等中心治疗，扩大医师的操作治疗空间，提高患者舒适度。

(10) 360° 先进的影像存取技术配合未来 PET 和诊断 CT 影像。

4. ProNova SC360 等中心开放式治疗室（图 3-101）的 3 个特点

(1) 开放式的方形治疗室便于患者进入，提升治疗体验。

(2) 投放式荧幕便于快捷准确了解治疗信息。

(3) 开放式治疗室提供给光学影像、激光、投影设备，对讲设施空间。

5. ProNova SC360 主要设施与技术

(1) 360° 轻型超导旋转支架：ProNova 的轻型超导旋转支架利用专利性超导技术，使得质子束线在 4m（14 英尺）的半径内完成一次 60° 和一次 150° 的弯转。该质子束在离患者 2m 的扫描磁铁内被转化为预先设定好的剂量。优势在于：①大幅度降低了设备的尺寸、重量、能耗，尺寸缩小 50%，重量减少 50%，极大降低建设和后期运营成本；②产生高于常规磁铁 2.5 倍的磁场，提高治疗效率；③为等中心治疗区域提供充足的空间，便于未来增配诊断 CT 和 MRI 等影像设备；④可预先组装支架和光束线，便于运输、简化安装、减少相关费用和设备启动使用时间。

下图所示为安装在旋转支架上的超导磁铁组

（图 3-102）。

（2）ProNovaSC360 与其他厂商的 360° 旋转支架的对比（图 3-103、图 3-104）：

（3）230MeV 连续束流回旋加速器（图 3-105）：① 230MeV 的固定能量在水中提供高达 32cm 的最大质子范围、针对笔形射束扫描而优化的质子束；②连续射束电流；③无须常规操作人员，自动运行由控制系统所控制；④每天开机可迅速再生式启动；⑤稳定性高。

（4）笔形射束扫描：ProNova SC360 的笔形射束扫描治疗，对剂量一致性进行了优化，特点如

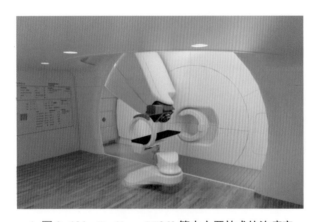

▲ 图 3-101　ProNova SC360 等中心开放式的治疗室

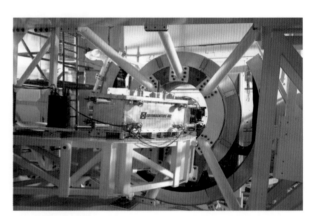

▲ 图 3-102　安装在旋转支架上的超导磁铁组

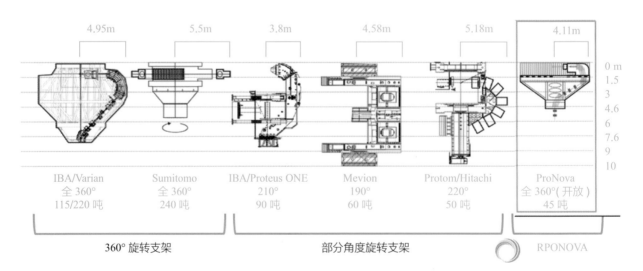

▲ 图 3-103　ProNovaSC360 与其他厂商的 360° 旋转支架的对比

旋转支架规格：最大外形尺寸：8.34m；最大高度：8.67m；治疗室最大宽度：8.53m；治疗室最大长度：3.66m；治疗室推荐长度：4.88m

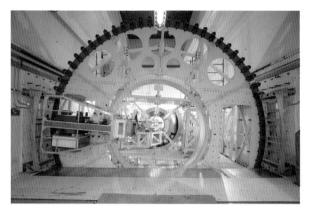

▲ 图 3-104　ProNova SC360 紧凑型 360° 旋转机架

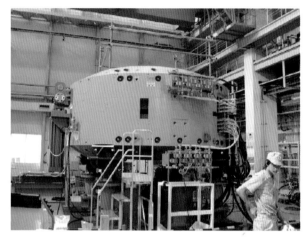

▲ 图 3-105　230 MeV 连续束流回旋加速器

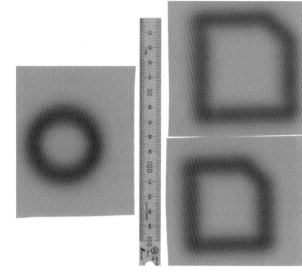

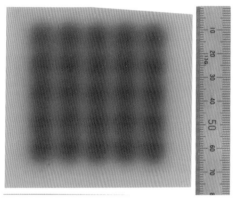

▲ 图 3-106　5×5 排列组 1cm 间距 4mm 质子束（无真空状态下）

下：①每个照射点的剂量会经过实际剂量快速读出进行验证，该验证是与预先规定好的剂量进行对比验证。②逐层扫描切换速度。③ 1ms 点到点照射速度（图 3-106）。

（5）能量选择系统：ProNova SC360 各治疗室均拥有其能源选择系统，实现个体能量选择，质子束在多个治疗室间迅速转换能量可在此由 230MeV 调整，降低至 70MeV 的治疗能量，并转化为在水中每 1mm 步幅处于 32cm 和 4cm 之间的质子渗透范围变化。

在能量选择和旋转支架质子束线内不存在束流位置或射束能量的角度修正，可接受 ±2MeV 的巨大能量，有助于保留布拉格峰，无须无脉动

滤波器便可治疗浅表肿瘤。

下图所示质子束传输与能量选择系统（图 3-107A 和 B）。

（6）患者摆位器（6 自由度自动就诊台）：患者定位器由一台放射治疗台（诊疗台）构成，该诊疗台安装于一个 6 自由度旋转的机器人上，以持续将患者置于一个指定治疗位置和角度（图 3-108）。患者定位器可以承受重达 200kg 的患者。定位准确性由一个主动式传感系统所维持，可针对患者体重和重心进行动态调整。

患者定位器具有可程序化的装卸位置。在紧急情况下，该系统可实现在无须电力的情况下手工移动患者定位器至患者可接受的位置。

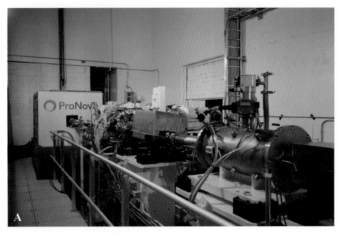
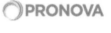
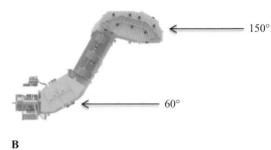

▲ 图 3-107　A 和 B 质子束传输与能量选择系统

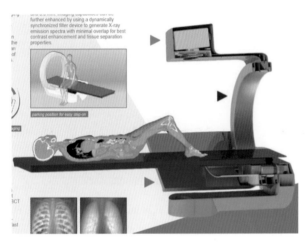

▲ 图 3-108　患者摆位器

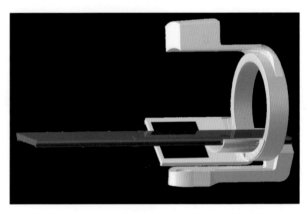

▲ 图 3-109　锥形束 CT 和机器人定位器

（7）图像引导质子治疗（IGPT）——锥形束 CT 和机器人定位器（图 3-109）：ProNova SC360 的患者位置确认系统是一个可获得高清二维或三维图像的锥形束 CT，患者处于任何治疗位置。该系统利用一个安装到患者定位器上的成像环，以获得投影平面二维图像以及巨大视场 CBCT 三维容积，从而捕捉到患者在治疗位置的整体轮廓。荧光镜检查、四维成像和双能量成像皆为可能。图像指导协议和导航由先进软件工具提供支持，该工具包括二维 / 三维和三维 / 三维配准、三维增强现实特征、标记分割和跟踪、患者设置模块和避免碰撞特征。可实现质子束间和质子束内成像，以制订先进的移动肿瘤细胞管理策略。

（8）双能量级锥形束 CT：细化人体组织描述确认照射范围（图 3-110）。

（八）合肥项目质子设备

离子放疗装置技术主要集中在欧洲、美国、日本等地区，针对设备价格昂贵、运维成本高等问题，中科院与安徽省开展院地合作，落实国家创新驱动发展战略，2016 年 3 月由合肥市政府投资平台与中科院合肥物质科学研究院共建合肥中科离子医学技术装备有限公司，瞄准等时性超导回旋质子治疗系统的自主研制与产业化发展，同

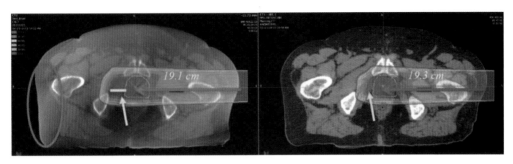

▲ 图 3-110 双能量级锥形束 CT：细化人体组织描述确认照射范围

时，合肥市政府与中科院物质院合作布局"合肥离子医学中心"，作为临床治疗中心。目前已取得 200 余项发明专利，11 项国际专利。

1. 设备整体概况

合肥超导质子治疗系统项目采用了超导等时性回旋加速粒子和平稳磁场输运粒子的技术、±185° 的旋转治疗方式和笔形束扫描治疗的方式，是一套最大能量为 240MeV 的紧凑型超导质子治疗装置，主要由加速器子系统、治疗子系统、与本系统配合使用的其他设备三个主要部分组成。

(1) 加速器子系统：在 2001 年国际回旋加速器会议上，日本千叶县 NIRS Yasuo Hirao 教授报道了对 909 例癌症患者进行的碳离子 3398 次照射深度的科学统计，发现 < 230mm 病灶深度的患者占据了 97.8% 以上。美国哈佛大学 MGH 质子医院的 El Hassane Bentefour 博士和卢晓明教授最近发表了进行 4033 例癌症患者共 23603 次能量照射的科学统计，发现 196MeV 最大能量足以完成 99.9% 癌症治疗，个别病灶如前列腺癌的照射也可以通过特定摆位得到理想治疗；并向设备开发商提议治疗端对能量需求降低的建议，他们认为可以帮助设备商降低设备研发成本和建筑辐射屏蔽成本。合肥质子治疗系统经过重离子和质子照射需求比对，从治疗端需求出发，初始设计了最大束流能量为 200MeV，现在合肥质子治疗系统有加速器最大能量为 200MeV 和 240MeV 两

种型号。

①质子加速器：合肥超导质子治疗系统采用基于超导技术的等时性回旋加速器用来产生和加速质子达到 200MeV，主机磁体线圈采用超导技术，以提供约 3.0T 的等时性磁场，最高束流能量 240MeV，通过能量选择器在 70～220MeV 连续可调选择，采用紧凑型设计，质子加速器直径为 2.5m。

②能量选择系统：根据后端各治疗室不同需求，能量选择系统将回旋加速器引出的高能量束流降低为 70～220MeV，能散控制在 1% 以内，实现束流能量及能散度、束流强度、束流发射度、束流截面等关键参数的精确控制和调节。

③能量选择系统的束流线分布：回旋加速器引出的束流通过引出段两组四极铁，将其聚焦在降能器的前端形成束腰，降能器负责将束流能量降低到治疗端所需能量，随后准直器调节束流发射度，将发散的束流重新约束在传输线可接受范围内。通过调节限制狭缝的开度，实现对束流能散度的精确调节。

④降能器描述：降能器主要包括真空腔体、准直器、伺服控制系统和真空管道等部分，其主要工作方式是用伺服控制系统驱动铜芯准直器移动，以使用准直器上不同尺寸的锥孔对束流进行强度调节和方向准直。降能器伺服控制系统的精度达到 ±0.03mm。

⑤束流传输方式：束流传输系统作为能量选

择系统与两个治疗室之间物理和工程上的连接，通过设计不同的磁铁参数（强度、有效长度、边缘角等），控制束流的包络和色散，提高传输效率，完成束流发射度匹配及色散匹配，以实现将束流按质按量的输送至治疗头。同时，线上多处装有束流监测器，在线监控束流位置、截面等，必要时校正束流轨道，尽可能使束流中心轨道与管道中轴线重合，减少粒子损失。

⑥束流线组成部分：束流传输线主要由四极铁、二极铁、校正铁、束测等部件组成。各部件按照预定的束流中心轨道，以设计好的顺序和间距进行排列，每个输运线上的传输部件中心均有孔洞，束流传输按照孔洞中心的真空管进行传输。各部件利用磁场、感应电场对束流进行控制和探测。其中二极铁主要用于束流偏转，四极铁用于束流聚焦，校正铁用于轨道校正，束测用于检测束流参数。在束流输运系统中，经常使用2个或3个四极铁组成的二合一或三合一四极铁组件来聚焦束流；当束流需要偏转时，安装一块二极铁改变束流的方向，并且使用二极铁及其附近的四极铁来消除色散；另外，由于系统安装误差，磁场误差等造成质子束流稍微偏离设计的束流中轴线，因此，在束流传输系统中还设置校正磁铁纠正束流轨迹的偏离；同时，在管道上还装有束流性能测量和束流阻断组件。通过以上所述部件组装在一起形成束流输运系统。

(2) 治疗子系统如下。

①等中心旋转机架治疗室：

a.旋转机架结构：旋转机架是质子治疗装置中非常重要的一部分。质子治疗采取治疗头给癌症细胞处进行照射，只用一个方向进行照射时，皮肤与肿瘤间的正常细胞要受到至少1/3的肿瘤辐射剂量值，造成不必要的伤害。为了增加治疗的焦皮比值，治疗时采取多个角度进行照射，因此需要旋转机架带动治疗头进行多方向的照射。旋转机架使得质子治疗装置治疗范围更宽，能够实现质子治疗的使用率最大化。

旋转机架主要支撑旋转束流输运线束测、束流偏转磁体、治疗头以及CBCT设备，根据束流光学的设计结果进行外部轮廓设计，并根据输运线采取的磁体重量来设计旋转机架主体结构以及磁体支撑结构，保证旋转机架在自重超过150000kg的前提下，等中心点的变形量＜1mm，旋转角精度为0.02mm，回程精度为0.10mm，最大转速为1r/min，从而实现质子束流的多角度精准照射。因此，旋转机架的精度左右着质子束流照射的精度。

b.伸缩地板：旋转机架内部地板采用的是伸缩式的地板结构，伸缩式地板结构具有稳定性好，承重能力强，运动灵活重复精度高等特点。伸缩式地板结构可以根据旋转机架的具体状态选择开闭，可以保证患者在治疗期间的治疗体验以及安全性，也可以在旋转机架内部治疗头、CBCT等结构需要维护时作为维护平台使用。

c.机器人患者摆位系统：机器人患者摆位系统采用六自由度机械臂和可拆卸的碳纤维床板，精准地将患者的肿瘤位置定位到治疗需求位置（图3-111），配合治疗系统实现"定向爆破、精准治疗"。机器人患者摆位系统具有以下特点：

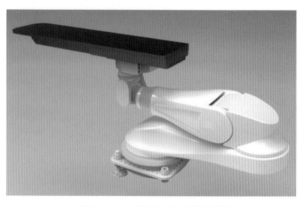

▲ 图3-111 机器人患者摆位系统

定位精度可达 ±0.5mm；主动防碰撞的安全设计，可以最大限度地提高治疗的安全性和可靠性；创新型的采用全手控模式，可以快速进行粗摆位，提高治疗效率；配备多种治疗床板，可实现快速切换；运动空间大，治疗空间可达性高；有效负载大于 200kg；系统精度自适应设计，可根据不同重量的病患进行精度自动补偿；7.3D 动态监控系统，可对治疗过程中机械臂的运动进行动态监控，从而对位置进行动态控制。

d. 治疗区域（图 3–112）：治疗区域主要包括笔形束扫描治疗头、CBCT 图像引导系统、患者摆位系统、激光定位系统和伸缩地板系统等，是患者接受质子束流治疗的区域。治疗时，患者平躺于患者摆位系统上，治疗师在激光定位系统和 CBCT 图像引导系统的配合下，精确定位肿瘤位置、调整患者摆位，再控制笔形束扫描治疗头中射出的束流对患者的肿瘤位置进行照射，完成质子治疗。

e. 治疗床位置显示：治疗床两侧设置用于控制治疗床运动的操控屏幕，在实现治疗床 6 个自由度运动控制的同时，可实时显示 6 个自由度的位置信息。治疗室墙壁配置用于专门显示运动设备信息的显示器，配合操控屏幕进行多方位信息显示。

f. 患者摆位与位置验证系统：旋转治疗室的激光定位系统由 5 个固定式激光灯组成，分别安装在旋转机架内和房顶处；激光灯的类型有十字

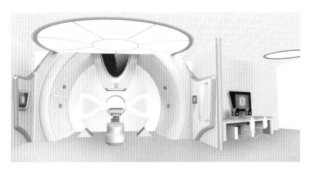

▲ 图 3–112 治疗区域示意图

激光灯和一字激光灯，共同完成矢状面、冠状面、横剖面的投影照射，激光灯线宽＜ 1mm。

g. 正交 X 线影像引导：旋转室图像引导系统利用正交影像进行定位，通过一组相交放置的 X 线成像系统，使用千伏级 X 线平面影像技术，选择能量参数范围管电压在 40～150kV，两个影像采集板分别采集一张二维 X 线图像，通过与计划 CT 图像进行配准，对患者进行摆位验证。

h.CBCT：旋转室图像引导系统采用 CBCT 成像技术，以 X 线围绕患者进行 200°～360° 旋转获取扫描数据，由三维重建算法对序列扫描数据进行三维重建获取患者器官、骨骼、肿瘤等组织的三维图像，并与计划 CT 图像进行匹配获得肿瘤的精确位置。CBCT 成像的能量参数管电压范围在 40～150kV，可在患者扫描结束后数秒内获取三维重建图像。

②固定治疗室：

a. 房间设计：固定治疗室治疗区面积约 60m²，其扫描式笔形束治疗头固定安装在机架上，出束方向与地面平行，距地 1500mm，扫描面积约 30cm×40cm；固定室另配有患者摆位系统、激光定位系统、二维图像引导系统等设备，配合扫描式笔形束治疗头，实现对患者肿瘤区域的精准治疗。

b. 机械臂患者摆位系统：固定室配备六自由度、高精度患者摆位系统。采用六自由度机械臂形式，配合固定室束流，可实现多角度对肿瘤区域的照射，扩展了固定室的肿瘤治疗类型。其最大承重 135kg，重复定位精度 0.2mm，治疗空间高达 1000mm×500mm×400mm，并配有碰撞防护、断电可手动移位等安全功能。机械臂末端配有快速气动接口，可直接与转运装置的床板接口对接，减少患者移动，保证治疗摆位与模拟定位的一致性。

c. 患者摆位与验证系统：固定治疗室的激光

定位系统由 4 个固定式激光灯组成，分别安装在墙壁和房顶处，同样包含矢状面、冠状面、横剖面的投影，并相交在等中心点，其激光灯类型及参数与旋转室相同。

d. 正交 X 线影像引导：固定室图像引导系统采用正交图像引导的方式，由两套相交放置的 X 线成像系统构成，每套成像系统均产生一副二维 X 线图像，通过与计划 CT 图像进行配准，对患者进行摆位验证。

e. 治疗头：高精度笔形束扫描治疗头采用高精度、高稳定性束流截面探头、点位置探头、剂量探头等监测元件，运用先进的控制算法，编制控制程序，监测束流。结合笔形束点扫描方法，将肿瘤切割成层，每层划分多个毗邻的点使束流精准照射每一个点。

f. 控制系统：合肥超导质子治疗系统具备一整套完善的控制系统用于加速器及输运线设备控制，以及治疗室的束流投递的治疗控制系统，通过实时监控，与安全联锁的实时交互，确保束流安全准确地投递到患者病灶。

③等中心旋转机架治疗室：

a. 机架、治疗床、影像设备等的控制：治疗室内的运动设备控制通过手柄系统与治疗控制系统的交互完成，手柄系统负责技师更加方便、安全地操控设备进行摆位及影像验证，同时，治疗控制系统实时监控及显示当前设备运动信息，进行显示及验证。

b. 治疗控制室：治疗室配置用于进行影像操作的凹室，技师可以不必往返于治疗室及控制室之间，在凹室内即可完成影像配准的所有操作，凹室内有用于影像配准的界面和操控面板，治疗控制界面及 OIS 界面。此外，治疗室内配置用于显示运动设备信息的监控屏，方便技师摆位操作；墙壁安装用于人员安全联锁的急停按钮、清场按钮、报警灯以及束流出束警示屏，用于清场

人员和紧急操作，确保人员安全。治疗室内除安装用于人员进出管理的监控系统，还配备用于监控患者状态的专用监控系统，用于远程控制时更加方便地了解患者状态。

c. 治疗控制室内的显示屏：在治疗控制室内，技师操控质子设备进行束流投递，控制室内配备了治疗室监控系统显示，治疗控制系统界面、影像系统界面及 OIS 界面。此外，配置专用于影像操作的控制盒以及用于束流投递的操作面板，以满足标准 IEC60601-2-64 中对于操作束流投递到患者安全性的要求。控制室内同样配备了用于安全保护的急停按钮和报警灯，用于时刻确保人员安全。

(3) 安全管理系统如下。

①治疗安全系统设计应遵循以下策略。

a. 剂量安全，根据标准 IEC60601-2-64 的规定，在异常状态下，安全系统需要在患者所能接受的安全剂量范围内关闭束流。

b. 失效安全，在安全系统失效的情况下，依然能够执行联锁保护。

c. 最优切断，考虑系统执行联锁动作的时效性，选择最优的联锁策略。

d. 冗余联锁，采用不同的联锁方式达到同样的联锁效果。

e. 信息追溯，联锁系统运行过程中的数据进行归档处理。

②治疗安全系统概述：合肥超导质子治疗安全系统由 3 个安全子系统构成，分别为设备安全系统、人员安全系统和患者安全系统。设备安全系统主要对设备进行保护，当检测到设备故障时，设备安全系统会联锁与故障子系统关联的系统进行设备保护；人员安全系统主要对现场维护、参观、医护等人员进行保护，在出束前会进行辐射区域清场确认，同时，辐射区布置有大量的急停按钮用于现场保护；患者安全系统为保障

患者安全，当剂量监测系统监测到剂量异常时，患者安全系统会快速中断束流。

③机房安全进入（联锁）的管理：

门禁卡管理：实行单卡借阅制度，其他人员进入机房前需要安全管理人员审核。

安全确认：进入机房前安全管理人员需要检查加速器当前状态，确认钥匙开关已断开。

④安全装置硬件联锁：安全装置选用满足 SIL3 安全等级的控制器，满足失效安全要求；安全系统与其他系统之间多数采用冗余的硬线连接，部分采用满足 SIL3 安全等级的通信方式进行数据交互，满足高可靠性要求。

⑤束流紧急关闭：

冗余断束：安全装置可以通过发出多条指令联锁不同设备实现断束功能。

门机联锁断束：出束过程中检测到辐射区域的门被打开，会触发断束联锁。

设备和人员保护断束：出束过程中检测到加速器或者输运线设备异常，会触发断束联锁。

患者断束保护：出束过程中检测到剂量异常，会触发断束联锁。

2. 设备创新发展规划

(1) 采用超导技术的小型化等时性回旋质子加速器：通过引入超导技术，大大降低质子加速器的体积，紧凑型加速器可减小建筑占用面积，降低设备成本、配套建筑工程及运行维护的造价，最终达到大幅降低治疗成本，推进质子治疗设备普及的目标。

(2) 自主研发旋转机架：创新研发筒体式的旋转机架，实现 −185° 到 +185° 旋转范围设计，经济效益远高于传统齿轮传动及摩擦传动旋转机架设计方案，使旋转机架在满足治疗精度要求的前提下，整体重量相对较小。采用超导技术的旋转机架正在研发当中，可减重 70% 以上。同时，±185° 旋转精准定向治疗，实现靶区多角度照

射，大大降低对正常组织的损伤。

3. 先进质子治疗控制系统设计

治疗控制系统开发严格按照软件、安全以及医疗相关标准与法规，建立了完善的质量保证体系；治疗控制系统采用可扩展的控制架构，优化了治疗流程，极大提升了治疗效率；信息管理层、用户界面层、通信网络层、分散控制器等采用分布式冗余设计，具有高可靠性与高稳定性，以保证治疗安全。采用蒙特卡罗方法模拟质子束流与肿瘤及正常组织之间的相互作用，获得质子束流在人体组织中的能量与剂量沉积分布。

4. 设备特点

合肥超导质子治疗系统的主要特点如下：采用超导等时性回旋加速器，具有高剂量率与小型化特点，满足 Flash 治疗束流参数要求；束流能量最优化，兼顾治疗需求与运行经济性要求；高效率精确调强点扫描治疗方式，为患者提供精准治疗；精心优化的治疗流程设计，最大化提高治疗效率；±185° 高精度旋转机架，满足任意角度治疗；大视野 CBCT 系统设计，辅助精准图像引导定位；可灵活定制治疗室数量与类型，满足用户的各项需求。

（九）华中科技大学质子放疗设备

1. 设备整体概况

华中科技大学质子放疗设备（HUST-PTF）是国家重点研发计划"基于超导回旋加速器的质子放疗装备研发"项目，是首批试点专项"数字诊疗装备"的重大装备研发。目标是发展中国自主研制质子放疗装备，打破国际垄断，避免在此领域被国外"卡脖子"；满足中国大众健康需求，并带动相关科研和产业的发展。

项目由华中科技大学牵头：①华中科技大学团队（电气学院、机械学院、同济医院、协和医院、华工科技股份有限公司）负责基地建设、束

流输运与能量选择系统、质子治疗旋转机架、图像引导与治疗规划系统、治疗头与治疗终端系统集成、放疗装备支撑系统、治疗室装备集成与系统质量控制、临床验证与取证；②中国原子能科学研究院团队负责超导回旋加速器。联合团队优势互补，学科分布全面。其中原子能院是国内回旋加速器研制实力最强的团队，华中科技大学机械学科全国排名第一、电气学科全国排名前三，附属武汉同济和协和医院团队具有放疗技术优势，华工科技产业研发实力雄厚。

质子治疗装备示范装置示意图见图3-113，包括一个250MeV超导回旋加速器、两套旋转机架治疗室及一套固定束治疗室。

项目经费：国家投入2亿，地方政府支持4亿，华中科技大学另出资2亿购买土地、建设厂房等。

项目目标：实现精准临床治疗，获得国家认证；质子放疗装备产业化，打破国际垄断；控制成本，批量生产后，有望降低成本30%，运行维护费降低50%。

设备特点包括，①采用超导回旋加速器，高效率加速、引出，提供连续束流，低成本稳定运行；②快速调强笔形束扫描，精确控制病灶三维剂量，平均单照野治疗时间少于5min；③高精度

旋转机架以最佳角度治疗病灶，降低不良反应。

技术挑战：超导磁铁下的等时场垫补技术；高效束流注入、引出；高精度旋转机架；精准剂量控制等。

项目建设：装备将安装在华中科技大学质子治疗中心（图3-114），坐落在学校的国际生物医学中心，毗邻同济医院。

2. 加速器性能与数据

加速器是向质子治疗系统提供高品质稳定束流的基础设备。采用超导等时型质子回旋加速器是未来质子放疗装备的发展趋势之一，其优点在于：①机器可以长期维持稳定的工作状态，具备随时开机提供束流能力，避免常温回旋加速器启动时间长的问题；②质子束流连续且其强度易于精确调控，有利于笔形束连续调强扫描；③可以提供瞬间高剂量率的束流，为"闪疗"技术的应用提供了强有力的基础；④采用超导技术可以使得回旋加速器的磁间隙增大，有利于束流引出通道器件安装，显著提高引出效率；⑤加速器结构紧凑，运行维护方便，占地面积小，节能环保。

HUST-PTF装置的超导回旋加速器CYCIAE-250设计（图3-115）特点有：①主磁铁采用4个螺旋角的磁极，以保证有足够的垂直聚焦能力，维持束流轨道的稳定；②采用内离子源方案，简化

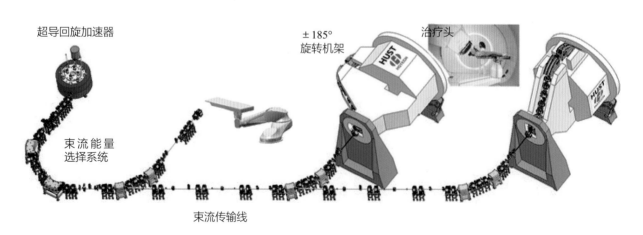

▲ 图3-113 华中科技大学质子治疗装备示意图

超导回旋加速器

束流能量
选择系统

±185°
旋转机架

治疗头

束流传输线

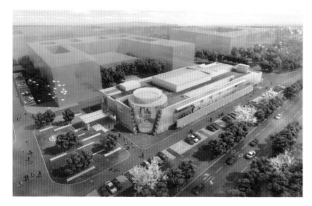

▲ 图 3-114　华中科技大学质子治疗中心

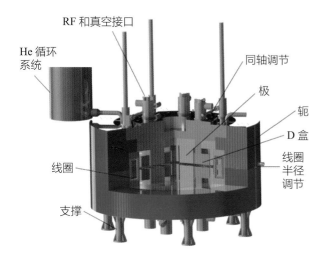

▲ 图 3-115　超导回旋加速器结构示意图

注入系统设计；③采用 4 个加速腔，能量增益最高达到 0.36MeV/圈，加速圈数降低到约 700 圈，减少了相移，提高加速效率和引出效率；④加速电场的优化径向分布，增大引出束流的轨道圈距；⑤采用轨道进动的方法进一步加大引出束流轨道的圈距，提高引出效率 > 60%，保证了加速器的可维护性，降低辐射风险。

加速器基本参数如下：①主磁铁直径为 3200mm，磁极半径 850mm，重量约 80000kg，最高磁场 3.2T，4 个螺旋扇形磁极；②最高质子能量 250MeV，能量稳定度不低于 ±0.1%；③离子源流强大于 10μA，中心区纵向相位接受度大

于 30°，束流引出流强不低于 500nA；④高频腔频率约（71.5±2）MHz，频率稳定度优于 1×10^{-7}，额定输出功率约为 150kW，加速电场在引出区最高约为 120kV。

由于国内首次研制超导质子回旋加速器，研制过程中重点解决了一些技术挑战，包括：①螺旋扇形磁极与高频腔体关键技术与加工工艺；②超导高磁场下质子束高效率引出；③高精度超导线圈的定位与失超保护与主磁场的等时性调整；④高频腔的高功率馈入与 Q 值优化。

3. 束流传输系统

图 3-116 是 HUST-PTF 束流输运线布局，从回旋加速器至各治疗终端，包括 1 个固定治疗室（F1）和两个旋转治疗室（G2、G3）。从结构布局上，分为能量选择段（ESS）、固定束治疗室段、周期段和旋转机架束线段等。在各治疗等中心点处，满足消色散、流强控制和束斑尺寸要求。

主要技术指标如下。

(1) 采用一套多楔形石墨降能器实现质子能量在 70～240MeV 范围内连续可调；通过准直器组及能量狭缝实现束流发射度和能散度的控制（能量发射度 5～10π mm mrad，动量分散 ≤ 0.6%）。

(2) 采用回旋加速器流强调节与束流输运线流强补偿相结合的方案，实现 0.4～5nA 束流输出。

(3) 旋转机架束流线采用下游扫描方案，具有更大的扫描视野、扫描位置同电流线性相关等优势。采用 1：1 镜像光学设计，在大能量范围和多旋转角度的工况下保证等中心点处束斑稳定。

目前，束流输运系统已完成关键部件的工程设计、研制和测试。图 3-117 为部分部件照片。

4. 治疗机头部分

HUST-PTF 装置采用基于剂量驱动的调强笔

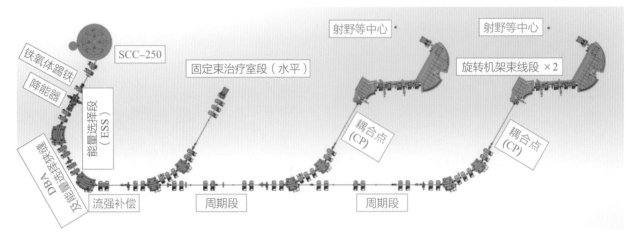

▲ 图 3-116　HUST-PTF 束流输运线

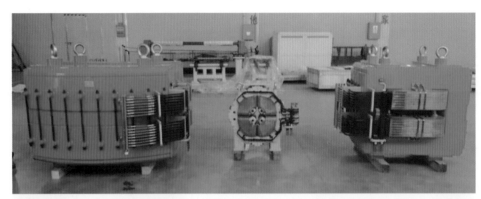

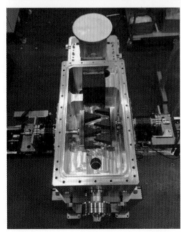
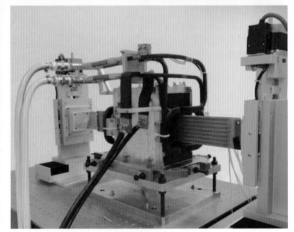

▲ 图 3-117　HUST-PTF 束流线部件
（上）磁铁样机；（下左）降能器；（下右）铁氧体踢铁（Kicker）

形束扫描治疗头，通过磁场扫描及能量调节实现三维剂量精确扫描与在线监测。旋转治疗室与固定束治疗室治疗头均采用后扫描治疗头结构，如图 3-118 所示。

主要由扫描磁铁及电源、剂量探测器、位置探测器及其电子学部分、数据采集与控制部分组成。

（1）扫描及控制单元：包括两个正交方向的

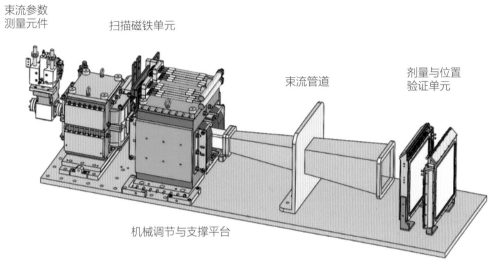

束流参数
测量元件

扫描磁铁单元

束流管道

剂量与位置
验证单元

机械调节与支撑平台

▲ 图 3-118　固定束治疗头的基本结构

独立扫描磁铁与控制系统，分别控制质子在 x_g 和 y_g 两个相互垂直方向上的扫描。同时对扫描电源输出电流和扫描磁场强度在线实时检测，作为位置验证的辅助手段。粒子束照射视野范围不小于 300mm × 300mm。目前采用离散点扫描方式，同时在磁铁电源等硬件系统上，预留升级至连续扫描方式的能力。

(2) 剂量检测单元：含 2 个剂量探测器系统，测量质子束的瞬时强度并标定为照射的质子个数。其中一个是主剂量探测器，用于在线控制质子束照射剂量；另一个用于剂量验证及安全连锁。还有一个独立剂量验证系统，对剂量进行冗余验证与连锁保护。

(3) 位置检测单元：治疗头内含至少一个束流位置探测器，确定质子束的横向扫描位置，探测范围大于 200mm × 200mm，检测频率 1kHz。治疗头入口处有一小面积的束流位置及形状探测器，对质子束束斑尺寸及居中性能进行确认。质子束纵向深度位置检测，由束线上偏转磁铁的电流及磁场验证确认。

(4) 束流调制及支撑单元：治疗头末端预留有机械接口，可根据需要增加射程调节器。采用

了真空或填充氦气的束流管道减小对质子散射，配置气压及温度感应器等对气流进行反馈控制。在治疗头上装有准直用激光器、防撞平板，以及可展开的 CBCT 探测板用于辅助定位。

5. 机架部分

旋转机架通过旋转定位实现从各个角度照射肿瘤。可用便携式控制器调整旋转机架位置，或通过控制接口用 TCS 自动调整。图 3-119 所示为质子治疗旋转机架结构示意图，该设备结构庞大、精度要求高。

(1) 旋转机架主要技术指标：①设计寿命为 20 年，每天转动 100 圈；②旋转角度范围：−185°～+185°；定位精度：0.1°；重复定位精度：0.05°；③最大旋转速度为 1r/min，在 0.1～1r/min 范围内连续可调；④等中心点变形：在旋转全过程中误差小于 0.5mm；⑤正常加 / 减速时角加速度不低于 0.021r/s²；紧急停车时：−0.2r/s²；

(2) 主要组成：①支撑结构：采用滚筒式机械结构，主要包括滚筒、滚轮支撑、配重、主传动等部件和束线维护平台、医护平台、管线拖链等及其他附件。设备总重 200000kg，治疗舱内径 4.5m，等中心点舱深 1.8m，回转直径 12m，前后

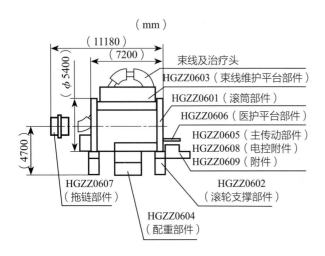

（mm）

▲ 图3-119　旋转机架结构示意图

滚轮支撑跨距7.2m。②传动与制动单元：主传动由31kW电机驱动，制动单元由抱闸模块构成。③控制单元：由西门子PLC+CU320+S120构成。

6. 治疗床与定位系统（图3-120）

治疗床采用德国LEONI公司的患者定位系统，主要技术指标：①6轴联动，最大工作距离2200mm，运动速度0.1m/s和6°/s，有效荷载≥200kg；②旋转角度：水平±5°，垂直：±95°；③系统精度：±0.5mm和0.2°；紧急停车精度＜5mm；④有效治疗区域：1000mm×400mm×500mm。

机器人六个自由度同步，能够达到最佳治疗效果，有利于医生最大限度地照顾患者。三

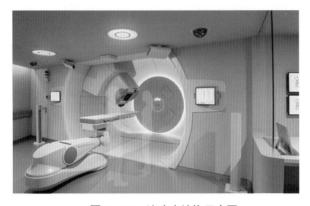

▲ 图3-120　治疗床结构示意图

维摄像系统，实时监控、修正患者的位置。整个治疗床与定位系统具有精度高和自我精度校验功能，可根据人体重量、移动，对位置实施补偿。

治疗前，在治疗仓内用激光定位系统对患者初始摆位，再由CBCT系统对患者的病灶进行影像采集和位置验证，再通过TCS控制系统对治疗床进行多维度校正。为满足各种医疗需求，系统提供多种功能，为患者轻松定位。激光定位、影像引导和治疗床系统的精密配合，保证了质子精准治疗。

7. 治疗计划系统

治疗计划系统采用较成熟的Raysearch公司Raystation™系统，将TPS与质子放射治疗有关的上下游系统（如CT/MR/PET等影像系统及OIS等网络系统）进行有效的连接。

该系统包含了物理师工作站及若干套医生靶区勾画工作站。物理师工作站包含模拟定位、靶区勾画、计划设计与优化、计划评估等全套功能模块；医生工作站只需要靶区勾画及计划评估模块。两种工作站共享同一数据库，治疗数据均为标准DicomRT协议文件，主要包含包括RTImage、RTPlan、RTStructure及RTDose文件。以上文件可传输至肿瘤信息系统（Oncology Information System）中，指导加速器运行。

技术要求：模拟定位、图像管理及注册、轮廓定义与勾画、计划设计与优化、计划验证、治疗计划输出。

Raystation™系统目前在质子治疗中应用最广泛，已支持的质子放疗设备有IBA、Mevion、Sumitomo、Mitsubishi、Hitachi等。

8. 项目调试方法分析

目前TPS主要的验收测试指导文件主要包括：AAPM（American Association of Physicists in Medicine，美国医学物理家协会）TG-53和

TG-119 报告、IAEA（International Atomic Energy Agency，国际原子能机构）TRS-430/1540/1583 报告，国内也制订了相应的标准。但是，对于专用的质子放疗 TPS 目前国内尚无特定标准。本项目将设计一套调试方法，在实践过程中不断完善。

9. 运行与维护系统

HUST-PTF 运行与维护系统，包括设备的日常运行和定期的设备维护，还包括精准的质量保证和治疗控制，这是保证安全治疗的基础。依据国际上成熟的经验，结合设备特点，制订一套有效的质子设备运行维护、质量保证与控制流程系统。

设备运行与维护主要包括：①设备功能的质控：包括剂量、影像和机械参数的质量控制；②患者计划的质量控制；③治疗计划系统的质量控制。由于多种故障均可导致意想不到的设备性能改变，因此，要保证患者的剂量误差在规定范围内，确保安全有效。

运行与功能的质控包括：①剂量、影像和机械参数的质量控制；②患者计划的质量控制；③治疗计划系统的质量控制。设备功能质控分为 3 个类别，第一类是剂量参数检查，检测设备输出的相对剂量分布和绝对吸收剂量。第二类是机械检查和影像系统检查，以确保设备在正确的位置接收到计划剂量。第三类是安全检查，包括监控功能，关键设备连锁等。设备质控按执行分为日检、周检、月检、年检。患者的计划质控确保计划能够准确无误投照至患者。治疗计划系统需要定期检测，以确保计划系统内拟合的束流参数和设备实时参数保持一致。一套有效和完整的质控系统，必须完整的保存和记录结果，用于后续临床纠错和分析。

10. 设备创新发展规划

湖北省正在实施高新技术产业倍增计划，聚焦信息技术、生命健康和智能制造三大重点产业。质子治疗项目是三种产业技术的综合集成。在省市的支持下组建专业的公司，推动国家研发项目的顺利实施，同时负责后期的运行、维护，并推动质子治疗产业产业链的形成和持续发展。建立质子治疗研发基地，突破关键理论技术，培养一批质子放疗装备的设计、制造、应用及维护的高端人才；建立一个高端医学产业链的孵化基地；建立质子放疗示范中心，推广质子治疗的应用、建设、研发等技术。

11. 设备特点

(1) 采用超导回旋加速器：采用超导回旋加速器具有占地小、能耗低、稳定可靠等优点，优化了束流动力学和加速器总体布局设计，实现结构紧凑和性能优异的兼顾；与常规磁体比，重量仅为 50%，能耗仅为 10%；束流强度在线快速调节，满足不同治疗层的复杂剂量调节要求。实现高于 60% 的质子束引出效率，降低了运行与维护风险。

(2) 基于图像引导的精准笔形束调强扫描核心技术：被动散射法的缺点是不能精确控制剂量分布，每个病灶需要各自的准直器。笔形束扫描可对病灶进行精确分层扫描，达到准确的剂量分布。治疗头集成束流测量、剂量验证与反馈等组件，保证治疗有效性和准确度。

(3) 旋转机架的创新设计、工艺优化及精确定位：旋转机架特点包括① ±185° 运动范围、0.1～1r/min 连续可调实现了快速全方位调节；②整体型结构设计和关键部件公差的合理分配、等中心点定位误差的在线测量与补偿，保证了高精度和低维护率；③定位运动与机电控制优化设计，减少旋启停过程的加速对机械系统的冲击，克服了大惯量对运动平稳性的影响；④采用后扫描实现了大照射野快速扫描。

（十）P-Cure 质子治疗系统

1. 概述

P-Cure 公司开发了一套完整的质子治疗系统，其特点是可实现 360° 无旋转机架的调强质子治疗。P-Cure 质子治疗系统（P-Cure proton treatment system，PPTS）是集定位和治疗于一体的完整的质子治疗系统，适合在医院放疗科现有的条件下进行单室布局并安装使用。本治疗系统（图 3-121）由以下部分组成。

(1) 超小型的同步加速器。

(2) 用于固定束和笔形束治疗的磁驱动扫描治疗头。

(3) 室内大孔径竖直诊断级 CT。

(4) 基于高精度机械臂的六维患者定位系统。

(5) 用于验证患者位置的正交 X 线系统。

为了提高本治疗系统的易用性和治疗精度，其所有组件都由一个一体化软件系统驱动，该系统协调治疗流程、成像和定位流程以及质子束流的传输，确保安全、有效的治疗。

2. 同步加速器和质子束特征

本治疗系统同步加速器包括一个串列静电加速器，一个直径为 5 米的同步加速器环，射频加速腔和将质子束流输送到治疗室的束流输运系统。同步加速器可以提供从 70～250MeV 能量范围内的质子束流（具有 30～330MeV 的实际能量范围，未来可实现质子成像功能），束流在能量为 250MeV 时的束斑直径为 3mm。本系统单次可生成 4×10^9 个质子，速度约每 2s 出束一次，治疗一个典型的肿瘤靶区仅需要几分钟的时间。如图 3-122 所示。

系统运行时，串列加速器产生的质子以约 1.6MeV 的能量输送至注入通道。质子的水平和垂直轨迹在串列加速器的出口处通过使用二极校正磁铁进行调整。校正后的束流使用四极磁铁聚焦，被二极磁铁向下偏转，定位朝向同步加速器环的轨道平面。当束流通过兰伯逊磁铁时，二极校正磁铁使束流轨迹朝水平方向偏转，束流进入同步加速器环的轨道。

同步加速器环的 16 个二极磁铁引导束流绕环圆周轨道运行，每转一圈，加速腔的射频脉冲就将束流加速一次。射频信号与质子运动同步，脉冲频率与参考轨道周期相匹配。以固定间隔沿环周放置的 8 个束流位置监测器，监测束流位置并向校正磁铁提供反馈，调整束流轨迹，使其维持在封闭轨道内的运行。

一旦达到要求的能量，通过激活偏转器的激发通道，束流被偏转到引出轨道。当束流进入兰伯逊磁铁后，束流轨迹偏离环平面，引出轨道关闭。垂直校正磁铁调整束流轨迹，在进入引出通道偏转磁铁之前，利用四极磁铁、静电透镜聚焦束流，束流轨迹转向扫描治疗头并向患者照射。所需的粒子束从环中引出来后，磁快门将剩余的粒子沿着引出通道转移，直到偏转器被收集，从

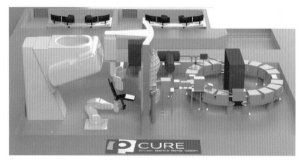

▲ 图 3-121　PPTS 系统设计

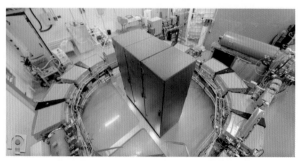

▲ 图 3-122　P-Cure 质子治疗系统同步加速器

而恢复质子环形参考轨道。

3. 笔形束扫描治疗头

同步加速器产生的束流到达扫描治疗头时，快速扫描磁场将治疗计划的束流能量偏转到患者的治疗位置。本治疗系统扫描治疗头为固定光束结构，可以提供等中心处 30cm×30cm 均匀照射野。治疗头通过笔形束扫描（pencil beam scan，PBS）技术，逐层扫描，将目标体积细分为不同等效水深的平面，在每个等效深度内，所有束流能量是相同的。该层扫描完成后，加速器就会产生下一个等效深度平面所需的质子能量，以此类推，逐层扫描，一直到整体达到规定的剂量。由于该系统可以改变能量（患者体内的深度）、强度（每个能量点的质子数量）和束斑的位置，可实现复杂的治疗策略，如在一个治疗过程中，对高风险肿瘤区域可以投送更高的剂量。本系统笔形束扫描的束斑直径为 3mm，可实现儿科和中枢神经系统的高精度治疗。

4. 治疗室 CT（P-ARTIS CT）

本治疗系统配备有可垂直扫描的诊断级大孔径 CT（图 3-123），配合患者定位系统一起使用。在治疗过程中，CT 扫描仪可以进行 CT 模拟治疗计划研究，利用 2D/3D 配准进行患者日常治疗位置验证，以及质子束范围的验证。作为质子自适应放疗平台的理想选择，本系统治疗室 CT 可以通过获取日常诊断级质量的 CT 影像，直接解决患者病灶的变化（对于质子放疗来说尤为关键）导致的治疗范围变化。

5. 患者定位系统（P-ARTIS PPS）

患者定位系统（patient positioning system，PPS）是六维的、坐立位的定位系统，精准度达到亚毫米级（图 3-124）。由治疗计划创建的定位指令与治疗室 CT 提供的每日位置验证一起自动发送到患者定位系统。治疗椅能围绕颅尾轴（椅子底座）360° 旋转，−90°～+15° 的俯仰（在 −90°

处为患者仰卧位）和 ±15° 的偏转。PPS 与市面上现成的固定装置（热塑面罩、头和腿部支撑、真空垫等）兼容，用于特定部位的患者固定。由于旋转的高自由度，从头部到骨盆下部的治疗位置都是本治疗系统的适用部位。这种高度适用的定位系统允许将旋转机架从传统质子放疗环境中移除，在不影响临床效用情况下，极大地缩减了系统尺寸和建造维护成本。

6. 正交 X 线位置验证系统（P-ARTIS XR）

本治疗系统提供以等中心点为中心的正交 X 线影像系统（图 3-125），在不使用时可以向上回缩，为患者定位系统提供更大的空间。在

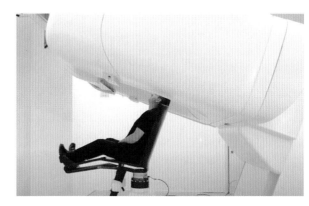

▲ 图 3-123　P-ARTIS CT，室内竖直诊断级 CT 成像

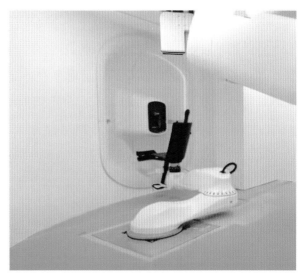

▲ 图 3-124　P-ARTIS PPS，拥有六个自由度的患者坐立位座椅

治疗工作流程中，系统根据临床需要验证患者在等中心点的位置，在等中心控制面板上提供20cm×20cm尺寸的图像。基于参考计划CT影像的2D/3D配准算法确定校正位置，将空间校准向量发送至患者定位系统进行位置调整。

7. 安全系统

本治疗系统是全面一体化的质子治疗解决方案，其软件和硬件的实现都由一个共同的安全系统来控制。从正交X线位置验证系统面板的运动、患者定位系统的运动、治疗室CT的运动到治疗束流的照射，所有硬件活动都要经过一体的安全PLC系统，该系统限制相关活动并防止不安全的临床操作，最终由机器参数验证系统（pachine parameter verification system，MPVS）验证所有治疗前的传输和定位指令。系统之间的接口使用医学数字成像和通信标准（digital imaging and communications in medicine，DICOM）标准和集成医疗环境（integrating the healthcare enterprise-radiation oncology，IHE-RO）协议，既涵盖系统组件之间的连接，也包括与医院提供的第三方OIS和TPS系统的外部接口。

8. QA系统和设备

束流调试和验证测量使用水模体（IBA Blue Phantom 2或PTW MP3-P）获得深度剂量和绝对校准，适用于未经修改的束流和含射野挡块的束流模型（用于浅层治疗）。使用多层电离室进行布拉格峰测量（如IBA Giraffe）来完成日常质量

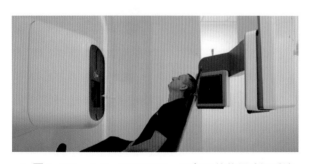

▲ 图3-125 4-P-ARTIS XR，正交X线位置验证系统

保证和患者特定的质量保证，并使用CCD或离子室阵列（IBA Lynx或MatriXX PT）完成二维剂量图。

9. 第三方集成软件

本治疗系统可与RaySearch和Pinnacle治疗计划系统集成。

10. 房间布局

本治疗系统的所有系统组件均可安装在建筑内楼层中。设备占地面积约为7/9m×14m。

11. 系统优势

作为新一代质子治疗系统，本系统与目前其他粒子束放疗系统相比，具有以下优点：

（1）治疗室内安装大孔径诊断级CT——允许对患者进行直接的日常评估，包括胸腔和消化道治疗部位的肿瘤运动管理。对于一个真正的自适应质子放疗平台来说必不可少，只有通过真正有诊断能力的CT才能准确确定质子束治疗范围。

（2）固定束治疗——摆脱了复杂庞大的旋转机架和束流输运线路，缩减成本和降低维护费用，同时配合六维的患者定位系统（P-ARTIS PPS），使本系统可以应用在所有部位进行治疗。

（3）坐立位治疗方式——使用坐立而非仰卧的姿势，改善了患者的就医条件。初步研究表明，从头部/中枢神经系统到骨盆下部的所有治疗部位，包括胸腔，都适用。并且坐立位可以为胸腔和消化道患者的治疗提供更好的肿瘤运动管理和稳定性。

（4）减少屏蔽——与传统的回旋加速器系统相比，同步加速器、固定束和笔形束扫描治疗头（由于束斑尺寸小，不需要适形）大大减少了中子的产生，降低了机房屏蔽措施的成本，并允许在现有的医院环境中安装调试本系统，无须太多的修改。

（5）束斑大小——在能量为250MeV时束斑为3mm这一在行业内领先的性能，提供了最先

进的治疗适应性，减少了对正常组织的剂量，降低了治疗的副作用，同时允许提高对肿瘤的剂量水平，最大限度地控制病灶。

(6) 高能量光束（高达 330MeV）——给用质子射线实现对患者解剖结构的在线可视化提供了可能性。

12. P-Cure 集团在我国

P-Cure 集团在全球布局中，着重考虑在中国的发展。已在中国成立了中以康联国际医疗科技有限公司。中以康联拥有本治疗系统的知识产权，并将成为 P-Cure 集团的全球研发生产基地。

五、国际与国内的质子治疗机构介绍

（一）国际质子治疗机构

1. 美国质子治疗机构

(1) 当前运营的质子治疗中心：到 2019 年 10

月为止，美国至少有 33 个正在运营的质子治疗中心和 9 个正在建设的质子治疗中心。现将美国正在运营的质子治疗中心概况列于表 3-14。在当前正在运营的质子治疗中心中，共有 6 个质子治疗中心采用同步加速器技术，20 个质子治疗中心采用回旋加速器技术，7 个质子治疗中心采用同步回旋加速器技术。上述质子治疗中心，有 9 个中心仅有一个治疗机架，其余 24 个中心都拥有至少两个固定或旋转治疗机架。

1990 年，Loma Linda 大学质子治疗中心作为美国首家开业的质子治疗中心迎来开业。以五年为间隔观察，1990—1994 年间，美国有 2 家质子治疗中心开始治疗。1995—1999 年间，美国没有质子治疗中心开业。2000—2004 年间，美国仅有 1 家质子治疗中心开始治疗。2005—2009 年间，美国有 3 家质子治疗中心开始治疗。2010—

表 3-14　美国已建的专用质子治疗中心

编　号	名　称	地　点	开业时间
1	J. Slater 质子治疗中心	加利福尼亚	1990
2	UCSF-CNL，San Francisco	加利福尼亚	1994
3	MGH Francis H. Burr 质子治疗中心	马萨诸塞	2001
4	MD Anderson 癌症中心	得克萨斯	2006
5	Florida 大学	佛罗里达	2006
6	Oklahoma 质子治疗中心	俄克拉荷马	2009
7	Roberts 质子治疗中心	宾夕法尼亚	2010
8	Chicago 质子治疗中心	伊利诺伊	2010
9	Hampton University 质子治疗中心	弗吉尼亚	2010
10	ProCure 质子治疗中心	纽约	2012
11	SCCA ProCure 质子治疗中心	华盛顿	2013
12	S. Lee Kling 质子治疗中心	密苏里	2013
13	ProVision Cancer Cares 质子治疗中心	田纳西	2014
14	California 质子治疗中心	加利福尼亚	2014

编　号	名　　称	地　点	开业时间
15	Willis Knighton 质子治疗中心	路易斯安那	2014
16	Ackerman 癌症中心	佛罗里达	2015
17	Mayo Clinic 质子治疗中心	明尼苏达	2015
18	Robert Wood Johnson 大学医院 Laurie 质子中心	纽约	2015
19	Texas 质子治疗中心	得克萨斯	2015
20	St. Jude Red Frog Events 质子治疗中心	田纳西	2015
21	Mayo 诊所质子治疗中心	亚利桑那	2016
22	Maryland 质子治疗中心	马里兰	2016
23	Orlando Health 质子治疗中心	佛罗里达	2016
24	UH Sideman 癌症中心	俄亥俄	2016
25	Cincinnati Children's 质子治疗中心	俄亥俄	2016
26	Beaumont Health 质子治疗中心	密歇根	2017
27	Baptist Hospital's Cancer Institute 质子治疗中心	佛罗里达	2017
28	MedStar Georgetown 大学医院质子治疗中心	华盛顿	2018
29	Provision CARES 质子治疗中心	田纳西	2018
30	Emory 质子治疗中心	佐治亚	2018
31	Stephensen 质子治疗中心	俄克拉荷马	2019
32	McLaren 质子治疗中心	密歇根	2019
33	New York 质子治疗中心	纽约	2019

2014 年间，美国有 9 家质子治疗中心开始治疗。2015—2019 年间，美国有 18 家质子治疗中心迎来开业。随着质子治疗技术的成熟，美国的质子治疗中心建设呈现加速上升的趋势。

（2）区域分布：美国当前正在运营和正在建设的质子治疗中心，主要分布在美国东西海岸，人口稠密的区域。佛罗里达州和加利福尼亚州都拥有 3 个正在运营的质子治疗中心，田纳西州和得克萨斯州都拥有 2 个正在运营的质子治疗中心。如图 3-126 所示，在广袤的中西部地区，尚未有计划建设新的质子治疗中心。

（3）质子治疗中心人员配置：根据 2018 年调查结果，每家质子治疗中心平均拥有 2.9 间治疗室，每间治疗室治疗 169 例患者；平均每间治疗室配备 1.6 名放射肿瘤科医生，每名医生治疗 138 例患者；平均每间治疗室配备 2.3 名医学物理师，每名物理师服务 87 例患者；平均每间治疗室配备 2.4 名剂量师，每名剂量师服务 78 例患者；平均每间治疗室配备 5.7 名治疗师，每名治疗师服务 27 例患者。

2018 年，每间质子治疗室治疗的患者数大约是光子放疗的 80%；每名质子治疗中心放射肿

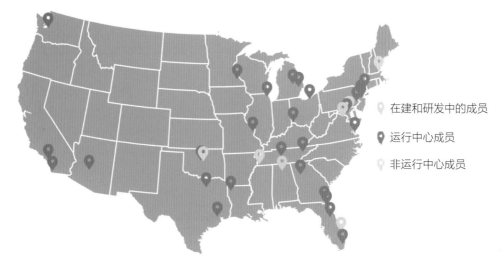

▲ 图 3-126　美国质子治疗中心分布

瘤科医生治疗的患者数约相当于光子放疗医生的60%；每间质子治疗室配备的医学物理师数量约是光子放疗的 1.4 倍，每名物理师服务的患者数约为光子放疗物理师的 40%；每间治疗室配备的剂量师数量是光子放疗的 2.7 倍，每名剂量师服务的患者数是光子放疗的 30%；每间治疗室配备的治疗师数量约是光子放疗的 2 倍，每名治疗师服务的患者数约是光子放疗的 28%。

(4) 质子放疗的医疗保险：在治疗费用方面，美国癌症患者到医院看病，主要是由保险公司付费。65 岁以上癌症患者享有医疗保障，可以用于公立医院和私立医院。对于年龄不超过 65 岁，没有能力购买商业保险的人，美国政府提供医疗保障，可以用于公立医院就医，因此，患者的经济负担也较轻。

保险公司偿付商业保险公司与医院的协议和偿付比例，主要由商业保险公司和医院谈判决定。为了给癌症患者提供更合适的放射治疗方案，医生通常需要耗费大量时间和精力查阅当前研究文献，争取保险公司对质子治疗计划的偿付支持，甚至综合对比质子治疗计划和其他治疗计划的治疗效果和费用支出等。对于患者而言，癌症治疗是一个充满挑战的事情。如果保险公司拒绝了医生设计的治疗计划，患者及其家人的心理和生理负担将进一步加重。

通常情况下，患者需要在提交保险公司前，咨询其财务顾问，仔细查阅医疗保险的覆盖范围和适用条件。肿瘤医师作为患者的治疗"主管"需要给保险公司提供患者的医学档案、医疗必要性的说明。律师作为患者的法律代表，可以确保保险公司和医院在处理医疗保险相关事宜中遵守了当地的法律和法规。

2. 日本质子治疗机构

质子治疗在刚刚出现时备受争议，但时至今日，它已经成为一种受到广泛认可的治疗方法。随着计算机技术和放射物理学的飞速发展，全球使用质子治疗的人数增多，学术界对质子治疗的研究也不断加深。日本的质子治疗，一直走在世界的前列。

(1) 追溯历史：1973 年，日本高能加速器研究机构提出了一项计划——利用大规模的质子加速器开展癌症粒子线治疗的方案。1977 年，日本高能加速器研究机构、国家放射科学研究所和筑波大学同意共同推进这个项目并用大型加速器开始合作实验。国家放射科学研究所1979年开始进行质子治疗临床试验，筑波大学于1983年开始世界首台垂直射束的临床试验，为日本质子治疗的发展和临床应用奠定基石。

(2) 接受质子治疗人数：日本自1994—2018年接受质子治疗人数可见图3-127。2000年之前，应用质子治疗进行实验性治疗的患者每年不到100人。自2000年以来，患者的数目呈现明显上升趋势，2018年有超过3500名患者接受质子治疗。

(3) 质子治疗瘤种及保险覆盖范围：不同的医疗中心接诊和治疗的瘤种不尽相同，日本粒子线临床研究协作组曾进行了一项关于质子治疗不同瘤种比例的调查，目前治疗最多的病种为前列腺癌，其次为肝癌、头颈部肿瘤及肺癌（图3-128）。近年来，接受质子治疗的儿童肿瘤、食管癌和胰腺癌患者也在逐渐增加。

自2016年起，日本国民医保覆盖范围包括

小儿肿瘤（只限于质子束治疗）、不宜外科切除的骨与软组织肿瘤（发生在骨骼、肌肉、血管、皮下组织等软组织的肿瘤，只限于重离子束治疗）。日本人口老龄化的加剧，癌症患病率的上升，质子治疗中心的增多，人均医疗支出的增加，这些因素都将在未来一段时间内进一步推动质子治疗市场的发展。目前根据市场预测，到2025年底，日本质子治疗市场潜力有望突破60亿美元。但关于在日本使用质子束治疗的国民健康保险和技术成本问题的考虑，仍需要进一步研究和讨论如何在保证生活质量的同时提高治愈率。

(4) 质子治疗机构介绍：截至2019年3月，日本一共有23所粒子线治疗机构，其中17所可进行质子线治疗，5所可开展重离子线治疗，1所可开展质子线和重离子线治疗。可进行质子治疗的中心包括国立癌症研究中心东医院（National Cancer Research Center Hospital East）、筑波大学附属医院质子医学研究中心（Proton Beam Therapy

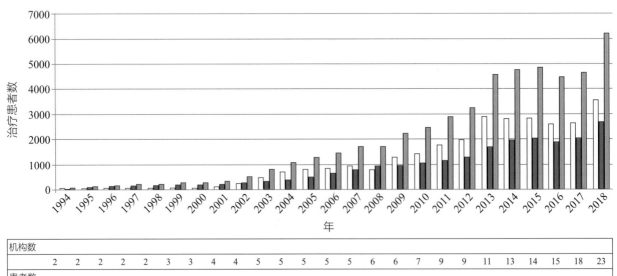

机构数	2	2	2	2	2	3	3	4	4	5	5	5	5	6	7	9	9	11	13	14	15	18	23
患者数																							
质子	61	47	42	58	47	83	73	115	244	474	699	803	827	923	781	1278	1421	1757	1961	2895	2813	2831	2598	2624	3547
碳	15	82	126	153	167	194	193	222	276	320	383	473	626	789	981	955	1048	1127	1276	1672	1964	2032	1875	2027	2656
总计	76	129	168	211	214	277	266	337	520	794	1082	1276	1453	1712	1712	2233	2469	2884	3237	4567	4777	4863	4473	4651	6203

▲ 图3-127　日本粒子治疗机构和治疗患者的数量

引自 Hitoshi Ishikawa, Hiroshi Tsuji, Hideyuki Sakurai.Particle therapy for prostate cancer: The past, present and future.International Journal of Urology, 2019:1-9.

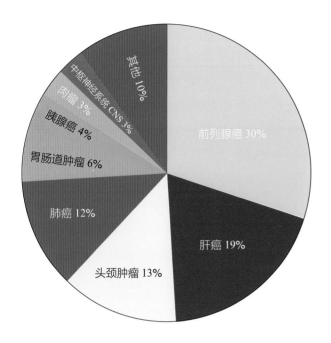

▲ 图 3-128　**1979—2013 年接受质子治疗的不同瘤种比例分布图**

引自 Hideyuki Sakurai, Hitoshi Ishikawa, and Toshiyuki Okumura. Proton beam therapy in Japan: current and future status. Jpn. Japanese Journal of Clinical Oncology, 2016, 46(10): 885–892.

Center University of Tsukuba Hospital)、兵库县立粒子线医疗中心（Hyogo Ion Beam Medical Center）、静冈县立静冈癌症中心（Shizuoka Cancer Center）、北海道大学附属医院质子线治疗中心（The Proton Beam Therapy Center of Hokkaido University Hospital）、北海道札幌祯心会医院质子治疗中心（Sapporo Teishinkai Hospital）、北海道大野纪念医院札幌高机能放射线治疗中心（SAPPORO High Functioning Radiotherapy Center）、福岛县南东北癌症质子线治疗中心（Southern TOHOKU Proton Therapy Center）、长野县相泽医院质子线治疗中心（Aizawa Proton Therapy Center）、爱知县成田纪念质子线治疗中心（Narita Memorial Proton Center）、爱知县名古屋质子线治疗中心（Nagoya Proton Center）、京都府立医科大学永守纪念尖端癌症治疗研究中心（Nagamori Memorial Center of Innovative Cancer Therapy，Kyoto Prefectural

University of Medicine）、大阪质子线治疗诊所（Hakuhokai Group Osaka Proton Therapy Clinic）、福井县立医院质子线治疗中心（Fukui Prefectural Hospital Proton Therapy Center）、高清会高井医院质子线治疗中心（Social Medical Corporation Kouseikai Takai Hospital Proton Therapy Center）、兵库县立粒子治疗中心附属神户质子线治疗中心（Kobe Proton Center）、冈山大学津山中央医院质子线治疗中心（Tsuyama Chuo Hospital Okayama University Proton Beam）、鹿儿岛县 Medipolis 国际质子线治疗中心（Medipolis Proton Therapy and Research Center）。

目前正处于筹备建设阶段的粒子治疗中心主要包括 Shonan Kamakura Advanced Medical Center 和 Yamagata University Hospital。下面主要详细介绍 3 所质子治疗机构。

(1) 国立癌症研究中心东医院：位于日本千叶县柏市，成立于 1992 年，在亚洲较早引进医疗专用质子治疗系统，也是世界上第二家开始质子治疗临床应用的综合医院，在日本质子治疗领域处于领先地位。国立癌症研究中心东医院的肿瘤治疗特色为质子治疗，质子治疗的临床经验位居世界前列。

目前该院接受质子治疗的瘤种主要包括头颈部肿瘤、脑肿瘤、颅底肿瘤（脊索瘤等）、肝细胞癌、肺癌、前列腺癌、食管癌、骨软组织肉瘤、儿童肿瘤等。

该中心使用的加速器是回旋加速器，以高强度连续质子束治疗，质子束流能量最高可达 235MeV。使用回旋加速器的优势在于可在短时间内完成质子线对肿瘤组织的照射，既减轻患者的负担，同时又因照射时间较短，照射过程中身体活动相对较少，使质子线能更精确地定位于肿瘤组织，减少对周围正常组织的损伤。采用的技术主要包括：①质子束适形放疗技术；②呼吸门控技术；③笔形扫描技术；④质子束可视化技术。

该院科研实力雄厚，拥有数名经验丰富的肿瘤放射治疗科医生和医学物理专业人才参与最先进的质子治疗技术的研究。该院率先研发了对患者的质子线照射区进行即时可视化系统，并已经成功地应用到临床治疗上；攻克了在放疗过程中无法实时监测质子线准确照射位置的技术难题，使用该系统可以确认质子线是否准确地照射肿瘤组织，从而达到更精确地杀灭肿瘤，减少不良反应，提高疗效的目的。目前该项研究成果受到世界范围的广泛关注。

(2) 筑波大学附属医院质子医学研究中心：位于东京首都圈的筑波市，成立于1976年，集科研、教育、临床治疗于一身，在日本医疗界拥有举足轻重的地位。筑波大学于1983年正式开展质子线治疗的临床研究，成立质子医学研究中心，在日本国内质子线治疗历史最长，治疗成绩斐然，作为日本全国的质子束治疗设施中唯一的大学附属机构，培养了一批放射线肿瘤治疗的专业医生和粒子线治疗方面的医学物理专家。质子治疗中心设立于筑波大学附属医院内，因此紧密连接内科、外科等各个领域的专业医生和医护人员，从而可以协同各科团队，为患者提供综合性精准的个体化治疗方案，这也是该中心的一大优势。

截至2017年已经进行了4000例以上患者的质子治疗。作为质子治疗的先锋，引领了日本乃至世界范围内质子治疗的潮流。目前该中心接受质子治疗的瘤种主要包括肝癌、前列腺癌、肺癌、食管癌、头颈部癌、脑肿瘤、颅底肿瘤、儿童肿瘤等。尤其是在世界上率先开展对肝癌等发生于体内深处肿瘤的质子线治疗，肝癌的质子线治疗法现已作为国际标准获得医学界的高度评价。

该中心首创的"呼吸门控技术"现在已成为国际标准的照射方法。为了不受呼吸的影响，每次都照射在同一位置，筑波大学开发了"呼吸门控技术"。原理是将激光传感器放在患者腹部，用激光跟踪腹部表面的运动来监测呼吸状态，并根据呼气动态适时地照射出质子束，这一技术的创新使得对肝癌和肺癌等随呼吸动度较大的肿瘤进行质子线治疗更进一步台阶，并被广泛应用于临床。目前该院正在逐步开展被称为新时代粒子治疗手段的"中子俘获疗法"的临床研究及其加速器的开发研究，可能将带来放疗技术的革新，成为肿瘤患者的治疗新选择。

(3) 兵库县立粒子线医疗中心：位于兵库县龙野市，创建于2001年，病床数约50张，是由日本地方政府建立的首家粒子束治疗设施，也是世界首家、日本唯一可提供质子束和重离子束两种粒子束治疗的医疗机构。该中心于2001年开始质子线治疗，2002年开始重离子线治疗。质子束治疗、重离子束治疗分别于2004年、2005年被评为"先进医疗"。

截至2017年已经进行了5000例以上患者的质子治疗。目前该院接受质子治疗的瘤种主要包括前列腺癌、肝癌、头颈肿瘤、肺癌、胰腺癌、骨与软组织肿瘤等。兵库县立粒子线医疗中心的理念是建设向全世界敞开大门的医院、向世界传播粒子线治疗经验和最新进展的信息传播基地。

日本未来质子治疗的使用可能受到一些关键因素的影响。主要问题在于成本和设备规模大。未来紧凑型、经济的质子治疗装置如研发成功，将可能替代X线束设备，使得更多患者可接受质子治疗。此外，质子治疗结合化疗的经验仍有限。因此，质子治疗联合化疗是一个非常有吸引力的领域，有待进一步临床研究。目前大规模多中心质子治疗临床试验研究结果正在进行，未来质子治疗定将纳入多种肿瘤的标准治疗方案。

3. 其他质子治疗机构

2018 年 7 月统计的数据显示，国外的质子治疗机构美国最多，有 27 家，日本 17 家，排名第二；其他较多的是德国 6 家、意大利 3 家、俄罗斯 4 家、韩国 2 家等。现介绍主要的质子治疗机构如下。

(1) 德国：①柏林 HZB 眼部肿瘤治疗中心：柏林 HZB 眼部肿瘤治疗中心由柏林夏里特医院与柏林亥姆霍兹材料与能源中心合作建立，为回旋加速器，1 个固定束，最大能量 250MeV，1998 年开始治疗患者。该中心专业治疗不能近距离进行放射治疗的葡萄膜黑色素瘤，现今该中心眼部肿瘤疗法的专业化使其发展成全球最先进的脉络膜黑色素瘤治疗中心。

②德国慕尼黑质子治疗中心：德国慕尼黑质子治疗中心位于德国南部，为回旋加速器，4 个旋转机架，1 个固定束，最大能量 250MeV，2009 年开始治疗患者。治疗中心已通过 CE 认证。其主要治疗：头 / 颈部肿瘤、脑部和颅底肿瘤、眼部肿瘤、肺和肝肿瘤、腹部和盆腔肿瘤、前列腺癌、脊柱肿瘤和转移灶、局部复发和个别转移。

③德国海德堡大学附属医院重离子质子治疗中心：海德堡大学附属医院是欧洲最好的大学附属医院之一，拥有众多国际知名的医学教授、权威专家和高资质的医护人员，能够保障就诊的患者能够得到最高标准的医疗服务，是德国唯一一家能够进行质子与重离子治疗的医院，为同步加速器，2 个固定束，1 个旋转机架，最大能量 250MeV、430MeV，2009 年开始治疗患者，其重离子 2012 年开始治疗患者。

适应证：颅底脊索瘤和软骨肉瘤、唾液腺癌（包括腺样囊性癌）、骨盆脊索瘤和软骨肉瘤、儿童肿瘤、神经肿瘤、肝细胞癌，不宜手术的复发性大肠癌、不宜手术的骨肿瘤、前列腺癌等；不治疗眼部肿瘤。

④德国西部埃森质子治疗中心：德国西部埃森质子治疗中心是目前"比较年轻的"治疗中心。为回旋加速器，3 个旋转机架治疗室，1 个固定束 + 眼科治疗室（dual beam line），最大能量 230MeV，2013 年开始治疗患者。目前，德国西部埃森质子治疗中心尚不能治疗位移较大的肿瘤，如位于乳房、肺、肝、胃、肠、胰腺的移动性肿瘤。

适应证：10 岁以下的儿童肿瘤（中枢神经系统、耳鼻喉、脊柱、骨盆）Ⅱ级和胶质瘤、脑膜瘤（特别是具有复杂形状和非典型性的脑膜瘤）、颅底脊索瘤和软骨肉瘤、脊柱或骶骨的脊索瘤和软骨肉瘤、脊柱和骨盆的肉瘤、前列腺癌等。

⑤德累斯顿大学附属医院质子治疗中心：该中心接待患者量较多，每年 400～500 名患者，为回旋加速器，1 个旋转机架，最大能量 230MeV，2014 年开始治疗患者。

适应证：脊索瘤、软骨肉瘤、儿童肿瘤（特别是儿童的脑部肿瘤）、唾液腺肿瘤（特别是腺样囊性癌）、所在部位靠近敏感器官的肿瘤（比如在颅底或脊髓眼部肿瘤）。

⑥德国马尔堡重离子质子治疗中心：所在地马尔堡（Germany，Marburg），为同步加速器，可以开展质子和碳离子治疗，3 个旋转机架，2015 年开始治疗患者。

(2) 意大利：①意大利国家核物理研究所质子治疗中心：位于卡塔尼亚（Italy，Catania），为回旋加速器，1 个固定束，最大能量 60MeV，2002 年开始治疗患者。②意大利 CNAO 质子重离子治疗中心：位于帕维亚（Italy，Pavia），可以进行质子及碳离子治疗，加速器为同步加速器，最大能量为 250MeV、480MeV，3 个水平固定束，1 个垂直固定束。质子 2011 年开始治疗患者，碳离子 2012 年开始治疗患者。③意大利特伦托质子治疗中心：意大利特伦托质子治疗中心位于特伦托（Italy，Trento），加速器为回旋加速器，最大能量为 230MeV，2 个旋转机架，1 个水平固定束；2014 年开始治疗患者。

(3) 俄罗斯：①俄罗斯理论与实验物理所质子治疗中心：位于莫斯科（Russia，Moscow），加速器为同步加速器，最大能量 250MeV，1 个水平固定束，1969 年开始治疗患者。②俄罗斯彼得堡核物理研究所质子治疗中心：位于圣彼得堡（Russia，St.Petersburg），加速器为同步加速器，最大能量为 1000MeV，一个水平固定束，1975 年开始治疗患者。③俄罗斯杜布纳核子研究所质子治疗中心：位于杜布纳（Russia, Dubna），加速器为回旋加速器，最大能量 200MeV，1 个水平固定束，1999 年开始治疗患者。

(3) 法国：① CAL 癌症中心（Centre Antoinc-Lacassagne，CAL）：位于尼斯（France，Nice），加速器为回旋加速器和同步回旋加速器，最大能量为回旋加速器 165MeV、同步回旋加速器为 235MeV，1 个水平固定束、1 个旋转机架；回旋加速器 1991 年开始治疗患者，同步回旋加速器 2016 年开始治疗患者。②法国居里研究所质子治疗中心：位于奥赛（France，Orsay），之前的加速器为同步加速器，2009 年改用回旋加速器，最大能量为 235MeV，1 个旋转束，2 个水平固定束，1991 年开始治疗患者。

(4) 英国：①克拉特布里奇癌症中心的国家眼质子治疗中心：位于威拉尔（Wirral），为回旋加速器，最大能量为 62MeV，1 个固定束，1989 年开始治疗患者。至今已有 2830 多名患者接受了质子治疗；这是一个治疗眼内罕见癌症的国家治疗机构，接受了来自英国和爱尔兰各地以及欧洲大陆和其他大陆的患者来这里接受治疗。②纽波特 Rutherford 癌症中心的质子治疗中心：

位于南威尔士纽波特，为回旋加速器，最大能量为 230MeV，1 个旋转束，2018 年开始治疗患者。中心网络致力于提供全方位的癌症服务，提供最高质量的影像、诊断、规划和治疗，包括化疗、免疫治疗、放射治疗和质子束治。③曼彻斯特 Christie 质子治疗中心：位于曼彻斯特，为回旋加速器，最大能量为 250MeV，3 个旋转束，2018 年开始治疗患者。

(5) 韩国：①韩国国立癌症中心：位于韩国一山（SouthKorea,Ilsan），加速器为回旋加速器，最大能量 230MeV，2 个旋转机架，1 个水平固定束，2007 年开始治疗患者。从 2007 年 3 月开始治疗第一个患者，至今共治疗约 1400 个患者，拥有丰富的质子治疗经验，也有不少国际患者到韩国接受质子治疗。其设备配置有旋转支架的治疗室 2 个，固定治疗室一个，可以提供单散（Single Scattering）、双散（Double Scattering）、统一扫描（Uniform Scanning）和笔型束扫描（Pencil Beam Scanning）全套质子治疗技术，当前正在升级 CBCT 和专用笔形束治疗头。可以治疗儿童癌症、肺癌、肝癌、头颈癌、乳腺癌、前列腺癌等多种癌症。

②三星首尔医院质子治疗中心：位于韩国首尔，加速器为回旋加速器，2 个旋转机架，最大能量 230MeV，2015 年开始治疗患者。可治疗头颈部肿瘤、颅内肿瘤、肺癌、食管癌、肝癌、胰腺癌、前列腺癌、儿童肿瘤等。

（二）北京中日友好医院质子中心

1. 中心概况

近年来我国恶性肿瘤发病率逐年增高，而质子治疗的适应证涵盖了全部需要放射治疗的病员群体。质子治疗设备技术先进，具有国内领先和国际先进水平。选址中日友好医院内具有独特的地域优势，建设北京质子中心具有显著的社会效益和可接受的经济效益，具备重要的学术和科研价值。因此，筹建北京质子医疗中心是必要的、迫切的和可行的。

中日友好医院是直属卫生部领导的三级甲等医院，集医疗、教学、科研、康复、保健为一体，功能齐全，设备先进，专家云集，科研领先，服务优良，是我国目前承担国家领导人保健任务的四所医院之一，同时还担负着国际上 130 多个国家驻华使馆工作人员的基本医疗服务，是我国医疗对外交流的重要窗口。

北京中日友好医院质子医疗中心（下称质子中心）是国家正式批准的第一家专业质子放射治疗机构，建设选址在中日友好医院内东北角。中日友好医院目前已有完善的水、电、通讯、环保等公用工程基础设施，可以满足项目建设和建成后运营的需要。

2. 中心基建及设备配置

(1) 建设规模：质子中心占地面积约 5000 平方米，规模定为 15 张病床，主要有办公楼、计划物理室、门诊、检查室、病房、质子治疗室、辅助治疗室、后勤服务、环保设施等，总建筑面积约 $12555m^2$。

(2) 质子设备：选用质子系统用户最多的 IBA 质子治疗系统，市场推广力度最大，价格最经济，后期维护保障较好。

(3) 组织机构：采用合作经营的方式建设北京质子医疗中心。在内部机制上以股份合作制方式运作，整个中心的管理和经营由董事会负责，实行董事会领导下的中心主任负责制。

3. 中心人员配置

质子中心核定职工总数为 60 人，其中高级管理人员 5 人，医生、医技 10 人，其他医、技 15 人，设备维修与运行工程师 20 人，行政管理人员 5 人，其他辅助人员 5 人。人员通过招聘方式募集，首先考虑已退休的医学专家人才资源，

后续在全国范围内挑选聘用最优秀的医生和专家；此外，与美国及其他先进国家的肿瘤研究中心协作联合，聘用中国在国外工作的专家以长期或短期回国方式从事研究工作。中心的全部员工均采用聘用合同制，中心将为在此工作的医学专家提供一流的工作环境和生活环境。

4. 未来发展规划

(1) 根据卫健委《关于发布 2018—2020 年大型医用设备配置规划的通知》《甲类大型医用设备配置审批服务指南》质子放射治疗系统的全国总体规划配置，中日友好医院质子中心建设必须加快建设速度，赢得先机。

(2) 中日友好医院是综合性医院，在院内建立全国第一家高水平质子医疗中心，同时建立肿瘤治疗科研基地，向全社会开放，使中国在这一领域能逐步接近世界先进水平。

(3) 中日友好医院承担中央保健任务，质子技术的引进将加强保健工作的力度，提高保健服务质量与水平，使世界最先进的医疗技术直接为中央保健所利用。

(4) 质子中心的建立还可使一些与肿瘤治疗有关的辅助检查在中日友好医院完成，它会带动相关科室的发展；同时可以充分利用医院现有医疗资源，为中日友好医院和全国肿瘤医疗单位培养大批肿瘤治疗专业和医疗市场管理人才。

(5) 质子治疗技术在放射治疗领域的先进性、科学性是不容置疑的，但由于本项目投资规模较大，使用周期较长，技术与设备又均由国外引进，随着科学技术更新的加速，在项目建成及若干年后，如何保证该技术的先进性和设备、软件的更新换代应提早研究落实。

(6) 由质子中心负责运作管理，而从技术和组织模式来看，项目的建设管理在国内都没有现成的借鉴，有着一定的运营风险，应早做应对措施。

（三）淄博万杰质子治疗机构

1. 中心概况

淄博万杰肿瘤医院是由岜山集团投资建设的非营利性三级专科医院，是省、市、区三级医疗保险定点医院、商业保险定点医院。院内设有山东万杰肿瘤研究所、肿瘤治疗中心、质子治疗中心、伽马刀中心、PET-CT 研究中心、影像中心、山东省医学影像学研究所淄博分所等科研机构。医院经过不断努力发展，已成为以肿瘤精确放射治疗为主，集手术、化疗、靶向治疗、免疫治疗、生物治疗、心理治疗、中医药综合治疗于一体的高科技医院。自 1992 年建院以来，坚持走高科技办院之路，先后引进并使用伽马刀、PET/CT、三维适形放疗、诺力刀、高智能伽马刀、质子治疗系统等世界先进的诊疗设备，11 项填补国内空白，在肿瘤放射治疗方面积累了丰富的临床经验。

2002 年淄博万杰肿瘤医院斥资 4000 多万美元引进了质子治疗系统。经 2 年多的基础建设、设备安装调试等准备工作，2004 年 12 月正式投入临床使用，成为我国第一个、世界第四个医学专用质子治疗系统，标志着我国肿瘤放射治疗的技术达到了世界领先水平。2010 年 5 月因设备故障停止运行，2015 年 1 月重新启用。2007 年 5 月份在淄博万杰肿瘤医院召开了第 46 届国际粒子（质子）肿瘤放射治疗大会，这是国内首次举办。大会期间，来自全世界 26 个国家和地区的 800 余名放疗专家、肿瘤专家和神经外科医学专家，就质子治疗技术和碳粒子技术的探索等展开了前沿交流。先后举办过中美放射治疗暨质子治疗进展研讨会、山东（国际）质子精准放疗新进展研讨会等国际会议。

2. 中心设备配置

质子治疗系统由 IBA 公司 230MeV 质子回旋加速器、离子源系统、磁场系统、射频系统、真空系统、水冷系统、能量选择系统、剂量测量及监控系统、能量选择系统、束流传输系统、束流控制系统、射野定位验证系统及治疗室组成。目前中心拥有固定束治疗室 1 间，旋转机架治疗室 1 间。还配备数控机床加工中心。质子计划系统为瓦里安公司的 Eclipse 质子计划系统。

中心还配备 GE PET/CT、东芝 1.5 全数字磁共振、3.0 高场强磁共振、GE 64 排 128 层放疗定位用螺旋 CT、GE 320 排 640 层螺旋 CT、全数字 DSA 等高精尖设备。

3. 中心人员配置

质子中心拥有一批国内立体定向放射治疗权威专家，先后派出 10 余名肿瘤诊断、临床治疗、放射物理专家前往美国著名的哈佛大学 MGH、瑞典卡罗林斯卡学院及瑞典于墨奥大学（Umea）肿瘤医学院长期学习，积累了丰富的质子治疗肿瘤的临床经验。3 名经验丰富的工程师在比利时学成回国，带领工程技术团队保障质子治疗系统的正常稳定运行，同时还邀请了美国从事肿瘤质子治疗的著名专家、教授长期坐诊，结合世界尖端的肿瘤诊断设备四维 PET-CT，为国内肿瘤患者提供世界一流的诊断和治疗。聘请国际重离子学会的 18 位委员为特聘教授，提供技术指导和学术交流。总结治疗经验，组织医院相关专家编写了我国第一部质子临床治疗的书籍《肿瘤质子治疗图谱》。

目前质子中心拥有 7 个临床科室，共有主任医师 4 人，副主任医师 11 人，主治医师 14 人，住院医师 20 余人。质子计划室有高级物理师 2 人，中级物理师 6 人。质子治疗室有高级技师 2 人，中级及初级技师 14 人。质子工程部有各级工程师共 20 余人。

4. 中心治疗情况

自 2004 年 12 月质子系统治疗第一例患者至

2019 年 6 月 30 日，万杰质子治疗中心已治疗患者 3000 余例。具体病种及病例数如表 3-15 所示。

截止到目前，淄博万杰肿瘤医院质子中心对治疗的 3000 余例肿瘤患者（以肿瘤 I 期、II 期为样本）进行质子治疗效果统计，部分统计数据如下。

(1) 非小细胞肺癌 1 年局部控制率 95%，5 年总生存率 61.7%。

(2) 肝癌 1 年局部控制率为 94.1%，1 年的总生存率为 88.2%，5 年总生存率 65.3%。

(3) 胰头癌 1 年局部控制率 45%，3 年总生存率 30%。

(4) 脑膜瘤 1 年局部控制率 98%，3 年局部控制率 95%，五年局部控制率 85%。

(5) 脊索瘤 1 年局部控制率 97.8%，3 年总生存率 88%，5 年总生存率 75.5%，10 年总生存率 46%。

(6) 星型胶质细胞瘤，5 年总生存率 85%；间变性星形细胞瘤，5 年总生存率 51%。

5. 运行与维护

质子设备的日常运行及维护主要由我中心工程师负责，IBA 公司工程人员常驻中心提供技术支持。

表 3-15　2004—2019 年淄博万杰质子治疗机构治疗的具体病种及病例数

病　种	例　数	病　种	例　数
神经系统肿瘤	516	肝癌	524
头颈部肿瘤	193	脊索瘤	251
儿童肿瘤	114	肺癌	537
骨和软组织肿瘤	196	胰腺癌	124
食管癌	140	直肠癌	92
淋巴瘤	30	泌尿生殖系统肿瘤	82
乳腺癌	27	其他	201

（四）合肥质子治疗机构

1. 中心概况

安徽省立医院离子医学中心（合肥离子医学中心）为安徽省立医院（中国科学技术大学附属第一医院）医疗延伸点。项目地址位于合肥高新区长宁大道与燕子河路交叉口东南角（长宁大道 1700 号），总占地约 82000 m²，一期占地约 47000 m²，由市财政全资投入 14.99 亿元用于项目建设。项目引进美国瓦里安 ProBeam 超导回旋多室质子治疗系统（3 个旋转机架治疗室、1 个固定束治疗室、1 个科学实验室）。中心建筑包括门诊、医技、住院、辅助服务等功能设施，建筑面积 3.4 万 m²，总床位数 44 床。项目于 2015 年 10 月启动，2017 年 6 月正式开工建设，2019 年 11 月建筑工程竣工验收。在正式运营后满负荷运转情况下预计每年至少可治疗肿瘤患者 2000 名。

2. 中心设备配置

配套的医疗设备设施包括 2 台瓦里安直线加速器、1 台 3.0T 大孔径定位与诊断磁共振、1 台大孔径模拟定位 CT、1 台大孔径诊断 CT 及其他辅助检验检查与质控设备。

3. 中心人员配置

安徽省立医院（中国科学技术大学附属第一医院）现有放疗专业技术人员共计 131 人。其中临床医师 72 名，医学物理人员 19 人，包括 2 名引进的海外高端人才。离子医学中心医疗团队成员主要从现有人员中选调。中心自 2016 年始招聘、储备、培养专业技术人才，积极引进海外高端人才。

中心首席医疗专家张红雁教授，现任安徽省立医院放疗科大主任，安徽省医学会放疗专委会主委；首席临床物理师卢晓明博士，原哈佛大学医学院麻省总医院放疗系临床物理部主任，于 2019 年 3 月正式入职中心，现任中国科学技术大学离子医学研究所所长，特聘教授、博士研究生导师；首席科研主任杨益东博士，原迈阿密大学医学院医学物理师，"多模态成像和精准放疗实验室"主任，于2019年被聘为中国科学技术大学物理学院、中国科大附属第一医院教授，同时担任肿瘤放疗科科研主任。

4. 中心技术条件

安徽省立医院具备肿瘤综合诊治能力。调强放疗具有18年以上治疗经验，近3年年均治疗3651例；影像诊断（含核医学）具有40年以上的工作经验；立体定向放疗具备5年以上的治疗经验，近3年年均治疗417例（SRS/SBRT：SRS—立体定位放射外科；SBRT—体部立体定位放射治疗）；具有多模态影像引导放疗计划设计与执行能力，常规开展调强放疗剂量验证工作，年均执行约3000例。

卢晓明教授于2003年起在哈佛大学麻省总院质子中心工作，2009年起担任哈佛大学医学院麻省总院放疗系临床物理部主任。

5. 运行与维护

质子治疗系统后台维保由瓦里安公司承担，现场工程师9人，将负责质子治疗系统运行；中心拥有各专业工程师7人，包括电气、暖通、给排水、土建、工程管理等，将负责中心建筑、配套设备设施的维护和质子系统的运行支持；本项目建筑设计与施工全程应用BIM技术，借助三维模型数据，将与科大讯飞合作，实现工艺冷却水、冷冻机房、暖通、机电等三维可视化运维，为质子系统提供可靠保障。

六、质子设备与机构建设竞争格局分析

（一）国内外粒子治疗设备竞争局面分析

目前，全球粒子治疗正处于市场推广阶段，国外质子治疗设备厂商主要有比利时IBA、日本住友、日本三菱、日本日立、美国Varian、

MEVION、ProNova、PROTOM等。国内粒子治疗技术发展起步相对较晚，设备厂商仍严重依赖科研院所的研发力量，如中国科学院近代物理研究所（兰州，下称近物所）与中国科学院应用物理研究所（上海，下称应物所），尚未有独立研发并成功商业化的公司。

医院在选择粒子治疗设备时，需要考虑设备价格、设备占地面积、粒子治疗终端整套解决方案、设备运行效率、运维费用、人员培训与周期等因素。下面将从设备方案和治疗终端解决方案两部分入手，分析国内外粒子治疗设备的竞争力。

1. 设备方案

(1) 加速器类型：粒子加速器作为粒子治疗系统的核心技术之一，它的性能指标直接影响整个治疗系统的性能、系统造价、建筑面积和运维成本。根据加速粒子种类，治疗专用粒子加速器可以分为重离子（C^{6+}）加速器和质子加速器。根据加速原理，治疗专用粒子加速器又可以分为等时性回旋加速器、同步回旋加速器和同步加速器。根据运行所需的温度情况，又可以分为超导加速器和常温加速器。

等时回旋加速器可产生连续束流，平均束流强度较大。同步回旋加速器产生的是脉冲束流，相同质子能量下加速器尺寸可以更小，重量更轻，更容易集成，但平均束流强度较低。回旋加速器只能产生固定能量的束流，需要降能器调节束流能量以治疗不同深度的肿瘤。降能过程会产生中子，需要辐射防护。同步加速器产生的质子束流能量可以根据治疗肿瘤位置的深浅进行调节，无须降能器，产生的束流品质较好。但同步加速器的占地面积较大，造价相对较高，且产生的是脉冲束流，平均束流强度较小。

表3-16列出国内外主要粒子治疗设备厂商的加速器参数，不难发现中日厂商主要使用

表 3-16　国内外主要粒子治疗设备厂商的加速器参数

厂　商	加速器型号	粒子种类	加速器类型	终端数目
日立	PROBEAT	质子	同步加速器	多室
IBA	ProteusOne	质子	超导同步回旋加速器	单室
迈胜	S250i	质子	超导同步回旋加速器	单室
瓦里安	ProBeam	质子	超导等时回旋加速器	多室
PROTOM	Radiance330	质子	同步加速器	多室
近物所	HIMM	C^{6+}	同步加速器	多室
应物所	APTR	质子	同步加速器	多室

同步加速器，而欧美厂商更倾向于回旋加速器。PROTOM 的质子加速器周长约 16m，日立的质子加速器周长 18m，同样类型的上海应用所的质子加速器周长 24m，而兰州近物所的重离子加速器周长更是达到了 56m。我们相信如果近物所设计质子加速器，其加速器周长至少缩小到目前的一半(相同能量的质子的磁刚度约为 C^{6+} 的一半)，但同美国与日本的同步加速器相比还存在一定的差距。采用超导同步回旋加速器技术，欧美厂商的加速器尺寸甚至可以缩小到直径 2m 以下。不考虑加速器性能因素，仅从加速器占地面积上考虑，欧美厂商更具有优势。

迈胜的质子回旋加速器直接安装在外层旋转机架上，束流调制等设备安装在内层旋转机架上，实现了"一机一房"的设计理念。超精简的设计方案，大大降低了建筑面积，是新兴厂商中最具挑战性的。

(2) 束流配送与扫描系统：束流配送与扫描系统包括束流传输和切换、束流能量和流强控制、照射野或束斑的均匀化、布拉格峰展宽、入射方向和多照射野控制等。该系统根据 TPS 的要求，将从加速器引出的束流以精确的方式射入人体中的肿瘤部位，需要保证剂量分布的可靠性和可控制性等要求，并能够在较短的时间内完成治疗。

束流配送方式基本上分为两种，一是被动式方法（passive），包括适用于治疗小视野的单散射技术和治疗较大视野的双散射技术，二是主动式方法（active），包括适用于适形和调强并且不需要补偿器和准直孔的笔形束扫描技术，以及类似于笔形束扫描但是相对治疗速度较慢的点束流扫描技术。被动式方法对器官运动敏感度低、计划计算简单等优点；主动式方法具有无须患者定制的准直器和补偿器、二次辐射低、累积剂量低、更适用于调强治疗等优点。同步加速器引出束流能量精确可调，无须额外的降能器，其束流配送系统会更简单。并且，因为不用使用降能器，束线的束流损失极小，相应的辐射防护也会简单得多。

表 3-17 列出国内外主要粒子治疗设备厂商束流配送系统参数，可以看出笔形束扫描成为主流，束流最大照射面积达到 300mm×400mm，并基本上都配置旋转机架。作为国内唯一通过 CFDA 认证的粒子治疗设备厂商，近物所的重离子治疗系统仅配备了固定治疗室。若其质子产品仍未配备旋转机架，那么将无法实现 IMPT。近物所和迈胜两家厂商最大照射野面积仅 200mm×200mm，与束流最大照射野面积参数

表3-17　国内外主要粒子治疗设备厂商束流配送系统参数

厂　商	束流配送方式	最大照射野面积 [垂直(mm)，水平(mm)]	旋转机架
日立	被动式和笔形束	300，400	有
IBA	笔形束	300，400	有
迈胜	笔形束	200，200	有
瓦里安	笔形束	300，400	有
PROTOM	笔形束	—	有
近物所	被动式和笔形束	200，200	无
应物所	笔形束	300，400	有

存在较大的距离，对某些病种有一定的劣势。

（3）治疗终端解决方案：治疗终端解决方案包括治疗软件的兼容性（治疗计划、肿瘤信息系统和治疗管理系统等）、治疗流程的优化、定位系统和成像系统的整合等。根据质子中国的报道和各厂商的宣讲材料，可以罗列出以下各系统特点。

日立的点扫描技术实现完全整合的图像引导质子调强治疗，系统可兼容第三方解决方案，包括门控信号传输、治疗计划系统及肿瘤信息系统。

IBA质子系统配备量身定制的图像引导系统与患者自动定位系统。专门为ProteusONE系统设计的Ambient Experience系统能够改善患者的就诊和医护人员的工作环境的Ambient Experience系统，结合了空间技术设计，改进工作流程，将传统冰冷的治疗环境变得舒适温馨，减轻患者压力。

瓦里安的质子治疗系统整个系统将最先进的扫描技术与治疗计划制订、成像和患者摆位系统整合到一起，并开发了EclipseTM治疗计划和ARIATM肿瘤信息系统。EclipseTM治疗计划可

快速有效地运用临床准则和智能分割技术制订工作流程和治疗标准，在几秒钟之内完成质子治疗计划。

迈胜质子系统的临床配置设计与传统放疗设备相同，用户可以快速上手，并配备有精确患者摆位和成像附属系统。

PROTOM质子系统的Tomography系统产生的束流还能用于质子成像和质子CT。质子成像技术可有效减少质子治疗范围计算的不确定性和错误，尤其是针对复杂组织的治疗计划，如头颈部肿瘤和肺癌的治疗。PROTOM的Radiance330系统是目前唯一可能具有这项功能的质子设备。

近物所重离子研发团队研发治疗端相关配套软件，包括重离子放射治疗计划系统ciPlan、重离子治疗计划剂量验证系统等。并与上海大图医疗合作开展重离子治疗计划系统研发，并于2019年3月完成系统的研发工作。2020年3月26日武威碳离子治疗系统正式开始临床治疗。

应物所采用商业治疗计划系统RayStation与MOSAIQ，并与国内联合开发了自己的治疗计划系统PT-Studio。应物所质子系统为江苏瑞尔IGRT系统联合集成开发，采用GPU加速技术，只需几秒钟完成计算，大大缩短患者摆位时间。

国外质子设备厂商治疗端系统整合比较完整，并能根据用户需求推出特色功能。国内质子设备厂商的治疗端整套解决方案还需要大量时间和临床病例去验证。

2. 总结

国外质子设备厂商在质子治疗领域起步较早，凭借着数十年的临床机构运营经验，能够明确了解客户的核心需求，能够准确把握市场的发展趋势。国内质子设备厂商起步较晚，但能够结合自己技术特点提供质子设备方案。

国内质子设备厂商的加速器设备还存于"定制化"阶段，很难量产和标准化，这点会限制其

造价的降低。但考虑本土化设计和本土化运维，国内市场竞争中国产质子设备仍具有一定的价格优势。国产加速器设备体积庞大，占地面积极大，这非常不利于其冲出中国走向世界。并且国内质子厂商依托研究所的科研力量，在商业化运维、成本控制等方面要比国外厂商薄弱很多。

在治疗端整套解决方案，国内与国外质子厂商的差距较大。国内厂商强调从零开始自主研发整套治疗控制系统，这不利于实现整套解决方案的整合、优化和快速迭代工作，更无法精确快速地把握市场方向。

（二）国内外粒子治疗机构建设趋势分析

据 PTCOG 的最新数据，到 2019 年 6 月，全球共有 87 家粒子治疗中心在运营，其中 76 家质子中心，5 家重离子中心，6 家质子重离子中心；共有 45 家粒子治疗中心在建，其中 39 家质子中心，5 家重离子中心，1 家质子重离子中心；共有 23 家粒子治疗中心在建，其中 21 家质子中心，1 家重离子中心，1 家质子重离子中心（图 3–129）。

全球粒子治疗中心主要分布在美国、欧洲、日本及中国。美国质子治疗水平全球领先，可进行质子治疗权威医院有：麻省总医院、MDACC、美国纪念斯隆凯特琳癌症中心、费城儿童医院、波士顿儿童医院等。日本 1994 年开始开展质子重离子治疗，紧随美国，相对其他国家临床经验会更加的丰富，技术也更加成熟。目前，日本进行质子治疗的知名中心共有 8 所，包括日本国立癌症中心、南东北癌症质子束治疗中心、静冈县立癌症中心、福井县立医院质子束癌症治疗中心、兵库县立粒子线医疗中心、筑波大学附属医院等。国内仅淄博万杰质子治疗中心、上海市质子重离子医院、台湾林口长庚质子治疗中心和台湾高雄长庚纪念医院质子治疗中心等 4 家质子重离子治疗中心投入使用。

1. 质子还是重离子

在全球范围内，目前已经有超过 20 万名肿瘤患者接受过质子及重离子治疗了，其中质子的运用会更广泛一些，而重离子主要是日本、德国和中国等在用，接受过重离子治疗的患者数量大约是质子的八分之一。那么全球粒子中心会选择

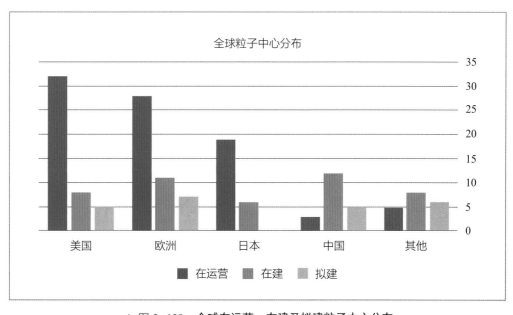

▲ 图 3–129　全球在运营、在建及拟建粒子中心分布

质子还是重离子?

由图 3-130 可以看出,质子中心受到越来越多的用户青睐,重离子中心和质子重离子中心所占比重越来越低。重离子系统太过庞大,重离子中心的建筑费用、装置费用、运维费用高昂,并且建造周期漫长。这也解释了重离子在美国更多的是处于科研阶段而非临床治疗。重离子系统比较依赖于科研院所的支持,如德国重离子系统由德国重离子中心 GSI 研发,中国的重离子系统由近物所研发。我们大胆地预测,随着小型紧凑型质子系统技术的发展,重离子系统的市场占有率将会被进一步的压缩。

2. 同步加速器还是回旋加速器

粒子治疗主要基于 3 种加速器类型:等时回旋加速器、同步回旋加速器以及同步加速器。同步加速器与回旋加速器各有优缺点,那么全球粒子中心如何选择?

根据图 3-131,可以看出回旋加速器占主导地位,并且市场占有率缓慢增长。同步加速器一直拥有约 30% 的市场占有率。重离子系统一般都采用同步加速器,这是因为重离子回旋加速器尺寸太过庞大,磁铁加工及运行调试困难重重。随着重离子系统的市场慢慢被质子系统蚕食,同步加速器的市场占有率可能会逐渐减少。

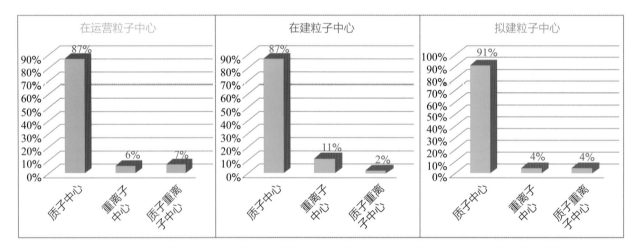

▲ 图 3-130 全球在运营、在建及拟建粒子中心中质子中心、重离子中心和质子重离子中心占比

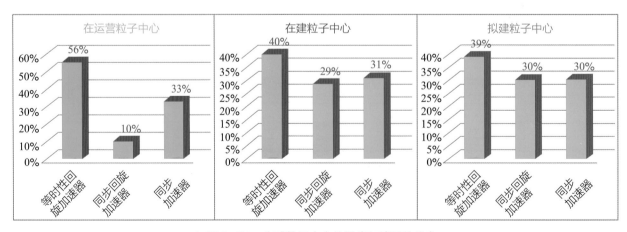

▲ 图 3-131 全球粒子中心的医疗加速器的分布

同等时性回旋加速器相比，同步回旋加速器的尺寸更小，更易于安装和集成，越来越受到粒子中心的欢迎。PROTOM 的 Radiance330 系统的拥有世界最小的质子同步加速器，其直径也在 5m 左右。而瓦里安的 ProBeam 系统与迈胜的 S250i 系统均采用超导同步回旋加速器，加速器直径均缩小到 2m 以下。

美国 TOMOTHERAPY 正在研制的介质壁加速器能够安装在小型直线加速器的外壳内，再安装到旋转机架上，使得介质壁加速器能够以患者为中心进行旋转和治疗。此介质壁加速器还能在治疗过程中改变质子束的能量、强度和截面，从而进行先进模式的质子治疗。如果研发成功，或许会对现有的回旋加速器及同步加速器系统产生不小的冲击。

3. 单室系统与多室系统区别

单室治疗中心的投资成本远低于多室治疗中心，可以快速部署整套系统。而通过优化治疗终端的工作流，多室治疗可以充分束流时间。并且多室系统共享加速器装置，单个治疗室的建设费用要低于多室治疗系统。

2018 年 5 月 23 日 PTCOG 年会期间，瓦里安全球总裁魏思韬在接受质子中国记者提问时指出"患者的每次治疗时间大概需要 12min，其中有 11min 都是在进行准备和摆位等操作，束流的输送时间只需 10～15s。如果有多间治疗室，你可以在不同治疗室之间切换束流同时治疗多名患者。"那么全球粒子中心会选择单室系统还是多室系统？

根据 PTCOG 统计数据，在过去的 5 年里，单室系统数量明显增多，但多室系统仍占有优势。在建及拟建的治疗中心中，美国及欧洲共有 22 家粒子中心采用单室系统方案，占全球单室系统的 70.9%（图 3-132）。

那么会不会像美国迈胜医疗董事长田源博士在 2018 年 12 月 8 日第四届协和肿瘤放疗论坛上说的"全球已进入小型化单室质子治疗设备阶段"呢？同样是 PTCOG 统计数据，中国大陆在建及拟建的 14 家治疗中心中，仅有 1 家治疗中心即江西肿瘤医院计划采用单室系统。

瓦里安医疗系统首席发展官 Kolleen T. Kennedy 在瓦里安医疗 2019 中国用户大会上指出"考虑到中国现行的情况，我们觉得影响到中国质子治疗中心建设的首个因素是国家政策，比

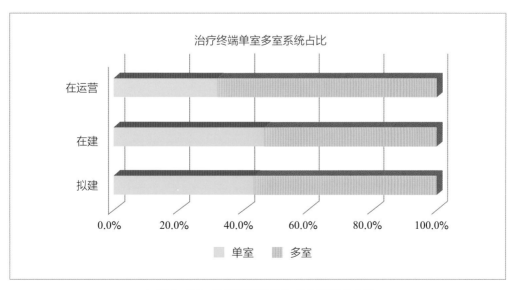

▲ 图 3-132　治疗终端单室与多室系统的占比

如配置证这方面的问题"。这个回答很好地解释了中国粒子中心为什么会更倾向于多室系统而非单室系统。

一直以来，国内医疗机械行业长期实行配置许可制度，如果想要引进或者建设大型医疗设备，必须首先拿到许可证。根据 2018 年 10 月国家卫健委发布的《关于发布 2018—2020 年大型医用设备配置规划的通知》，质子放射治疗系统的全国总体规划配置控制在 10 台之内，全部为新增配置。根据质子中国统计，截至 2018 年 10 月 31 日，我国共有 78 个质子重离子项目计划(含在运营，在建和计划中)，其中包含 4 个已获批并投入使用的项目。74 个项目都在同时竞争 6 张质子放射治疗系统配置许可证。由于配置证针对的对象是整套粒子治疗系统，那么面对好不容易得到的配置证，国内治疗中心必当充分利用，选择多室治疗系统。

4. 总结

国内外粒子治疗机构的建设具有以下趋势。

(1) 随着加速器技术的逐渐成熟以及患者需求量逐渐增大，全球粒子治疗装置数量逐步递增，在建和拟建的装置增长明显。

(2) 质子治疗中心数量远高于重离子治疗中心，拟建的粒子治疗中心几乎都采用质子治疗装置。

(3) 在运营的装置中，回旋加速器仍占主导地位。在建和拟建的装置中，同步加速器的比例相对变化不大。随着小型化装置的需求，同步回旋加速器所占比例明显升高。

(4) 在单室和多室系统部署方面，多室系统占据主导地位，但单室系统发展迅猛，特别是在欧美市场。受到国内政策的限制，国内粒子治疗中心目前基本上都会选择多室系统。

第 4 章　肿瘤重离子治疗技术

一、全球重离子治疗技术发展现状与动态

（一）全球重离子治疗装备供给现状

重离子治疗装备的技术门槛较高，早期的重离子治疗均是利用物理研究的科研装置，最早的重离子治疗是在美国劳伦斯伯克利实验室开展。1975 年该实验室关停后，日本重离子医学加速器中心（Heavy Ion Medical Accelerator Center，HIMAC）借鉴美国已有的研究经验，从国家层面进行顶层设计，集中日本东芝株式会社（Toshiba）、三菱电机（Mitsubishi）、日立制作所（Hitachi）、住友机械（Sumimoto）等巨头开展重离子治疗装备中的设备研发，继续开展重离子治疗研究，并研发了均匀扫描技术和相应的重离子治疗装备。日本在重离子治疗研究与技术方面领先，1994 年日本国立放射线医学综合研究所（简称 NIRS）建造了第一套专用重离子治疗装备。1997 年德国 GSI（the GSI Helmholtz Centre for Heavy Ion Research in Darmstadt，Germany）在已有的核物理加速器科研装备上发展了独特的栅式扫描技术，并将自有的技术转让给德国西门子公司，形成商业化产品。2012 年中国科学院近代物理研究所利用自有的加速器技术研发了中国的第

一代医用重离子加速器示范装置。目前全世界范围内可以生产重离子治疗装备的国家有日本、德国和中国，在用的重离子治疗装备主要是由德国西门子、日本日立、日本东芝和中国兰州科近泰基新技术有限公司生产。下面就简要介绍各个公司的重离子治疗装置特点。

1. 德国西门子

2005 年，德国重离子研究中心将自己研发的重离子治疗技术全部转让给德国西门子公司，后续德国西门子公司先后在海德堡和马堡两个地方建成了两套重离子治疗装置，进而在 2009 年中标上海质子重离子治疗装置，2014 年在上海建成了中国第一家质子重离子医院。西门子公司的重离子治疗装置可以提供质子束和碳离子束。在海德堡的重离子治疗装置上，西门子研发了 360° 重离子治疗旋转机架一体化的治疗室，形成了当时最先进的重离子治疗装置。主要的特点体现在：①离子源，这是产生正电荷原子 – 离子束的地方，使用氢气获得质子，使用二氧化碳获得碳离子，可以使用同一个同步环提供两种或多种离子的加速。②采用两级直线加速器，将离子在高频结构中加速到高达光速的 10%。③采用由 6 个 60° 磁铁组成的同步加速器将离子束弯曲成圆形路径，在大约 100 万个轨道中，离子被加速到高

达光速的 75%。④磁铁引导并将光束聚焦在真空管中，朝向治疗室的方向。⑤离子束通过真空出窗口进入治疗室，患者在六维移动治疗床上，治疗床由计算机控制的机器人精确调节。⑥在定位方面使用数字 X 线系统进行位置控制，在进行重离子治疗照射之前创建图像，通过计算机程序将图像与用于治疗计划的图像匹配，以精确地调整患者。⑦360°旋转架提供旋转的离子束传输系统，使治疗离子束能够以最佳角度朝向患者，提供多角度、多位置的重离子治疗途径。⑧旋转架中的治疗室采用两个旋转数字 X 线系统，用于在照射之前通过图像引导来优化患者位，并提供扫描离子束进行多角度、多位置治疗的空间。该系统形成了当时最先进的重离子治疗装置搭配。

2. 日本日立集团

日立集团一直在积极推动全球的粒子治疗业务，为世界一流的设备提供其高度可靠和经验证的粒子治疗系统。2007 年日本日立质子治疗系统获美国 FDA（Food and Drug Administration, FDA）批准后，日立集团开始提供重粒子癌症治疗装备系统。日立集团提供包括单治疗室、多治疗室、质子或碳离子治疗以及结合质子和碳离子治疗功能的混合系统。

日立重离子治疗装置系统中构建与德国西门子公司相类似，可以提供多种离子束，其系统主要包括：①离子源系统，一般为质子或碳离子，对于混合系统来说有质子和碳离子的两个离子源；②低能输运线，连接离子源和后面的直线加速器（射频四极系统）；③低能加速器系统，日立采用的是直线加速器；④经过中能输运线后，也采用了同步加速器进行离子的加速；⑤日立重离子治疗装置提供均匀扫描技术和点扫描技术；⑥日立的重离子治疗装置配备一般会装配两间能从水平与垂直方向进行照射的固定束流照射治疗

室，搭载动体追踪技术和扫描照射技术，可把握随呼吸而移动的器官动态，配合肿瘤形状进行重粒子线照射；⑦提供日立的治疗计划软件，可根据患处的图像信息确认肿瘤形状，并计算出适合的照射剂量，为每位患者量身定制粒子线治疗方案。

日立于 2018 年 6 月将三菱电气公司的粒子治疗系统业务整合到自己的业务部门。日立将利用其在粒子治疗系统方面的经验，提供尖端的放射治疗。在新结构下，日立将提供性能更高、附加值更高的产品和服务，包括单室解决方案和结合质子和碳治疗功能的混合系统。目前该系统已治疗了 16000 多名患者。日立 2019 年拿下了中国台湾地区台北荣民总医院的重离子治疗装置订单，宣布进军海外重离子治疗装置市场。

3. 日本东芝

东芝公司是专业重离子治疗系统生产商，东芝与全球重离子治疗的领先者、最权威研究机构日本 NIRS 合作开发了世界最先进的三维笔形束扫描，呼吸同步照射和世界首台采用超导磁铁的旋转机架。利用超导磁铁，重离子实现了 360°范围内多方向照射治疗和设备整体小型化，并且放射线剂量更加集中于肿瘤病灶。在重离子线癌症治疗装置中改良了离子发生的激光离子源和加速离子的高周波四重极线型加速器。在 2015 年 4 月，东芝曾经宣布与比利时质子线治疗装置大型厂商 IBA（Ion Beam Applications）建立战略合作伙伴关系。合作的内容包括 IBA 将协助东芝将其重离子束（碳离子束）治疗装置推向海外市场。在 IBA 的推动下有望将这一产品推广到全球。

在日本，东芝已从日本放射线医学综合研究所和神奈川县立癌症中心获得重离子束治疗装置的订单。

东芝与韩国大型医疗企业 DK 医疗解决方案组成联合体，于 2017 年 3 月 29 日中标韩国延世

大学医疗院（Yonsei University Health System）重离子癌症治疗装置。据了解，这是东芝获得的首个日本海外重离子项目，这次中标的装置由 1 个固定端口的治疗室和 2 个安装旋转机架的治疗室构成，在 2 个治疗室中均配置了最先进的高速扫描照射技术以及与超导技术相结合的旋转机架，这在世界上尚属首次，该治疗装置计划于 2022 年正式投入使用。

东芝能源系统与解决方案公司（Energy Storage System，ESS）几十年来一直与国立研究开发法人量子科学技术研究开发机构（QST）放射线医学研究所（NIRS）（QST/NIRS）合作开发重离子治疗系统，并为日本的几家重离子设施做出了贡献。东芝 ESS 在重离子设施中使用了高度先进的技术，例如快速准确的患者定位、三维高速扫描照射、呼吸门控和旋转门架。特别是由于使用超导磁体和先进的辐照喷嘴而小型化的旋转机架，是东芝 ESS 技术的关键。

4. 兰州科近泰基新技术有限责任公司

中国科学院近代物理研究所经过 20 多年的努力，利用兰州重离子加速器国家实验室的技术，在 2006 年和 2009 年先后开展了碳离子治疗前期临床研究。2012 年正式与兰州科近泰基新技术有限责任公司合作开发首台国产医用重离子加速器示范装置，并在武威和兰州建设两个重离子治疗中心，开创第一代的国产医用重离子治疗装置。所采用的系统主要的技术特点在于：①有别于国外的加速器组合，采用了回旋加速器作为离子注入器，同步加速器进行离子束的加速；②研发了慢引出激励的方式控制束流稳定输出；③采用均匀扫描技术和点扫描技术的组合，在治疗室的设计方面采用 45° 角治疗室、水平束、垂直束以及水平束和垂直束治疗室组合；④采用自主研发的碳离子治疗计划系统；⑤融合呼吸门控系统。

（二）全球重离子治疗工程技术创新动态

美国是重离子治疗技术的发源地。重离子治疗的先驱性研究起源于美国的劳伦斯伯克利实验室（Lawrence Berkeley National Laboratory，LBL）。LBL 于 1975 年利用其高能同步重离子加速器（BEVALAC）开始进行重离子束治疗临床试验研究，到 1992 年由于加速器设备老化不得不关闭前共收治各种难治癌症患者 2487 例。尽管当时的束流配送系统及治疗计划系统并不完善，但对于所选择的肿瘤，其局部控制率较电子线、X 线和 γ 射线等治疗均提高了 2～3 倍，取得了很高的治愈率，与常规放疗相比具有明显的优越性。目前 LBL 对先前接受重离子束治疗的肿瘤患者晚期效应的跟踪和临床治疗评价等研究仍在继续。由于近年来受诸如日本、德国等国家重离子束治疗临床试验疗效显著的激励，美国又重新对重离子束治癌研究唤起了极大的兴趣。

日本政府从 1984 年开始每隔十年出台一次"肿瘤防治十年战略"，作为该计划的一个很重要部分，日本于 1993 年在 NIRS 建成了一台 HIMAC，专门用于重离子束治癌及放射医学研究。HIMAC 治疗装置主要包括束流配送和辐照系统、患者定位系统和治疗方案系统，其离子束种类是 ^{4}He～^{40}Ar，束流强度为 107～1010pps，最大能量可达 800MeV/U，剂量率控制在 5Gy/min 左右。束流配送系统采用摆动磁铁横向扩展束流并配合多叶准直器的方式来实现适形治疗。1994 年 6 月 21 日第一批患者在 HIMAC 接受了碳离子束治疗，到 2004 年底已治疗肿瘤患者超过 2000 例，包括头颈部肿瘤、脑瘤、肺癌、肝癌、前列腺癌、宫颈癌、食管癌和软组织肉瘤等。对于头颈部肿瘤，取得了 3 年局部肿瘤控制率 ＞ 61% 的临床结果；对于颅底肿瘤，3 年局部控制率 ＞ 92%；对于肺癌及肝癌，3 年局部控制率＞72%；对于前列腺癌，3年局部控制率为100%。就总体治疗而言，在没有明显并发症的前提下，都取得了良好的疗效，3年局部控制率＞67%。而且在临床试验中，利用重离子束体现的优势逐步开发出了超短分次治疗的策略，取得了很好的疗效，比如对肺癌的治疗目前采用一天照射4次；对肝癌的治疗采用两天照射8次的疗程。这样，患者治疗的疗程大大缩短，一方面显著降低了患者治疗的费用，另一方面很大地提高了治疗装置的患者收治能力，降低了成本。2002年NIRS更新了治疗计划系统，利用其现有的束流配送系统实现了重离子束三维适形治疗。截至2009年底，共治疗肿瘤患者5000多例。由于在NIRS利用碳离子束治癌临床试验取得了极大成功，日本政府已于2003年11月接受并承认重离子束治癌是一种高度先进的医疗系统，在新一个"对癌症控制10年战略"，计划在全日本兴建60个重离子束治疗中心，使日本肿瘤患者受益于重离子束治疗。用于这些治疗中心的紧凑型加速器及治疗设备于2006年3月在NIRS完成了方案设计。并且日本第一个紧凑型重离子束治癌装置从2006年4月开始在群马大学医学院开始建造，2009年该小型化装置建成，2010年3月开始患者治疗。与NIRS开展碳离子束治癌临床试验取得巨大成功的同时，日本于1996年在兵库（Hyogo）开始兴建另一个专门用于治癌的带电粒子治癌装置（PATRO），提供230MeV的质子和230MeV/U氦离子，320MeV/U的碳离子，该装置于2000年建成并成立了兵库离子束医学中心（Hyogo Ion Beam Medical Center，HIBMC），中心设有50个床位。截至2006年初该中心利用质子束治疗患者825例。2002年起该中心得到了日本政府的重离子束治疗许可，开始碳离子束的患者治疗，截至2006年初治疗患者53例。

在欧洲，重离子束治癌装置HITAG于1996年在德国GSI建成。GSI借鉴了美国LBL的 ^{20}Ne离子束及日本NIRS的 ^{12}C离子束的治疗特点和治疗经验，开发和应用了先进的栅网扫描束流配送系统和正电子放射断层成像技术（positron emission tomogfaphy，PET）两大技术手段用于治疗质量的保证，达到了重离子束调强放射治疗和束流实时在线监控。同时GSI利用他们在20多年的放射生物学研究中积累的与治癌有关的丰富基础数据，开发了基于生物学效应的重离子束治疗计划系统。依仗这三项绝对先进的治疗技术，使重离子束治癌研究达到了空前的高度。1997年12月13日GSI开始用高能碳离子束治疗2例颅底肿瘤患者，治疗后3个月的跟踪研究表明颅底肿瘤基本消失。

到2004年3月，GSI共收治头颈部肿瘤患者205例，总体疗效非常显著。在2002年，由于GSI对颅底脊索瘤和粒状肉瘤各治疗的50个病例2年局部控制率达到了100%，因此得到德国政府有关部门颁发的对这两种脑癌症重离子临床治疗的许可证，使得重离子束对颅底脊索瘤和粒状肉瘤的治疗在德国成为正式治疗手段。到2004年，GSI重离子束对颅底肿瘤治疗显示的临床结果为4年局部控制率＞67%和4年总存活率＞76%，且没有发现明显的治疗晚期不良反应，治疗成绩令人鼓舞。在获得有关部门对治疗草案批准的条件下，GSI从2005年起启动针对高风险前列腺癌治疗的临床试验。GSI利用其先进的栅网扫描系统，在对头颈部肿瘤（易于在体外进行固定）的治疗取得了巨大的成功的基础上，进一步开展对胸腔及腹腔因患者呼吸而运动肿瘤的重离子束临床试验，从而寻找更多的重离子束治疗适应证。与GSI开展临床治疗试验并取得显著成绩的同时，GSI联合海德堡大学放射医院（Radiological Hospital, Heidelberg University）、德国癌症研究中心（Deutsches Krebsforschungszentrum，DKFZ）

等机构向德国政府提出建议，在德国海德堡（Heidelberg）建造一台专用于治癌的离子束治疗装置。该项目得到了德国政府批准，并投资 1.417 亿马克。GSI 为该治疗装置完成了加速器的设计和重离子束治疗机架（Gantry）的设计与测试等工作。2002 年 5 月该装置正式动工兴建，2008 年装置建成，2009 年 12 月开始接受患者治疗。

除了上述的德国，同处欧洲的意大利，其 TERA 基金会也积极地致力于在意大利乃至欧洲其他地方实现离子束治癌项目。TERA 于 1996 年联合瑞士的西欧核子中心（European Organization for Nuclear Research，CERN）、奥地利（Med-AUSTRON）以及捷克等国家启动了一项用于治癌的最优化同步加速器的研究（PIMMS），2000 年该项研究结束并发布了该研究设计的医用轻离子加速器的技术报告。2002 年底意大利政府批准在米兰南部的 Pave 建立国家强子治疗中心，利用 PIMMS 的技术，离子束治癌是其中一个很重要组成部分。该中心主要致力于碳离子束治疗的研究，计划建造 4 个治疗室、3 个水平治疗室和 1 个垂直治疗室，2007 年开始接受患者治疗。除此之外，奥地利的 Med-AUSTRON、法国里昂的 Claude Bernard 大学都在 PIMMS 的基础上设计了重离子束治癌的方案。瑞典首都斯德哥尔摩著名的卡洛林斯卡（Karolinska）医学院也利用 PIMMS 研究方案，提出了他们自己的重离子束治癌计划，包括德国海德堡重离子束治癌在内的上述 5 个欧洲重离子束治癌项目与欧洲放射治疗与肿瘤学学会（The European Society for Radiotherapy and Oncology，ESTRO）、欧洲癌症研究与治疗组织（European Organisation for Research and Treatment of Cancer，EORTC）、CERN 以及 GSI 合作形成了欧洲轻离子治疗网。这个网络的存在极大地促进了欧洲重离子束治癌

研究沿着快车道上迅猛前进。

由此可见，当前国际上对重离子束治癌的技术、设备建造和临床应用研究日趋重视并在加快进行，世界上凡是有重离子加速器的国家几乎毫不例外地开展了这项研究工作，使得重离子束治癌成为放射治疗领域的前沿性研究热点。

在我国，中国科学院近代物理研究所基于兰州重离子研究装置（Heavy Ion Research Facility at Lanzhou，HIRFL）提供的中能重离子束，开展了重离子束治癌技术的基础研究，进行了放射物理、放射生物学实验以及一些治癌技术的初步预研，为重离子束临床治疗积累了一些必要的基础数据，做了初步的技术准备。目前近代物理所也加快了重离子束治癌研究的步伐，计划不久的将来利用 HIRFL 和即将建成的国家九五重大科学工程"兰州重离子加速器冷却存储环"（HIRFL-CSR）走完从基础数据和治癌技术到动物实验，再到浅层肿瘤临床治疗试验，最后到全身肿瘤临床治疗试验四大步，在我国实现重离子束治癌，提高我国的放射治疗水平，为我国广大肿瘤患者造福。

纵观国际上重离子束治癌研究的发展趋势，以治疗设备的小型化、易于在医院推广普及和不断开发新技术为主要方向。相信不久的将来，重离子束治癌一定会成为一项成熟的技术，在人类征服癌症的奋斗中做出重要贡献。

二、我国重离子治疗技术发展现状

（一）国产重离子治疗装备供给现状

尽管重离子治疗装备的投资和落地在全国遍地开花，需求十分旺盛，在某种程度上可谓供不应求。但国产重离子治疗装备的供给结构，无论是设计开发技术输出，还是装备生产制造产出，都集中在国内少数几家科研院校及其资本衍生的高端装备制造企业。供给效率和产能受上市路径

长度、监管力度及企业专业技术人力资源等多因素的限制，提升非常缓慢，同时现阶段还容易触及国家监管政策所形成的产能供给的天花板。这些在某种程度上制约了国产重离子治疗装备的大规模市场推广与项目快速落地。

1. 粒子治疗装备需求旺盛，国产重离子治疗装备市场占有量低，产能提升缓慢

截至2019年7月20日，通过网络检索统计得到我国目前报道过的质子重离子中心项目共78个，其中已运营质子中心3家，在建质子项目15个，其中包含在建重离子项目4个，拟建项目60个。这些项目中，暂无已运行的国产重离子治疗装备，在建的仅武威和兰州项目为自主研发的国产重离子治疗装备；拟建的项目中也仅武汉大学人民医院重离子医疗中心采用国产重离子治疗装备（因其他原因项目停滞至今），具体见图4-1。

综合可知，国产重离子治疗装备的市场占有率仅为3.8%。

市场需求旺盛的情况下，国产重离子治疗装备为何没有大量占领市场呢？其中一个客观原因在于国产重离子治疗装备的产能一直无法得到有效提升。从规模上说，国产重离子治疗装备系统庞大，零部件众多，零部件供应商规模庞大但技术水准和设备零部件供给能力参差不齐，导致整体供给难如人意（图4-2）。

从技术上说，国产重离子治疗装备技术繁

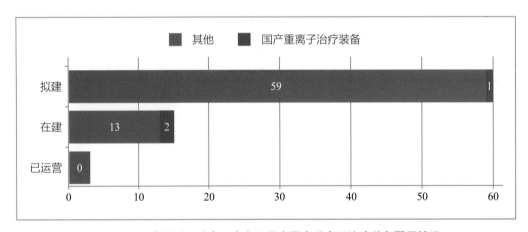

▲ 图4-1 中国质子重离子中心项目中国产重离子治疗装备配置情况

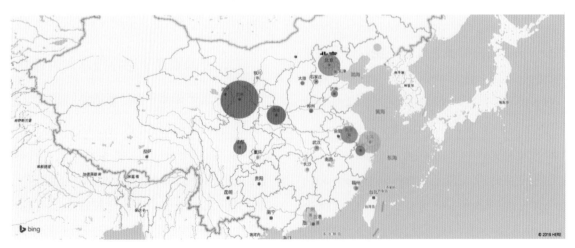

▲ 图4-2 国产重离子治疗装备零部件供应商地域分布情况

杂，技术标准多样，且安装调试周期长以年计，加之专业技术人员匮乏，导致国产重离子治疗装备的单台产出周期一般都较长。在多台套异地同步建设，而人力资源配置不足的情况下，国产重离子治疗装备的有效产能更是无法提高。

2. 国家大型医疗器械实行配额和配置许可管理，国产重离子治疗装备的供给范围和自由度有一定限制，现阶段整体产能容易触及政策的天花板

目前，为了规范和解决各级公立医院盲目引进规模化发展的大型精密医疗设备的问题，国家卫生健康委员会出台了《大型医疗设备配置和使用管理办法》（以下简称《办法》），规范和加强了大型医疗设备配置和使用管理。

《办法》为科学规划部署大型医疗设备，规定首次部署大型医疗设备的规划原则上不得超过5台，其中不得超过3台由单一企业生产。甲类大型医疗设备由国家卫生监督管理委员会负责配置和管理，并颁发配置许可证。

甲类管理目录明确了甲类大型医疗设备的分类，包括：①重离子放射治疗系统和质子放射治疗系统，即利用加速器产生的粒子束（质子或碳离子）放射治疗肿瘤的大型装置；② PET/MR；③高端放射治疗设备。集成了影像引导、人工智能控制、高精度、高剂量率等多种精确放疗技术的放射治疗设备；④首次配置的整台（套）单价在3000万元人民币以上的大型医疗器械。

由此可知，国产重离子治疗装备案位列甲类管理目录，由国家统一配置和管理，供给范围和数量无法由市场需求决定，同时重离子治疗装备单台造价超过亿元人民币，基础设施占地庞大，事实上造成了重离子治疗装备或项目具有一定的资金门槛，市场范围和供给自由度有一定限制。从另一个角度来说，国产重离子治疗装备的单一生产制造商在现阶段产能被政策明确限制，整体供给容易触及政策的天花板。

3. 政策导向利好，鼓励实业发展，带动医疗器械实业的发展，将吸引更多生产实体进入国产重离子治疗装备的相关产业

中国药械进口替代正在发生。中国药械进口增速放缓，在国内市场持续增长的刺激之下，国产化进程加速。在进口增速放缓的同时，生物制药、高端医疗器械等高端医药产业仍然依赖进口，长期处于贸易逆差状态，医药行业进口替代潜力蕴藏在高端。

国家高度重视医疗器械产业发展水平及国际竞争力的提升。近年来生物医疗产业政策导向利好，发展前景广阔。大多数行业政策着力于药品医疗器械研发、医药生产和医药流通使用。"两办36条"、上市许可持有人制度、深化审评审批制度改革鼓励药品医疗器械创新、"两票制"是2015年以来医药行业政策重点。

国家财政部印发《政府采购进口产品管理办法》，坚决支持采购国产医疗器械，进口设备严格审批；公立医院改革破除逐利机制，医院预算有限，对设备耗材实施精细化管理，对性价比较高的中高端国产设备扩大需求。

2019年3月，美国以高额关税打响贸易战第一枪。国产高端医疗器械已经具备和进口品牌同台竞争的优势，此次贸易战将推动高端医疗器械的国产替代。从大趋势上来看，在内部变革和外部冲击叠加的影响中，国产高端医疗器械发展有望进入新阶段。

国产医疗设备在技术研发和产品性能上不断突破，随着我国医药、机械、电子等学科的快速发展，国产医疗设备已逐步突破了多项技术壁垒。心电图机、超声诊断仪、CT机、常规直线加速器等诊疗设备已逐步在临床开启或实现了进口替代；国产重离子治疗装备更是大型高端医疗装备自主研发自主创新的典型代表之一。

政策对于优秀国产设备的扶持力度不断加大，对于重离子治疗产业来说，也将吸引更多生产实体进入国产重离子治疗装备的相关产业，有助于提高供给效率和产能。

4. 国家对第三类医疗器械的行业监管和质量监督越来越严格，国产重离子治疗装备供给的效率受到极大的挑战，行业实体需要在提高产能的同时加强企业实体的质量管理和供给效率的提高

医疗器械产业是 10 多年来增长最快的领域之一，而且我国医疗器械新法规制度体系已经基本形成，拥有 40 多个配套的规范性文件以及超过 200 个技术审查指导原则。近期发布的《医疗器械标准规划（2018—2020 年）》，进一步提高了相关标准体系逐步向国际接轨、推动器械的创新发展。

国家鼓励医疗器械产业适时加快发展。要求企业深入理解《医疗器械监督管理条例》及相关规范，剖析法规变动，积极调整企业研发、注册、生产、经营等发展战略部署，使我国医疗器械产业朝着健康方向快速发展。企业应加强企业员工的素质培养，重点强化分类管理、注册检验、生产许可、质量管理、临床试验、产品标签标识等法规的培训。企业可以结合医疗器械产品特点及现有的生产条件深入研究政策，争取抓住新的发展机遇，节省市场准入时间、精力和费用投入，抢夺市场先机。

（二）国产重离子治疗工程技术创新动态

目前国内唯一从事研发重离子治疗装置的单位是中国科学院近代物理研究所。相比发达国家，国内涉足重离子放射治疗领域较晚。1993 年，中国科学院近代物理研究所利用 HIRFL 提供的中能重离子束开始了重离子辐射生物学效应研究。1995 年，近代物理研究所承担了国家"九五"攀登计划（B）"核医学和放射治疗中先

进技术的基础研究"中的子项目"重离子治癌技术研究"以及此后的一系列项目，开展了放射生物学、医学物理实验和动物实验研究，为重离子治癌临床试验研究积累了重要的基础数据。2005 年，依托 HIRFL 装置建成了重离子束浅层肿瘤治疗终端。2006 年 11 月 6 日，近代物理研究所和兰州军区兰州陆军总医院合作利用 HIRFL 提供的 80MeV/u 的碳离子束，在浅层治癌终端对 4 例浅表肿瘤患者进行了第一次临床前期治疗试验，使我国成为世界上第四个进行重离子束治癌的国家。到 2009 年底，近代物理研究所与兰州军区陆军总医院和甘肃省肿瘤医院两家医院合作，利用 80MeV/u 及 100MeV/u 的碳离子束共治疗 103 例浅表层肿瘤患者。2008 年，随着兰州重离子研究装置冷却储存环（HIRFL-cooling storage ring，HIRFL-CSR）项目的竣工，近代物理研究所依托 CSR 装置建造了深层肿瘤治疗终端。2009 年 3 月 31 日，近代物理研究所与上述两家医院进行了首次深部肿瘤患者的临床前期治疗试验。在 CSR 治疗终端进行的深部肿瘤的治疗试验一直持续到 2012 年 4 月，总共收治了 110 例患者。随着临床试验项目的结题，原国家卫生部对临床试验政策的收紧以及 HIMM 武威项目及兰州项目合同的签订，依托近代物理研究所科研装置的临床试验研究工作正式结束。此后，近代物理研究所及其控股兰州科近泰基新技术有限公司的科研与工程技术人员将主要精力用于了武威及兰州项目的工程建设中。

HIRFL 及 HIRFL-CSR 重离子治疗终端采用的都是被动式束流配送系统，采用的照射方式为两维分层照射（two-dimensional layer-stacking irradiation）方式。如图 4-3 所示为 HIRFL 浅层肿瘤治疗束流配送系统及控制示意图。HIRFL 装置提供的 80MeV/u 或 100MeV/u 的碳离子笔形束，通过正交扫描磁铁进行横向扩展成较大的

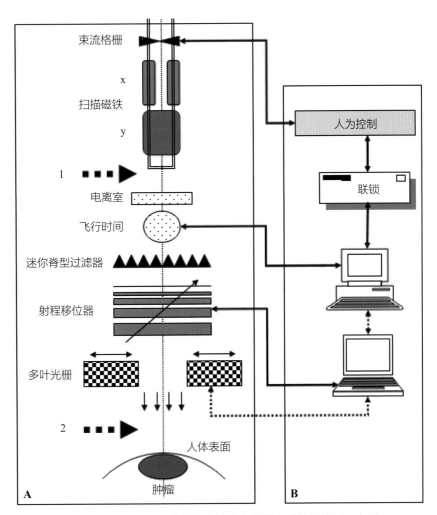

束流格栅

x

扫描磁铁

y

1

电离室

飞行时间

迷你脊型过滤器

射程移位器

多叶光栅

2

人体表面

肿瘤

A

人为控制

联锁

B

▲ 图 4-3　**HIRFL** 浅层肿瘤治疗束流配送系统及控制示意图

照射野。其中 x、y 方向的扫描磁铁使用频率为 50～150Hz 及 15～50Hz，最大 160A 的三角波电流进行驱动。由于扫描铁中心离等中心的距离较近，因此在 HIRFL 浅层终端的等中心平面最大可利用的射野范围约 5cm×5cm。使用了平板型空气电离室及塑料闪烁体探测进行在线剂量监测。由于低能碳离子布拉格峰相对尖锐，为了减少分层照射的层数，在 HIRFL 终端采用了对布拉格峰区高斯型展宽的微型脊形过滤器，可将单能布拉格峰展宽约 2mm（峰位到 50% 下降点距离）。由于 HIRFL 的主加速器是回旋加速器，其提供的是固定能量的碳离子束，因此在能量调节上，采用了由 PMMA 材料制成的射程移位器。

射程移位器由 10 种厚度的 PMMA 片构成，水等效厚度从 2～20mm，间隔 2mm。横向适形上采用手动调节的多叶准直器，该准直器叶片材料为铜。HIRFL-CSR 重离子治癌终端，如图 4-4 所示，与 HIRFL 重离子治癌终端存在一些差异，集中体现在 HIRFL-CSR 重离子治癌终端为水平束治疗终端，其中 2 个在线束流探测采用大面积平板电离室，以氮气为工作气体。分条电离室被用来在线监测束流位置或剖面。被动式射程调节采用了二进制射程移位器，最薄降能片水等效厚度为 0.5mm，实现 0～255.5mm 范围、精度 0.5mm 的射程调节。微型脊形过滤器对单能布拉格峰展宽约 5mm，从而实现对肿瘤靶体的 5mm 分层照射。

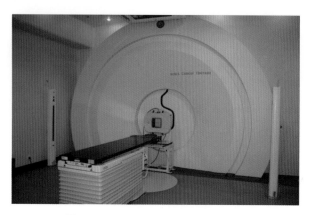

▲ 图 4-4　HIRFL-CSR 深层肿瘤治疗室

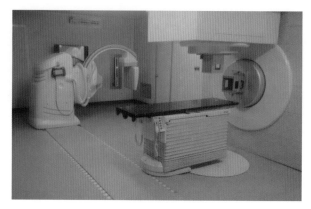

▲ 图 4-5　HIMM 武威 2 号治疗室

在 HIRFL-CSR 治疗终端，多叶光栅更换为电动光栅。

与 HIRFL 及 HIRFL-CSR 科研装置相比，HIMM 装置作为医学专用设备进行了改进。CSR 同步环周长 161m，而 HIMM 同步环周长压缩到了 56.2m。同步加速器的所有磁铁由原来的模拟电源升级为数字电源，电源性能得到了数倍的提升。另外在真空室、束流探测、束流关断及引出效率方面也进行了改进提高。HIMM 武威及兰州装置的被动式束流配送系统的设计参照了日本群马大学的重离子治疗装置的设计经验。由于 HIMM 武威及兰州装置采用的是回旋加速器作为注入器，其流强和束流品质都不如直线加速器好。因此，为了提高治疗终端流强，HIMM 装置采用了碳膜剥离注入技术加大同步环内的离子数。此外，为了提高束流利用率，在束流横向扩展上技术上 HIMM 装置并没有采用摇摆扫描加散射的方法，而是沿用了在 HIRFL 及 HIRFL-CSR 终端采用的三角波扫描技术。

在治疗室配置方面，HIMM 武威项目治疗室配备的是 C 形臂正交 DR 图像引导系统及传统的四维治疗床，如图 4-5 所示。由于传统的四维治疗缺少倾角及翻滚角的调节功能，因此在图像引导治疗中，对患者体位进行修正受到限制。在 HIMM 兰州装置上，将采用六维机械臂式治疗床以满足高精度的患者定位。在图像引导设备方面，C 形臂正交 DR 设备在拍片速度上无法做到同时拍片，在时间效率上不及正交双平板 DR 设备，因此在 HIMM 兰州装置的治疗室内将采用双平板 DR 图像引导系统，另外在部分治疗室也将装配 CBCT 图像引导系统及在轨 CT。DR 设备提供动态拍片的功能，实现对运动肿瘤的透视门控照射功能。

近年来，随着国家及科学院对近代物理研究所在科研与工程方面投入的加大，近代物理研究所已具备了研制重离子直线加速器及超导磁铁的能力。目前 HIRFL 装置正进行直线注入器升级改造工程。因此从工程技术角度可以预期未来的 HIMM 项目将会采用直线加速器作为同步加速器的注入器，以提高环内流强及治疗终端剂量率。今后点扫描技术将逐步替代被动式照射技术。在点扫描照射技术中，每个等能量断层所需要的离子数各不相同，绝大部分断层所需的离子数较少，若加速器单脉冲流强较高，则导致束流的浪费。为了有效利用环内离子，单周期能变能技术也将运用于今后的 HIMM 装置上。该项技术已经在 HIMM 武威装置上进行了初步的调试。另外，超导技术也将运用与 HIMM 项目，目前超导旋转机架已在研制计划之中。

医疗系统方面，在研究所进行的临床前期试

验时还没有完整的治疗计划系统。在 HIMM 武威项目建设过程中近代物理研究所成功研制了碳离子治疗计划系统（ciPlan 1.0），并用于武威装置的临床治疗。目前近代物理研究所正在与国内放疗软件厂商进行合作开发 ciPlan 2.0 系统，将在功能和性能上进行升级，比如精确的笔形束模型、相对生物效应生物学模型、AI 勾画、鲁棒计划等，逐步缩小与国外计划系统的差距。同时，在医疗系统接口设计方面也将考虑对国外计划系统的支持。高度集成化的治疗控制系统有利于提高治疗效率，计划将在 HIMM 兰州装置上使用商用治疗控制系统。在运动肿瘤治疗技术上，患者呼吸引导的门控放射治疗技术也将投入工程转化及使用，从而提高束流利用效率及减小残余运动幅度。

虽然国内重离子治疗技术无论在科研还是产业化方面都起步较晚，但是只要国家持续支持国产装置的产业化工作，国产重离子治疗装备必将越做越好。

三、重离子治疗设备的不同方案特点分析

（一）同步加速器重离子治疗设备优缺点

由于重离子束相对其他射线来说，具有倒转的深度剂量分布和高的相对生物学效应等优势，已被誉为 21 世纪放射治疗最理想射线。截至 2020 年，人类将重离子应用于癌症治疗已经有 45 年的历史，1975 年，美国劳伦斯伯克利国家实验室利用重离子同步加速器治疗肿瘤，发现离子束对肿瘤的局部控制率比 X 线、γ 射线和电子束等常规射线提高了 2～3 倍，从而取得了较高的肿瘤治愈率。之后美国、日本、德国、中国等多个国家投入专款进行研发，极大地推进了重离子治癌装置的发展。重离子同步加速器治癌装置主要由离子源、注入器、同步加速器、治疗终端以及连接这些主要系统的束流传输线组成，如图 4-6 所示。相比于其他放射治疗装置，重离子同步加速器具有非常明显的优势，具体体现在高效、精准和适形 3 个方面。

1. 高效

用于放射性治疗的粒子主要是 X 线、γ 射线、电子、质子、中子、重离子，射线进入人体后产生两种电离作用，一是直接作用，引起癌细胞内 DNA 分子链断裂；二是间接作用，放射线使水分子电离，产生 H^+ 和 OH^- 两种自由基，可间接引起癌细胞内 DNA 分子链断裂。常规放射疗法用的光子 X 线、γ 射线及电子线放射疗法以间

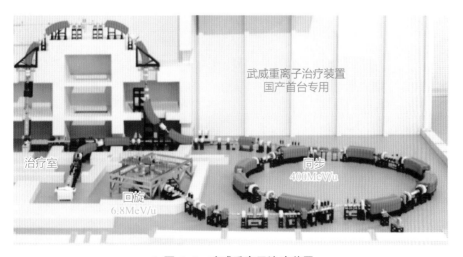

▲ 图 4-6 武威重离子治疗装置

接电离作用为主，对缺氧的肿瘤，不能有效地产生自由基杀死它，难以对所有癌细胞进行有效治疗。同时部分肿瘤细胞对光子放射线不敏感，射线不能对这样的肿瘤进行有效的治疗。其次这些射线进入患者体内后，其强度随着穿透深度呈指数衰减，且穿透深度不可控制，如图4-7所示，造成的结果是肿瘤病灶周围的健康组织受到较大剂量的照射，从而受到损伤并增加诱发新的癌症风险。

而重离子和质子在物质中的能量损失集中于射程末端，在深度剂量分布上形成一个布拉格峰，相比于光子束和电子束能提供更具好的剂量分布，使得肿瘤靶区内的剂量能得到增强而使周围正常组织所受额外剂量减轻。2017年9月，Nature全方位评述了离子治疗肿瘤，认为离子治疗已经成为目前最先进的癌症治疗手段之一（图4-8）。

重离子和质子的主要区别在于LET值和RBE值，该值与DNA破坏断裂程度及肿瘤细胞的修复功能有关。如果DNA双链被破坏切断，则肿瘤损伤修复很难，相对生物效应值就大。反之，如果DNA单链被破坏切断，相对生物效应值就小。质子是低线形能量传递射线，其相对放射生物效应仅略高于γ射线，主要是切断DNA单链。而重离子是一种高LET射线，可切断DNA双链，且能更有效地杀死缺氧癌细胞，如图4-9所示。正是由于重离子的相对生物学效应最高，所以被誉为21世纪放射治疗最理想射线。

2. 精准

为了获得最佳治疗效果，必须精确控制进入人体束流的布拉格峰位置，正好落在肿瘤组织所在的区域。而布拉格峰的位置可以通过精确控制束流的能量来调节。对于质子和重离子，常用的调节能量的方法完全不同。

质子治癌装置，主加速器一般采用成熟的回旋加速器，如图4-10所示。它的优点在于可以提供连续束流，设备相对简单，建造成本较低。但是在回旋加速器领域，由于注入束和引出束所在的主磁场一样，调节束流能量一直是一个没有得到有效解决的难题。因此只能按照最高设计能量（200～250MeV）引出束流，穿过束运线上安装的降能片，通过调节降能片的数量和厚度的方法获得70～200MeV的束流能量。粒子穿过降能片的过程中，不仅会损失能量，还会引起束流品质的下降：首先能量分散的增加，造成布拉格峰展宽，肿瘤定位精度下降；其次束流横向发射度

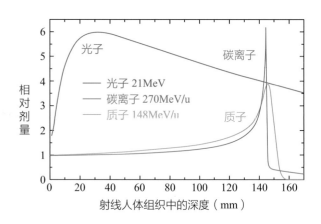

▲ 图4-7 不同射线入射深度和相对剂量的关系

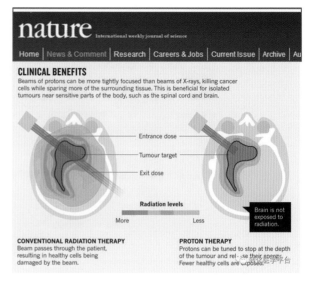

▲ 图4-8 *Nature* 杂志对放疗手段的综述

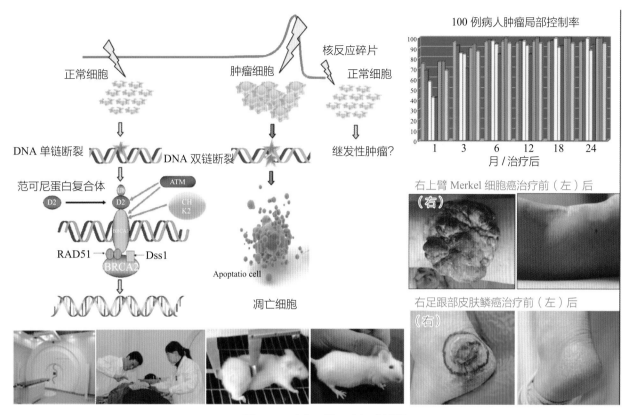

▲ 图 4-9　重离子杀灭癌细胞过程

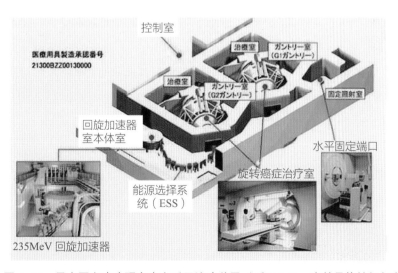

▲ 图 4-10　日本国立癌症研究中心质子治疗装置（ガントリー室就是旋转机架室）

增加，束斑尺寸增加，需要通过狭缝吸收大发射度的质子，传输效率仅 10%～20%。不过，这种方案最大的弊端在于质子与降能片作用产生很强的次级中子，需要复杂的辐射防护设施，而且降能片活化严重，一旦出现故障很难进行检修。

同步加速器治癌装置可以根据治疗计划的需求，采用主动变能技术，灵活地设置磁铁和高频腔的运行曲线，从而实现引出束流的能量的精确可调，达到了真正的"无级变速"。通过对能量的精准控制，也就实现了布拉格峰深度的精确控制，如图 4-11 所示，在杀灭肿瘤细胞的同时最大限度地避免了对正常组织的伤害。

3. 适形

由于人体组织对辐射响应的非线性，超过给定阈值后上升很快，这就要求必须精确地控制治疗靶体积和正常组织的剂量，精度一般是 ±2%，这在很大程度上取决于束流配送系统。"主动式点扫描"配送系统利用图像引导将肿瘤三维计算机模型"切成"若干薄片，控制束流能量由深到浅逐片照射，如图 4-12 所示。在横向上则按照治疗计划的设置，采用扫描磁铁控制的小直径（5～10mm）"铅笔束"，使其扫过的面积和形状与肿瘤切片的截面完全一致。同时在治疗野扫描时，停留在每个体积元上的时间由规定的剂量来决定，可做到调强治疗。相对于传统的被动式扫描，主动式扫描不再使用多叶准直器限定照射野形状，不仅避免了超过限定范围的束流轰击多叶准直器产生的次级中子对人体的伤害，而且有效地提高了束流利用效率。

综上所述，重离子同步加速器治癌相对于其他放射治疗手段具有高效、精准、适形的优势，是目前放射治疗效果最好的装置。但在其他方面，重离子同步加速器装置也存在一些不足。治疗肿瘤所需要的重离子（碳离子，C）能量范围在 120～400MeV/u，需要的 p 能量范围在 70～250MeV，重离子磁刚度比质子大 1.6 倍，因此重离子同步加速器装置本身相比于质子回旋加速器系统复杂，占地面积较大，造价更高。但是我国的重离子治癌装置是基于兰州重离子加速器国家实验室的科研成果转化项目，拥有完全的自主知识产权，在产品定价方面远远低于国外同类型装置，如上海质子重离子医院的设备由西门子建造，造价 19 亿人民币，而甘肃武威重离子治疗中心的装置造价仅 5.5 亿人民币，甚至已经低于 IBA 和瓦里安在中国建造的质子治癌装置的费用。目前近代物理研究所治癌装置团队正在积极推进重离子加速器标准化和小型化，第二代治癌装置占地面积仅需 2000m²，造价 5 亿人民币。随着技术的不断成熟和产业链的扩大，将会推出占地面积更小、造价更低的产品。

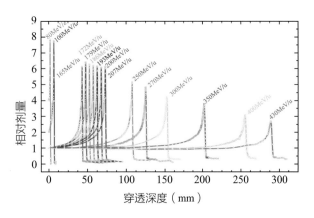

▲ 图 4-11 通过主动变能技术实现布拉格峰精确调节

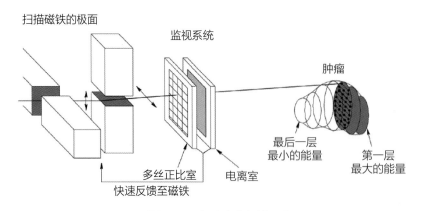

▲ 图 4-12 主动式点扫描示意图

（二）创新重离子治疗设备的可能性

中科院近代物理研究所的团队对医用重离子加速器技术进行不断的优化和再创新，优化设计了不同版本的小型化医用重离子机型，并可根据客户的需求进行个性化的定制，以适应不同地区及不同用户的差异化需求。

医用重离子加速器技术的优化和创新

该团队通过一系列的领先创新，实现了降低设备造价，降低运维成本，降低占地面积等目标，如采用单周期变能、陶瓷内衬真空室、磁合金高频腔等技术，使医用重离子加速的性能保持领先。

1. 加速器技术的优化创新

医用重离子加速器采用回旋或直线加速器作为同步加速器的注入器，并采用剥离注入方式，可以获得高的束流累积效率。采用同步加速器技术是进行人体深部肿瘤治疗和调节能量的最佳选择，同步加速器采用慢引出方式提供均匀的束流，便于剂量控制和在线监测，减少对患者的辐照剂量，也利于提高治疗的安全可靠性。该技术的创新在于不仅保证装置长期稳定运行，降低注入器的造价，还具有操作方便、运行可靠的特点。

新版医用加速器技术可考虑采用超导技术，降低研制和运行成本；采用单周期变能方案，使辐照时间缩短 70%，大幅度提高治疗效率；采用直线注入器的方案（图 4-13），可以提高束流的品质和提升流强 1 个量级，从而缩短束流辐照的时间，提高加速器的使用效率。上述方案，在技术上具有创新性、市场竞争力强，代表着国际上最先进的癌症粒子治疗方向。

2. 磁铁工艺的创新

同步环的二极磁铁是医用重离子加速器的核心部件之一，中国科学院近代物理研究所加速器团队的技术人员通过材料的创新和技术创新，并与厂家联合攻关，解决了诸多加工工艺难题，成功攻克了磁铁的薄壁真空室的相关技术。该技术可以使磁铁孔径变小，有效地降低了二极磁铁的重量（由 20 000kg 缩减到 10 000kg，图 4-14 所示），因此可以大幅度降低磁铁的制造成本和运维成本。同时磁铁体积的缩小，可以简化安装流程和配套设施等。

3. 重离子临床治疗图像引导设备的创新

IGRT 是放射治疗领域的发展的新趋势，它在三维适形放射治疗基础上加入了时间因素，充分考虑了靶区和周围正常器官在治疗过程中的运动和放射治疗分次间的摆位误差，在患者治疗前、治疗中利用各种先进的影像设备对肿瘤和危及器官进行实时监控，并能根据其位置和形状变化调整治疗条件使照射野紧紧"追随"靶区，以

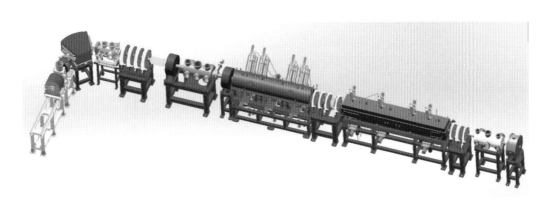

▲ 图 4-13 直线注入器示意图

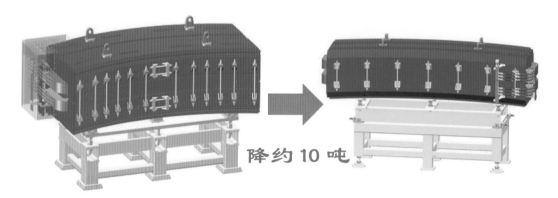

▲ 图 4-14　传统二极磁铁（左）和采用创新薄壁真空技术的二极铁（右）示意图

使肿瘤完全在治疗计划系统所设计的剂量范围内，实现真正意义上的肿瘤精确放疗。

重离子治疗肿瘤是一种先进的放射治疗技术，它要求精确定位、精确设计、精确治疗。在重离子放射治疗肿瘤过程中，照靶区射野位置的准确性对于提高肿瘤局部控制率有极其重要的作用。图像引导的引入更有利于对重离子治疗肿瘤全程的严密的治疗控制和质量保证。将图像引导技术应用到重离子治疗肿瘤过程中，可以提高放射治疗位置和剂量的精度，更有利于达到高效精准的治疗效果。

（1）垂直 CT：在重离子治疗室内安装垂直 CT 进行图像引导治疗，可以有效克服因放射治疗摆位和肿瘤位置移动造成的误差。利用垂直 CT 重建的图像可以确定肿瘤的大小、形状、空间位置，并结合先进科学的 TPS 计划，确定束流照射剂量及治疗角度等，使照射野紧紧"追随"靶区。

创新性在于，垂直 CT 可以在患者治疗位置上实现对肿瘤及正常器官进行实时的监测，CT 影像重建后的三维靶区模型与治疗计划的患者模型匹配校准后再治疗，从而有效避免了患者通过传统水平 CT 影像定位肿瘤和摆位后需要再移动到治疗终端引起的误差。这样更有利于确保重离子束流精准照射到肿瘤靶区，进而提高治疗效果。

（2）在束 TOF PET：在放射治疗过程中，如何在线实时监测重离子治疗肿瘤靶区的照射剂量分布是一个难题。

重离子放射治疗的特点之一是照射过程中可对照射的剂量进行实时监控。重离子在人体组织中，因核反应会产生少量的具有正电子（β^+）放射性的核素。如 C 离子照射中会产生少量的 ^{11}C、^{10}C 等核素（约 0.4%）。利用采用结合飞行时间测量的 TOF PET（time of flight PET），通过测量 β^+ 湮灭产生的两个沿相反方向发射的 0.511 MeV 的 γ 光子，使得在线重建辐照离子剂量空间分布的三维影像成为可能，实现在重离子治疗肿瘤时对入射束流定位及剂量的实时、快速、准确的影像监测。

创新性在于，普通 PET 一次成像需要几十分钟的时间，无法做到对照射剂量进行实时监测。采用结合飞行时间测量的 TOF-PET，有望实现在治疗过程中完成照射剂量分布的三维成像。实现在重离子治疗过程中入射束流在目标靶内的剂量分布情况的影像监测，为验证治疗计划准确性提供图像引导和参考依据，以便指导医生及时修正治疗计划，从而保证患者安全及治疗效果。同时在粒子束放射治疗系统中有着广泛的应用价值和市场推广前景。

四、国内外主要重离子治疗设备技术介绍

（一）日立公司设备

日立将在核能领域积累的技术和经验应用于医疗领域，从 20 世纪 70 年代，就开始为日本原子能机构和国家高能物理研究所等科学研究机构，提供超大型的粒子同步加速器及加速器控制系统用于高能物理方面的研究，并参与了日本 NIRS 的重离子设施 HIMAC 的建设，承担了设施核心部分 800MeV/n 同步加速器的建造。这是世界上首个碳离子放疗装置，从 1994 开始治疗到现在，日本 NIRS 通过该设施已治疗各类肿瘤患者超过 10000 名，占全球碳离子治疗患者总数的 60%（图 4-15）。

1996 年，日立向日本若狭湾能源研究中心（W-MAST）提供可加速质子、氦核以及碳离子的多用途同步加速器设施。2009 年以后若狭湾能源研究中心结束了医学临床研究，目前该设施仅用于生物学、细胞、材料的放射线照射基础研究。

2006 年，日立为德国海德堡重离子治疗中心（Heidelberg Heavy Ion Therapy Center，HIT）提供了同步加速器的核心部件——高频共振腔（radio frequency resonant cavity，RF CAVITY）。

基于技术 / 商业成熟度的考虑，日立选择优先发展质子放疗系统，于 1998 年建造了日本第一个商业化质子设施——筑波大学质子中心，之后先后向 MDACC、北海道大学医院、梅奥诊所、约翰霍普金斯医院、圣裘德儿童医院、中国香港养和医院、新加坡国立癌症中心、西班牙纳瓦拉大学医院等多家顶级医疗机构提供了质子治疗系统。

直到 2014 年，日立质碳并举，成功中标大阪重离子中心的碳离子项目（图 4-16）。截至 2018 年 4 月，大阪重离子中心的碳离子设施已如约成功交付，该设施的加速器是目前世界上最小的碳离子加速器，直径只有 17m，能量却高达 430MeV/n。

2018 年 4 月，日立从中国台湾台北荣民总医院（Taipei Veterans General Hospital）获得了一套重粒子线癌症治疗系统的订单。这是日立首次面

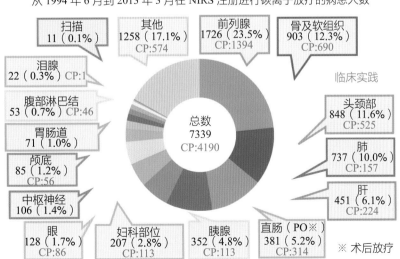

▲ 图 4-15　NIRS 的患者统计（截至 2013 年）

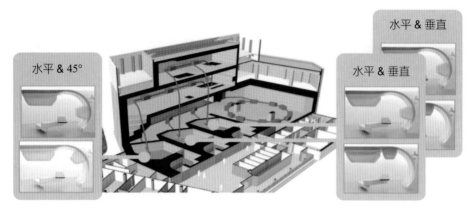

▲ 图 4-16　大阪设施配置

向海外提供重粒子线癌症治疗系统。该系统计划设于台北荣民总医院新建的建筑内，将成为台湾首台重粒子线癌症治疗系统。

2019 年 5 月，日立又从江苏省徐州市中固医院管理（徐州）有限公司获得了质子线和重粒子线一体化的癌症治疗系统的整套订单。这是日立首次在日本以外地区获得的可加速多种粒子的粒子线癌症治疗系统相关项目。该系统可以通过一个加速器产生质子线和重粒子线两种束流（图 4-17），进而根据患者的病情状况或患部采取灵活的治疗方法。

日立所有在质子治疗系统中可实现的技术均可应用至重离子治疗系统中，包括同步加速器的紧凑设计、多能量引出技术、实时影像门控动态追踪照射技术、图像引导技术及全部实现碳离子扫描照射的技术。

1. 关于动态追踪技术

动态追踪技术是指在掌握伴随呼吸而移动的器官（如肺和肝脏）的动态后，进行粒子线照射的技术。通过在肿瘤附近植入 1.5mm 或 2mm 的金标，并使用 CT 装置预先掌握肿瘤中心与金标的位置关系，再利用双向 X 线透视装置，通过模型识别技术自动识别透视画面上的金标，并周期性地反复计算其空间位置。只有当金标位于计划位置数毫米范围内时才会进行照射。相对于照射肿瘤全部活动范围的方法，该技术能够大幅度减少对正常组织的照射。

2. 关于扫描照射技术

扫描照射技术是粒子线照射技术的一种，与以往的双散射法 ×1 不同，并不对照射到肿瘤的粒子束进行扩散，而是保持粒子束的细小直径，按顺序切换照射位置的移动及停止状态，从而进行粒子线照射。对于具有复杂形状的肿瘤，依然可以按照其形状进行高精度的粒子线照射，将对正常部位的影响控制到最小。此外，该技术还具有以下特点：①无须为每个患者专门准备个别的必要模具（Collimator×2、Bolus×3）；②由于粒子束的利用效率很高，所以产生的不必要的放射线也更少，利于降低患者及医院工作人员的身体

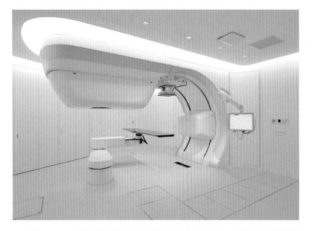

▲ 图 4-17　重离子固定束治疗室（水平束 + 垂直束照射）

负担；③能够减少医疗废物。

双散射法：利用粒子束经过物质后会扩散的特性，将细小的粒子束通过两个散乱物体扩大束流的直径。扩大后的束流再经过 Collimator, bolus 整形，形成与肿瘤相近的形状。

Collimator：使用黄铜等厚板根据肿瘤的轮廓雕刻而成。通过这样来形成与肿瘤形状相近的质子束。

Bolus：使用聚乙烯等块状物体配合肿瘤的形状加工而成。可阻挡粒子束对肿瘤后方组织细胞的照射。

此外，日立合并了三菱的质子重离子业务。合并后，日立的全球业绩包括 6 个重离子设施（17 间治疗室）、22 个质子设施（59 间治疗室），已治疗患者总数超过 5.7 万人（截至 2018 年 11 月）。

目前，日立是少数能提供质子、重离子及质碳一体化设施的厂商（图 4-18）。

（二）东芝公司设备

株式会社东芝将精密医疗定位为公司业务成长的新领域之一。作为其中一环，东芝致力于重离子癌症治疗装置的开发与普及，为社会做出贡献。以多年在加速器、超导、图像处理等领域积累的技术为基础，参与国立研究开发法人 / 量子科学技术研究开发机构 / 放射线医学综合研究所（以下简称"量研机构 / 放医研"）重离子癌症治疗设施的装备工作，推进了重离子癌症治疗装置的最先进技术的研究开发。其代表性技术为高速患者定位、高速三维扫描照射及小型旋转机架。配备这些最新技术的装置被引进到日本以外的其他国家。同时，东芝也在坚持不懈致力于研发面向未来的更加先进的技术。

1. 概述

在当今日本，癌症的发病率很高，是名副其实的癌症大国。癌症的治疗方法主要分为手术、抗癌药物治疗以及放射线治疗。放疗的优势在于无须手术切除即可进行癌症治疗，可以保持器官的功能和身体的完整。接受放疗的患者比率在欧美国家处于高位，在日本的接受比率也有望增加。

重离子癌症治疗是利用加速到接近光速的碳离子对癌细胞进行照射，对其进行杀伤的治疗方法。由于可以对癌细胞进行精准照射，使得重离

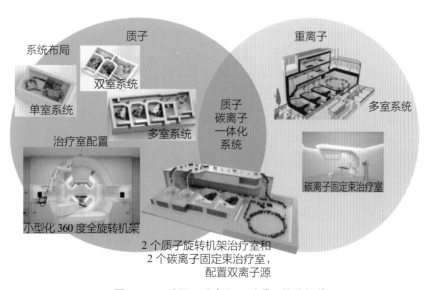

▲ 图 4-18　质子、重离子及质碳一体化设施

子癌症治疗法能够在抑制对正常细胞损害的同时，照射次数显著小于诸如 X 线和质子等其他放射线治疗方法，缩短治疗时间。

东芝公司依托 20 多年来参与量研机构 / 放医研 HIMAC 的装备工作，研发出了重离子癌症治疗装置所需的技术。今后，东芝公司也积极地致力于向其他医疗机构的普及。

本文将介绍东芝公司在重离子癌症治疗装置中配备的最新技术及未来的发展方向。

2. 支持重离子癌症治疗装置的先进技术

重离子癌症治疗装置的配置，如设备配置案例的鸟瞰图（图 4-19）所示。

用于治疗的重粒子是碳离子（C^{6+}）。由离子源生成的碳离子经过直线加速器，注入作为主加速器的环状同步加速器，在同步加速器内以短短的 0.7s 通过 100 万次循环，加速至约光速的 70%。随后从同步加速器射出，经过高能粒子束输送系统导入各治疗室。在图 4-19 的示例中，配备有固定照射端口的固定照射治疗室和能够 360° 任意角度照射的旋转机架治疗室。在照射治疗方面，通过改变作为照射粒子束的碳离子能量来改变在患者体内的射程，即改变粒子束到达癌症病灶的距离。最大能量为 430MeV/u，相当于约 30cm 的水当量厚度（距体表深度）。另

外，通过改变照射的粒子数量来控制照射粒子束的剂量。

以下是东芝公司在重离子癌症治疗装置中采用的最新技术。

(1) 患者定位设备：在治疗室中，为了对癌症病灶进行准确照射，需要在治疗照射前进行精准定位。东芝公司的患者定位系统的特点是将二维 / 三维位置比对与机器人臂式治疗床进行组合应用。通过借助预先拍摄的 CT 治疗计划图像和通过治疗室 X 线摄像装置拍摄的图像之间的位置偏移量进行自动修正，实现高速高精度的定位。这有助于实现减轻患者负担和治疗室的高效利用。

治疗室的 X 线装置通过倾斜配置，能够实现在照射治疗时同步进行摄像。机器人臂式治疗床，在水平旋转床上配备了具有 6 关节、6 自由度的多关节机械臂，形成了拥有 7 个自由度的水平多关节型治疗床，可动范围广。因此，在患者治疗床的周围可以留出更大的自由空间，确保安装 X 线摄像装置和医疗人员的活动。

(2) 高速三维扫描照射装置：扫描照射是按照癌症病灶的形状，进行涂抹式扫描照射的治疗方法（图 4-20）。与通过扩展束流、切割周边实现癌症病灶形状成形的传统扩展照射方法相比，无须准直器和补偿过滤器，即可实现对形状复杂的癌症病灶进行精准照射。此外，不仅可以将不良反应降至最低，还能减少在切割粒子束时产生的中子等二次放射线，减少照射野外的被辐射剂量。

扫描粒子束的典型束流直径尺寸在水当量厚度 15cm 的位置约为 3mm（1σ 的定义），照射束流的位置精度为 ±1mm 以内。

另外，东芝还与量研机构 / 放医研共同开发出可以对肺、肝脏等随呼吸移动的部位进行准确扫描照射的功能。利用该功能可捕捉到随呼吸运

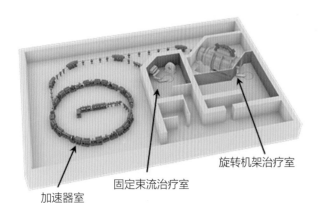

▲ 图 4-19　重离子癌症治疗装置俯视效果图

加速器室
固定束流治疗室
旋转机架治疗室

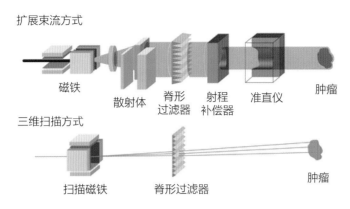

扩展束流方式

磁铁　散射体　脊形过滤器　射程补偿器　准直仪　肿瘤

三维扫描方式

扫描磁铁　脊形过滤器　肿瘤

▲ 图 4-20　扩展束流照射（上）和扫描照射（下）

动的患处位置，只有当患处进入设定范围内时才进行粒子束照射。照射时，进行多次重复涂抹（扫描）（图 4-21）。采用该方法，即使患处在设定的范围内稍有偏差，也能平均剂量分布，得到均匀的剂量分布。呼吸同步方式有两种，分别为通过 X 线透视图像，对体内埋入金标或不使用金标的病灶部位做图像处理后捕捉到的内部呼吸同步方式，以及通过在身体表面安装 LED 等标记捕捉患处运动的外部呼吸同步方式。

(3) 小型旋转机架：旋转机架是带动照射装置，高能离子束传输系统旋转，使离子线能对患者进行 360° 任意方向照射的装置。与固定束流端口相比，可以不受照射角度制约，照射时可以避开脊髓、神经等高风险脏器，使治疗对象部位

得到扩大，同时剂量的集中性也得到提高。另外，因为不需要倾斜患者，所以能够在稳定的患者体位条件下进行治疗，减轻患者负担。

质子癌症治疗设备中的旋转机架日益普及，目前已基本成为标准配置。由于碳离子具有比质子质量更大、更难弯曲的特性，磁场以及相关支撑构造装置的巨大化就成为亟待解决的课题。东芝公司通过在上述旋转机架中引入超导技术，从而实现旋转机架的小型化。在超导技术的应用层面，使用了具有独有技术的制造法和冷却法，重量降低到只有原有机型的一半左右。首台超导旋转机架安装在量研机构 / 放医研，并于 2017 年 5 月开始进行治疗（图 4-22）。

东芝公司还在致力于旋转机架的进一步小型

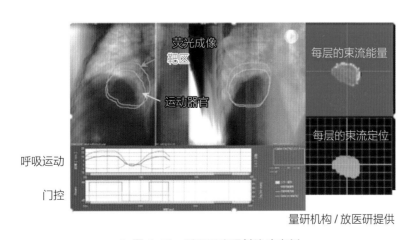

荧光成像　靶区　每层的束流能量

运动器官

呼吸运动　每层的束流定位

门控

量研机构 / 放医研提供

▲ 图 4-21　呼吸同步照射治疗案例

275

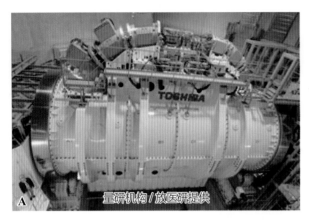
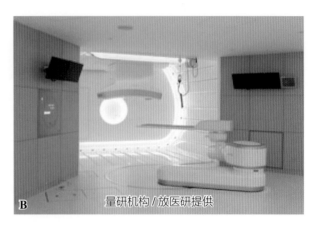

▲ 图 4-22　量研机构 / 放医研首台超导旋转机架
A. 搭载超导磁场的旋转机架；B. 旋转机架治疗室

化，通过前文所述的扫描照射设备的小型化和超导磁铁的高磁场化，已经成功缩小了约 40% 的体积。这种小型化的机型也将成为今后普及的机型。

3. 迄今为止的业绩

东芝公司对社会的贡献始于协助量研机构 / 放医研建设世界首台重离子癌症治疗装置 HIMAC。此后，在 2011 年开启治疗的新治疗研究大楼内采用了上述先进技术，奠定了现有的重离子癌症治疗的基础。

随后，在 2011 年获得神奈川县立癌症中心重离子癌症治疗设施"i-ROCK"成套设备的订单，2015 年开始投入运营。该设施由 4 间固定照射治疗室构成，所有房间都可以实施扫描照射。另外，每个房间都配备有 CT 设备。

目前，东芝公司正在推进两个已签约正在建设中的重离子癌症治疗设施项目。其中一处位于山形大学医学部。该设备由 1 间水平固定照射室及 1 间旋转机架室构成，这是前文中所述的小型化旋转机架的首台商用机。另一处位于韩国首尔市的延世大学医疗院。该设备由 1 间水平固定照射室以及两间与山形大学相同的小型化旋转机架室构成。期待与光子线和质子癌症治疗装置一样，旋转机架治疗室也能得到更多普及。

4. 未来的技术发展

如上所述，东芝公司迄今已开发出多项技术，致力于实现重离子癌症治疗装置的小型化和高精度化。目前正在积极进行技术开发，以实现更广泛的普及。

现在已经通过将超导技术应用于旋转机架实现了显著的小型化。下一个阶段，作为量研机构 / 放医研主导的量子手术刀开发的一环，东芝公司正在研究超导技术在主加速器中的应用。主加速器直径约 20m，在重离子癌症治疗装置中体积最大。通过在该设备中采用超导技术，可以将体积压缩到 7m × 7m。另外，东芝公司还致力于通过高温超导技术在未来实现设备的进一步小型化、高效化。

在量子手术刀的开发中，除了主加速器小型化以外，也在论证通过同时使用碳离子以外的粒子（氦离子等）组合进行治疗，以实现低侵袭的高疗效多离子照射。相关的设备开发正在进行中。除上述以外，为了满足照射野的扩大、高放射剂量率等用户的强烈需求，本公司正在推进各种开发活动。

5. 总结

本文对东芝重离子癌症治疗装置、最新技术的开发以及引进了相关技术设备的医疗机构的实际业绩进行了叙述，同时还介绍了面向未来的各种努力。随着医疗水平的全面发展，癌症将不再是不治之症，通过及早发现、适宜的治疗一定可以攻克。东芝公司将大力推进东芝开发的重离子癌症治疗装置在各医疗机构的普及，我们将携革命性技术与医院的各位专家共同致力于实现更好的治疗手段。

五、国内外重离子治疗机构介绍

（一）国内外重离子治疗机构概述

2008 年 7 月 16 日，GSI 终止了肿瘤治疗试点项目，最后一名患者接受了放射治疗，那个年轻人患了脑肿瘤，接受了碳治疗，希望能得到完全控制。在开始治疗 15 年后，随访了第一组的 8 名患者，他们在 1998 年 7 月接受了一个完整的碳治疗疗程，他们仍然健康地活着。根据传统经验，他们 5 年的预期寿命约为 50%。

1. 日本重离子治疗的发展

日本 NIRS 成立于 1957 年，其使命是促进日本放射科学的基础和应用研究。NIRS 当前的组织结构如图 4-23 所示。使带电粒子治疗肿瘤医院的核心任务是主动开发世界一流的放射治疗技术，并研究放射线对人体和环境的影响。在采用碳离子放射治疗（carbon ion radiotherapy，CIRT）之前，数百例患者在 NIRS 接受中子或质子治疗。自 1975 年以来，经过对各种离子的广泛研究，获取最佳的物理和生物学优势后，选择了碳离子作为 HIMAC 的离子。基于先前质子治疗（proton therapy，PT）的经验以及与 LBL 的合作（该实验室先前在 20 世纪 70 年代曾用碳颗粒治疗过一些患者），1984 年日本做出了建造 HIMAC 的决定。这只是日本长期癌症控制计划的一部分。1994 年，大约花费了 10 年的时间，第一位患者接受了重离子治疗。整个工程造价超过 320 亿日元（按目前的估算约为 3 亿美元）。

以下是 NIRS 的简要历史（不包括与放射疗法无关的里程碑）。

(1) NIRS 成立于 1957 年。

(2) 快速中子疗法始于 1974 年，质子疗法始于 1979 年。

(3) HIMAC 的规划和建设始于 1984 年。

(4) HIMAC 的建设于 1993 年底完成。

(5) HIMAC 的调试工作已完成，1994 年 6 月对第一例患者进行了治疗。直到 2011 年为止，只有被动射线照射可用。

(6) 带电粒子治疗医院于 1996—1997 年开业。

(7) 2003 年，CIRT 被日本政府厚生劳动省批准为先进医疗技术。因此，NIRS 可以获得 CIRT 的报销。每次治疗的费用是固定的，与分次的数量无关。

(8) 新的颗粒疗法研究设施的建设始于 2006 年。

(9) NIRS 与群马大学合作，于 2010 年在群马大学建设了一个紧凑的 CIRT 中心，其尺寸和成本仅为 HIMAC 的 1/3。

(10) 新设施于 2011 年 5 月开始进行主动扫描治疗。到 2011 年，治疗了 6000 名患者。

(11) 从 2015 年 3 月开始对活动目标进行呼吸门控相控重扫辐射。

(12) 到 2015 年，对 10000 名患者进行了基准治疗（1/4 是前列腺癌患者）。超导旋转龙门架的建设已于 2015 年完成。

(13) 该机架的调试已于 2016 年完成（比德国 HIT 中心的机架尺寸和重量减少了一半）。

(14) NIRS 建立了工作流程系统，每年可以治疗 800 多名患者。

(15) 2016 年 4 月，通过将 NIRS 与日本原子能机构的量子束和核聚变部门合并，成立了国家量子与放射科学与技术研究院。

HIMAC 建立在约 120m × 65m 的区域上，并

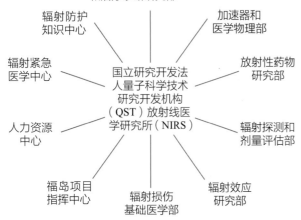

▲ 图 4-23　国立研究开发法人量子科学技术研究开发机构（QST）放射线医学研究所（NIRS）的组织结构

图中未包括的其他部门有研究计划和推广办公室、行政服务部、工程和安全部以及质量保证和审核办公室

容纳由离子源组成的同步加速器，由射频四极制成的线性加速器级联和 Alvarez 线性加速器（可将离子加速至 6MeV/u），双同步加速器环（将离子加速到光速的 73%）和独立的水平和垂直高能传输束线，将加速的碳离子输送到三个固定端口的治疗室：A 室（垂直）、B 室（垂直和水平）和 C 室（水平）。除了这些垂直和水平端口外，还可以将患者固定在仰卧位或俯卧位，并通过高达 20°～30° 的治疗床倾斜角提供额外的自由度。

这些位置虽然可以改善固定端口房间内的肿瘤定位，但在模拟和治疗过程中会增加大量工作量。HIMAC 中几乎没有其他房间可以进行辐射物理和生物学实验。目前，使用 RF 敲除（RF-KO）慢速提取方法提取了加速离子束。该系统可以动态、精确地控制光束强度、位置、开关切换以及向下游光束传输系统的传输。有趣的是，HIMAC 能够加速除碳以外的离子，这对于未来开发带电质子治疗（proton therapy，PT）新治疗策略至关重要。

2. 重离子治疗机构的分布现状（图 4-24）

此为目前全球质子治疗机构正在运营的分布情况，全球在运营的重离子机构、中心共 13 家。亚洲机构、中心共 9 家，其中包括中国 3 家、日本 6 家。欧洲及澳洲共 4 家，其中澳大利亚 1 家、德国 2 家、意大利 1 家。

(1) 中国：近代物理研究所位于中国甘肃省省会兰州市。加速器于 2015 年被开发，并进行了为期 2 年的医疗设备测试。最终于 2018 年 11 月进行了临床试验。

截至目前该研究所已生产出两套癌症治疗设备，分别位于兰州市和武威市。武威中心的临床试验患者选自甘肃省肿瘤医院和武威肿瘤医院。针对头部、颈部、胸部、腹部、骨盆和四肢的肿瘤进行了临床试验治疗。为了确保临床试验的安

国家	机构，分布	离子种类	S/C/SC*	束流方向	开始时间（年）
Austria	MedAustron, Wiener	碳离子	S 403/u	2 水平和 1 垂直固定束流	2019
China	IMP-CAS, Lanzhou	碳离子	S 400/u	1 固定束流	2006
China	SPHIC, Shanghai	碳离子	S 430/u	3 固定束流	2014
China	Heavy Ion Cancer Treatment Center, Wuwei, Gansu	碳离子	S 400/u	4 固定束流	2019
Germany	HIT, Heidelberg	碳离子	S 430/u	2 固定束流，1 旋转机架	2009，2012
Germany	MIT, Marburg	碳离子	S 430/u	3 水平，1 45° 固定束流	2015
Italy	CNAO, Pavia	碳离子	S 480/u	3 水平，1 垂直，固定束流	2012
Japan	HIMAC, Chiba	碳离子	S 800/u	水平，垂直，固定束流，1 旋转机架	1994，2017
Japan	HIBMC, Hyogo	碳离子	S 320/u	水平，垂直，固定束流	2002
Japan	GHMC, Gunma	碳离子	S 400/u	3 水平，1 垂直，固定束流	2010
Japan	SAGA-HIMAT, Tosu	碳离子	S 400/u	3 水平，1 垂直，45°，固定束流	2013
Japan	i-Rock Kanagawa Cancer Center, Yokohama	碳离子	S 430/u	4 水平，2 垂直，固定束流	2015
Japan	Osaka Heavy Ion Therapy Center, Osaka	碳离子	S 430/u	3 固定束流，6 出束口	2018

▲ 图 4-24　重离子治疗机构的分布现状

*S. 同步加速器；C. 回旋加速器；SC. 同步回旋加速器

全性，36 名有癌症治疗方面丰富经验的医疗专家对临床试验进行了监督与指导。

国产设备的自主研发标志着中国对进口依赖的终结。该研究所于 1993 年开始对该技术进行基础研究。目前在中国很少有医院能提供在中国的重离子癌症治疗。上海质子和重离子医院使用德国进口的设备进行癌症治疗，上海医院等待治疗需要的时间很长。

(2) 日本：新开发的技术已转移到后续设施 i-ROCK、神奈川癌症中心的碳离子束放射治疗（C-ion RT）设备已于 2015 年底开始使用呼吸门控三维扫描技术；大阪的离子束 RT 设施于 2018 年开放该设施将配备适用于呼吸运动的扫描技术。山形大学（Yamagata University）最新的 C-ion RT 设施项目将于 2019 年启用，该项目将采用具有三维扫描技术的超导旋转机架。

为了进一步加速推广，正在研究进一步降低设施成本，同时对 C-ion RT 的成本效益分析也在进行中，研究数量仍然有限。然而，研究结果表明，C-ion RT 在成本效益上也可优于传统方法。

日本自 1994 年开始进行离子 RT，在 20 多年的经验中，C-ion RT 已被证明有优势，特别是在治疗骨和软组织肉瘤等抗辐射肿瘤，以及安全地完成治疗过程中。即使在短期内作为低分割方案，C-ion RT 具有较高的生活质量和临床疗效，有利于提高成本效益，有利于社会的可持续发展。同时，为了进一步提高离子束 RT，进一步降低设备成本，还在不断进行研发。

离子 RT 的临床试验开始于 1994 年 6 月。图 4-25 显示截至 2016 年 3 月在 HIMAC 治疗的年度应计项目和患者分布统计数据。到目前为止，接受治疗的大多数患者是前列腺癌患者，其次是发生在不同部位的实体瘤患者，每年接受治疗的患者逐渐增多。目前，每年约有 1000 名患者接受治疗，到 2016 年 8 月，患者总数超过 10000 人。2003 年，大部分临床试验被日本政府批准为"先进医疗技术"，并推广到临床实践中。在这一类别下，每次治疗费用为 314 万日元。自 2016 年以来，日本国家健康保险已涵盖了不可手术骨和软组织肉瘤的碳离子放射治疗。

(3) 韩国：2010 年，韩国重离子医用加速器（图 4-26）项目开始开发一种超导回旋加速器，用于生产用于癌症治疗的碳离子束回旋加速器将是世界上第一个碳基临床机械，驱动的临床表面将与世界上所有现有和计划的离子束设备不同。

2013 年，基于超导回旋加速器的交流加速器系统概念设计完成后，由加速器物理、医学物理、放射生物学和肿瘤学领域的专家组成的世界和国内委员会开展了审查，项目委员会的主要意见是把加速器改成同步加速器。同步加速器的原理是，基于回旋加速器的临床设备将不能满足其他现有基于同步加速器的临床设备提供的临床资源，并且由回旋加速器驱动的所有临床资源的内部开发需要超过预算和人力的 2 倍。

因此，2014 年科学、信息和通信技术及未来规划部（Ministry of Science，ICT and Future Planning，MSIP）批准了同步加速器作为韩国重离子医用加速器项目加速器的修正案，随后将项目期限延长至 2017 年底。2015 年初，在国内外重离子装置的大力支持下，韩国重离子医用加速器同步加速器技术设计报告正式发布。考虑到系统集成进度，该项目目前正在采购过程中。

(4) 德国：科学研究对物质的结构和宇宙的发展提供了越来越全面的见解。同时，新的见解产生了许多技术发展和应用。我们获得的大部分见解归功于加速器设施上的实验。

这样的加速器设施是 GSI 研究的关键工具。在线性加速器和同步加速器的组合中，在巨大的

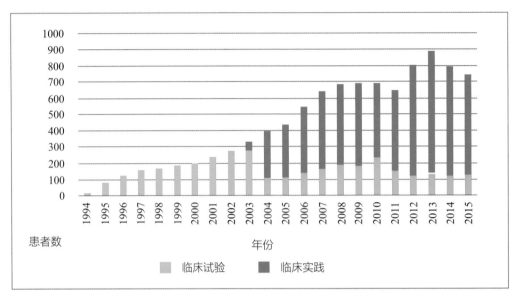

▲ 图 4-25　1994—2015 年在 HIMAC 治疗的患者的年度增长曲线

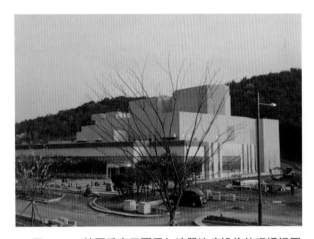

▲ 图 4-26　韩国重离子医用加速器治疗设施的现场视图

真空管中，由磁场引导的带电原子核被加速到非常高的速度，然后射到金属箔上。对由此产生的"碎片"的分析、新粒子的产生，提供了有关被研究系统的结构以及将它们结合在一起的力量的新见解和发现。

GSI 研究计划的主要重点是对核物理学和原子物理学领域的基础研究。同时，还开展了面向材料研究、等离子体物理学、生物物理学和核医学的应用研究活动。为了提供最先进的科学设施，加速器设施和实验设施将得到永久性的

改善。

3. 重离子治疗机构发展未来

(1) 发展的动力：随着科学技术的发展，威胁人类生命健康的疾病被逐一攻克，癌症以复杂多样、易转移等特点，日益成为最受人们瞩目的健康杀手。而重离子治疗就是治疗恶性肿瘤的重要手段。重离子治疗拥有能量集中在一定深度释放、LET、高相对生物效应、对细胞周期和氧浓度的依赖性低等特点，对肿瘤的杀伤效果强而不良反应小，即便需要花费高昂的价格，重离子治疗仍然供不应求。相较于光子、质子放疗，重离子治疗在腺癌、腺样囊性癌、恶性黑色素瘤等非鳞癌及头颈部及其他部位发生的各种肉瘤的治疗方面有着突出的优势，在颅底骶骨脊索瘤、骨肉瘤及其他多种发生于头颈、盆腔、椎旁、腹膜后各种肉瘤方面，也有一定生物学优势。根据 NIRS 数据，1994 年 6 月至 2018 年 8 月收治的 10000 余例病患中，各肿瘤类型分布如下（图 4-28），可见在前列腺癌等常见癌症及头颈部、骨与软组织肿瘤等难治癌症中，重离子治疗都有着重要的地位。

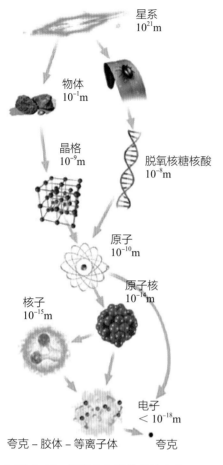

星系
10^{21}m

物体
10^{-1}m

晶格
10^{-9}m

脱氧核糖核酸
10^{-8}m

原子
10^{-10}m

原子核
10^{-14}m

核子
10^{-15}m

电子
$< 10^{-18}$m

夸克 – 胶体 – 等离子体　　　夸克

▲ 图 4-27　世界中各类物质的大小

此外，在重离子治疗方面发展建设，在治疗中促进技术进步，以技术进步反哺临床实践，形成良性循环，更能促进我国在这项技术领域迎头赶上世界一流水平。重离子治疗的优秀临床表现和技术发展的迫切需求，共同构成了发展重离子治疗机构的动力。

(2) 发展的方式：与世界其他国家的自由发展有所区别，在我国国情下，依照目前的形势政策，无论是民间资本，还是地方政府主导的资本投入，都需要满足大型医疗设备配置许可相关规定方可开展建设。根据国家卫生健康委员会于2018 年 10 月 29 日发布的《2018—2020 年全国大型医用设备配置规划》，在 2020 年前，暂不考虑配置重离子治疗机构；而根据同样由国家卫生健康委员会于 2019 年 9 月 9 日发布的《国家癌症区域医疗中心设置标准》，我国癌症区域医疗中心需有开展质子重离子放射治疗的能力，尤其是质子远距离放射治疗。可见，重离子治疗同质子治疗一样，已经进入国家的视野并正在规划当

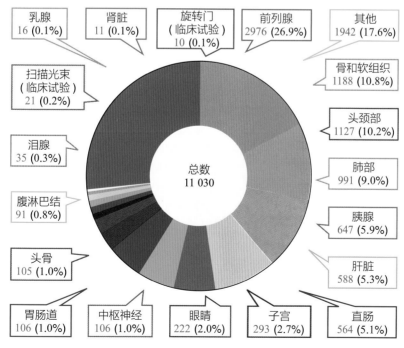

乳腺
16 (0.1%)

肾脏
11 (0.1%)

旋转门
（临床试验）
10 (0.1%)

前列腺
2976 (26.9%)

其他
1942 (17.6%)

扫描光束
（临床试验）
21 (0.2%)

骨和软组织
1188 (10.8%)

泪腺
35 (0.3%)

头颈部
1127 (10.2%)

总数
11 030

肺部
991 (9.0%)

腹淋巴结
91 (0.8%)

胰腺
647 (5.9%)

头骨
105 (1.0%)

肝脏
588 (5.3%)

胃肠道
106 (1.0%)

中枢神经
106 (1.0%)

眼睛
222 (2.0%)

子宫
293 (2.7%)

直肠
564 (5.1%)

▲ 图 4-28　NIRS 治疗的病例分布

中。因此，发展具有一定规模的区域性肿瘤医疗中心，是发展重离子治疗的主要方式。

(3) 发展的速度：在已有的重离子治疗机构的发展中，可以说发展相对缓慢。例如引进外国设备的上海质子重离子医院，在严格的收治条件以及质子重离子共用加速器的技术限制下，收治病例数和多样性增长缓慢，相较国外同类治疗机构，受到了一定的限制。而甘肃的重离子医院则采用自主研发的设备，这就需要进行严格而漫长的临床试验。虽然在实验过程中，能够实现明显的技术进步，但这也使得发展的脚步略显缓慢。在自主研发技术和自海外引进技术两条路线都日趋成熟的今天，相信在国家卫生健康委员会配置规划的引导下，不久的将来重离子治疗机构的发展将迎来一次次的飞跃。

(4) 发展的困难：第一，是认识问题。民众对重离子治疗的不完全的认识往往导致相关治疗机构发展和建设的停滞。近年来，网络上盛行的对于传统放化疗不良反应的渲染、对各类辐射甚至是手机辐射危害的夸大和对其他治疗手段的吹捧，使得相当一部分民众对重离子治疗产生了不准确、不完整的认识。这种不完整的认识使得常常有动工建设的项目，受到周围民众在邻避效应的驱使下，组织起来的投诉、抗议活动的影响，导致施工停滞甚至停止。

第二，是效率问题。重离子治疗机构的建设往往投资巨大且建设周期长，相应治疗费用也相对高昂。而与之对应，能够覆盖的患者数量，无论从适应证、收治能力方面，还是从价格方面，都大大限制了其在全民医疗保障方面的发展。也正是因为这些原因，在我国尤其是改革开放初期，执行力和保障能力远强于民间资本的政府资本，往往流向见效快的"短平快"类项目中。但依照目前形势和国内经济发展速度，一旦足量重离子治疗机构投入运营，必将分流相当一部分患

者，重离子治疗机构的发展与建设已成必然。

第三，是资金问题，即便没有像政府资本一般流向"短平快"项目的需求，民间资本也往往止步于重离子治疗项目的巨大投资和较长的建设周期前。而建成运营之后，每年的维护费用也十分高昂，更不用提一旦出现较为严重的问题所需要的修理费用。

第四，是技术问题。尽管使用自主研发设备可以成为解决途径之一，但使用自主研发设备的医疗机构仍需至少5亿元的建设和研发投入，并且使用自主研发的设备，对临床试验阶段的要求也会更加严苛。以甘肃武威重离子为例，从2014年底起，经过约4年的建设，于2018年投入临床试验，至今仍未正式运营，回收资金的周期变得更长。另一方面，技术壁垒偏高、我国在自主研发方面起步较晚等因素，使得自主研发设备并不能得到国内投资商的充分信任，在这方面也亟须成功的案例来给予投资商充足的信心。

(二) 上海质子重离子治疗机构

1. 概况

上海市质子重离子医院暨复旦大学附属肿瘤医院质子重离子中心（图4-29），是一所集医疗、科研、教学于一身，以尖端肿瘤放射治疗技术——质子重离子放射治疗技术为主要治疗手段的现代化、国际化肿瘤中心。作为我国首个拥有质子重离子技术的医疗机构，上海市质子重离子医院由上海申康医院发展中心建设，依托复旦大学附属肿瘤医院在肿瘤诊治领域的丰富资源开展实际临床运营。

上海市质子重离子医院项目于20世纪90年代开始筹备，于2003年正式启动引进质子重离子设备技术的调研论证工作。经过大量缜密考察调研、科学严谨论证，上海市质子重离子医院于2009年正式开工建设，2012年1月顺利完成基

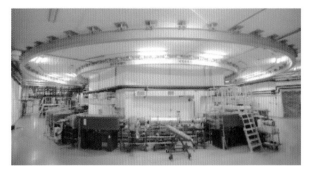

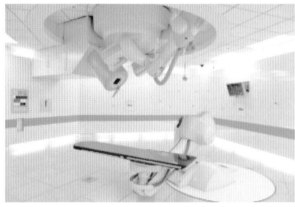

▲ 图 4-29 复旦大学附属肿瘤医院质子重离子中心

建工程，2014 年 5 月完成系统设备安装调试和检测，2014 年 6 月顺利开展首例临床试验患者治疗，历经"十年磨一剑"，医院于 2015 年 5 月 8 日正式开业，建成一所集医学精英人才、创尖端医疗技术、愈患者身心疾苦的国际化粒子诊疗中心。医院现设有放射治疗科、放射物理科、核医学科、放射诊断科、检验科、超声诊断科、药剂科等临床医技科室。除拥有国内首套、全球第三套质子重离子系统设备外，医院还配备有国际领先的直线加速器、PET-CT、MRI、CT 等大型诊断治疗设备，在提供尖端质子重离子治疗的同时，可结合其他放化疗等肿瘤治疗手段，为广大患者提供优质的肿瘤治疗和早期肿瘤筛查服务。

医院以建设国际一流质子重离子治疗中心为目标，按照"国际化管理，市场化运作"的要求，在成立半年后即启动 JCI 评审工作。2017 年 9 月，经安全、质量、服务、管理和运营等维度的评审，医院以 99.3 分的高分通过了 JCI（第六版）

认证，成为目前全球范围内唯一一家通过 JCI 认证的质子重离子中心。

2. 医院设施（图 4-30）

医院总占地 150 亩，一期总建筑面积 52542m²，核定床位 220 张，门诊诊室 24 间。

医院主要大型医疗设备有质子重离子系统 1 套（4 间治疗室）、直线加速器 2 套、PET/CT 设备 1 套、磁共振设备（MRI）2 台、电子计算机 X 线断层扫描技术设备（CT）2 台、发射单光子计算机断层扫描仪设备（ECT）1 台。

3. 质子重离子设备及主要技术

(1) 同步加速器：直径 21m，束流能量可自由调节，其中质子束流能量幅度在 50～221MeV，重离子束流能量幅度在 85～430Mev；加速器将上述离子加速至光速的 70%（约为 210000km/s）后，束流进入治疗室，能够治疗人体内 30cm 深度的肿瘤。

(2) 固定线束治疗室：医院共有 4 间质子重离子治疗室，其中 1 间 45° 束流治疗室，3 间水平束流治疗室，可满足不同种类、位置、深度的肿瘤定位及照射要求。

(3) 患者定位和影像验证系统：该项技术借助计算机的高速处理能力及影像扫描设备，依托机械臂的灵活性，可根据患者的平躺位置，经由影像设备成像和计算机处理后，自动调整机械臂

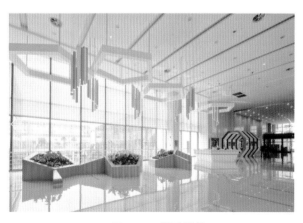

▲ 图 4-30 医院设施

至计划位置，从而保证束流准确无误地击中肿瘤靶区。

(4) 呼吸门控制系统：离子束流门控制技术的目的是为了满足患者肺、肝等动态肿瘤的放射治疗要求。该系统可根据患者体表上的呼吸探测器，确定患者呼吸运动随时间的变化规律，使对肿瘤部位的放射始终处于同一位置。

(5) 笔形扫描技术：该项技术是质子重离子治疗的关键技术，通过电子计算机先将肿瘤模拟分层，再控制射线进行逐点、逐层扫描，以此来提高射线照射的准确性和治疗效果。

4. 上海质子重离子治疗中心现状

数据显示，该院已累计治疗患者 1945 例，年治疗量平均增长率达 34%，其中 1871 例患者已完成治疗出院。同时，随着该院治疗技术提质增效和自主创新步伐的加快，质子重离子治疗这一曾被国外先进发达国家掌握"话语权"的领域，正逐渐形成"中国方案"和治疗标准，其对

许多复发难治性肿瘤的疗效明显优于现有一些治疗手段。据悉，未来将有更多难治性肿瘤患者从该院拥有的先进肿瘤放射治疗技术中受益（图 4–31）。

在 1945 例患者中，头颈部肿瘤 1004 例，包括鼻咽癌 390 例、颅内颅底肿瘤 243 例（脑膜瘤、脑胶质瘤、脊索瘤等）、腺样囊性癌 108 例、肉瘤和软骨肉瘤 47 例，以及其他 216 例（腮腺瘤、黑色素瘤、口咽癌、泪腺及泪囊瘤、眼部肿瘤等）；胸部肿瘤 388 例，包括肺部肿瘤 266 例、乳腺癌 48 例、食管癌 18 例，以及其他 56 例（胸腺瘤、气管腺样囊性癌等）；腹盆腔和其他部位肿瘤共 553 例，包括前列腺癌 169 例、肝脏肿瘤 69 例、胰腺癌 88 例、宫颈癌 41 例、复发直肠癌 28 例、胆恶性肿瘤 14 例及其他 144 例（骶尾部脊索瘤、肾癌、淋巴瘤、骨和软组织肿瘤等）。上述患者在治疗过程中，全部采用重离子或采用重离子联合质子治疗的共 1818 例，占 93.5%；单

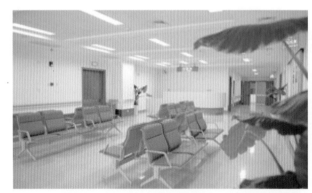
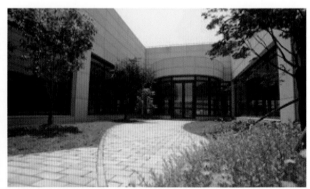
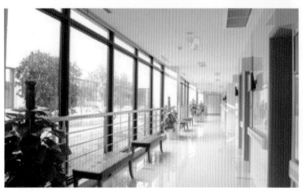
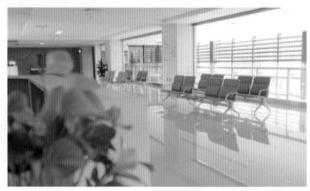

▲ 图 4–31　上海质子重离子治疗中心

纯采用质子治疗的患者为 127 例（主要为开业初期收治的患者），占 6.5%。

据了解，质子重离子医院 2018 年治疗患者 674 例，已接近运营 10 年以上的国际质子重离子治疗机构的治疗数（近几年最高治疗数约 700 例/年），并有望于今年突破目前国际同类机构年治疗数达 800 例的最高纪录。

质子重离子医院依托重离子技术优势，围绕鼻咽癌、颅内颅底肿瘤、早期肺癌、肝癌、前列腺癌等 5 个重点病种开展临床治疗，并对胰腺癌开展重点临床研究（"5+1" 重点病种）。目前，重点病种治疗例数占治疗总数的 63%。

针对难治性肿瘤，尤其是头颈部肿瘤治疗，质子重离子也具有很大的治疗优势，突破了既往治疗方法中的一些"瓶颈"。质子重离子医院已治疗的 390 例鼻咽癌患者中，复发鼻咽癌患者数占比 58%，重离子治疗后均取得良好效果。施用单纯重离子治疗的 112 例既往光子调强放疗后复发的鼻咽癌患者，2 年总生存率高达 85%，远高于再程光子放疗，鼻咽癌放疗最常见的不良反应——鼻咽黏膜坏死发生率仅为 16.9%，远低于光子放疗。已治疗 108 例腺样囊性癌患者，施用质子重离子放疗后，患者 1.5 年总生存率达98.9%，局部肿瘤控制率为 95%，无进展生存率为 84%，未发现中重度不良反应。

在粒子系统设备的信息系统更新研发方面，质子重离子医院自主研发了国内首套更为适合质子重离子的"中国版"治疗流程管理信息系统，并已正式投入临床使用。该套系统替代了质子重离子医院原先使用的"国际版"，极大提高了与该院粒子系统设备的匹配度。

在质子重离子治疗这个原本只有国外先进发达国家具有"话语权"的领域，质子重离子医院通过不懈努力，在实践中形成了适合国人特点的"中国方案"，并逐渐探索并建立了在确保疗效的

基础上，减少质子重离子治疗次数，提高重离子治疗比例的中国"本土化"诊疗方案。

质子重离子医院对前列腺癌的重离子常规治疗次数，从 2015 年照射 23 次优化至 2018 年照射 16 次的基础上，目前已开展照射次数减少至 12 次的临床研究。在早中期肺癌的重离子治疗方面，针对周围型、中间型和中央型肺癌的重离子治疗次数已从 2016 年分别照射 10 次、12 次和 22 次，优化至目前的分别照射 8 次、10 次和 20 次，临床诊治效率进一步提升。

（三）武威重离子治疗机构

1. 概况

武威重离子中心拥有我国第一台自主知识产权的重离子治疗肿瘤装置，本项目由中国科学院近代物理研究所提供重离子治疗肿瘤专用装置，以甘肃省武威肿瘤医院为配套医疗机构，开展重离子治疗肿瘤临床应用工作。

该中心于 2012 年 5 月开工建设，占地 200 万 m^2，总投资 16 亿元，总建筑面积 21.32 万 m^2，主体工程已全部完工。2014 年 4 月 3 日开始设备安装，于 2015 年 12 月 23 日成功出束，于 2018 年 6 月通过了国家食品药品监督管理总局的检测，于 2018 年 11 月 6 日至 2019 年 5 月 25 日完成了碳离子临床试验，并完成了所有患者的近期随访工作，即将进入运营阶段。

2. 中心设备配置

武威重离子治疗肿瘤中心建有医用重离子加速器大厅和 4 个治疗室，设置 1600 张床位的配套医院，回旋加速器、同步加速器均已安装调试完成并应用，两个治疗室已经投入使用。

目前已具备的主要仪器设备及配套设施如表 4-1。

配套医疗机构甘肃武威肿瘤医院拥有 SPECT/CT、西门子 3.0T 磁共振、美国 GE 动

表 4-1 中心设备配置

序 号	设备设施名称	厂家和型号	主要技术参数
1	重离子加速器	兰州科近泰基	120~400MeV 碳离子束流放射治疗。
2	DR——治疗体位影像验证系统	中科再启	焦点大小≤ 0.6/1.2mm
3	双光子直线加速器	美国瓦里安	双光子能量放疗
4	大孔径定位 CT 机	西门子	孔直径＞ 850mm，定位精度≤ ±1mm
5	剂量检测设备——剂量仪	德国 PTW UNIDOS	电量：2pC~9C [电量单位库伦简称库英文表示 C，pC 是皮库。换算关系是 1 库仑（C）=10^{12} 皮库（pC）] 电流：200fA~2.5μA 分辨率：电量：10fC 电流：1fA
6	剂量检测设备——电离室	德国 PTW	Farmer® Ionization Chamber 标称敏感体积 0.6cm^3 Semiflex Chamber 标称敏感体积 0.125cm^3 Bragg Peak Ionization Chamber（布拉格峰电离室）
7	剂量验证设备——三维水箱	德国 PTW	重复性：0.1mm 定位精度：0.5mm
8	治疗计划系统（TPS）	CiPlan	可设计二维、二维 LS、三维 SS 高能碳离子束流放射治疗计划
9	治疗控制系统（TCS）	CiTreat	可对重离子加速器束流进行配送，依照 TPS 的剂量配置，精确执行放射治疗计划
10	放疗网络信息系统	医诺 V1.0	对患者信息、报告、设备、耗材、检查流程统一管理
11	第三方放射治疗计划系统	飞利浦 Pinnacle3	
12	固体水模	PTW RW3	15cm×15cm×2cm
13	呼吸运动模体	Modus QUASAR	
14	等中心校准仪	Civco MT-IAD-1	
15	多模态图像处理软件	MIM5.2	放疗医师工作站
16	3.0T 超导核磁共振仪	美国 GE	3.0T
17	SPECT-CT		
18	宝石能谱 CT	美国 GE	64 排，Discovery CT750 HD
19	西门子 S2000 彩超	西门子	

态 500 排宝石能谱 CT、瓦里安 CX 双光子直线加速器等高新设备 200 余台，设备装配水平居国内先进、省内领先。已开展肿瘤放射治疗工作 29 年，其间安装使用过钴 60 放疗机、全身伽马刀、国产加速器、美国瓦里安加速器等多种放疗设备。可开展 IGRT、立体定向放射治疗、三

维适形调强放射治疗等国内外开展的各类先进治疗技术，能熟练应用治疗计划系统、模拟定位机等各类放疗辅助设备。医院放疗科可常规开展各种常见恶性肿瘤，如食管癌、胃癌、肺癌、鼻咽癌、肝癌、淋巴瘤、宫颈癌、乳腺癌、脑肿瘤等的放疗以及良性疾病的放射治疗。重点发展当前最先进的图像引导放射治疗（image guided radiation therapy，IGRT）、容积调强放疗（volumetric modulated Arc therapy，VAMT）、调强放疗（intensity modulated radiotherapy, IMRT）、全身放疗、三维适形、电子线治疗、妇瘤后装腔内放疗、近距离组织间插植和敷贴治疗、呼吸暂停技术、术前放疗、术后放疗、良性疾病放疗、CT 模拟定位精确放疗、体外高频热疗、二维适形等。

3. 中心人员配置

武威重离子中心聘请了院内外专家 25 人，其中高级职称 13 人，中级职称 12 人；硕士以上学历人才 11 人，兰州大学硕士生导师 2 名，兼职教授 6 名。

中心配有专业技术人员 76 人，其中物理师 15 人，技师 15 人，医师 16 人，护理人员 30 人，近几年已派送 30 多名专业技术人员到国内知名医院进修学习，于 2015 年分三批派出 13 名医务人员至德国、美国、日本进修学习，于 2017 年派出 14 名医务人员至上海质子重离子医院进修学习。

4. 中心治疗成绩

武威重离子治疗装置已于 2019 年 11 月 6 日至 2019 年 5 月 25 日完成了 47 例患者的"验证碳离子治疗系统的安全性和近期疗效临床试验"。包括头颈部 15 例，胸部 3 例，腹部 8 例，盆腔 13 例，四肢 8 例。患者来源甘肃省 22 例，其他 16 个省 25 例。

本试验集合了甘肃省最优质的医疗资源，由甘肃省武威肿瘤医院、甘肃省肿瘤医院牵头组建临床试验专家团队，与解放军联勤保障部队 940 医院（兰州军区总医院）、甘肃省人民医院、兰州大学第一附属医院、兰州大学第二附属医院共同开展临床试验，并邀请国内知名专家进行咨询指导。

本次试验入组 47 例受试者，自 2018 年 11 月 6 日开始，截止至 2019 年 5 月 25 日，46 例接受治疗的受试者病情都得到了有效控制，无明显的不良反应，治疗效果良好，1 例脱落（脾功能亢进，血小板低于 60×10^9/L）。

截止至 5 月 25 日，对 46 例患者进行了 3 个月随访后，所有患者均为 1～2 级不良反应，以皮肤、黏膜、血液系统为主，无 3 级以上不良反应发生。疗效评估显示：其中 33 例患者为稳定，11 例患者达到部分缓解，病灶有明显缩小，1 例患者达到完全缓解，1 例原发病灶无进展，其他部位发现新病灶，已进行其他治疗。

5. 运行与维护

武威重离子中心委托兰州科近泰基新技术有限责任公司进行重离子加速器治疗肿瘤专用装置运行维护保养。质保期内，兰州科近泰基新技术有限责任公司成立专业运维团队常驻现场，保证碳离子治疗系统的正常运行。主要完成以下内容。

(1) 保证每年供束时间。

(2) 除停机检修时间外，需不间断连续运行。

(3) 每年需例行停机检修一次，对系统进行全面的检修和保养，确保可靠运行。

(4) 开机期间应严格按操作规程的要求，在规定的时间内需进行日常的维护保养工作。

重离子治疗肿瘤专用装置交付后，由兰州科近泰基新技术有限责任公司指定的人员提供指导和培训，提供与使用该装备相关的技术服务，甘肃省武威重离子中心按照兰州科近泰基新技术有限责任公司提供的运维保养岗位 1：2 的比例安排人员学习。培训内容主要包括操作培训与设备维护的培训。

6. 未来发展规划

发展依然刻不容缓，在尖端医疗技术优势的带动下，武威重离子中心将迎来新的挑战、新的目标和新的规划。

(1) 未来，武威重离子中心将发展成以重离子为主要技术的全国肿瘤治疗基地，全面带动与重离子相关的工业、农业和第三产业的发展。形成治疗、保健、康复为一体的疗养机构，同时形成重离子项目与生产加工、生物化工、肿瘤治疗、中医养生、中草药栽培和辐照育种为一体的现代产业集群。

(2) 充分发挥首台国产重离子装置的优势和品牌效应，将该中心建设成为国产重离子技术培训基地，加强与高等院校合作，为我国重离子放射治疗领域培养高层次人才。

(3) 继续开展重离子治疗技术适应证和疗效的临床研究，逐步扩大重离子治疗病种范围；开展前瞻性研究，如重离子与光子计量学对比、重离子相对生物效应的影响因素研究等。

(4) 加强和中科院近代物理所合作，不断在应用中优化重离子设备，进一步改善国产重离子装置的性能，使重离子设备更加集成化，操作更加便捷；并持续完善质控质保方案，升级研发配套辅助设备。

(5) 做好重离子临床试验后期随访工作，深入研究临床试验数据，进一步分析与整理，为今后重离子临床技术研究与应用提供宝贵的经验和资料。

(6) 加强与国内外重离子医院的科技合作与交流、科学研究及技术开发、科技成果转化等。促进重离子治癌技术的快速发展，不断为增进人民健康做出更大贡献。

（四）兰州重离子治疗机构

1. 概况

兰州重离子医院位于兰州市城关区、雁滩北面滩，总投资 28.8 亿元，占地 10 万 m²，建筑面积 345450m²。临床科室包括重离子治疗中心；外科（含头颈部肿瘤科、胸部肿瘤科、腹部肿瘤科、妇瘤科、骨与软组织肿瘤科，随业务发展逐步开设神经外科等科室）；内科（含肿瘤内科、综合治疗科、血液科）；手术麻醉科；独立设置乳腺病诊治中心（含内、外、化、放综合治疗）；放射治疗科。计划开放床位 1800 张。医技科室含门诊部（采取多学科诊疗 MDT 模式）、急诊部、发热门诊部、功能科、药剂科、检验科、病理诊断中心、核医学科(含 PET-CT)、消毒供应中心、腔镜中心、介入科、影像中心。科研中心含重离子及放射治疗基础医学研究部；重离子临床研究部；循证医学临床转化研究部。职能科室含院长办公室、党委办公室、纪委办公室、工会、人力资源部、医务部（含质控科、医疗纠纷办公室、感染管理办公室）、护理部（含消毒供应中心、客服中心）、财务部、审计部、科教教育部、宣传部、计算机网络中心、设备管理部、招标采购部、后勤保障部、动力部、保卫部、营养中心。医院定位以我国自主研发的重离子医用加速器为基础，建设国内有较高水准的重离子肿瘤专科示范医院。

2. 中心设备配置

中心配置由中国近代物理研究所自主创新研发的重离子加速器及 4 个治疗室（配备先进的治疗机械臂），重离子类型 $^{12}C^{6+}$，最大能量 400MeV/u，离子射程 270mm，射程调节步长 2mm，剂量率 1Gy/mim，照射野 200mm×200mm，束斑定位精度 ±0.5mm，射野均整度 < 110%（100mm×100mm），束斑直径 < 16mm 半高宽（full wave at half maximum，FWHM），源皮距＞6m，束流强度 $2×10^6$~$6×10^8$pps，束流切断时间＜30ms，治疗模式：点扫描（＞1cm/ms）均匀扫描。4 个治疗室（水平治疗终端 2 个，垂直治疗终端 1 个，45°治疗终端 1 个），配备先进的治疗机械臂；同时分别引进的瑞典医科达（Elekta）和美国瓦里安（Varian）直线加速器各 1 台、大孔径 CT 模拟定位机、PET–CT 等影像及治疗设备。

3. 中心人员配置

兰州重离子医院建成后，机构内设置重离子及放射治疗基础医学研究部、重离子临床研究部、循证医学临床转化研究部、放射治疗研究中心、实验中心等机构，配备临床、医技、科研、工程技术等各类人员逾百人。

4. 中心治疗成绩

2006 年 12 月至 2013 年 7 月，中国科学院近代物理研究所通过与甘肃多家医院合作，利用兰州重离子加速器装置建成的浅层和深层肿瘤治疗终端，已成功开展了重离子肿瘤治疗临床试验，完成了 103 例浅层肿瘤患者的试验治疗，患者 4 年存活率超过 60%；完成了 110 例深层肿瘤患者试验治疗，为国产重离子回旋加速器的研发提供了宝贵经验。兰州重离子医院建成后预计年治疗患者可达 2000 人次，可有效缓解常规射线抗拒、解剖部位特殊等难治性肿瘤，减轻癌症患者的负担。

5. 未来发展规划

兰州重离子医院规划建成以重离子治癌应用示范、国产重离子设备研发制造、癌症患者康复护理公共服务三大功能为一体的功能完备的全国性重离子医学医疗基地。2020 年完成重离子治癌应用示范区全部建设并投入运营，2021 年与中国科学院等相关单位共同启动国产重离子设备研发制造区建设并将于 2023—2025 年投产，2022 年启动癌症患者康复护理公共服务区建设，将兰州重离子项目打造成为高效运转的集肿瘤医疗服务、装备制造销售、放疗专业培训、康复疗养休闲的现代医疗特色小镇。

六、重离子治疗技术发展机会与风险

（一）国内外重离子治疗技术的竞争分析

目前全球重离子设备供应商只有 3 家，即日本东芝和日立以及国内科近泰基新技术有限责任公司。日本两家供应商的重离子治疗技术源于日本 NIRS，因此在加速器性能指标、治疗技术和临床应用方面一脉相承。科近泰基新技术有限责任公司重离子治疗设备源于中国科学院近代物理研究所大科学装置以及前期大量基础研究和临床试验研究。全球范围内由日本企业提供的医用重离子治疗设备有 9 家，其中日本国内 7 家，韩国延世大学 1 家，中国台湾地区台北荣民总医院 1 家。科近泰基新技术有限责任公司在国内给两家医院提供医用重离子治疗设备，分别为甘肃武威重离子中心和兰州重离子中心。下面就国内外重离子治疗技术的竞争做一些分析。

从治疗设备上来看，国内外医用重离子设备提供商全部采用同步加速器作为主加速器。其中，日立和东芝提供的同步加速器周长为 65m，科近泰基提供的同步加速器周长为 56m，占地面积更小一些。在治疗室配备上，目前只有 NIRS 一家拥有东芝提供的一间旋转束治疗室处于运行状态，日本山形大学一间旋转束治疗室和韩国延世大学两间旋转束治疗室正处于建设当中，其余治疗设备包括甘肃武威重离子中心和兰州重离子中心只配备固定束治疗室。相比固定束治疗室，旋转束治疗室可以提供多角度照射，减少患者摆位误差，节省治疗时间。然后，一方面旋转机架造价昂贵，由于设备体积庞大导致机架旋转速度很慢，再者重离子治疗计划一般射野数量较少（2~4 个），因此在性价比方面需要考量；另

一方面，目前重离子旋转机架技术还不是很成熟，故障率较高，比如 NIRS 旋转束治疗室每日平均治疗患者数只有 10 人，而固定束治疗室每日可以治疗 50 人。不过，对于复杂照射野（如头颈部和胰腺癌）需要 5 个照射野甚至更多，因此旋转束治疗室就显得比较有优势。因此，各重离子治疗中心是否选择配备旋转束治疗室要多方面考虑，比如患者分布（前列腺患者只需要水平束对穿野照射，肺癌和肝癌选择水平束 + 垂直束照射）、经济因素，还需要承担故障率高的风险。日本企业和国内企业都可提供固定束治疗室，包括水平治疗室、垂直治疗室、水平+垂直治疗室、45° 治疗室及 45°+ 水平治疗室等组合，满足不同配置的需要。选择固定束治疗室设备稳定、故障率低、设备维护相对简单，机器 QA 及患者 QA 实施起来方便，最主要的原因是可以满足大部分肿瘤部位的治疗。

从治疗技术上来看，日本医用重离子治疗设备和国产重离子治疗设备都可提供目前国际上普遍采用的照射技术，如均匀扫描照射技术和点扫描照射技术。目前日本最新生产的重离子治疗设备只配备了点扫描照射技术，主要因为点扫描能提高靶区剂量适形度，并减少对正常组织的辐射损伤。但对随呼吸等因素运动的肿瘤靶区，由于靶区运动和动态束流配送相互作用会使靶区剂量分布产生畸变，导致剂量冷点和热点的出现，同时对周围正常组织产生损伤，因此需要采取运动补偿技术，如呼吸门控结合快速多次扫描技术，提高了点扫描照射的复杂性。国产重离子治疗设备同时配备了均匀扫描和点扫描照射技术，对于相对移动较小的肿瘤靶区（如头颈部和前列腺）可采取靶区适形度更高的点扫描照射技术；对胸腹部运动靶区可采用均匀扫描照射方式，因为该照射方式对运动不敏感，只是照射野半影增大，可以用通常的呼吸门控技术来解决。

在患者摆位方面，日本重离子治疗设备采用六维治疗床和 X 线正交射野成像系统，武威重离子治疗中心采用四维治疗床和 C 形臂 X 线正交射野成像系统；兰州重离子中心采用六维治疗床、X 线正交射野成像系统及 CBCT，摆位流程类似。患者治疗室占用时间决定了每日患者的治疗数量，从而也就影响了每年设备治疗患者的总量。患者治疗室占用时间中平均有 2/3 的时间用于患者摆位，这种情况在国内外治疗中心是类似的。一方面取决于图像引导系统的先进程度，另一方面取决于操作人员的经验及熟练程度。在治疗计划系统方面，日本供应商采用了商用的 RayStation 计划系统及自主开发的计划系统（Xio），RayStation 系统功能更完善。这两种计划系统都采用三重高斯笔形束算法，其中 RayStation 系统提供的 RBE 模型包括 LEM 和 MKM 模型，Xio 系统提供 MKM 模型。相比这两种计划系统，国产重离子治疗计划系统（ciPlan1.0）采用单一高斯分布笔形束模型及混合场 LQ 模型，在剂量计算精度方面稍显欠缺。然而，ciPlan2.0 采用全新的架构设计方式，不论在物理模型还是生物模型上都有大幅提升，另外还加入了四维 CT 图像处理模块，支持内靶区的生成，为设计门控治疗计划提供便利。

在临床应用方面，日本具有丰富的重离子临床治疗经验，治疗患者数量超过 2 万例，这是国内重离子治疗中心需要学习的地方，如不同部位肿瘤靶区治疗方案，包括患者定位方式、布野方式、处方剂量、分割方案等。在治疗部位上，日本重离子治疗设备和国产重离子治疗设备同样涵盖头颈部、胸腹部、盆腔、四肢等部位。重离子放射治疗相比传统光子或质子放射治疗在技术成熟度和临床经验上要欠缺一些，国内重离子临床治疗起步较晚，因此还需要大量的临床积累以形成重离子放射治疗国内的标准。按照武威重离子中心临床试验期间的经验，平均患者治疗室占用时间为 40min，每个治疗室每小时可以治疗 1.5 名患者，每日治疗 10h，那么 4 间治疗室每日可治疗患者 60 例，按照平均治疗分次为 12 次计算，那么每日新加患者治疗数量为 5 例。一年 52 周，除去节假日和机器维护 4 周时间，按照每周治疗 5 天的方案，那么一年可治疗患者总数为 1200 例。每日 QA 从早上 7 点开始，每个治疗室 QA 用时 1h，早上 9 点开始患者治疗，剩余两个治疗室 QA 在患者治疗期间穿插进行，晚上 7 点完成治疗，并于 7 点半开始新患者 QA 计划验证工作，每个患者 QA 用时 30min，那么晚上 10 点结束本日工作，加速器进入低功率待机状态。患者治疗总数与日本最新的大阪重离子中心保持一致，不过武威重离子中心临床试验期间操作人员由于初次接触重离子放疗设备、经验不足、患者治疗室占用时间较长，可优化空间很大，因此可预测未来每年治疗患者总数会逐步增加。

通过以上分析，国产重离子放射治疗设备与日本重离子放射治疗设备在性能指标、治疗方式、患者摆位、治疗计划、适应证及每年治疗数量上均具有竞争优势。另外，重离子放射治疗技术处于飞速发展阶段，技术还远远没有定型，国产设备在升级改造方面更具优势。同时，运行维护费用相对国外设备也具有竞争力。

（二）我国重离子治疗技术发展机会分析

2015 年我国新增恶性肿瘤患者 430 万例，有 280 万人因罹患肿瘤而死亡。手术、化疗和放射治疗是恶性肿瘤的 3 种主要治疗方法，目前，大约 60% 的患者需要不同程度地接受放射治疗。英国每百万人口拥有放疗加速器数量为 3.4 台，法国为 5 台，美国为 8.2 台，中国仅为 0.97 台，远低于世界卫生组织推荐的标准。重离子治疗技术是国际公认最先进的放疗技术，面对我国日益增加的肿瘤患病人群，发展重离子技术大有可为。

重离子治疗系统庞大，进口重离子设备昂贵、运维费用高制约了其推广应用。我国重离子治疗技术发展较德国、日本等发达国家起步晚，但在技术上与发达国家相当，且可以避免发达国家已经走过的弯路，具有后发优势。国产重离子设备的价格及运行维护费用较进口重离子设备优势明显，大力发展国产重离子治疗技术可突破制约重离子治癌技术推广应用的瓶颈。我国重离子治疗技术的稳步发展必须掌握核心技术，并结合中国市场的需求稳步推进医用重离子加速器的临床运用。基于重离子技术现状和未来发展趋势的分析，我国重离子治疗技术发展的新机遇主要包括如下。

1. 重离子治疗系统的小型化

重离子治疗系统主要包括两类，即"回旋注入器 + 同步主加速器"和"直线注入器 + 同步主加速器"。重离子治疗系统整体占地面积较大，造价较高，限制了医用加速器产业化推广应用。超导技术可以"在很低的微波功率下产生高加速电场，或者在很低的激磁功率下产生高的约束磁场"，不仅可以大大缩小加速器尺寸，减少占地面积，同时还因功耗低而减少运行费用。超导技术，尤其是高温超导技术的发展和应用，使重离子治疗系统小型化成为可能。

此外，通过优化注入器、磁聚焦结构和终端布局，使重离子治疗系统更为紧凑，可最大限度缩小医用重离子加速器的占地面积，满足不同场地和不同终端布局的需要。

2. 重离子旋转机架的发展

为了高效控制束流的横向位置和能量，以精准地匹配病灶的形状，需要能够等中心、360° 旋转的旋转机架。360°旋转机架能将重离子束按照最优路径准确打到患者的肿瘤位置，使治疗更为方便和精准，同时提升患者的治疗体验。

等中心照射技术较固定源皮距照射技术更为先进，旋转机架是实现重离子治疗等中心照射的最佳途径。基于传统技术的重离子旋转机架庞大而昂贵，超导技术的应用可以使得旋转机架小型化，超导重离子旋转机架的发展和应用是当前重离子治癌技术重要的发展方向之一。

3. 重离子放射治疗计划系统的发展

重离子放射治疗计划系统主要功能一般包括患者影像数据输入、患者建模、靶区及器官勾画、可视化、射束设置、三维重离子束剂量计算、调强放射治疗的设计、放射治疗计划的评估、放射治疗计划的输出以及数据的备份和恢复。

中国科学院近代物理研究所自主研发的CiPlan治疗计划系统，是一款面向中国人群的治疗计划系统，CiPlan基于不同放射敏感性细胞的放射生物学基础数据，采用独创的生物有效剂量模型，为中国患者提供个性化精准安全的重离子放射治疗解决方案。随着该系统的临床应用，基于所积累的数据和应用反馈，在硬件适配性、人机界面友好性、操作便捷性、系统运行流畅性等方面进行优化和发展，进一步提升医生使用体验，使之成为适配国产医用重离子加速器的标配放射治疗计划软件。

治疗计划系统软件的优化提升，不仅可以提高治疗效率，同时还可以提升医生使用体验和患者治疗感受，是重离子治癌技术重点发展方向之一。

4. 围绕重离子治疗的综合治疗研究

细胞免疫疗法多无不良反应，可以有效提升患病者的生活质量，激活患者体内免疫细胞，达到杀灭肿瘤细胞的目的，同时机体内免疫细胞分布广泛，可以杀灭残存的肿瘤细胞。细胞免疫治疗可以提高机体的免疫和造血功能，对于增强放化疗的耐受和治疗效果具有重要作用。生物治疗可以激发机体自身的免疫保护作用，增强免疫系统的能力，从而达到抑制或阻止肿瘤的生长、转移和复发的目的。对手术后或放化疗后的患者治疗效果显著，能消除残留微小的转移病灶，防止癌细胞扩散和复发，提高机体免疫力。

依托先进的重离子技术，开展重离子治疗与细胞免疫疗法等方法结合的肿瘤综合治疗研究是当前热门研究领域之一。

5. 基于人工智能技术的重离子云体系的建立及应用

精准医学的科学研究离不开大数据的支撑。放射治疗大数据平台的构建是目前精准医学的热点研究领域之一。重离子云体系将通过影像数据收集、统计、研究、诊疗，构建重离子精准放疗数据云中心，通过有效利用医疗大数据，深入挖掘影像数据与病情之间的联系，可更准确地分析出针对个体的诊断与治疗方案，基于大数据建立相对成熟重离子治疗模型，助力精准治疗。

基于人工智能技术的重离子云体系将以网络为渠道，深入挖掘放疗行业大数据，打造放疗领域的垂直大数据和数据分析引擎，打通康复、养老、医保等医疗健康行业更多环节并建立数据链条与相互数据支持。引入离子放疗领域顶级专家集群，打通医生和医生、医生和患者之间的医学交流绿色通道，利用互联网的科技手段帮助放疗患者解决各类疑难杂症、并发症、后遗症、不良反应等问题，为肿瘤放疗患者提供高品质咨询服务，填补我国诸多因素造成的随诊服务领域空白，提升医疗水平，更好满足患者需求。

6. 发展国产重离子治疗技术所需的政策支持

除以上技术因素外，重离子放射治疗医师、

物理师，医用重离子加速器研发、运行等相关专业技术人才的培养，商业医疗保险的拓展和社会医疗保险的纳入，国产设备优先配置、临床试验改革、审评注册程序优化以及投资模式的构建等都是影响我国重离子治疗技术发展的重要因素。

重离子治疗产业发展需要充满活力的一流科研组织人才和科技评价体系支撑。将攻克国家战略"瓶颈"、国际科技前沿"难点"和产业应用需求"痛点"紧密结合，建立重离子治疗人才培养、人才激励和人才发展的长效机制，开设相关的大学本科和研究生专业，在重离子治癌产业发展创新实践中锤炼培养一支掌握核心技术的专业人才队伍。

从医疗价值、社会价值、经济性和区域经济发展水平等方面综合考虑，适时将重离子治疗纳入区域医保。美国、日本、德国等应用国家均是较早开展质子重离子医疗商业保险的国家。在政策性保险领域，日本走在了世界前列，目前日本政府已经将多个拥有成熟治疗经验和较高社会需求病种的质子重离子治疗纳入基本医保范畴。我国可以根据区域经济发展情况和医保水平，适时将重离子治疗纳入区域医保，并设立相应的商业保险产品。

借鉴国外质子重离子治疗技术发展的经验。在日本，除大阪重离子中心外的质子重离子医疗机构都是由政府出资建设；德国重离子治疗中心也是由政府出资建设。日本和德国已形成了科学合理、简化可行的重离子治疗系统注册审批机制。我国应借鉴发达国家经验，在国产重离子治疗设备优先配置、简化审评与审批流程以及政府资金等方面予以支持。

（三）我国重离子治疗技术发展风险分析

重离子束以其独特的深度剂量分布、高的相对生物学效应等优势，被誉为最先进、精准、高

效和安全的放疗方法。医用重离子加速器是规模最大、最先进的医疗器械，在医疗装备制造、运行维护和医疗服务产业创造数千亿的产值，创造巨大的经济和社会效益。本节从政策、技术、市场等角度讨论国内重离子治疗技术发展风险。

1. 产业政策引导与支持

据统计，2018 年我国新增癌症患者超过 400 万例，发病率、死亡率均位居全球第一，国家将癌症预防和治疗新方法的研究列为"人口与健康"战略目标的主要内容之一。同时，国内医疗器械行业的市场规模已达 1500 亿元，但大型高端医疗装备市场长期由国外品牌占领，超过 95% 的高端医疗器械需要进口，重点方向存在"卡脖子"现象。

国家相关部门将高性能诊疗设备研发和产业化列入创新高技术、战略性新兴产业规划。国务院办公厅《关于支持甘肃经济社会发展的若干意见》《国家发展改革委、财政部、工业和信息化部关于印发高性能医学诊疗设备重大创新发展工程实施方案的通知》《甘肃省人民政府关于贯彻落实国务院关于加快培育和发展战略性新兴产业决定的意见》中将医用重离子加速器列入专项目录并进行了工作部署。

重离子治疗技术及装置是原子核科学技术在生物医学领域放射治疗中的应用与发展，是诸多学科高新技术的集成创新，可极大促进我国肿瘤治疗的水平，提高患者健康水平和生存质量，符合"中国制造 2025""健康中国建设"等国家战略，对于加快大型医疗装备的国产化，促进相关装备制造业的技术进步和产业繁荣都具有十分重要的意义。

2. 技术稳定性、成熟度、先进性

目前，治疗肿瘤的 3 种常见方式有手术、化疗、放疗。重离子束以其独特的深度剂量分布、高相对生物学效应等常规放疗方法难以比拟的优

势，被誉为放疗领域中最为先进和有效的方法。

美国、日本、德国、中国是世界上较早实现重离子临床治疗肿瘤的4个国家。日本已先后建设了6个科研、医用装置进行重离子束临床治疗肿瘤，并计划在全日本筹建多个重离子/质子治疗中心。在德国，GSI科研装置上开展了重离子束治疗肿瘤临床治疗，后建设了海德堡装置长期在用。意大利、奥地利分别建设了本国的医用重离子加速器并投入运行。中科院近代物理所科研装置上开展了重离子束临床治疗肿瘤前期研究、武威医用重离子加速器完成了临床实验治疗即将投入使用、兰州医用重离子加速器正在建设；上海质子重离子医院重离子加速器2015年5月投入使用。截至目前，全世界目前已累计完成2.4万例以上患者治疗。尤其是近3年来，重离子治疗病例数快速提高，国内外新的重离子治疗装置建设计划不断提出。

上述情况表明，重离子治疗肿瘤技术的成熟、稳定、先进性，已逐渐被大家所认可，但受限于医用重离子加速器庞大的投资规模以及公众的认知度，其发展尚处于推广阶段，随着相关技术和效果的不断发展，重离子治疗技术会展现出其优越性。

此外，其他治疗癌症的方法（如中药治疗、生物基因治疗、硼中子俘获疗法）中，中药治疗缺乏科学化、系统化的实践；生物基因治疗近年来在理论上有所突破，但禁忌证多，而且目前只能与手术、化疗和放疗方法联合应用，起互补作用；硼中子俘获疗法仍处于研究阶段，治疗病例远少于重离子治疗的病例数。

可以预计在未来几十年内，其他治疗癌症的方法难以替代放疗，而采用重离子束的放疗将成为重要的肿瘤治疗方式。

3. 市场规模和收益

(1) 医用重离子加速器产业：医用重离子加速器是目前世界上投资额最大、技术最为复杂的医疗器械，国内属于Ⅲ类医疗器械和Ⅰ类射线装置，相关生产企业需满足国家医疗器械及环境保护主管部门的最高级别管理；同时，3年以上建设周期，技术研发、运营人员的专业性等要求提高了企业的能力和资质门槛。国际上主要有日本的日立公司、德国的西门子公司，国内主要有兰州科近泰基公司。日本和德国企业重离子治疗装置报价在10亿~15亿元人民币范围内，国内企业报价在5亿~7亿元人民币。鉴于以上原因，建造医用重离子加速器的技术不会出现简单复制的情况。

我国每年新增肿瘤患者400万例以上，按照60%需要采用放射治疗，其中20%的放疗患者更适宜或者选取重离子治疗计算，预计每年有约48万例患者可用重离子治疗。按照一套装置年治疗2000例患者估算，我国将有数百套装置的市场需求（日本规划50~60套装置）。此外，医疗装置后期运行维护需求巨大，每年的运行维护成本约为装置投资的8%~10%，依照装置7亿~8亿元造价计算，我国将会有上千亿元的医用重离子加速器及技术服务市场，前景广阔。

(2) 重离子治疗服务产业：在国内，医用重离子加速器的用户按照由国家发布的大型医用设备配置许可管理，要求医疗单位满足三级甲等医院、开展10年以上放疗业务以及使用人员相应资质等条件，一方面可保证医用重离子加速器及治疗技术顺利投入使用，产生相应社会、经济效益；另一方面减少重离子治疗技术及装置的无序推广和野蛮竞争。

根据发达国家每千万人配置一台医用重离子加速器的标准以及国内现有患者情况，国内需要配置百台以上的医用重离子加速器。此外，从国外的经验来看，患者数量远远超过治疗装置运行能力，且与其他治疗方式相比治疗效果好，费用近似或略高。日本多个装置已完成 1.6 万例以上患者治疗；日本政府已将重离子治疗纳入部分医保体系，患者治疗费用约为 20 万人民币。与重离子相近的质子治疗，美国洛马琳达学院的质子治疗中心，1996 年起即实现治疗 1000 患者；美国佛罗里达大学质子治疗中心 2006—2012 年治疗患者 4200 多例，以商业保险为主，每位患者收费 3 万~4 万美元。在国内，上海市质子重离子医院截至 2019 年 2 月完成 1800 例患者收治，重离子治疗费用约 27 万元人民币。

一方面，重离子治疗肿瘤的疗效好，不良反应小，特殊病适应性高，患者生活质量大幅提高；另一方面，现有治疗方式一个肿瘤患者从发现到最终治疗结束全部费用远远超过 20 万元。比较起来重离子治疗方式收费较为合理，且患者充足。医用重离子加速器的推广应用不会分流医疗服务市场，能够实现单装置的未来市场预期目标。

参考文献

[1] Chatterjee A, Tobias C A, Lyman T J. Nuclear Fragmentation in Therapeutic and Diagnostic Studies with Heavy Ions. Spallation Nuclear Reactions and Their Applications, 1978.

[2] Balagamwala E H, Stockham A, Macklis R, et al. Introduction to radiotherapy and standard teletherapy techniques. Developments in Ophthalmology. 2013, 52: 1-14.

[3] Suit H, Delaney T, Goldberg S, et al. Proton vs carbon ion beams in the definitive radiation treatment of cancer patients. Radiotherapy and Oncology. 2010, 95(1):3-22.

[4] Anand P. Shah, M.D., Jonathan B. et al.,Upright 3D Treatment Planning Using a Vertical CT, Medical Dosimetry, 34(2009):82-86.

[5] F. Attanasi, N. Belcari, M. Camarda, Preliminary results of an in-beam PET prototype for proton therapy，Nucl. Instr. and Meth.A 591 (2008) :296-299.

[6] Paulo Crespo, Georgy Shakirin, Fine Fiedler,et al. Direct time-of-flight for quantitative, real-time in-beam PET: a concept and feasibility study, Phys. Med. Biol. 52 (2007) :6795-6811.

[7] Kamada T, Tsujii H, Blakely E, et al.: Carbon ion radiotherapy in Japan: an assessment of 20 years of clinical experience. Lancet Oncology. 2015; 16: 93-100.

[8] Suit H, DeLaney, Goldberg S, et al.: Proton vs carbon ion beams in the definitive radiation treatment of cancer patients. Radiotherapy and Oncology. 2010; 95: 3-22.

[9] Mohamad O, Yamada S, Durante M, Clinical Indications for Carbon Ion Radiotherapy. Clinical Oncology. 2018; 30: 317-329.

[10] Mori S, Shirai T, Takei Y, et al.: Patient handling system for carbon ion beam scanning therapy. Journal of Applied Clinical Medical Physics. 2012; 13: 226-240.

[11] Furukawa T, Inaniwa T, Sato S, et al.: Performance of the NIRS fast scanning system for heavy-ion radiotherapy. Medical Physics. 2010; 37: 5672-5682.

[12] Furukawa T, Inaniwa T, Sato S, et al.: Moving target irradiation with fast rescanning and gating in particle therapy. Medical Physics. 2010; 37: 4874-4879.

[13] Mori S, Knopf AC, Umegaki K.: Motion management in particle therapy. Medical Physics. 2018; 45: 994-1009.

[14] Iwata Y, Noda K, Takayama S, et al.: Design of a superconducting rotating gantry for heavy-ion therapy. Physical Review Special Topics – Accelerators and Beams. 2012; 15: 044701.

[15] Iwata Y, Fujita T, Fujimoto T, et al.: Development of Carbon-Ion Radiotherapy Facilities at NIRS. IEEE Transactions On Applied Superconductivity. 2018; Vol. 15, No. 3: 4400807.

[16] 王晓欣，高天欣，韩潇，等. 重离子放射治疗技术及临床应用 [J]. 北京生物医学工程，2019(3).

[17] 张力戈. 用于质子治疗的 HUST-SCC250 超导回旋加速器注入引出系统研究设计 [D]. 武汉：华中科技大学，2017.

[18] 卫增泉，孙珂珂，孙启银，等. 重离子束治疗装置及技术发展 [J]. 核技术，2008(1):53-57.

[19] 闫渊林. 灵活调控笔形束参数的点扫描照射新方法研究 [D]. 兰州：中国科学院大学（中国科学院近代物理研究所），2016.

[20] 中川惠一，癌症时代，海龙社，2018 年 10 月.

第 5 章 硼中子俘获治疗技术

一、全球硼中子俘获治疗技术发展现状

自 2010 年前后硼中子俘获治疗技术（boron neutron capture therapy，BNCT）由反应堆中子源跨入加速器中子源后，即迎来了新一轮蓬勃发展、百家争鸣的局面。本章将就全球范围的 BNCT 设备供给状况及技术发展动态进行介绍。

本节将着重介绍当前较为成熟的基于加速器的 BNCT 设备（accelerator-based BNCT，AB-BNCT）及其制造商。对于反应堆形式的 BNCT，全球当前仅有北京凯佰特公司提供微型 BNCT 专用堆设备，相关介绍可见后文。在此特别提示，截至 2021 年 8 月，全球范围内，加速器 BNCT 设备和硼药物仅在日本获批上市，用于治疗患有晚期无法手术或复发性头颈癌的患者，其他国家正处在临床试验和申报阶段。任何法规风险需由读者自行判断与衡量，本文不承担任何责任，亦不对任何设备进行推荐。

以下介绍的是当前全球主要的 AB-BNCT 设备供应商，分别是住友重工（Sumitomo Heavy Industry，SHI；日本）、CICS（Cancer Intelligence Care Systems，Inc.，日本）、NTI（Neutron Therapeutics Inc.，美国）、中硼器械（Neuboron Therapy System，NTS；中国）。对于尚未形成产业化的科研项目，则另外以表格形式呈现。以下就各个设备商的基本情况做一个简介。

（设备商选择条件：①至少已经具备一台以上经验证可运行的原型设备；②可形成全套系统，包括定位系统、治疗计划系统、剂量监测系统等；③已经获得一家以上医院安装，进行临床试验；④具备产业化生产能力。）

（一）住友重工

SHI 为全球首个进入 AB-BNCT 产业化，并成功制造首套 AB-BNCT 的设备商。SHI 的加速器中子源技术是基于回旋加速器输出 1mA、30MeV 质子轰击铍靶（beryllium）从而产生强中子源，其系统简称为 CBENS（cyclotron based epithermal neutron source）。当前 SHI 已在日本境内建成三座基于 CBENS 系统的 BNCT 设施，依照建成时间，分别建在京都大学原子力研究所（位于大阪府熊取町，2009 年建成）、南东北综合病院（位于福岛县郡山市，2015 年开幕），以及大阪医科大学所属的关西 BNCT 共同医疗中心（位于大阪府高槻市，2018 年 6 月开幕）（图 5-1）。其中，除了南东北综合病院为双治疗室配置外，其余两个设施均为单治疗室配置。目前，SHI 已经完成复发性头颈肿瘤Ⅱ期临床试验（open

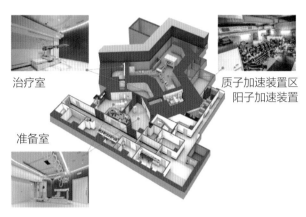

治疗室

质子加速装置区
阳子加速装置

准备室

▲ 图 5-1　南东北 BNCT 中心
图片来源：南东北医疗集团官网

label，single arm），并已经获得了日本厚生劳动省签发的制造和销售基于加速器 BNCT 系统的新款医疗器械审批许可。

（二）Cancer Intelligence Care Systems, Inc.

CICS 与日本 NCC 于 2011 年签署协议发展 AB-BNCT 技术，并在 2015 年在 NCC 东京本部完成系统安装（图 5-2），该系统装配一条垂直治疗束。CICS 使用的加速器中子源是基于射频四极直线加速器，产生 2.5MeV、20mA 的质子束轰击锂靶产生中子。CICS 所使用的加速器系由日立公司美国全资子公司 AccSys 所生产。因技术问题，安装于 NCC 的射频四极加速器当前仅能输出 12mA 的质子流强。NCC 在 2019 年 9 月取得了 PMDA 许可，将在 2019 年第四季开展皮肤黑色素瘤皮肤癌的Ⅰ期临床试验。目前 CICS 的第二套系统正在东京都江户川病院调试。CICS 的加速器 BNCT 系统名称为 CICS-1。

（三）Neutron Therapeutics Inc.

NTI 前身是美国 GTAT 公司的加速器技术部门，后因 GTAT 公司宣告破产，该团队脱离后成立现在的 NTI 公司。NTI 与芬兰赫尔辛基大学附属医院（原使用 FiR-1 反应堆进行 BNCT 临床试验）在 2016 年签订协议，将于该医院安装一套 AB-BNCT 系统，装配一个水平治疗束；该系统于 2018 年开始安装，2019 年完成调试。NTI 的 AB-BNCT 系 统 称 为 NuBeam（图 5-3、图 5-4），是基于静电式直线加速器的中子源系统，利用 2.5MeV、30mA 的质子束轰击旋转锂靶产生中子。根据 NTI 公司新闻，该公司将与日本德州会集团所属湘南镰仓综合医院合作安装第二套

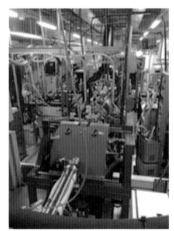

射频四极加速器

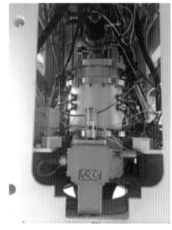

靶体系统

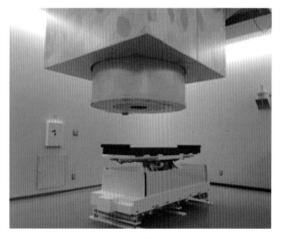

照射室

▲ 图 5-2　CICS
图片来源：NCC 官网

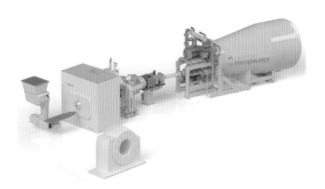

▲ 图 5-3　**NuBeam** 设备
图片来源：NTI 官网

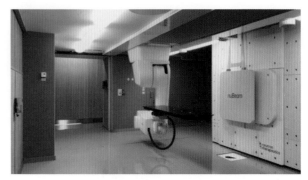

▲ 图 5-4　**NuBeam** 治疗室
图片来源：NTI 官网

NuBeam 设备。

（四）Neuboron Therapy System

NTS（图 5-5）是我国首个进入加速器 BNCT 产业化的企业，于 2017 年由母公司南京中硼联康医疗科技有限公司设立，专注于加速器 BNCT 完全方案的设计开发。NTS 与厦门建发集团所捐赠设立的厦门弘爱医院于 2018 年 8 月签订了合作协议，共建我国首座 BNCT 临床治疗与研究中心，装配 3 个治疗室（双水平、单垂直），建成后将是全球最大的单体 BNCT 设施。该中心于 2021 年 2 月建筑交付使用，8 月完成设备安装调试并引出中子束，预计 2021 年底启动人体临床

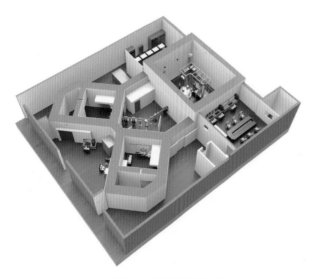

▲ 图 5-5　**NTS** 设施布局
图片来源：NTS 供图

研究，但在本文撰写时尚不明确。NTS 采用的加速器中子源系来自于俄罗斯布德尔核物理研究院（Budker Institute of Nuclear Physics，BINP）所发展的 VITA（vacuum insulation tandem accelerator）加速器，原型机安装于 BINP 所内，已经达到研制验证要求；厦门弘爱医院所用的 ISO-13485 版本则由 NTS 定制设计、TAE（Tri Alpha Energy）公司负责建造，当前全机正在 BINP 调试。该系统使用静电式串列加速器产生 2.5MeV、10mA 质子束轰击固定式锂靶产生中子。此外，NTS 已与上海仁济医院签署合作意向，将兴建上海首座 BNCT 中心，服务长三角地区人群。海外，NTS 将与意大利国家强子治疗中心 CNAO 合作兴建第一座同时装配有质子、重粒子及 BNCT 的综合粒子治疗中心；美国方面，NTS 与 TAE 所属子公司 TLS 合作，共同推进兴建美国第一座 AB-BNCT 中心。

除了上述已经形成产业化能力的四个设备系统商外，全球尚有多个已经立项开展的 AB-BNCT 项目，因篇幅有限，在本书中将不一一介绍，而以表格形式统整提供读者参考，详见表 5-1。

二、BNCT 设备的不同方案特点分析

（一）回旋加速器方案优缺点分析

与基于反应堆的 BNCT 方案不同，基于加

表5-1 全球 AB-BNCT 系统主要研制单位

系统设备商/研制单位	国家	已知采用的医院或单位	加速器类型	加速器制造商	质子能量	额定流强	靶材	中子能量小于1MeV
Sumitomo Heavy Industry 住友重工	日本	京都大学 南东北总和病院 关西BNCT共同医疗中心	回旋加速器	自制	30MeV	1mA	^{9}Be	否
CICS	日本	日本国家癌症中心 东京江户川病院	RFQ直线加速器	AccSys	2.5MeV	20mA	^{7}Li	是
Neutron Therapeutics Inc.	美国	芬兰赫尔辛基大学附属医院	静电直线加速器	自制	2.5MeV	30mA	^{7}Li	是
Neuboron Therapy System 中硼(厦门)器械公司	中国	厦门弘爱医院 上海仁济医院 意大利国家强子治疗中心 俄罗斯BINP(原型机)	静电串列直线加速器	TAE	2.5MeV	10mA	^{7}Li	是
筑波大学	日本	In-house(东海村)	DTL+RFQ直线加速器	三菱重工	8MeV	10mA	^{9}Be	否
名古屋大学	日本	In-house	Dynamitron静电直线加速器	IBA	2.5MeV	15mA	^{7}Li	是
SARAF	以色列	In-house	RFQ+超导直线加速器	自制	40MeV	5mA	^{7}Li	否
CNEA	阿根廷	In-house	静电串列直线加速器	自制	1.4MeV（d）	30mA	^{9}Be	否
INFN	意大利	In-house	RFQ直线加速器	自制	5MeV	30mA	^{9}Be	否
DAWONSYS	韩国	In-house	DTL+RFQ直线加速器	自制	10MeV	8mA	^{9}Be	否
中国科学院高能物理研究所	中国	In-house	RFQ直线加速器	自制	3.5MeV	10mA	^{7}Li	否

速器的 BNCT 通常需要采用一定能量的质子束轰击靶来获得所需的中子束流。一般基于加速器的 BNCT 靶系统通常采用 Li 靶和 Be 靶两种材料，也有利用 Ta 靶材料来产生中子。对于应用于 BNCT 的回旋加速器，与 PET 所用回旋加速器有较大不同，需要较高流强（质子束流流强＞1mA），通常采用基于外部强流离子源的等时性回旋加速结构模式，其提供的质子束流特点为质子能量在 10～30MeV 的中能质子、束流工作模式为连续波（continuous wave，CW）模式、质子束流平均流强＞1mA。相比于目前较常见的采用较低能量质子（2～5MeV）的旁阈值模式中子源，基于回旋加速器的 BNCT 具有质子束流能散小、单位流强中子产额高、中子平均能量适中（近似或低于反应堆中子源平均能量），以及能耗（靶上束流功率 10～30kW）较低的特点。

　　BNCT 所用等时性回旋加速器结构一般由外部强流负氢离子源、轴向垂直注入结构和等时性磁场回旋约束、1/2λ 高频腔体加速、碳膜剥离引出结构等组成，能够获得较高束流流强。原理上与 PET 所用等时性回旋加速器近似。但由于 BNCT 所需流强高，达到毫安量级以上，因此，需要采用外部的负氢离子源来产生 10mA 以上负氢束，通过注入系统注入加速器，利用高效剥离引出方式（99% 以上）获得所需的强流质子束。中国原子能科学研究院正在研制一台可用于 BNCT 的 14MeV 强流等时性回旋加速器（图 5-6），该装置直径＜1.8m，重 15000kg，设计质子束流流强＞1mA。该加速器结构简单，占地空间小，易于调试运行，有望在医院环境中广泛应用。

　　由于回旋加速器产生的质子束束斑直径＜1cm，通常在加速器和靶之间连接一小段束流管道，通过四级透镜或者旋转磁铁等元件，将束流直径扩展到 10cm 量级，并均匀地轰击到中子

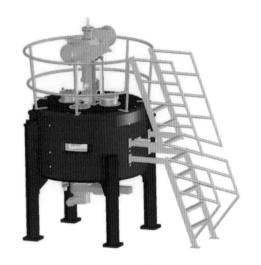

▲ 图 5-6　14MeV 强流回旋加速器装置示意图

靶上。

　　为达到 BNCT 所需要的超热中子通量，目前国际已完成建造并运行的 30MeV 质子回旋加速器中子源的束流功率为 30kw。质子回旋加速器的中子源靶体通常采用 Li 靶和 Be 靶，其中 Li 靶的阈值为 2MeV，其产生平均中子能量较接近 BNCT 要求，能谱整形相对容易，但 Li 的熔点低，靶冷却系统复杂，Li 易氧化，不能直接与空气或水接触，制作工艺复杂。Be 靶的反应阈值为 4MeV，其产生中子能量较高，能谱整形难度较大，但 Be 靶熔点高，可简化冷却系统，并可直接置于空气或水中，制作使用方便。

　　采用中能质子束产生的中子源目前还需要对其进行必要的辐射屏蔽设计，辐射屏蔽不仅需要对照射期间的瞬发辐射进行防护，同时由于较高的质子能量产生的中子能谱将从热中子延伸到质子束流能量，以及质子本身发生的核反应均会引起整个中子源装置的活化。活化产生的残余辐射具有活化核素组成复杂、较长半衰期的特点，对残余辐射场的防护也应考虑到整体的防护设计中去。残余辐射场不仅对患者产生额外照射，同时会制约医务人员以及设备维护人员的正常作业。

　　在技术成熟与运行可靠方面，强流束的等时

性回旋加速器和高功率靶系统经过几十年的技术积累、多个项目的建设经验和长期运行维护实践，特别是各国在同位素药物生产技术的研发成果，为 BNCT 回旋加速器打下了可靠的技术基础。并且 BNCT 回旋加速器可通过采用双向剥离引出方式，提供多个通道的引出束流，使得 BNCT 回旋加速器在开展 BNCT 研究工作的同时，还可开展同位素药物研究和生产工作，可谓一机多用，从而实现功能效应的最大化。

综上，基于回旋加速器的 BNCT 方案优缺点总结如下。

优点如下。

(1) 能量可以按靶的不同选择适当选取，可以覆盖 BNCT 各种方案的能区。

(2) 充分满足 BNCT 对打靶流强的需求，可提高超热中子通量，为进一步缩短治疗时间提供可能。

(3) 加速器结构较为紧凑，适合医院安装。

(4) 满足 BNCT 需求所需的技术成熟度高。

(5) 加速器的功率转化效率较高。

(6) 加速器可开展同位素药物生产，一机多用。

缺点如下。

(1) 加速器需要大型水冷系统。

(2) 加速器靶系统的维护复杂，需要进行放射性操作。

（二）电磁直线加速器方案优缺点分析

基于射频直线加速器（RF-linac）的 BNCT 一般采用加速器提供的质子束打锂靶或铍靶，或通过加速氘离子打铍靶，产生中子。射频直线加速器一般由离子源、低能束流传输线、射频四极加速器、漂移管以及高能束流传输线组成。为达到 BNCT 所需要的超热中子通量，加速器的束流功率要大于 30kW。射频加速器一般应工作在连

续波（continuous wave，CW）或接近 CW 的高工作比上。直线加速器的构成与打靶束流的能量要求相关。在选择锂靶或氘靶的情况下，打靶束流的能量要求在 3MeV 以下，仅仅射频四极加速器即可满足加速需求。而如果采用铍靶，打靶束流的能量要求在 10MeV 左右，由于射频四极加速器随能量的提高加速效率显著降低，最多只能将束流加速到 3～5MeV，因此还需要在射频四极后面增加一段漂移管直线加速器，进一步提高束流能量。但是，增加 DTL 加速器，会增加加速器的造价，并增大加速器调束、运行和维护的难度。

射频直线加速器除了加速结构本体外，还需要射频功率源为其提供加速电场。频率在 300～400MHz 范围内可以选择速调管功率源，200MHz 以下可以选择四极管或固态管子。商品化的速调管可以提供数百到上兆瓦的连续波功率，能够满足加速器对高束流功率的需求。四极管和固态管的单台功率能力不及速调管，但可以采用多台并馈的方法为加速腔体提供所需的射频功率。采用较高频率可以减小加速器的尺寸，但必须考虑高功率密度的腔体散热能力。采用较低频率虽然增大了加速器尺寸，但是对于射频四极加速器，有利于降低腔体功耗，节省功率源投资与运行成本，还有利于腔体除热。

从束流物理的角度看，射频直线加速器在低能段采用射频四极加速结构，可同时实现对强流束的聚束、加速和聚焦，保持束流的良好品质，对于有效控制束流损失，提高束流传输效率具有十分重要的意义。漂移管直线加速器在低能段具有很高的加速梯度（$E_0=3\text{MV/m}$），能迅速提升束流能量，并利用强聚焦原理为束流提供很强的聚焦作用。

在技术成熟与运行可靠方面，强流束的射频四极加速器和漂移管直线加速器经过几十年的技术积累、多个项目的建设经验和长期运行维护实

践，特别是各国在散裂中子源和加速器驱动的次临界反应堆系统（accelerator driven sub-critical system，ADS）系统的研发成果，为 BNCT 射频直线加速器打下了可靠的技术基础。

综上所述，基于射频直线加速器的 BNCT 方案优缺点总结如下。

优点如下。

(1) 能量可以按靶的不同选择适当选取，可以覆盖 BNCT 各种方案的能区。

(2) 充分满足 BNCT 对打靶流强的需求，可提高超热中子通量，为进一步缩短治疗时间提供可能。

(3) 加速器结构较为紧凑，适合医院安装。

(4) 加速器提供的良好聚焦能力，能够保持强流束的优异性能，可很好地控制束流损失，避免束损引起的运行不稳定。

(5) 满足 BNCT 需求所需的技术成熟度高。

缺点如下。

(1) 加速器的功率转化效率低。

(2) 加速器除热需要大型水冷系统。

(3) 加速器射频功率源系统价格昂贵，速调管系统运行维护复杂。

（三）静电直线加速器方案优缺点分析

1. 静电加速器简介

静电加速器是利用直流高压静电场对带电粒子进行加速的装置。1929 年范德格拉夫首先提出了静电加速器的原理：一个圆筒形金属高压电极由几根绝缘柱支撑，位于底部电晕针排加电压后，电晕放电产生的离子（或电子），由橡胶带输送到高压电极上，产生的高压用以加速带电粒子。早期静电加速器工作在大气中，由于气体击穿，限制了高压的进一步升高。为了提高静电加速器的工作电压和束流强度，将静电加速器放置在钢筒内，钢筒内充有绝缘性能良好的高压气

体，可提高静电高压发生器的耐压强度，从而得到更高能量的带电粒子束。静电加速器中带电粒子的能量单一且连续可调，可加速多种离子或电子，聚焦性能良好，是核物理实验及应用的理想工具之一。

静电型加速器（图 5-7）主要包括高压发生器、离子源（电子枪）、加速管、束流传输及匹配单元等。

高压发生器是静电加速器的核心部分，用来产生加速高压，要求高压输出稳定，故障率低。质子束由电子回旋共振（electron cyclotron resonance，ECR）离子源或高频离子源产生，引出电压为 15～40kV，经过初聚焦后进入加速管加速。由于离子源位于高压端，频繁的打火容易造成高压端设备的故障，因此要求离子源能够长时间稳定工作。加速管是对带电粒子实现加速以提高能量的设备，一般由多段瓷环与金属电极片交替粘接或焊接而成。加速管的关键指标是其耐压能力，这不仅与加工工艺相关，还受到全电压

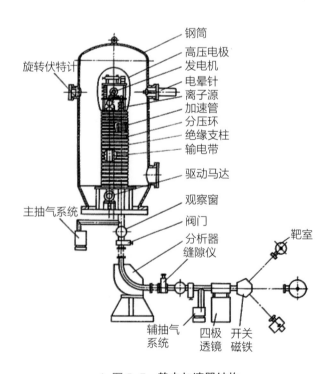

▲ 图 5-7　静电加速器结构

效应和电子负载效应的限制。

2. 可用于 BNCT 的静电加速器类型

根据 BNCT 的要求，从技术上来说，用于 BNCT 的静电加速器要求能量范围 1.8～4MeV，束流强度为 10～30mA。能量范围与所用靶材料有关，束流功率决定了产生中子通量。目前，国际上在研的可用于 BNCT 的静电加速器方案主要有以下几种。

(1) 基于静电四极透镜结构的静电加速器（图 5-8）：美国 LBL 提出了基于静电四极透镜加速结构的静电加速器（图 5-8），该加速器的核心部件是中心孔直径为 6cm、总长为 3.6m 的静电四极透镜加速芯柱，芯柱外围的空芯变压器用来产生加速器所需高压。整个结构被放置在直径 2.4m、长度 6.1m 的充有六氟化硫绝缘气体的钢筒内。该加速器设计目标是最高可提供能量为 2.5MeV、束流功率为 125kW 的质子束。静电四极透镜结构中横向聚焦电场和轴向加速电场是分离的，使得它可以在不超过轴向电场击穿极限的情况下，提供非常强的横向聚焦力，这对于强流束的传输非常重要。此外，加速器芯柱内产生的二次电子可以被横向电场快速移除，从而避免电

子倍增。

(2) 串列静电加速器：串列加速器是利用一个高压电极使带电粒子获得两次加速的静电型加速器，它可以在同样的高压下，使粒子的能量提高 1 倍，因此得到了广泛的应用。

俄罗斯科学院新西伯利亚核物理研究所（Budker Institute of Nuclear Physics, BINP）提出了一种基于真空绝缘串列加速器的 BNCT 治疗装置，如图 5-9 所示。该方案中，高压发生器采用成熟的工业用高压变压器型加速器系列加速器，高压电极电压为 1.25MV，负氢离子束注入加速器后首先被加速到 1.25MeV，经过气体剥离后，负氢离子被转换成质子，然后质子束被相同的高压再加速一次，从而最终的质子束能量达到 2.5MeV。该装置可提供 2.5MeV、10mA 的质子束轰击锂靶产生中子束用于 BNCT 相关研究。

(3) 基于折叠串列和静电四极透镜的静电加速器：图 5-10 给出的是阿根廷正在研发的基于垂直折叠串列和静电四极透镜加速结构的静电加速器装置。其设计指标为 2.5MeV、30mA，靶物质为锂靶。由于采用串列的方式，仅需 1.25MeV 的高压即可得到 2.5MeV 的质子束，同时采用折

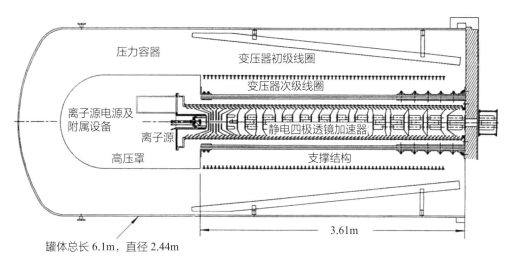

▲ 图 5-8　静电四极透镜静电加速器结构

引自 J. w. Kwan, E. Henestroza, C. Peters, et al. AIP Conference Proceedings, 1997, 392:1313-1315.

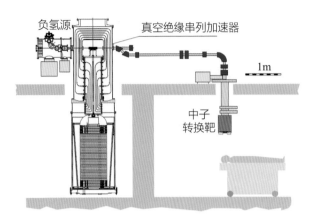

▲ 图 5-9 基于真空绝缘串列加速器的 BNCT 治疗装置
引自 V. Aleynik, A. Burdakov, et al. Applied Radiation and Isotopes 69, 2011, 1635-1638

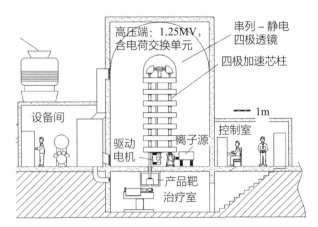

▲ 图 5-10 基于垂直折叠串列和静电四极透镜的静电加速器装置示意图
引自 A.J. Kreiner et al. Nucl. Instr. and Meth. in Phys. Res. B 261, 2007,751-754

叠的方案，可以将离子源放在地电位运行，从而简化结构，增加运行的稳定性。整个加速器设计是在空气中运行的，从而可以避免使用压力容器和绝缘气体系统。

3. Neutron Therapeutics 公司 BNCT 装置

据报道，Neutron Therapeutics 公司成功研制了一台可用于 BNCT 的质子加速器系统（图

5-11），可提供 2.6MeV、30mA 的质子束轰击旋转固态锂靶产生中子。这台加速器包括 2.45GHz ECR 离子源、15 个模块化加速单元、高能传输线、固态锂靶系统、完备的辅助支撑系统等。据报道，该装置已成为固定型号产品，并开始商业化推广，这也是公开报道唯一具备商业化条件的用于 BNCT 的静电加速器装置。

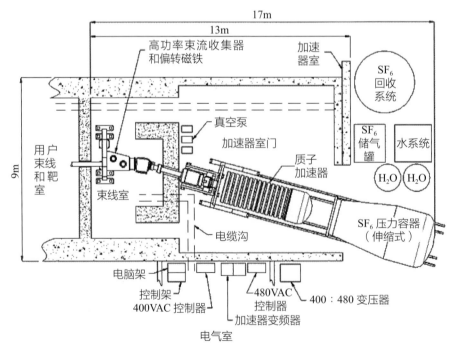

▲ 图 5-11 Neutron Therapeutics 公司质子加速器系统
引自 https://www.d-pace.com/?e=186

在国内，近代物理研究所等单位正在进行用于 BNCT 的静电加速器研发，但未见具体进展的报道。目前，可用于 BNCT 装置的高压发生器已有部分商业化的产品可用，如表 5-2 所示。而高稳定性的离子源，适用的加速结构以及强流束的传输研究等还都处于试验阶段。

静电加速器作为 BNCT 装置的方案之一，经过多年的发展，已经形成了标准产品。在选择使用锂靶的前提下，静电加速器可以产生和传输 2.5MeV、30mA 的质子束，与直线加速器比较具有一定的优势：①加速器结构简单紧凑，附属设施要求不高，建造成本非常低；②没有昂贵且故障率较高的高频系统，因此运行和维护非常简单，对运行维护从业人员的资质要求不高，运行维护成本低廉；③静电加速器所有部件都可以国产化，没有禁运和卡脖子的风险。

然而，尽管从事用于 BNCT 的静电加速器研究的单位较多，但是公开报道研制成功的只有美国 Neutron Therapeutics 一家，因此说明强流静电加速器的研制难度非常高，主要集中在：①高压端离子源及低能束流输运线（low energy beam transport，LEBT）的设计问题，由于真空和离子源供气等原因容易出现高压打火，从而损坏高压端的电子设备；②强流质子束的加速和传输始终是各种类型静电加速器研制中不可逾越的难题，强流束在加速管中的发散而引起束流崩溃是加速器调试过程面临的最大困境；③国内开展 BNCT 装置研究的单位，大多选择直线加速器方案，在一定程度上也制约了静电加速器的发展。

笔者认为，静电加速器尽管在技术上有难度，但是已经有了 Neutron Therapeutics 加速器的成功案例，说明其技术难度并非不可克服。从另一个角度说，静电加速器结构简单、建造和运维成本低，在应用推广上具有巨大的优势，因此，需要感兴趣的科研部门和应用单位重视静电加速器技术研发，争取早日突破技术壁垒，实现国产化和商业化。

（四）中子发生器方案优缺点分析

基于氘氚（D-T）和氘氘（D-D）聚变反应的加速器中子源是重要的单能快中子源，可分别产生 14.5MeV 和 2.5MeV 的准单能快中子，通常被简称为中子发生器。D-T 和 D-D 聚变反应的特点是在较低的氘束流能量条件下有高的核反应截面，用低能加速器就可以实现高的中子产额，即可以实现中子源的小型化。就目前的发展现状，可将中子发生器分为密封中子管、强流中子发生器和紧凑型中子发生器等三种类型。下面首先对上述三种中子发生器的特点及应用范围进行简单总结与综述。

密封中子管为一次性真空密封装置，D 束流能量一般取在 80～120 keV 范围，其优点是体积很小，缺点是寿命短，中子产额低，D-T 和 D-D 快中子产额分别约在 $10^8 \sim 10^9 n/s$ 和 $10^6 \sim 10^7 n/s$，主要被用于石油测井和其他中子应用技术研究。

强流中子发生器一般采用 300～600 kV 高压加速器加速 10～50mA 的氘强流束，轰击大面积

表 5-2　目前国内可用于 BNCT 的高压发生器

公司 / 科研院所	型　号	能量范围（MeV）	束流功率（kW）	最大束流强度（mA）
俄罗斯新西伯利亚核物理研究所	ELV-8	1.0～2.5	90	50
中科院近物所 / 江苏达胜	DG-2.5	1.0～2.5	90	50
无锡爱邦	AB2.5	2.5	100	40

旋转靶产生快中子，其 D-T 和 D-D 快中子产额分别可达到 $10^{12}\sim10^{13}$/s 和 $10^{10}\sim10^{11}$n/s。例如，美国的 RTNS-II 中子发生器和俄罗斯的 SNEG-13 中子发生器 D-T 中子产额均达到了 10^{13}n/s 水平，代表了强流中子发生器的最高水平；日本大阪大学和德国的 D-T 中子发生器中子产额达到了（4～6）×10^{12}n/s 量级；中国强流中子发生器的 D-T 中子产额也达到了 10^{12}n/s 量级水平。强流中子发生器的外形尺寸较大，长度可控制在 10m 范围内，一般被安装在实验室中，主要用于开展快中子物理及快中子应用技术方面的基础研究。

近 10 年来，随着小型化中子应用技术系统开发需求的不断扩大，一种有别于密封中子管和强流中子发生器的紧凑型中子发生器得到了快速发展。紧凑型中子发生器尺寸大于密封中子管，但远小于强流中子发生器，其自带真空系统可打开，靶及关键元件可更换，使用寿命长，其外形尺寸约在 200mm×1000mm 范围内，D-T 和 D-D 快中子产额分别可达到 $10^9\sim10^{13}$n/s 和 $10^7\sim10^{11}$n/s 范围。例如，美国劳伦斯伯克利实验室（Lawrence Berkeley National Laboratory，LBL）开发的高功率同轴紧凑型中子发生器，其 D-D 和 D-T 中子产额分别达到了 10^{11}n/s 和 10^{13}n/s 量级，代表了紧凑型中子发生器的世界最高水平。近年来，中国相关单位也开展了紧凑型中子发生器的开发，D-D 中子产额也达到了 10^8n/s 量级。紧凑型中子发生器的发展为包括 BNCT 在内的小型化中子应用技术的开发和应用开辟了新道路。

如前所示，基于 D-T 和 D-D 聚变反应的中子发生器中子产额高，可小型化，但其产生的中子分别为平均能量约 14.5MeV（D-T）和 2.5MeV（D-D）的快中子，要利用中子发生器开展 BNCT 方面的研究和系统开发，需将 D-T 和 D-D 快中子慢化准直为超热中子束。

研究者在早先的工作中已采用蒙特卡罗方法，开展了基于 D-T 和 D-D 中子发生器的 BNCT 中子慢化准直装置的模拟研究与设计。图 5-12 显示了基于美国 LBL 实验室开发的高功率同轴型紧凑型中子发生器的 BNCT 慢化准直器典型结构，图 5-13 给出了 D-T 和 D-D 快中子经慢化准直后的中子束中子通量分布。图 5-14 显示了基于强流 D-D 中子发生器的 BNCT 慢化准直器典型结构，图 5-15 给出了 D-D 快中子经慢化准直后的中子束中子通量分布。

由研究结果可以看出，D-T 和 D-D 快中子经慢化准直后可以得到适合用于 BNCT 研究的超热中子束，但因 D-T 和 D-D 快中子平均能量较高，需要较厚的慢化材料，慢化过程中中子损失严重，中子利用率偏低。要实现在 1h 之内完成 BNCT 治疗，对紧凑型中子发生器，其 D-T 和 D-D 中子产额需要分别大于 10^{14}n/s 和 10^{13}n/s 量级；对强流中子发生器，其 D-T 和 D-D 中子产额也需要达到上述量级。

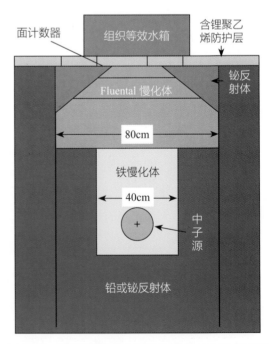

▲ 图 5-12　基于紧凑型中子发生器的 BNCT 慢化准直器典型结构

（注：Fluental 是一种固定名称复合材料）

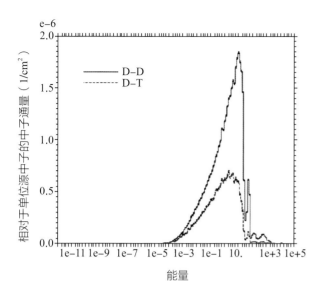

▲ 图 5-13　基于紧凑型中子发生器的慢化准直中子束中子通量分布

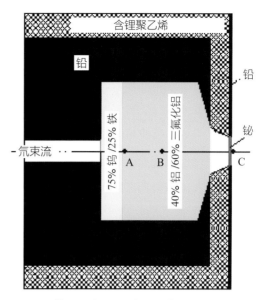

▲ 图 5-14　基于强流 D-D 中子发生器的 BNCT 慢化准直器典型结构

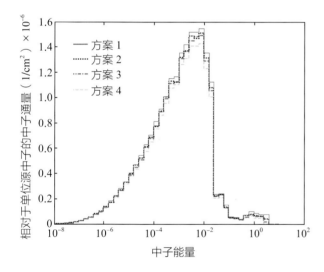

▲ 图 5-15　基于强流 D-D 中子发生器的慢化准直中子束中子通量分布

方案 1：D 束流能量 1000keV；方案 2：D 束流能量 400keV；方案 3：D 束流能量 150keV；方案 4：2.45MeV 各项同性单能中子源

按照上述中子产额要求保守估算，对氘束流能量取为 120keV 条件下的紧凑型中子发生器，D-T 中子产额要达到 10^{14}n/s，其靶上氘束流强度必须大于 2A；D-D 中子产额要达到 10^{13}n/s，其靶上氘束流强度需要达到约 40A。即使对氘束流

能量较高的强流中子发生器，D-D 中子产额要达到 10^{13}n/s，其靶上氘束流强度也需要达到约 10A。如此高的靶上氘束流强度和束流功率，对中子发生器的加速器技术及靶技术提出了十分苛刻的要求。

综上所述，相比较而言，D-T 反应截面比 D-D 高约两个量级，更容易实现高的中子产额，但 D-T 中子发生器需要大量使用氚材料，氚为战略核材料，价格昂贵且有放射性，辐射安全性也差，不利于在医院中推广应用；D-D 中子发生器不使用氚，安全性高，运行费用也低，但其中子产额的进一步提高，尚存在许多技术问题。就目前中子发生器技术水平而言，D-T 和 D-D 中子产额经努力可以分别达到 10^{13}n/s 和 10^{11}n/s 量级，经慢化准直后的超热中子束注量率只能分别达到 10^8n/（s·cm²）和 10^6n/（s·cm²）量级，与 BNCT 治疗要求的超热中子注量率 10^9n/（s·cm²）相比还存在较大差距。故基于 D-T 和 D-D 反应的中子发生器可用于 BNCT 相关的基础研究，还无法利用其开发医院专用的 BNCT 治疗装置。

（五）反应堆方案的优缺点分析

自 20 世纪 50 年代开始，BNCT 开始进入临床实施，取得了一定的疗效，尤其在恶性脑胶质肿瘤治疗方面疗效显著。迄今为止 BNCT 使用的中子束流主要是反应堆提供的，这些反应堆通常设在多用途研究中心，BNCT 仅是这些研究中心所开展研究活动的一部分。目前，许多研究中心尽管 BNCT 很成功，由于技术或财政原因而关闭这些研究堆，如美国波士顿、日本原子能研究所、捷克核研究院、瑞典和赫尔辛基研究中心等。因此，BNCT 的病例数量大幅度减少。2 年前，芬兰埃斯波的芬兰国家技术研究中心的反应堆 FIR-1 被关闭了，在过去几年里，该设施是欧洲唯一一个治疗患者的中心。赫尔辛基大学中央医院的医务人员进行了 350 多例 BNCT 研究治疗，取得了非常令人鼓舞的结果。在日本，过去开展了大多数临床 BNCT 研究治疗，2011 年 3 月日本东部大地震影响了位于东京原子能研究所 JRR-4 研究反应堆，该反应堆已被关闭。世界上曾经开展 BNCT 治疗的研究堆有 14 座，功率不同，绝大多数都已被关闭。表 5-3 列出了目前主要用于治疗患者的反应堆。

BNCT 用中子束流参数主要包括中子通量密度、中子能量、发散度和束流纯度，主要参数优缺点如下。

1. 中子通量密度

$^{10}B(n,\alpha)^7Li$ 反应在肿瘤中吸收的剂量与辐照过程中的热中子注量和 ^{10}B 浓度有关，因此照射时间也与这些因素有关。到目前为止，硼在肿瘤中的合理浓度约为 30ppm。在此值下，充分考虑的热中子注量为 $10^{13}/cm^2$。为了达到这一效果，辐照时间取决于可用的中子通量密度。目前使用的中子束强度为 $10^9/(cm^2 \cdot s)$，对应于每个场的辐照时间 50～60min。所需的最小射束强度必须确保治疗时间、舒适及患者的安全，并且肿瘤、正常组织和血液中的硼浓度在治疗本身期间变化不显著。反应堆中子源通过优化设计可以提供 BNCT 治疗所需要的中子通量密度要求。

2. 中子能量

中子能量是中子束流质量的基本参数。对于浅层肿瘤的照射，宜采用 < 0.5eV 的热中子，而对于较深的恶性肿瘤，需要使用 0.5～10000eV 的超热中子。当使用热中子束时，其强度可以等于肿瘤入口处的中子通量，而在超热中子束的情况下，组织中产生的最大热中子通量密度约为 2cm。在组织内部深处，热中子通量密度在 6cm 左右下降到最大值的 50% 左右。对于深层肿瘤，照射时间是浅表肿瘤照射时间的 2 倍。反应堆可以连续稳定运行几十小时或几十天，在深层肿瘤照射治疗中，反应堆可以满足 BNCT 的要求。

3. 中子束流发散性

对于 BNCT 使用的中子束流准直可以保证较高的穿透率，热中子通量密度在整个肿瘤厚度中更加均匀，并且最容易定位患者。通常将中子流

表 5-3　目前用于 BNCT 治疗的反应堆情况

单　位	功率（MW）	中子能量	中子通量密度 [/(cm² · s)]
日本京都大学研究堆	5	热中子 超热中子	5×10^9 7.3×10^8
中国台湾"清华大学"	2	热中子 超热中子	1.34×10^8 1.07×10^9
阿根廷巴里洛切研究中心	2	超热中子	1.1×10^9

与中子通量密度之比成为准直度，建议值为 0.7。目前，在反应堆 BNCT 中子束流设计时，很容易满足这个要求，而且有的远大于 0.7。

4. 中子束流纯度

反应堆引出的中子能谱包含热中子、超热中子、快中子及 γ 光子，经过优化设计后，满足 BNCT 中子束流中同样也包含这些不同能量的中子和 γ 光子。对于深部肿瘤的照射，超热中子可以避免损伤肿瘤周围的组织，因而，减少超热中子照射时热中子引起的污染是重要的，国际上的建议值是热中子通量密度与超热中子通量密度之比为 0.05。BNCT 特点是由于肿瘤和正常细胞之间的硼浓不同，在肿瘤细胞中通过热中子引起的反应 $^{10}B（n，m）^{7}Li$ 剂量大于在正常细胞中引起的剂量。而对于其他类型的辐射，特别是快中子和光子，往往会降低治疗效果。为此，这些不需要的辐射必须尽可能地最小化。目前作为参考值的是，快中子和 γ 光子的剂量 $< 2 \times 10^{-13} Gy/cm^{2}$。对于反应堆 BNCT 中子束的要求，目前 BNCT 中基本可以满足要求。在反应堆 BNCT 中子束流中，快中子和 γ 光子的污染是不可避免的，这就给患者增加了额外的剂量。

反应堆可以提供用于 BNCT 中子束流，而且稳定可靠，但在 BNCT 治疗中，会不可避免地带来快中子和 γ 光子剂量污染。为了减少治疗给患者带来的快中子和 γ 光子剂量污染，未来可以开发对特定肿瘤更具选择性的新型硼载体，并能够确保硼浓度比目前使用的硼载体高出大约几倍，这样可以缩短照射时间，进而降低快中子和 γ 光子剂量污染。

三、国外主要硼中子俘获治疗设备与设施介绍

（一）CICS 公司设备与相关设施

目前，全世界都在积极推进及发展 AB-BNCT 系统。CICS 也致力于基于小型加速器的 BNCT 系统研制，以便在未来可以将其广泛部署于医院。CICS 及其合作研究机构在具有丰富的反应堆 BNCT 研究经验基础上，于 2011 年 1 月与日本 NCC 签订共同研发 AB-BNCT 系统的合作协议，经过 7 年的合作开发，已成功研制出新型 AB-BNCT 系统。AB-BNCT 系统在临床试验前的进程如下。

(1) 2014 年 12 月，在 NCC 开始安装 AB-BNCT 系统。

(2) 2015 年 11 月，AB-BNCT 系统通过日本原子能安全技术中心的设施检查。

(3) 2017 年 2 月至 2019 年 1 月，对 AB-BNCT 系统进行非临床试验（物理试验）。

(4) 2018 年 5 月至 2019 年 2 月，对 AB-BNCT 系统进行性能与安全性试验。

(5) 2018 年 7 月至 2019 年 2 月，对 AB-BNCT 系统进行非临床试验（生物试验）。

(6) 2019 年 8 月 20 日，向 PMDA 提交临床试验计划申报表，经 30 天审查后获得批准。

(7) 2019 年 10 月 9 日，NCC 临床试验审查委员会（IRB）成立。

(8) 2019 年 10 月 16 日，IRB 批准并签订临床试验协议。

目前上述进程已经全部完成，正在使用 ^{10}B-4-二羟基硼基-L-苯丙氨酸（boronophenylalanine，BPA）含硼化合物进行临床研究及试验。

AB-BNCT 系统的中子产生方式存在多种核反应方案（表 5-4）。其中，基于 $^{7}Li（p，n）^{7}Be$ 反应来产生中子被认为是目前最有前途的方案，该方案是利用 2.5～2.8MV、12～20mA（射频四极、串联等）的质子束来产生中子，目前在其他机构也对是否采用该方案进行了探讨。同时，国际原子能机构（International Atomic Energy Agency，IAEA）于 2001 年提出了 BNCT 治疗

表 5-4 加速器 BNCT 产生中子的各类核反应

反 应	Eth (MeV)	Ein (MeV)	Production (n/mA s)	Fraction En < 1 MeV (%)	En, max (keV)
$^7Li(p,n)^7Be$	1.880	1.880	0	100	30
		1.890	6.3×10^9	100	67
		2.500	9.3×10^{11}	100	787
		2.800	1.4×10^{12}	92	1100
$^9Be(p,n)^9B$	2.057	2.057	0	100	20
		2.500	3.9×10^{10}	100	574
$^9Be(d,n)^{10}B$	0	0	0	50	3962
		1500	3.3×10^{11}	50	4279

准则，并指出在今后有望实现使用加速器来进行 BNCT 治疗。在此背景下，CICS 认为基于 $^7Li(p,n)^7Be$ 反应产生中子是目前 AB-BNCT 系统研制中的最佳解决方案，并最终采用了 2.5MV、12～20mA（射频四极）的质子束发生装置。

CICS AB-BNCT 系统的基本框架如图 5-16 所示，该系统在国立癌症中心的布局构想及安装后实物图如图 5-17 所示。射频四极型质子加速器安装于地下 1 层，锂靶和慢化整形体安装于地下 2 层。由于中子束流是沿垂直方向进行照射，因此采用天花板悬挂式的安装方式。

AB-BNCT 系统选择锂靶的优点在于质子束能量较低时即具有相对较高的低能中子产额。同时，$^7Li(p,n)^7Be$ 反应得到中子的能量低于

800keV，从而使慢化整形体小型化成为可能，并且所产生中子中仅存在少量快中子。由于所产生中子的最大能量值仅为 0.6～0.8MeV，只需在慢化材料中加入氟化镁即可实现慢化，且氟化镁在慢化过程中并不会被活化而产生放射性。因此，使用 Li 靶将有助于实现系统轻量化，并可减少被照射量。

Li 靶安装在铜底座上，并置于质子加速器的下方，以此来产生中子。如图 5-18 所示，最终在约 8mm 厚度的铜基板上沉积约 100μm 的金属 Li。Li 靶被 2.5MeV、20mA 的质子束照射后将产生 50kW 的热量，在质子束照射过程中需对 Li 靶进行持续冷却，使其温度保持在熔点以下。在至少为 30～60min 的治疗时间内，均需对 Li 靶

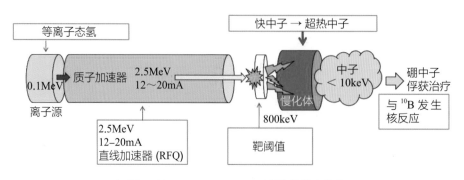

▲ 图 5-16 CICS AB-BNCT 系统的基本框架

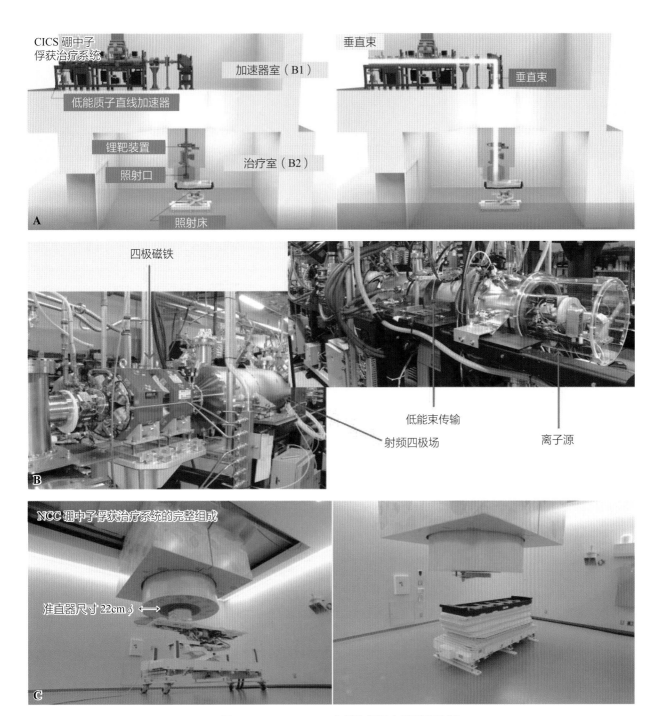

CICS 硼中子
俘获治疗系统

加速器室（B1）

低能质子直线加速器

锂靶装置

照射口

治疗室（B2）

照射床

A

垂直束

垂直束

四极磁铁

低能束传输

射频四极场

离子源

B

NCC 硼中子俘获治疗系统的完整组成

准直器尺寸 $22cm\phi$

C

▲ 图 5-17　**AB-BNCT 布局构想及安装后实物图**

进行持续冷却。另外，$^7Li（p,n）^7Be$ 反应中产生 ^7Be 的半衰期为 53 天，其间必须定期实施 ^7Be 的去除作业，以防止产生更多的 γ 射线。在针对这两项重要问题实施基础实验后，CICS 通过在锥形铜靶内部自动蒸镀锂的方法进行了实样制作。同时，为了去除金属 Li 内部存在的放射性同位素 ^7Be，采用向金属 Li 注入蒸馏水的方式将其制成废弃水溶液输送至偏远地方。

基于含有 Li 靶的 CICS-1 系统，对中子束流的物理特性和生物学效应进行了评估。中子束流的物理特性如图 5-19 所示，由图可知超热中子通量值低于国际原子能机构（International Atomic

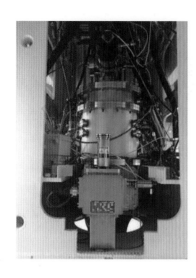
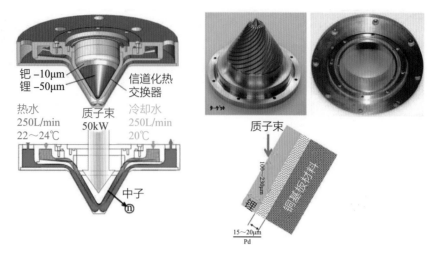

▲ 图 5-18　金属锂靶示意图及实物图

高束流品质

IAEA-TECDOC-1223
中子俘获治疗现状　2001 年 5 月

热中子：＜ 0.5eV
超热中子：0.5eV～10keV
快中子：＞ 10keV

↓

已达到 IAEA-TECDOC-1223 中的要求

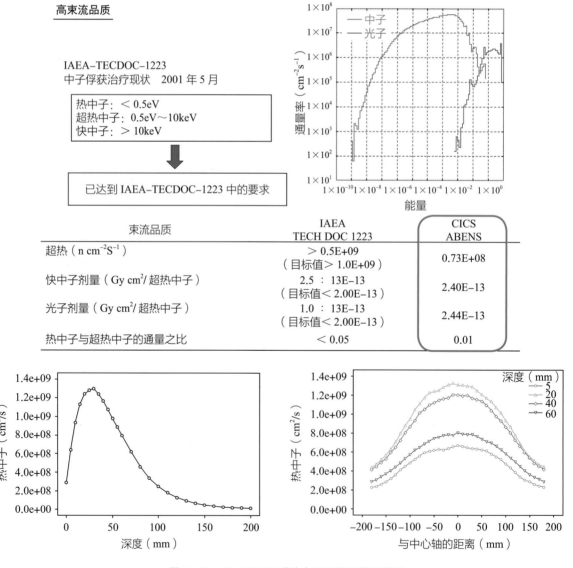

束流品质	IAEA TECH DOC 1223	CICS ABENS
超热（n cm⁻²S⁻¹）	＞ 0.5E+09（目标值＞ 1.0E+09）	0.73E+08
快中子剂量（Gy cm²/ 超热中子）	2.5 ：13E-13（目标值＜ 2.00E-13）	2.40E-13
光子剂量（Gy cm²/ 超热中子）	1.0 ：13E-13（目标值＜ 2.00E-13）	2.44E-13
热中子与超热中子的通量之比	＜ 0.05	0.01

▲ 图 5-19　**AB-BNCT 系统中子束流的物理特性**

Energy Agency，IAEA）推荐值，但这是由于系统是以 2.5MeV、12mA 的参数进行运行，当 CICS-1 以全功率运行时超热中子通量将会达到最大值。

另外，采用两种肿瘤细胞在不含 BPA 条件下评估了中子束流单独照射时的生物学效应，结果如图 5-20 所示，结果表明 RBE$_H$ 值为 1.8。在加入 BPA 后，RBE$_H$ 对总生物学效应的贡献可能很小。但中子束流单独照射的生物学效应研究结果表明，BNCT 在未来用于阿尔茨海默症等非肿瘤疾病治疗时是可以保证患者安全性的。

对于实施使用 BPA 的 BNCT 前，利用其类似物 ^{18}F-BPA 进行 PET 扫描来获得肿瘤对其摄取特性是十分有效的方法，每个患者可根据该方法获得的结果制订不同治疗计划。另外，该方法也可用于适合进行 BNCT 治疗病例的筛选，并可获得诊断和治疗所对应的分子影像。采用 ^{18}FBPA-PET 法能够推测出 BNCT 治疗时的 BPA 分布情况和摄取量，从而显著改善治疗效果。此外，该

方法还可以扩大到新型癌症的治疗和研究。

今堀、三岛等专家于 1991 年 1 月在世界上首次证明了 ^{18}FBPA-PET 法在恶性黑色素瘤 BNCT 中的有效性（图 5-21）。根据 ^{18}FBPA-PET 图像中得到的信息，能够确定肿瘤相对于正常组织的硼摄取比（T/N 比值）及浸润范围，并且能够预测硼浓度。

1994 年全世界首次针对原发性恶性脑肿瘤实施 PET-BNCT 介入的病例情况如图 5-21 所示。该患者在实施 BNCT 之前进行了 ^{18}FBPA-PET，结果证实 ^{18}FBPA 被充分摄取到肿瘤之中，进而成功使用 BPA 在核反应堆中实施了 BNCT。首例病例治疗取得成功，PET-BNCT 理论得到了证实。

随后，通过 PET 图像和动脉采血进一步对含硼药物的高精度药物代谢动力学进行了研究。针对原发性脑肿瘤的 33 个病例进行动态分析，并调查了其恶性程度与速度常数、k_1（influx）、k_2（efflux）、k_3（anabolism）、k_4（catabolism）之间的关系。使用 D/L-^{18}FBPA 或 L-^{18}FBPA 将 33 个

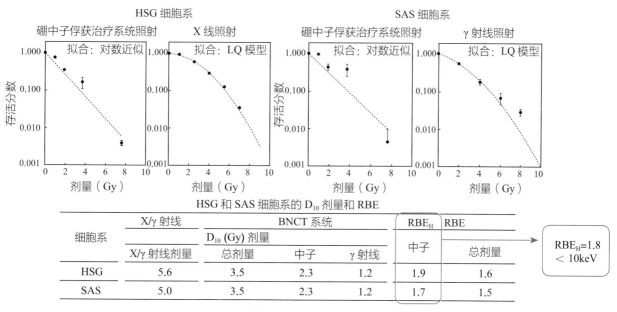

细胞系	X/γ 射线	BNCT 系统			RBE$_H$	RBE
	X/γ 射线剂量	D$_{10}$ (Gy) 剂量			中子	总剂量
		总剂量	中子	γ 射线		
HSG	5.6	3.5	2.3	1.2	1.9	1.6
SAS	5.0	3.5	2.3	1.2	1.7	1.5

$$RBE = \frac{X/\gamma \text{ 射线的 } D_{10} - BNCT \text{ 光子剂量的 } D_{10}}{BNCT \text{ 中子剂量的 } D_{10}}$$

▲ 图 5-20　**AB-BNCT 系统中子束流的生物学效应**

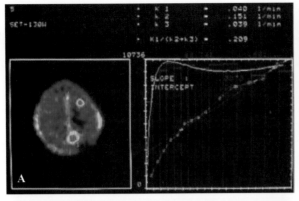

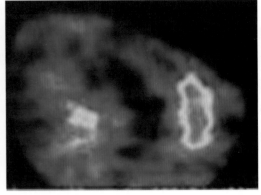

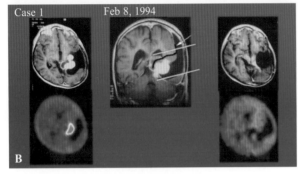

▲ 图 5-21　^{18}FBPA-PET 法在恶性黑色素瘤 BNCT 中的有效性

A. 左边是在 1991 年获得了世界上第一张恶性黑色素瘤脑转移的 ^{18}FBPA-PET 图像。右边是恶性黑色素瘤淋巴结转移的 ^{18}FBPA-PET 图像，^{18}FBPA-PET 可以获得摄取比（肿瘤与正常组织的比值，T/N 比）、浸润范围和硼浓度等重要信息。B. 这是 1994 年在日本实施的世界上首例 ^{18}FBPA-PET 和 PET-BNCT

病例分为两组，然后分别对各自的速度常数进行了探讨。结果发现 DL 体、L 体对应的 ^{18}FBPA 积累均与原发性脑肿瘤的恶性程度有关。但同时也发现 L 体的摄取量相对更多，并且发现这取决于代表氨基酸转运的 k_1 量。另一方面，并没有发现代表氨基酸代谢的 k_3、k_4 与恶性程度有关。目前，我们知道包括苯丙氨酸在内的大量中性氨基酸（large neutral amino acids，LNAA）是通过存在于肿瘤细胞中的大型中性氨基酸转运蛋白 1（large neutral amino acid transporter 1，LAT-1）被摄取到肿瘤细胞中。由于即便是 ^{18}FBPA，在使用 L 体和 D/L 体时，使用 L 体时的 k_1 值也更高，因此可以说其是由通过该 LAT-1 进行运输的情况决定的。

我们根据上述研究结果详细阐明含硼药物的药物代谢动力学。利用 ^{18}FBPA-PET 的速度常数（k_1、k_2、k_3、k_4），探讨了恶性脑肿瘤中硼浓度预测值与手术标本实测值的比较结果，结果如图 5-22 所示。在对 ^{10}B 浓度预测值与 L-^{10}B-BPA 静

脉注入 75min 之后，取出脑肿瘤组织切片的 ^{10}B 浓度实测值进行比较后明确了其相关性。

由于我们关注点不仅仅在于恶性黑色素瘤和脑肿瘤，还在于 ^{10}BPA-BNCT 是否也能够适用于浸润性较高的癌症或众多具有弥漫性病变特点的晚期癌症治疗。因此，据推测只要进行 ^{18}FBPA-PET 检查就应该可以以相对简单的形式扩大适用

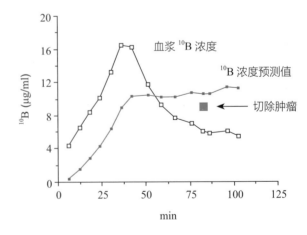

▲ 图 5-22　恶性脑肿瘤中硼浓度预测值与手术标本实测值的比较

对象的范围。大阪大学的加藤等专家于 2001 年通过 ^{18}FBPA-PET 方式探讨了 ^{10}BPA-BNCT 对腮腺癌的适用情况。结果发现 ^{10}BPA 被成功摄取到了其周围的复发部分，获得了很好的效果（图 5-23）。2005 年 ^{10}BPA 又成功被摄取到恶性间皮细胞瘤之中，并基于该数据实施了 ^{10}BPA-BNCT。

通过 ^{18}FBPA-PET 方式探讨了 ^{10}BPA-BNCT 对腮腺癌的适用情况。结果发现，在其周围的复发区域观察到了 ^{10}BPA 的摄取，说明该病例实施 BNCT 后可以获得较好的治疗效果。对于恶性间皮细胞瘤，实施了 ^{18}FBPA-PET，并且基于相关数据进行了 ^{10}BPA-BNCT。

目前具备大量利用核反应堆实施恶性肿瘤 BNCT 治疗的经验。但由于在医院无法安装核反应堆，考虑到今后 BNCT 的广泛普及，迫切需要研发能够在医院部署使用的小型加速器 BNCT 装置。正如本报告中所述，随着成功开发出世界首个使用 Li 靶且安全的 AB-BNCT 系统，使用

AB-BNCT 系统进行临床治疗也即将拉开帷幕。我们可以预期，今后在普及 ^{18}FBPA-PET 检查的同时，^{10}BPA-BNCT 也将不断适用于更大范围的癌症治疗。

（二）德国 BEC 公司 BNCT 配套设施

德国 BEC 公司很早就进入了医疗技术行业。经历早期为西门子健康护理提供的各种项目服务后，BEC 成长为一家独立的医疗设备供应商，具有 DIN ISO 13485 认证，并开发了包括患者定位设施、放疗设施、机器人复健设施及定位辅助设施等医疗设备。经过多年在粒子治疗领域的实践，BEC 公司将机器人和自动化技术完美的结合并开发了一套独特的放疗设备的子系统，称为 exacure 系统。随着全世界对 BNCT 方法的探索，与之相应 BEC 公司在 exacure 的基础上为赫尔辛基的 BNCT 项目提供了一整套治疗室解决方案，exacure 系统组成模块如下（图 5-24）。

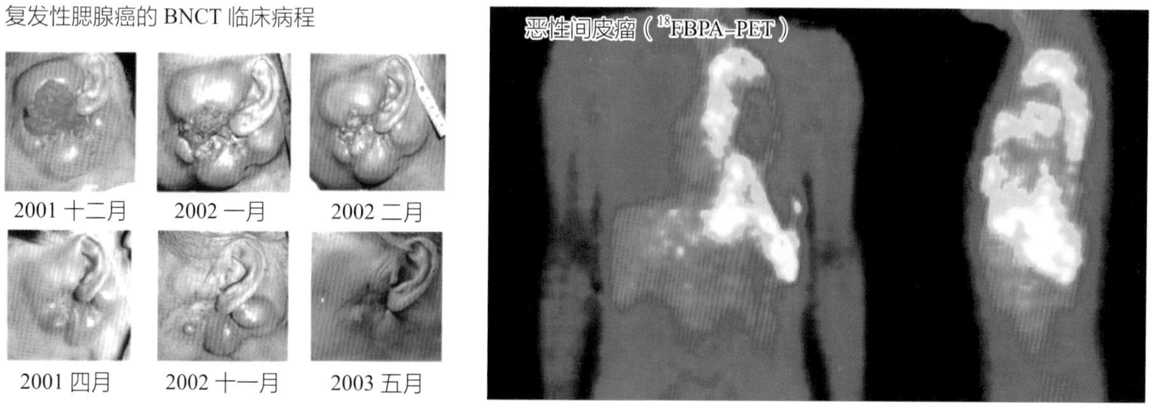

复发性腮腺癌的 BNCT 临床病程

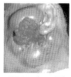
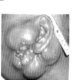

2001 十二月　　2002 一月　　2002 二月

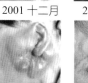

2001 四月　　2002 十一月　　2003 五月

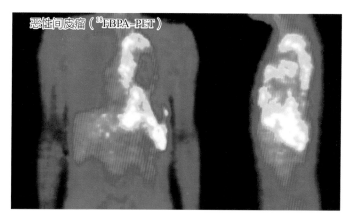

恶性间皮瘤（^{18}FBPA-PET）

▲ 图 5-23　通过 ^{18}**FBPA-PET** 方式探讨了 ^{10}**BPA-BNCT** 对腮腺癌的适用情况
数据来自 Dr.I.Kato.Osaka University

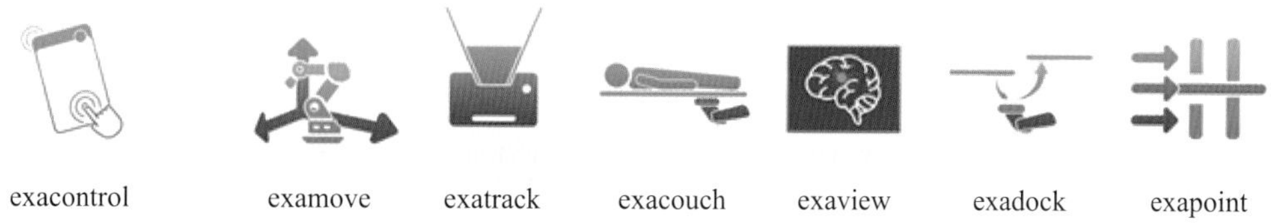

exacontrol　　examove　　exatrack　　exacouch　　exaview　　exadock　　exapoint

▲ 图 5-24　**exacure** 系统组成模块

1. 控制系统 exacontrol

exacontrol 控制平台将所有治疗室组件集成到一个高性能控制系统中（图 5-25）。模块化 exacontrol 硬件和软件结构为所有组件提供最高级别的集成。通过使用 ProfiNet 和 ProfiSafe 等工业通信标准，exacontrol 可实现专用控制模块之间的实时通信。服务验证控制技术将运动控制、过程监控和安全控制结合在一个系统中。此外，exacontrol 还执行各种冗余功能检查，以确保最大的稳定性、一致性和可用性。远程服务和 exacure 诊断功能受到防火墙的良好保护，可以快速访问和灵活服务。开放接口允许 exacontrol 与所有相关系统组件（例如治疗控制系统）通信。

界面是模块化的，可以轻松扩展以集成新功能。通过使用最新的安全总线技术实现所有安全组件之间的安全通信。

2. 患者摆位系统 examove+exatrack

该摆位系统是目前世界唯一一种采用吊装方式的治疗床系统，机器人在天花板的轨道行走，可以提供 7DoF 运动空间的同时最大限度避免了射线对设备的影响。而且 BEC 充分考虑到了机械臂和治疗床在受力情况下发生形变的可能，采用了光学定位跟踪和位移补偿模块，即 exatrack，保证治疗精度达到亚毫米级（图 5-26）。

Exatrack 通过光学跟踪系统可以最大限度保证定位精确。

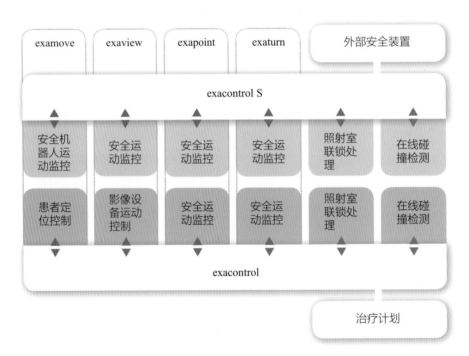

▲ 图 5-25 **exacontrol 控制平台**

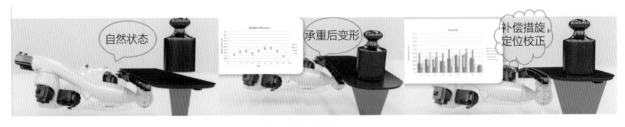

▲ 图 5-26 **患者摆位系统 examove+exatrack**

Positioning accuracy 定位精度	＜ 0.5mm,0.1°
Max. speed 最大移动速度	2000mm/s
Max. speed for clinical mode 临床模式最大速度	100mm/s 直线 7°/s 可调节
Load 最大承重	350kg（包含患者及附件）
Treatment volume 治疗空间	2400mm × 500mm × 400mm
Isocentric ratation 等中心旋转范围	± 130°
Tabeltop level 治疗床高度	400mm，可调

此外，针对 BNCT 的特点，还设计了一套机械臂防撞外壳。除了对特殊部件的屏蔽保护之外，还具有防碰撞功能。当机械臂受到 15N 的外力碰撞，就会通过传感器通知控制系统停机，最大限度地保护了患者的安全。

3. 患者治疗床 exacouch

治疗床作为 exacure 系统整体认证的一部分，为患者定位精度提供最大保障。治疗床在不同状态下的形变数据经过严格的测试，以患者 200kg 体重测试为例，最大形变不超过 5.16mm（图 5-27）。其使用高性能碳纤维材料，具有最高的强度，适用于所有放射治疗应用。治疗床尺寸为 53cm × 200cm，并可以特殊加工提供头部扩展和固定设备以适应头部肿瘤治疗的需要。

4. 治疗座椅系统 exachair

Exachair 是一种高度灵活的座椅系统，为患者的坐姿治疗提供了可能（图 5-28）。座椅位置是可调节的，以允许射线毫无障碍尽可能多地直接进入患者身体，包括四肢和躯干。座椅可将患者的任何部位移动到需要射线照射的位置。模块化的座椅任一结构都可灵活拆卸，以减小造成伪影的可能（目前座椅应用在澳大利亚加速器

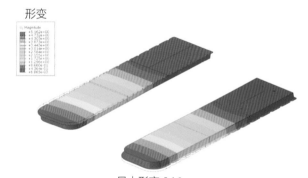

最大形变 5.16mm
（Verformung überhöht um Faktor 5 dargestellt）

▲ 图 5-27　治疗床

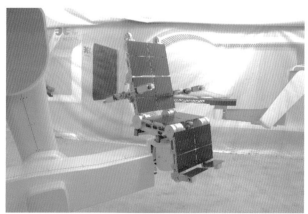
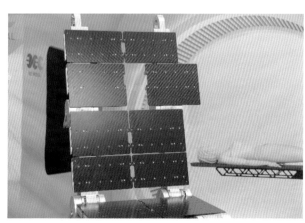

▲ 图 5-28　治疗座椅

中心）。

5. 治疗床快速更换系统 exadock

Exadock 快速更换系统（图 5-29）为快速更换治疗床或座椅提供可能，此模块通过高精密度的气动锁紧装置将治疗床或座椅锁紧，在更换时可以快速打开，使得更换过程在 1min 内完成。

6. 治疗室内影像系统的集成 exaview

exaview 模块可以集成第三方成像系统，用于治疗室中的肿瘤位置验证。例如治疗室内集成双能滑轨 CT 系统，方便治疗前的影像验证。通过软件将影响定位转化成治疗室坐标，参考等中心点，将患者最精确地送达治疗位置。

四、我国硼中子俘获治疗设备与设施

（一）中硼器械与厦门硼中子俘获治疗项目

1. 中心设计与定位

厦门弘爱医院 AB-BNCT 癌症治疗中心（以下简称厦门 BNCT 中心）坐落于厦门弘爱医院院区旁，为地下两层、地上两层的独立建筑，外观示意图如图 5-30。厦门 BNCT 中心作为我国首座 AB-BNCT 治疗中心及临床转化研究中心，首个集临床研究、科研培训、医疗服务为一体的国际 BNCT 临床研究基地，获福建省药监局重点扶持项目及厦门市产业亮点项目的支持。中心是由厦门建发集团、厦门弘爱医院、中硼器械共同

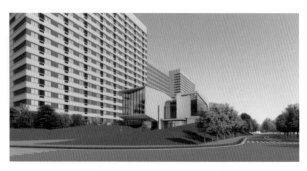

▲ 图 5-30　厦门弘爱医院 AB-BNCT 癌症治疗中心外观示意图

合作兴建，预计于 2022 年通过临床试验，正式对外营运。中心在正式营运后，预计每年可以服务超过 3500 人次的肿瘤患者，助力国内 BNCT、研究与人才培育，桥接全球 BNCT 社群，开展国际学术合作。

2. 中心建设规划与现况

厦门 BNCT 中心于 2018 年完成规划，由建发集团负责兴建，中硼器械提供 BNCT 解决方案以及全套技术与设备系统，厦门弘爱医院提供场地、组建临床治疗与应用团队。厦门 BNCT 中心自 2019 年 5 月破土动工，2020 年 5 月主体工程顺利完工，2021 年 2 月建筑整体交付使用，8 月设备安装完成首次打靶成功，获得中子束流。预计 2021 年底启动人体临床研究，但在本文撰写时尚不明确。厦门 BNCT 中心使用中硼自主开发的 BNCT 系统，包含射束整形体、射束监控系统、患者支撑、辐射探测、治疗计划系统等重要部件，并搭配中硼定制设计、美国 TAE 生命科学公司（TAE Life Sciences，TLS）生产制造的第三代中子源加速器。中心独特设计了两个水平治疗室及一个垂直治疗室，可以针对人体不同部位（例如头颈部、胸部、腹部等）的肿瘤实施治疗，对癌症患者提供全面的 BNCT 医疗服务。

3. 厦门弘爱医院

厦门弘爱医院于 2018 年正式开业，是建发集团发挥国企优势，积极融入"健康中国"战略，

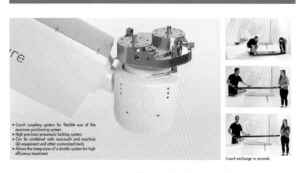

exadock

▲ 图 5-29　治疗床快速更换系统

创新探索服务地方民生保障，设立仁爱医疗基金会投资建设的三级非营利性综合医院。厦门弘爱医院集医疗、急救、预防、保健、康复、教学、科研于一体，重点发展肿瘤、耳鼻喉及康复等学科，拥有丰富的人才优势和相关医用配套设备设施，包含术中磁共振、CT、最新一代直线加速器、PET-CT 等高精尖等国际一流的医疗设备。出资的建发集团，创立于 1980 年，为厦门市属国有企业，2018 年位列《财富》世界 500 强，资产总额和年营业收入均超 2000 亿元，主要业务涵盖供应链运营、房地产开发、旅游酒店、会展业、投资等领域。

4. 中硼器械

中硼（厦门）医疗器械有限公司于 2017 由南京中硼联康医疗科技有限公司于 2017 年设立，专注于 BNCT 系统设备的研发制造与生产销售。南京中硼联康医疗科技有限公司成立于 2014 年，致力于发展新一代 AB-BNCT 产品研究与产业化。中硼器械现已组建一支规模超过 60 人，具有成功 BNCT 行业经验的科学家、工程师及行业顾问团队，基于自主知识产权技术，发展包含 AB-BNCT 系统及靶向治疗硼药物的药器联用全方位治疗方案，助力全球癌症医疗产业。

（1）AB-BNCT 系统与技术：中硼器械与厦门弘爱医院合作建立中国首座 AB-BNCT 中心，该

中心同时配置有三间治疗室，是目前全球建设中单体规模最大的 BNCT 中心。

（2）系统架构图与布局：中硼器械所提供的 BNCT 系统架构如下图 5-31，在解决方案中，采用强束流的低能量质子作为中子源的驱动，并搭配锂靶产生能量不高于 1MeV 的中子束。透过专利技术的射束整形体调整中子能谱，给予患者合适的治疗范围及深度，除确保能够有效杀死癌细胞，更达到保护正常组织的目的。通过自主研发的线上监控系统，串联各个关键系统，实现精准控制及安全连锁的功能。根据自主研发的治疗计划系统，对每一位患者量身定制最佳的照射方案，并精确预估治疗所接受的剂量，保证 BNCT 的治疗品质。

系统布局设计亦为普及 BNCT 技术的关键，布局必须同时考虑系统搭建合理性、辐射防护、设备维护动线及医疗动线（图 5-32）。完整的加速器 BNCT 设施，应具备的关键功能区块有：①加速器室；②束流转换室；③附属设备室；④治疗室；⑤控制室。加速器室用作安装质子加速器，其空间除了满足安装工作外，更要考虑到为维修及保养工作提供足够的空间。束流转换室于多治疗室的设计中扮演着重要角色，通过束流偏转系统，将射束引入指定的治疗室，同时，设计应当充分考虑反冲中子对设备及设施造成的影

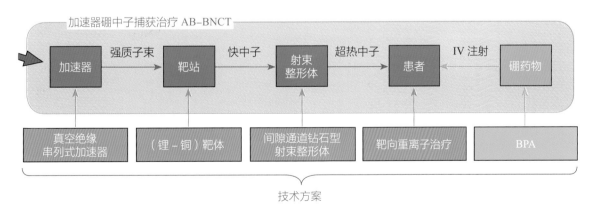

▲ 图 5-31 中硼 BNCT 系统架构图

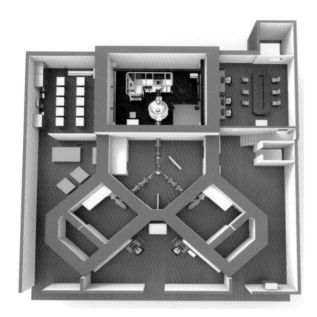

▲ 图 5-32　厦门 BNCT 中心布局概观

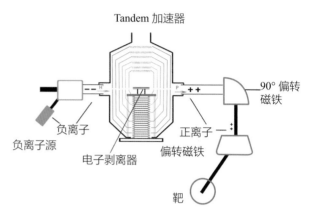

▲ 图 5-33　串列加速器原理示意图

响。中硼器械 BNCT 系统加速器室、束流转换室及两间水平治疗室的布局采用 Y 形设计，能够有效地防止反冲辐射对设备的直接照射，并大幅减少放射性废料的生成。

(3) 真空绝缘串列式加速器：串列加速器可视为一种静电加速器的改良设计，其为利用静电产生装置将电荷储存于绝缘装置，通过产生的高电位差，将荷电粒子加速，目前被广泛用于低能粒子的加速。为了提升加速粒子的能量，20 世纪 60 年代，串列加速器于静电加速器的基础上被成功建立。串列加速器结构如图 5-33。首先，离子源将产生负离子并导入加速管中，此时，负

离子将受到高压电极的正电所吸引而被加速，当粒子到达高压端点处的电荷交换装置，离子的电子将被剥离，使其极性由负转为正，粒子将受到高压电极的正电推动，再次被加速，最终输出带正电荷的粒子。由串列的设计便可将粒子能量提至 2 倍或以上，提升倍数视加速器的极数而定，而目前已发展出四极串列静电加速器，具有输出 10MeV 以上量级质子的能力。串列加速器于低能加速器中，具备着粒子能量准确度高、高流强、结构简单及便于维护的优势。

(4) 质子 - 锂中子发生器：现有的加速器 BNCT 技术中，中子转换靶站的选择有铍靶及锂靶两种，表 5-5 为铍靶及锂靶的基础物理特性。

表中可见，铍靶相较于锂靶具有高熔点、热导系数及无放射衍生问题的优点，但作为中子转换靶站，比靶材物理特性更重要的是产生中子的

表 5-5　铍靶与锂靶之基本特性比较

	铍　靶	锂　靶
核子反应	^9Be（p, xn）^9B、^9Be（p, xn）	^7Li（p, n）^7Be、^7Li（p, xn）
熔点（℃）	1278	180.54
热导系数 [W/（m·K）]	201	84.7
照射后感生放射性	近乎无	具有放射性
化学活性	低	高

能量及产率。用于 BNCT 的中子能量不宜过高，否则有碍于提升治疗品质。中子产率必须在合理的束流条件下尽可能的高，使治疗时间落于可接受范围之内。图 5-34 即常见中子转换靶材的（p，n）反应截面，由此可见采用铍靶（反应阈值为2.058MeV）必须以较高能量的质子轰击，方能达到足够的中子强度，但这将导致产生的中子能量偏高，而不利于治疗。针对锂靶的熔点低且反应后带有放射性，采用以高效能的靶体冷却技术及周全的靶站更换方案予以克服，以求为患者带来更好的疗效。

（5）射束整形体：射束整形体于 BNCT 中至关重要，其设计的优劣决定了治疗品质的好坏。其主要作用系将中子源调整至适当的能谱，并使治疗深度尽可能地提升，进一步地扩展 BNCT 的适用范围。此外，射束整形体更要尽可能地降低对疗效无益的"污染"，如快中子及伽马射线污染。射束整形体主要由慢化体、反射体、中子屏蔽层、伽马屏蔽层所构成的。本项目设计利用创新的类钻石型慢化结构（图 5-35），大幅地增加中子的利用效率，并且实现可调节功能，因应各种治疗需求及效果。通过蒙卡模拟深化出快中子抑制、后补偿反射体及伽马射线扰流技术，提供治疗深度＞10cm 以上的性能。

（6）患者定位系统：患者定位一直是癌症治疗技术不可或缺的一环，此系统必须确保精准性、稳固性、可重复性及耐用性（图 5-36）。另外，在 BNCT 领域中，更需要考虑到放射活化的问题。厦门 BNCT 中心设计配置了以高精度机器人为基础的患者定位系统，以等同于重离子治疗的高精度要求，并针对关键部件及潜在放射衍生物，定制专属的辐射屏蔽，免除放射核种积累的隐患。成熟的六轴机器人与滑轨组合，实现了六自由度七轴联动的灵活，将患者快速、稳定、准

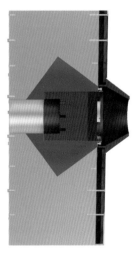

▲ 图 5-35 中硼射束整形体剖面图

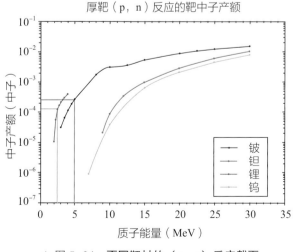

厚靶（p，n）反应的靶中子产额

▲ 图 5-34 不同靶材的（p，n）反应截面

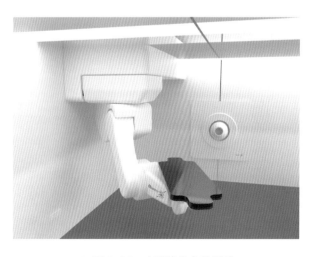

▲ 图 5-36 中硼病患定位系统

确地送至任意需求位置定位治疗。考虑到患者与工作人员在操作时的安全，运用了治疗床防碰撞、机械臂防碰撞、空间路径坐标监控构成的三位一体安全防碰撞技术，同时也保证了设备本身、周边设备的安全。

（7）线上监控系统：线上监控系统是执行治疗流程的人机交互系统，亦是串联各系统模块实现精准控制及安全连锁的基石。根据BNCT的经验与医务人员的使用习惯，采用"一键式"的操作设计理念，搭建良好的人机交互界面，方便医务人员执行治疗操作。线上监控系统与加速器设备、区域辐射设备以及场区附属设备等互联，将设备状态、运行数据、辐射数值等信息还回至本系统，并以数值、图表、图形等多种方式，多界面实时显示，各设备状态和运行数据一目了然。除此之外，系统亦从各个方面为BNCT的进行提供安全保障。从基础的权限管理做起，延伸至系统状态监视报错，乃至最重要的安全连锁机制，将治疗设备、屏蔽门、辐射监测、附属设备等，作为多种安全因素智能化地管理，保障人员和设备的安全。图5-37为中硼线上监控系统操作界面。

（8）剂量测量与品保系统：为了保护放射性从业人员及周围公众的安全，以及设备的运行状况分析，更为了确保超热中子射束的品质，本设计为一套分散式辐射监测系统。根据辐射强度特

性采用抗辐照的电离室和灵敏度高的闪烁体伽马剂量探测器以及 ^{3}He 中子剂量探测器。该系统具有分区设定报警阈值，超阈值报警功能。通过报警监测点可以迅速定位事故位置，同时系统整合了不同区域的数据，通过实时辐射监测数据的比较分析，实现加速器运行状态分析；中子射束实时监控系统是辐照过程中的"眼睛"，在BNCT治疗中起着关键作用。中子射束实时监测系统可以传递中子束流强度随时间变化的信息，准确估计和控制照射时给患者的剂量。采用包裹屏蔽材料的 BF_3 正比计数器为探测器，多通道冗余设计，使系统具有抗辐照、N/G 甄别能力强、死时间和中子背散射的影响极小等优势；质量保证系统是实现 BNCT 必不可少的部分，对于保证治疗效果有极为重要的影响。质量保证系统由无伽马射线干扰的活化探测系统和能够区分中子伽马剂量成分的双电离室系统组成，实现在伽马/中子混合辐射场中射线品质特性测定。同时结合自身加速器的特点，建立了一系列的射束品质保证指标参数，确保 BNCT 系统的稳定性和可靠性。

（9）治疗计划系统：治疗计划系统于癌症治疗技术中用于探索最佳治疗方案并预估患者的辐射剂量，如肿瘤、正常组织及危急器官的剂量。本项目开发了针对 BNCT 的治疗计划系统——NeuboronPlan（图5-38）。该系统可以快速地将患者的医学影像转换为计算机几何模型，应用蒙特卡罗方法帮助制定高质量的剂量分布治疗方案。其具备的主要功能如下。

①方便的医学影像处理功能：自动导入DICOM影像；多种影像处理工具以及噪声消除算法。

②BNCT治疗完整的工作流程：支持多种生物模型材料库；ROI以及血液硼浓度、含硼药物相对生物效应的定义；自动确定射源路径；自动

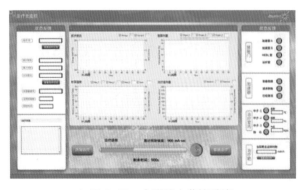

▲ 图5-37　中硼线上监控系统

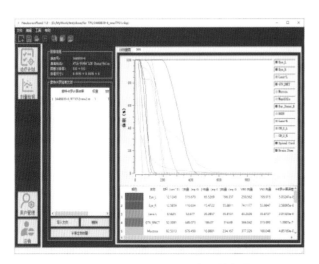

▲ 图 5-38　NeuboronPlan 剂量检视界面

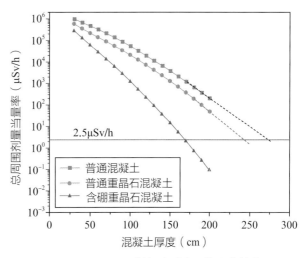

▲ 图 5-39　不同混凝土对中子的屏蔽性能

匹配射源描述；自动匹配准直器尺寸。

③剂量报告功能：自动计算多种成分物理剂量以及生物剂量；多种剂量分布以及统计结果的图像化显示；同时计算不同射束角度的剂量分布，优化治疗方案。

(10) 辐射屏蔽与辐射安全设计：发展 BNCT 技术的先决条件，即能够确保设施内外工作人员、患者与周边环境的安全。利用 Y 形加速器与治疗室布局，能够有效地隔绝反冲中子对设备的危害。针对关键的地方，予以保守考虑，部署轻型中子屏蔽材料，确保核心区域外皆满足中国法规要求的标准（＜ 2.5μSv/h）。项目开发了 BNCT 专用特殊混凝土——含硼重混凝土，突破了防辐射配比及混凝土化学的难点，产品密度可达 3.3g/cm³ 以上，同时具有阻挡中子与伽马射线的特性，并可达到等效于 C40 等级的强度，实现高效运用空间。图 5-39 即为一般混凝土（ordinary concrete）、重混凝土（ordinary barite concrete）、含硼重混凝土（bbc concrete）对超热中子射束阻挡性能的比较，可以清楚看到不同材料间的性能差异。

随着粒子加速技术的发展，BNCT 技术已由反应器中子源进入了加速器驱动中子源的时代。

而 BNCT 技术横跨多个专业，需完善地整合不同领域，形成 BNCT 特有的产业链，方能有效率地推动加速器 BNCT 技术。中硼器械专注于探索 BNCT 的全方位解决方案，通过国际产学研医合作，致力于面向全球推动与普及先进 BNCT 技术，为癌症患者开启另一扇希望的窗口。

（二）东莞硼中子俘获治疗项目建设

坐落于东莞市的中国散裂中子源的成功建设，为开发基于加速器的 BNCT 中子源打下了坚实的技术基础。散裂中子源科学中心与东阳光药业集团合作，在广东省和东莞市政府的支持下，通过珠江人才计划，组建了一支 70 多名研究人员的 BNCT 团队，正在利用已建成的一台 3.5MeV 强流质子 RFQ 加速器，配建一台基于固态锂靶的中子照射系统，在散裂中子源科学中心园区建设首台具有自主知识产权的基于加速器的 BNCT 装置。利用该装置提供的 35kW 质子束，在此装置上开发 BNCT 高功率靶技术，进行长期稳定运行的验证实验。装置称为 D-BNCT01，目前该装置正在屏蔽隧道中安装（图 5-40），2020 年 4 月完成首次在束测试。在 RFQ 加速器末端留出一段束流传输线，以便于实验完成后，实施

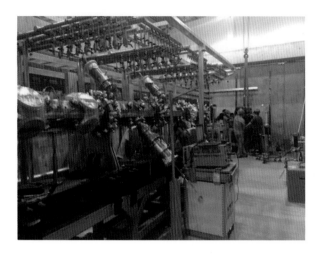

▲ 图 5-40　D-BNCT01 装置正在隧道中安装

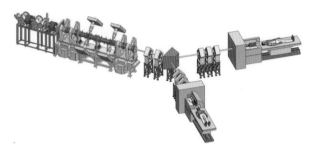

▲ 图 5-41　D-BNCT02 装置设计示意图

加速器升级方案，通过增加一段 DTL 腔体，将加速器质子能量提高到 10MeV。

同时东莞 BNCT 团队还在开展剂量测量实验、掺硼药物细胞实验及动物实验，开发新型掺硼药物。东阳光药业集团正在开发国产化的携硼药物，已经达到千克级的批产能力，在 D-BNCT01 装置尚未建成前，东阳光药业利用中国散裂中子源提供的中子束，对所生产的 BPA 药物进行了一系列动物辐照治疗对比实验，初步证明自研药物与国外商品药性能一致。同时，东阳光药业也在自主开发 BNCT 新型携硼药物。

在 D-BNCT01 的基础上，为开展临床治疗研究，将设计建设一台 BNCT 临床治疗装置 D-BNCT02，这台装置将安装在医院，东莞市政府支持东莞市人民医院作为首台设备的候选医院，中山大学肿瘤防治中心、澳门大学药学院等积极合作参与治疗研究和药物开发。这台装备的设计正在启动中，为了高效运行，D-BNCT02 装置将设计为一台加速器配两个治疗头的布局（图5-41）。该设计将吸收 D-BNCT01 的实验与运行经验，并符合我国医疗器械临床应用的管理规定。

（三）我国原子能研究院微堆与硼中子俘获治疗设施

医院中子照射器（in-hospital neutron irradiator，IHNI）是由北京凯佰特科技股份有限公司投资，周永茂院士与王忠诚院士主持设计建造，根据硼中子俘获疗法二元靶向放疗原理，在细胞尺度内治疗癌症的新型中子源装置。IHNI 拥有全部的自主知识产权，是世界首台专门用于硼中子俘获治疗的中子源装置。IHNI 项目于 2008 年 7 月获得国家核安全局颁发的《建造许可证》以及《核安全许可证》，2009 年 8 月获得国家原子能机构颁发的《核材料许可证》，2009 年 10 月获得《首次装料批准证》，并于 2010 年 1 月 22 日达到满功率试运行，于 2014 年 7 月 15 日获得国家核安全局颁发的《运行许可证》。"医院中子照射器 I 型机的设计与建造"被评为"2012 年度中国核能行业协会科学技术一等奖"。2013 年 9 月 11 日中国核学会全国技术交流大会上，"医院中子照射器 I 型机设计与建造"被评为"中国十大核科技进展"之一。

IHNI 由作为中子源的微型核反应堆、中子束流装置和进行照射治疗的医疗设施三部分组成，其核心为一个罐—池式结构的微型核反应堆。额定热功率为 30kW，采用富集度为 12.5% 的二氧化铀作为燃料，Zr-4 为包壳的燃料元件，轻水作慢化剂和冷却剂，金属铍作反射层，由去离子水通过自然循环方式冷却堆芯并与池水进行热交换。在堆芯相对两侧设有一条热中子束流和一条超热中子束流可用于癌症患者治疗，热中子束热中子通量密度为 $1.90 \times 10^9/（cm^2 \cdot s）$，超热中子束超热中子通量密度为 $4.90 \times 10^8/（cm^2 \cdot s）$。

医院中子照射器具有安全性高、建造、运行、维护成本低，一堆双束、束流相对稳定的特点，被国际上评价为"1950 年以来首个适合装备在医院的 BNCT 中子源装置"。IHNI 的功能与创新总结为以下几点。

(1) IHNI 是国际上首创的可建在医院内（或附近）实施中子俘获疗法的核反应堆装置，在此之前国际上只能带患者到核研究中心的大中型研究堆上等候照射，而功率 30kW 的 IHNI 占地面积约 170m²，建筑面积约 500m²，可安置于医院内。IHNI 操作简单灵活，经培训的医师可自行操作，而不需要核专业人员操作运行。

(2) IHNI 具有固有安全核特性，当反应堆冷态后备反应性在瞬间全释放时，由于燃料元件多普勒效应和慢化剂的负温度效应会非能动地把功率限制在允许的安全水平以下，使反应堆不存在严重核事故的可能。国际原子能机构称其为"具有亲用户的核安全特性"，使它可由医师自行掌控，不需配备专业核工程操纵队伍。装置日常运行没有辐射固体、气体与液体外排，环境辐射保持本底水平。

(3) IHNI 的堆芯实现了低浓化，摆脱了国际上对高浓铀防核扩散的种种审批限制，可畅通地进入核医疗市场。

(4) IHNI 整套装置相当于一套高档医疗影像诊断（治疗）仪的价格，堆芯一炉装料可持续使用一个堆寿期约 20 年，照射成本较低。装置除常规供水、供电外，没有超出医院条件外的特殊配置。因而 IHNI 的每例癌症患者的照射花费都比质子、重离子或加速器的 BNCT 低。一旦 BNCT 成为例行治疗，IHNI 将成为医院的一种安全、低价与可持续使用的必备治疗装置。

(5) IHNI 首创一堆同时引出两条不同能谱的中子束，一条是治疗浅部肿瘤的热中子束，另一条是治疗深部肿瘤的超热中子束，可同时进行硼中子俘获治疗；另外在热中子束流侧引出用于进行实时血硼浓度分析的测量中子束（图 5-42）。

(6) IHNI 的照射束设计，还在我国首次研制与使用了中子慢化材料 Al_2O_3，中子准直材料 Bi，以及含 Li 聚乙烯的人体防中子辐射材料。

IHNI 获"十二五"国家科技部支撑计划支持，由北京凯佰特科技有限公司总体筹划，中南大学湘雅三医院临床牵头，中国核工业北京四〇一医院就地协同，瑞典 Hammercap AB 提供技术咨询，共同组织专家团队，于 2014 年 9 月 9 日在国内首次实现了恶性黑色素瘤患者 BNCT 临床试治，目前已经成功进行了 3 例恶性黑色素瘤患者 BNCT 临床研究，填补了我国 BNCT 临床研究领域的空白，初步验证了 IHNI 进行 BNCT 的安全性和有效性。

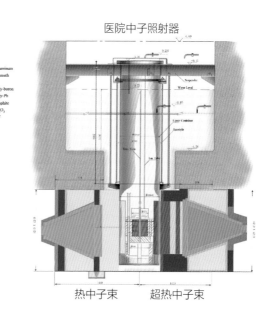

▲ 图 5-42　医院中子照射器示意图

（四）新竹"清华大学"水池式反应堆硼中子俘获治疗设施

1. 新竹"清华大学"水池式核子反应堆

新竹"清华大学"与台北荣民总医院研究团队，利用 THOR 进行 BNCT，是中国台湾地区首次结合重粒子与标靶方法的癌症治疗手段于新竹"清华大学"付诸实现，是中国台湾地区癌症治疗史上的里程碑。THOR 是我国第一座，也是目前唯一运转中的研究用核子反应堆 BNCT 设施（图 5-43）。THOR 是一座轻水式反应堆、堆心布置 20% 浓度（enrichment）的 TRIGA 型核子燃料，最高运转热功率为 2MW。THOR 从 1961 年临界运转至 2019 年已经历 58 年的运转历史。在 2001 年，为了整合新竹"清华大学"BNCT 研究团队并支持中国台湾 BNCT 相关研究照射，向中国台湾地区科技部申请关于改建 THOR 作为 BNCT 医疗设施的计划（图 5-44）；历经 3 年的设计改建，终于在 2004 年将 THOR 原有的热中子柱（thermal column）改建成为超热中子束（epithermal neutron beam），为医学界进行 BNCT 治疗癌症及其他相关研究提供了必要条件。

2. THOR-BNCT 的设计与改建

改建 THOR 成为 BNCT 治疗癌症用途的超热中子束，主要的设计考虑如下。

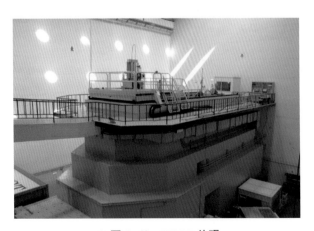

▲ 图 5-43　THOR 外观

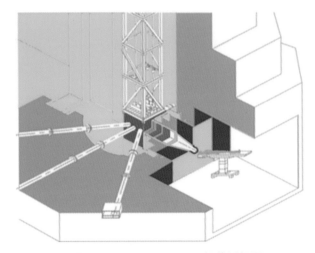

▲ 图 5-44　THOR-BNCT 设施透视图

（1）中子束的能量：含硼药物中的 ^{10}B 主要是和能量较低的热中子（thermal neutron）发生反应，但中子的能量若太低，在其进入身体组织后，很容易被阻挡吸收而无法到达较深的肿瘤部位；倘若中子的能量太高 [快中子（fast neutron）]，在其进入身体组织后，则容易造成正常组织细胞不必要的辐射剂量。因此，在兼顾治疗深度及避免过多的快中子剂量情况下，目前国际上认为超热中子是作为 BNCT 最适当的能量范围（0.5～10000eV）。

（2）中子束的强度：中子束的强度主要是考虑治疗时间的合理性。以目前含硼药物（如 BPA）在肿瘤的累积浓度 60～70ppm 估算，若超热中子通量达到 $1 \times 10^9/$（$cm^2 \cdot s$）以上，可确保单次治疗时间在 1h 以内完成。

（3）背景辐射剂量：此处背景辐射剂量是指伴随超热中子所产生的快中子与伽马射线所造成的辐射剂量。目前设计的标准是以每引出一个超热中子所引发的快中子剂量与伽马剂量，必须要小于 1×10^{-10} cGy-cm^2，才能确保浅表正常组织（如皮肤）的辐射剂量不会超标。

（4）中子束的照野：中子束照野主要是考虑未来拟治疗肿瘤的体积大小。由于 BNCT 治疗是偏向单一照野（one-shot）的治疗方式，中子束照野必须涵盖肿瘤的范围，因此中子束照野的设计一般较大（目前 THOR-BNCT 中子束照野为直径 14cm 的圆孔），若所要治疗的肿瘤体积较小，则可透过外加中子汇聚管（extension collimator）的方式来调整照野大小。

为了达到上述超热中子束设计的基本要求，THOR-BNCT 于 2001 年的改建过程中，特别设计由 Al、Fluental™、Cd、Bi、Pb、Li_2CO_3-PE 等材料组成的滤屏，将 THOR 堆心核分裂产生的快中子加以减速，另一方面将有害的伽马射线加以屏蔽，以减少快中子和伽马射线所造成的污染。图 5-45 是 THOR-BNCT 超热中子束设计示意图。整个改建过程包括旧有设施材料的移除、水泥屏蔽体的切割、新设计材料的组装、照射室的屏蔽等，前后历经 3 年的时间才得以完成。

3. THOR-BNCT 临床前准备

2004 年完成 THOR 超热中子束的改建工程后，为了确认该设施能够符合医疗用途并顺利进入临床试验阶段，新竹"清华大学"BNCT 研究团队与中国台湾相关研发团队立即进行临床前准备工作，项目包括如下内容。

(1) 相关辅助设施的建立：THOR-BNCT 除了中子照射治疗室之外，还配置包括模拟定位室、准备室 / 恢复室及剂量监控室（图 5-46）。其中实时剂量监控主要是透过中子束出口周围预先布置的 3 组中子分裂腔计测系统，实时监控进入患者体内的中子数量，并进一步换算成患者累积接受剂量的实时信息（on-line monitor），达到剂量精准给予的目的。

(2) 中子束特性的研究：中子束出口的中子能谱是决定该射束质量的主要参数，经过反复的实验及计算验证，THOR-BNCT 设施在 1.2MW 运转功率下的中子能谱（热中子、超热中子、快中子通率）分别为 $1.34 \times 10^8/(cm^2 \cdot s)$、$1.07 \times 10^9/(cm^2 \cdot s)$、$7.66 \times 10^7/(cm^2 \cdot s)$，显示此中子束以超热中子为主（占 83% 以上），且其超热中子通量已能提供合理照射时间所需的强度。

(3) 含硼药物的制备：含硼药物是 BNCT 成败的主要因素之一，目前临床试验的基本要求是肿瘤细胞的 ^{10}B 含量必须高于正常组织细胞的 ^{10}B 含量达 2.5 倍以上（即 T/N 值＞ 2.5）。中国台湾所进行的 BNCT 临床试验用药是由台湾信东生技公司所生产制备的 BPA-fructose，T/N 值则由台

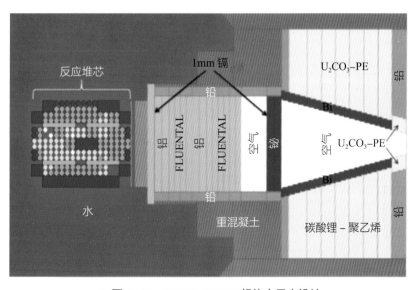

▲ 图 5-45　THOR-BNCT 超热中子束设计

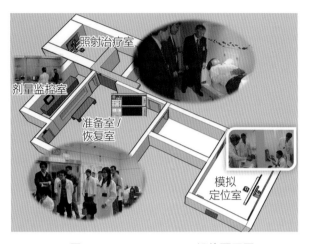

▲ 图 5-46　THOR-BNCT 设施配置图

（照射治疗室、剂量监控室、准备室/恢复室、模拟定位室）

北荣民总医院利用 ^{18}F-BPA-PET 分析所得。

(4) 扩大多方合作渠道：新竹"清华大学"除了与信东生技签订 BPA-fructose 药物制备合约之外，还与台北荣民总医院及日本京都大学签订三方合作协议书，希望结合多方力量，共同努力以 THOR 超热中子束进行 BNCT 临床研究合作，

为癌症患者提供新的治疗方法。其中有关药物动力学研究则采用京都大学 Dr. Ono 的建议，在患者结束 2h 的给药时间之后，中子照射阶段仍维持半剂量给药，以确保患者在照射期间体内的含硼浓度维持稳定。

4. THOR-BNCT 临床试验

利用 THOR 进行 BNCT 临床试验计划在2010 年获得台湾卫福部同意，并在同年 8 月 11日顺利以 THOR 进行中国台湾首次的 BNCT 临床治疗。治疗当天的流程如图 5-47：①患者在模拟定位室进行预先模拟定位；②患者移至准备室/恢复室进行含硼药物注射（注射时间 2h）；③患者进入照射治疗室进行中子照射（照射时间约30min）；④照射结束，患者回到准备室/恢复室进行后续观察监测。

目前 THOR-BNCT 已完成第一阶段 17 位复发头颈癌患者的治疗。在第一阶段 17 位病例的

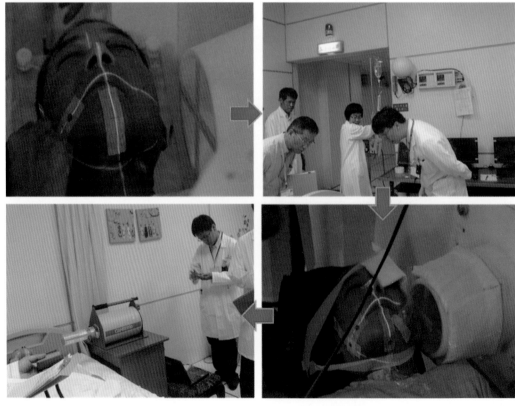

▲ 图 5-47　THOR-BNCT 治疗当天流程图

持续追踪观察发现，除了明显改善患者的病情与生活质量外，其中 6 位患者在临床上判定为完全缓解，另外 6 位患者的肿瘤体积明显缩小 30% 以上（部分缓解），BNCT 治疗对于肿瘤的总反应率达 70%，成效令人瞩目。

为了给更多癌症末期患者提供接受 BNCT 治疗的机会，除了进行第二阶段的复发头颈部肿瘤临床试验之外，还针对无其他积极性治疗方法的脑瘤及复发头颈部肿瘤患者，设计自费接受 BNCT 紧急治疗方案。BNCT 紧急医疗目前仍属于个案申请核准方式，此治疗方案自 2017 年执行至今已超过 70 人次，确实达到有效缓解病情、提升癌症末期患者生命质量的初始目标，至于更进一步的疗效评估仍有待后续的持续追踪观察。

5. 总结

THOR–BNCT 开启了中国台湾地区标靶重粒子治疗的新篇章，未来，期待 THOR–BNCT 设施，除了针对现有的复发头颈癌治疗持续精进其治疗技术外，还能扩大应用于其他癌症的治疗（如脑瘤、肝癌等），以造福更多癌症患者。BNCT 未来的展望仍依赖于中子射源与含硼药物两个主要因素的持续精进。

现阶段以核子反应堆提供中子源的 BNCT 设施，在其使用上具有诸多限制。为了让 BNCT 治疗癌症的方法能更加普及并提供更加方便的医疗照射服务，如何在现代化的医院内建造中子照射设施是 BNCT 未来发展的主轴。例如利用 AB–BNCT。

在含硼药物方面，除了现阶段使用的 BPA 和巯基十二硼烷二钠盐（sodium borocaptate，BSH）之外，如何针对特定肿瘤开发新式含硼药物，一方面增加含硼药物在肿瘤部位的累积浓度，一方面降低周围危及器官的累积量，以提升 BNCT 的治疗效果。例如新竹"清华大学"周凤英教授利用硼酸（boric acid）针对肝脏肿瘤模式所进行的

动物试验，其治疗效果十分理想，为将来新式含硼药物发展提供了一个重要的方向。

五、含硼化合物在硼中子俘获治疗概况

（一）含硼化合物在硼中子俘获治疗上的发展与应用

BNCT 属于一种二元癌症治疗方式，其原理是利用 ^{10}B 元素与中子产生核分裂反应进而破坏肿瘤组织。因此，含硼递送药物如未经过中子束的触发对人体是无害的。理想的 BNCT 递送药剂需要符合以下标准：①具有高肿瘤硼浓度 / 正常组织硼浓度比值（T/N 值）和高肿瘤硼浓度 / 血液硼浓度的比值（tumor/blood ratio, T/B 值）；②低全身性的毒性；③在 BNCT 治疗期间，此药剂必须要快速地从血液和正常组织清除，且能够持续积聚在肿瘤部。由于理想的含硼递送药物能够高度积聚在肿瘤组织，因此，^{10}B 中子俘获反应所释放的高能粒子理论上只会破坏肿瘤细胞，对于外部组织的伤害则非常有限。

截至目前，^{10}B–4– 二羟基硼基 –L– 苯丙氨酸（boronophenylalanine，BPA）与巯基十二硼烷二钠盐（sodium borocaptate，BSH）（图 5–48）已经使用于 BNCT 的临床试验上。而其他用于 BNCT 的含硼药物可分为以下几类：①多面体硼烷与其阴离子化合物；②硼化氨基酸（amino acid）和肽（peptide）；③硼化核苷（nucleoside）；④硼化碳水化合物（carbohydrate）；⑤含磷硼化

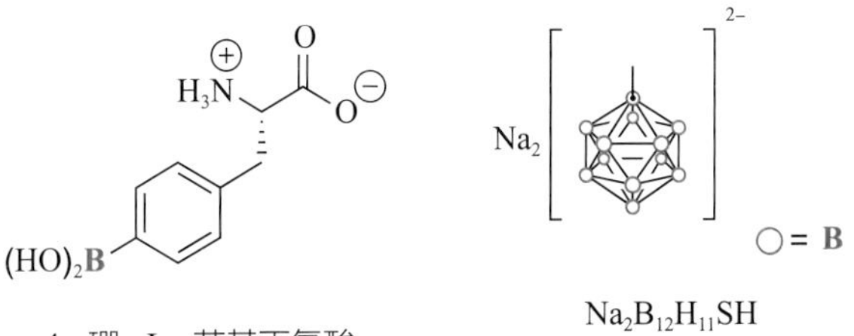

4– 硼 –L– 苯基丙氨酸
(BPA)

$Na_2B_{12}H_{11}SH$
Sodium borocaptate
(BSH)

$\bigcirc = B$

▲ 图 5–48　BPA 和 BSH 的分子结构

合物；⑥硼化卟啉（porphyrin）；⑦硼化荷尔蒙衍生物；⑧脂质体；⑨硼化树状大分子和树状聚合物。而本文将针对这些药物及其设计的原理加以介绍。

1. 多面体硼烷阴离子

多面体硼烷阴离子（如 $Na_2B_{10}H_{10}$ 和 $Na_2B_{12}H_{12}$）拥有相当好的化学与水解的稳定性。最重要的是，此类化合物具有相当低的生物毒性。因此，这些富含 ^{10}B 元素的化合物早期先被用来当作 BNCT 临床研究用药。然而，此类化合物由于其离子特性，因此在血液中的滞留浓度通常较高，最终会导致在中子照射期间，血管内皮组织常遭受破坏。

$Na_2B_{12}H_{11}SH$（sodium mercapto–undecahydro–dodecaborate，BSH；图 5–49）是目前此类化合物中最具潜力的含硼试剂。

由于 BSH 可以自由地进入肿瘤细胞，因此，自 1968 年起，日本便已将 BSH 作为 BNCT 临床用药之一。值得一提的是，虽然其单分子可以携带相当可观的 ^{10}B 元素，但是其缺点是不能够穿过血脑屏障到达脑部。

第二类型的多面体硼烷化合物被称为"carboranes"（图 5–50）。有别于上述多面体硼烷阴离子化合物，此类分子属电中性，因此不会

$ortho$–$C_2B_{10}H_{12}$ $\quad$ $meta$–$C_2B_{10}H_{12}$ $\quad$ $para$–$C_2B_{10}H_{12}$

○ = BH
● = CH

▲ 图 5–50　多面体硼烷化合物

有无法穿过细胞膜的困扰。由于将此类化合物连接至其他有机分子的合成条件皆已相当成熟，因此，许多 BNCT 含硼药物的研究皆以此类化合物作为其硼元素的来源。然而值得注意的是，由于此类化合物具有相当的疏水性，因此，与其他的有机化合物结合之后，会造成原生的有机化合物也变得更加疏水。这一转变常常会导致最终的含硼产物在进入身体之后，与血管中的血浆蛋白质直接结合，造成直接被排泄出体外的结果。

2. 硼化氨基酸和肽

BPA 属于芳香基硼酸类化合物，截至 2020 年，BPA 是第一个核准用于 BNCT 的含硼药物。此分子具备低毒性及不错的 T/N 值。值得一提的是，有别于 BSH，BPA 可以穿透血脑屏障，因此可用于脑肿瘤的 BNCT 治疗。此外，BPA 也可用于黑色素瘤的 BNCT 治疗。虽然从其结构可见 BPA 拥有数个能够形成氢键的官能团，然而其本身并不太溶于水。为了增加其水溶性，在临床使用之前，通常会先跟果糖或山梨糖醇（D–sorbitol）反应形成 BPA–糖类复合物之后再以静脉注射方式给药。

由于大部分与 BNCT 相关的研究皆以 BPA（含硼氨基酸衍生物）作为含硼递送试剂，因此大量的研究便以 PA 结构作为改良的模板（图 5–51）。此类研究的逻辑是，肿瘤细胞比正常细胞更需要大量的氨基酸、肽或蛋白质作为细胞基本元件，因此，这类含硼药剂便更能够聚积在肿瘤组织中。

值得一提的是，在此类衍生物中，ABCPC（1–amino–3–borocyclopen–tanecarboxylic acid）

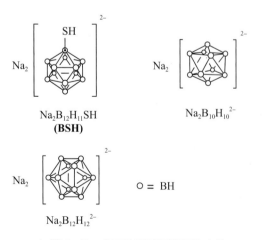

$Na_2B_{12}H_{11}SH$
(BSH)

$Na_2B_{10}H_{10}{}^{2-}$

$Na_2B_{12}H_{12}{}^{2-}$

○ = BH

▲ 图 5–49　多面体硼烷阴离子化合物

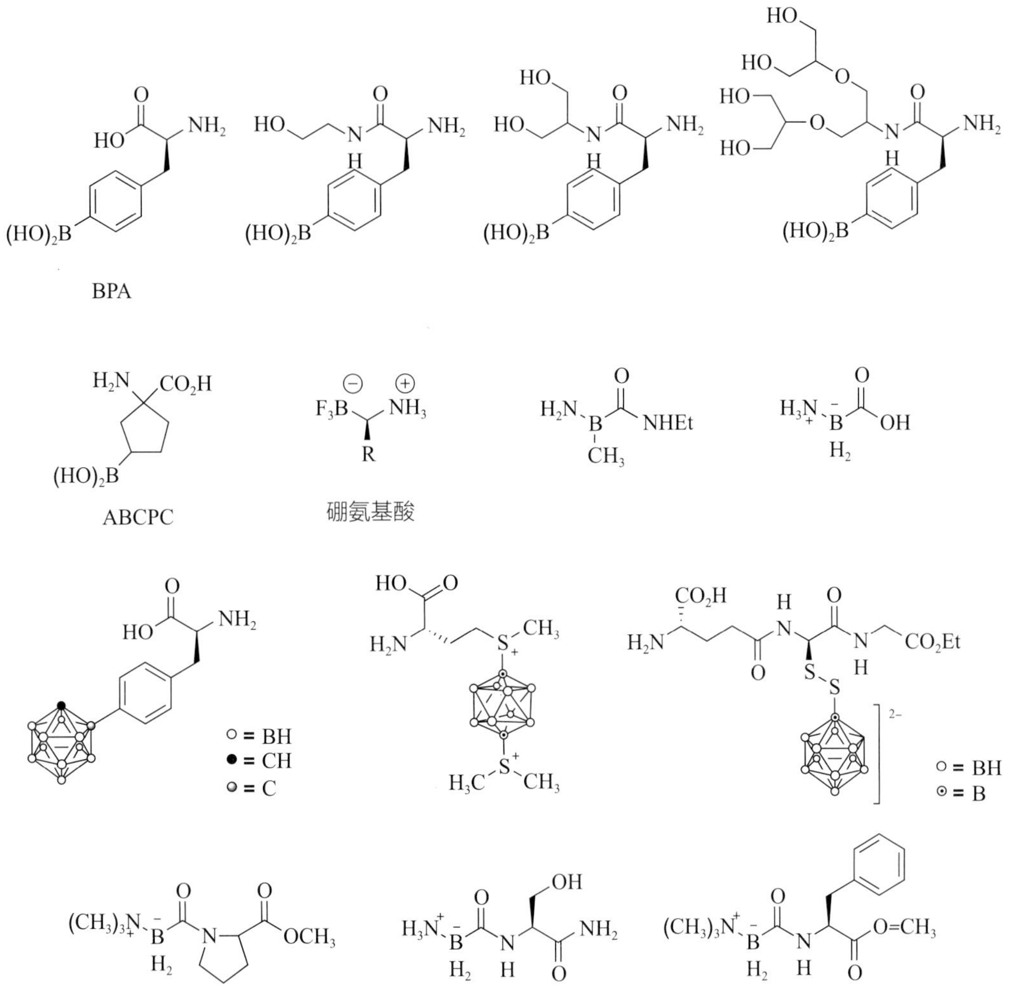

▲ 图 5-51　含硼氨基酸和衍生肽

被发现拥有优于 BPA 的生物特性。例如，在黑色素瘤小鼠的实验模式中，研究人员发现 ABCPC 的 T/B 值 为 8，肿 瘤／脑 比（tumor/brain ratio）为 21。因此，此化合物的发展值得期待。北京大学的刘志博教授团队于 2015 年发表了一系列以天然氨基酸作为开发的含硼药物，他们将氨基酸中的羧酸官能团置换成 –BF$_3$（trifluoroborate）官能团制成了一系列的衍生物。这些衍生物通过肿瘤细胞膜表面过度表现的氨基酸主动运输蛋白（amino acid transporter，AAT）积累在肿瘤细胞中。此类衍生物在生物稳定性以及肿瘤细胞的聚积性上都比 BPA 更好，可以算是更具潜力的含硼药剂。

3. 硼化核苷

核苷是一种非常重要的细胞代谢物前驱物。由于癌细胞快速生长需要大量的核苷酸以合成 DNA，因此，硼化核苷便非常适合作为 BNCT 试剂。比较具代表性的此类化合物之结构如图 5-52。这些含硼核苷衍生物中有些被发现具有穿透血脑屏障或不同类型细胞膜的能力（图 5-52 中的化合物 3）。因此，这类化合物有机会可以作为治疗脑癌的 BNCT 的含硼药剂。

4. 硼化碳水化合物

起初，将碳硼烷笼型化合物与碳水化合物结构结合是为了让其衍生物能够与抗体结合。而相关的研究也产出了结构不同的相关衍生

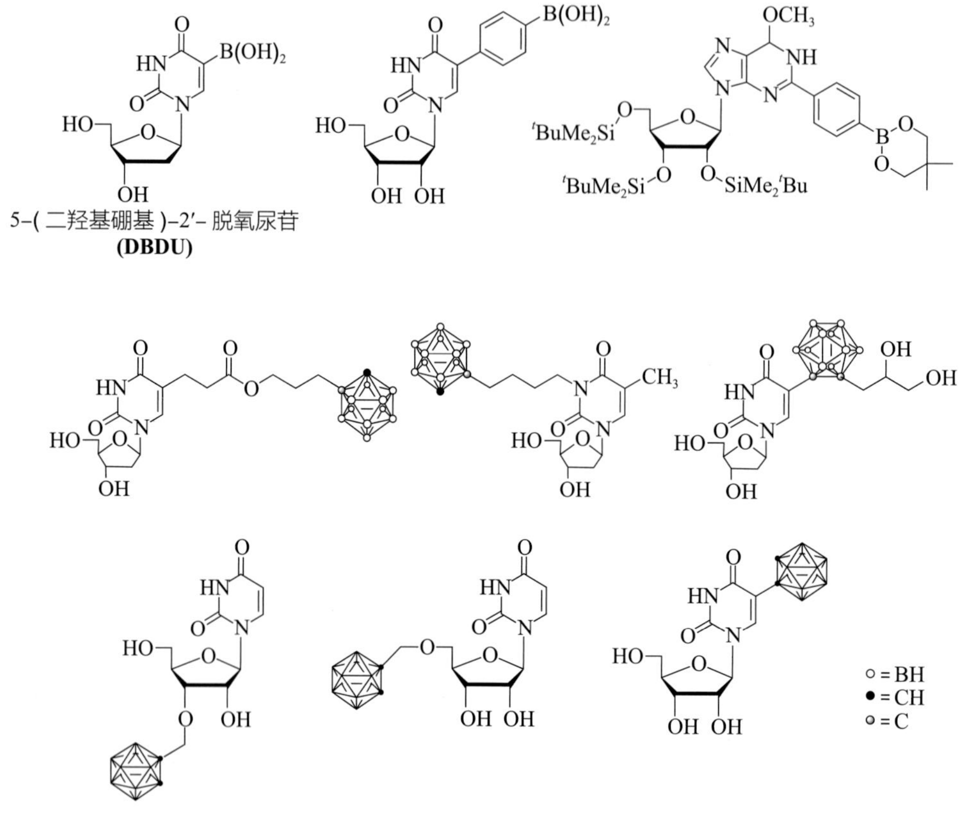

5-(二羟基硼基)-2′- 脱氧尿苷
(DBDU)
○=BH
●=CH
⊙=C

▲ 图 5-52　作为 BNCT 药剂的硼化核酸的代表性结构

物（图 5-53）。不幸的是，没有实验证据显示此类的化合物会由葡萄糖运送系统进入肿瘤细胞或是肿瘤细胞会利用此类化合物作为其代谢前驱物。

⊙=B
○=BH
⊚=CH
⊕=C

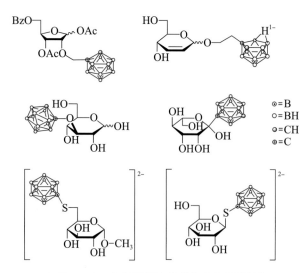

▲ 图 5-53　含有碳硼烷的碳水化合物类似物

5. 含磷硼化合物

磷元素是所有生物中重要的成分之一。在肿瘤细胞中尤其更加需要此元素来满足其大量磷脂质的需求。研究指出，多种的天然或是合成的醚类脂质化合物经常出现在肿瘤细胞中。基于此，含硼的磷化合物便应运而生（图 5-54 显示了代表性的此类衍生物结构）。生物测试结果显示，此类化合物拥有明显聚积在肿瘤细胞而不是在血液或是正常脑细胞的能力。然而遗憾的是，细胞实验及动物实验的结果皆显示此类化合物具有极高的毒性，因此其是否有机会成为合适的 BNCT 试剂仍有待商榷。

6. 含硼卟啉化合物

卟啉化合物常用于光动力治疗（photodynamic therapy，PDT）。由于卟啉类化合物能够穿过血脑屏障，因此许多药物研发团队认为此类化合物

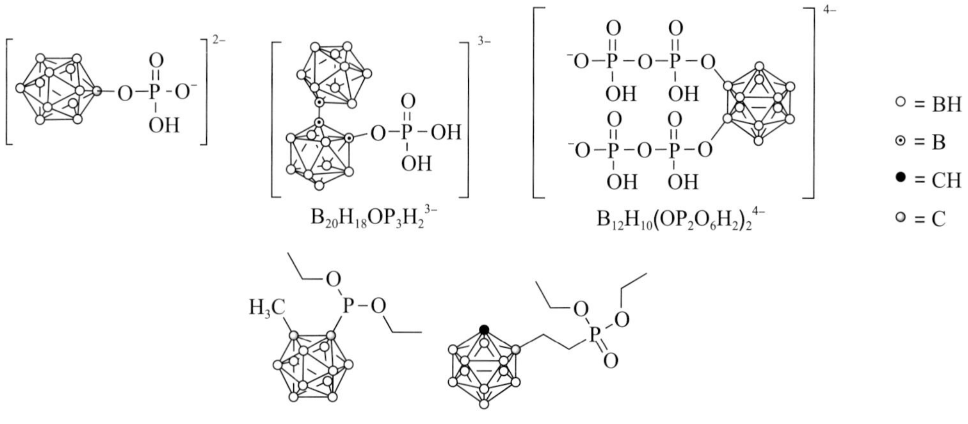

▲ 图 5-54　含有碳硼烷的磷化合物

非常适合用于 BNCT。研究显示，在众多的含硼卟啉衍生物中（boronated porphyrin，BOPP）（图 5-55）具备成为 BNCT 试剂的潜力。可惜的是，动物实验结果显示，在有效进行 BNCT 治疗的浓度水平下，这两个化合物的生物毒性太大，使得它们无法成为 BNCT 临床用药。

7. 硼化荷尔蒙衍生物

由于荷尔蒙与肿瘤的发展和增殖密切相关，且一些荷尔蒙的受体位于细胞核内。因此，含硼荷尔蒙前驱物理论上有机会成为理想的 BNCT 药剂。图 5-56 展示了代表性的这类型化合物结构。以含硼荷尔蒙衍生物作为 BNCT 试剂的优势在

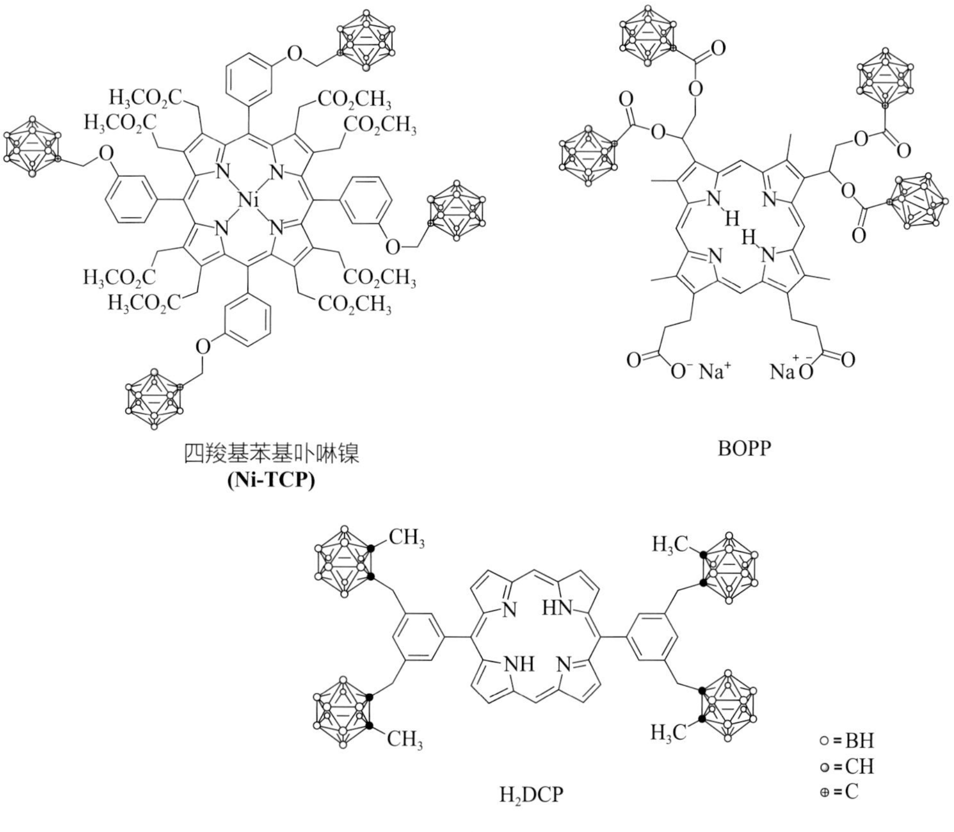

▲ 图 5-55　含硼卟啉化合物

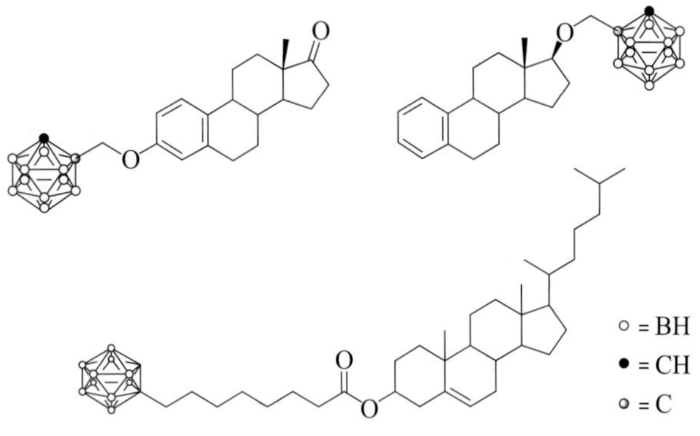

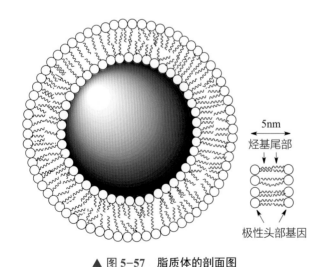

▲ 图 5-56　硼化荷尔蒙衍生物

○ = BH
● = CH
○ = C

一旦脂质体进入细胞，内部的水溶性药物可以顺势进入细胞中。值得一提的是，疏水性药物也可以储存在亲油性脂质层中，以同样的模式进入细胞中。总结而言，脂质体具有向癌细胞递送大量硼药物的潜力，图 5-58 展示了数个放在脂质体中的 BNCT 药剂结构。

虽然利用脂质体作为含硼药物传递载体的策略极具潜力，但是它通常会被人体的网状内皮系统（reticuloendothelial system，RES）快速清除，导致脂质体在体内的循环时间降低，直接影响了其聚积在肿瘤中的能力。目前将脂质体作为含硼试剂载体的研究不外乎是将其结构加入配体（ligand）、抗体（或其片段）、叶酸、运铁蛋白质或某些特定肽可以让脂质体具有特定肿瘤细胞针对性。

于其相对较低的分子量，能够快速地针对肿瘤聚积。但是，这些化合物如果要成为 BNCT 药物，除了必须要无毒性且在生理条件下稳定之外，其含硼荷尔蒙衍生物仍然必须拥有原来的生理功能才行。

8. 脂质体

脂质体（liposomes）是一种由一端具有亲水性结构，另一端具有疏水性结构的磷脂分子（phospholipids）所组成的球形囊泡。当这样的结构被破坏打散时，仍可以重新组合回原来的脂质体。图 5-57 显示了双层脂质体的剖面图。脂质体的膜厚度约为 4nm，其结构可以是一个双层（unilamellar）或多个双层（unilamellar）结构。

9. 硼化树状大分子和树状聚合物

树状大分子（dendrimer）是一种具有均匀尺寸的球状大分子，此类大分子拥有高度分支性（branching）、多价性（multivalency）、专一的分子量，以及可通过修饰表面结构来满足不同需要的独特性质。因此，使用树状大分子作为含硼药物递送的平台是一种极具潜力的策略。在使用上，可以依照需求将欲递送的药物借由共价键与

5nm
烃基尾部
极性头部基因

▲ 图 5-57　脂质体的剖面图

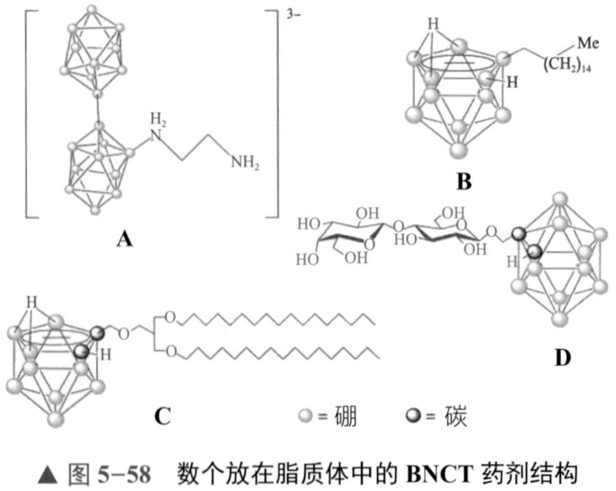

○ = 硼　　● = 碳

▲ 图 5-58　数个放在脂质体中的 BNCT 药剂结构
A. 氨基多面体硼烷阴离子；B. 碳硼烷基阴离子；C. 双链酰基碳硼烷；D. 糖衍生的碳硼烷用于脂质体囊装的结构

此树状大分子连结，或是透过其内部空洞空间或外围结构依附在树状大分子上。然而，此种透过依附方式携带含硼药物的问题在于，在运送药物的过程当中，含硼药物会有泄漏的问题。更麻烦的是，树状大分子在抵达运送目标之后，药物的释放过程难以控制。鉴于此，许多利用 pH 调控树状大分子释放药物的研究报告便应运而生（图5-59）。这种依靠 pH 来调控药物释放的方式极具 BNCT 应用上的潜力。

10. 结论

2020 年，BNCT 治疗技术在日本获批上市，用于治疗不能手术、没有转移的头颈部癌，开启了 BNCT 发展新时代。其中，BPA 作为全球首个批准上市的硼药物备受关注。然而，对于肿瘤治疗而言，并非所有的癌症细胞都适合 BPA 药物。因此，开发出适用于个别癌症的含硼药物仍是下一阶段 BNCT 技术发展的重点。

（二）笼状硼烷在硼中子俘获治疗新药研发中的应用

BNCT 作为一种新型癌症疗法，其加速器的研发近年来取得了长足发展，然而截至目前为

止，含硼药物作为其硼中子俘获的物质基础，仅有 BPA 及 BSH 进入临床研究，这也说明 BNCT 领域中含硼药物的研发面临严峻形势。和一般的药物不同，BNCT 由于其技术和疗法的特殊性，因而对适用的药物提出了不一样的要求：① BNCT 有效的必要条件是每个肿瘤细胞中需含有 10^9 以上个 ^{10}B 原子，或每克肿瘤组织中需含有至少 $20\mu g$ ^{10}B 原子。考虑到药物在体内必经的代谢消除情况（如首过效应、血脑屏障等），为了达到或维持肿瘤中高硼浓度，BNCT 要求的实际给药量往往大于 1g 甚至达到数十克，而普通抗肿瘤药物的给药量往往是毫克级的。② BNCT 药物必须低毒性且无明显的不良反应。BNCT 药物的特殊性在于，理想的 BNCT 药物应该既无活性也无毒性，这对于药物研发而言反而是一种极大的束缚。同时，也是基于 BNCT 药物起效的原理及安全性考虑。③含硼药物需具有优异的肿瘤靶向性和代谢差异性，即硼原子在肿瘤组织中的含量与其在正常组织（T/N）或在血液（T/B）中的比值需 > 3。④ BNCT 药物应该能够从正常组织和血液中快速清除，避免在接受中子束照射时可能会对人体的正常组织或重要脏器产生伤害，但能增强硼原子在肿瘤中的滞留时间。⑤ BNCT 药物需重点考虑亲水性和疏水性之间的平衡，尤其是针对脑部肿瘤的治疗。一般认为亲水性药物相较于疏水性药物毒性更低，但是更容易被代谢，导致生物利用度低；而针对脑部的药物，由于血脑屏障的作用，要求疏水性高。以上几点要求作为 BNCT 新药研发的指导，影响着 BNCT 药物的设计及体内体外的成药性评估。这也是目前仅有 BPA 以及 BSH 进入临床研究的主要原因。

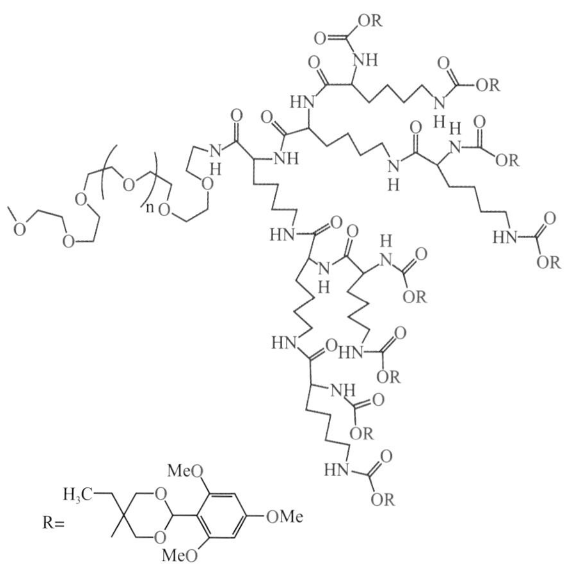

近年来，随着 BCNT 药物研究的进展，二十面体笼状硼烷，也就是碳硼烷（Carbaborane），由于其特殊的三维刚性结构表现出了和其他类似

▲ 图 5-59　pH 敏感的生物耦合剂分子

的有机物（如苯环、金刚烷等）的不同特性（图5-60）。碳硼烷由 10 个硼原子和 2 个碳原子构成，根据 2 个碳原子的相对位置分为邻、间、对三种异构体，彼此可以在高温下相互转化，实际生产中以邻（ortho）碳硼烷更为常见。由于缺电子的硼的影响，碳硼烷上的碳实际是带有酸性的，并按邻、间、对依次减弱。因此，缺电子的硼原子端可以利用亲电反应进行拓展；而带酸性的 C 上，则可在去质子化后成为亲核试剂进行拓展。

正是由于碳硼烷的高硼含量、光热稳定性、化学稳定性、两亲性、低毒性以及优秀的拓展能力，使其成为 BNCT 药物研发中的一个热门合成砌块，研究人员根据实际需求利用其拓展性连接不同的功能片段以期得到更理想的 BNCT 药物。接下来以碳硼烷为母核，修饰不同功能性片段为分类，简单介绍近几年（2015—2020 年）碳硼烷在 BNCT 药物研发中的应用进展。

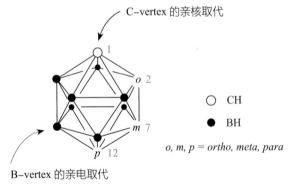

▲ 图 5-60　碳硼烷结构及反应位点

1. 利用多肽修饰以提高靶向性

氨基酸作为构成蛋白质的最小单位，是各类细胞生长的必需，尤其是高速分裂的肿瘤细胞，其对于氨基酸及其上下游的产物有着不同于一般细胞的特殊需求——这也是很多药物靶向的原理。利用特殊氨基酸或多肽去修饰碳硼烷往往使其具有更好的靶向能力、细胞定位能力，与此同时，碳硼烷又可在一定程度改善氨基酸或多肽的电性、亲水性，两者结合往往可以大大提高含硼药物的 BNCT 效应并降低不良反应。

2. 利用多肽修饰以精准靶向乳腺癌

Beck-Sicikinger 等报道了一种利用神经元 Y 多肽修饰的碳硼烷衍生物用于 BNCT 治疗乳腺癌的研究（图 5-61）。

神经元 Y 是大脑中最丰富的一类三元神经元，Y 激素家族中含有 36 个氨基酸的肽，其在靶蛋白主要是 G 蛋白偶联受体中的 hy1R 亚型或 hy2R 亚型，其中 hy1R 亚型在乳腺肿瘤细胞以及乳腺肿瘤衍生的转移灶上的密度很高，而在周围的非肿瘤性乳腺组织中则主要表达 hy2R 型。研究人员首先利用半乳糖对碳硼烷进行修饰，主要目的是为了降低分子的疏水性，防止在水相中发生聚集并且能够提高稳定性。随后将该小分子利用分支缩合的思路连接至神经元 Y 多肽上，并通过调节碳硼烷、半乳糖的比例，最终发现当碳硼烷、半乳糖均为 8 个时，其 hy1R 的结合能力最

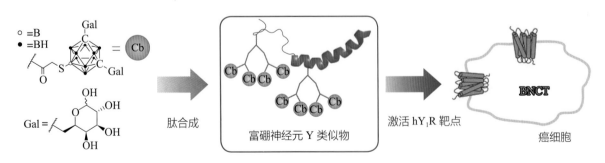

▲ 图 5-61　基于神经元 Y 修饰的碳硼烷
引自 J. Med. Chem. 2020, 63, 2358–2371

佳。进一步研究发现该多肽还促进了碳硼烷衍生物在细胞内的定位，使其更容易定位于细胞核附近，显著增强 BNCT 效果。

3. 利用多肽修饰靶向前列腺癌

利用靶向多肽的特异性识别功能，还能拓展 BNCT 潜在的治疗肿瘤类型。前列腺癌是多发于老年男性的非皮肤癌之一，前列腺特异性膜抗原是一种在前列腺癌细胞上高表达的细胞表面酶。最近 Flavell 等利用该酶的特异性靶向肽片段进行硼化修饰，引入了硼酸（亲水）、碳硼烷（疏水）等功能化结构片段（图 5-62）。通过对比硼酸修饰以及碳硼烷修饰的含硼药物各方面特性，发现均能较好地靶向前列腺癌细胞，其中经过碳硼烷修饰的靶向肽，与硼酸类修饰的 1a 相比，表现出了更优的靶蛋白结合效果，并且能够被细胞内化至胞内（1a 只能吸附在细胞膜）；同时，动物实验也表明碳硼烷修饰的含硼化合物体内代谢时更长，肿瘤内硼滞留时间（＞4h）以及含硼量均优于硼酸类。因此，研究人员认为碳硼烷修饰的前列腺癌靶向肽化合物（boro-PSMA）在治疗低转移性前列腺癌中具有较好的可行性，值得进一步研究。

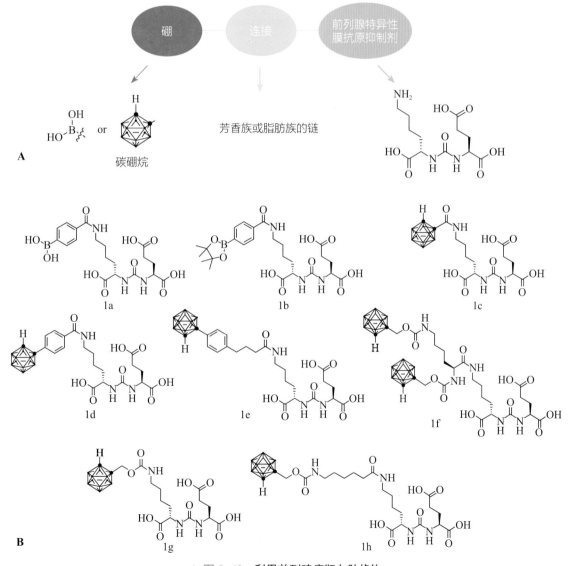

▲ 图 5-62　利用前列腺癌靶向肽修饰

4. 利用成像官能团修饰碳硼烷以实现硼中子俘获治疗药物可视化

硼药发展的主要瓶颈之一是缺乏实时定量的成像技术来对含硼药物在体内的实时分布及局部含量情况进行确定，理想的状态下核医师们应该能够根据患者体内含硼药物的分布变化情况而实时调整中子辐照的强度。目前的主流方法是事先对患者注射 ^{18}F-BPA 或者 ^{18}F-FBPA，通过 PET 成像的方式间接推断 BPA 在患者体内吸收、分布、代谢的过程，并通过同位素辐射量对患者血液、脏器以及组织中的硼含量进行测定。尽管 ^{18}F-BPA 与 BPA 本质上仍是不同物质、药物代谢性质存在一定差异，但其好处在于可以以"预实验"的方式对患者的 BNCT 治疗方案进行个体化精准制订。不过在实际给药后，只能通过电感耦合等离子体发射光谱仪（inductively coupled plasma-optical emission spectrometry，ICP-OES）等方式对患者进行连续的血液硼浓度测试，反推估算含硼药物在体内的实时分布情况，其时效性、估算准确性不高。此外，^{18}F 的半衰期约 2h，这要求 ^{18}F-BPA 从原料制备——工厂出厂运输——医院给患者注射的时间需控制得非常精准、分秒必争，否则将会失去 PET 成像能力，这无疑极大增加了实际应用中的难度。同时，BPA 本身能接受 F 标的位点有限，且加成反应类型局限性较大，这进一步限制了 ^{18}F-BPA 的大范围或低成本应用。

碳硼烷与 BPA 相比，本身与苯环即为电子等排体且化学反应性上更为多样，不仅碳端可以反应，硼端也可以。因此，研究人员将目光集中到"诊疗一体"式的笼状硼烷药物中来，其主要研究思路就是碳硼烷＋成像片段，如荧光团或者核素。

5. 利用荧光团修饰碳硼烷

荧光成像最主要的优点是成本较低、灵敏度高，并且可以做成多色成像以及操作简单、无放射性损伤问题。尽管组织渗透率较差，但在发射波长达到近红外波段以后也具备了活体实时成像能力。

其中 BODIPY 是一种具有较高荧光量子产率以及强紫外吸收的脂溶性荧光团，其结构稳定、生物相容性较好，在荧光探针领域有着广泛应用。Vicente 等将 BODIPY 同碳硼烷相偶联，合成出一批化合物（图 5-63），并对其在 BNCT 领域中的应用进行了初步探索。

研究人员分别在 BODIPY 的不同位置利用碳硼烷 C 端拓展的巯基或硼酸进行亲核取代或偶联反应，合成出一系列相关化合物。在经过毒性筛选、hCMEC/D3 BBB 模型筛选及荧光定位实验等，发现化合物 1b 毒性较低（IC50 > 100μM）、血脑屏障通透性优越且同时具备合适的吸收（544nm）和发射波长（556nm）及荧光量子产率（Φf=0.52），并且细胞摄取量也高达 0.23nM/cell，并分布于细胞内质网及线粒体中。研究人员分析认为这是因为 BODIPY 具有较低分子量，和碳硼烷连接后的分子量在 500 附近，并且由于其两亲性使得整个分子的 logP < 5，这有利于增强血脑屏障的透过性。因此，该类化合物在具有成像能力的同时又能将较多的硼原子运输至脑部肿瘤，是一类具有潜力的 BNCT 药物。

6. 利用卟啉连接碳硼烷以实现荧光、PET 双模态成像

单纯的荧光成像只能定性分析，最多半定量分析。而对于 BNCT 而言如果能够精准地判断硼原子在体内的分布，将对治疗效果有着极大提升。

研究发现卟啉能够和肿瘤 DNA 形成复合物进而导致肿瘤的高摄取及长期滞留，同时硼化卟啉在 BNCT 治疗中，具有光动力治疗的潜力（图 5-64）。最重要的，是卟啉环本身具有荧光成像

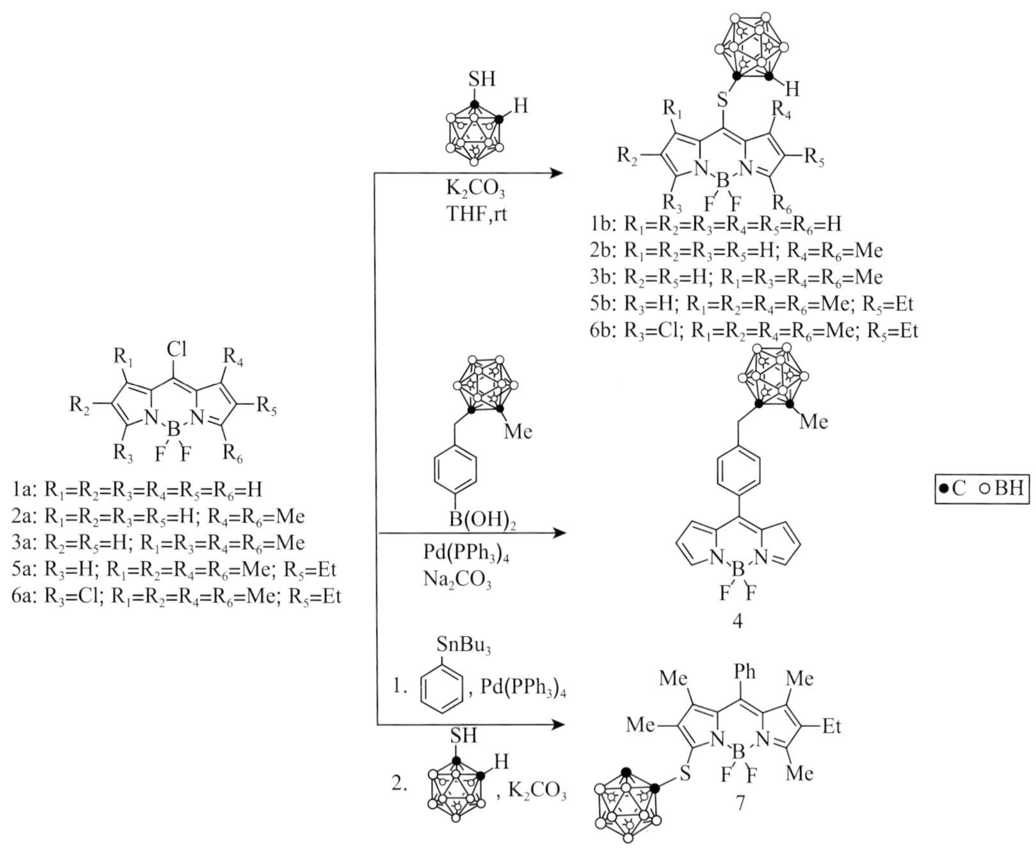

1b: R$_1$=R$_2$=R$_3$=R$_4$=R$_5$=R$_6$=H
2b: R$_1$=R$_2$=R$_3$=R$_5$=H; R$_4$=R$_6$=Me
3b: R$_2$=R$_5$=H; R$_1$=R$_4$=R$_6$=Me
5b: R$_3$=H; R$_1$=R$_2$=R$_4$=R$_6$=Me; R$_5$=Et
6b: R$_3$=Cl; R$_1$=R$_2$=R$_4$=R$_6$=Me; R$_5$=Et

SH
K$_2$CO$_3$
THF,rt

1a: R$_1$=R$_2$=R$_3$=R$_4$=R$_5$=R$_6$=H
2a: R$_1$=R$_2$=R$_3$=R$_5$=H; R$_4$=R$_6$=Me
3a: R$_2$=R$_5$=H; R$_1$=R$_3$=R$_4$=R$_6$=Me
5a: R$_3$=H; R$_1$=R$_2$=R$_4$=R$_6$=Me; R$_5$=Et
6a: R$_3$=Cl; R$_1$=R$_2$=R$_4$=R$_6$=Me; R$_5$=Et

B(OH)$_2$
Pd(PPh$_3$)$_4$
Na$_2$CO$_3$

4

●C ○BH

SnBu$_3$
1.　　　, Pd(PPh$_3$)$_4$
SH
2.　　　, K$_2$CO$_3$

7

▲ 图 5-63　基于 **BODIPY** 荧光团修饰的含硼药物

能力以及同一些放射性核素络合后的 PET 成像能力，换言之既可定性又可定量。

　　Liu 等将碳硼烷与卟啉偶联，通过 PEG 包被制成一种具有多模态可视化的新型纳米药物 BPN。BPN 与以往的硼化卟啉不同，一方面它首选定位于细胞核内，同时克服了早期硼化卟啉较低的 T/B 比，其肿瘤与肌肉、肿瘤与血液、肿瘤与脂肪的比例分别达到（6.54 ± 1.81）、（2.50 ± 0.25）和（7.18 ± 1.04），这可能是因为纳米药物 EPR 效应所致。另一方面，毒性和药物动力学研究显示 BPN 能够较快地经由肝胆系统从小鼠体内排出，显示出了良好的生物相容性和低毒性——毒性大是限制早起硼化卟啉临床进展的主要原因。由于 BPN 络合了 Cu-64 而具备了 PET 成像能力，同时也具有对硼中子的体内定量能力，这有助于核医师对 BPN 的体内分布

进行判断和控制，对注射计划进行优化。后续对 B16-F10 荷瘤鼠在中子照射后显示出了几乎完全

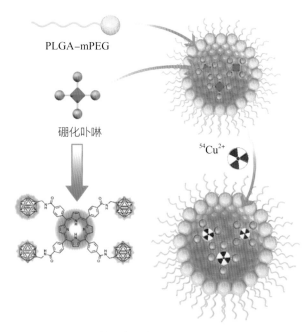

PLGA-mPEG

硼化卟啉

^{54}Cu^{2+}

▲ 图 5-64　基于碳硼烷 - 卟啉的 **BNCT** 纳米药物

的肿瘤抑制效果，说明了硼化卟啉在"诊疗一体"的 BNCT 中具有较大潜力。

7. 利用放射性碘标记碳硼烷

若想对恶性肿瘤患者最大化 BNCT 治疗效果，在体内评估含硼药物的药代动力学是仍然需要解决的问题之一。PET 是目前临床上用于 BNCT 领域最多成像方法，其中 ^{18}F–BPA 已经成功运用于多例临床案例研究中。尽管 F 标很有用，但较短的半衰期及 F 原子相对较窄的反应范围，限制了 ^{18}F 放射性标记的化学反应并进一步限制其应用。而放射性碘半衰期更长且碘代的方法也更多样，因此利用放射性碘标记有望一种更具有吸引力、替代放射性氟标记的方法应用于 BNCT 成像研究。

Llop 等报道了一种通过催化剂辅助同位素交换法制备单 ^{125}I– 碘化碳硼烷的方法。随后在微波加热下，将放射性标记的物与乙腈中的乙炔反应，得到了相应的 ^{125}I 标记的碳硼烷，并在较短的反应时间内获得了良好的整体放射性化学收率（图 5–65）。

除了利用更易制备的 ^{125}I 进行标记碳硼烷以外，研究人员还将此类方法拓展到其他同位素的碘上，如 ^{123}I 或者 ^{124}I，并且其等效放射化学产量能达到（56 ± 4）%，同时不同同位素的碘具有不同的半衰期，可以满足实际药学研究中对不同时间梯度下的成像需求。这一高效的核素标记方法无疑扩大了碳硼烷在 BNCT 领域的 PET、SPECT 方面的应用价值。

8. 总结

碳硼烷作为一个硼载体在 BNCT 领域中的应用已初露锋芒，但目前仍然面临诸多问题亟待解决。首先是含 ^{10}B 碳硼烷的制备。BNCT 技术要求的是 ^{10}B 原子，其自然丰度大概 20%，如何低成本地制备及规模化生产全为 ^{10}B 的碳硼烷目前仍是一大挑战。其次，现阶段在各类功能片段上引入碳硼烷的方法大多是利用碳硼烷 C 端的亲核性或者直接利用炔生成，这意味着合成方法中会使用到有机强碱以及毒性较大的 ^{10}B 烷，同时利用 B 端的偶联反应进行拓展的目前在药物方面的应用也不多见——绿色高效合成同样也是一大挑战。再其次，BNCT 迫切需要"诊疗一体"的集成式治疗方案，而近年来研究发现碳硼烷具有良

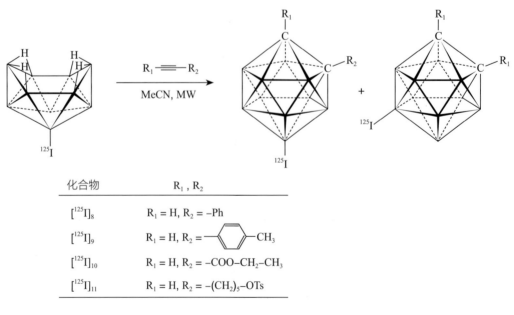

化合物	R_1, R_2
$[^{125}I]_8$	$R_1 = H$, $R_2 = -Ph$
$[^{125}I]_9$	$R_1 = H$, $R_2 = -\langle\text{苯基}\rangle-CH_3$
$[^{125}I]_{10}$	$R_1 = H$, $R_2 = -COO-CH_2-CH_3$
$[^{125}I]_{11}$	$R_1 = H$, $R_2 = -(CH_2)_5-OTs$

▲ 图 5–65　利用微波辅助高效合成碘标记碳硼烷

好的光学特性，具备聚集诱导发光特性，这意味着研究人员或可利用该特性设计合成新型 BCNT 药物，避免引入放射性元素或其他成像片段以减少毒副作用。最后，尽管在很多细胞、动物水平上验证了碳硼烷及其相关衍生物具有较好的生物相容性，但最近一项研究发现碳硼烷会对细胞基因调控产生影响，表现为对细胞的增殖、下调 CDKs，并能够抑制 M 期蛋白的表达等，这对于杀伤肿瘤细胞而言具有一定好处，但从全身安全性考虑则还需更多研究。总之，随着近年来对碳硼烷化学、光学及药学等方面研究的进展，碳硼烷作为硼载体已展现出良好的应用价值和发展潜力，有望在 BNCT 领域中大展拳脚。

（三）^{10}B-4- 二羟基硼基 -L- 苯丙氨酸：从实验室到商业化的发展之路

BNCT 的成功实施离不开含 ^{10}B 靶向硼药。在 BNCT 临床应用中，硼药的选择需遵循以下原则：①低毒性和低正常组织吸收，肿瘤与正常组织中的浓度比和肿瘤组织与血液中的浓度比大于 2.5；②在肿瘤中浓度达到每克组织 10～30μg 的 ^{10}B 原子；③在中子照射过程中，血液和正常组织中的硼应能相对快速排出体外，而在肿瘤中的停留时间应足够长，能够满足照射治疗时间。

当前已合成数百种含硼药物，但大部分尚处于研究阶段，需要进行系统的实验测试，探索其传递机制与应用能力。BPA 是当前临床研究与应用最广泛的 BNCT 含硼药物。

BPA 是中性氨基酸苯丙氨酸的衍生物，为白色或类白色的粉末，最早合成于 1958 年。20 世纪 60 年代，BPA 被用于 BNCT 研究，但因其难溶于水，导致应用受限。1987 年，日本学者 Mishima 等对 BPA 的溶解性展开研究，将 BPA 溶解于果糖中，使其可以应用于黑色素瘤和脑部肿瘤的 BNCT 临床研究。2001 年，BPA 开始应用于无法手术、放化疗失败的复发性头颈部肿瘤。直到 2020 年 3 月，日本 Stella Pharma 公司的 BPA（商品名 steboronine）获批上市，可用于复发性头颈部肿瘤的 BNCT 治疗，这是全球首个上市的 BNCT 药物。

BPA 生理运输机制是通过中性氨基酸转运机制，即 L- 氨基酸转运系统进行主动运输。通常肿瘤细胞代谢旺盛，表面高表达 LAT1 蛋白，因此 BPA 可以通过 LAT1 通路特异性进入肿瘤细胞并聚集，从而实现 BNCT 的治疗目的。Wongthai 等报道了在肿瘤细胞系中，BPA 经由 ATB$^{0,+}$、LAT1 和 LAT2 转运 BPA 进入肿瘤细胞。在 MCF-7 细胞中，当 BPA 浓度是 100μM 时，LAT1 蛋白决定 BPA 的摄取，当 BPA 浓度是 1000μM 时，ATB$^{0,+}$ 蛋白决定 BPA 的摄取。

BPA 作为 BNCT 硼药被广泛应用，导致其合成方法也被广泛研究。这种化学结构相对简单的化合物，制备方法却非常丰富，根据 BPA 合成关键步骤中形成的键，合成 BPA 的方法可以分为三类。第一类是含硼苄基或苯甲醛基片段引入氨基酸基团，第二类是丙氨酸与苯基硼酸偶联，第三类是将硼酸基团引入苯丙氨酸。

在 BNCT 临床应用时，BPA 通常被配制成 BPA- 果糖溶液进行静脉滴注。但 BPA- 果糖溶液存在配制复杂、有效期短（约 12 天保质期）、不稳定等缺陷。因此，需要在使用前 48h 以内，于无菌条件下配制。按照欧洲 EORTC11001 临床方案，BPA 的临床配制过程分为 26 步，分 2 天完成，对溶液的配制环境、操作过程等均有较高要求。日本 Stella Pharma 公司开发的 BPA 制剂 steboronine 是规格为 9000mg/300ml 的静脉滴注袋，用于治疗不能手术、没有转移的头颈部癌。对成年患者，给药方法为连续 2h 静脉输注 [输注速率 200mg/（kg·h）]，之后静脉输注 [输注速率 100mg/（kg·h）] 伴随中子照射（照射时间根据计算结果而定，不超过 1h)，给药剂量为 500mg/kg（药物浓度为 30mg/ml）。

临床适应证方面，BPA 首先被用于黑色素瘤治疗，主要因为 BPA 被认为是黑色素瘤细胞中酪氨酸酶的底物，通过与黑色素代谢途径中的大分子结合进入细胞，在黑色素合成细胞中被特异性摄取。1987 年，Mishima 于日本应用 BNCT 成功治疗黑色素瘤病例，患者在 2 年后无复发。Fukuda 等报道 22 例黑色素瘤患者用 BPA 作为硼药进行 BNCT 治疗，完全反应率高达 73%（16/22）。现今日本国家癌症中心正开展加速器 BNCT 在黑色素瘤应用的 I 期临床试验。

除黑色素瘤之外，BPA 的临床适应证还包括脑瘤（主要是脑胶质瘤和脊膜瘤）、头颈部肿瘤、肝癌、间皮瘤和生殖器官恶性肿瘤，其在全球开展了上千例临床应用研究。在美国、芬兰、瑞典和日本相继开展了以 BPA 作为硼药在脑胶质瘤临床研究和试验，证明其疗效优于另一种含硼药物 BSH，当前日本 BNCT 已进入脑胶质瘤的 II 期临床试验。

BNCT 在日本、芬兰和中国台湾地区开展的大量头颈部肿瘤临床研究证明，BNCT 应用于复发性头颈部肿瘤效果显著。而既往 BNCT 的临床研究基本是基于反应堆中子源开展的，成本昂贵，临床试验主要由研究者发起，病例偏少，设计上也存在缺少双盲试验等问题。近些年 BNCT 临床应用中最重要的进步是开发出基于加速器的中子源。

日本南东北 BNCT 研究中心（Southern Tohoku BNCT Research Center）报道了基于加速器 BNCT 的 II 期临床试验结果。该研究是多中心、开放性的 II 期临床试验，包括不能手术、对铂类化疗有耐药性的复发性头颈部鳞状细胞癌患者 8 例和不能手术的复发性 / 局部晚期非鳞状细胞癌患者 13 例。入组的患者接受了应用 ^{10}B-BPA 药物的 AB-BNCT 治疗。在前 3 个月内每 30 天评估一次抗肿瘤活性和安全性，此后每 90 天评估一次。对于主要疗效终点，头颈部鳞状细胞癌和头颈部非鳞状细胞癌患者的客观缓解率（objective response rate, ORR）分别为 75.0% 和 69.2%，优于外部对照中铂药 /^{f}FU 组显示的最佳 ORR 值 20%；疾病稳定率分别为 12.5% 和 30.8%，疾病进展率皆为 0。对于次要疗效终点，尽管总生存期尚未达到，但无进展生存期，特别是对于鳞状细胞癌患者而言，比历史对照显示出相当或更好的结果，而且次要安全性终点毒性指标低得多。该研究认为，应用 ^{10}B-BPA 作为硼药的 AB-BNCT 是一个安全的挽救性治疗方法。因而，日本于 2020 年初率先正式获批 BNCT 用于治疗复发性头颈部肿瘤。

日本 Hiratsuka 及团队报道了 4 例生殖器恶性肿瘤病例，治疗 6 个月内患者均达到完全缓解，最严重的不良反应仅是皮肤糜烂，且几个月内就消退了。阴道和外阴黑色素瘤十分罕见，约占妇女黑色素瘤的 10%。生殖器黑色素瘤预后比皮肤黑色素瘤预后更差，经常发展为转移性疾病。在瑞典的一项研究中，阴道黑色素瘤 5 年存活率为 18%，外阴黑色素瘤 5 年存活率为 47%，皮肤黑色素瘤 5 年存活率为 81%。Hiratsuke 的这项研究为 BNCT 临床适应证的拓展奠定基础。

BNCT 治疗的成功很大程度上依赖于对肿瘤和正常组织中 ^{10}B 浓度的计算。而目前尚无直接和实时的方法来测量患者肿瘤中富集的 ^{10}B 浓度。将正电子放射性同位素 ^{18}F 标记在 BPA 上，利用正电子发射断层扫描 PET 显像技术，可以评价 ^{18}F-BPA 在活体内的肿瘤靶向性和药代动力学行为，并作为 BPA 在肿瘤累积的浓度计算依据，指导 BNCT 治疗方案的制订。

1991 年，日本 ^{18}F-BPA 首次合成并作为 PET 扫描成像的诊断药物。^{18}F-BPA 随后被用于不同的动物模型中研究，随后进入临床试验。Watabe 等研究了通过 ^{18}F–BPA 估算组织中硼浓度的方法。BPA 与 ^{18}F–BPA 的药代动力学的比较研究也有报道。^{18}F–BPA 也可以作为肿瘤 PET 影像诊断的分子探针，甄别肿瘤细胞与炎症。而国内开展 BNCT 技术的临床应用较晚，关于 ^{18}F–BPA 的合成及应用报道较少。由于 ^{18}F–BPA 常规合成存在效率低、加速器需要氟气体靶等缺陷，导致应用发展受限。国内中硼医疗已成功开发 ^{18}F–BPA 合成工艺。

2020 年 3 月，日本硼药 BPA 获批上市，标志 BPA 进入新的发展阶段。BPA 虽然在临床上广泛应用，但在肿瘤中的摄取和微分布仍有改进空间。此外，优化 BPA 的给药模式和使用脉冲超声是极具潜力的研究方向。相信随着各国研究者的不断深入，BPA 将应用于治疗更多的肿瘤类型，为肿瘤患者带来希望。

第 6 章　粒子治疗计划系统技术

一、全球粒子治疗计划系统技术发展现状

（一）全球粒子治疗计划系统供给现状

粒子治疗计划正在适应最初为光子剂量优化开发的技术，但这些技术也必须克服其特殊的挑战。由于应用中粒子治疗剂量对几何和组织密度不确定性更为敏感，治疗计划系统中稳健性优化在粒子治疗中具有更为突出的作用。这导致了特定的计划工具、方法和研究形成对鲁棒性优化问题的新构想，特别是当剂量优化中必须包含有相对生物效应的详细模型时。过去，粒子治疗中治疗计划与光子治疗计划存在很多共同之处；但现在前者正沿着其自身的轨迹不断发展，最终聚焦于点扫描照射和重离子技术。起初，光子强度调制的剂量优化在一定程度上处于发展的领先地位，因为它更难达到可执行、真正临床上最佳的治疗计划。从治疗照射的数学复杂性来看，粒子剂量优化被认为是一个简单得多的问题。目前，真正的发展挑战主要在于处理与治疗相关的不确定性，从而推动治疗计划系统在稳健优化领域的发展。最初提出的光子治疗计划，技术发展很快被吸纳到粒子治疗中，尤其体现在自动计划、计划自适应调整和多目标优化方面。

这里，笔者将简要概述目前全球粒子治疗计划系统的供给现状特点。绝大多数专用粒子治疗中心采用的是市场商业系统产品，表 6-1 大致统计了（非正式）2018 年底以前全球商用粒子治疗计划系统的基本特点。从粒子治疗协作组（Particle Therapy Co-Operative Group, PTCOG）统计可以看出，截止到 2019 年 6 月，全球质子治疗装置为 101 台，重离子装置为 13 台。目前主要有 4 家商用粒子治疗计划系统厂商 [包括瑞典 RaySearch、荷兰飞利浦（Philips）、美国瓦里安（Varian）、瑞典医科达（Elekta）]，但不包括自主研发的粒子治疗计划系统如瑞士保罗谢尔研究所（Paul Scherrer Institute，PSI）等产品。下面将分别介绍市场上主流的商用 4 家粒子治疗计划系统的基本供给情况。

1. 瑞典 RaySearch 公司的 RayStation 治疗计划系统

RayStation 治疗计划系统可支持对亿比亚（IBA）、日立、迈胜（Mevion）、ProNova、瓦里安和住友乃至同步加速器的质子治疗系统。该治疗计划系统可提供全方位的治疗技术选择，包括笔形束扫描、双散射、均匀扫描、线扫描和摇摆扫描式照射技术。RayStation 可用于质子治疗，主要以其独特的功能而闻名，其功能特点包

表 6-1　全球目前主要商用粒子治疗计划系统的基本特点

功　能	Eclipse	Xio®	RayStation	Philips
剂量计算	笔形束 蒙特卡罗	笔形束	笔形束 蒙特卡罗	笔形束 蒙特卡罗
不确定性	鲁棒性优化	手动优化	鲁棒性优化	鲁棒性优化
四维计划	有	没有	有	有
自适应计划	有	没有	有	有
多中心粒子计划	没有	有	有	有
均匀性扫描技术	有	有	有	有
质子/重离子支持	质子	质子/重离子	质子/重离子	质子

括快速蒙特卡罗剂量计算或优化、鲁棒性优化和评估、四维优化、鲁棒性多目标优化、孔径式笔形束扫描优化、全集成自适应计划、模拟器官运动、模糊效应评估以及光子计划备份的自动创建等。世界各地的质子治疗中心依赖于 RayStation 的先进及其高速运转能力，该系统已被 18 个国家的 50 多家粒子中心采用。

RayStation 系统也具有碳离子治疗计划模块，包含处理相对生物效应权重剂量。同时 RayStation 也是重离子治疗市场的领导者，目前有 5 家重离子用户分别是美德奥斯特隆（MedAustron）（奥地利）、意大利国家肿瘤强子治疗中心（Centro Nazionale di Adroterapia Oncologica，CNAO）（意大利）、德国海德堡重离子治疗中心（Heidelberg Heavy Ion Therapy Center，HIT）（德国）、德国马尔堡重离子治疗中心（Marburger Heavy Ion Therapy Center，MIT）（德国）及山形县粒子中心（日本）。

2. 美国瓦里安公司的 Eclipse 治疗计划系统

Eclipse 提供了一套创新的质子计划工具，将精确的质子蒙特卡罗剂量计算算法与强大的计划功能结合在一起，从而提高了治疗计划的准确性和对计划结果的信心。Eclipse 仍然是一个开放平台，为所有计划模式提供单一解决方案，并支持各种质子治疗系统。

自 2006 年 5 月起，Eclipse 系统在 MD 安德森癌症中心用于被动散射技术计划设计，2008 年 5 月则实现了用于笔形束扫描计划设计。Eclipse 作为一套完全集成的治疗计划系统，它与 ARIA 肿瘤信息系统（oncology information system，OIS）一起使用单个数据库进行设计。这意味着系统不仅可以并行工作，而且可以通过消除重复输入数据和跨两个系统导入/导出数据的需要来增强用户体验，始终确保数据完整性和安全性。质子治疗中关键之处在于减少射程的不确定性，从 2011 年开始 Eclipse 具备了强大的评估能力。与散射技术相比，笔形束扫描变得越来越重要。这导致了 2016 年 Eclipse 稳健优化和全蒙特卡罗剂量计算的发展。在启用脚本应用程序编程接口（application programming interface，API）的同时，用户可以创建在 Eclipse 中运行的脚本。与宾夕法尼亚大学合作，治疗计划系统开发了一套脚本来计算线性能量传递（linear energy transfer，LET）。该脚本 API 支持全自动计划功能，结合基于剂量和正常组织并发症概率（normal tissue complication probability，NTCP）比较的光子和质子计划的自动分析，以支持决策过程。

今天，质子计划技术（人工智能）的应用迈出了新的一步。质子计划的快速计划就是一个例子。RapidPlan 从现有的临床经验中学习并复制高质量计划。它不仅加快了治疗计划设计过程，确保了高质量的计划，而且还允许从一个专家中心到另一个中心分享治疗计划和设计经验。最近在 2019 年的美国医学物理学家学会（American Association of Physicists in Medicine，AAPM）年会上，瓦里安成功地展示了基于人工智能的自动轮廓勾画技术。

全球目前有 38 个质子中心采用 Eclipse 系统进行质子的治疗计划。

3. 荷兰飞利浦公司的 Pinnacle 治疗计划系统

飞利浦公司 Pinnacle³ 治疗计划系统是在集成环境里的光子 - 质子集成计划，可兼容所有主流质子治疗设备和主流质子治疗技术，可灵活地通过所预置的设备信息卡进行选择与切换。采用不确定分析、鲁棒性优化、生物剂量优化、自适应计划等先进的计划计算工具，从而实现较为精准的粒子治疗计划计算。Pinnacle 系统将便捷的质控方案嵌入到系统当中，基于经典的 Pinnacle 系统开发，完整地保留用户的操作习惯和工作流程，使用户可以快速从光子治疗计划系统转移到质子治疗计划系统中。该系统从研发到临床应用，全球多家顶级科研机构和院所均参与其中，从而为产品的定义和优化贡献了较为宝贵经验，使得 Pinnacle³ IMPT 成为最专业的质子治疗计划平台；到目前为止全球有 6 个国家 15 家质子治疗中心进行了其安装并使用。

4. 瑞典医科达公司的 Xio® 和 Monaco® 治疗计划系统

医科达公司自 1998 年以来一直致力于加强粒子治疗计划软件解决方案的工作。如今，Xio®、Focal 4D®、Mosaiq® 肿瘤信息系统和基于图谱的自动分割（Atlas-based autosegmentation，ABAS）提供了全面的粒子治疗计划功能，可满足各种临床需求。此外，全面计划能力支持多种治疗方式，包括宽束、笔形束扫描和连续扫描以及常规放射治疗。Xio® 系统尤其为粒子治疗提供了一个全面的三维调强治疗计划系统平台，包括减少计划时间的自动化工具和用于高精度计划的鲁棒性剂量计算算法。

Monaco® 治疗计划系统采用市场上最精确的剂量计算方法——蒙特卡罗算法。医科达在治疗计划领域拥有 40 年的经验，可以对 Monaco® 系统不断地改进，确保达到治疗计划准确性和精准放射医学的最高标准。多目标优化将患者的生物学因素考虑在内，在保证肿瘤靶区剂量的同时确保对危及器官的最大保护。该系统的预测性洞察工具能够在治疗计划优化期间和优化后与用户进行实时交互，从而提升用户决策的高效性，而不需要制订多个治疗计划。Monaco® 治疗计划系统实现了：①基于 1024 个动态控制点的计算；②减少了治疗时间，从而增加了患者的舒适度。但 Monaco® 系统的质子治疗功能还在开发中，未来将为质子用户提供当前 Monaco® 用户所赞赏的最高标准和准确性。

在 2017 年美国放射肿瘤学会（American Society for Therapeutic Radiology and Oncology，ASTRO）年会期间医科达和 IBA 公司签署了一份谅解备忘录，同意在软件开发方面密切合作。两家公司共同投资开发医科达 Monaco® 治疗计划系统中质子治疗的新功能，并增强 Mosaiq® 肿瘤信息系统。目的是为综合性放疗机构提供最完整的解决方案，实现软件系统和质子设备间更为无缝的衔接，进一步提高患者治疗水平。

总而言之，粒子治疗的发展需要快速的治疗计划系统，以便比较不同束流模式及其组合中患者计划相对生物效应加权的剂量分布。粒子治疗计划之间应引入快速的剂量学评估平台，以便在相对生物效应加权剂量上靶区的覆盖、危及器官的减少以及生物物理不确定性的鲁棒性方面找到最佳的解决方案。后者则意味着下一代粒子治疗计划系统应包含与束流照射、患者摆位、相对生物效应模型等相关的不确定性的处理系统。基于图形处理器（graphics processing units，GPU）的治疗计划系统有望解决这些问题。剂量和相对生物效应计算的速度也是先进治疗计划工具（如多目标和自动优化）和稳健性优化的一个关键先决条件，其中经常利用剂量合成的线性以加速计算；但是相对生物效应加权粒子剂量分布并没有展示这种线性。

（二）全球粒子治疗计划系统创新动态

在粒子放射治疗中，治疗计划系统发挥着极其重要的作用，放疗技术的革新在很大程度上也必须依赖治疗计划系统的支持。近些年来全球粒子治疗计划系统中创新技术的发展趋势有以下几个特点：①精确性与计算速度有显著提升；②智能化程度越来越高；③相对生物学模型逐渐受到重视。下面将结合近年来粒子治疗计划系统中的创新动态分别进行介绍。

1.蒙特卡罗方法提高了剂量计算精确性

蒙特卡罗方法基于概率与统计理论，可以对粒子输运进行仿真模拟，从而得到准确的结果。这被认为是辐射剂量计算中的"黄金标准"。使用蒙特卡罗算法可以有效提高粒子剂量计算的精度，尤其是组织密度非均匀性较大的部位，从而在一定程度上降低离子束的射程不确定性。但传统蒙特卡罗计算过程非常复杂，因此极为耗时。目前已有商用治疗计划系统（如 RayStation 和 Eclipse）配备简化的蒙特卡罗剂量计算引擎，可用于当今主流的质子笔形束扫描模式的剂量计算中。由于采用了简化的模型，因此计算速度也有所保证，可以达到临床应用的要求。据 RayStation 公司 2018 年的统计，在所有使用 RayStation 系统的质子放疗中心里，约有 2/3 采用了蒙特卡罗计算引擎。除笔形束扫描外，最新版的 RayStation 系统还支持对质子被动散射模式的蒙特卡罗剂量计算，这部分新功能目前正在与全球各大质子中心合作，还处于调试和验证当中，短期内将面市。

2.高性能图形处理器硬件加速了剂量计算过程

GPU 具有高并行度、高浮点数处理能力等特点，非常适用于运算密集度极高的计算。相比于传统的中心处理器（central processing units，CPU），GPU 更适用于粒子剂量计算和计划优化等方面，可显著提升计算速度和效率。但此前的 GPU 由于内存较小，很难存储治疗计划中三维剂量计算与优化所需的数据量，无法充分发挥其性能。随着近年来 GPU 内存容量以及线程数的显著增加，粒子治疗计划系统中也逐渐开始重视 GPU 的应用。此前，RayStation 和 Eclipse 已基于 GPU 开发了针对光子解析剂量计算的算法，计算速度相比于 CPU 版本有成倍增加。图 6-1 给出了基于 CPU 和 GPU 情况下计算时间随照射野大小变化的趋势。新版的 RayStation 系统也已经将 GPU 算法用到碳离子放疗的剂量计算中，将大幅减少剂量计算和优化所需的时间。另外，RayStation 公司也正在研发将其蒙特卡罗计算引擎移植到 GPU 平台，在保证精度的前提下进一步缩短计算时间。

3.多目标优化与鲁棒优化

在放疗计划设计中经常遇到的一个问题就是，如何用患者特异性的方式来权衡肿瘤靶区的覆盖率以及避免对健康组织的过度照射。目前通常的解决方式是手动改变优化条件并进行多次重新优化。这种"试错"的方式比较耗时，并且即

计算时间与射野面积的关系（CPU 和 GPU）

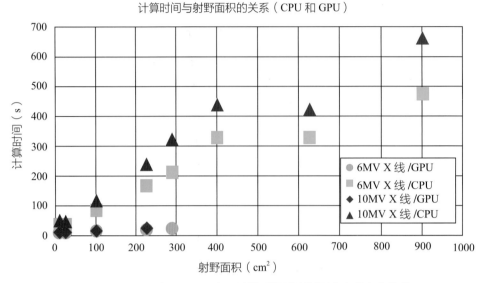

▲ 图 6-1　CPU 与 GPU 平台下计算时间随照射野大小的变化趋势

使优化出来一个满足条件的治疗计划，也很难确定是否存在更好的治疗计划。多目标优化则可以很好地解决这个问题，它可以使计划优化流程变得更为简单，同时也提高了计划的质量。多目标优化提供了一种新的优化流程，它不再是通过反复迭代来调整优化函数以及权重，而是快速生成一系列相关的治疗计划，这些计划是根据用户指定的目标函数权重以及剂量限值得到的一系列最优解。医生或者物理师可以实时浏览所有这些计划，并且可以通过微调来实时评估这些计划，从而找到一个满足临床目标的最优计划。通过多目标优化，医生或物理师可以节省计划设计的时间，甚至可能发现超出预期的计划方案，提高计划的质量。

在评估粒子放疗计划质量时常遇到的另一个问题就是，如何处理射程及摆位不确定性、CT 值和密度关系的误差以及患者解剖结构的变化。在粒子放疗计划中，传统的计划靶区定义通常很难针对所有不确定性提供满足预期的结果，因此需要将所有这些不确定性包含在优化过程中，也称为鲁棒优化。在粒子放疗中，无论计划创建方式如何，在提交之前都建议先进行计划的鲁棒性评估。以患者摆位误差为例，在鲁棒优化中可以灵活处理，一般认为其对所有射束都是一致的，但也可以针对每个射束或等中心单独设置误差。同时，目前新的鲁棒优化技术还支持处理四维 CT 影像的情况，可以解决内部器官分次内运动的情况。通过采用这种技术，可以创建足够鲁棒性的计划以应对复杂的情况，比如盆腔恶性肿瘤患者肠内的随机气泡。但由于粒子放疗鲁棒优化中需要考虑多种情况下的不确定性，因此极为耗时。在新版 RayStation 系统中，还针对鲁棒性引入了多目标优化，进一步简化了鲁棒优化的流程与时间。

4. 基于人工智能深度学习的自动勾画与自动计划设计

深度学习是目前人工智能领域中发展最为迅速的技术之一，也是目前人工智能中实现快速、准确分割的最有效方法，现已成功应用于计算机视觉方面，如图像分类、目标检测和语义分割等方面。随着技术的逐渐普及，深度学习算法可以从海量的医疗诊断数据（如患者 CT、MRI 等）

以及计划设计流程与参数设置中挖掘规律，学习和模仿医生、物理师的操作，从而实现治疗计划系统中的自动勾画与自动计划设计。在此之前，自动分割技术大多基于图谱和模板库来实现，缺乏普适性，有些还需要进行形变配准，非常耗时且准确度不高。而自动计划设计则大多基于先验知识或者模板来完成，没有考虑到患者个体差异性。目前 RayStation 系统的 8B 版本已率先采用了深度神经网络模型，并基于各大癌症研究中心的大样本数据来训练模型，运用基于 GPU 平台的算法，最终实现在 45 s 内勾画出人体的大部分器官轮廓，在几分钟内自动创建患者个性化的治疗计划，极大地提高了临床医生和物理师的工作效率。但因为不同患者个体病情的差异，靶区形状与位置难以预测，因此目前的技术对肿瘤靶区的自动勾画准确度并不太高，但随着技术的进步和样本量的增加，期待深度学习在未来能完全实现对肿瘤靶区和危及器官的自动勾画。

5. 相对生物学效应模型的应用

对于不同的粒子，相同物理剂量所引起的生物学效应可能是不一样的，从而对肿瘤细胞的杀伤效应也会有所不同。比如碳离子相比于光子与质子而言，对具有辐射抗性的肿瘤细胞以及乏氧细胞具有更显著的杀伤效应。为了定量描述不同粒子的生物效应，可以定义相对生物效应，即产生相同辐射生物效应所需的光子剂量与粒子物理剂量的比值。在当前主流的粒子治疗计划系统中，都是用粒子的相对生物效应因子与物理剂量的加权来代表生物有效剂量。因此，相对生物效应（relative biological effectiveness，RBE）模型在粒子放疗计划设计中有着极其重要的作用。RBE 值的偏差会引起光子等效剂量的偏差，从而导致实际肿瘤控制率和正常组织并发症概率的预测产生偏差，进而影响临床治疗的效果。在传统光子放疗中，一般采用线性平方（linear

quadratic，LQ）模型来建立物理剂量与细胞存活率之间的关系。而对于粒子放疗，则主要考虑 LET 对 RBE 的影响，同时也要考虑辐射水平以及粒子类型的影响。对于质子而言，目前仍然采用 RBE 固定值 1.1，这也是根据早期质子照射活体的实验数据拟合而得到的。由于质子 LET 值普遍偏小，微观能量沉积较稀疏，因此认为其细胞杀伤力同光子接近。但实际上质子在射程末端 LET 有显著升高，RBE 值也会有相应的变化。虽然目前治疗计划系统中未考虑，但实验证明可以用现有的 RBE 模型来预测，因此未来极有可能会应用到计划设计中。对于碳离子而言，无法用单一值，必须考虑复杂的模型，目前主流的碳离子放疗计划系统中主要参考了以下两种模型：日本国立放射线医学综合研究所（NIRS）提出的基于机制型微剂量动力学模型（microdosimetric kinetic model，MKM）以及德国重离子研究所（GSI）提出的局部效应模型（local effect model，LEM）。目前新版本 RayStation 已经同时支持 MKM 和 LEM 两种模型，并且在优化过程中可以包含混合物理剂量和相对生物效应加权生物有效剂量的目标函数。

粒子放疗技术的发展极其迅速，新技术在治疗计划系统中的应用也将逐步实现。总而言之，未来的治疗计划系统将朝向更精准、更快速、更智能以及生物有效性的方向发展。

（三）我国粒子治疗计划系统技术发展现状

1. 粒子放疗概述

近年来粒子放疗尤其是质子和重离子放疗已成为肿瘤治疗领域中发展和研究的热点。粒子放疗系统除了需配备庞大的粒子治疗设备，粒子放疗计划系统也是粒子治疗系统中不可或缺的重要组成部分。

粒子放疗计划系统通过对粒子源、加速器和

患者等建模，模拟计算射线经过加速器机头及其配件到达患者体内的剂量分布。因此，粒子放疗计划系统是粒子放疗过程中的重要联系纽带。一个完整的放疗计划系统不但要求配置具有一定计算要求的计算机软件运行环境与必要的硬件支持，还必须要求与该系统配套使用的加速器、能量选择、束流输运、治疗头的软硬件相兼容，才能使各部分协调一致工作。

2. 国内粒子放疗计划系统的使用及发展状况

(1) 国内粒子计划系统的使用状况：目前，国际上广泛被应用的粒子放疗计划系统主要有飞利浦公司的 Pinnacle、CMS 公司的 Xio、瓦里安公司的 Eclipse 和 RaySearch 公司的 RayStation 等。这些放疗计划系统皆为商用软件，并在市场上予以销售，价格昂贵。据悉，计划系统公司的粒子计划系统研发并不能给公司带来利润，粒子计划系统的研发依赖光子放疗计划系统的获利支撑，因此这几家放疗计划系统公司对粒子放疗计划系统的研发只占其公司计划系统研发的较少份额。这些公司的光子计划系统产品已被世界各国光子放疗中心广泛使用。国外放疗计划系统研发公司几乎占据了整个放疗计划市场。

国内已运行的几家粒子放疗中心，上海质子重离子医院使用的是西门子公司的 syngo RT Planning 计划系统，淄博万杰肿瘤医院使用的是瓦里安公司研发的 Eclipse 计划系统，武威重离子中心所使用的是兰州近代物理所和大图医疗公司联合研发的 ciPlan 计划系统。国内正在建设的粒子放疗中心计划采用的计划系统为：合肥粒子医学中心计划使用瓦里安的 Eclipse 计划系统，涿州质子中心采用的是 RayStation 计划系统，上海瑞金医院质子放疗系统采用的是 RayStation。因此，目前国内粒子放疗中心所采用的大部分为国外放疗公司销售的商用计划系统软件，仅武威重离子中心采用自己研发的 ciPlan 计划系统软件。

(2) 国内粒子计划系统研发状况：国外放疗计划系统产品凭借技术优势一直占据国内绝大多数市场，但其价格非常昂贵。相对国外计划系统产品，国内在放疗计划系统研发领域无论是人员配置还是技术都相对比较薄弱。目前进行粒子计划系统研发的团队主要有三家，其研发的粒子计划系统分别是中国科学院核能安全技术研究所 FDS 团队研发计划系统 KylinRay-IMPT，慧软科技公司研发的智能化放射治疗计划系统 DeepPlan，大图医疗与兰州近代物理研究所联合开发的重离子治疗计划系统 ciPlan。

① KylinRay 计划系统：中国科学院核能安全技术研究所 FDS 团队创造性地将中子输运计算理论及技术应用于医疗领域，对精准放射治疗关键物理与技术进行研究，提出和发展了高精度五维自动建模、快速精准剂量计算、逆向计划多目标优化、精准智能定位与摆位、实时剂量反演与验证等一系列放射治疗关键核心方法。在质子放疗计划系统方面，FDS 团队发展了质子笔形束剂量计算方法、基于布拉格峰位置扫描束筛选扫描束权重优化方法，以及基于遗传算法最短扫描路径最优化方法，并且采用临床模拟病例进行测试。测试结果表明 KylinRay-IMPT 系统满足临床需求，能够为质子精准放射治疗的实施提供精准放疗计划的制订和指导。

同时，FDS 团队也正在结合具体质子加速器进行针对性的应用开发。2015 年中国科学院核能安全技术研究所与上海应用物理研究所签署了《质子治疗计划系统研发》项目合作协议，正式启动首套国产质子放射治疗计划系统研发。FDS 团队自主开发的精准放射治疗系列产品麒麟刀 KylinRay（包括 KylinRay-IMRT/IGRT/DGRT/IMPT 等），顺利通过了国家检测，这是自调强放射治疗计划系统国家标准实施以来，首个通过该标准检测的国产调强放射治疗计划系统。

② DeepPlan 计划系统：慧软科技公司在 2017 年成立于安徽巢湖。该公司致力于发展以大数据和深度学习为驱动力的人工智能医疗软件及设备核心技术，将人工智能技术应用于靶区勾画、放射治疗计划的辅助设计以及智能放射治疗系统的构建。慧软科技公司研发的放疗计划系统为 DeepPlan，其最显著的优势是把所有计算耗时的流程都通过 GPU 加速运行，大幅缩短了用户制定放疗计划的时间。另外，基于深度学习框架的靶区和器官自动勾画大大提高了制订放疗计划的效率，降低了医生和物理师的工作负担。

慧软科技公司于 2019 年年初在中国科学技术大学附属第一医院西区放疗科、安徽医科大学第一附属医院高新院区放疗科和解放军第九〇一医院放疗科，对放疗计划系统 DeepPlan 进行了试用及临床对比测试，结果显示其各项功能均满足临床需求。同时，该公司还委托辽宁省医疗器械检验检测院在吉林大学白求恩第一医院对 DeepPlan 进行了检测，并顺利通过调强放射治疗计划系统的国家 / 行业标准测试，其主要性能指标远超标准要求。本次检测的通过，意味着 DeepPlan 在系统安全性和计算准确性等方面均符合国家要求，为申请国家药品监督管理局（National Medical Products Administration，NMPA）认证以及临床推广等方面迈出了关键一步。

同期，慧软科技公司获得国家知识产权局颁发的一项发明专利《基于 GPU 蒙特卡罗算法的磁场下质子和重离子剂量计算方法》。目前，慧软科技公司质子治疗模块的计划系统已经研发完成，将在放疗计划系统 DeepPlan 中集成搭载，这进一步扩大了 DeepPlan 的应用宽度。

③ ciPlan 计划系统：中国科学院近代物理所研发的重离子放疗系统已在武威重离子中心装机，其所用放疗计划系统为自主研发。2015 年，近代物理所与大图医疗公司合作开始重离子放疗

计划系统 ciPlan 的研发。2019 年 3 月 ciPlan 系统已完成研发。大图医疗总经理李晓亮博士在 2019 现代肿瘤粒子治疗技术新进展研讨会上对国内粒子治疗计划系统研发做了全面系统的汇报。李博士表示，在研发治疗计划系统时，首先需要应用摆位跟踪技术确定肿瘤与放射源的位置关系，其次需要确定照射路径；由于粒子治疗装置的治疗角度受限，需要对患者进行不同体位或不同治疗室的照射，治疗计划可能包含不同治疗设备参数或不同体位计划的叠加；由于粒子治疗射程不确定性导致的剂量计算精度问题，计划系统还需要提供鲁棒性分析功能；治疗计划系统可根据已有的相对生物效应模型将生物学剂量转化为临床剂量，但仍需进一步探究临床上如何应用治疗计划系统提供所需的临床剂量。目前，粒子治疗相关软件开发的行业标准较为缺乏，成功的软件研发需要硬件厂商、软件厂商、临床医生及法规部门等多方力量的共同努力。

综上所述，目前国内粒子放疗计划系统技术的发展还处在初级与实验阶段，与国外还有很大的差距。

二、粒子治疗计划系统不同方案特点分析

（一）质子治疗计划系统特点

1. 质子治疗计划系统

质子治疗计划系统是基于质子治疗的物理和生物学特性，依据临床剂量学原则设计、计算、评估及确认治疗方案的系统。质子治疗计划设计是质子放射治疗中极其重要的一个环节，通过治疗计划系统设计确定治疗方案的量化，系统包括 CT/MR/PET 等影像的输入及处理，治疗方案进行设定（包括靶区剂量及其分布、重要器官及其限量剂量给定方式等），系统根据治疗技术要求进行剂量计算并对方案进行优化和评估，最后

确认计划报告并输出计划方案，提供给质子治疗设备执行。由于质子治疗计划系统在使用流程上与常规光子放射治疗计划相类似，在计划设计中有些环节是相同的，例如影像导入、靶区和危及器官定义等，因此有些厂商将质子治疗计划系统集成在放射治疗计划系统中。除了自动化轮廓勾画、靶区形变配准和累计剂量分布评估等功能，鲁棒性评估和优化等功能也在质子治疗计划中应用。

根据临床需要，有些患者需要进行光子和质子治疗相结合的方式，因此放疗计划系统可将光子计划功能模块和质子计划功能模块整合，实现对剂量进行叠加处理（其中需要考虑质子与光子之间的相对生物效应因素，质子 RBE 值为 1.1），因此质子治疗计划系统可以使用户根据多种治疗设备针对不同的临床应用进行无缝衔接设计。

质子治疗硬件设备提供厂商较多，目前临床上常用的商业化质子放疗计划系统主要有 Raysearch 公司的 RayStation、Varian 公司的 Eclipse、Philips 公司的 Pinnacle、Elekta 公司的 Xio 等。目前质子治疗技术包括笔形束扫描（pencil beam scanning），均匀扫描（uniform scanning），双散射（double scattering），摆动扫描（Sumitomo wobbling），线扫描（Sumitomo line scanning）等，质子治疗计划系统通常能够支持其中的部分或者全部技术。

2. 质子治疗计划系统算法

目前质子治疗技术常用的主要有两种，一种为被动散射质子治疗（passive-scattering proton therapy，PSPT），通过调制器、准直器和补偿器等获得质子扩展布拉格峰；另一种为调强质子治疗（intensity-modulated proton therapy，IMPT），利用不同能级的能量，结合点扫描或线扫描技术。

质子放疗剂量计算方法主要是解析算法和数值计算法。解析算法通常采用笔形束算法。笔形束算法是将整个照射野分解成很多个小的笔形束，对于每个笔形束范围内的质子射线在患者体内的剂量分布进行描述，并通过将每个笔形束区域的质子在人体内沉积的能量相加得到整个照射野的射束在患者体内的剂量分布。

在采用被动散射技术的常规质子治疗计划中主要采用笔形束算法。但是采用笔形束算法在射野路径上的组织交界、非均匀性或存在金属植入物时会存在较大的误差，在这种条件下，笔形束算法实现准确计算存在困难，而采用蒙特卡罗方法可以提高剂量计算的准确性。

数值计算法在质子治疗计划中通常采用蒙特卡罗方法。蒙特卡罗方法是一种基于概率和统计理论的数值计算方法。通过将粒子在介质中的输运过程分解多个步骤，根据每一次抽取的随机数和粒子本身的状态以及材料的截面数据库，求解每一步的结果，直到对粒子的整个输运过程追踪完毕。蒙特卡罗程序对粒子在介质中的输运过程进行多次模拟，再根据这些粒子在介质中的平均行为来求解输运方程。在质子剂量计算中，蒙特卡罗方法比解析算法有着更高的精确度，这主要是因为蒙特卡罗方法能够在逐个粒子的基础上来考虑粒子之间的相互作用。蒙特卡罗方法中对粒子间相互作用的处理同样基于已有的理论模型，将其做参数化，通过实验的反应截面来进行抽样。因此，蒙特卡罗方法的准确性也依赖于对所有物理过程的详细诠释。

蒙特卡罗计算方法已经被开发并应用在质子放射治疗计划系统中，初期蒙特卡罗计算方法相对来说比较耗费时间，但是目前蒙特卡罗计算方法大大地提高了速度和效率，使得蒙特卡罗计算方法在质子治疗计划设计上可以成为常规手段。蒙特卡罗计算方法在质子治疗计划系统的调试（commissioning）中的数据计算上也是非常有用的。它可以取代大量的数据采集，尤其是在点扫描（spot beam scanning）这种模式下。因此随着蒙特卡罗计算方法计算速度的提高，蒙特卡罗计算方法在质子治疗计划系统将会起到越来越重要的作用。

3. 质子治疗计划不确定性问题和鲁棒优化

质子的布拉格峰剂量分布特点使得质子束在射程末端迅速沉积大部分能量形成高剂量区，而后沿剂量急速下降，因此质子放射治疗对精度要求极高。在常规计划中，质子束经过调制高剂量区覆盖肿瘤靶区，但是实际治疗中由于存在各种误差叠加作用，布拉格峰高剂量区位置与计划位置存在偏移，因此存在靶区不能达到计划剂量，同时可能高剂量区落在靶区外，造成正常组织的损伤。

质子放射治疗是一个多环节的过程，每个环节均存在误差，即不确定性（uncertainty），患者摆位误差、密度误差和器官运动会导致实际剂量分布与计划的剂量分布之间的偏差。Mcgowan 等将不确定性归类分为两种，一是计划设计时计算的不确定，如 CT 值偏差、CT 值与阻止本领（stopping power）之间转换偏差、剂量计算偏差等；二是实际照射的剂量与计划设计剂量偏差，来源于摆位误差、呼吸运动、解剖结构发生变化、组织密度不均匀等。

质子束在人体组织内射程的不确定性问题为当前质子放疗一个研究难点，质子放疗过程中如果不考虑不确定性，可能导致部分肿瘤区域受照剂量不足，难以使肿瘤细胞死亡或部分肿瘤区域未受到照射而漏照射，从而导致肿瘤复发治疗失败。

在常规光子放疗中，在治疗计划制订过程中，采用临床靶区等量外扩产生计划靶区的方法来增加计划的鲁棒性。但是在质子治疗中，由于射程不确定性这一特殊的因素，使用常规计划靶区的方法并不足以有效地避免剂量的不确定性以实现稳健的治疗计划。因此，在质子治疗计划中必须采用鲁棒优化方法，将可能造成不确定性的因素都考虑进去，使计划设计尽量减少不确定因素的影响。质子调强放疗是一个典型的复杂鲁棒优化问题，最优解受到很多不确定性因素的影响。鲁棒优化即将在 IMPT 过程中可能的不确定性作为约束条件包括在优化过程中，从而在不确定性条件下实际产生的剂量分布与计划的剂量分布相比较仍保持稳定，不会发生过大偏差。

IMPT 计划可在更好地保护危及器官条件下，给予靶区更高的剂量，通过计划对比发现质子计划的剂量学优势。随着质子放疗市场的逐渐成熟，IMPT 技术将会更加广泛地在临床得到应用。随着主动扫描技术开始在临床治疗开展，具有 IMPT 功能的质子治疗计划系统也将会进一步成熟，同时质子治疗计划系统也会像光子治疗计划系统一样趋向自动化、智能化、精确化，适应质子放射治疗技术的发展。

（二）重离子治疗计划系统特点

1. 概述

重离子治疗计划系统的基本结构和工作流程与常规放疗或质子治疗的计划系统相似，包括患者信息管理、影像显示与处理、靶区与危及器官勾画、治疗计划设计与优化、剂量计算等功能模块。其中，剂量计算模块是重离子治疗计划系统与其他计划系统区别最大的部分，也是最重要的模块。由于重离子束特殊的物理和生物特性，重离子治疗计划系统在进行剂量计算时必须考虑到更多、更加复杂的问题。物理特性方面，重离子束同样具有布拉格峰的性质，并且具有不同于质子束布拉格峰的特点。例如高能重离子束在穿过组织时会发生核反应并产生碎片，形成射束末端较长的拖尾和周围的低剂量包络。生物特性方面，由于重离子束的相对生物效应随着重离子束的入射深度而显著变化，因此不能像质子治疗计划系统那样进行常量近似，而是需要在治疗计划制订时将相对生物效应的变化也纳入考虑范围。如无特别说明，本节的讨论均针对目前已进行临床应用的碳离子治疗计划系统展开。

2. 重离子治疗计划系统的射束物理模型

重离子治疗剂量计算方法主要分为三种：宽束算法、笔形束算法和蒙特卡罗算法。蒙特卡罗算法虽然被公认为精确度最高的算法，但其计算耗时较长，目前不适用于重离子治疗计划系统。笔形束算法通过分解窄束的方法，可以有效评估多重散射效应引起的侧向剂量分布变化。与电子束或质子束相比，重离子束的多重散射效应小得多，因此早期的重离子治疗计划系统大多采用宽束算法，而最新的计划系统已经开始采用更加精确的笔形束算法，甚至开始研究蒙特卡罗算法。

重离子笔形束的横向剂量分布近似于高斯分布，可以粗略地采用单一高斯模型来描述笔形束的横向剂量分布。对于重离子在介质中产生的次级粒子剂量贡献产生的低剂量包络，可以采用更加复杂的数学模型进行修正，以获得更加精确的横向剂量分布，如德国 HIT 采用二重高斯模型，日本 NIRS 则采用三重高斯模型。

3. 重离子治疗计划系统的生物效应模型

相对生物效应用于衡量放射线所产生的生物学效应，是用于确定临床放射治疗剂量的重要指标。对于不同类型的射线，相对生物效应是比较它们所造成的生物学效应的重要指标。相对生物效应与 LET 和细胞类型等参数有着密切的关系。在 LET 较低时，相对生物效应随 LET 的变化很小，可以近似认为是定值。对于重离子等高 LET 射线，其相对生物效应与 LET 高度相关（图 6-2）。重离子束的 LET 随着其入射深度而变化，从而使得相对生物效应也随之发生显著变化。因此在重

离子治疗计划的制订中，必须考虑相对生物效应的变化，以 RBE 剂量而非物理剂量作为优化的目标（图 6-3）。

重离子辐射的生物效应机制研究与相关数据仍有不明确和缺失，因此科研人员将理论与经验相结合，建立了满足临床使用需求的相对生物效应计算模型。日本 NIRS 采用基于剂量平均 LET 的线性平方模型计算细胞存活水平，从而得到 RBE 值。德国 GSI 则基于细胞 X 线辐射敏感性、重离子径迹结构和细胞核尺寸建立并发展了 LEM，用于碳离子束治疗的临床相对生物效应预测。LEM 模型将射线的物理特性和被辐照物的生物特性分开处理，其物理特性即束流剂量分布可以建立模型进行精确描述，生物特性如辐射敏感性也可以进行测量和预测。采用 LEM 模型可以

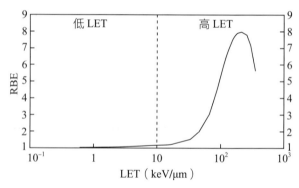

▲ 图 6-2　**RBE 与 LET 关系图**

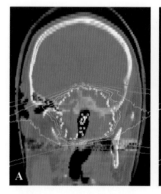
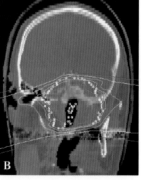

▲ 图 6-3　**重离子治疗计划的物理剂量分布与生物有效剂量分布**

A. 物理剂量分布；B. 生物有效剂量分布

在 X 线的生物效应知识基础上预测重离子照射后的生物系统反应，这避免了重离子射线照射生物组织的实验数据不足带来的问题。LEM 模型还可以用来描述正常组织的辐射生物效应。

4. 总结

重离子治疗计划系统是融合了物理、生物、数学、计算机等多学科的软件系统，是开展重离子治疗不可或缺的重要工具。由于重离子束在与介质相互作用时具有独特的物理与生物特性，重离子治疗计划系统的剂量计算模块设计与常规放疗和质子治疗的区别较大，一方面需要基于重离子与介质的作用机理设计精准适用的射束物理模型，另一方面需要建立相对生物效应计算模型，以充分评估重离子束的生物效应。

随着旋转治疗机架、相对生物学效应模型、高性能计算机、人工智能深度学习等重离子治疗相关技术的发展，重离子治疗计划系统也将随之不断进步和更新。氦离子治疗是处于研究阶段的新型重离子治疗技术。由于氦离子束的末端剂量拖尾小于碳离子束，且与质子相比其侧向半影显著减少、LET 远高于质子又小于碳离子，生物效应较易掌握，因此具有潜在的治疗优势。氦离子治疗计划系统的物理与生物模型与碳离子治疗相似，但仍需更多的实验数据以实现可靠的计划系统。

（三）硼中子俘获治疗的治疗计划系统特点

1. 概述

硼中子俘获治疗（boron neutron capture therapy，BNCT）的治疗计划系统和其他放射治疗法治疗计划系统大体上是相同的。根据患者的医学诊断图像获取放射区域的信息，勾画靶区和感兴趣区域，对放射源和患者建模，计算患者体内吸收剂量的分布。重要的是，在进行粒子输运计算时，必须考虑到各种放射自身的特点。BNCT 治疗的辐射场为混合场，牵涉到多种不同辐射与物质的作用，需要考虑不同能量、不同种类的辐射物理特性和辐射生物效应。

2. BNCT 中的剂量估计

BNCT 是利用 ^{10}B 俘获热中子发生核反应 ^{10}B（n，α）^{7}Li 释放的短射程 α 粒子和 ^{7}Li 来杀死肿瘤细胞。但在 BNCT 治疗过程中，中子在组织中引起的是一系列核反应，不单是 ^{10}B（n，α）^{7}Li 核反应，如图 6-4 所示，每一种核反应都会贡献相应的物理、生物剂量。

BNCT 中主要的剂量成分为如下 4 种。

（1）硼剂量（D_B）：^{10}B 俘获热中子发生核反应 ^{10}B（n，α）^{7}Li 生成的 α 粒子和反冲核 ^{7}Li 在组织中所沉积的能量。其提供了 BNCT 治疗所需的主要剂量。

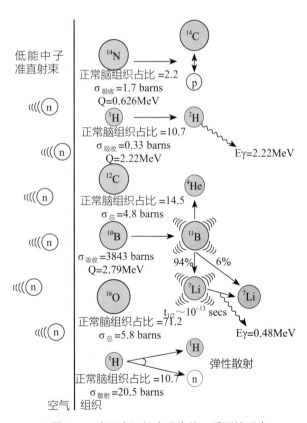

▲ 图 6-4　中子在组织中发生的一系列核反应
n. 中子；p. 质子；Q. 能量沉积

(2) 质子剂量（D_p）：组织中的 ^{14}N 与热中子发生核反应 ^{14}N（n，p）^{14}C，生成质子和反冲核 ^{14}C，释放的能量就地沉积。这种中子俘获反应是热中子在正常组织中贡献局部吸收剂量的主要机制。

(3) 快中子剂量（D_n）：超热中子和快中子与氢核发生弹性散射释放反冲质子，质子能量就地沉积。当然，快中子还会和其他核发生弹性散射沉积能量，但 90% 来自于与氢核发生的反应。快中子与氢核弹性散射所产生的剂量记为 D_n。

(4) 伽马射线剂量（D_γ）：组织中的 ^1H 吸收热中子，发生核反应 ^1H（n，γ）^2H 所放出的能量为 2.224MeV 伽马射线的剂量，此外，硼俘获反应产生的 0.48MeV 伽马射线以及入射中子束的伴随伽马射线共同组成伽马射线剂量 D_γ，伽马射线能量不能就地沉积，而是通过多次康普顿散射和光电效应逐步沉积能量，因此伽马射线剂量有相对较大的空间分布。

显然，在 BNCT 临床剂量估计中，需要对这几种剂量成分进行评估。此外，入射中子与组织中的碳、氧等原子核反应导致的剂量也贡献较小比例的剂量。

首先，要评估起主要治疗效果的硼剂量。硼的剂量率由每个组织中 ^{10}B 浓度与该点的热中子注量的乘积来确定。某一区域的硼浓度会影响该区域的吸收剂量。在治疗计划阶段，组织中各点的热中子注量可以根据给定的照射条件模拟计算出来。然而，由于个体间的血硼浓度分布存在差异，在治疗计划阶段很难准确预测组织中的 ^{10}B 浓度值。需要根据药代动力学研究、组织学发现和以往临床研究的结果，以及基于患者的 ^{18}F 标记的含硼药物 PET 检测，获得的 ^{10}B 浓度分布或患者血液样本的电感耦合等离子体发射光谱仪（ICP-OES）血硼浓度，建立 ^{10}B 浓度的时空分布模型，为治疗计划阶段提供较准的 ^{10}B 浓度分布情况。

其次，评估非硼剂量，即热中子剂量、中子剂量和光子剂量。其中，热中子剂量和光子剂量对总剂量影响较大。

最后，还需要评估患者在 BNCT 治疗中所受的总剂量（也称等效剂量），以及在治疗计划系统中评估治疗方案。BNCT 总剂量 D_{bw} 由如下公式计算可得。

$$D_{bw}=D_\gamma \cdot w_\gamma + D_p \cdot w_p + D_n \cdot w_n + D_B \cdot w_B \cdot C_B$$

（公式 6-1）

其中，w_p、w_n、w_γ 和 w_B 分别对应质子剂量成分、快中子剂量成分、伽马射线剂量成分和硼剂量成分的相对生物学效应，C_B 为每个组织中的 ^{10}B 浓度（单位：ppm）。值得注意的是，相对生物效应受辐照类型、辐照剂量等因素的影响，因 ^{10}B 化合物在每个组织中的行为而不同。例如，细胞和细胞核内 ^{10}B 积累的差异会影响生物学效应。

3. BNCT 治疗计划系统的工作流程与功能

BNCT 治疗计划系统制订治疗计划的流程和常规放射治疗（如 X 线放射治疗和离子放射治疗）的类同。如图 6-5 所示，放射治疗计划都需要经过以下 9 个步骤。

(1) 先获取患者的医学影像，将患者医学影像加载到治疗计划系统。

(2) 根据需要对影像进行适当处理，如配准 / 融合。

(3) 在影像图片上进行结构的勾画，分别定义肿瘤区、临床靶区和其他感兴趣区域。

(4) 重建患者三维模型，该模型完整描述勾画信息。

(5) 设置照射条件，如射束入射点、射束方向、照射场、能谱、射束强度等。

(6) 根据患者三维模型，生成适用于粒子输运计算的计算模型。

(7) 执行粒子输运计算。

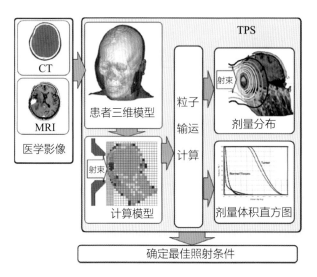

TPS

CT

MRI

医学影像

患者三维模型

计算模型

粒子
输运
计算

射束

射束

剂量分布

剂量体积直方图

确定最佳照射条件

▲ 图 6-5　治疗计划系统制订治疗计划的流程

(8) 显示、分析计算结果。

(9) 测试不同照射条件，以确定最佳的照射方案。

BNCT 治疗计划系统与其他放射治疗计划的主要区别在于：①由于 BNCT 治疗中存在多样性和复杂性的中子行为，以及二次辐射引起的剂量，其粒子输运计算采用的是普通的蒙特卡罗方法，即"完全蒙特卡罗方法"。不同于常规放射治疗，治疗计划系统中使用的蒙特卡罗方法，它是专门用于跟踪散落在材料中的单个粒子路径，已经过简化以换取较快的计算速度。因此，BNCT 治疗计划系统比常规放射治疗计划系统制订计划所需的时间更长。② BNCT 治疗中硼剂量的计算十分关键，而 ^{10}B 在不同组织和器官中的浓度不同，其生物效应也不同。③必须估计非硼剂量和总剂量。其中，非硼剂量是正常组织中的主要吸收剂量，其影响着 BNCT 的治疗效果；要考虑到各个剂量成分的相对生物效应以准确估计总剂量，从而有效评估治疗计划方案。④目前 BNCT 的治疗计划系统基本为正向计划系统，在各种辐照条件下进行多次计算。医生在这些多重计算条件中选择最有效的照射条件。⑤ BNCT 治

疗一般采取很少的照射次数和照射野完成治疗，治疗过程中，患者的位置变化应实时监控，但位置变化的影响比质子、重离子治疗小。

为了实施上述一系列治疗计划步骤，BNCT 的治疗计划系统所需的主要基本功能如下。

(1) 支持符合 DICOM 3.0 标准的医学影像导入导出（如 CT/MRI）。

(2) 允许在医学影像上进行靶区和感兴趣区域的勾画。

(3) 可重建患者三维模型，该模型可准确完整地描述勾画信息。

(4) 可根据患者模型，设置照射条件。

(5) 生成适用于 BNCT 的计算模型（如体素模型，对 BNCT 特别有意义和重要的是治疗计划系统能够识别和分配不同的材料描述，以确定患者模型的描绘区域，因为这是精确的中子输运和剂量计算所需要的）。

(6) 根据计算模型，进行粒子输运计算。

(7) 允许在原始医学影像上呈现剂量分布情况。

(8) 分析插值计算结果的剂量和可视化结果。

(9) 支持同一患者多个治疗计划的比较与分析（在治疗计划设计中，必须在多种照射条件进行多次模拟计算，以获取最适的治疗方案）。

4. 总结

综上所述，BNCT 治疗计划系统与常规放射治疗计划系统类似。两者之间主要区别在于，BNCT 治疗的辐射场是混合场，存在多种剂量成分，需采用专用的粒子输运计算方法，以有效地进行物理剂量估计。其次，^{10}B 浓度在组织中的分布情况对 BNCT 治疗效益的好坏有着决定性作用，而 ^{10}B 在不同组织和器官中的浓度不同，其生物效应也不同，因此在治疗计划阶段中需要准确定义患者的组织器官，并明确其组织成分。

三、国内外主要粒子治疗计划系统

（一）RayStation 治疗计划系统

自 2000 年，RaySearch 实验室就有一个明确的目标，通过创新性的软件算法提高患者的生存机会，改善患者的生活品质。实际上，RaySearch 与放疗软件的故事很早就开始了。1994 年，创始人约翰·洛夫在瑞典的卡罗林斯卡医学院完成了关于运动肿瘤研究的硕士学位论文，这标志 RayStation 开启了漫长的研发征程。约翰和他的团队首先选择擅长的领域进行挖掘，2001 年，他们开发了调强放射治疗（intensity modulated radiation therapy，IMRT）模块，并随后把这一模块融合到飞利浦的软件平台中，成功地推向市场。紧接着与 Varian、Elekta 和 IBA 公司展开了更深入的合作，而这些成果也先后应用到全球数千家临床单位。从 2008 年开始，RaySearch 实验室开始研发自己的治疗计划系统平台，并在 2011 年进行市场发布。RaySearch 认为放疗软件平台应更加快速和灵活，以满足临床的具体需求，在实际开发中，公司也按照这一目标进行实施。这篇文章的目的就是介绍 RayStaion 产品中的一些革新性的技术，从患者轮廓勾画、形变配准、自适应治疗到一些高级应用模块（多目标优化、计划优选和质子计划），如图 6-6 所示。

1. 轮廓的勾画

RayStation 中实现轮廓勾画主要有三种方式：基于模型的分割（model based segmentation，MBS）（图 6-7A）、多套专家库的自动分割（multi atlas-based segmentation，MABS）（图 6-7B）和基于深度学习的轮廓自动分割（deeplearning based segmentation，DBS）（图 6-7C）。

MBS 的模型随着 CT 数据保存在数据库中，临床调用过程中，系统使用基于灰度的配准算法把 MBS 的模型置于临床图像上，然后根据当前患者的解剖结构进一步调整，直到最佳匹配。另外一个自动勾画的方法就是 MABS，这种方法就是基于刚性配准和形变算法实现的。首先，基于以前勾画的轮廓，使用 RaySation 创建多套专家库。创建专家库时，需要对已勾画的感兴趣区进行标准化，例如统一器官库中的轮廓颜色和名称。当调用专家库时，系统会根据当前患者的信息，从专家库中选择一个与当前最相似的患者进行刚性配准，然后在使用形变配准算法对挑选的患者进行形变配准，系统会根据形变配准网格，把专家库轮廓形变到目标图像上。RayStation 6.0

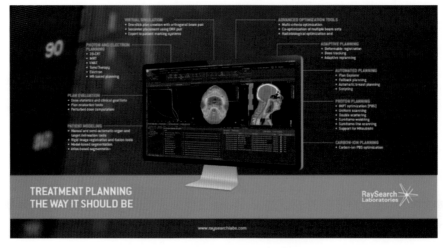

▲ 图 6-6　**RayStation** 的革新性技术

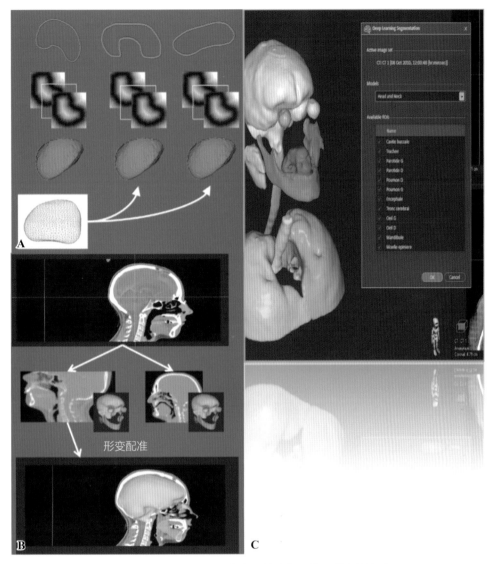

▲ 图 6-7　**RayStation** 中实现轮廓勾画的三种主要方式
A. 基于模型的分割；B. 多套专家库的自动分割；C. 基于深度学习的轮廓自动分割

版本中，对 MABS 算法做了进一步更新，在调用专家库时，系统可以同时从专家库选择几幅最相似的图集，系统使用一种融合算法把这些相似的图集融合为一幅图集，然后再映射到目标图像上，这种方法可以大大改进勾画精度。另外，RayStation 8B 版本增加了基于深度学习技术的轮廓自动勾画功能。RaySearch 和加拿大玛格丽特公主医院（PMH）合作训练了前列腺、头颈和肺部的学习模型，已经集成到 RayStation 系统中，临床使用中调用相应的模型即可完成轮廓的自动

勾画。需要注意的是，目前调用深度学习模型时对硬件系统的 GPU 显卡要求较高，至少要 Nvdia P4000 显卡才可以支持。8B 版本中，目前用户还无法根据临床数据离线训练深度模型，如果想得到模型，需要把数据发到 RaySearch 机器学习部门以完成模型的离线训练工作。

此外，RayStation 同样包含用于患者勾画的一系列手动工具，包括画刷、智能画刷、自由勾画、基于阈值的勾画等。针对某一特定部位的患者，使用其中的一种或者几种功能可以提

高轮廓勾画的效率。例如，进行乳腺癌勾画时，使用画刷功能可以快捷勾画患者的乳房，使用基于阈值的勾画，可以快速勾画肺部器官。同时，RayStation 还提供了强大的轮廓布尔代数逻辑运算功能，方便快捷地实现轮廓布尔代数运算。对做过布尔代数的轮廓进行修改时，可通过更新功能，对衍生的器官进行更新，临床使用非常方便。此外，RayStation 支持四维 CT 图像的导入及重建，基于四维 CT 图像序列，可以创建最大密度投影、最小密投影和平均密度投影。RayStation 的勾画工具令人惊叹，致力于提高效率，医生可以在很短的时间内完成靶区及危及器官的勾画工作。亚利桑那州凤凰城癌症中心放射肿瘤学家 Aaron Ambrad 博士说："我最近有一个患者同时被诊断为肝癌和结肠癌。两个部位非常接近，由于患者身体虚弱，不能进行手术治疗，两个部位都需要放疗。RayStation 使我们能够使用不同的 CT 数据集进行形变配准，并对剂量进行变形，这样就可以方便地完成 2 幅 CT 影像上靶区剂量的叠加和评估，辅助我们完成治疗方案的定制，以防止危及器官剂量超出限制，引起不良反应。"

2. 形变配准

RayStation 提供了三种刚性配准方法，用于 CT 和 CT、CT 和 MR、CT 和 PET 以及 CT 和 CBCT 图像的配准。同时，它还提供了两种形变配准方法，第一种形变算法为解剖结构约束形变算法，简称 ANACONDA，也叫杂交算法。之所以如此命名，是由于这一算法由图像特征数据和感兴趣轮廓同时进行控制。简言之，用户可以通过操控某一感兴趣区启动形变配准功能。RayStation 这一独特的功能，即使在某一局部图像不太可靠的地方，也可以保持轮廓结构的整体完整性。单纯依靠图像特征算法是有限的，因为图像信息仅可以被用来进行形变矢量场的规则

化。很多研究已证明，该算法取了良好的效果，具体详细的结果参考 RaySearch 的官方网站。

第二种形变算法是 Morfeus 算法，这是由加拿大玛格丽特公主医院（Princess Margaret Hospital, PMH）开发的一种弹性力学形变配准算法，目前已经集成到 Raystation 的系统中，应用前提是要对进行形变配准的图像勾画相同的轮廓结构，以这些轮廓结构驱动形变配准，建立形变场。算法支持轮廓的平滑，这使得它对胸腔等区域非常有用。这意味着它考虑到了呼吸过程中肺部沿着肋骨的运动，防止了肋骨或其他解剖结构的不正确延伸。总之，不管使用何种形变算法，操作者最终都要对形变结果予以检查和确认。RayStation 提供了几种形变定性和定量的评估办法，首先可以定性的评估形变网格，形变矢量场以及形变后的融合视图；同时，还可以根据映射的轮廓和人工勾画轮廓之间的差异进行间接评估形变结果。此外，系统还提供了点评估功能，即在融合图像上添加一些感兴趣点，系统就可以显示出这些点的矢量位移值。系统界面上提供了感兴趣区和感兴趣点的统计数据，如感兴趣区的 Dice 指数以及感兴趣点的目标距离（target registration error，TRE）等（图 6-8）。通过脚本也可以检索额外的信息，包括图像相似性、雅可比矩阵的行列式以及位移向量场和变形目标图像的导出。

3. 自适应治疗

患者每天治疗时产生的锥形束 CT（cone beam CT，CBCT）治疗图像导入 RayStation 系统中，并标定相应的治疗次数。这样就可以把治疗计划基于导入的 CBCT 图像进行重新剂量计算，然后再根据上述提到的形变算法把基于 CBCT 得到的治疗剂量映射到初始计划 CT 上进行叠加和比较，这个过程包括图像的形变配准和剂量追踪（图 6-9）。基于这一过程，可以评估患者每

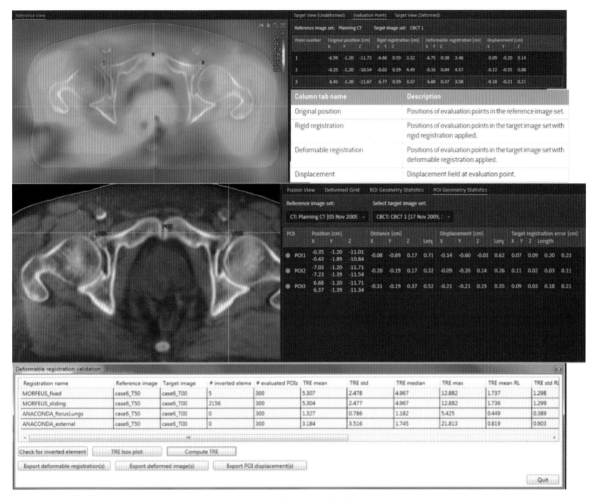

▲ 图 6-8　形变配准的定量评估工具

主要步骤

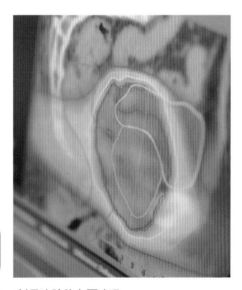

计算分次剂量

形变剂量

剂量累加

计划剂量和累计剂量的比较

▲ 图 6-9　剂量追踪的主要步骤

天治疗剂量与计划剂量在某些器官指标的统计差异，为临床提供参考方案。临床上，一旦发现治疗剂量和计划剂量在某个剂量体积直方图（dose-volume-histogram，DVH）指标的偏差超出临床许可范围，计划设计者就可以激活再计划模块，启动患者再计划方案。使用再计划时，需要把初始CT的计划及剂量映射到新的CT图像上，这样再启动新的计划，患者体内每个体素的剂量不再为0，而是有一个初始值，这个初始值就是再次计划的背景剂量，它在优化中是不可以被更改的。对再程计划进行优化时，可以考虑把背景剂量设置为总的目标优化函数，也可以仅针对新射束设置优化目标函数。使用总剂量目标函数的优点是可以实时评估某个器官的总剂量指标，以免超出临床要求。随着患者治疗的精细化程度越来越高，自适应计划逐渐成为放疗发展的一个趋势。正如田纳西州诺克斯维尔质子治疗供应中心的首席医学物理学家 Niek Schreuder 说："适应性计划有时是不可避免的，特别是患者进行质子治疗的情况下，质子射线对身体的密度和解剖结构变化很敏感。如果没有诸如形变配准和自适应治疗等先进技术，就不可能以有效且安全的方式进行质子治疗。"

4. 形变配准和自适应计划

当患者的轮廓在治疗进展过程中发生形变，需要再次扫描 CT 图像对患者进行二程治疗，或者通过治疗 CBCT 影像对患者治疗过程做剂量追踪，这些过程都会使用到形变配准算法。临床首次使用时，新的 CT 图像导入 RayStation 的治疗计划系统内，并且标记为主 CT 图像，然后使用形变配准算法把计划 CT 与新的 CT 进行配准，这样计划 CT 的轮廓以及剂量分布就会映射到新的 CT 图像上。如果需要基于此剂量分布为背景剂量制订再程计划，则只需要启动 Adaption（自适应）模块。基于多次导入的 CBCT 图像，选择

相应的照射次数，就可以启动剂量追踪。首先，基于 CBCT 图像创建图像亨氏单位（Hounsfield unit，HU）到质量密度的刻度表，针对医科达和瓦里安的 CBCT 图像，系统会提供默认的图像阈值六段刻度法，这六段包括空气、肺、脂肪、肌肉、骨组织等（图 6-10）。

同时，用户也可以基于 CBCT 创建属于自己机器的 CBCT 密度表，或者采用 CT 赋值的方法对 CBCT 图像进行刻度。完成 CBCT 刻度后，就可以基于 CBCT 进行剂量计算。临床实际操作过程中，可能无法保证患者每天都获取 CBCT 图像，在对患者进行剂量追踪的过程中，可以选择与当天最近似的图像进行剂量计算，然后再映射到计划 CT 上执行剂量的叠加工作。对应的计划剂量与累积剂量进行比较时，可以观察到两者之间的剂量差异，以及这些差异可能会影响患者的某个器官。基于此差异，临床决策者可以评估整个计划，决定是否需要对患者执行再治疗方案。另外，RayStation 还可以导入主流第三方治疗计划系统设计的治疗计划和剂量分布，例如 Tomotherapy/Pinnacle/Monaco 等第三方计划系统，或者是一些标准 DicomRT 接口的内照射计划系统。基于 RayStation 的形变配准工具，可以实施剂量的相互叠加，也可以实现以导入的剂量分布作为背景剂量分布，对患者的后续治疗提供计划方案。

5. 多标准优化

多标准优化是 RayStation 治疗计划系统的一个独特模块，与常规的优化方法比较，这种优化方法有较大的临床优势。一方面，使用多目标优化功能可以缩短计划时间；另一方面，使用多目标优化可以提供给临床医生和物理师一个直观的平台，通过这个平台医生和物理师可以权衡患者靶区和危及器官之间的矛盾关系，这样可以大幅提高计划质量，减轻患者的不良反应。多目标优

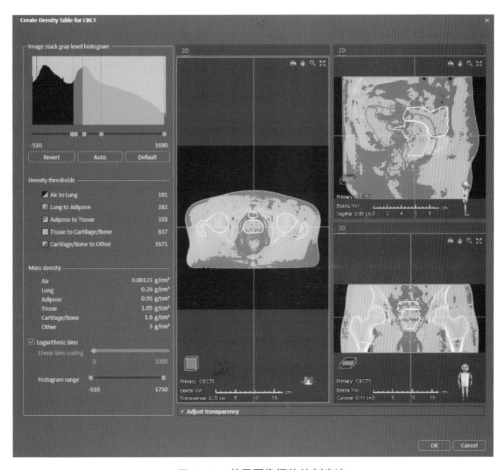

▲ 图 6-10　基于图像阈值的刻度法

化原理基于帕累托最优化理论提出的，这个理论是指一种最佳的平衡状态，对于处于矛盾的多个目标而言，如果不降低其他目标的要求，则无法提高其中一个目标的状态。帕累托最优表面是所有无法支配解集映射到目标函数空间中所形成的一个曲面，这个曲面只是理论上存在，对于如IMPT 复杂的多目标优化问题，很难正确地求解到。RaySataion 通过向量求和的方式，把每一个目标和一个矢量权重系数建立关系，且规定所有向量权重的和为 1，这样就可以分别赋予每个权重的系数，找到帕累托曲面的某些点，进而通过一些数学算法再近似找到其他点，最终实现近似得到多个目标函数的最优表面。该最优表面一旦建立，就可以通过向量组合的方式，实时导航各目标的权衡关系，临床上可以直观地找到目标之

间的取舍关系（图 6-11）。

波士顿麻省总医院放射肿瘤科助理教授David Craft 说："传统的处理优化问题的方法就是试图猜测目标之间的矛盾关系，采用试错的方法得到临床目标要求，但多目标优化方法则简化了上述过程。""一组滑块允许方便地导航各目标的权衡，并快速准确地平衡各目标，"荷兰放射治疗研究所的放射剂量学家 Ellen Loeters 说，多目标优化是一个非常直观的工具，可以方便帮助放射肿瘤学专家参与治疗计划的设计和评估。"在常规的逆向优化过程中，放射肿瘤学专家只有两个选择来批准或拒绝计划，但是应用多目标优化之后，这种状况改变了，肿瘤专家使用多目标优化可以方便地权衡患者的肿瘤和危及器官之间的矛盾关系。"多目标优化的临床使用过程和常规

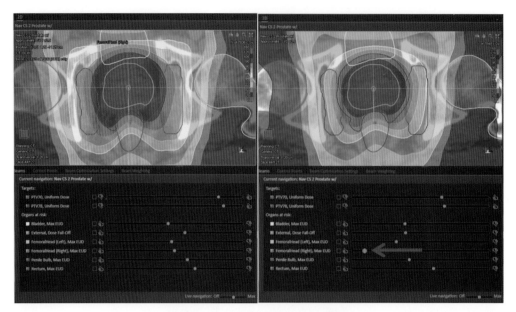

▲ 图 6-11　计划中多个目标的权衡

的优化方法流程相似。首先，计划设计者基于医生勾画的轮廓进行特定的处理，例如勾画辅助器官、合并同类器官等。接着，选择治疗方式及治疗机器模型，继而添加射野，所有这些步骤均与常规计划方案都是相同的，当进行到计划优化时，系统提供两种优化方式供计划设计者选择，一种是常规优化方法，另外一种即多目标优化方法。当我们选择多目标优化的优化方法时，首先需要分清约束函数和目标函数的差异，根据当前患者的处方要求及空间的几何结构，哪些目标需要放置在约束栏目中，哪些需要放置于目标函数中。多目标优化进行临床应用需要诸多技巧需要考虑，为了快速地应用多目标优化到日常的计划工作中，简要描述一下使用的技巧。

(1) 使用多目标优化进行计划设计的时候，约束条件更重要，它限定了解的可行性区域，意思也就是说在某个特定区域求解结果才是有临床意义的。但是，限制太多、太严格，可能无法得到帕累托（Pareto）解，因此，要充分考虑约束项的设定。

(2) 设置目标函数设置的时候，根据临床要求设置 A 值，危及器官的目标以 EUD=0 来表示，A 值一般取 2，这样目标为凸函数，存在单个目标的最小值。

(3) 临床中如目标要求过多，则不推荐使用多目标优化方法。例如一个鼻咽癌计划，临床需要考察 30 多个目标，那么系统会默认生成 60 个以上的帕累托计划，由于同时考察的目标数目太多，会导致临床计划评估太过复杂。

(4) 多目标优化所导航出来的计划还需要使用剂量模仿（dose-mimic）的工具生成临床可执行的计划，剂量模仿算法将在下个模块详细介绍，本模块就不赘述。需要强调的是，最终成的计划同意可作为常规计划来处理，对计划进行微调，以达到临床的最佳结果。

(5) 多目标优化是临床非常有用的模块，它不仅可以应用于光子的各治疗模式中，例如静态调强、动态调强、容积调强和 Tomotherapy 治疗等方式，也可以用于质子笔形束调强的治疗模式中。

6. 后备计划

后备计划是 RayStation 系统另一独特的功能

模块。如果一个治疗中心经常拥有多种品牌的加速器，例如医科达、瓦里安、安科锐或者质子治疗设备，临床工作中经常会遇到因治疗机器出现故障而导致患者中断治疗的情况。如果重新设计患者的计划，一方面会占用物理师时间，降低工作效率；另一方面，也无法保证再次设计的计划与之前已治疗的计划具有相同的剂量分布。RayStation 的后备计划目的就是为了解决临床这一问题而设计开发的。

后备计划是一个在患者需要使用不同的机器治疗的情况下，以及可能使用不同方法和（或）治疗技术的情况下，而创建额外计划的工具。根据先前创建的协议，计划批准后生成后备计划。这个过程是完全自动化的，不需要用户交互。后备计划使用一种剂量模仿功能来复制给定计划的 DVH，但可使用不同的机器或治疗技术（图 6-12）。其基本原理如下。

(1) 在生成后备计划过程中的目标函数是参考 DVH 函数的加权和，该目标函数在 DVH 曲线误差上施以一个单向的二次罚分。

(2) 危及器官相关的函数被给予单位权重而靶区相关函数给予用户指定的目标优先级。

(3) 在优化引擎自动创建后备过程中，与危及器官相关联的 DVH 函数对过高剂量全部体积罚分，使之剂量符合目标 DVH，而与靶区相关联的 DVH 函数对过高剂量区的相对体积（0，0.5）区间内和过低剂量体积（0.5，1）区间进行罚分。

(4) 经过这样处理优化后，得到的后备计划剂量分布与原计划剂量分布相近，具体的差别可以在计划评估中量化比较，如果其差异经评估后可接受，则可将后备计划用于后续治疗，如其差异不可以接受，则可转入计划优化界面，手动调整优化函数，进一步优化得到满足治疗要求的计划。

7. 计划优选

2015 年，RayStation 5.0 版本引入了计划优选这个模块。使用计划优选功能，治疗中心根据医生确定的临床目标条件，以及现有的治疗机器和治疗技术组合自动生成大量的治疗计划。它还提供了一种有效的方法来过滤和浏览这些备选计

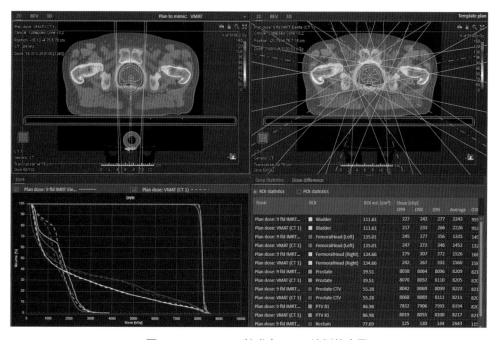

▲ 图 6-12　Fallback 技术在 MAT 计划的应用

划，以找适合患者治疗的最佳方案。当使用计划优选功能时，治疗中心需要预先定义对该患者需要制订怎样的计划实施组合。例如，可以创建一个协议，为每个前列腺患者规定三种类型的计划：机器 A 实现容积旋转调强放疗（volumetric modulated arc therapy，VMAT）计划，机器 B 实现动态调强计划，机器 C 实现静态调强计划。对这些机器及治疗方式进行组合，以临床定义的靶区和危及器官目标为评价目标，采用顺序优化的方法自动生成多种计划。当导入一个新患者，靶区、危及器官和正常器官勾画完成，定义临床目标条件，基于这些目标条件，系统会自动创建多个计划组合。最后，计划设计者浏览所有计划的组合并根据计划过滤器选择最理想的计划，同时为了直观地显示计划各 DVH 指标的性能，雷达图可以形象地表达这一结果。雷达图上（图 6-13）每条线代表先前确定的剂量目标。当目标完成时，一个绿色区域完全覆盖它。如果没有达到目标，则显示红色。通过计划过滤器，操作人员可以轻松地浏览计划。过滤器的选项包括不同机器和不同的治疗方式，例如静态调强、动态调强、VMAT 或者总计划的机器跳数（machine unit，MU）数目，同时也包括同一种治疗类型下不同

的射野数目。

当选择计划过滤器的某些选项，不满足要求的计划就会被隐藏起来。理想状态下，最后会保留 2 个计划作为备选计划和竞争计划。如果需要回顾计划库，可以在传统工作区中打开这些计划，以便进行进一步的评估和操作。计划优选功能带来一个全新的视角来评估计划设计工作。根据所选择的参数，系统会自动生成多个不同的机器和治疗技术组合的计划。目前，它可用于 RayStation 中的静态多叶准直器（static multiple leaf collimator，SMLC）、动态多叶准直器（dynamic multiple leaf collimator，DMLC）和 VMAT 模块。在未来，这项技术将扩展到 Tomotherapy、Cyberknife 和质子治疗功能。

8. 脚本

RayStation 通过 Protocols 协议可以自动完成计划创建、轮廓勾画、射束设置、目标函数定义以及临床目标评估定义等工作。另外一个自动化的工具就是 Python 脚本功能，脚本的编程语言为 IronPython 和 Cpython。IronPython 是一个 NET 平台上的 Python 实现，包括了完整的编译器、执行引擎、运行时能够与 .NET 已有的库无缝整合到一起（图 6-14）。

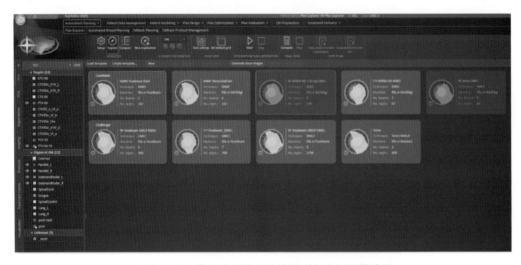

▲ 图 6-13 使用计划优化功能得到各计划的雷达图

例如，可以实现编写文件、启动进程、与其他系统通信以及控制其他应用程序，例如 Microsoft Office。其在 RayStation 的临床应用范围也比较广，从轮廓布尔代数运算到机器模型的试运行都可以通过脚本进行实现。它可以处理物理师设计计划过程中任何一个环节，同时也可以作为数据统计、分析的有力工具。RayStation 学习脚本的功能也比较简单，开始通过录制和播放的功能进行程序的学习。基本上，RayStation 的每一步操作过程都会对应相应的函数进行操作，而且可以通过提供的函数库查找脚本，方便了解函数的使用规则及例句。其他有用的特性包括在脚本中处理工作暂停的能力。例如，使用脚本导入一个患者的案例并加载一个 MBS 模型库，该库将适应患者的解剖结构，在进行进一步轮廓的布尔运算时，可以让脚本设置一个暂停操作，这样临床使用者就可以评估系统勾画的轮廓，然后决定是否修改。如需要修改，对轮廓做简单地修改之后，脚本可以继续进行计划设计、射束放置、计划目标函数设置及优化方面的工作。RayStation 的科研版本包括额外的能力，例如提供接口、集成用户自定义的目标函数，或者调用外部的剂量引擎功能，还可以导出计划的中间结果，改变一些默认的选择。RayStation 用户报告提到，脚本功能是他们研究工作的基础。

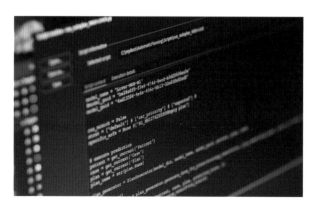

▲ 图 6-14　脚本编程界面

RayStation 作为一个很好的工具，可以处理大量的数据，保持数据一致性，交叉引用外部数据库或自动填充数据以及检查转移到肿瘤信息系统的流程。通过编写脚本，可以实现临床流程的自动化。另外，RayStation 的脚本还提供了图形用户界面函数库，用户可以自定义灵活的界面。

9. 粒子治疗平台

目前，粒子治疗是 RaySearch 重点关注的一个领域，截止到 2019 年 6 月份，全球有 18 个国家 53 个临床单位应用 RayStation 的治疗计划系统作为系统解决方案，这其中包括 31 家亿比亚 IBA 系统、3 家瓦里安 Varian 系统、3 家迈胜 Mevion 系统、3 家三菱 Mitsubishi、2 家日立 Hitachi、2 家 Pronova、2 家西门子、2 家 BNCT 中子以及 1 家东芝 Toshiba 等，占全球份额的 60% 以上，质子中心具体使用分布图如图 6-15 所示。

10. 质子计划

目前，Raystation 计划系统适用于不同的束流输运系统，其中包括由 IBA、Sumitomo、ProNova、Samsung、Hitachi、Varian 和 Mevion 制造的系统。从质子治疗方式来看，质子设备有被动散射技术和笔形束扫描技术两种。RayStaion 既支持双散射（double scattering，DS）、均匀束扫描（uniform scanning，US）、Sumitomo 摆动（Wobbling）等被动方式，又支持笔形束扫描及 Sumitomo 线扫描等主动扫描治疗方式。

被动散射系统可以通过计算来实现，仅需要较少的测量调试工作。需要考虑的参数主要是质子的能量、流强和治疗头的物理参数。计划设计时需要考虑肿瘤的治疗半径、深度和调制深度等，还要考虑的参数包括剂量率和剂量分布的半影等因素。双散射技术通过设置挡块满足肿瘤横向适形的要求，通过增加射程补偿展开布拉格峰实现肿瘤纵向肿瘤的适形要求。均匀扫描是三菱 Mitsubishi 质子加速器的一种单散射照射技术，

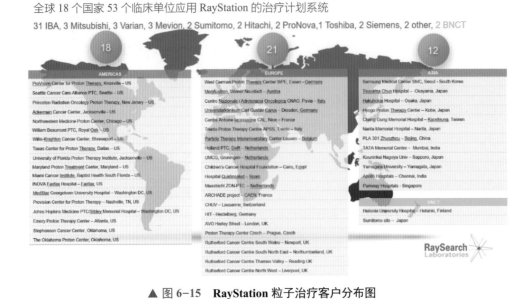

全球 18 个国家 53 个临床单位应用 RayStation 的治疗计划系统

31 IBA, 3 Mitsubishi, 3 Varian, 3 Mevion, 2 Sumitomo, 2 Hitachi, 2 ProNova,1 Toshiba, 2 Siemens, 2 other, 2 BNCT

▲ 图 6-15 RayStation 粒子治疗客户分布图

通过调控磁铁扫描方向实现肿瘤横向的适形，纵向通过能量粗调和喷嘴的二进制射程调节器相结合的方式，实现肿瘤纵向肿瘤的适形要求。摆动 Wobbling 是住友 Sumitomo 公司特有的实现被动散射照射的一种技术，通过散射片和电磁扫描结合实现射束的展宽实现肿瘤横向的剂量均匀，纵向通过二进制的脊形滤波器实现布拉格峰的展宽，其中脊形滤波器的射程范围在 1～18cm，这种系统结合了双散射和均匀束扫描的照射特点，是一种杂交照射技术。与双散射照射技术相比，单散射提供较小的侧向半影，但随着进入患者体内这一影响逐渐减弱。双散射系统可以有效地利用射束流强和能量，一般用于更大和更深的肿瘤治疗（图 6-16）。

主动扫描也称为笔形束扫描，通过磁场控制偏转束流的方法使铅笔状的质子束从不同的位置进入患者体内对靶区进行照射。笔形束扫描使用许多细小的铅笔状单元质子束，按照某种特定的顺序扫描和重叠后投射到肿瘤位置。这种技术可以实现对肿瘤三维形状及剂量均匀性的调制，临床一般称之为 IMPT，与光子的 IMRT 形成对照（图 6-17）。

通常，束流扫描不需要照射野专用挡块，从而减少单个准直器和补偿器的制造、储存及安装

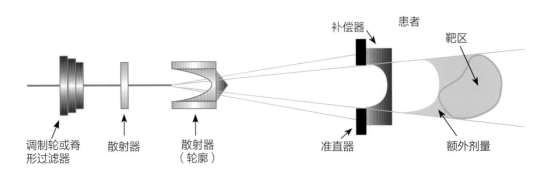

▲ 图 6-16 被动散射照射方式

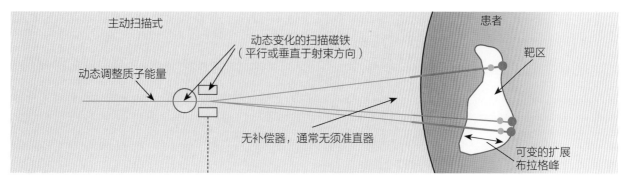

▲ 图 6-17　主动扫描方式

所需的基础设备和人力成本。束流传递工作是在计算机控制下自动进行，减少放疗工作人员为了更换挡块进入治疗室的次数，缩短治疗时间。

束流扫描可以产生真实的三维适形剂量分布，并沿着笔形束的轴调整扩展布拉格峰的调制宽度，以符合靶区的要求。束流扫描将 100% 的剂量区严格限制在靶区内。从有效的束流利用角度看，采用扫描法时传递系统中几乎每一个质子都进入患者体内，由于不需要专用挡块，减少了质子与患者周围物体的相互作用，进入患者体内的不必要中子明显减少，可以明显降低儿童患者第二原发肿瘤的发生率。

IMPT 照射技术主要分为静态扫描和动态扫描。静态扫描也叫点扫描（spot scaning），是指治疗时每一个能量层各 spot（点）分步按顺序进行。在实施治疗过程中，spot 运动到第一个规定的位置停下，加速器出束，达到规定的 MU 停下，然后再运动到下一个规定位置停下后加速器再出束；如此进行下去，直到完成一整个能量层的照射，然后切换能量，再进行下一个能量层的照射。照射时，一般是从高能量层向低能量层过度。与光子进行强度调制不同，质子是通过改变 spot 所在位置的照射时间进行调制的。动态扫描也叫栅扫描，在进行指定能量层的照射时，一个 spot 运动到下一个 spot 点，射束不用关闭，可以通过改变笔形束的电流强度或者扫描速度完成调制。与点扫描方式比较，栅扫描模式具有扫描效率高、稳健性好等优势。

临床治疗时，相比于 IMRT 和质子散射技术，质子调强更容易受 CT 密度变化、摆位不确定度及肿瘤运动的影响，因而对于治疗计划设计和质量控制有更高的要求。研究表明，三维稳健性优化技术可以缓解患者因范围及摆位不确定度造成的影响，尤其对于固定或者运动幅度较小的肿瘤具有良好的治疗效果。在质子点扫描照射过程中，肺部肿瘤和扫描点的移动会产生相互作用效应，尤其对于运动幅度较大的肺部中下叶肿瘤，放疗方案的设计需要谨慎对待。临床通常使用患者的四维 CT 图像计算四维静态剂量和四维动态剂量，以评估相互作用效应。其中，四维静态剂量是假设肿瘤处于静止状态，不存在相互作用效应的情况下的累计剂量；四维动态剂量是假设肿瘤进行某种特定模式的运动，存在相互作用效应的情况下的累计剂量。临床执行过程中，通过比较四维静态剂量和四维动态剂量在靶区分布差异是否大于 3%，来判断患者是否适合质子调强治疗。对于靶区剂量分布的差异 > 3% 的患者，采用重扫描技术来缓解相互作用效应，改善靶区剂量分布。常见的重扫描技术主要有两种：层重复扫描（layer repainting）和体重复扫描技术（volume repainting）。

RayStation 支持光子与质子联合治疗的模式，

前面提到的后备计划模块还可以将质子计划转换为光子计划。如果质子机器发生故障，患者可以转移到光子加速器上进行治疗，而不会中断治疗进程。RayStation 的评估模块可以很容易地根据每种技术分次输运的情况来计算总剂量。

质子计划模块同样具有高效的计划优化和剂量计算功能以及前面描述的自适应功能。Robust 优化是质子计划的基本工具，并且从一开始就存在于 RayStation 质子模块中。后面将更详细地讨论鲁棒性。RayStation 包含用于 spot 点编辑的工具以及为主动扫描的笔形光束设计光圈的功能。Niek Schreuder，田纳西州诺克斯维尔质子治疗中心的首席医学物理学家谈到，2014 年 1 月，诺克斯维尔的 Provision 质子治疗中心是第一个将 Raystation 应用于临床质子治疗的单位。从那以后，RaySearch 能够紧跟质子治疗的快速发展，确保 RayStation 仍是业内的最佳选择。RayStation 使我们能够将铅笔束扫描的临床应用扩展到身体中的大多数患癌部位，而质子在这些部位提供了独特的优势。

RayStation V7 版本在质子笔束扫描计划的基础上引入蒙特卡罗剂量计算引擎，可与现有的笔形束剂量计算引擎并行使用（图 6-18）。

两种剂量引擎可以以相同的方式使用并共享相同的束流模型，因此可以计算点剂量分布作为优化的输入以及计算现有笔束扫描计划的剂量。用户可以在优化剂量计算时自由包含孔径或者在原笔束扫描计划中增加一个光圈。该算法及其在蒙特卡罗剂量引擎中的实现是为了满足治疗计划中剂量计算的准确性和速度要求。

蒙特卡罗剂量计算引擎为质子笔束扫描计划增加了额外的精确度。它在速度和精确的物理建模之间实现了最佳平衡，使其在临床工作中非常有效。蒙特卡罗和笔形束剂量计算引擎可以并行使用，以确保所有质子笔束扫描计划所需的有效和准确的剂量计算。RaySearch 实验室研究员 Erik Traneus 说道：质子蒙特卡罗剂量计算有几个优点。在解剖结构复杂的情况下，例如含有空气的肺部或鼻部区域，蒙特卡罗优于笔形束算法。对于有射程调节器的射束建模或对患者具有大气隙的摆位情况，蒙特卡罗算法也更准确。这种情况下，笔形束算法通常会高估了浅层的剂量，而

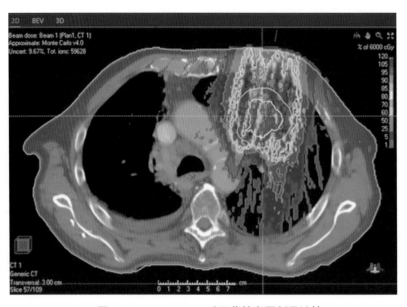

▲ 图 6-18　RayStation 质子蒙特卡罗剂量计算

蒙特卡罗则能准确地计算出来。

最近，在临床工作中，使用挡块来缩小射束半影技术已经得到了广泛的应用。这是因为蒙特卡罗剂量计算可以使计划者和临床医生直接获得剂量分布，该剂量分布准确地解释了挡块孔径的几何形状和来自挡块材料的二次质子散射。用户可以比较使用和不使用挡块准直的笔束扫描计划，以查看挡块使用是否合理。值得注意的是，蒙特卡罗优于笔束扫描的原因是蒙特卡罗算法的正确实施。有关 RayStation 蒙特卡罗算法验证的论文已经发表，本文最后列出了参考文献。

11. 碳离子和中子计划

碳离子计划使用笔形束剂量引擎模型来计算物理剂量，同时使用局部效应模型 LEM 模型计算生物剂量的分布。计划进行优化时，可以把物理目标函数结合生物目标函数一起进行优化，其中用于计划的 LEM 参数可以预先定义。优化后的方案可以直接在同步加速器上交付使用，因为优化时考虑了最小点权值，以及优化过程中考虑到同步加速器的机器参数约束条件。碳离子治疗包含以下特征：基于 GPU 的快速剂量计算，考虑摆位和射程不确定度的鲁棒性优化、多野和单野的优化、计划直接可交付、与其他粒子混合计

划等。RayStation 同时支持 LEM 和 MKM 模型（图 6-19），可以方便地在患者的物理剂量和生物剂量切换。

另外，RayStation 还支持中子俘获治疗计划设计，中子的机器的物理模型以及 RBE 生物模型可以预先设定，同时计划界面设定血液中硼元素的浓度，由于硼元素附着于患者肿瘤的表面，当中子外照射机器与硼元素发生相互作用后，产生四种成分物质的物理剂量和生物剂量。

12. 鲁棒性计划

患者摆位误差、射程不确定度和呼吸运动等扰动场景对质子调强治疗计划剂量有严重影响。对于光子调强治疗而言，这些扰动场景可以通过设置靶区一定的几何边界，利用计划靶区的概念来解决。计划靶区的概念考虑到患者执行过程中一些不确定度的因素，例如治疗机器的机械性能、患者摆位复位、肿瘤运动等。但由于肿瘤治疗类型及定位技术的差异，由临床靶区生成计划靶区需要外放多大的边界范围争议较大。尤其对于肺癌的质子治疗而言，CT 密度变化大，肿瘤运动幅度明显，质子治疗射程易受到影响，研究表明计划靶区的概念已经不适合质子的治疗计划方案。针对治疗中的不确定度，RayStation 采用

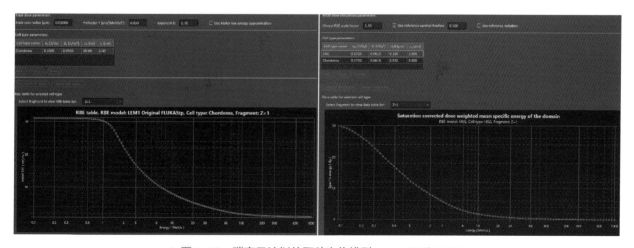

▲ 图 6-19　碳离子计划的两种生物模型——LEM 和 MKM

鲁棒性优化方案的来解决。RayStation 的鲁棒性优化技术是采用最小最大优化方法，即在优化的目标函数中考虑最差的场景，这些场景可能是由患者摆位误差、CT 密度刻度等不确定度所引起的。同时该鲁棒性优化功能还支持基于四维 CT 的鲁棒性优化方法，可以在优化过程中考虑肿瘤随时间的变化而产生的体积变化，研究表明该方法可以缓解肿瘤随呼吸运动引起的相互作用效应。另外，RayStation 还提供了多种鲁棒性优化的工具，例如剂量体积直方图束（DVH band）、最差场景下的剂量分布等（图 6-20）。

13. 基于深度学习的自动计划

RaySearch 的机器学习部门成立于 2017 年 5 月份，最初由 10 位机器学习算法、数据分析和大数据专家组成，目的是与临床中心以及研究所紧密合作，为 RaySearch 的产品开发机器学习算法和学习框架。目前，主要与 4 家临床中心建立了深度合作。与加拿大 PMH 医院合作开发自动计划模块；与 UMCG 合作开发头颈部的自动计划模块，不久将会开发质子计划的自动计划；与 Iridium 合作开发危及器官的自动勾画；和 MGH 合作开发靶区的自动勾画等功能。目前集成到 RayStation 的基于深度学习的计划模块是与 PMH 合作开发的，模型的训练过程如图 6-21。

深度学习计划（deep learning planning，DLP）是 RayStation（Ver.8B，RaySearchlab）一个自动计划设计模块，基于深度学习算法实现。具体而言，首先采用基于随机森林算法（random forest，RF）批量训练患者图像、结构轮廓及其剂量分布之间的关系，建立模型；其次，应用模型预测新患者空间的三维剂量分布；最后，考虑机器限制参数，调用剂量模仿算法（dose mimic，DM）得到可执行计划。其中，随机森林和剂量模仿算法是自动计划实现的核心部件。模型训练时，寻找患者体内某一体素剂量的影响因子，得到剂量精度预测随机森林算法；剂量预测时，基于剂量精度预测随机森林算法，得到剂量推断随机森林算法，应用剂量推断随机森林算法即可预测患者的三维空间每个体素的剂量分布，进而以三维空间每个体素的剂量为目标函数，调用计划系统剂量引擎（collapsed cone convolution，CCC），使用优化算法最小化每一个体素剂量计算值和预测值差异，得到可执行计划。目前，RayStation 集成了加拿大玛格丽特公主医院前列腺癌患者训练模型，该模型中的计划数据均采用单弧的 VMAT 计划，≥ 95% 计划靶区体积 60Gy 的处方剂量，3Gy/ 次。医院也可基于数据使用 TensorFlow（Ver.1，Google）训练自己的模型。

14. 计划速度

对于任何一款治疗计划系统软件，其优化算

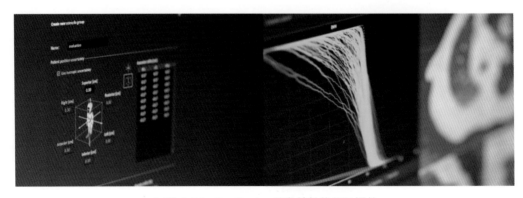

▲ 图 6-20 **RayStation** 的鲁棒性优化及评估

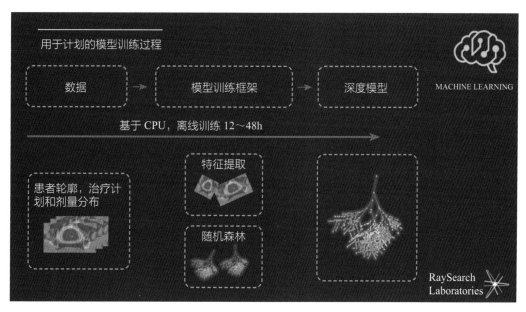

▲ 图 6-21 用于计划设计的模型训练

法和剂量计算都是比较有挑战意义的。根据治疗计划系统实施的效率及其所依赖的硬件，计算时间可以从几分钟到半个多小时不等。RaySearch相信高性能的计划系统既要速度快又要设计出高质量的计划，满足临床各人员的需求。为了达到这一目的，公司组织了现场测试，这次测试由 20个有计划经验的人员组成，专门测试 RayStation在 IMRT 和 VMAT 计划性能。测试主要包括标准的系统和较标准版本慢 4~5 倍的低配系统。主要使用两种类型的病例，一个复杂的前列腺癌患者病例和一个复杂的头颈部患者病例。2 个病例都使用双弧的 VMAT 技术，基于临床目标的得分系统对测试结果进行评分。在第一个环节 2h内，所有参与者都设计了第一例计划，其中一半参与者使用了标准的系统，另一半参与者使用了较慢版本的系统。在第二个环节的 2h，所有参与者都设计了第二例计划，不过把使用的系统进行了调换，即使用标准系统的参与者换成了较慢系统，而较慢系统的参与者换成了一般的系统。这样，所有参与者都使用不同的系统参与了两种计划的设定。参与者没有被告知这两种系统之间的

区别，只知道有两种不同的类型。结果表明，计划的速度直接影响计划的结果。将 VMAT 计划优化和剂量计算时间从 10~17min 减少到 2~4min，显著提高了计划的结果。使用标准的系统的计划设计者，计划结果得分都显著高于较慢系统。这个测试实验说明，计划系统的计算的速度明显影响计划的质量。标准配准下，RayStation 计划效率测试如图 6-22 所示。

荷兰放射治疗研究所的放射治疗学家 Jenneke Jacobs 说：“我最喜欢 RayStation 友好的用户界面和剂量计算的速度。”认识到计算速度对计划质量的影响，Raysearch 开发团队通过版本升级不断优化各个模板。RayStation 同样使用 GPU 显卡技术来提高形变配准的速度以及剂量计算的速度。对于一般 IMRT 计划，基于 GPU技术，优化和剂量计算的时间可以控制在 10s 以内，对于复杂的九个射野头颈部肿瘤计划，在 $2mm \times 2mm \times 2mm$ 剂量网格的前提下，其优化和剂量计算的时间也控制 30s 以内。这些速度指标依赖于系统所使用的硬件，不过上述统计的时间是 Raysearch 提供的官方硬件配置。由于能够

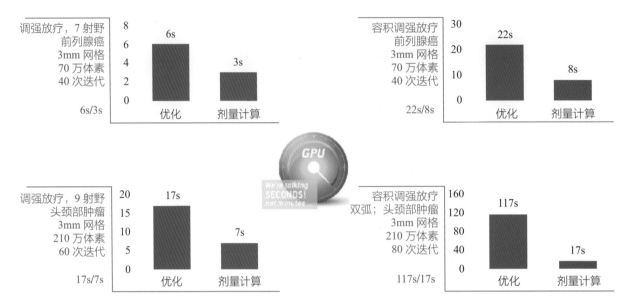

调强放疗，7 射野
前列腺癌
3mm 网格
70 万体素
40 次迭代

6s/3s

容积调强放疗
前列腺癌
3mm 网格
70 万体素
40 次迭代

22s/8s

调强放疗，9 射野
头颈部肿瘤
3mm 网格
210 万体素
60 次迭代

17s/7s

容积调强放疗
双弧；头颈部肿瘤
3mm 网格
210 万体素
80 次迭代

117s/17s

▲ 图 6-22　**RayStation** 计划效率典型案例测试

快速设计治疗方案，因而 RayStation 可以从根本上改变治疗计划的过程。

15. Tomo 计划系统

2016 年，在 RayStation 的 6 版本中，增加了断层螺旋扫描技术，同时 TOMO 计划也支持之前提到的一些高级模块功能，例如基于 TOMO 的多目标优化、基于 TOMO 的自适应计划等。临床应用方面，TOMO 计划设计特别适合用多目标优化工具，因为使用导航滑块得到的导航剂量于可执行计划剂量基本一致。在预先计算的计划中，相应的叶片打开时间加权平均将导航剂量完美地复制出来，导航剂量是可以实现的，所以基于 TOMO 的多目标优化方案具有"所见即所得"的优势。"结合 RayStation 的模板和脚本功能，使用基于 TOMO 的多目标优化模块，设计的计划能让我们拥有更好的计划质量，我们仅需要很短的时间内就可以设计出高质量的计划方案。"法国里尔大学奥斯卡·兰布雷特中心的医学物理师 A. Wagner 说。

TomoTherapy 的优化能力包括支持动态光阑、执行时间的限制以及设定避免照射的保护区域。另外，TomoTherapy 的计划可以顺利地整合到临床的工作流程中，其计划可以传输到安科锐公司的数据管理系统（idMS）中用于计划执行。RayStation 是第一个也是唯一一个既支持常规加速器又支持 TomoTherapy 治疗机器的计划系统（图 6-23）。

16. 额外特征

RayStation 还包括其他的一些模块功能，例如基于 MRI 图像的计划、乳腺癌的自动计划、射束集的协同优化和基于组织并发症概率和 NTCP 的生物优化。由于磁共振提供高清的软组织对比度及无辐射损伤，基于磁共振图像执行光子计划是个理想选择，但因磁共振图像不存在 CT 密度值，基于常规 CT 电子密度剂量算法不再适合于磁共振图像。目前，针对这一挑战，可以对 CT 和磁共振进行配准，然后采用 CT 体密度赋值的方法来处理磁共振的计划。射束集的协调优化技术可用于需要增量照射的患者放疗需求。之前，计划设计者独立优化这些射束集，优化时可以考虑初始剂量，也可以单独选择优化增加量。协同优化技术这一新的功能可以使得两套射束进行协

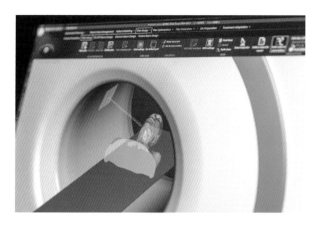

▲ 图 6-23 基于 **TomoTherapy** 治疗机的 **RayStation** 计划

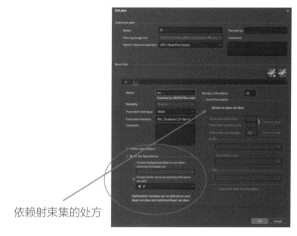

依赖射束集的处方

▲ 图 6-24 协调优化设置

调优化，两套射束集共享一套目标函数，但计划设计者需要在目标函数列表中设定哪些目标是针对两套射束的，哪些是针对一套射束的，目前支持静态调强、动态调强和容积调强三种照射技术协调优化方式（图 6-24）。

另外一个功能就是乳腺癌的自动计划。自动乳腺计划模块提供了使用启发式优化自动生成乳房切向调强计划的工具。在 RayStation 中引入的自动乳腺计划模块基于玛格丽特公主医院开发的 Pinnacle 脚本。其基本原理是利用脚本使用启发式优化对切向乳腺调强放射治疗进行自动计划。脚本中的算法被转换为 CorePlatform 的 c# 代码，并开发了一个新的模块，帮助用户运行和评估算法的差异（图 6-25）。

其基本原理如下。

(1) 感兴趣点探测，必须在患者乳房组织周围准备 4 个放射标记物。第一步检测标记并从中创建兴趣点（point of interest，POI）。

(2) 自动勾画轮廓，使用基于图集的 MBS、感兴趣区域（region of interest，ROI）代数和阈值方法为心脏、肺和其他辅助器官创建感兴趣区域。

(3) 射束设置以及机架 / 准直器 / 角度优化，使用派生的 POI 创建默认射束。优化机架和准直器的角度，角度迭代，评估射束内的平均和最大正常组织距离，直到达到临床可接受的目标。使用从起始值开始的查找表来设置目标。

使用生成的感兴趣区域和用户指定的屏蔽边缘在射束中创建皮肤分段。使用等剂量线计算剂量并创建目标感兴趣区域。

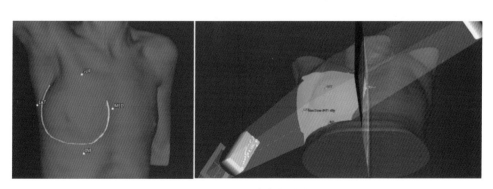

▲ 图 6-25 乳腺癌自动计划

(4) SMLC 优化，基于用户定义的处方，建立目标函数和临床目标。使用靶区体积中的查找表设置分割和优化设置。运行 SMLC 优化，获得最终治疗计划。

最初的 Pinnacle 脚本已经通过玛格丽特公主医院进行了评估。RayStation 中的该功能已经被玛格丽特公主医院在临床计划上进行了测试，结果与他们自己的脚本一致。

RayBiology 是 RayStation 基于组织并发症概率（normal tissue complication probability，NTCP）和肿瘤控制率（tumor control probability，TCP）的生物优化模型库（图 6-26）。RayStation 系统提供了默认的生物模型参数，生物模型可用于生物优化和评价。

RayBiology 主要使用了三种生物模型，包括 LKB-NTCP 模型，即正常组织并发症概率 LKB 模型；Poisson-LQ NTCP 模型，即正常组织并发症概率 Poisson-LQ 模型；Poisson-LQ TCP 模型，即肿瘤控制概率 Poisson-LQ 模型。针对这些生物模型，临床研究者发布了针对不同肿瘤类型、分期及不同正常器官的研究资料，总结了一系列的生物效应模型参数，RayStation 中出厂默认生物模型参数均来自这些已发布的临床和临床前研究，在每个模型参数后面，也都标记了该模型参数所参考的文献。

此外，RayStation 还提供一些计划设计的小技巧，在临床计划过程中也比较有效。剂量画刷、削减危及器官剂量、跌落函数等见图 6-27。

17. 总结

这篇关于 RayStation 的摘要简要地解释了系统中使用的一些先进技术，但它并不是对 RayStation 中所有特性的详尽描述。系统不仅包括光子三维计划的设计和优化，而且还包括电子线的蒙特卡罗剂量计算。同时，它还提供了广泛的计划评估功能，用户可以选择评估模块最多可以一次评估三个竞争性的计划。如果患者新扫描了 CT，基于形变配准技术，还可以方便地把患者不同 CT 图像的剂量进行叠加。

RaySearch 的工作人员致力于为世界各地癌症中心每天遇到的具有挑战性的临床病例寻找解决方案。RayStation 被设计成可以在任何地方使用，无论是小型还是大型医疗机构，通过网络配置和思杰 Citrix 桌面虚拟化交付的方式，可以实现机构的远程访问。今天，RaySation 为电子、光子、质子和碳离子治疗提供了成熟的计划解决方案。新版本已支持更多的粒子治疗，例如快中子和中子俘获、氦粒子治疗等。在 2019 年 6 月发布的 9A 版本，RaySation 已经支持瓦里安最新

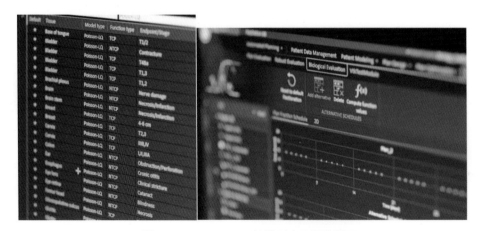

▲ 图 6-26　**RayBiology** 的模型库及评估界面

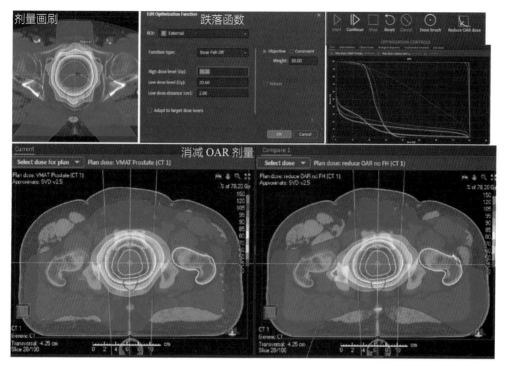

▲ 图 6-27　计划设计中的小技巧

Halcyon 的双层多叶准直系统，相信在未来将会支持更多的治疗系统，如后装治疗等方式。

2017 年 12 月，RaySearch 公司发布了新一代肿瘤信息系统——RayCare。这个产品的目的就是全面地提供肿瘤治疗护理，同时和 RayStation 形成无缝对接。RayCare 将对癌症的治疗产生重大影响，使一种跨学科的肿瘤综合治疗方法成为可能。它将为临床中心带来全面的癌症治疗，并创造地提出肿瘤治疗方案的可能性。RayCare 集成患者肿瘤治疗的所有方式，例如手术治疗、放疗、化疗，对患者进行全面的呵护，并可植入深度学习技术，预测患者的疗效。RayCare 将会为计划优选模块提供智能化方案，使用临床资源和患者特征来优选最佳的肿瘤治疗解决方案。

未来，机器学习将成为 RayStation 和 RayCare 的关键组成部分，实现计划设计的自动化以及临床经验数据的共享。机器学习已经在 8B 版本中成功地应用于特定部位的肿瘤及危及器官的勾画，例如前列腺、肺和头颈部等。随着模型训练功能的进一步开发，用户可以方便使用 RayStation 提供的模型训练工具完成本地化数据的训练，使深度学习技术造福于肿瘤的综合治疗。RaySearch 新建的机器学习部门在探索和发展这一领域。这个团队的目的与 RaySearch 的总体目标相呼应——通过软件创新为患者推进癌症治疗。

（二）重离子治疗计划系统

1. 概述

根据肿瘤类型、位置和大小，通常会选择不同的治疗手段，放疗已经成为手术之外的第二大肿瘤治疗手段，高于化疗的使用。随着放射治疗技术和放射生物学的发展，临床中所使用的放疗技术也不断推陈出新。粒子治疗在许多肿瘤治疗上具有更好的局部控制率和存活率，随着临床研究的深入和设备小型化和成本的降低，近年来得到了快速发展。

与光子相比，重离子束（如碳离子束）运用于肿瘤放射治疗，主要具有物理学和生物学两方面的优势。一是重离子束具有独特的倒转深度剂量分布，即布拉格峰曲线。通过对离子束的能量调节能精确地将高剂量区集中在肿瘤靶区，使肿瘤区域获得足够的致死剂量，而正常组织区域获得较小的剂量；二是在布拉格峰区因高 LET 而具有高的相对生物效应，但在坪区 LET 较小，具有与 X 线或 γ 射线相似的生物学效应，从而进一步在杀死肿瘤细胞的同时保护正常组织细胞。基于上述两方面优势，碳离子束被认为是目前最佳放疗用射线。

临床工作中，放射治疗实施的前提是通过治疗计划系统计算治疗所需的生物剂量和物理剂量。重离子治疗计划系统与常规治疗计划系统一样，都是通过设计过程获得治疗射野的参数，为肿瘤组织提供较高的照射剂量，同时尽可能减少正常器官的照射。但由于射线本质的不同，治疗计划设计过程又有一些不同，本文将重点介绍重离子治疗计划设计的特殊之处。通过对重离子计划系统的使用流程、主要的模块组成及关键技术、已有的商业化计划系统的概要介绍，让读者对重离子计划系统有个概要的了解。

2. 系统的组成

重离子治疗计划系统是重离子束临床放射治疗实践的软件支持，它是包括放射物理学、放射生物学、计算机图形学、医学图像处理、软件工程及数学等多学科融合的产物，是辅助放射治疗医师完成治疗方案制订以及实施治疗的计算机软件系统。

治疗计划系统是基于患者影像数据，通过剂量患者数据处理和剂量计算，设计出一组针对治疗设备的可执行的机器参数的过程。一个成熟的治疗计划系统必须经过校验才能真正用于临床，而且在患者治疗计划设计好后，还应经过质量保证（quality assurance，QA）才能进行最终的治疗。

(1) 治疗计划系统的校验：治疗计划系统核验是治疗计划在正式用于患者治疗计划之前必须经过的检验过程。治疗计划系统在开发完成后，针对具体的每台治疗设备需要生成对应的机器数据模型，在计划设计和剂量计算过程中使用对应的参数进行计算。

重离子治疗计划系统的核验过程与常规加速器相同，但由于剂量计算算法不同，其对剂量模型的建模方法依赖于不同的剂量计算引擎。

(2) 计划设计：与常规放疗计划相同，计划设计过程是从患者获取定位影像开始，然后进行患者模型重建，包括靶区和器官勾画。完成勾画后，医生根据患者情况制订处方剂量，物理师按照处方剂量选择对应的治疗技术，并为其设计参数和计算剂量，完成的计划需要通过 QA 验证后发送到加速器进行治疗。

对固定能量的质子和碳离子射线，其能量沉积在非常狭窄的区域，为了在深度方向适形肿瘤区域，需要通过使用射野调节器实现布拉格峰拓宽。布拉格峰拓宽通常是通过优化算法进行计算的。

在碳离子治疗中，包括两种治疗手段，一种是被动式，通过射野调节器调节固定能量的射术；另一种是主动式扫描，通过改变射束能量和方向适形肿瘤。

在放射治疗中，为每个患者找到最好的剂量分布是非常重要的，使得肿瘤区域剂量最大，同时正常组织剂量尽可能小。在碳离子治疗计划中，需要建立能够预测细胞存活率的生物模型，并为该模型优化生物剂量。

(3) 计划验证过程：设计好的计划需要进行 QA 验证，计划系统提供制作模体计划功能，使用与患者治疗计划相同的参数在模体上执行，通过剂量采集设备获得实际照射剂量，然后与计划系统计算剂量进行比较，符合通过标准后方可将治疗计划用于患者治疗。

3. 主要技术

射野的设计：射野的设计是治疗计划设计过程中非常重要的一步，但受限于多数重离子装置没有旋转治疗头，多个射野的计划只能通过患者的多个体位组合或在不同治疗室进行治疗，这显著增加了治疗计划设计和治疗实施的复杂性。

同时，每个射野的技术强烈依赖于束流配送系统及其辅助设备，计划设计过程就是根据机器提供的几何和物理参数确定最佳射野参数的过程。离子束放射治疗中的束流配送系统，即将离子束以某种方式照射到患者肿瘤靶区，以实现治疗的技术。目前运用于重离子临床治疗试验的束流配送系统有两种，一是以日本千叶重离子医用加速器（Heavy Ion Medical Accelerator in Chiba，HIMAC）治疗装置为代表的被动式束流配送系统，二是以德国 GSI 为代表的主动式束流配送系统。被动式和主动式的区别在于束流的构形方式，被动式束流配送使用附加的硬件装置构形束流，而主动式束流配送通过对加速器或其他设备的主动控制引导笔形束流（pencil beam）照射肿瘤区域。根据不同的束流配送技术，也形成了不同的射野照射技术。

①二维适形：被动式束流配送系统源自于传统的 X、γ 射线适形放射治疗。和传统放射治疗一样，被动束流配送系统将加速器提供的笔形束流横向扩展成大的均匀照射野，利用多叶准直器或者患者肿瘤特异的准直器（patient specific collimator），在束流横向上截取与束流方向肿瘤的投影外形一致的照射野。

被动式束流配送系统下可以实现多种适形照射方式。经典的适形照射方式称为二维适形照射（two-dimensional conformal irradiation），如图 6-28 所示。

在二维适形照射方式中，射程调制器（如脊形过滤器）将单能布拉格峰展宽成与肿瘤在束流方向上厚度一致的布拉格峰拓宽。根据使用的离子种类，脊形过滤器的设计也有所不同。对于质子束，虽然单能质子的相对生物效应在整个射程范围之内有变化，但是在质子束布拉格峰拓宽中，RBE 值变化不大。在质子束治疗中，RBE 值被人为定为 1.1～1.2，所以设计用于质子束治疗的脊形过滤器，不用考虑相对生物效应分布的问题，而是直接让整个布拉格峰拓宽区域获得相同的物理吸收剂量。对于重离子，如碳离子，由于相对生物效应随 LET 变化较大，因此在设计

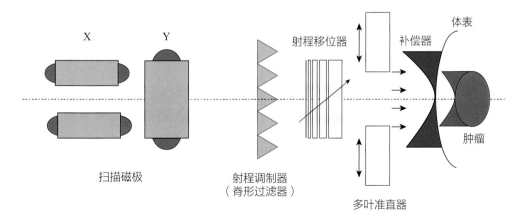

▲ 图 6-28　被动式束流配送系统下的二维适形照射方式示意图

脊形过滤器时必须考虑相对生物效应深度分布的问题。考虑相对生物效应因素的脊形过滤器，获得的深度物理剂量分布在布拉格峰拓宽区域是不均匀的。在二维适形照射方式中，多叶准直器或患者肿瘤特异性准直器截取肿瘤在束流方向最大投影的照射野构形，在治疗过程中，照射野构形保持不变。二维适形照射方式在整个布拉格峰拓宽区域的束流横向平面上构形是固定的，由此得名"二维适形照射"。这种照射方式不可避免会给肿瘤前方的一些正常组织以 100% 的处方剂量。

②三维适形：为了克服二维适形照射方式的弊端，三维适形照射方式和点扫描或栅扫描适形照射方式应运而生（图 6-29）。在三维适形照射方式中，射程调制器不再将单能布拉格峰展宽成与在束流方向上的肿瘤厚度一致的布拉格峰拓宽，而是将布拉格峰稍稍展宽，形成小的迷你型布拉格峰拓宽（mini SOBP）。在治疗过程中需要使用电动多叶准直器在各个分层中实现不同的构形。在三维适形照射方式中，肿瘤靶区被分成若干个等能量断层。当一层的预期剂量达到时，截断束流，通过射程移位器或者加速器主动变能的方式减小束流的能量（即射程），电动多叶准直器将构形调节成下一等能量断层的肿瘤构形实施

下一层的照射。

三维适形照射中，照射前需要计算每一分层的物理吸收剂量，因此生物有效剂量的优化应在治疗计划软件系统中实现，优化的过程需要在处方剂量及照射野方向等确定后进行。由此可见，三维和二维适形照射方式主要区别体现在使用不同的脊形过滤器及多叶准直器，需要较为复杂的治疗计划系统。

③点扫描：在克服传统二维适形照射方式弊端的同时，点扫描（spot scanning）及栅扫描（raster scanning）形式的主动式束流配送系统也已问世（图 6-30）。主动式束流配送系统与被动式束流配送系统的最大区别在于不需要横向束流准直装置，其在横向上达到了主动适形的效果。在束流方向上可以通过射程移位器被动变能的方式实现，如 PSI 的质子治疗装置及 NIRS 发展的点扫描适形方式，也可以通过加速器主动变能的方式实现，如 GSI 的实现方式，因此不再需要患者肿瘤特异的体表补偿器。

在主动式栅扫描或者点扫描中，肿瘤靶区在束流入射方向被分层若干个等能量断层，再在各个断层平面上划分为若干个扫描点。在重离子放射治疗中，一般一个肿瘤可以分成 $10^3 \sim 10^4$ 量级个扫描点。照射时，按照扫描点的预期剂量进行

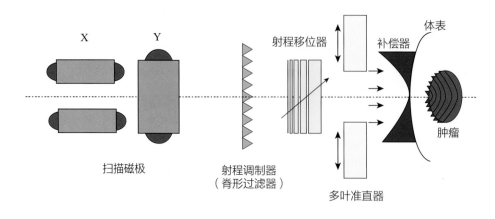

▲ 图 6-29　被动式束流配送系统下的三维适形照射方式示意图

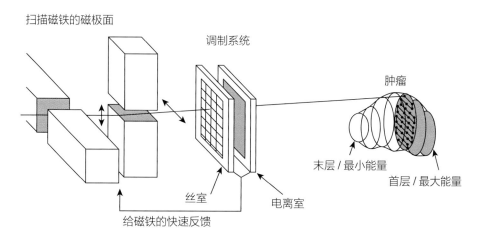

扫描磁铁的磁极面

调制系统

肿瘤

末层 / 最小能量

首层 / 最大能量

丝室

电离室

给磁铁的快速反馈

▲ 图 6-30　**GSI 主动式栅扫描束流配送系统示意图**

照射，当达到预期剂量，束流通过一对互相正交的扫描磁铁偏转束流位置进入下一照射点。在两点切换之间，如果束流不截断，这种扫描方式被称为"栅扫描"；如果束流被截断，这种扫描方式被称为"点扫描"。扫描完一个断层后，束流被截断，加速器或射程移位器降低束流能量，进入下一断层进行照射，当所有断层和扫描点均得到照射后治疗随即完成。由于在主动式束流配送方式中，扫描点数量很多，在治疗计划中应计算每个点照射用的离子能量及相应的剂量（离子数），另外重离子 RBE 值受这些物理因素的影响，因而主动式扫描系统对加速器控制及治疗计划系统的设计提出了很大的挑战。

4. 剂量计算

重离子剂量分布计算所要解决的问题是根据已确定照射参数如何获得三维 CT 矩阵网格（即人体组织）内的剂量分布。三维剂量数据矩阵的获得是评估治疗计划的前提条件，DVH 和肿瘤控制率及 NTCP 的计算都依赖于辐射场内的三维剂量分布。目前，剂量分布计算主要有两类：一是蒙特卡罗模拟算法；二是解析算法，其中主要包括笔形束剂量算法（pencil beam algorithm）和宽束剂量算法（broad beam algorithm）。

作为带电粒子，质子或重离子在射入患者体内时，与人体组织的作用机制和光子辐照时是有很大不同的。在光子辐照中，光子主要与靶物质发生康普顿散射（由光子能量决定），光子辐射剂量随深度呈指数递减规律，而质子或重离子进入人体后，会与靶物质发生作用，经多次碰撞失去全部能量，最后粒子本身停留在靶物质中被吸收。粒子能量大部分沉积在靶物质中，还有一部分以光子辐射形式释放出去。质子或重离子在靶物质中主要发生电离 / 激发损失能量，其吸收剂量随深度的变化表现为射程前段吸收剂量小，射程尾端吸收剂量陡然增加，形成尖锐的布拉格峰，峰后剂量迅速下降至 0。质子和重离子可以统称为重带电粒子。对于重带电粒子，我们用阻止本领（$-dE/dx$）来描述其在靶物质中单位路径上的能量损失。重带电粒子的总阻止本领主要分为碰撞阻止本领和核阻止本领。其碰撞阻止本领可以用 Bethe-Bloch 公式来描述：

$$\left(-\frac{dE}{dx}\right)_{col} = \frac{4\pi e^4 z^2 NZ}{m_0 v^2}\left[\ln\frac{2m_0 v^2}{I} + \ln\left(\frac{1}{1-\beta^2}\right) - \beta^2 - \frac{C}{Z}\right]$$

（公式 6-2）

其中 m_0 表示电子静止质量，e 表示电子电荷，

z 表示带电粒子电荷数，N 表示靶物质单位体积内原子数，Z 表示靶物质原子序数，v 表示带电粒子速度，β 表示带电粒子相对速度（相比于光速），I 表示靶原子平均电离能或激发能。

核阻止本领只有在带电粒子能量很低时才需要充分考虑，计算公式可以参考 Ziegler 的核阻止截面理论公式。根据 Bethe-Bloch 公式，重带电粒子在靶物质中的线碰撞阻止本领只与入射粒子的速度 v 和电荷数 z 有关，与入射粒子质量无关：

$$\left(-\frac{dE}{dx}\right)_{col} \propto \frac{z^2}{v^2} f(v) \qquad （公式 6-3）$$

所以入射粒子速度越低，碰撞损失传递给靶物质的能量越多（布拉格峰）；入射粒子电荷数目越大，碰撞损失传递给靶物质的能量也越多。如在相同速度下，氦离子比质子的碰撞阻止本领大 4 倍。重离子被认为比质子拥有更好的物理特性，其更少发生多重库伦散射，拥有更小的侧向半影，可以更为精准地打击到肿瘤组织中的指定区域。

(1) 蒙特卡罗：蒙特卡罗模拟是目前公认的最为准确的剂量计算方法，它的本质是模拟辐射在介质中的输运过程。描述辐射场在介质中输运的普遍方程是波尔兹曼（Boltzmann）扩散方程，在大多数情况下辐射的传输方程是很难用解析的方法进行求解的，利用蒙特卡罗方法对辐射进行模拟是求解方程的有效手段。

利用蒙特卡罗方法计算剂量分布，首先要将辐射场内的人体组织建立可以进行计算的人体模型。一般根据 CT 值（Hounsfield number）的大小进行归类，将不同范围 CT 值的体素点设置为不同物质构成，包括不同的元素组成及不同百分比元素组成。蒙特卡罗法利用对单个粒子的基本物理事件，如碰撞、散射、核反应等模拟跟踪粒子在介质中的传输，从而获得相应位置上粒子的能量沉积。通过对大量粒子的模拟计算获得剂量的空间分布，以及其他物理学参数的分布。由于蒙特卡罗方法对粒子传输过程中的基本物理过程是通过随机抽样的方式进行模拟的，它能较为真实地反映现实粒子在传输过程中所发生的物理事件，因此能获得较好的计算结果。目前，有很多用于粒子束传输的模拟程序，如 Geant4、Fluka、PHITS 等。

在重离子束放射治疗中，采用蒙特卡罗方法计算剂量分布，还需要将相对生物效应的计算纳入计算过程中，因此相对生物效应计算模型同样是不可缺少的。根据相对生物效应计算模型所需物理量类型（宏观量或者微观量）的不同，计算过程是完全不同的，如 Y.Kase 等和 T.Sato 等的工作。由于蒙特卡罗方法的计算量非常大，特别是对具有复杂物理过程的重离子束而言，计算一个完整的计划需要非常长的时间，因此蒙特卡罗方法不适合运用在日常临床重离子治疗计划系统中。目前，在质子束和重离子束治疗计划中采用蒙特卡罗法进行剂量计算主要用于对解析算法的验证工作。相信在不久的将来，随着计算机计算速度的提升，基于蒙特卡罗方法的剂量计算算法会运用于日常重离子放射治疗计划系统中。

(2) 笔形束：剂量计算的高斯笔形束算法是 20 世纪七八十年代在电子束剂量计算中发展起来的，L.Petti 第一次将微分笔形束算法运用于质子束的剂量计算中，随后基于一些物理理论模型的笔形束算法相继被提出。这些算法中大多数是针对质子治疗的，由于质子束和重离子束都是粒子束，在传输过程中具有相似的物理过程，因此用于质子的笔形束算法思想一般可以运用于重离子的笔形束算法中。与质子不同的是，重离子由于具有高的原子序数，在介质中会产生较多弹核碎片，这些碎片具有与主束相近的速度，因此准确的笔形束算法应该考虑次级束流的剂量贡献。在近似条件下，可只考虑主束的侧向散射效应及深度剂量分布的测量数据，获得离子束不同深度上的径向剂量分布。

笔形束算法的基本思想是将一束粒子划分成若干个二维高斯分布的笔形窄束，通过对这些高斯笔形束的径向剂量分布进行积分或累加，获得整个辐射场的剂量分布。由于单个笔形束流只在一定范围内具有可观的剂量贡献，超出某个范围剂量贡献甚微，因此计算时不必计算每个笔形束对整个剂量场中各个点的贡献。换句话说，对于剂量场中的某一点，只计算其邻近区域笔形束的剂量贡献就可以获得近似的全部剂量值。和宽束剂量算法相比，笔形束剂量算法能较好地反映剂量分布的真实情况，因为笔形束剂量算法能较好地处理介质中的不均匀性。离子束在介质传输过程除能量损失外，一个重要的物理过程是，离子与靶原子核的库仑电场发生库仑相互作用，从而发生运动方向的偏转（即库仑散射），当介质中出现不均匀的物质分布，离子在不均匀的区域内会发生不同程度的偏转，因此会出现在辐射区域内的离子数的分布不均匀，从而产生剂量分布的不均匀。笔形束算法由于将束流分割成若干个笔形窄束，对窄束的剂量分布计算可以采用像宽束算法中的光线跟踪算法（ray-tracing algorithm），将笔形窄束经过的介质扩展为均匀的无限宽区域，从而获得窄束在介质中的剂量分布。这种扩展在一定程度上是合理的，因为窄束的剂量只在介质中的有限区域存在，在有限区域可以认为介质是均匀分布的。

(3) 宽束：宽束剂量分布算法基于感兴趣点的水等效深度，采用光线跟踪技术从测量或理论计算的深度剂量曲线中获得剂量值。因此，宽束剂量算法忽略了侧向组织不均匀性对剂量分布的

影响。在宽束剂量算法中一般只考虑横向剂量半影的分布。由于重离子束的自身的散射效应很小，剂量分布主要集中在其入射方向的路径上，因此组织的测向不均匀性对其剂量分布的影响相比其他射线要小很多，在重离子治疗计划系统中使用宽束剂量算法仍能获得较好的分布结果。

离子束在传输过程中散射事件的随机性和中心极限定理可知一束离子在穿越介质发生多次散射后，离子在空间分布的将呈现二维高斯型。若将宽束划分成若干个相同的高斯笔形束，那么宽束的横向剂量分布可以通过对笔形束表达式进行积分运算获得。

5. 相对生物效应

在重离子放射治疗中，由于相对生物效应随离子束入射深度而变化，一般使用生物有效剂量或称钴当量剂量（biological effective dose，BED 或 cobalt equivalent dose）作为处方剂量。

生物有效剂量（GyE）= 重离子物理吸收剂量（Gy）× RBE　　　　　（公式 6-4）

因此，在重离子放射治疗中，获取 RBE 值是非常重要的，它是制订重离子治疗计划的前提条件。

相对生物效应是某一射线与造成相同辐射效应的 X 或 γ 射线剂量的比值：

$$RBE = \frac{造成相同生物学效应所需 X 线剂量}{待求射线剂量}$$

（公式 6-5）

研究不同细胞在质子或重离子束照射下的相对生物效应，从而建立起来的 RBE 数据库对于制订各类肿瘤患者的计划起着至关重要的作用。目前在这方面的数据非常有限。质子辐照相对于光子辐照能造成更高的相对生物效应，但这个增益比较有限。Harald Paganetti 等统计了大量体外细胞辐照实验和荷瘤小鼠的质子治疗实验结果，得出质子束的平均 RBE 值在 1.1~1.2（以 Co-60 γ 射线作为基准）。重离子相比于质子而言，生物学效应更好，特别是在乏氧、异质性高和辐射耐受性高的情况下，具有较好的表现。但是不同重离子束的 RBE 值相差很大，如氦离子 RBE 值在1.3 左右，而碳离子 RBE 值在 2～3。

目前 RBE 值计算使用的两种生物学模型分别为 LEM 与 MKM。

6. 计划优化

在重离子治疗中，剂量优化的首要目标是保证肿瘤区域接受 100% 的处方剂量（即生物有效剂量），达到靶区内均匀的细胞致死率。重离子剂量优化的方式受硬件设备及适形照射方式实现的影响。在主动式束流配送系统下，由于适形照射方式采用的是栅扫描或点扫描的形式，靶区被划分成若干个扫描点组成，因此在剂量优化时被优化的对象是各个扫描点的照射剂量；而在被动式束流配送系统下，二维适形照射方式中，脊形过滤器或旋转式射程调制器在设计加工参数之前就根据调制步长进行了剂量优化，因此在治疗计划系统中不涉及剂量优化计算；在被动式分层适形照射方式中，需要根据分层层宽进行优化，以获得每层需要照射的剂量。另外，整个辐照区域RBE 值一般是随空间位置的变化而变化，但是由于适形照射方式的不同，即照射剂量控制方式的不同，计算 RBE 值的策略也会有所不同。在主动式三维扫描适形照射中，由于可以控制靶区内各个点的照射剂量，即三维调强照射，因此需要获得各个点的 RBE 值，从而优化出各个点的照射剂量，进而获得在靶区三维空间均匀分布的生物有效剂量。在被动式束流配送系统中，由于横向上不能控制束流的强弱，只能在一维深度方向进行调强，因此 RBE 值的计算只考虑深度分布，以获得在靶区深度方向均匀分布的生物有效剂量。

重离子计划优化算法与常规光子逆向优化算法类似，在数学优化算法中，有许多算法可以解决这类问题，如迭代法（iteration method）、共轭梯度、Powell 法、L–BFGS–B 算法、模拟退火（simulated annealing）法、遗传算法（genetic algorithm）等。

7. 鲁棒性优化

因为肿瘤患者的摆位、呼吸等影响会导致许多不确定性，质子或重离子放疗中很难确保束流准确地打击到指定位置，而一旦有偏差，质子重离子的精准特性反而成了一种不足，必然导致正常组织过度照射而一部分肿瘤未得到照射。如果发生这类问题，那么质子重粒子放疗的优势将大大削弱。同时，射程的不确定性也是重离子治疗计划设计时必须考虑的重要因素，鲁棒性优化是在计划优化过程中考虑这些不确定性因素带来的剂量影响的一种方案。

8. 计划评估

当采用不同的体位进行治疗时，基于不同系列 CT 图像的计划不能简单地通过刚性叠加获得。为了评估这种计划，通常需要通过形变配准技术创建一个基于相同系列 CT 图像的虚拟计划，并将剂量进行形变叠加。

同时，当重离子结合其他治疗技术一起使用时，为重离子计划系统提供与其他治疗计划进行叠加评估的功能也将是必不可少的，特别是考虑到重离子计划需要评估生物效应时，如何综合评估不同治疗计划的剂量将变得尤为重要。

9. 商业计划系统

在所有已开展临床治疗的重离子医院中，都有一套成熟的计划系统在使用。尽管全球重离子医院并不多，但已有的计划系统却不少，这主要是因为重离子治疗装置仍处于不停地研究发展中，还没有形成垄断地位的计划系统，基本是以硬件配套定制化的计划系统为主。

(1) GSI–TRiP：GSI 使用基于 VOXELPLAN 的

TRiP 计划系统，基本图像处理使用 VOXELPLAN 平台，重离子相关剂量计算和优化使用 TRiP 系统。由于 GSI 采用主动式束流配送系统的栅扫描三维适形调强照射技术，其计划系统支持 IMPT；同时 GSI 使用局部效应模型 LEM 计算每个像素点的 RBE 值。

考虑到剂量计算的复杂性，TRiP 分两步完成优化：首先根据射野数量、权重、扫描点大小等参数优化吸收剂量，然后再根据生物效应进行优化。在 2006 年之前，仅仅支持单野的优化；随着快速 RBE 值计算算法的开发，多野优化才开始被支持。

(2) RayStation：RayStation 是由瑞典 Raysearchlabs 公司提供的治疗计划系统，能够支持重离子治疗计划的设计，据其官方网站介绍，全球已有 5 家医院在使用 RayStation 进行重离子计划的设计，包括 MedAustron（澳大利亚）、CNAO（意大利）、HIT（德国）、MIT（德国）和 Yamagata（日本）。

RayStation 使用笔束扫描剂量计算算法进行物理和生物剂量的计算，使用 LEM 作为其相对生物效应模型，并支持 GPU 加速的剂量计算。同时，在鲁棒性优化中支持摆位和射程不确定性的影响。

(3) ciPlan：ciPlan 是由中国科学院近代物理研究所下属兰州科近泰基公司与上海大图医疗科技有限公司联合开发、完全拥有自主知识产权的首套国产重离子治疗计划系统，已在武威肿瘤医院正式使用。该系统支持二维适形、三维适形和点扫描技术；但目前版本并不支持 IMPT 计划设计。

10. 总结

尽管重离子相对于质子治疗的临床优越性仍未得到广泛的临床验证，但由于其布拉格峰以及生物效应的优势，预期将得到更好的效果，随着技术的不断进步，重离子必将获得更多的临床使用。计划系统作为必不可少的组成部分，随着人工智能、云计算、GPU 和互联网等技术的发展，也将为计划系统的发展带来新的发展方向。

（三）国内外硼中子俘获治疗计划系统

治疗计划系统为由一系列模块组成的软件，与其他放射治疗模式相同，该软件在 BNCT 中扮演了重要角色，其主要目的是通过模拟射线照射过程，对中子能谱、患者定位、治疗时间、肿瘤和正常组织中的剂量分布等方面进行优化，以确保患者的治疗效果。由于 BNCT 的治疗过程基本上按照治疗计划系统制订的方案来实施，而方案的参数则是治疗计划系统优化的计算结果，因此治疗计划系统是 BNCT 成功的关键。

相对于其他放射治疗方式，BNCT 的中子导致了一系列核反应，每一种核反应对相应的物理、生物剂量产生贡献。因此，BNCT 的治疗计划系统中一个重要内容在于准确计算各种核反应的物理和生物剂量。BNCT 放疗计划主要包括以下内容。

- 基于患者影像数据（CT 或者 MRI）进行建模，包括可视化模型和剂量计算模型。
- 定义辐射场（束的品质和照射角度等）。
- 采用蒙特卡罗方法计算物理剂量和生物剂量。
- 对计算结果进行分析（等剂量线、剂量体积直方图等）。
- 模拟仿真患者照射情况。
- 输出 BNCT 放疗计划。

上述内容与传统的放射治疗的情况非常相似，其中利用蒙特卡罗方法作为输运计算模块是个例外，原因是问题的复杂性以及中子的出现，中子与物质的作用过程比光子要复杂得多。有 4 种核反应对剂量产生主要贡献，分别是 $^{10}B(n,a)$ ^{7}Li 反应、$^{14}N(n,p)^{14}C$ 反应、$^{1}H(n,n')^{1}H$

反应、^{1}H（n，γ）^{2}H 反应。

目前有报道用于临床治疗和实验研究的 BNCT 治疗计划系统有 5 个，分别是 MacNCTPlan、SERA、JCDS、BDTPS 和 MCDB。

1. MacNCTPlan

NCTPlan 是美国麻省理工学院为 BNCT 设计的治疗计划系统，该治疗计划系统被应用于 Harvard–MIT 研究组以及捷克的 BNCT 照射协议中。该程序最初的目的是利用脑平衡模型（被称为 NPBE）来优化照射束的结构（包括维数、照射方向和能量等）。该程序中对人头的几何模型用两个非同心的椭球表示。

1996 年麻省理工学院的科学家开发了新的 NCTPlan，该程序在 Macintosh 平台上开发，故称作 MacNCTPlan。和一般的治疗计划系统一样，首先包括图像重构模块，其中患者头部的三维数学模型由一系列二维图像创建，采用了体素重构技术。需要两套 CT 图像，其中第一套图像被用来决定组织类型，在组织类型的基础上构成蒙特卡罗输运计算的三维模型的材料。第二套图像被用来辨别和定位肿瘤与水肿区域，即靶区。一旦靶区被辨别出，用户就可以划定包含肿瘤的感兴趣区域。感兴趣区域应该包含软组织区域（肿瘤和正常组织）、颅骨、空气。脑内肿瘤和正常软组织的组分密度相同，不同之处在于其中的硼浓度不一样，具体数值在指定治疗计划期间根据患者的具体情况确定下来。

2. SERA

治疗计划系统 SERA（simulation environment for radiotherapy application）由 Montana 大学协助 Idaho 国家工程与环境实验室（Idaho National Engineering and Environmental Laboratory，INEEL）在原有 BNCT_rtpe 计划系统基础上增加功能改进计算方法后开发而成。SERA 由 7 个能独立运行的模块组成，分成三个主要部分：一是患者几何建模；二是输运计算；三是剂量可视化。

患者几何建模由三个模块来实现：SeraImage，转换原始医学图像为 QSH 内部格式；SeraModel，通过菜单或者半自动方式创建感兴趣区域；Sera3D，在三维环境中可视化患者模型。

在 SeraModel 中所采用的重构技术基于称作"Univel"的均匀体积单元。感兴趣区域用不同的颜色区分，一种颜色代表一个不同的区域。预先定义部位，例如脑、颅骨、组织和脑室等，其相关文件包含了照射输运计算所需要的所有信息（材料组分、相对生物效应因子等），SeraModel 提供了几种编辑模式使得用户可以很轻易地通过手动或自动模式完成各种任务。当所有创建患者几何三维模型的任务完成后，程序用均匀体积单元格式保存用户定义区域，该格式中包含了 Univel 的几何和物理特征。

在上述模块中，当所有的体积单元被创建完成后，Sera3D 模块允许用户利用各种着色算法可视化旋转的和静态的 Univel 几何，这些着色算法包括 Wireframe、固定轮廓线和多边形曲面风格等。Sera3D 也提供定义束朝向的工具。SeraCalc 用来准备蒙特卡罗计算的输入文件，SeraMC 为蒙特卡罗输运计算模块。SeraMC 程序由 INEEL 开发，专门用于 BNCT 治疗计划。

3. JCDS

JCDS（computational dosimetry system at JAERI）是日本原子能研究所为制订 BNCT 治疗计划而开发的一个新的治疗计划系统。该治疗计划系统同样包括前处理、剂量计算和后处理三个模块。

前处理模块名为 OSIRIS，在 AVS 图像处理平台上开发，要求 CT 或 MRI 的影像数据为 DICOM 格式。该模块的功能为重构三维人头几何，为输运计算提供模型，三维显示人头。OSIRIS 同 MacNCTPlan 一样采用立方体体素模型重构三维人头几何。最初每个立方体体素为 1cm×1cm×1cm，由于精度比较差，后改为 0.5cm×0.5cm×0.5cm。剂量计算模块的主体是 MCNP-4B。后处理模块将剂量计算模块计算的结果叠加在原始的 CT、MRI 影像上，以便于研究分析，并辅助制定治疗计划。如确定照射方位、患者在照射口前的位置和距离、照射时间等。

4. BDTPS

BDTPS 是比萨大学的 DIMNP 系和位于荷兰佩滕的联合研究中心（JRC）合作的结果。在开发 BDTPS 的可行性论证报告中，提出了首先开发一个能在蒙特卡罗计算中考虑实时宏观硼浓度分布变化的工具，该工具被称为 CARONTE。在 CARONTE 中几何定义基于两个非同心的椭球，模拟颅骨。在该区域内部插入了一些计算栅元，每个栅元具有各自从 PET 扫描患者头部获得的硼浓度。BDTPS 是一个完整的治疗计划软件，具有 BNCT 治疗计划系统的主要功能，采用基于 Univels 的几何重构技术（与 SERA 相同）。另外，BDTPS 能够在三维几何的基础上自动构造蒙特卡罗计算模型，该模型与硼模型耦合，硼分布通过 PET 扫描患者头部获得。在输运计算前，三维几何建模和蒙特卡罗模块可以与硼浓度分布模型耦合在一起，这个过程需要 PET 图像和 CT 图像的匹配，前者给出硼模型，后者给出三维模型和蒙特卡罗模型。使用硼模型是 BDTPS 与其他治疗计划系统的主要区别。

BDTPS 用蒙特卡罗程序 MCNP-X 计算中子、光子输运过程。为了考虑可能出现的硼浓度下降，在蒙特卡罗模型中硼浓度可以为均匀常数 1ppm 或者指定各个感兴趣区域各自的硼浓度。

5. MCDB

MCDB 是由北京应用物理与计算数学研究所邓力等研发的治疗计划系统，已做了一些比对计算和效率测试。MCDB 的剂量计算涉及中子 - 光子耦合输运问题，这部分在蒙特卡罗程序 MCNP4C 基础上开发研制。

MCDB 基于 MCNP 的主要改进包括：增加了前处理，即体素模型的构造，把 CT 和 MRI 数据自动转化为 MCNP 的输入文件；突破了 MCNP 程序对几何块、几何面及计数的限制，根据计算机内存，可以动态调整这些参数；针对特殊体素网格模型，发展了一套快速粒子径迹算法；计数矩阵和材料矩阵构造，克服了 MCNP 程序初始化时间随网格数增加呈指数增长的不足；MPI 并行计算。

在 BNCT 的治疗计划系统中，首先是要尽可能精确地重构三维几何，重构三维几何的目的主要是为蒙特卡罗中子、光子输运计算提供模型。在 BNCT 的中子、光子输运计算中，重构三维几何的方法对计算所需时间有重要影响。

在计算 BNCT 中组织吸收总剂量时采用光子等效的相对生物效应剂量，其为组织中各剂量组分的物理剂量乘以其相对生物学效应因子所得。相对生物学效应因子与辐射品质和组织类型有关，由实验推得。不同能量的中子具有不同的生物效应，其相对生物效应因子为一个根据能量变化的连续函数，一般选取的相对生物效应因子分别为：各中子剂量因子为 3.2，硼剂量在健康组织中因子为 1.35，在脑肿瘤组织为 3.8，γ 光子为 1。

治疗计划软件正朝向模块化、通用化和更加精确的方向发展。物理剂量计算的标准化是使得国际上 BNCT 剂量及相关数据能够实现共享的关键，这方面的工作一是要对现有的治疗计划系统进行比较，另外，需要用标准模型和方法对各种治疗计划系统进行校验。

四、我国粒子治疗计划系统发展机会与风险

（一）我国粒子治疗计划系统发展机会分析

粒子治疗计划系统软件是完成粒子治疗的必须环节，目前在国际上还只有 RaySearch、Varian、Elekta、Philips 等少数资深放疗企业拥有粒子放疗配套治疗计划系统软件产品，但在国内，粒子治疗计划系统（particle treatment planning system）尚属空白。在粒子治疗领域国际尚未形成对市场和技术的垄断，市场进入和专利保护的壁垒并不高。而由于近年来人工智能、深度学习以及前端软件应用技术的快速兴起，我国自研粒子治疗计划系统可以避过积累不足的短板，在产品的高精度、高性能和易用性等方面达到或超越国际产品。我国自研粒子治疗计划系统可实现在放疗领域弯道超车，摆脱高端医疗技术受制于人的局面，并加快粒子治疗技术在国内的普及。

与传统高能 X 线计划系统软件类似，本产品是一个专业领域、综合多学科的大型应用软件，在过去国内对高能 X 线计划系统软件的研发经历中我们总结经验和教训，认为当下在国内形成一套完整、高质量的粒子计划系统软件的必需条件应包括：①高性能剂量计算算法；②高效率、高质量逆向调强算法；③基于人工智能的智能勾画算法；④影像工作站基础平台；⑤用户为中心的工作流应用。（除④以外均为国内治疗计划系统研发团体常见短板）

基于以上，参考过去高能 X 线计划系统软件的研发经历，结合当下的国内环境，我们从基于人工智能的智能勾画的发展、高性能剂量计算和计划优化算法的进步和软件系统工程基础三个维度具体分析粒子治疗计划系统在我国的发展机会。

1. 基于人工智能的智能勾画的发展

在放射治疗的治疗计划流程当中，危及器官的勾画是重要并耗时的一个步骤。由于需要长期经验的积累和医生准确地勾画，往往一个病例的危及器官勾画需要数个小时甚至更长的时间。使用人工智能辅助来自动勾画危及器官是大幅度减少这个步骤耗时的重要途径。近年来在国家大力度的政策支持下，我国人工智能医学影像行业获得了蓬勃发展，科技土壤已经具备。据 2019 年 1 月发布的《中国人工智能医疗白皮书》统计称：2017 年，国内人工智能医学影像行业融资总额超过 10 亿元（融资事件 30 起），2018 年人工智能医疗行业收入前十有 60% 来自人工智能医学影像公司。

具体进展方面，当前主流使用的卷积神经网络（convolutional neural network，CNN）的深度学习研究已经在危及器官自动勾画领域取得了一些成果，只是针对不同的人体部位（譬如头颈、胰腺、肝脏等），尤其是较小的器官，并未达到或超过有长期经验医生的水准。许多国际上当前人工智能算法许多还需要针对不同厂商的 CT 图像及不同的器官做人工的预处理，无法把结果直接提供给最终用户使用。所以在智能勾画的领域上仍有许多工作待完成。在传统医疗器械领域，中国起步晚，与欧美水平差距大；而在人工智能的医疗器械领域，中国与欧美几乎同时起步。现阶段我国在人工智能影像领域有着国家政策支持、医疗影像数据庞大、智能图像算法相对成熟、资本入场积极等优势。国内的研发团队只要把握机会在基于深度学习的自动勾画方向上做进一步深耕，找对痛点突破，就有机会实现弯道超车，引领基于人工智能的智能勾画的技术进步。

2. 高性能剂量计算和计划优化算法的进步

蒙特卡罗计算是粒子辐射剂量计算最精确的方法，相对于笔束扫描算法，它是通过模拟粒子

在患者体内的传播和相互作用，MC 可以准确地计算物理剂量、二次辐射和生物学效应等重要数据，从而提高治疗的精确度和可靠性。笔束扫描算法虽然速度比蒙特卡罗计算方法快很多，但是，①它的剂量分布在某些情况下不够准确，尤其是在头颈部，肺部等组织密度的不均匀度较高的区域，计算误差可高达 10%；②笔束扫描算法只能计算物理剂量，无法估计粒子束的生物学效应，而蒙特卡罗计算方法则可为相对生物效应模型提供工具和数据。因此，蒙特卡罗计算方法已经是粒子治疗计划系统必备的计算引擎。但是，常规的蒙特卡罗计算工具，例如 Geant4 和 Fluka 等往往需要数十小时甚至数十天才可以完成一次剂量计算，这是无法用于临床的。和基于 CPU 的 Geant4 相比（表 6-2），当前基于 GPU 的蒙特卡罗计算速度可以提高 10^5 倍。GPU 并行计算技术的兴起为蒙特卡罗计算商业化提供了可能，它可以采用专门适用于放疗的物理模型，从而实现高速和精确的剂量计算。

有了快速蒙特卡罗计算引擎作为基础，粒子的计划优化才可"提到日程上来"。以 IMPT 为例，针对束流扫描的高质量 IMPT 计划需要：①选择合适的质子束位置和能量使得所有布拉格峰都落在目标区域，从而减少对正常器官的损伤；②调整每个质子束的强度，生成覆盖整个靶区的三维布拉格峰拓宽，同时降低其他区域的剂量；③满足硬件上的能量选择，束流宽度和扫描密度的限制，同时尽可能缩短治疗时间。目前主流粒子治疗计划系统产品仍在精度和时间上做取舍和挣扎，有的使用近似蒙特卡罗计算但实质采用了数学近似，这样并不能真实达到蒙特卡罗计算方法的理论精度，而有些仍在使用笔束扫描方法。实际上，只要充分结合计算机并行计算技术，并合理优化模型，蒙特卡罗计算的时间和精度问题并非"鱼与熊掌不可兼得"，采用 GPU 并行技术基于线追踪等方法，可以快速并且准确地选择数以千计的质子束来覆盖靶区，针对每个患者提供方案，并结合硬件要求，来优化治疗方案。而因为质子对治疗中的不确定性有更高的敏感度，所以鲁棒优化和鲁棒性分析也是质子治疗计划系统的基本功能。鲁棒优化是生成一个对治疗过程中的不确定性（包括机械偏差、摆位误差和治疗中的运动等）具备一定健壮性的计划；鲁棒性测试是评估计划在各种成像和治疗不确定性方面的健壮性，测试通常要包括不同不确定性下的最坏情况。

表 6-2　基于 GPU 的蒙特卡罗计算方法与基于 CPU 的 Geant4 计算用时对比

设 备	模拟时间			CPU/GPU 传输时间
	100MeV u^{-1}	250MeV u^{-1}	400MeV u^{-1}	
NVidia Geforce GTX TITAN 图形处理器	11.1	68.1	162.6	0.3
AMD Radeon R9 290x 图形处理器	9.9	60.5	125.6	0.3
NVidia Geforce GTX1080 图形处理器	2.5	20.4	50.4	0.3
Intel i7-3770 中心处理器	245.9	1596.6	2316.2	不适用
Intel Xeon E5-2640 中心处理器	60.1	332.2	612.5	不适用
Geant4，Intel i7-4770 中心处理器	64h	84h	90h	不适用

注：除另有说明外，所有时间均以秒 (s) 为单位

3. 软件系统工程基础

国内在过去对高能 X 线计划系统软件的研发经验中，有很多失败的教训，失败原因除核心算法层面的因素外，还包含国内软件从业人员技术水平不足、工程实现和行业应用脱钩、技术团队对开发难度估计不足等。要保证"高水平"的产品诞生，需要有专业的团队（专业人做专业的事）和有效的系统工程实现过程。

近几年来，国内软件行业发展迅猛，逐步形成了人才密集和产业密集的局面，除聚集高科技企业的北京、上海、广州、深圳之外，沈阳、武汉、合肥等内地"新一线城市"依靠自身的本地优秀企业和高校资源优势也逐步成长为具有地缘优势的人才基地。相比 10 年前更容易、更多选择可以组建出高水平的软件团队。但如上文所述，粒子治疗计划系统是一个专业领域、综合多学科的大型应用软件，因为软件人才并不具备专业知识基础，无法深入理解放疗业务，也就无法做到有效的分析需求和转化需求，所以团队需要行业专家的指导和系统化产品实现过程保证。并且如果条件允许，还可以考虑配置专门的应用专家作为业务规则和工程实现的衔接。

对小型系统可能可以通过"拼凑"的方式逐步攒出完整系统，但是对于粒子治疗计划软件这样级别的产品来说，自上而下的系统设计过程是必需的。从业务需求到系统需求，从系统需求到架构设计，从架构设计到详细设计，逐级保证精化的完整性和有效性，才能最终实现产品。UML 语言和配套工具作为系统设计的最佳实践已经在计算机领域得到广发应用，受众和成功经验都很多，系统工程方法的使用将是决定项目成败的重要一环。以质子放疗的业务建模为例，我们以质子放疗科作为分析对象，分析科室内部各系统（包括人和系统）是如何协作的，才使放疗科可以为患者、服务工程师等涉众提供有价值的放疗服务。把治疗计划系统看成是放疗科组织内的一个业务实体（图 6-31），它通过与其他系统和科室内职员交互而对外提供服务，之后基于此业务模型推导系统的需求，就可以保证系统功能需求被完全覆盖。

4. 云质子放疗

除产品本身以外，在质子治疗业务的运营模式上也可以做些创新性的尝试。以我国庞大的人口基数，构建云放疗的质子中心，实现"多地计划，一地治疗"，可以使昂贵的质子治疗中心为更多的患者服务。具体方案，比如（图 6-32）计

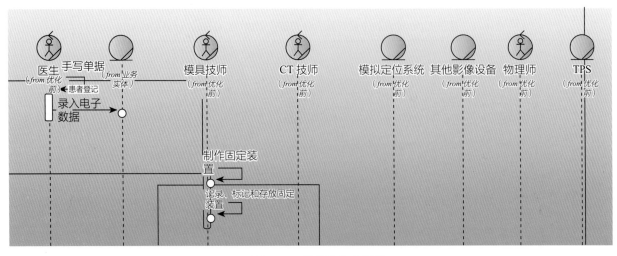

▲ 图 6-31　放疗科业务模型

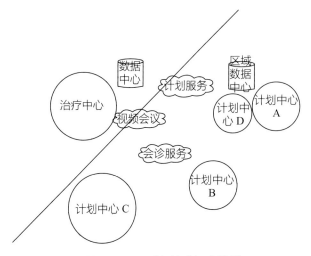

▲ 图 6-32　云质子治疗概念模型

划和治疗两个环节地点分离，形成一个治疗中心和配套的多个计划中心；中心之间通过高速专用网络实现服务和数据的共享；患者的检查和治疗计划都在计划中心进行，癌症专家平时主要在计划中心工作，这样离患者近，便于照顾患者；质子治疗中心的地点应位于许多计划中心的中间位置，以便于患者往返；职责划分往往是云治疗模式争议的焦点，建议把由计划中心医生制订、治疗中心认可的治疗方案在治疗中心执行外，一切治疗的责任都在计划中心医生上，这样计划中心和治疗中心明确分工的方法可以大大提高设备的使用率，减低治疗价格。以我国庞大的人口基数，为使更多的患者享受到质子治疗的高端服务，依靠在互联网行业已成熟运用的云技术，实现"云"质子治疗，这或许是符合我国当下国情的运营质子治疗的可行方式。

（二）我国粒子治疗计划系统发展风险分析

放射治疗计划系统是放射治疗过程中重要的组成部分和联系纽带，在放疗质量保证与质量控制中起到重要作用。当前，欧美产品凭借其技术实力和品牌优势占据国内多数市场，包括荷兰 Phillips、瑞典 Elekta、美国 Varian 和瑞典 RaySearch 等。我国在开发和运营具有自主知识产权的粒子放疗计划系统方面还存在明显的欠缺。

1. 研发成熟度

我国粒子治疗计划系统的研究和开发仍处于起步阶段。中国科学院核能安全技术研究所团队对精准放射治疗关键物理与技术进行研究，研发了自主知识产权的精准放射治疗系列产品麒麟刀 KylinRay，为临床提供系列产品解决方案。中国科学院近代物理研究所团队自主研发了重离子治疗计划和治疗控制等软件，并完成了注册上市和产业化。中国科学技术大学的研究团队开发了使用笔形束算法的主动扫描质子治疗剂量计算程序。其中，麒麟刀放疗计划系统在中国人民解放军总医院、中国人民解放军陆军总医院、安徽省立医院完成临床试验的最新进展，经验证明其性能已达到国际先进水平。然而，上述我国自主研发的粒子治疗计划系统尚未经过长期的临床使用和验证，产品的研发尚未成熟。

2. 行业内竞争程度

粒子治疗计划系统的欧美提供商，拥有粒子放疗配套治疗计划系统软件产品，系统提供商之间竞争较为激烈。国产粒子治疗计划系统在商业运营方面尚属空白，行业内的竞争能力也较弱。

3. 产品潜在市场分析

国家卫健委开启 2019 年甲类大型医用设备配置许可申报工作，质子治疗中心被列入其中。根据国家规划，在 2020 年之前，全国规划建设 10 台质子放射治疗系统。首批质子放射治疗系统的运行，将逐步积累和丰富国内粒子放射治疗的经验，加速粒子治疗计划系统的研究、开发和临床验证。根据质子中国统计，截至 2018 年 10 月 31 日，我国共有 77 个质子重离子项目，其中超过一半为拟建项目。国产粒子治疗计划系统有望在诸多质子重离子项目中与欧美供应商竞争，取长补短，加快自主研发系统的成熟和推广。

根据国家癌症中心统计数据，2015 年恶性肿瘤发病约 392.9 万人，死亡约 233.8 万人。与历史数据相比，癌症负担呈持续上升态势。通过加大投入增加放射治疗的可及性可以挽救成千上万患者的生命。国产粒子治疗计划系统的成功研发和运营，可以突破放疗设备和技术被国外几大厂商垄断的困局，大幅度降低放射治疗的成本，有望让更多国内患者粒子放射治疗不再看病难、看病贵。

4. 法律、政策环境分析

2017 年 5 月，我国将大型医用设备配置审批由非行政许可审批事项调整为行政许可事项，并对《医疗器械监督管理条例》做出相应修改。在 2018 年 3 月新公布的目录中，质子重离子设备继续被列为甲类设备。国产粒子治疗设备和计划系统还不具备长期、稳定、协同运转的能力，规划建设此类治疗中心仍以引进国外前沿设备和系统为主。此外，当前的规划进度和数量尚未满足投资主体需求。

粒子放射治疗中心，通常从属于国家医学中心、区域医疗中心或集医疗、科研、教学为一体的三级综合性或专科医疗机构，能够开展重大疾病防治、复杂疑难病例诊治和临床研究，牵头开展区域性以上多中心临床试验和新技术评估工作，承担放射治疗专业高水平人才培养以及国家级重大科研项目。我国的政策与资源更容易向大型公立医院倾斜，医疗资源过于集中的现状是我国医疗服务缺少精准化、便捷化、人性化的主因之一，同时也产生了过度医疗的负效应。多元化的资本介入有助于构建和培育完善的专业化分工体系。

目前医疗保险的定位和粒子放疗的高成本之间，还存在矛盾。我国医保现在基本定位还是在低水平、广覆盖，是当前医院的主要收入来源。粒子放射治疗属于高端医疗服务，商业保险的及时跟进有助于减轻国家医保的负担，可以推广高端医疗服务。未来随着多元化医疗体系的建设，商业保险的比例将逐步提高。

5. 运营风险

肿瘤影像诊断及放疗设备的操作均具有一定复杂性，因此十分依赖于医疗技术人员的操作和设备制造商所提供设备的质量，如果医疗人员对设备的操作使用不当或者设备质量出现问题，导致医疗结果不尽如人意甚至出现医疗事故，尽管运营机构可以向医疗人员和设备制造商提起诉讼进行索赔，但是仍须支付相当数额的律师费用。除此之外，机器设备的长时间维修停运会造成机器的使用效率下降，对运营机构的财务和企业外部评价造成负面影响。即使医疗机构定期培训医务人员，并购买相应的医疗保险，但是纠纷的解决会牵扯医护团队一定的注意力，导致医院的正常运行受到影响，一旦不能妥善处理医疗纠纷还会面临诉讼风险。

6. 系统造价和功能的平衡

治疗计划系统是放疗产业中发展较快的软件核心设备，可以形象地理解为放疗流程的神经中枢或指挥中心。治疗计划系统采用多种算法对患者体内吸收剂量分布进行计算，供放射治疗计划制订者使用。此外，治疗计划系统是放射治疗质量控制与质量保证必不可少的手段。随着治疗计划系统功能的丰富和改善，系统开发和维护的成本逐渐推高，国产粒子治疗计划系统的造价也逐渐提高。作为后发者，国产粒子治疗计划系统需要关注功能和造价的平衡。功能不全会影响产品推向市场，但过分强调功能覆盖，不切实际地和国际成熟治疗计划系统看齐，导致过高的开发费用、过长的开发周期和产品昂贵，同样不利于产品销售。应加强和临床使用人员的交流，根据临床应用的具体需求和经验，来优化设计和开发步骤，逐步在欧美产品垄断的环境中实现国产粒子治疗计划系统的突围。

参考文献

[1] Albritton J R. Computational aspects of treatment planning for neutron capture therapy[J]. Massachusetts Institute of Technology, 2009.

[2] Alfred R. Smith, Vision 20/20: Proton Therapy, Med. Phys. 36(2),February 2009:556-568.

[3] Bijan Arjomandy, et al. AAPM task group 224: Comprehensive proton therapy machine quality assurance. Medical Physics, 46 (8), August 2019.

[4] Bodensteiner, Dayna. RayStation: External beam treatment planning system[J]. Medical Dosimetry, 2018, 43(2):168-176.

[5] Carbon-Ion Radiotherapy: Principles, Practices, and Treatment Planning，Springer; 2014 edition (October 14, 2016)

[6] Cardenas C E, Yang J, Anderson B M, et al. Advances in auto-segmentation[C]//Seminars in radiation oncology. WB Saunders, 2019, 29(3): 185-197.

[7] CODERRE J A , MORRIS G M. The radiation biology of boron neutron capture therapy [J]. J Radiat Res , 1999 , 15 (1) : 18.

[8] Deng L , Li G , Ye T , et al. MCDB Monte Carlo Code with Fast Track Technique and Mesh Tally Matrix for BNCT[J]. Journal of Nuclear Science and Technology, 2007, 44(12):1518-1525.

[9] Dieter Schardt, Heavy-ion tumor therapy: Physical and radiobiological benefits，Review of Modern Physics 82(1):383-425，February 2010.

[10] Elsässer T, Krämer M, Scholz M. Accuracy of the local effect model for the prediction of biologic effects of carbon ion beams in vitro and in vivo[J]. International Journal of Radiation Oncology Biology Physics, 2008, 71(3): 866-872.

[11] Elsasser T, Wilma K. Weyrather, Thomas Friedrich, et al. Quantification of the Relative Biological Effectiveness for Ion Beam Radiotherapy: Direct Experimental Comparison of Proton and Carbon Ion Beams and a Novel Approach for Treatment Planning[J]. International Journal of Radiation Oncology Biology Physics, 2010, 78(4):1177-1183.

[12] G.G. Daquino, PET-based approach to treatment planning system: an improvement towards successful boron neutron capture therapy (BNCT), EUR20678EN, ISBN 92-894-5507-1, JRC publication P2003/028.

[13] Ge S, Wang X, Liao Z, et al. Potential for Improvements in Robustness and Optimality of Intensity-Modulated Proton Therapy for Lung Cancer with 4-Dimensional Robust Optimization[J]. Cancers, 2019, 11(1): 35.

[14] Gu W, Ruan D, O' Connor D, et al. Robust optimization for intensity modulated proton therapy with soft spot sensitivity regularization[J]. Medical physics, 2019, 46(3): 1408-1425.

[15] Hollmark M, Uhrdin J,Belkie D, Gudowska I and A.Brahme2004. Influence of multiple scattering and energy loss straggling on the absorbed dose distributions of therapeutic light ion beams :I .Analytical pencil beam model. Physics in Medicine and Biology, 49:3247-3265.

[16] Hong L, Goitein M, et al.1996.A pencil beam algorithm for proton dose calculations. Physics in Medicine and Biology, 41:1305-1330.

[17] https://www.ptcog.ch/

[18] https://www.raysearchlabs.com/

[19] Inaniwa T, Kanematsu N, Hara Y, et al. Implementation of a triple Gaussian beam model with subdivision and redefinition against density heterogeneities in treatment planning for scanned carbon-ion radiotherapy[J]. Physics in Medicine & Biology, 2014, 59(18): 5361.

[20] J. Lomax et al., A treatment planning inter-comparison of protons and intensity-modulated photon therapy, Radiother Oncol. 51, 257–271，1999.

[21] J. Lomax, Intensity modulated proton therapy and its sensitivity to treatment uncertainties. 2. The potential effects of inter-fraction and inter-field motions. Phys. Med. Biol. 53, 1043-1056 (2008).

[22] Jäkel O, Krämer M, Karger C P, et al. Treatment planning for heavy ion radiotherapy: clinical implementation and application[J]. Physics in Medicine & Biology, 2001, 46(4): 1101.

[23] Jakob Liebl, The influence of patient positioning uncertainties in proton radiotherapy on proton range and dose distributions, Med. Phys. 41 (9), September 2014 ,091711-1-12.

[24] Kagawa K, Murakami M, Hishikawa Y, et al. Preclinical biological assessment of proton and carbon ion beams at Hyogo Ion Beam Medical Center[J]. International Journal of Radiation Oncology Biology Physics, 2002, 54(3): 928-938.

[25] Kierkels R G J, Visser R, Bijl H P, et al. Multicriteria optimization enables less experienced planners to efficiently produce high quality treatment plans in head and neck cancer radiotherapy[J]. Radiation oncology, 2015, 10(1): 87.

[26] Krämer M, Jäkel O, Haberer T, et al. Treatment planning for heavy-ion radiotherapy: physical beam model and dose optimization[J]. Physics in Medicine & Biology, 2000, 45(11): 3299.

[27] Krämer M, Scifoni E, Schuy C, et al. Helium ions for radiotherapy? Physical and biological verifications of a novel treatment modality[J]. Medical physics, 2016, 43(4): 1995-2004.

[28] Kumada, Hiroaki & Takada, Kenta. (2018). Treatment planning system and patient positioning for boron neutron capture therapy. Therapeutic Radiology and Oncology. 2. 50-50. 10.21037/tro.2018.10.12.

[29] Langner U W , Mundis M , Strauss D , et al. A comparison of two pencil beam scanning treatment planning systems for proton therapy[J]. Journal of Applied Clinical Medical Physics, 2017, 19(1): 156–163.

[30] McGowan SE, Burnet NG, Lomax AJ. Treatment planning optimisation in proton therapy. Br J Radiol. 2013;86:20120288.

[31] McGowan,et al.(2013). "Treatment planning optimization in proton therapy" The British journal of radiology.86(1021)：20120288.

[32] Mein S, Tessonnier T, Kopp B, et al. FROG: a novel GPU-based approach to the pencil beam algorithm for particle therapy. Radiother Oncol. 2017;ESTRO 37, Barcelona.

[33] Men K, Dai J, Li Y. Automatic segmentation of the clinical target volume and organs at risk in the planning CT for rectal cancer using deep dilated convolutional neural networks[J].

Medical Physics, 2017, 44(12): 6377-6389.

[34] Mohan R, Das IJ, Ling CC. Empowering intensity modulated proton therapy through physics and technology: an overview. Int J Radiat Oncol Biol Phys. 2017;99:304–316.

[35] N Qin, et al., goCMC: a GPU-oriented fast cross-platform Monte Carlo engine for carbon ion therapy, Physics in Medicine and Biology 62 (9), 3682 (2017)

[36] Paganetti H. Range uncertainties in proton therapy and the role of Monte Carlo simulations.[J]. Physics in Medicine & Biology, 2012, 57(11):99-117.

[37] Petti PL.1992.Differential pencil beam dose calculation for charged particles, Physics in Medicine and Biology, 19:137-149.

[38] Podgorsak E B. Radiation oncology physics[J]. Vienna: International Atomic Energy Agency, 2005: 123-271.

[39] Qin N, Pinto M, Tian Z, et al. Initial development of goCMC: a GPU-oriented fast cross-platform Monte Carlo engine for carbon ion therapy. Phys Med Biol. 2017;62:3682–3699.

[40] Saini J , Maes D , Egan A , et al. Dosimetric evaluation of a commercial proton spot scanning Monte-Carlo dose algorithm: comparisons against measurements and simulations[J]. Physics in Medicine & Biology, 2017, 62(19): 7659--7681

[41] Schiavi A, Senzacqua M, Pioli S, et al. Fred: a GPU-accelerated fast-Monte Carlo code for rapid treatment plan recalculation in ion beam therapy. Phys Med Biol. 2017;62:7482–7504.

[42] Schwaab J, Brons S, Fieres J, et al. Experimental characterization of lateral profiles of scanned proton and carbon ion pencil beams for improved beam models in ion therapy treatment planning[J]. Physics in Medicine & Biology, 2011, 56(24): 7813.

[43] Szymanowski H et al.2001.Experimental determination and verification of the parameters used in a proton pencil beam algorithm. Medical physics, 28:975-987.

[44] Trent A, Anthony W, Mark J, et al. Accuracy and efficiency of graphics processing unit (GPU) based Acuros XB dose calculation within the Varian Eclipse treatment planning system[J]. Medical Dosimetry, 2018, (in press)

[45] Unkelbach.J.andC.Chan,et.al.(2007)."Accounting for range uncertainties in the optimization of intensity modulated proton therapy. Physics in Medicine & Biology，52(10):2755.

[46] Waters LS.2002. MCNPX user's manual. Los Alamos National Laboratory.

[47] Zamenhof R , E. Redmond I I , Solares G , et al. Monte Carlo-based treatment planning for boron neutron capture therapy using custom designed models automatically generated from CT data[J]. International Journal of Radiation Oncology Biology Physics, 1996, 35(2):383-397.

[48] 李刚, 邓力, 陈朝斌, et al. BNCT 治疗规划系统 MCDB 算法及测试 [J]. 计算物理, 2012, 29(5):721-726.

[49] 刘世耀 . 质子和重离子治疗及其装备 [M]. 北京 : 科学出版社，2012:496-497

[50] 刘新国，基于 HIRFL 被动式束流配送系统的重离子治疗计划系统及相关问题研究，中国科学院博士学位论文，2010.

[51] 吴宜灿等，质子调强放射治疗计划系统 KylinRay-IMPT[J]. 中国医学物理学杂志，2017,34(6).

[52] 肖刚，王仲奇，张本爱, et al. BNCT 治疗计划系统综述 [J]. 中国医学物理学杂志，2006, 23(1):5-11.

[53] 张晖，戴中颖，刘新国，等 . 重离子治癌笔形束精确模型的研究进展 [J]. 原子核物理评论, 2018, 35(1): 85-93.

第 7 章 粒子治疗工程技术创新发展概况

一、离子源工程技术创新发展

（一）概述

离子源（ion source，IS）是用于产生离子束的装置，是所有离子束设备（含离子加速器）的源头。一个离子源由两部分组成：等离子体发生器和束流引出成型系统。中性原子或分子在等离子体发生器中与热电子非弹性碰撞、发生电离并产生等离子体；引出系统则提供静电场将等离子体中的离子（正离子、负离子）引出成束，供加速器使用。离子源工作原理示意图（图 7-1）回答了离子源最关键的几个问题：①在哪里产生等离子体；②产生什么样的等离子体；③用什么方式去产生等离子体；④离子束是从哪引出成型的等。

离子源可以根据热电子获得方式、源体磁场位型、引出系统结构等的不同分为 60 多种类型。当前最常见的有微波离子源（microwave ion source）、电子回旋共振（electron cyclotron resonance，ECR）离子源、冷/热阴极潘宁离子源（Philips ionization gauge，PIG）、弧放电型离子源（arc discharge ion source）、电子束离子源（electron beam ion source，EBIS）、表面接触离子源（surface contact ion source）、金属蒸气弧放电离子源（metal vapor vacuum arc ion source，MEVVA）、溅射型负离子源（sputtering-type negative ion source）、电荷转换型负离子源（plasma surface conversion negative ion source）、汇切场型离子源（multicusp ion source）、考夫曼源（Kaufman ion source）、双等离子体源（duoplasmatron）等。离子流可以是正离子流，也可以是负离子流；束流强度可以从 nA 到 A 量级；离子的价态可以从 U^{+} 到 U^{92+}。本文将集中讲述肿瘤粒子治疗设备上要用到的离子源，主要包括质子源、负氢离子源和碳离子源。

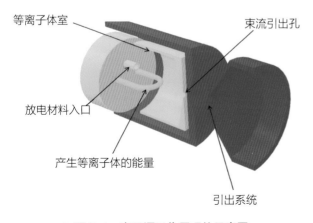

等离子体室

束流引出孔

放电材料入口

产生等离子体的能量

引出系统

▲ 图 7-1　离子源工作原理的示意图

（二）肿瘤粒子治疗设备中曾经选用的离子源

1. 质子治疗加速器离子源

用于癌症治疗的质子治癌加速器离子源发展的历史（图7-2），显示质子治疗设备的发展经历的设备研究和设备商用等两个阶段。在研究质子治疗设备期间，质子源的研究与质子诊疗设备一样尚处于探究阶段，很多种离子源均被尝试用过，暂无较为完整的统计，亦不具有典型的推荐意义，因此不在此赘叙。商用质子治癌设备主要基于回旋和同步两类加速器，几乎所有具备产生强流质子束的离子源都被选用了。其中，回旋型质子治癌加速器通常使用直流离子源，例如

IBA/Sumitomo 的热阴极 PIG 离子源、Varian 的冷阴极 PIG 离子源；同步型质子治癌加速器通常采用可以工作在脉冲离子源，例如 Loma Linda University 的双等离子体源，Hitachi 的微波离子源，Mitsubishi 的 2.45GHz ECR 离子源。上述 5 家主流商用型质子治癌设备离子源参数见表7-1。

硼中子俘获治疗（boron neutron capture therapy，BNCT）需要加速器能够提供直流质子束或氘离子束，因此对离子源的要求往往高于质子治癌加速器。按照核反应过程的不同，中子源大致可以分为三类：$^{7}Li(p,n)^{7}Be$ 中子源、$^{2}H(d,n)^{3}He$ 和 $^{3}H(d,n)^{4}He$ 中子源、$Ta(p,xn)$

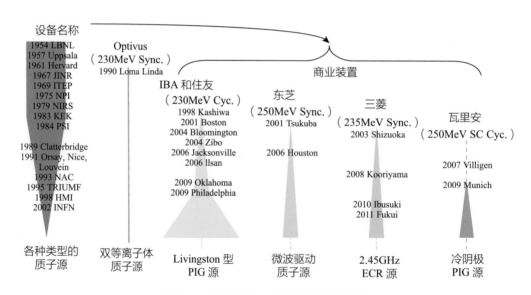

▲ 图7-2　质子治癌加速器离子源发展历史

表7-1　主流商用型质子治癌设备离子源参数

机　构	离子源类型	流强（mA）	能量（keV）	脉宽（μs）	频率（Hz）
IBA/Sumitomo	热阳极 PIG 离子源	0.01	—	CW	CW
Varian	冷阴极 PIG 离子源	—	—	CW	CW
Loma Linda University	双等离子体源	70	30	50	0.5
Hitachi	微波离子源	45	30	600	0.2～0.33
Mitsubishi	2.45GHz ECR 离子源	25	—	—	—

硼中子俘获治疗加速器离子源

和 Be（p，xn）中子源。三类中子源的加速器流强差别较大，因此它们对离子源的要求也完全不同。表 7-2 列出了目前主要的 BNCT 加速器中子源的离子能量、流强、离子源类型和研究机构。其中，^{7}Li（p，n）^{7}Be 中子源是当前主流的比较容易实现的研究设备。该种离子源需要毫安量级的直流 H^+/H^- 离子束。

肿瘤粒子治疗设备的重离子主要是碳离子。

表 7-3 列出了国际上主要的重离子治癌设备及其离子源参数。可以发现，几乎所有重离子治癌设备均使用 ECR 离子源提供碳离子束，碳离子价态主要为正 4 价，束流强度在 50～300μA。

2. 未来医用加速器离子源工程发展现状

当前在研的商业质子治疗癌症装置和 BNCT 装置加速的离子基本上都是 H^+/H^- 离子，重离子治疗设备则主要集中在碳离子上。因此，关于离

表 7-2　基于加速器的 BNCT 中子源

序　号	中子源	加速能量（MeV）	流强（mA）	离子源类型	机　构
1	^{7}Li（p，n）^{7}Be	1.9～2.5	20	直流质子源 / 负氢离子	LBNL，GTAT，OSU，MIT，UOB
2	^{2}H（d，n）^{3}He	0.4	5000	RF 汇切场离子源	LBNL，PU
3	^{3}H（d，n）^{4}He	0.12	1000		
4	Ta（p，xn）	50	0.3	灯丝驱动会切场负氢源	Tohoku U.
5	Be（p，xn）	30	2.0		Kyoto U.

重离子治疗加速器碳离子源

表 7-3　国际上主要重离子治癌设备及其离子源

设备名称	国　家	离子种类	离子源种类	频率（GHz）	碳价态	流强（eμA）	引出电压（kV）
HIMAC	日本	C	ECRIS，PIG	10，18	+2/+4	120/240	48/24
SIS	德国	C	ECRIS	14.5	+2	50	15
HIBMC	日本	C	ECRIS	10	+4	105	25
HIRFL-CSR	中国	C	ECRIS	14.5	+4	150	20
HIMM-WW	中国	C	ECRIS	14.5	+5	100	22.3
SPHIC	中国	C，p	ECRIS	—	+4	—	—
HIT	德国	C，p，O，^{3}He	ECRIS	14.5	+4	200	24
GHMC	日本	C	ECRIS	10	+4	300	30
CNAO	意大利	C，p	ECRIS	14.5	+4	200	24
PTC-Marburg	德国	C，p	ECRIS	14.5	+4	200	24
NRoCK	德国	C，p	ECRIS	14.5	+4	200	24
SAGA-HIMAT	日本	C	ECRIS	—	+4		
i-Rock Kanagawa	日本	C	ECRIS	—	+4		
MedAustron	奥地利	C，H_3^+	ECRIS	14.5	+4	200	30

子源工程技术创新发展将集中在 H⁺/H⁻ 离子源和碳离子源的进展上。

(1) 质子源：正如表 7-1 所列出的一样，冷/热灯丝 PIG、双等离子体源、微波离子源和 2.45GHz ECR 离子源等是产生强流质子束的主流离子源。事实上，这些离子源均具备产生毫安量级甚至于百毫安量级质子束的能力。

(2) 潘宁离子源：PIG 是一种由往复振荡的电子所激发的离子源，由 Penning 在 1937 年首创而得名，后被 Philips 公司商业化生产，这种源多用于回旋加速器和直线加速器。Penning 研究发现，当 P < 10⁻⁴mmHg 时，从阴极出来的电子在绕磁力线运动的过程中与中性原子碰撞产生等离子体，等离子体的密度与气压成正比。根据阴极受热方式的不同，PIG 源分为热阴极和冷阴极两种。冷/热 PIG 的结构如图 7-3 所示，这种源可以产生正离子，也可以产生负离子（O⁻）；可以产生气体离子，也可以产生金属离子；离子的价态可以从 1 价到多价。表 7-4 为用于加速器的 PIG 产生的多电荷态离子束流参数。作为一种质子源，PIG 具备产生数十毫安质子流的能力，且非常容易复制。

作为一类有阴极、弧放电的离子源，PIG 存在着一些明显的缺陷，包括：①阴极发射的电流不太大，一般小于 100A/cm²。②存在热滞后或热惯性现象，不能满足加速器对束流的即时要求，因此 PIG 源只能用于产生低占空比的脉冲或直流束。③离子源的维护受制于阴极的寿命，离子源的维护频率高。PIG 中阴极是离子源中的电子来源，一方面需要通过热发射的方式产生电子，另一方面需要承受被弧压加速的离子产生的轰击。有时候为了提高电子流，还需要提高阴极的温度。这会进一步加快阴极的消耗，缩短阴极的寿命。事实上很多强流 PIG 阴极的寿命仅为几个小时。④阴极材料溅射会带来束流的不稳定。⑤ PIG 中还存在离子轰击阴极导致的阴极过热问题和阴极材料金属离子污染问题。

作为一台用于患者诊疗的设备，医用质子癌症诊疗装置和 BNCT 对束流的稳定性、可靠性、重复性和束流纯度均有比较高的要求。从这个角度说，PIG 离子源不应该是这些诊疗加速器的首选。

(3) 双等离子体源：双等离子体源是 M.Von Ardenne 于 1949 年提出的一种新型弧放电离子源。它不仅可以产生质子束，还可以产生多电荷态金属离子束，为负离子束，亦可作为电子源来用。双等离子体源是一种气体离子率很高（50%～90%）、质子比高、能提供数百毫安甚至

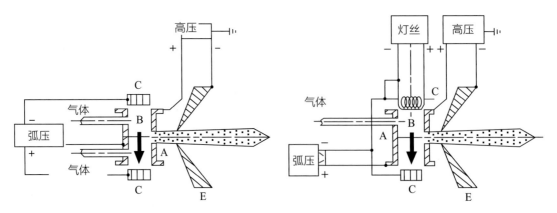

▲ 图 7-3 冷阴极 PIG 离子源（左）和热阴极 PIG 离子源结构示意（右）
C. 阴极和对阴极；B. 外加磁场；弧压 . 加在阴极和阳极筒之间的电压；E. 引出电极

表 7-4　用于加速器的 PIG 多电荷态离子源的束流参数

加速器类型和名称	注入方式	引出方式	阴极形式	离子束性能*
回旋 Cyclone	内	径向	简热	C^{3+}（10），N^{4+}（12），O^{4+}（9），Ne^{5+}（1），Ne^{6+}（0.01），Ar^{8+}（0.1）
紧凑回旋	内	径向	简热	$C[10^{13}]$，$Kr[3 \times 10^{10}]$，$U[3 \times 10^{9}]$
等时回旋	内与外			N^{5+}（2），O^{6+}（0.1），Ne^{6+}（0.1），Ar^{8+}（0.05）
回旋 Alice	内外（直线）（注：有剥离）			N^{7+}（0.05），Ca^{15+}（0.15），Kr^{26+}（0.015）
分离扇回旋	6MV 静电	轴向		Ne（0.01），Ar（0.01）
回旋 VEC	内	径向		Li^{3+}（1），Ne^{6+}（2），Ne^{7+}（0.3），Ni^{6+}（30），Ni^{10+}（0.04）
回旋 MSU	外	轴向	冷	C^{4+}（0.09）
回旋 K500				C^{5+}，Ne^{6+}，Ar^{8+}，Kr^{8+}
回旋 ORIC	内	径向	冷（旋转）	N^{5+}（2），O^{6+}（3），Ne^{6+}（3），Kr^{8+}（1.2），Te^{11+}，Nb^{9+}
回旋 88″	内	径向		Li^{2+}（5），$Li^{3+}[10^{12}]$，B^{3+}（95），0^{8+}（0.1），Ar^{8+}（0.9）
回旋 VEC	内	径向	冷	Li^{3+}，Be^{3+}，B^{4+}，C^{5+}，N^{5+}（5.2），N^{6+}，O^{6+}，F^{7+}，Ne^{7+}，S^{8+}，Cl^{8+}，Ar^{9+}，Fe^{8+}，Zn^{8+}，Kr^{7+}，Xe^{8+}
回旋 176cm	内	径向	冷	N^{5+}（4.3），Ne^{6+}（1.5）
回旋 苏联	内	径向	简热	N^{5+}（1000），O^{5+}，Xe^{8+}，观察到 Xe^{14+}
回旋 U200	内	径向	热	C^{3+}，$Xe^{30+}[2 \times 10^{10}]$
回旋 U300	内	径向	热	Ne^{4+}（50），P^{6+}（15），Ar^{7+}（3），$Xe^{9+}[3 \times 10^{12}]$，$W^{12+}[10^{10}]$
直线 UNILAC		径向	自热	Ti^{4+}（14），Ta^{10+}（4.5）
直线 UNILAC		径向	简热	Ti^{5+}（80），Pb^{10+}（10），V^{11+}（4）
直线 Super HNILAC		径向	冷	Ca^{3+}（70），Au^{9+}（10），Fe^{4+}（5）

*（　　）中数据的单位是 μA，[　　]中数据的单位是粒子数/s

到安培量级流强的一种强流离子源。图 7-4 是带扩张杯引出系统的双等离子体源结构示意图，束流从右边引出。

如图 7-4 所示，双等离子体源的等离子体室由阴极灯丝（cathode Filament）、中间电极（intermediate electrode）、阳极（anode）、阴极进气（gas inlet）、第二进气（second gas inlet）、磁场（magnet coil）、蒸汽保护套（vapor protection）和附属的冷却水（water cooling）路组成。中间电极将真空放电区分为阴极放电室和阳极放电室

两个部分，分别产生阴极进气口注入气体的等离子体和第二进气输入材料的等离子体，称为阴极等离子体和阳极等离子体。阴极等离子体实际上是阳极室放电的热电子源；阳极等离子体中的离子才是该种离子源提供给加速器使用的离子。这是双等离子源"双"的一层含义。

双等离子体源各个部分的材料是有不同要求的。其中，阳极与中间电极主体要用铁磁性材料。它们与外围的永磁体/线圈产生的磁场共同构成一个非常强的不均匀磁场，其最大值在阳极

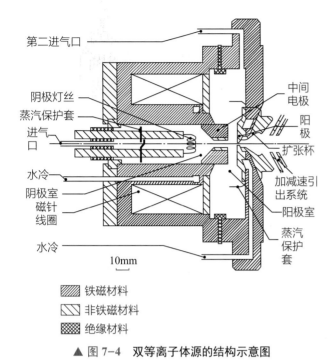

第二进气口

阴极灯丝
蒸汽保护套
进气口

中间电极

阳极
扩张杯

水冷
阴极室
磁针线圈

加减速引出系统

阳极室

蒸汽保护套

水冷

10mm

▨ 铁磁材料
▧ 非铁磁材料
▩ 绝缘材料

▲ 图7-4 双等离子体源的结构示意图

附近，形成一个很高的"磁箍缩"。中间电极孔则用非铁磁性材料，电极孔的直径（D）/长度（L）的比例一般为1：2。阴极室的直径大约是中间电极孔径的10倍，放电室的长度（灯丝端面到中间电极入口）的距离为5～10倍的直径。这样的尺寸选择，相当于在中间电极的入口设计了一个几何尺寸的突变。这个突变对阴极等离子体产成强烈的几何箍缩，形成稳定的双鞘层结构，出现一个电位跃变。因此，在一个双等离子体源中同时出现"磁箍缩"和"几何箍缩"。这是双等离子体源"双"的另一重含义。由于几何箍缩，阴极等离子体中的热电子经磁鞘层不仅被加速成定向的高能电子束，而且由于双鞘层的边界是凸向阴极的球面，电子进入中间电极后被聚焦。加速不均匀磁箍缩形成第二个电位跃变。于是，稠密的高能电子束在阳极区产生高温、高密度的致密阳极等离子体，达到阴极室的所有气体几乎都被完全电离，离子的密度可以达到$10^{14}/cm^2$，发生离子密度可达$100A/cm^2$量级。阳极等离子体的密度过高，导致引出电场处于击穿的极限，因此

束流引出成型前必须先降低引出束流的密度，加大发射面积。为此，双等离子体源多采用扩张杯式引出系统。

在产生金属离子时，金属双等离子体源会根据被电离金属的特性对第二放电室的供样方式进行修正，如将蒸发坩埚置于中间电极处，或者采用外部坩埚将样品蒸汽输入，并增加注入氩等气体作为辅助气体等。

双等离子体源有很强的束流产生能力。但其缺点也很明显，包括：①作为一种有极弧放电离子源，双等离子体源也存在阴极寿命的问题。其次，扩张杯式引出带来的像差加大问题和发射度增加问题也值得考虑。②与PIG比较，双等离子体源存在着结构复杂，消耗功率大，冷却问题严重等问题。因此，双等离子体源也不是医用加速器离子源的最佳选择。

(4) 微波离子源或2.45GHz ECR离子源：微波离子源是电子从微波场中获得能量加速来产生等离子体的离子源。它属于无极放电离子源，不存在消耗部件，理论寿命为无穷长。

微波离子源的工作原理如图7-5所示。放电室内存在的自然电子被真空室外的磁场约束着。磁场可以是永磁体产生的，也可以是线圈产生的，还可以是永磁体加螺线管的结构。这些电子在绕磁力线作回旋运动的同时从微波场中获得能量，得到加速，并通过与中性原子的非弹性碰撞完成中性原子的电离产生等离子体。

当离子源中馈入的微波频率ω_{rf}与电子绕磁力线回旋运动的角频率ω_{ce}相等时发生共振，此时

$$\omega_{ce} = \frac{qB}{m_e} = \omega_{rf}$$（其中q，m_e为电子的电量和质量，B为磁感应强度） （公式7-1）

电子不断地通过与微波的共振被微波加速获得能量。这种离子源被称为电子回旋共振离子

源（electron cyclotron resonance，ECR）。当微波频率为 2.45GHz 时，对应的磁感应强度为 875G。实际在等离子体腔内，由于受到等离子体密度和回旋电子的去磁作用等因素的影响，电子会在 875G 附近形成共振并吸热。当磁场不能满足上述关系时，电子偏离共振状态，进入微波放电模式。微波放电时，等离子体的密度相对较低。这里不加以叙述。

ECR 离子源是在 19 世纪 60 年代末由法国原子能委员会 Grenoble 研究所（French Atomic Energy Commission，CEA—Grenoble）的 R.Geller 教授发明，最早报道于 1972 年。按产生粒子的电荷态高低，ECR 离子源可以分为两类：多电荷态 ECR 离子源和单电荷态 ECR 离子源。多电荷态 ECR 离子源由于要对粒子进行多次剥离，其需要通过提高磁场来加强对离子的约束从而提高作用时间，增加离子被进一步电离的机会。在 ECR 离子源中，随着共振磁场的提高，微波频率也要相应提高。因此，多电荷态 ECR 离子源所采用的频率都比较高，如 6.4GHz、10GHz、28GHz 甚至 60GHz。但对于单电荷态 ECR 离子源，则常用较低的频率，如 2.45GHz 和 3GHz。由于 2.45GHz 是工业上常用的频段，相应的微波产生装置造价也相对低廉，目前建造的单电荷态

ECR 离子源大多选取 2.45GHz 作为离子源的工作频率。本节中的 ECR 离子源均指 2.45GHz ECR 离子源。

作为一种强流单电荷态离子源，2.45GHz ECR 离子源在 IPHI、SPIRAL2、IFMIF、PKUNIFTY 等诸多强流加速器项目的推动下得到了广泛的深入研究。研究表明，该种离子源不仅具备产生 100mA 以上质子束的能力，而且束流的归一化均方根发射度可以控制在约 0.2π mm mrad 以内。表 7-5 是法国 CEA-Saclay 研制的 SILHI 源和北京大学研制的 PMECR 源的束流能力，也代表当前 2.45GHz ECR 离子源的最佳研究成果。

除去可以产生强流低发射度的束流外，2.45GHz ECR 离子源还可以根据加速器的需要选择直流束或者脉冲束（重复频率 1kHz 以内、脉宽长度 > 0.1ms）。离子源的功率效率可以达到 200mA/kW，气耗量可以限制在 2sccm 以内。

尽管离子源的工作原理相同且束流能力相当，但法国原子能委员会萨克莱核研究中心（The French Atomic Energy Commission，CEA—Saclay）研制的 SILHI 型和北京大学研制的 PMECR 型 2.45GHz ECR 离子源还是有些不同的，主要在产生磁场的方式、微波耦合结构和高压隔断模式等方面。图 7-6 右是法国 CEA—Saclay 研

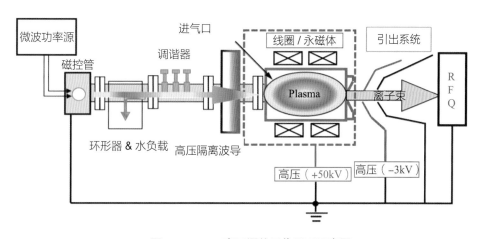

▲ 图 7-5　ECR 离子源的工作原理示意图

表 7-5　法国 CEA-Saclay 研制 SILHI 源和北京大学研制的 PMECR 源的束流能力及应用

Labs	SILHI, CEA-Saclay			PMECR, PKU					
离子类型	H⁺	D⁺	He⁺	H⁺	D⁺	He⁺	O⁺	Ar⁺	N⁺
电流（mA）	157	175	104	130	83	65	70	70	84
密度（mA/cm²）	247	275	163	460	294	230	247	247	297
项目	IPHI, IFMIF, FAIR, ESS SPIRAL2, etc.			DWA/Proton Therapy	PKUNIFTY	Coupled RFQ	SFRFQ	Ion Implantation	

制 SILHI 离子源的结构示意图，图 7-6 左罗列了 SILHI 源的可靠性测试结果。CEA—Saclay 对他们研制的 SILHI 型离子源的稳定性和可靠性进行了 4 年的测试，最长的不打火时间间隔为 103h，最高的束流利用率为 99.96%。这款离子源子束流强度和束流稳定性等方面曾经创造了国际纪录，并保持了很多年。这也是国际知名项目 IPHI、IFMIF、FAIR、SPIRAL 2 等加速器选择它的主要原因。

北京大学另辟蹊径，采用全永磁结构、介质波导，将离子源体的外围尺寸限制在 100mm 以内，源体的质量小于 5kg。通过自行研制的高压隔离波导和离子源体嵌入式结构，成功地把离子源的高压区限制在 φ300mm×230mm 以内。微波系统和离子源进气等外围设备均在电位上工作（图 7-7）。

这个离子源不仅产生了表 7-3 中列出的离子束流强，而且一次性顺利地完成了 50mA/50kV 直流质子束 300h 稳定性实验，得到了国际上首条连续运行 300h 无打火、无束流中断的运行记录，较法国原子能委员会（CEA）的记录长了近 200h。由于实验室所在大楼电网调整的原因，实验进行到 300h 被迫停止了。

基于此，北京大学先后研制了 4 台由 2.45GHz ECR 离子源和低能束流输运线（low energy beam transport，LEBT）组成的强流离子流注入器，分别用在为 SFRFQ（O⁺）、PKUNIFTY（D+）、DWA（H⁺）、Coupled RFQ（He⁺）等加速器设备提供需要的束流。截至目前，这些注入器研究为对应的加速器供束数千小时，无任何离子源故障报告。

另外，在对氢等离子体建立的物理过程研究中发现，2.45GHz ECR 不仅可以产生质子比很高

参数	Déc.97	Mai 99	Oct. 99	March 01	June 01
能量 (keV)	80	95	95	95	95
强度 (mA)	100	75	75	118	114
持续时间 (h)	103	106	104	336	162
射出数	53	24	1	53	7
MTBF (h)	1.75	4	n. appl.	≈6	23.1
MTTR (mn)	6	5.3	2.5	≈18	2.5
不打火时间间隔 (h)	17	27.5	103	25	36
利用率 (%)	94.5	97.9	99.96	95.2	99.8

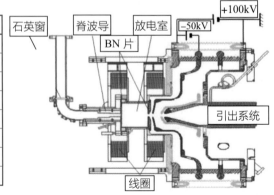

▲ 图 7-6　法国 CEA-Saclay 研制的 2.45GHz ECR 离子源的结构及稳定性研究结果

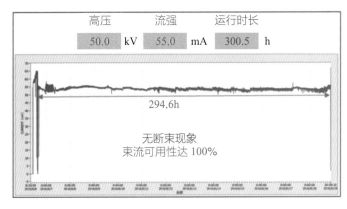
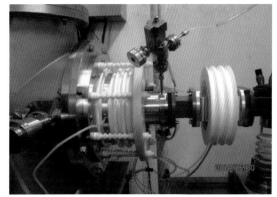

▲ 图 7-7 北京大学研制的 2.45GHz ECR 离子源及其长时间稳定性运行记录

的强流质子束（H^+），而且还可以产生 H_2^+/H_3^+ 占主导的强流 H_2^+ 离子束和强流 /H_3^+ 离子束。目前北京大学 42mA 的 H_2^+ 离子束和 20mA 的 H_3^+ 离子束是目前国际上的最高纪录。

H_2^+/H_3^+ 离子束在加速器特别是医用加速器的研究中具有特别重要的意义。

首先，H_2^+ 和 D^+ 有相同的荷质比，在传输中不存在氚氘反应 D（d,n）的中子辐射风险，不会活化管道、污染环境。因此，在 D^+ 加速器的调试过程中可以用 H_2^+ 离子束代替 D^+ 离子束完成设备调试，保证调试人员的安全。

其次，将加速器要加速的 H^+ 离子束换成 H_2^+ 或 H_3^+ 离子束，并在加速器出口处增加剥离器，可以在不增加空间电荷效应的前提下成倍地提高质子加速器的束载能力。

另外，H_2^+/H_3^+ 离子可以拓展重离子癌症诊疗装置的用途。一台 C^{4+}/C^{6+} 离子的重离子癌症诊疗设备有加速荷质比相同的 H_3^+/H_2^+ 的能力。因此，在重离子诊疗装置上增加 H_2^+/H_3^+ 离子源，可以扩展加速器治癌装置的用途并降低其造价。

(5) 负氢离子源：根据离子产生机制的不同，负氢离子源可分为面电离效应（surface ionization）离子源和体电离效应（volume production）离子源等两种。面效应的负氢离子源也称为表面负氢离子源。自从铯被发现是一种极好的电子施主

后，铯就广泛地被用到几乎所有的面效应负氢离子源中。

根据放电机制的不同，表面负氢源又分为表面转换源（surface conversion），如美国的 LANL 和日本的 KEK 的氢源；潘宁源（Penning），如英国的 RAL、中国的 CSNS 等；磁控管型源（Magnetron），如美国的 FNAL、BNL 和 ANL，以及德国的 DESY 等实验室。几乎所有面效应负氢源都有加铯结构，且基本上都工作在占空比很低的脉冲状态。表面负氢离子源的阴极限制着其寿命。

体效应产生负氢离子的过程分两步来完成。首先，高能电子（50eV）与氢分子碰撞产生激发态的氢分子；然后，处于激发态的氢分子与低能电子作用导致氢分子离解吸附，产生氢原子和负氢离子；负氢离子的消亡则主要是其与电子和质子碰撞导致的。上述三个过程可以用这组方程组来描述。

激发态氢分子产生：e（$fast$）$+H_2$（v''=0）$\rightarrow H_2$（v''）$+e+hv$ （公式 7-2）

负氢离子形成：e（$slow$）$+H_2$（v''）$\rightarrow H+H^-$ （公式 7-3）

负氢离子消亡：$H^-+e \rightarrow H+2e$，$H^-+H^+ \rightarrow H+H^*$ （公式 7-4）

当电子的能量＞1eV 时，负氢离子的消亡截

面远大于其产生截面。因此，如何在负氢离子产生的等离子体腔中产生恰当温度的电子，并将其活动区间限制在特定的区域内，体效应负氢离子源涉及一种重要物理与工程问题。科学家们想到在放电室内增加磁帘（magnetic filter）和肩（collar）结构的方法。磁帘把放电室在物理空间上分割成两个功能不同的区域，即用于产生激发态氢分子的高能电子聚集区（初始等离子体区或高温区）和用于产生负氢离子的低能电子聚集区（负氢离子形成区或低温区）。肩结构的作用是把引出电压引入等离子体，实现减少引出束流中电子的份额，降低正氢离子产生的机会，增加电荷交换的概率，提高负氢离子的产额，增大负氢离子的扩散系数等效果。为了减少伴随电子的引出，通常会在引出孔附近增加电子吸收阱。为了进一步提高负氢离子源的束流强度，有些体效应负氢离子源中也引入铯蒸汽。在实践中，体效应负氢离子源内的高能电子主要是通过灯丝（filament）热发射、射频和 2.45GHz 微波加热自然电子等多种方式来产生。相应的源分别被称为体效应灯丝驱动负氢离子源（filament driven volume source，TRIUMF，JAERI）、体效应射频驱动体积负氢离子源（RF driven volume source，DESY，SNS）和体效应 ECR 驱动负氢离子源（ECR driven volume source，CEA—Saclay，LBNL）。根据射频天线相对于放电室的位置不同，射频源又分为内天线（SNS，图 7-8A）和外天线（DESY/SNS，图 7-8B）两种。一般来说，外天线射频源的寿命比较长，如 DESY 的射频源的寿命超过 150 周。

经过几十年的发展，国际上已经形成了多个系列负氢离子源，如汇切场高频型（DESY/SNS，Cs，I 约 80mA）、汇切场灯丝型（TRIUMF，20mA 无 Cs；JAERI，Cs，72mA；J-PARC，无 Cs，39mA）等，并在相应的加速器中得到应用。表 7-6 是这些负氢离子源的不完全统计。

21 世纪初，法国 CEA—Saclay 和美国的 ANL 曾经开展过用 2.45GHz 微波驱动体效应负氢离子源（ECR Driven Volume Source）的研究，CEA—Saclay 还在 1ms/10Hz 下获得了 3.5mA 的负氢离子束。北京大学 2013 年开始了 2.45GHz 微波驱动负氢源的研制，获得了 8.5mA 的 H⁻ 束。该源从 2018 年起开始为加速器提供 H⁻ 离子流。

激光离子源、EBIS 和 ECR（电子回旋共振）离子源是产生加速器用多电荷态离子束的三种主要离子源。如表 7-3 所示，目前绝大部分重离子癌症治疗设备都选用了 ECR 离子源。事实上，

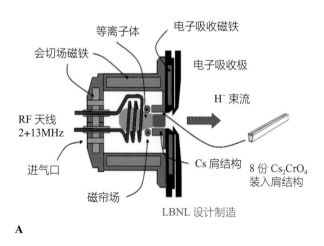

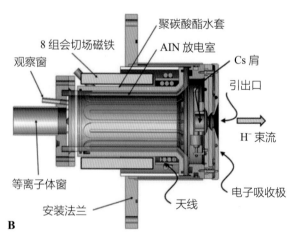

▲ 图 7-8　美国 SNS 的射频驱动体效应负氢离子源示意图

A. 内置天线；B. 外置天线。更多内容可参考：Keller, et al, Sci Instrum. 73 914 (2002)

表 7-6　部分为加速器供束的负氢离子源

设施	源类型	Cs	电流 (mA)	脉冲长度 (ms)	重复频率 (Hz)	引出孔直径 (mm)	归一化发射度 (rms)	发射度位置	使用期 (weeks)	能量 (keV)
DESY (RF)	Multicusp ext. RF	无	30 40	0.15	8	6.5	0.26(90%) 0.43(90%)	LEBT	>150	38
Fermi	magnetron	有	约60	0.1	15	0.9×10	0.2/0.3	750 keV	约30	约20
BNL	magnetron	有	约100	0.6	6.66/10	2	约0.4	LEBT	约30	35
ISIS	Penning	有	约60	0.5	50	0.6×10	约1	665 keV	约3	35
LANSCE	Surface converter	有	约18 {40}	1	120	10	约0.14(98%)	LEBT	>4–	80
J-PARC	Multicusp LaB6 filam.	无	20 35	0.5	25	9	0.15/0.18(99.9%) –	LEBT	>3	50
SNS-Front-end	Multicusp int. RF	有	约20 41	<1	约5	7	0.12/0.14(100%) 0.25/0.31 100%	Test LEBT exit	>11 –	65
SNS-Test-stand	Multicusp int. RF	有	33 41	1.23	60 10	7	0.18/0.26(100%) 0.25/0.31 100%	Test LEBT exit	2.3 –	65
JAERI	Multicusp W-filam.	有	60 72	1	50	8	约0.21(100%) –	Source exit	约0.5	70

ECR 离子源不仅是重离子癌症治疗设备离子源的首选，也是几乎所有高电荷态重离子束流的最佳选择。

重离子癌症治疗技术最早由美国 LBL 实验室提出，后来分别在日本的 NIRS 与德国的 GSI 实现技术上的突破并实现临床治疗，两者均采用了高电荷态 ECR 离子源作为碳离子 C^{n+} 的产生装置。这是因为 ECR 不仅具备产生加速器需要的强度和价态的碳离子的能力，可以是直流束，也可以是脉冲束，而且其在稳定性、可靠性、重复性和技术成熟度等方面也是其他类型离子源所不能比拟的。我国的重离子治疗研究于 20 世纪 90 年代初在中国科学院近代物理研究所开始发展，依托于 HIRFL 重离子国家实验室的大回旋加速器 SSC 与 CSR，先后开展了浅层与深层癌症治疗研究。

我国第一台商业化专用重离子治疗装置为西门子公司为上海研制的装置，其 C 离子由一台 Pantechnik 公司研制的 SuperNanogan 型离子源产生。为保证长期运行的可靠性与稳定性，采用了高电荷态 C 离子产额并不高的 CO_2 气体，产生百电子微安的 C^{4+} 用于加速器注入。日本推广的商业化装置采用 C_nH_m（CH_4、C_3H_8 等）烷类气体作为工作气体，在其永磁技术 ECR 离子源产生更高流强的 C^{4+} 离子束（> 400eμA），并通过一系列针对强流 C^{n+} 离子束产生的技术改进与创新，实现长时间的稳定可靠运行。根据其临床运行记录，一般一年仅需做少数几次例行维护，运行有效性接近 100%。我国第一台全自主产权重离子治疗装置 HIMM（heavy ion medical machine）于 2020 年初正式于甘肃武威市投入临床治疗。

该装置采用 ECR 离子源 + 回旋加速器 + 同步环行加速器的组合，将 C 离子加速至 400MeV/u。HIMM 采用双 ECR 离子源作为回旋加速器作为注入器，离子源为全永磁 LAPECR3 型（2012 年研制成功），运行提供 60eμA 以上的 C^{5+} 束流，以提高加速器的加速效率，以减小回旋加速器设计规模。通过长期的实验室研究与在线运行实验分析，为保证较高 C^{5+} 束流品质 [实验室发射度＜ 75π mm mrad（发射度单位）]，采用 C_2H_2 作为工作气体。虽然该气体运行污染性较强，但通过一系列技术升级，可实现临床稳定可靠运行 1 个月以上免维护。运行期间，束流长期稳定性基本控制在 ±10% 以内。凭借该技术支撑，HIMM 装置可实现长时间稳定的为临床终端提供治疗所用束流。新一代的 HIMM 装置将采用直线加速器注入器，以提高注入流强与效率，为实现高流强注入，设计采用 C^{4+} 离子，LAPECR3 离子源将采用 CH_4 气体产生 > 400 eμA 的 C^{4+} 离子（图 7-9），工作气体造成的污染将有效降低，将具有更好的长期运行可靠性与稳定性。

激光离子源研究证明，这种离子源不仅具备产生强脉冲、高电荷态的碳离子束的能力，而且具有非常好的重复性，结构简单紧凑，有望成为未来的重离子治疗装置用离子源。以近物所的激光离子源为例，其采用全新的碳旋转靶技术，用 Nd∶YAG 激光器产生的 1064nm 激光束辐照，可稳定产生 55000 个以上强脉冲 C^{n+} 束流，其中 C^{6+}

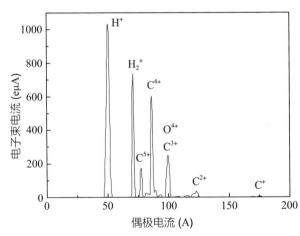

▲ 图 7-9 利用 ECR 离子源产生强流 C^{n+} 离子谱图（工作气体 CH_4）

离子流强可达数十 emA，脉冲稳定性可达 10% 以内（图 7-10），满足紧凑型加速器 2 个月以上的临床运行需求，为更紧凑、实用的重离子治疗装置的研制与推广提供可能。

总体而言，ECR 离子源可以产生稳定可靠的强流 C 离子束，已长期应用于基于重离子加速器技术的重离子治癌装置，其实验研究已有近 30 年的历史，临床应用已有近 20 年的时间，技术稳定可靠。但随着商业化发展的需求，对离子源的长期可靠性与短期稳定性提出了更高的要求，相关技术研究仍在进行中。

（三）总结

无论是医用质子诊疗癌症装置还是 BNCT 装置，加速器加速的离子主要是氢离子，即 H^+/H^-。从离子源的发展现状看，100mA 以内的 H^+ 比较容易获得，且束流的占空比在 0%～100%，可以随需调整；但要想获得同等流强的 H^- 离子束是非常困难的。即便得到 100mA 的 H^- 离子束，束流只基本上是工作在脉冲状态，且占空比较低（＜6%）；从工程复杂程度看，H^+ 离子源要比 H^- 离子源简单得多；在造价和研制周期的角度，H^-

离子源的劣势也非常明显。因此，从离子源的角度来说，等同条件下选择 H^+ 离子束是非常明智的。

在众多类型的质子源中，首推 2.4GHz ECR 离子源。这种离子源具有束流强度高、束流发射度小等突出的特点。另外，ECR 离子源的束流高稳定性、高可靠性、高重复性和简单易维护等特点，也是其他类型的离子源，诸如双等离子体源等所不能及的。也正是因为如此，2.45GHz ECR 离子源成为当代强流离子加速器的首选。另外，ECR 离子源的紧凑与否也是加速器在选用离子源时的一个重要参考。

H_2^+、H_3^+ 离子源的最新进展，给 H^+ 离子加速器的设计提供了更多更好的选择思路，为拓展加速器（如回旋）的束流能力、控制空间电荷效应等方面提供了可能。另外，在重离子（碳离子 C^{4+}/C^{6+}）癌症诊疗装置前增设一台 H_2^+、H_3^+ 的离子源，可以将其扩展成为同时具备质子治癌能力的装置。这对于降低设备的制造成本、增加其应用范围是很有意义的。

在重离子癌症治设备的研制中，事实已经证

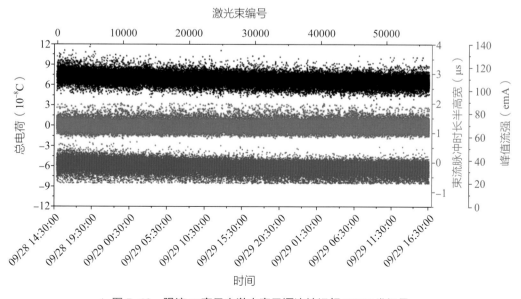

▲ 图 7-10　强流 C 离子束激光离子源连续运行 55000 发记录

明 ECR 离子源完全可以满足加速器的需要。在过去的几十年，该种离子源的技术得到长足的发展，其稳定性、可靠性都完全能满足重离子治癌装置的需求，不存在技术难题。

最后，给加速器的设计者提一个建议：将离子源和 LEBT 一体化设计。意大利 INFN 实验室（Laboratori Nazionali del Sud in Catania）的主任 Santo Gammino 博士在 2009 年国际离子源会议上说："在未来，对于任何一台强流离子加速器，强烈建议将强流离子源和 LEBT 进行一体化设计"。事实上，在此之前、之后完成的诸多强流加速器项目如 SNS、IPHI、IFMIF、PKUNIFTY、FAIR 以及 ESS 等就是这样去做的，并且取得了非常好的效果。

二、低能束流输运线及直线注入器工程技术发展

质子治疗采用的加速器装置有两种成熟的技术路线：回旋加速器和同步加速器。目前在运行的重离子治疗采用的加速器装置都使用同步加速器加速碳离子。

回旋加速器的注入光路布局可分为内离子源和外离子源两种类型，外离子源布局需要一个额外的低能束流输运段设计，注入能量较低，通常为数十 keV。

同步加速器需要注入的能量较高，通常为数个 MeV/u。因而同步加速器需要一个较完整的低能注入器。本节重点叙述同步加速器的直线注入器。目前同步加速器的直线注入器由离子源、LEBT、射频四极（RFQ）加速器、中能束流输运线（mediate energy beam transport，MEBT）、漂移管直线加速器（drift tube linac，DTL）和散束器（debuncher）组成。由于重离子离子源可以产生不同电荷态的同种离子，其离子源还要包含分析磁铁以分离不同荷质比的离子。

（一）低能束流输运线工程技术发展

LEBT 将离子源产生的离子，匹配传输到射频四极加速器中。按聚焦部件的不同类型，LEBT 可分为两类：磁 LEBT 系统和电 LEBT 系统。

磁 LEBT 采用螺线管磁透镜和磁导向器，磁聚焦的最大好处是可以实现空间电荷中和，空间电荷中和率可达 90% 以上，可避免由于低能束中的强空间电荷作用引起的发射度增长。LEBT 系统中空间电荷中和方法更适用于 CW 和长脉冲束。但是磁 LEBT 系统相对较长（图 7-11）。

电 LEBT 系统一般使用静电透镜组提供束流的聚焦，其特点是结构紧凑、传输距离短、聚焦力与离子速度无关。由于空间电荷中和率为 0，适宜聚焦低能弱流束。对强流束，由于空间电荷效应强，束流半径相对透镜孔径较大。因此，大的像差会导致发射度增长。增大透镜孔径需提高电压，以保证足够的聚焦力，但提高透镜电压又同时受到击穿的限制（图 7-12）。

（二）直线注入器工程技术发展

1. 质子治疗直线注入器工程技术发展

由于质子在加速过程中相对论速度变化范围大，在不同的能量区间需要采用不同的加速器类

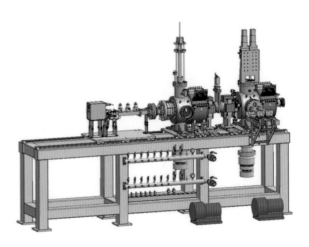

▲ 图 7-11　磁聚焦 LEBT 系统布局图

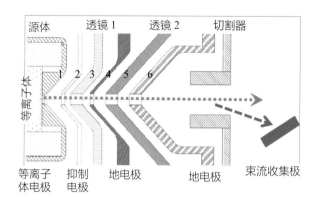

源体　　透镜 1　　透镜 2　　切割器

等离子体

1　2　3　4　5　6

等离子　抑制　地电极　　　地电极　　　束流收集极
体电极　电极

▲ 图 7-12　电聚焦 LEBT 系统布局图

型。在早期，前级的质子加速采用较多的是高压倍加型加速器，自从 1980 年美国 Los Alamos 国家实验室第一台试验加速质子的四翼型 RFQ 样机获得成功，RFQ 逐渐成为低能质子加速的通用前级加速器。RFQ 加速器可同时实现对低能束流的横向匹配和聚焦、纵向的加速和聚束。RFQ 加速器和离子源之间需要使用 LEBT，其作用是完成从离子源到 RFQ 加速器入口的束流输运、偏转、切束和匹配功能。当质子能量较高时，RFQ 加速器的加速效率较低，通常会在其后采用 DTL 加速器继续加速质子束。

当前用于质子治疗的同步加速器装置中，其直线注入器有两种方案：一种是采用 RFQ 加速质子束，而后直接注入同步环中，例如美国 Loma Linda 大学的质子治疗装置中采用的 2MeV 质子注入方案；一种是采用 RFQ+Alvarez 型 DTL 的方案，例如日立医用同步加速器采用的 7MeV 质子注入方案（图 7-13）。

Alvarez 型 DTL 具有较高的分流阻抗，而且可以在其漂移管中安装永磁或者电磁四极磁铁，便于实现高的峰值束流强度。在医用质子直线注入器中，其引出能量一般小于 10MeV，并且要求的峰值束流强度较小，采用 Alvarez 型 DTL 并没有大的优势，而且由于其复杂的磁铁安装和准直技术，反而增加了制造成本。与质子直线注入器技术类似的重离子直线注入器中，交叉指形纵磁模式的漂移管直线加速器（Interdigital H mode DTL）已经逐渐替代了 Alvarez 型 DTL。

IH DTL 腔体与传统的 Alvarez DTL 不同，采用的是一种 TE_{111}（横电）模式的电磁场分布。在这种模式中，磁场主要沿着束流方向，而电场则垂直于束流方向，腔体中的漂移管和支撑杆将横向的电场在束流经过的轴线附近改变为纵向的电场，从而可以加速带电粒子。相比于 Alvarez DTL，IH DTL 在注入器中具有以下优点：① IH DTL 在加速低速（$\beta < 0.1$）离子时单位长度分流阻抗比 Alvarez DTL 高许多，降低了对射频功率源的功率要求，从而降低了功率源的造价和装

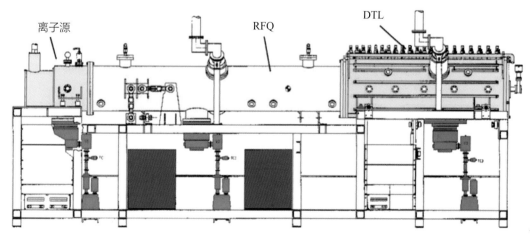

离子源　　　　　　　　　　　　　RFQ　　　　　　　DTL

▲ 图 7-13　AccSys PL-7i 质子直线注入器布局图

置的运行费用；②IH DTL 具有更高的加速梯度，减小了加速器的长度，降低了加速器的造价，并且减小了注入器的占地面积；③在同等频率下，IH DTL 的横向尺寸更小，减小了加速器的体积和重量，降低了成本。将 IH DTL 应用在质子直线注入器中，可以在满足现有的质子同步环的注入要求下，优化质子直线注入器，提高其射频效率、加速梯度和降低其加工和制造成本。

IH DTL 的高分流阻抗的特性只能在漂移管直径较小时才成立，因而无法像 Alvarez 型 DTL 一样在漂移管中安装聚焦磁铁。为此，需要用不同于 Alvarez 型 DTL 的束流动力学来设计 IH DTL。目前较为普遍和成熟的用于 IH DTL 的束流动力学有两种：1988 年由 U. Ratzinger 提出的名为 KONUS（combined zero-degree structure）的束流动力学和 I.M. Kapchinsky 提出的交变相位聚焦（alternating phase focusing，APF）束流动力学。

KONUS 束流动力学的主要思想是将 IH DTL 在纵向上分为三段式周期结构：纵向聚束、0° 加速和横向聚焦。通过这种分离的结构，可以在纵向聚束段和 0° 加速段利用 IH DTL 小漂移管高分流阻抗的特性，使得整个 IH DTL 腔体的单位长度分流阻抗高于 Alvarez DTL。

APF 束流动力学的核心思想是：通过适当地设计束团中心在加速间隙中的相位（正负交替），使加速间隙中的射频场交替对束团进行横向聚焦和散焦（纵向则是交替的散束和聚束），按照强聚焦的原理，最终实现对束团在横向和纵向双聚焦。

IH DTL 的可行性经过了实践检验，APF 和 KONUS IH DTL 目前都有成功应用于医用重离子直线注入器中的案例。总结来说，KONUS IH DTL 可以加速的束流流强更高，且单位长度能量更高；APF IH DTL 中横向聚焦力是由射频场提供的，聚焦力偏低导致可加速的峰值流强较小，且较大的平均相位导致其单位长度能量增益较小；但其优势在于腔体内不需安装永磁四极铁（permanent magnet quadrupole，PMQ），加工、安装和调场难度相对较小。

APF-IH DT 应用在质子注入器中并成功出束的仅有日本 Mitsubishi Electric Corporation 设计的 DTL（图 7-14），该 DTL 采用了锯齿形的相位序列，可在 1.6m 内将质子束加速到 7.4MeV，射频频率为 200MHz，功率损耗 280kW，质子束流强达到 10mA，这是目前加速质子束的 IH DTL 已实现的最高束流流强。

由上海应用物理研究所负责研发的首台国

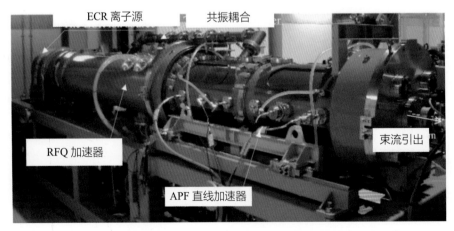

▲ 图 7-14　日本 **Mitsubishi Electric Corporation** 制造的质子注入器

产质子治疗示范装置，其同步加速器的质子注入器，已于 2017 年 4 月在上海交通大学医学院附属瑞金医院肿瘤（质子）中心调试出束。同时，在科技部国家重点研发项目支持下，上海艾普强粒子设备有限公司正在和清华大学及北京大学合作，研制国产质子注入器，采用 ECR 质子源 + 静电 LEBT+ 四翼型 RFQ 加速器 +Alvarez 型 DTL 加速器的技术方案。

同时，国内相关单位也在积极进行医用质子注入器中 DTL 加速器的优化设计。清华大学研制了一台 7MeV 修正的 KONUS IH DTL 加速器，在顺利完成腔体的加工、冷测调谐和老练后，于 2019 年 1 月实现了国内首台质子 IH DTL 加速器出束，其传输效率达到90%的优异水平（图 7-15）。

上海艾普强粒子设备有限公司设计了一台 7MeV APF IH DTL 加速器，并已完成了腔体的加工。

2. 重离子治疗直线注入器工程技术发展

医用重离子同步加速器采用回旋加速器或直线加速器作为注入器。由中科院近代物理研究所研发的国产第一台重离子治疗装置（武威），采用的是回旋加速器作为同步加速器的注入器。除了武威重离子治疗装置之外，其他目前正在运行的重离子治疗装置均采用的是直线加速器作为注

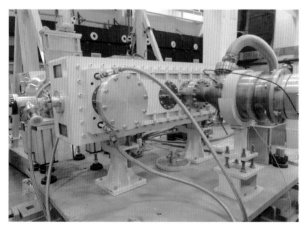

▲ 图 7-15　清华大学 IH-DTL 加速器

入器，其注入能量在 4～7MeV/u 范围内。

日本 NIRS 重离子医用加速器 HIMAC 注入器升级之前，以及日本 HIBMC 粒子束治疗系统，使用的注入器是 RFQ 加速器和 Alvarez 型 DTL 加速器。在这两个装置之后建造运行的重离子医用加速器，使用的直线注入器均是 RFQ 加速器和 IH DTL 加速器。重离子 IH DTL 加速器中可采用 APF 和 KONUS 两种束流动力学设计。

德国 HIT 注入器中使用了 KONUS IH DTL 加速器（图 7-16）。日本 NIRS 重离子医用加速器 HIMAC 注入器升级中采用了 APF IH DTL 加速器（图 7-17）。

表 7-7 给出了目前国际上正在运行的采用直线注入器的医用重离子治疗装置的情况。

与质子治疗系统相比，重离子治疗系统占地面积大、造价高。对注入器的优化设计是其中一个发展方向，以使得重离子治疗系统更为紧凑和小型化。

三、医用质子同步加速器工程技术进展

（一）质子同步加速器构成

质子同步加速器基本构成（图 7-18），一般分成几个圆弧段，圆弧段之间用直线节相连接，这是为了有利于设置粒子的注入、引出和加速元件，整个轨道呈跑道形。圆弧段部分设置磁铁使粒子束偏转以改变运行方向，在直线段里放置注入设备、引出设备和加速设备等。注入到同步加速器的粒子需要有一定的能量，所以同步加速器还必须配备一个注入加速器，用来将离子源引出的粒子预加速到一定的能量。

目前医用质子同步加速器常用的注入加速器是直线加速器，一般是射频四极加速器和 DTL 两种加速器的组合。也有采用静电加速器作为注入器的，如 ProTom 公司的产品 Radiance 330 系统。

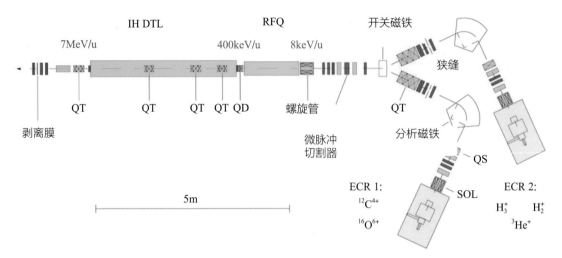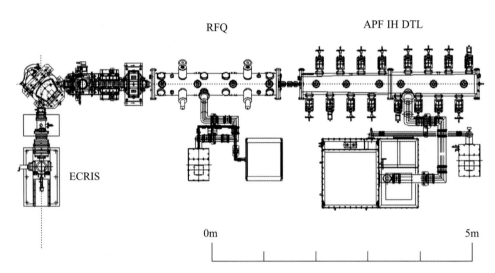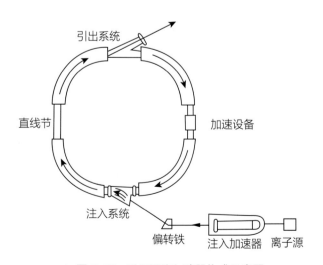

▲ 图 7-16　德国 Heidelberg 离子束治疗装置 HIT 注入器布局图

▲ 图 7-17　日本 NIRS 重离子医用加速器 HIMAC 注入器

▲ 图 7-18　质子同步加速器构成示意图

（二）质子同步加速器工作模式

质子同步加速器工作模式是周期性重复循环的，根据循环周期的大小可以分为快循环和慢循环（图 7-19）。每一个工作周期内都分为四个工作阶段，即注入时间、加速时间、引出时间和磁场下降时间。工作周期大于 1s，通称为慢循环；工作周期小于 0.05s，通称快循环。

至今为止，已运营的医用质子同步加速器均是均采用慢循环模式，还没有采用快循环模式的设备。

表 7-7 国际上正在运行的采用直线注入器的医用重离子治疗装置

国 家	装置名称及地点	开始治疗时间（年）	最高束流能量（MeV/u）	同步加速器注入能量 (MeV/u)	直线注入器类型
奥地利	MedAustron, Wiener Neustadt	2019	403	7	RFQ+ KONUS IH DTL
中国	SPHIC, Shanghai	2014	430	7	RFQ+ KONUS IH DTL
德国	HIT, Heidelberg	2009，2012	430	7	RFQ+ KONUS IH DTL
德国	MIT, Marburg	2015	430	7	RFQ+ KONUS IH DTL
意大利	CNAO, Pavia	2012	480	7	RFQ+ KONUS IH DTL
日本	HIBMC, Hyogo	2002	320	5	RFQ+Alvarez 型 DTL
日本	HIMAC, Chiba	1994，2017	800	7	RFQ+ APF IH DTL
日本	GHMC, Gunma	2010	400	4	RFQ+ APF IH DTL
日本	SAGA-HIMAT, Tosu	2013	400	4	RFQ+ APF IH DTL
日本	i-Rock Kanagawa Cancer Center, Yokohama	2015	430	4	RFQ+ APF IH DTL
日本	Osaka Heavy Ion Therapy Center, Osaka	2018	430	4	RFQ+ APF IH DTL

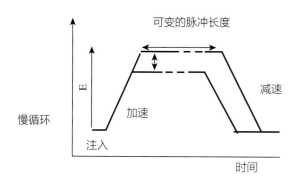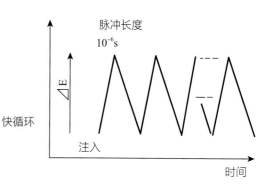

▲ 图 7-19 慢循环和快循环磁场随时间的变化曲线

（三）医用质子同步加速器工程技术发展

1. 磁聚焦（lattice）结构

对于医用质子同步加速器，其磁聚焦结构设计十分重要。为了节省装置的造价，环往往被设计得十分紧凑，且希望使用尽量少的元件以留出尽量长的漂移节用于安装注入、引出及加速元件。自 1992 年美国 Loma Linda 大学医院的质子同步加速器开始运行至今，医用质子同步加速器已经历了近 30 年的发展，而已经运行的医用同步环多达几十个。下面举几个例子介绍其技术发展。

Loma Linda 质子同步加速器是 20 世纪 80 年代设计的，采用的是弱聚焦型的磁聚焦结构，利用二极磁铁的边缘聚焦效应。同步环周长约 20m，共有八块二极磁铁，每块偏转 45°，二极磁铁的边缘角为 18.8°，用于边缘聚焦（图 7-20）。

在低能和低流强要求下，弱聚焦同步加速器不再用过多的四极磁铁，加工简单，总价低；但也存在一些技术问题，如同步加速器注入时环接收度太小、慢引出束流不稳定等。建成初期时，各界对此议论不少，后经不断改进，目前工作已稳定，这是一台有历史代表性的弱聚焦同步加速器。

日本日立公司的第一代商业医用质子同步加速器（Hitachi-Ⅰ）采用强聚焦型的磁聚焦结构，其布局和光学特性如图7-21所示。由于应用了强聚焦原理，光学函数 β_x 和 β_y 交替振荡，在四

极磁铁处达到最大值，因此这些 β_x 较大的位置容易被用于引出。该方案的缺点是环上的空间较为局促，限制引出元件的布局难以达到最优，另外其 β_x 较大，因此四极铁的孔径较大。

美国印第安纳大学的 S.Y. Lee 教授和 Nader Al Harbi 在 2003 年提出了一种紧凑型医用同步加速器（compact medical synchrotron，CMS），该设计仅由四块 90° 二极磁铁构成的主体的 Lattice，其布局示意图与光学特性如图 7-22。该设计的显著优点是结构十分紧凑而简单，它具有四段非常长的漂移段用于安装各类元件。由其光学函数可

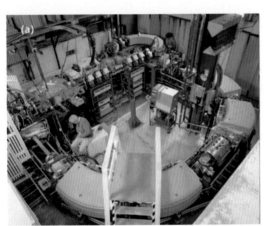
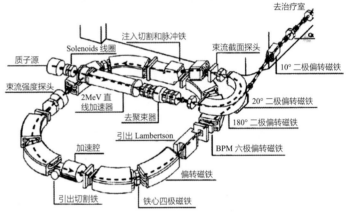

▲ 图 7-20　美国 Loma Linda 医用质子同步加速器结构

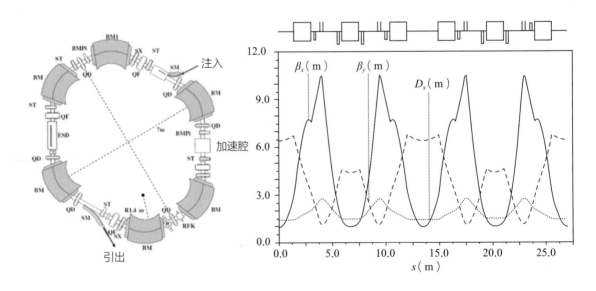

▲ 图 7-21　日本日立公司第一代（Hitachi-Ⅰ）医用质子同步加速器结构

以看出，该设计利用二极铁自身的聚焦作用对 x 方向的运动进行聚焦，而仅利用二极铁的边缘角对 y 方向进行聚焦，这即是该设计节省四极铁磁的原因。但依赖二极铁自身对 x 方向聚焦导致 β_x 较大的位置集中于二极铁内部，无法被其他元件利用，而较大的 β_x 对于工作点调节以及增大分离距离（kick arm）有重要作用。因此，该方案对于环上的主磁铁制造精度以及引出元件的强度都有较高的要求。日立公司的第二代医用质子同步加速器就是采用了这样的四折方案。

由中国科学院上海应用物理研究所负责研发的首台质子治疗示范装置，安装于上海交通大学医学院附属瑞金医院肿瘤（质子）中心。其同步

加速器采用了八块二极磁铁的强聚焦磁聚焦结构，周长 24.6m（图 7-23）。由于应用了强聚焦型结构，环的工作点易于调节。该设计结构非常紧凑，空间紧张，增加了元件制造的难度，例如为了节省空间，二极磁铁线圈采用了马鞍形设计。

2. 注入方法

质子同步加速器的注入累计方法包括单圈注入、多圈注入、剥离注入等，原理示意图如图 7-24。

单圈注入是最为简单的注入方式，顾名思义，它只能注入一圈束流，用一块切割板（septum；磁切割或电切割）和一块快脉冲踢轨

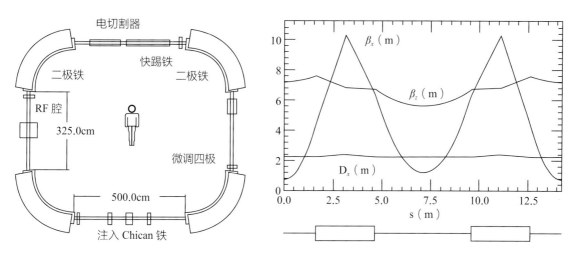

▲ 图 7-22　印第安纳大学 CMS 医用同步加速器结构

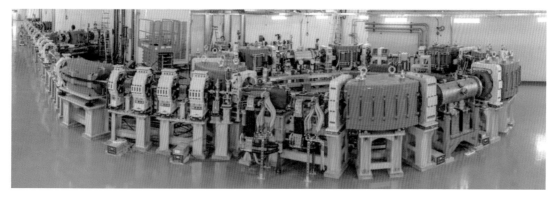

▲ 图 7-23　上海质子治疗示范装置同步加速器

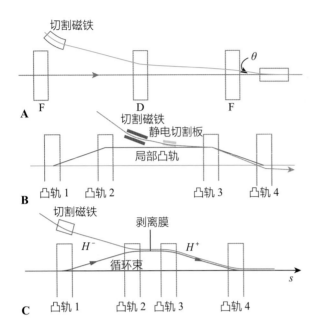

▲ 图 7-24　三种注入方法
A. 单圈注入；B. 多圈注入；C. 剥离注入

（kicker）磁铁配合完成，该方法对踢轨的速度要求非常苛刻，尤其是下降沿。美国 Loma Linda 医用质子同步加速器采用的是单圈注入方法。

多圈注入是单圈注入的发展，用 2～4 块凸轨磁铁（图 7-24 中的凸轨 1～4）形成局部凸轨，将环的接收度靠近切割板，注入束在磁切割铁和静电切割板的偏转下进入到环的接收度中，束流持续注入。目前已运营的医用质子同步加速器多是采用该注入技术，如日立公司的第一代和第二代产品、上海质子治疗示范装置等均是采用多圈注入。

由于刘维定理的限制、多圈注入的圈数有限，若在注入点处放置一块剥离膜，束流在注入时穿越剥离膜，电荷态发生改变，从而克服了刘维定理的限制，使得束流可以在相空间的同一位置重复注入从而达到累积效果。剥离注入累积的束流流强较高，因此该注入技术多用于科研装置上，例如美国 SNS、日本 J-PARC、中国 CSNS 等。印第安纳大学提出的 CMS 也采用的是剥离注入，不过该设计并未进行设备建造。中国科学院近代物理研究所研制的国产首台 HIMM，其同步加速器采用了剥离注入技术。

3. 引出方法

同步加速器引出方法包括快引出和慢引出，截至目前，已运营的医用质子同步加速器采用的均是慢引出技术。目前应用最为广泛的慢引出技术是基于三阶共振的慢引出技术（美国 Loma Linda 使用半整数共振的方式引出束流，图 7-25）。三阶共振条件下粒子相运动被一个三角形划分为两个区域——稳定区和非稳定区。从物理上分析，使粒子进入非稳定区的方法有三类。

（1）改变磁铁元件参数，使得稳定区尺寸变小。

（2）利用色品效应，改变粒子的动量使得其对应的稳定区缩小。

（3）给束流加上一个横向的微波激励，使得粒子的横向振幅逐渐增大，最终逃离稳定区。

第一种方法由于要改变磁铁参数、光学特性，其引出束流的性质也在随时间改变，对后续的束流传输不利，且该方法容易受电源纹波的影响，目前已逐渐不再使用。意大利 CNAO 装置采用了第二种方法，利用转芯加速驱动（betatron-core）装置产生纵向电场对粒子加速；第三种方

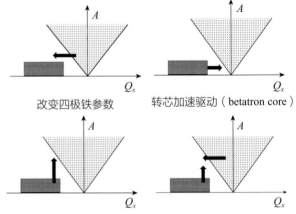

▲ 图 7-25　引出方法原理示意图

法被称为横向射频激励（RF-knockout，RF-KO）方法，由于其良好的开关特性，在医用质子 / 重离子同步加速器中应用广泛，例如日本 HIMAC、日立公司的产品、上海质子治疗示范装置、德国 HIT 等。

2005 年日本放医研 Nakanishi T 等提出了快四极辅助射频激励（fast q-magnet assisted by RF-KO，QAR）引出方法，采用射频场"驱使"粒子从稳定区中心到边缘，然后再用快四极磁铁改变环工作点减小稳定区面积的方法，从而实现粒子引出。

4. 磁场控制技术

同步加速器是周期运行的加速器，由于磁滞的原因，低能引出的磁场循环需要回到最大能量对应的水平然后再下降，这样会降低机器效率，增大循环时间。另外同步加速器磁场上升到引出能量，由于涡流效应，需要等待一段时间才能够引出束流，这也增加了循环时间。

可以通过磁场控制技术来抑制磁滞和涡流影响，缩短循环时间并降低设备功率损耗，从而提高治疗效率。如德国 HIT 和意大利 CNAO 先后开发了实时反馈的磁场控制系统（B-Train）。德国 HIT 应用这种技术使循环时间缩短了 30%。

（四）医用质子同步加速器技术发展趋势

1. 缩小体积

医用质子同步加速器技术发展趋势之一是缩小加速器体积来降低质子治疗设备成本。目前同步加速器的直径已经可以缩短至约 5m，日立公司将同步加速器由原来的六折结构改为四折结构，将加速器直径由 7.8m 缩小到 5.1m，从而大大缩小加速器体积，减少设备占地面积，且降低成本。其注入加速器也由原来的射频四极加速器和 DTL 加速器的组合改为仅由射频四极加速器直接将质子注入到同步加速器内，这样缩短了注入链的长度并降低了能耗（图 7-26）。要实现这

样的改进需要解决的工程技术问题也很多，例如低能注入时的空间电荷效应、磁场强度变化范围更大时的精度保证等。

ProTom 公司的 Radiance 330 系统采用了紧凑型设计（图 7-27），同步加速器的直径为 5.5m，目前安装在 McLaren 和 MGH 质子治疗中心。

将注入加速器置于同步加速器内部或顶部可以减小设备的占地体积，改进磁铁、改变束流光学特性和优化注入器接口可以缩短环形结构的直径。

2. 快循环同步加速器

目前已运营的医用同步加速器都是慢循环模式，美国 Brookhaven 国家实验室（BNL）和 Best Medical 公司合作研发了快循环模式的医用同步加速器（iRCMS），iRCMS 的重复频率为 30Hz，循环频率比其他慢循环同步加速器快 100 倍左右，

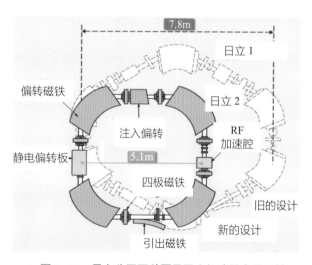

▲ 图 7-26　日立公司两种医用同步加速器布局比较

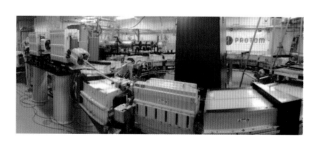

▲ 图 7-27　ProTom 公司的医用质子同步加速器

其主要优点为：更快的能量变化、每周期可以注入更少的束流、引出效率高、更好地控制传输剂量和更小的磁铁尺寸。快循环同步加速器采用快引出，可以实现较高的剂量率，使同步加速器可以应用于质子 Flash 治疗。

3. 超导磁铁同步加速器

尽管高能物理学领域在超导磁铁同步加速器方面已经取得较大进展，但超导磁铁医用同步加速器的应用才刚刚开始。日本 NIRS 正在研发一种新的碳离子同步加速器"SuperMinimac"，加速器应用了强超导磁铁，直径仅为 7m，而非传统的 25m。然而目前为止，质子同步加速器还没有采用超导磁铁的设计。

4. 多能级引出技术

在一个循环周期内实现不同能量的束流引出，可以大幅缩短治疗时间。日本 NIRS2010 年在 HIMAC 装置上已经验证了单周期内多能级引出的技术，这项技术已经应用于日本东芝公司（Toshiba）的碳离子设备上。德国 HIT 装置在2017 年也进行了多能量运行，HIT 的多能级引出技术与日本 HIMAC 的技术细节不同，HIMAC采用的是降能多能级引出（图 7-28A），HIT 采用的是升能多能级引出（图 7-26B）。采用多能级引出技术的新型同步循环周期技术正在持续发展中，可有效优化占空比，大大缩短治疗时间，增加每天的治疗患者数量。

5. 其他技术

同步加速器引出束流的稳定性对扫描剂量精度有着重要影响，所以日本和欧洲对引出束流强度的稳定性方面进行了大量的研究，如流强反馈系统等。随着精准放疗的需求发展，提高束流稳定性相关的技术会继续发展并不断提高医用同步加速器的指标。

近年来，还有研究者提出将同步加速器安装在旋转机架上，这对使用同步加速器的单室治疗系统更有意义，但目前这种假设仍处于早期研发阶段。

通过改进磁铁系统、高频系统、束流注入和引出过程，提高注入速度以及更快、更精确的束流参数控制是医用质子同步加速器技术发展的趋势。虽然短期内仍然不能显著减小医用质子同步加速器的体积，但各项工程技术仍在不断发展中并取得了一些重要进展，设备成本及治疗成本会在技术持续进展的过程中逐渐降低。

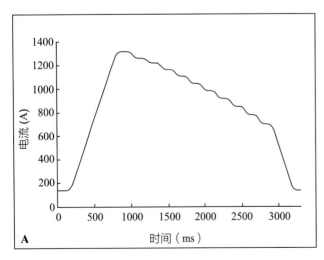

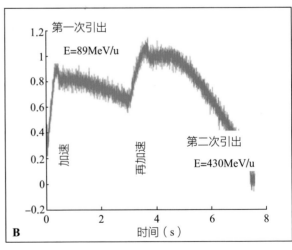

▲ 图 7-28　多能级引出技术循环周期示意图

四、医用质子回旋加速器工程技术发展

回旋加速器自 20 世纪 30 年代问世以来，在核物理、能源、医疗卫生等领域的应用越来越广泛，尤其是随着核医学与放射医学、放射性核束物理、洁净核能等重要应用的快速发展，对回旋加速器的技术性能、可靠性、智能化运行要求越来越高。与其他类型的加速器相比，由于回旋加速器具有连续束运行和高平均流强的特点，使回旋加速器 20 多年一直保持世界上平均质子束流功率最高的纪录，国际上生产放射性同位素和加速器有 90% 以上为回旋加速器。回旋加速器尽管已有 80 年的发展历史，但相关的理论和工程技术仍在持续、迅速地发展之中，在各个领域中的应用也在不断扩展，充分显现出回旋加速器旺盛的生命力。

（一）医用回旋加速器技术的发展

回旋加速器从发明到医用经历了很长时间的发展，医用回旋加速器技术的发展是伴随着回旋加速器技术的发展而出现的。最初的经典回旋加速器是为了加速粒子以满足物理实验使用，H.E.Bethe 等在 1937 年发表论文预言这些经典回旋加速的最高能量限值，对于质子为 12MeV，对于 α 粒子为 34MeV。此后为了解决这一问题，从回旋加速器的物理设计作为突破，发展出了两种回旋加速器，一种是调频回旋加速器，也称为同步回旋加速器，另一种回旋加速器是扇形聚焦回旋加速器，也称为磁场强度随方位角变化的回旋加速器（AVF 回旋加速器）。AVF 回旋加速器被公认为多用途的加速器，随后不久，出现了商用和工业用的 AVF 回旋加速器，以及设计用于一些专门用途的回旋加速器，例如主要用于癌症治疗和同位素生产的医用回旋加速器。

医用质子回旋加速器的各子系统都在随着近年来工业技术的发展和加工工艺的发展而向着更加紧凑、更加可靠的方向发展，将最新的工程技术应用在主磁铁、高频、真空、控制、降能器等方面。超导技术将主磁铁的场强进一步提升的同时，磁铁的尺寸却进一步缩小。高频功率源技术也从最初的电子管放大器发展到固态放大器，结构更为紧凑。成熟的工业控制已经可以完成胜任加速器对控制的需要，并且向着更加自动化智能化发展，即使不懂加速器技术的人员，也可以操作回旋加速器的开关机。

（二）回旋加速器能量选择系统的技术发展

由于回旋加速器引出质子束流的能力是固定的，为了满足质子放疗中逐层扫描的治疗需求，需要通过能量选择系统来调节质子束流的能量。一般而言，能量选择系统的设计指标需要根据回旋加速器的出束能量要求来确定，为了满足质子放疗的要求束流能量在 230～70MeV 范围内可调。能量调节的具体过程是通过改变降能器材料的厚度来实现的，并通过降能器后面的偏转磁铁进一步调节优化束流品质，以满足治疗使用要求。

由于回旋加速器引出的束流为固定能量的，能量选择系统是医用质子回旋加速器中必不可少的系统，主要用来调节质子束能量，使得从加速器出来的质子束能量满足临床治疗计划的要求。而降能器又是能量选择系统中最为核心的一个部件，降能器通过改变降能片的厚度实现降能。不同的降能器机械结构设计会影响能量切换的调节时间，并且在一定程度上也会影响束流品质。而不同的降能器材料也会影响降能效率，目前降能器大多采用石墨作为降能材料。近些年提出用铍或者碳化硼替代石墨作为降能器材料的设想，以期望提高质子束流的传输效率。

一般设计的降能器厚度单次调节步长都是均匀的，对应到质子在体内的水等效穿透深度约为

2mm 左右，该数值也会根据不同临床治疗计划中扫描层设置的要求而略有不同。根据这样的设计需求，在治疗时要求在尽量短的时间内完成能量调节过程，并且保证深度精度为 ±0.1 mm。

质子束流在通过降能器及随后束流传输线上的准直器时会受到极大的损失，束流在穿过降能器时会受到散射，只有少量散射角非常小的质子能穿过准直系统并被利用。尤其当要求降低到较低能量时，如 70MeV 左右，此时需要穿过的降能器厚度较大，散射也越强，因此束流的传输效率会更低。有研究表明，当降到最低能量为 70MeV 时，能量选择系统的传输效率不足 10%。

目前医用质子回旋加速器中所采用的降能器材料大多为石墨，主要是因为石墨在降低质子速度时，能将损失的能量以游离能的形式转化成热量消耗掉，仅少量转化成辐射，从而较大程度上减轻了辐射防护的负担。

目前，质子治疗装置成熟的降能器主要有三种：IBA 的螺旋形石墨降能器、Pronova（Provision）的双楔翼形铍降能器以及美国 Varian（原 ACCEL）公司的三角楔形石墨降能器。

1. IBA 螺旋形石墨降能器

图 7-29 显示了 IBA 石墨降能器的模型，图 7-30 显示了降能器与能量选择段。

对于 IBA 螺旋形石墨结构降能器，将石墨做成了一个有斜坡的楔状物结构，当质子束从斜面的不同点入射时，就可以降低不同的能量，能量变化范围为 70～230MeV，能量调节速度为 5mm/s。

2. Pronova 的双楔翼形铍降能器

Pronova 的双楔翼形铍降能器，降能器材料铍的含量占到了 98.5% 以上，能量调节范围为 70～230MeV，其特性如下。

①治疗计划所指定的布拉格峰拓宽能量级别可在 200ms 内完成准确调整。

②连续确认质子束密度、范围以及范围散布

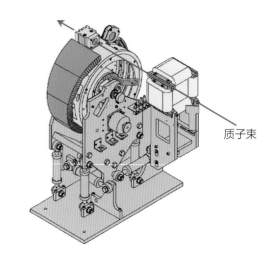

▲ 图 7-29 **IBA 螺旋形石墨降能器模型**
详细信息请参阅 IBA 27.02.02.001

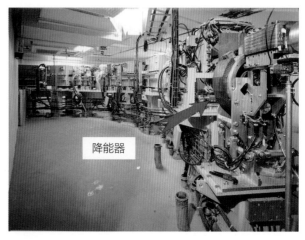

▲ 图 7-30 **IBA 降能器在质子治疗系统的能量选择段的位置**

与开始治疗前所要求的数值相同。

③保持治疗室在治疗期间对质子束的独家安全使用。

④ 10ms 内完成治疗范围层面深度的转换。

⑤最小的多级散射。

⑥在降能器中心可成双束腰，即最小的发射度增长。

⑦铍材料选自 Materion 公司。

⑧数毫秒内的治疗室间质子束转换时间。

图 7-31 显示了 Pronova 双楔翼形铍降能器原理图，图 7-32 显示了其结构模型与实物图，图 7-33 显示了降能器现场。

3. 美国 Varian（原 ACCEL）公司的三角楔形石墨降能器

美国 Varian（原 ACCEL）在德国建造的 RPTC 中，降能器采用三角楔形高密度石墨结构。图 7-34 是 RPTC 的降能系统和降能器原理结构图，图 7-35 是包含了运动控制机构和真空室的降能器模型。由图可见，当束流左右两边的石墨制楔形物彼此接近或离开，相当于插入束流中的石墨厚度变化，从而达到不同降能的目的。它具有在 50ms 内迅速改变对应 4.5mm 量程降幅，适用于快速点扫描和治疗移动靶体用的体积重复扫描治疗法。降能器主要由如下部分组成：束流诊断系统（位置、剖面、流强等）、法拉第桶、双降能单元、可回收的散射膜单元（多种膜片可以插入，可以方便调整束流的动态流强到常数）、

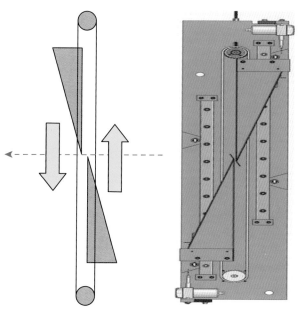

▲ 图 7-31　结构模型与原理图

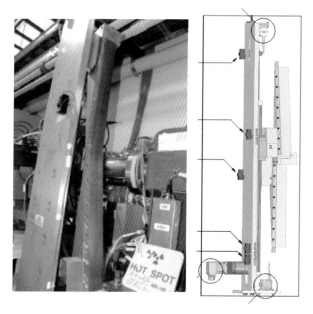

▲ 图 7-32　结构模型与实物图

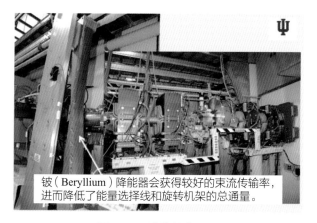

铍（Beryllium）降能器会获得较好的束流传输率，进而降低了能量选择线和旋转机架的总通量。

▲ 图 7-33　降能器在 ESS 段

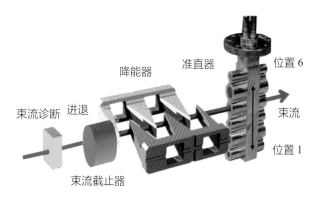

▲ 图 7-34　Varian 公司 RPTC 的降能器系统和降能器原理结构图

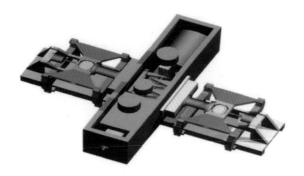

▲ 图 7-35　**Varian 公司 RPTC 的降能器系统和降能器原理结构图**

石墨束流准直器（控制束晕）、可调整束流孔径的准直器单元（束斑直径可在 1～15mm 内选择）。

图 7-36 显示了 Varian 在 PSI 安装的 250MeV COMET 加速器与降能器系统。束流从加速器 COMET 出发，先通过四极磁铁（QMA1/2/3）在进入准直器 KMA3 之前进行聚焦，再通过监测器 CM1 来测量束流的传输效率。接着束流进入降能器，降能器由楔形块组成，可将能量精确地降至 70～238MeV。在降能器之后，束流通过三个准直器 KMA3、KMA4 和 KMA5。KMA3 是一个铜制准直器，有多个不同的孔径可以选择，安装在降能器后 2mm 处。KMA4 由碳制成，只有一个固定的孔径。KMA4 并非用来对束流进行准直，而是防止束流绕过前面的 KMA3。KMA5 也是一个铜制准直器，有多个可供选择的孔径。除了 2 号孔径，其他的都是椭圆形。

国际上成熟的 IBA、Pronova、Varian 降能器比较图见图 7-37，其参数比较见表 7-8。

能量选择系统作为回旋加速器质子放疗装置特有的一个系统，主要为了解决在质子放疗中，调节回旋加速器质子束流引出能量。由于能量选择系统使用降能器进行降能，效率较低，造成降能器周围有一定剂量的环境辐射，这也是目前回旋加速器和同步加速器相比，用于质子治疗中的一点不足。同时能量选择系统使用降能器的机械结构改变降能片厚度，能量切换时间上最快可以达到毫秒级，在能量切换时间上和同步加速器几

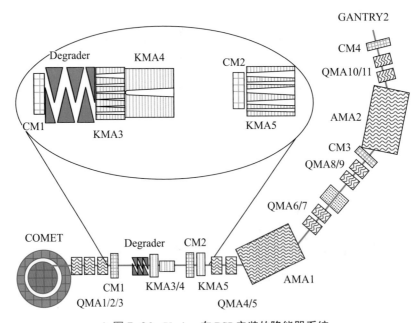

▲ 图 7-36　**Varian 在 PSI 安装的降能器系统**

蓝色波浪部分是四极磁铁（Q）和二极磁铁（A）；绿色直线部分表示准直器（KMA）；束流监测器（CM）用红色正方形表示；黑点代表可调节的狭缝（FMA1X）

Degrader. 降能器；KMA4. 准直器 4；CM2. 束流监测器 2；GANTRY2. 旋转机架束流线 2；CM4. 束流监测器 4；QMA10/11. 四级磁铁 10/11；AMA2. 二极磁铁 2；CM3. 束流监测器 3；QMA8/9. 四极磁铁 8/9；QMA6/7. 四极磁铁 6/7；AMA1. 二极磁铁 1；QMA4/5. 四极磁铁 4/5；CM1. 束流监测器 1；QMA1/2/3. 四极磁铁 1/2/3；COMET. 加速器；KMA3. 准直器 3；KMA5. 准直器 5

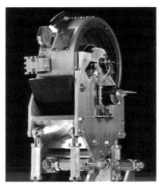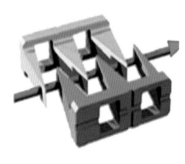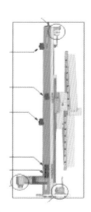

▲ 图 7-37 IBA、Pronova、Varian 降能器比较图

表 7-8 IBA、Pronova、Varian 降能器性能参数比较

厂　商	能量范围	材料	形　状	响应速度	数　量
IBA	70～230MeV	石墨	螺旋	能量调节速度 5mm/s	所有治疗室共用一个
Varian	70～250MeV	石墨	三角楔	50ms 内迅速改变对应 4.5mm 量程降幅	所有治疗室共用一个
Pronova（Provision）	70～230MeV	铍	双楔翼形	10ms 内完成治疗范围层面深度的转换；所指定的布拉格峰拓宽能量级别可在 200ms 内完成准确调整；几毫秒内的治疗室间质子束转换时间	每个治疗室一个

乎处于同一水平。目前回旋加速器质子放疗装置的能量选择系统，还存在降能效率较低的问题，需要从降能器材料和结构上进一步优化，如果回旋加速器能够更好地解决能量选择系统的工作效率和环境辐射的问题，质子回旋加速器将是质子放疗装置最优的选择。

（三）大抽速低温板真空系统和低温系统技术发展

近年来，紧凑型回旋加速器技术快速发展，由于紧凑型结构尺寸的限制，其可用于真空抽气的空间有限，粒子在加速时的束流损失又要求控制在一定范围以内，故加速腔内的极限真空要求高，所以大抽速、低极限压强、紧凑型真空系统是越来越多紧凑型回旋加速器需要解决的关键问题。目前市场上有各种各样的泵，如低温泵，虽然它有较多的独特优点，如起始压力高（原则是

可以从大气压开始抽气）、极限压力低、抽速大、适于抽除各种气体、可获得清洁的超高真空等。但仍像其他种类的真空泵一样，需要安装在被抽气装置的外部进行抽气，泵的抽速受到泵口流导的限制。而对于异型、大体积装置的紧凑型回旋加速器，从外部抽气难以达到所要求的超高真空。因此，需要研究新的低温抽气方法，即大抽速、插入式低温板（cryopanel）方案，在被抽装置内部抽气，实现大的抽速，获得清洁的超高真空。

低温抽气是利用低温（低于 100K）表面冷凝、吸附和捕集气体来获得并保持真空的一种手段。低温抽气按照抽气原理可以分为两类。第一是低温冷凝，一般用液氦冷却固体表面达 4.2K，空气中除氢气、氦气以外，大部分气体的饱和蒸气压都低于 $10\sim10$Pa，即空气中主要气体成分都会被冷凝，达到了抽真空的目的。第二是低温吸附，

是在低温表面上粘贴一些固体吸附剂，气体分子打到这些多孔的吸附剂上而捕集。吸附剂一种是非金属吸气剂，如活性炭、分子筛等。另外一种是金属吸附剂，如蒸气或升华在冷面上的钛、钼、钽等金属或其合金。另外气体霜也有类似吸附剂一样的吸气作用，像二氧化碳、水蒸气、氩气等易冷凝的气体，在低温表面凝结的同时，也将不易冷凝的气体一起埋葬或者吸附抽气，从而达到抽气的作用。

早在 20 世纪 70 年代美国加利福尼亚大学的劳伦斯伯克利（Lawrence Berkeley）实验室就研制出应用在双峰三号托卡马克中性束源上的低温板制冷真空系统。该低温排气系统用成直径约为 2m、长约为 1m 薄壁圆柱筒状 3.8K 前低温板，在其后方还有一个用低温阵列形成直径约为 2m、长约为 1m 的圆柱筒状的 3.8K[1 开氏度（K）= −272.15℃] 后低温板。在最大气载为 12.24Pa m³/s 的情况下，该前低温板对氢气的抽速可达 5.8×10^5L/s，后低温板对氢气的抽速达 7.8×10^5L/s。加拿大 TRIUMF 回旋加速器采用两个长为 1066.8cm 低温板系统，加上底部有 5 台抽速较大的（3000L/s）低温泵。在低温板、低温泵的共同作用下，TRIUMF 回旋加速器真空室真空度可达到 2.66×10^{-6}Pa。Indiana 大学的 200MeV 回旋加速器，以及印度可变能量 500MeV 回旋加速器 VECC、密歇根大学的超导回旋加速器等都是根据自身的特点，设计了放置在回旋加速器主磁铁谷区的"量体裁衣（tailored made）"低温。

质子回旋加速器系统上的低温板排气系统，为了加大氢气的抽速，获得超高真空，采用了大型的低温阵列或低温板。而对于其他紧凑型回旋加速器，由于结构尺寸的限制，其可用于真空抽气的空间有限，粒子在加速时的束流损失又要求控制在一定范围以内，而且加速腔内的真空度一

般要求要好于 5×10^{-6}Pa。所以，紧凑、大抽速、低极限压力的低温板排气系统是迫切需要解决的关键技术。

（四）超导技术的发展

等时性回旋加速器质子放疗装置的小型化，是以超导技术的发展为代表。1997 年 IBA 和日本住友合作，在它们原有研制小型回旋加速器的经验基础上，购买了美国和法国的专利，研制出 1 台 230MeV 固定能量小型等时性回旋加速器，由于使用常温的线圈和磁铁制造，平均场 1.7T，线圈主磁铁总重量 230000kg，体积和耗电量庞大，该设备安装于美国麻省总医院内。之后 ACCEL 公司和著名的美国国家超导实验室（MSU）合作，于 2003 年建成世界第一台 250MeV 超导回旋加速器，体积更小，外径小于 3.6m，占地小，由于使用超导线圈，线圈励磁后总能耗很小，平日夜间可以不关闭主磁铁电源。现在超导技术方案已经成为回旋加速器质子放疗装置的主流，中国原子能科学研究院在几代回旋加速器的研究基础上，也采用超导线圈技术，研制的 SC 230MeV 超导回旋加速器见图 7-38，尺寸直径为 3.2m，有引出连续束流的优点，适合目

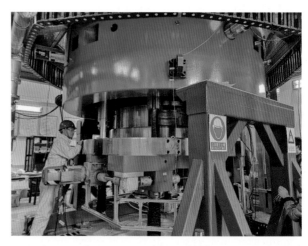

▲ 图 7-38 中国原子能科学研究院研制 230MeV 超导回旋加速器

前最先进的快扫描治疗技术，但能量固定。近年出现的紧凑型超导回旋加速器引出效率高，适合在医院安装使用，相比普通回旋加速器，运营费用更低。

在超导技术小型化方面，美国麻省理工学院的科研团队有个领先的技术，超导技术不但能将磁场大大提高，还可以大大减轻重量和尺寸。当磁场用 1T 时，加速器的最终半径为 2.28m，如用 9T，则降为 0.25m，尺寸和主磁铁场强的关系是非线性，因此当给出离子类型和最终能量后，加速器的总尺寸会随着所选磁场强度的提高而急速下降。基于此研究，美国迈胜（Mevion）公司和其合作开发的同步回旋加速器 MEVION250 系统，直径小于 2m，加速器直接装在可旋转架上，加速器随机架旋转，复杂的传输电子光学也变得十分简单。造价也极大降低，虽然结构已经极其简单，但是同步回旋加速器还是只能引出固定能量，仍需要能量选择系统。同时美国麻省理工学院也在研究紧凑型的用于粒子放疗的无铁芯的超导回旋加速器，由于无铁芯的设计，使其既具有回旋加速器结构紧凑的同时，也可实现能量可调节，无须降能器，此项技术还在研发当中。

（五）总结

过去 30 年中，加速器应用已从纯物理研究应用扩展至放射性同位素药物生产和医用粒子治疗的应用。目前，若有一个不具备物理实验基础的经销商去建造一台用于粒子治疗、可靠的专用加速器，也已不再是件新鲜事。当标准化的回旋加速器和同步加速器进一步精炼时，应用超导的新观念和加速的新方法都在不断革新。逻辑上，这种新技术建造的机器的重量和尺寸都会减少。也可以预见，这种令人满意的研发循环，即治疗学的发展促使这种新技术更加实用，新的技术革新又能进一步激发更多的创新，从而又有更多的厂家和研究院将新技术的开发改进变为现实。

五、质子重粒子剂量监测

放射治疗是恶性肿瘤的主要治疗手段之一，采用放射性射线破坏肿瘤细胞的 DNA 结构，进而杀死肿瘤细胞；但与此同时，也会损伤肿瘤周围的正常组织器官。因而放射治疗的目标在于保证肿瘤靶区的处方剂量，尽量降低周围正常组织和相关危及器官的受照剂量。相应的治疗计划也是根据这个目标进行制订的。传统的光子放射治疗中，能量沉积在经过短暂的建成区后沿作用深度进行指数衰减，照射路径上危及器官的受照剂量难以减少，加大了治疗计划的难度。相比而言，质子重离子放射治疗的剂量特性更好，其能量沉积随着进入人体组织中的深度而增加，直至最大值，也即布拉格峰所在之处，而后迅速衰减到 0，因而可以实现更好的治疗计划，提高肿瘤的治疗效果。这使得质子重离子放射治疗技术在近年来得到了快速的发展。

尽管质子重离子能量沉积的特性提高了放疗过程中剂量给予的理论精度，但也加大了射程偏差带来的风险。诸如制订治疗计划中依托 CT 图像的伪影、治疗计划方案的计算误差、放疗过程中患者的摆位及器官运动等因素，将导致质子重离子射程存在偏差，与光子束治疗相比，出现降低肿瘤靶区剂量并增加危及器官的受量风险的概率和程度均明显增加。为了提高治疗效果，一个行之有效的方案是通过对放疗过程中质子重离子在人体内的能量沉积进行在线监测，及时调整治疗计划和放疗过程，以确保最终沉积剂量与处方剂量相符合。目前 PET 和瞬发光子成像技术是临床和科研中最受关注的监测技术。质子重离子束在人体内穿过靶物质时将会以一定概率与靶物质的原子核碰撞发生核反应，产生正电子核素和瞬

发 γ 光子，因而可以采用 PET 及瞬发光子成像技术进行正电子核素和瞬发 γ 光子的成像，进而进行射程的估计，即定位布拉格峰的位置，从而进一步实现对剂量的在线监测。

（一）基于正电子放射断层成像技术的质子重离子治疗监测

质子重离子在射束径迹上将产生 ^{11}C、^{13}N 和 ^{15}O 等正电子核素（表 7-9）。正电子核素衰变发射的正电子湮灭后形成一对 511keV 的 γ 光子，通过 PET 对 γ 光子进行符合成像，可以得到正电子核素的空间分布，进而推测布拉格峰的位置和射束在人体内的能量沉积分布。自 1992 年提出 PET 可用于质子重离子的离线监测，正电子核素的分布与能量沉积的空间对应关系早已由国外多家研究机构进行了理论探索和实验验证。国内相关的研究工作起步较晚，2010 年清华大学工程物理系吴婧等通过基于 Gate 蒙特卡罗模拟软件包对 ^{12}C 射束与不同组织器官的作用进行了模拟，在国内首次验证了正电子核素分布与布拉格峰的空间相关性，理论误差在 1mm 以内，进一步确认了采用 PET 对重离子治疗进行剂量监测的可行性。

目前在临床科研领域常用的 PET 成像方式有 off-line PET、in-room PET、in-beam PET。

Off-line PET 是在治疗后，将患者从治疗室转移到 PET 扫描室，再进行 PET 成像。其优点是可以直接采用现有的 PET/CT 系统，得到 PET 的定量重建图像，同时可以与治疗计划中的 CT 图像进行精确的配准融合，融合误差低。但整个转移过程通常需要数十分钟，而正电子核素半衰期较短，PET 成像时活度较低，同时生物代谢也将导致核素偏离原始产生位置，射程定位精度差。2009 年美国 A Knopf 等研究 23 位质子治疗患者的 off-line PET/CT 图像，并对比了蒙特卡罗模拟得到的剂量分布。结果表明，生物代谢将导致骨和软组织的平均射程偏差分别在 2.4mm 和 4.3mm，同时在 PET/CT 扫描中患者运动也将导致额外的射程偏差。这两个主要因素将导致 off-line PET 的射程监测精度差，临床适用性不高。

In-room PET 将 PET 置于治疗机房，能够有效降低 PET 的成像延迟，平均约为 2.5min，从而减少生物代谢对射程偏差的影响，同时 γ 光子计数较高，图像噪声低。2011 年美国 Xuping Zhu 等发表了基于 in-room PET 监测质子治疗的研究工作发现，in-room PET 探测到的 γ 光子计数远

表 7-9 质子治疗中产生的主要正电子核素

核 素	半衰期 /min	核反应	能量（MeV）
^{15}O	2.037	$^{16}O（p, pn）^{15}O$	16.79
^{11}C	20.385	$^{12}C（p, pn）^{11}C$	20.61
		$^{14}N（p, 2p2n）^{11}C$	3.22
		$^{16}O（p, 3p3n）^{11}C$	59.64
^{13}N	9.965	$^{16}O（p, 2p2n）^{13}N$	5.66
		$^{14}N（p, pn）^{13}N$	11.44
^{30}P	2.498	$^{31}P（p, pn）^{30}P$	19.7
^{38}K	7.636	$^{40}Ca（p, 2p2n）^{38}K$	21.2

高于 off-line PET，能够有效降低 in-room PET 成像时间，同时他们进行了 in-room PET 和 off-line PET 的蒙特卡罗模拟比较，分别采用单能射束和布拉格峰拓宽射束对模型照射，结果表明利用 in-room PET 监测的射程精度约为 0.2mm 和 0.8mm，远高于 off-line PET（2.1mm 和 4.4mm）。但该模拟方案没有考虑到患者从治疗设备到 PET 病床导致的患者定位误差，同时该 in-room PET 没有 CT 图像，图像融合误差大，在临床应用上对射程精度的监测都有影响。2013 年，同样来自该研究组的 Chul Hee Min 等进一步在临床上研究了采用 in-room PET 监测的射程精度。研究工作基于 9 个在 MGH 接受质子治疗的患者，在治疗后采用 in-room PET 成像，同时利用 Geant4 蒙特卡罗进行模拟获得质子射程的金标准，通过分析发现当 PET 的扫描时间在 5min 时，平均射程误差达到最低，继续增加扫描时间并不能再显著降低射程误差。对于大部分患者，in-room PET 监测的平均射程误差小于 5mm，其中约 2mm 的误差由 PET 和 CT 图像融合误差引起。尽管通过引入 in-room PET/CT 能够降低融合误差，提高射程精度，但 in-room PET 和 off-line PET 相同，都是离线的剂量监测，无法将剂量监测结果用于当次治疗的调整。

In-beam PET 是一种在线监测技术，能够及时调整治疗计划，是目前质子重离子治疗监测的发展方向之一。In-beam PET 由 Pawelke 等于 1996 年提出，通过在机械上将 PET 探测器集成于质子重离子治疗机架中，从而实现在治疗过程中的实时成像。而为了不阻挡治疗粒子束，PET 探测器无法采用常规的全环形结构，需要进行专用的结构设计，对技术要求高，成本也较大。2014 年，意大利 A.C.Kraan 等研制了一个双探头 PET 系统 DoPET。该系统每个探头面积为 10cm×10cm，由 4 个模块构成，每个模块由恒比甄别器前端、位置灵敏光电倍增管和 23×23 的 LYSO 晶体阵列构成，数据采集由 FPGA 完成，符合时间窗为 10ns，511keV γ 光子在视野中心能量分辨率为 18%，空间分辨率（半高宽）为 7.0mm×1.8mm×1.7mm。该研究小组在 62MeV 质子束照射 PMMA 标准模型的条件下对系统的射程监测精度进行了评估，比较了不同剂量、不同照射时间、质子束关闭与打开时等多种情况下的实验剂量分布和蒙特卡罗模拟结果的差别，发现射程监测精度均优于 1mm。2016 年，为了增加成像视野，该研究组在 DoPET 系统上增加了 10 个探测器模块，每个探头的面积达到 15cm×15cm，符合时间窗达到 3ns。在此基础上，该研究组比较了不同质子数目的质子束照射标准模型下的射程监测精度，结果表明在高统计数目的质子束条件下，DoPET 系统的射程监测精度符合预期，但当质子束的质子数目较低时 PET 成像噪声严重，采用常规的边缘计算方法难以提取到射程的有效位置，监测精度明显降低。低统计数目下的高精度射程提取算法仍然需要进一步的设计和验证。日本 NIRS 从 2008 年一直致力于环形 OpenPET 系统的研发，到 2014 年初步完成样机的研制。OpenPET 系统采用双环探测器，每个环直径 250mm，由 32 个探测器模块构成，每个模块由 4 层 16×16 的 GSOZ 晶体阵列耦合一个光电倍增管构成。OpenPET 系统能够变换到 45° 倾斜环，以保证不阻挡粒子束的治疗。在倾斜情况下，系统空间分辨率为 2.6mm，探测效率为 5.1%。在初步的评估中，该研究组用 C-11 笔形束进行了射程的估计，通过比较笔形束照射不同厚度模型后的 PET 图像，得出该系统的射程区分距离优于 9mm，但尚未给出射程精度的估计。

这三种不同的 PET 质子重离子监测方案是在正电子核素产生后的不同时间进行监测，off-line PET 的等待检测时间过长导致大多数短半衰期核素已经衰变，in-beam PET 的时间最及时，同时没有再定位误差，因而 in-beam PET 的图像活度高，射程监测精度最高，对于质子重离子的射程监测误差都在 1mm 以内。

（二）瞬发光子成像技术

瞬发光子来源于质子重离子射束径迹上核反应激发的原子核退激。相比于正电子核素，瞬发光子产额较高，不存在生物代谢，因而总探测效率较 PET 成像技术高。同时瞬发光子的产生和质子能量沉积来源于同一过程，两者之间的空间相关度更高，可达 0.6～0.9mm，而正电子分布与布拉格峰位置之间通常存在 5～10mm 的偏移。因此，瞬发光子成像用于质子重离子射程监测具备更强的实时性和更高的准确性，其理论精度能达到亚毫米级别。但瞬发光子具有较高的能量，其能量范围为 2～8MeV，同时质子重离子治疗中将产生较强中子背景，需要减少中子对于瞬发光子成像的干扰，因而也需要进行专用的成像系统设计。

第一套通过实验验证瞬发光子成像可行性的系统由韩国的 Chul-Hee Min 等于 2006 年设计研发，采用与质子入射方向垂直的扫描式探测系统，对射束径迹上的瞬发光子进行探测。该系统采用 CsI（Tl）晶体，利用铅准直器进行准直，同时采用石蜡和碳化硼对中子进行慢化，减小中子的影响。采用被入射物体表面的电离室探测器的探测信号作为质子剂量分布的金标准。结果表明，瞬发光子与质子剂量分布之间有很强的相关性，在 100MeV 质子入射时误差在 1～2mm。然而该系统的成像视野小，无法用于临床治疗。该研究组在 2012 年又提出了阵列型的探测系统，将闪烁晶体线性阵列探测器和多缝准直器进行组合，增大成像视野，但其空间分辨率受到准直器缝宽、壁厚、长度和探测器排布的限制，成本也

较高。2012 年，比利时 J Smeets 等设计了一款专用刀口狭缝准直器，结合平板闪烁探测器进行瞬发光子的探测，增大了成像视野，更符合质子重离子治疗监测的视野需求。通过与蒙特卡罗模拟结果比较，该系统的射程监测精度在 2mm 以内，但只能实现一维成像，获得射束方向的剂量分布结果。2018 年，清华大学工程物理系医学物理与工程研究所设计并研发了一款多缝准直器，采用 BGO 晶体探测器，实现了质子重离子治疗的剂量分布的二维成像，视野中心探测效率为 0.251%，系统空间分辨率优于 3mm，蒙特卡罗模拟结果表示在高计数下射程监测精度为 0.76mm。采用准直器技术能够有效获取瞬发光子的入射方向，但也会显著降低系统探测效率，因而对系统设计的探测效率要求较高，目前适用于临床的高探测效率的准直成像系统仍有待进一步的研发。

不同于物理准直方案，康普顿相机基于康普顿散射原理，通过探测入射光子和散射光子对，估计入射光子的入射方向，从而进行图像重建。因为不需要准直器，探测效率较高，所以用于质子重离子监测也具有一定的优势，但也存在系统空间分辨率差、随机符合概率高、对探测器能量分辨率要求高等问题。同时由于瞬发光子能谱宽、能量高，通常需要采用多级探测器进行探测，进一步提高了系统实现的难度。2010 年法国 M.H.Richard 等采用 Geant 4 蒙特卡罗模拟方法进行了康普顿相机对重离子 ^{12}C 治疗监测的可行性论证。该康普顿相机采用了一层 LYSO 闪烁晶体吸收探测器和两层硅散射探测器的结构，探测效率为 1.5×10^{-5}，系统重建分辨率为 6mm。在此基础上，研究了康普顿相机的设计参数（包括能量阈值、探测器距离等）对剂量监测的影响，给出了康普顿相机的设计优化方向，包括进一步提高探测效率，采用飞行时间降低随机符合计数等，但技术难度大，涉及的图像重建算法也较为

复杂，目前此类研究工作大多数仍处于仿真模拟论证阶段。

（三）总结

采用 PET 或者瞬发光子成像技术进行质子重离子治疗的射程监测，能够实现无损在线实时的高精度三维成像，其临床应用潜在价值高，因而已成为近年来的研究热点。但该研究仍处于前期探索研究阶段，临床应用尚未成熟，适用于临床的高探测效率、高空间分辨率的三维成像设备仍待发展。随着质子重离子治疗技术的快速发展，相信在不远的将来，实时监测将成为可能，从而实现质子重离子治疗实时调整，进一步地改善治疗效果，降低治疗风险。

六、医用质子辐射防护与环境保护系统

医用质子、重离子治疗装置属于 I 类射线装置，是高危险的射线装置，发生事故时短时间可以使受照射人员产生严重放射损伤甚至死亡，或对环境造成影响。为了确保加速器操作人员、接受治疗的患者、公众和环境的安全，需要对医用质子、重离子治疗装置采取实体屏蔽、安全联锁以及对放射性三废进行监测和处理等辐射防护与环境保护措施。

（一）场所布局及辐射工作场所分区

《电离辐射防护与辐射源安全基本标准》（GB18871—2002）中将工作场所分成控制区和监督区。在控制区内要求采取专门的防护授权和安全措施，以便在正常工作条件下控制正常照射或者污染扩散，以防止潜在照射或限制其程度。在监督区内，通常不需要采取专门的防护手段和安全措施，但需要评估这个区域的照射情况。医用质子、重离子治疗场所控制区通常包括放射治疗室、控制室、模拟定位机房等区域，这些区域以外的一般情况都划为监督区。

（二）机房的剂量控制要求

1. 关注点的选取原则

首先，在医用质子、重离子治疗机房外、距机房外表面 30cm 处，选择人员受照的周围剂量当量（以下简称为剂量）可能最大的位置作为关注点。其次，在距机房一定距离处，选择公众成员居留因子大并可能受照剂量大的位置作为关注点。

2. 剂量控制要求

(1) 机房墙和入口门外关注点的剂量率参考控制水平：机房墙和入口门外关注点的剂量率应不大于下述①、②和③所确定的剂量率参考控制水平 $\dot{H}_c$。

①使用放射治疗周工作负荷、关注点位置的使用因子和居留因子，可以依照《放射治疗机房的辐射屏蔽规范 第 5 部分：质子加速器放射治疗机房》（GBZT201.5—2015）附录 B，由以下周剂量参考控制水平 H_c 求得关注点的导出剂量率参考控制水平 $\dot{H}_{c,d}$（μSv/h）如下。

a. 机房外工作人员：$H_c \leqslant 100$μSv/ 周；

b. 机房外非工作人员：$H_c \leqslant 5$μSv/ 周。

②按照关注点人员居留因子的不同，分别确定关注点的最高剂量率参考控制水平 $\dot{H}_{c,max}$（μSv/h）如下。

a. 人员居留因子 T $\geqslant 1/2$ 的场所：$\dot{H}_{c,max} \leqslant 2.5$μSv/h；

b. 人员居留因子 T $< 1/2$ 的场所：$\dot{H}_{c,max} \leqslant 10$μSv/h。

注：居留因子参见《放射治疗机房的辐射屏蔽规范 第 1 部分：一般原则》（GBZ/T 201.1—2007）附录 A。

③由①中的导出剂量率参考控制水平 $\dot{H}_{c,d}$ 和②中的最高剂量率参考控制水平 $\dot{H}_{c,max}$，选择其中较小者作为关注点的剂量率参考控制水平 $\dot{H}_c$（μSv/h）。

3. 机房顶的剂量控制要求

机房顶的剂量应按下述（1）（2）两种情况控制。

（1）在机房正上方已建、拟建建筑物或治疗机房旁邻近建筑物的高度超过自辐射源点到机房顶内表面边缘所张立体角区域时，距治疗机房顶外表面 30cm 处和（或）在该立体角区域内的高层建筑物中人员驻留处，可以根据机房外周剂量参考控制水平 $H_c \leqslant 5\mu Sv/$ 周和最高剂量率 $\dot{H}_{c,max} \leqslant 2.5\mu Sv/h$，按照上述求得关注点的剂量率参考控制水平 $\dot{H}_c$（$\mu Sv/h$）加以控制。

（2）除上述中（1）的条件外，应考虑下列情况。

①天空散射和侧散射辐射对机房外的地面附近和楼层中公众的照射。该项辐射和穿出机房墙透射辐射在相应处的剂量（率）的总和，应按上文"剂量控制要求"中的"确定关注点的剂量率参考控制水平 $\dot{H}_c$（$\mu Sv/h$）"加以控制；

②穿出机房顶的辐射对偶然到达机房顶外的人员的照射，以年剂量 250μSv 加以控制；

③对不需要人员到达并只有借助工具才能进入的机房顶，考虑①和②之后，机房顶外表面 30cm 处的剂量率参考控制水平可按 100μSv/h 加以控制（可在相应处设置辐射告示牌）。

4. 机房屏蔽需考虑的因素

（1）质子的相关参数：机房屏蔽估算时，质子的相关参数如下。

①质子最高能量：采用厂家提供的用于放射治疗的质子最高能量；

②最大束流强度：采用厂家提供的最大束流强度。

（2）需要屏蔽的辐射类型：质子与物质相互作用（打靶）会导致束流损失，作用点称为束流损失点，束流损失点的位置及束流损失应采用厂家数据。束流损失点所产生的射线种类主要有质子、中子（蒸发中子和级联中子）、γ 射线。在质子最高能量情况下，机房墙体的屏蔽只需考虑级联中子，而防护门的防护屏蔽则应考虑级联中子和蒸发中子以及由中子产生的俘获 γ。在屏蔽估算时，还应考虑质子放射治疗系统的自屏蔽。

（3）质子产生的中子产额：质子作用在物质上所产生的中子（即中子产额）与质子能量、物质材料及其厚度有关。在质子能量为 50～500MeV 范围内，中子产额与质子能量的平方成正比。其中蒸发中子占 95% 以上，其余为级联中子。

5. 机房墙体屏蔽估算方法

（1）点源：当关注点与束流损失点的距离远大于束流损失点的几何尺寸（大于 7 倍）时，可将靶视为点源，使用普通混凝土（密度为 2.35g/cm³）作屏蔽墙时，墙外的剂量率计算公式见下式。

$$\dot{H} = S_0 H_{casc}(\theta) e^{-\frac{d\rho}{\lambda(\theta)} r^2} \qquad （公式 7-5）$$

式中：

$\dot{H}$——r 处的当量剂量率，单位为 Sv/s；

S_0——单位时间损失在部件上的质子数，当束流损失为 I（nA）时，为 6.24×10^9 I，单位为质子数 /S；

r——屏蔽墙外关注点离束流损失点的距离，单位为 m；

d——混凝土屏蔽墙的厚度，单位为 cm；

ρ——混凝土屏蔽墙的密度，单位为 g/cm³；

$H_{casc}(\theta)$——单个质子产生的级联中子在距束流损失点 1m 处的当量剂量，单位为（Sv·m²）/质子。（注：它包括质子生成级联中子的产额、级联中子的角分布以及"中子—注量"转换系数等因素，见 GBZT201.5—2015 附录 E。）

$\lambda(\theta)$——在方向的级联中子在混凝土中的衰减长度，它已经考虑了斜入射时屏蔽体的"积累因子"（见 GBZT201.5—2015 附录 E）。单位为 g/cm²。

(2) 线源：在质子束流损失发生在某一段设备部件上时，可能不满足上述点源条件，该段部件视为线源，此时，关注点与束流损失点的距离与束流损失点的几何尺寸相差小于 7 倍，使用普通混凝土（密度为 2.35g/cm³）作屏蔽墙时，墙外的剂量率计算公式见下式。

$$\dot{H}_L = 2 S_L H_{casc}(90) \, e^{-\frac{d\rho}{0.89\lambda(90)}r-1} \qquad (公式 7-6)$$

式中：

$\dot{H}_L$—r 处的当量剂量率，单位为 Sv/s；

S_L—单位长度损失在部件上的质子数，单位为质子数 /m；

r—屏蔽体外关注点离束流损失点的距离，单位 m；

d—混凝土屏蔽体的厚度，单位为 cm；

ρ—混凝土屏蔽墙的密度，单位为 g/cm³；

$H_{casc}(90)$—时的，单位为（Sv·m²）/ 质子；

$\lambda(90)$—方向的，单位为 g/cm²；

0.89—由理论公式推导简化计算所得的常数；

2—由理论公式推导简化计算所得的常数。

6. 机房室顶中子天空反散射的估算

中子穿过机房室顶，在大气中空气的分子原子的散射作用下，会反射到地面对附近公众产生辐射照射，中子天空反散射的经验公式见。

$$H_S = \frac{kQ}{(h+r)^2} \, e^{-r/\lambda} \qquad (公式 7-7)$$

式中：

H_S—距离束流损失点 r 处的中子的天空反散射当量剂量，单位为 Sv；

k—常数 2×10^{15}，单位为（Sv·m²）/ 中子；

h—假设的天空反散射中子源距地面高度，h=40m；

Q—射入天空，到达距地面高度为 h 时的中子数；

r—为计算点到靶之间的水平距离，单位为 m；

λ—空气对中子的有效衰减长度，与中子最高能量有关，见 GBZT201.5—2015 附录 F。

7. 机房防护门的屏蔽估算方法

机房防护门的屏蔽主要考虑到达机房入口的中子及中子俘获 γ，估算方法可参考《放射治疗机房的辐射屏蔽规范 第 2 部分：电子直线加速器放射治疗机房》（GBZ/T 201.2）。

8. 放射防护的检测

(1) 检测位置：机房外辐射剂量率的检测位置如下。

①机房墙外：沿墙外一切人员可以到达的位置，距墙外表面 30cm 处进行辐射剂量率巡测；对相应的关注点，进行定点辐射剂量率检测。对检测中发现的超过剂量率控制值的位置，向较远处延伸测量，直至剂量率等于控制值的位置。

②机房顶外：剂量率巡测位置包括主屏蔽区的长轴、主屏蔽区与次屏蔽区的交线以及经过机房顶上的等中心投影点的垂直于主屏蔽区长轴的直线。对关注点进行定点辐射剂量率检测。

③所有位置均应测量中子及 X、γ 射线的剂量率水平。

(2) 检测仪表要求：对辐射剂量检测仪表的要求包括如下。

①仪表应能适应脉冲辐射剂量场测量，推荐 γ 射线剂量测量选用电离室探测器的仪表，不宜使用 GM 计数管仪表；

②中子及 γ 射线检测仪表的能量响应应分别适合放射治疗机房外的中子及 γ 射线的辐射场；

③仪表最低可测读值应不大于 0.1μSv/h；

④仪表宜能够测量辐射剂量率和累积剂量；

⑤尽可能选用对中子响应低的 γ 射线剂量仪和对 γ 射线响应低的中子剂量仪；

⑥仪表需经计量检定并在检定有效期内

使用。

（3）检测条件：对所有检测，医用质子、重离子治疗装置应设定在质子照射状态，并处于临床应用中的最高能量、等中心处的常用最高剂量率、等中心处的最大照射野。当使用模体时，模体几何中心处于有用束中心轴线上，模体的端面与有用束中心轴垂直。

（4）检测结果与评价：对检测结果的报告与评价要求如下。

①报告的检测结果应扣除检测场所的本底读数（加速器关机条件下机房外的测读值），并进行仪表的计量校准因子修正。

②确定检测的治疗设备在治疗应用条件下的辐射剂量率控制目标值，直接用于检测结果评价。当审管部门在有效的文件中提出了不同的管理目标要求时，应遵从其要求。当仅有年剂量要求时，可按 GBZT201.5—2015 附录 B 导出等效的剂量率管理要求。

③对于剂量率超过控制（或管理）目标的检测点，应给出超标的区域范围，分析可能的超标原因，如局部施工缺欠、屏蔽厚度不足、在机房内治疗装置的辐射剂量高等。为判明上述最后一项原因，应检测机房内相应位置的辐射剂量，并应确认所使用的测量方法有效。

④当检测时治疗机房内的治疗装置未达到额定的设计条件时，检测报告应指明条件（特别是结论的条件）。

9. 安全联锁

《电离辐射防护与辐射源安全基本标准》（GB18871—2002）中对辐射安全系统规定了"纵深防御"原则，设置与源的潜在照射的大小和可能性相适应的多重防护与安全措施，并使源的防护与安全的重要系统、部件和设备具有适当的冗余性、多样性和独立性，将可以预见的各种事故或事件发生的可能性降至足够低，并有效地控制

或缓解事故或事件的后果。医用质子、重离子治疗装置的安全系统一般包括各种联锁装置、警告装置和观察装置。

安全联锁一般包括门机联锁、设备上的独立剂量联锁、相关的设备联锁和紧急停机按键等。联锁装置是指当治疗设备存在某种危险状态时能立即自动切断电器或束流的电气线路。所谓纵深防御是针对给定的安全目标运用多种防护措施，使得即使其中一种防护措施失效，仍能达到该安全目标。在现代联锁设计中，考虑了多重性和冗余性。在采用双重联锁的情况下，按线、触点和继电器如此设置，以使两个电路不可能同时失灵。对双重联锁的主要要求是：无论哪一路电路失灵，都应给出明显的信号。只有当两路电路都指示"安全"时，这一系统才是安全的；当两路电路不一致或都指示危险时，必须断路。

医用质子、重离子治疗装置的安全联锁是预防放射治疗事故发生的关键，按照国家的相关标准，应关注的医用质子、重离子治疗装置安全联锁项目及检查周期列在表 7-10 中。重点关注治疗机房防护门与设备电源、紧急停机开关、双道剂量监测系统等。

控制台和治疗室内应分别安装急停按钮，安放位置应能使得误留机房的工作人员无须穿过主射束即可按下急停按钮。

加速器控制台上设置应有电源钥匙开关，当加速器一切都处于安全状态时，将钥匙就位后加速器才能启动，钥匙由专门人员保管，每天工作完毕将钥匙交给保管人员。

（1）通风要求：医用质子、重离子治疗机房按照国家标准的要求保持良好的通风。机房通风对消除射线与空气作用产生的分解产物（臭氧、氮氧化物等有害气体）和保持正负离子平衡等有重要作用。可采用不同形式的机械通风，穿过机房墙的通风管道可考虑采用 S 型设计。通风口采

表 7-10　医用质子、重离子治疗装置安全联锁项目及核查周期

类　型	联锁项目	检查周期
放疗装置 通用联锁	治疗机房防护门与设备电源	每周
	照射启动与控制台显示的照射参数预选	每天
	固定束治疗和移动束放射治疗启动和动作选择	每天
	移动束放射治疗运动件的实际位置、旋转方向与用处方要求差异的联锁	每天
	均整器选择或均整器位置不正确	每天
	楔形过滤器选择和定位不正确	每天
	辐射类型选择及相应附件到位	每天
	紧急停机开关	每周
	预备状态	每周
加速器 专用联锁	双道剂量监测系统	每周
	辐射探测器	每天
	吸收剂量分布相对偏差	每周
	吸收剂量率偏离	每周
	电子治疗及 X 线治疗模式间	每周
	辐射能量选择及偏离	每周
	电子束限束器和辐射束成形装置用托盘选择和定位	每周
	用电子束扫描技术	每周
	当加速器 X 线限束装置被用作电子辐照限束系统的一部分时	每周
	电子限束器故障和屏蔽挡块位置不正确	每周

用上进风下排风对角设置，将排风口设置在机房内距地面约 10cm 处，送风量小于排风量，保持机房内处于负压状态。

(2) 视频对讲装置、警示标识、声光报警装置、个人防护用品：警示装置的作用在于直观地表明医用质子、重离子治疗装置的工作状态，通常使用的警示装置有目视装置（工作状态指示灯）和音响装置，警示装置与联锁装置连接。为了判断治疗室内是否有人和室内患者的状况，设置视频装置和对讲装置。防护门外应张贴电离辐射警告标识，工作人员应佩戴个人剂量计和个人剂量报警仪。

(3) 其他防护要求：防护墙的导线、导管等不得影响其屏蔽防护效果，并合理预留线路管道，如机房内排水及加速器测试管道，电缆沟穿墙可采用 U 型设计。

防护门应尽可能减小缝隙泄漏辐射，通常防护门宽于门洞的部分应大于"门—墙"间隙的 10 倍。防护门应有防挤压及强制手动措施。

对感生放射性的防护一般可采用时间防护。

七、重离子旋转机架的发展

（一）旋转机架

旋转机架是带动照射装置、高能离子束传输

系统旋转，使离子束能对患者进行 360° 任意方向照射的装置（图 7-39 和图 7-40）。由于质子癌症治疗装置的横向散射比较强，所以为了使剂量集中就必须从多个方向进行照射。因此，旋转机架得到了普及，目前已基本成为质子治疗系统的标准装置。得益于此方面的发展，患者在治疗时的姿势变得稳定。在重离子癌症治疗装置方面，从 2~4 个方向进行照射就可以实现剂量的集中。所以，通过水平及垂直方向的固定照射端口可以进行放射治疗，但是由于肿瘤位置的原因，患者在治疗时可能需要多次调整姿势。采用旋转机架装置时，与固定束流端口相比，可以不受照射角度制约，照射时就可以避开脊髓、神经等高风险脏器，使治疗对象部位得到扩大。同时，多角度照射的精度、剂量的集中性也进一步得到提高。

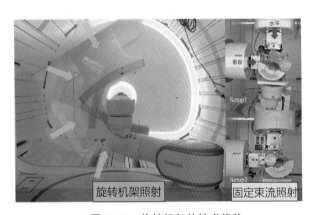

▲ 图 7-39　旋转机架的技术优势

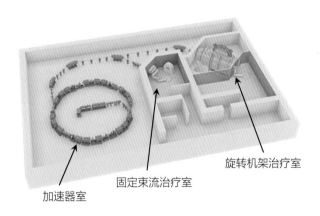

▲ 图 7-40　重离子癌症治疗装置的俯视效果图

此外，因为不需要再倾斜患者，可以轻松再现患者体位以便能够按照计划进行治疗，同时也可以减轻患者的压力。这样既可以缩短定位时间以及治疗时间，也可以利用旋转机架实施新的照射方式。

（二）常导旋转机架

碳离子比质子的质量更大，更难弯曲。因此，加速器和旋转机架作为重离子装置的一部分，需利用大型的常导磁场产生高强磁场来输送和控制碳离子的离子束，电磁铁以及相关的支撑构造随之变得非常巨大。世界首台旋转机架建于德国的海德堡。据报道称该旋转机架全长 25m，重量超过了 600 000kg。

（三）超导旋转机架

由于碳离子具有比质子质量更大、更难弯曲的特性，旋转机架电磁铁以及相关的支撑构造装置的巨大化就成为亟待解决的课题。因此，量子科学技术研究开发机构 NIRS 与东芝共同完成了世界首台采用超导磁场的旋转机架（图 7-41）。在超导技术的应用方面，使用了具有独有技术的制造法和冷却法，重量只有常导型机架的一半左右，全长更是缩短到 14m。首台超导旋转机架安装在量子科学技术研究开发机构 NIRS，并于 2017 年 5 月开始进行治疗。第一例是头颈部肿瘤患者，整个治疗分 16 次照射、4 周时间完成，6 月 2 日治疗结束。因为可以进行小角度调整，避开重要器官，所以在对肿瘤病灶部位进行重离子束的集中照射时，可以以更高精度、更自然的体位姿势进行治疗，实现了减轻患者负担的治疗方式。

东芝的装置首先考虑的就是患者的安全，因此始终都对治疗系统相关的设备参数及状态进行监视。万一检测到异常情况出现时，设置的联锁系统会迅速停止束流的供给。另外，设计可以降

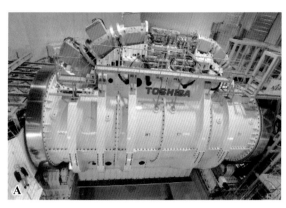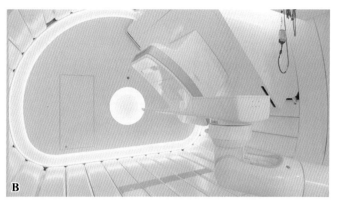

▲ 图 7-41　世界首台采用超导磁场的旋转机架

A. 搭载了超导磁场的旋转机架；B. 旋转机架治疗室内景（量研机构 / 放医研提供）

低人为操作失误的用户界面，使医疗人员可以放心地使用。

（四）小型化超导旋转机架

东芝一直致力于实现旋转机架的进一步小型化。因为上述扫描照射装置的尺寸为 9m，旋转机架无法进一步缩小是有待解决的课题。东芝通过与量子科学技术研究开发机构 NIRS 的共同研究，成功将扫描照射装置缩短到 3.5m（图 7-42）。

采用如此革命性的小型化扫描照射装置以及东芝的超导技术后，相比提供给量子科学技术研究开发机构 NIRS 的首台旋转机架，成功地将尺寸缩小了近 40%，全长更是只有 9m（图 7-43）。今后，东芝将继续把实现世界最小的重离子旋转机架以及向新型离子治疗装置的应用作为我们的目标。这种小型化的机型也将成为今后普及的机型。

现在，东芝的上述体积缩小 40% 的全球最小型重离子旋转机架已获得两份订单并在持续推进中。其中之一是提供给山形大学医学部的，装置包括 1 间水平固定束流治疗室及 1 间旋转机架治疗室，此项目的旋转机架是进一步小型化后的首台商用机。

山形大学的旋转机架于 2017 年开工，东芝的重离子癌症治疗装置关键部件制造均在日本的京滨事业所完成。2018 年 11 月开始了旋转机架的运输。大型结构件通过船运的方式由京滨事业所运抵仙台港，由仙台港运往山形大学时使用了

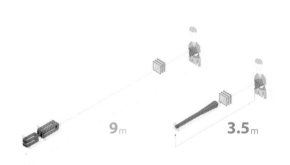

9m　3.5m

▲ 图 7-42　小型化的照射装置

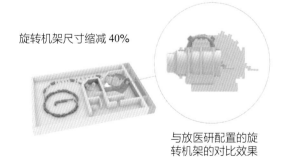

旋转机架尺寸缩减 40%

与放医研配置的旋转机架的对比效果

▲ 图 7-43　采用超导技术进一步小型化的旋转机架

特殊的运输卡车。为了照顾周边的交通，陆上运输均在深夜进行。

2019 年进行了设备安装，2020 年 3 月试运行，并于 2021 年开始治疗。山形大学采用的利用最先进超导技术的旋转机架是世界第 3 台重离子旋转机架，而且实现了世界最小的山形模式。通过采用旋转机架，可以避开脊髓、神经等重要器官，进行细微的角度调节，实现多方向照射。可期待提高照射至肿瘤的剂量分布，减轻不良反应。

该医院是世界首家与大学附属医院直接对接的"综合医院直通型"重离子设施，同时作为东日本和北海道地区唯一的重离子设施、可期待今后能为更多的患者提供放心，安全且最佳的治疗。

另外一台提供给位于韩国首尔市的延世大学医疗院，装置包括 1 间水平固定束流治疗室以及 2 间与山形大学相同的小型化旋转机架治疗室，这也是世界首例应用了 2 间旋转机架治疗室的最新的重离子癌症治疗装置，目前正在制造中（图 7-44）。患者的等待时间将会进一步缩短，由此可以期待比以往治疗更多的患者。与光子和质子癌症治疗装置一样，旋转机架治疗室也将会成为重离子治疗装置的标准配置。延世大学重离子设施于 2020 年 1 月开工。

（五）总结

如上所述，至今为止东芝一直致力于各种各样的技术开发，不断推进重离子癌症治疗装置的小型化及高精度化。现在正在进行更有助于扩大普及率的技术开发。未来还将以更小型、更高效的治疗装置为目标，并着手推进高温超导技术的应用。

八、质子 Flash 照射技术的发展

（一）Flash 放射治疗技术定义

放射治疗在癌症治疗中起着关键作用，一半以上的癌症患者都需要接受放射治疗。电离辐射的治疗用途在很大程度上是尽可能地消灭肿瘤细胞，同时尽量减少周围正常组织的不良反应。随着放射治疗的进步，包括图像引导和粒子治疗（例如质子治疗），显著地改善了肿瘤剂量的适形度，同时降低了正常组织的剂量。最新的研究结果表明如果使用超高剂量率（＞40Gy/s）Flash 放射治疗技术，把通常几周的放射治疗时间降低到几秒钟，保持肿瘤控制率的同时降低了不良反应，提高了放射治疗的治疗窗。图 7-45 为不同的剂量率治疗所产生肺部纤维化的情况，Flash 治疗的肺部纤维化显著降低。

Flash 放射治疗技术是一种以非侵入方式，

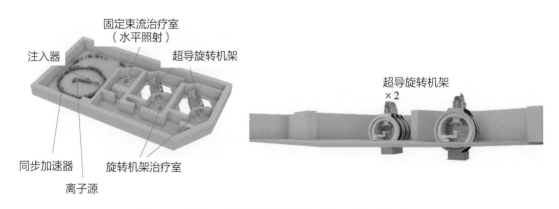

▲ 图 7-44 配置两台超导旋转机架的重离子癌症治疗装置

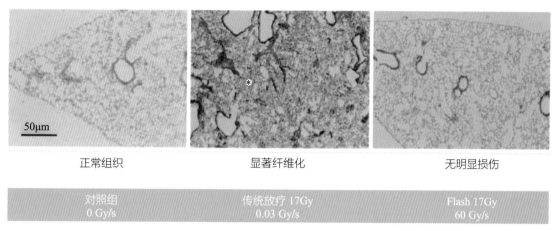

正常组织	显著纤维化	无明显损伤
对照组 0 Gy/s	传统放疗 17Gy 0.03 Gy/s	Flash 17Gy 60 Gy/s

▲ 图 7-45　不同剂量率治疗所产生肺部纤维化情况

以超高速(< 1s)，极高的剂量率(720000cGy/ 分)对肿瘤部位进行照射的治疗方式，治疗仅需 1~3 次。并且由于治疗时间极短，运动的靶区几乎不动，从根本上解决运动靶区管理问题，进一步提升治疗精度和疗效。图 7-46 比较了瓦里安不同放射治疗技术使用的束流剂量率。

（二）Flash 放射治疗技术预临床试验的初步结果

来自法国和瑞士的研究学者最近报道了在 Black 6 小鼠身上实施 Flash-RT 的研究结果。研究实验中采用了由法国 PMB-Alcen 公司生产的 Oriatron 6E（6MeV）和 Kinetron 型加速器（4.5MeV）的原型样机，该样机可提供平均剂量率为 0.1~1000Gy/s 的电子束，对应于每个电子脉冲提供 0.01~10Gy 的剂量。本实验中研究者首先利用 4.5MeV 电子和 γ 射线，分别以束流剂量率为 1.8Gy/min 对小鼠的胸腔实施总剂量为 17Gy 的常规照射，结果表明，两种射线在造成肺纤维化中的作用相似（即传统放疗剂量 15Gy 通常会造成小鼠的肺纤维化），而且通过小鼠的实验发现，两种射线对原发性肺癌、乳腺癌及头颈部肿瘤的控制疗效也类似。当采用高剂量率（60Gy/s=3600Gy/min）Flash 技术，实施单次 17Gy 超快（< 500ms）电子束的照射。重复上述实验时

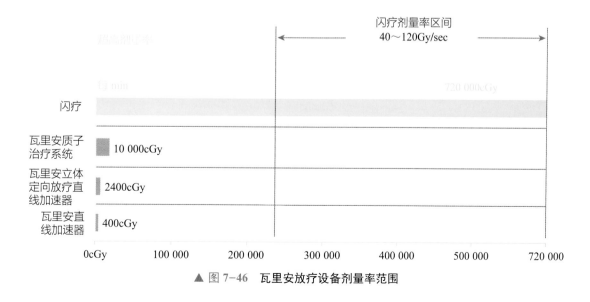

▲ 图 7-46　瓦里安放疗设备剂量率范围

发现，与常规剂量率治疗相比（相同的总剂量），Flash 治疗后 36 周随访的肺纤维化率同比降低了 60%，而肿瘤控制方面，两种治疗方法的疗效基本相当。单次 30Gy 的 Flash 结果表明，肺纤维化程度与传统照射 17Gy（总剂量）的结果类同。而另一组总剂量为 10Gy 的小鼠全脑照射对比研究发现，小鼠的空间记忆功能在 Flash 中能完好地保留下来，而相比之下，在采用常规剂量率照射组中小鼠出现了记忆功能受损的现象。

该研究小组还利用同一样机在幼猪身上研究了在 Flash 和传统放疗下的皮肤反应。实验过程中小猪处于麻醉昏迷状态，分别通过传统放疗（5Gy/min）和 Flash（300Gy/s）两种照射方式在猪的背部沿脊柱对称区域进行多次辐照，辐照直径为 26mm，在 12mm 深度处接受剂量为 22～34Gy，并通过胶片和丙氨酸剂量计进行了剂量确认。辐照的急性并发症主要表现为脱毛，Flash 辐照 3 周后猪出现了脱毛反应，持续 4 周后开始恢复。而传统放疗则出现了永久性脱毛，6 个月后仍未观察到有修复的迹象。此外，在辐照后 36 周的随访结果显示，严重的皮肤纤维化坏死只出现在传统放疗辐照区域，而分析对 Flash 照射区域的皮肤组织表明，其皮肤状态和没有受到辐照区域皮肤的状态保持一致，皮肤毛囊在

Flash-RT 辐照中成功地得到了保留。图 7-47 为小猪身上使用 Flash 照射和传统照射进行比较。

瑞士的研究学者首次在一个皮肤癌患者身上对于一个 3.5cm 的病变区进行了 Flash 治疗，所用的机器是电子加速器改装后的 5.6MeV 机器。所给剂量是 15Gy，考虑到一个脉冲可能有问题，给了 10 个脉冲，每个脉冲 1μs，重复频率 100Hz，90ms 内结束整个治疗。患者表面添加 5mm 的附加物，90% 等剂量线大约 1.3cm。最终的治疗效果还是非常积极的，治疗后有短暂的红肿反应，5 个月后几乎和正常皮肤一样。虽然只有一个病例，而且不是非常典型的病例，但也确实取得了非常积极的疗效，进一步增加了 Flash 临床应用的信心。图 7-48 为治疗前后皮肤反应情况。

（三）Flash 放射治疗技术束流的产生和剂量测量

除了上面提到的样机能提供 4.5～6MeV 电子的 Flash 外，来自斯坦福大学的团队通过改造瓦里安 21EX 直线加速器，也实现了 9MeV 和 20MeV 的 Flash 技术。为了保留加速器的临床应用功能，该设备采用了备用控制电路板来定制 Flash 所需的脉冲网络电压、输入电流、剂量

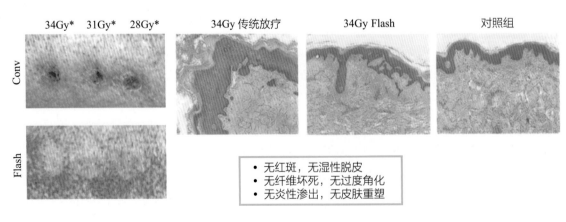

▲ 图 7-47　**Flash 照射传统照射对皮肤影响比较**

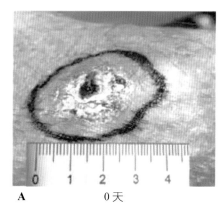 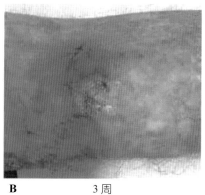 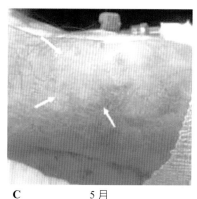

| A | 0 天 | B | 3 周 | C | 5 月 |

▲ 图 7-48　**Flash** 治疗前后皮肤表面反应

校准和快速束流的控制。考虑到在高剂量率下的饱和效应，监测电离室和束流位置监测系统都会被禁用，而剂量控制则通过连接在门控界面上的 Arduino Uno 微控系统来实施，通过对整个控制系统进行优化以及增加电子枪电流和射频强度，实现了稳定的高剂量率束流。为了减小平方反比对剂量率的影响，摆放小动物的平台可以放在 3 个不同位置：监测电离室、反光镜和内部铅门。通过对 9MeV 能量的测量显示，在以上 3 个位置 10mm 深度处的剂量率随位置变化较大，从 74Gy/s 降为 5.5Gy/s，而有效射野直径从 9.6mm 增加为 74mm。而对于 20MeV 而言，在反光镜位置处可以实现在 10mm 深度处大于 4cm 射野内（90% 剂量均整度），并可达到 220Gy/s 的剂量率，适用于动物实验。实验中剂量测量使用了 Gaf EBT2 胶片和 PTW 针尖电离室，并通过 FLUKA 蒙特卡罗模拟计算进行核对。

可以看到，在以上电子束 Flash 的临床前动物实验中，有几种剂量仪可用于剂量的测量，最常见的是 Gaf EBT2 和 EBT3 胶片。临床中胶片通常被用于相对剂量的测量和分析，考虑到电子能量在 1~100MeV 范围内，没有发现胶片对电子能量和剂量率（平均剂量率 ≤ 3000Gy/s，脉冲剂量率 ≤ 9.0×10^{12}Gy/s）有依赖性，因此胶片被广泛用在 Flash 的剂量测量中，并常常与其他不依赖于剂量率的计量测量工具，比如热释光剂量计（TLD）、丙氨酸剂量计进行比对，其测量结果一致性较好。传统的电离室在 Flash 环境中会出现饱和现象，从而会造成较大的剂量误差，需要在使用中加以注意。

（四）质子 Flash 放射治疗技术现状和面临的挑战

当前，临床前动物实验大多基于直线加速器所产生的高能电子束，治疗时间通常在亚秒或更短的范围。之所以选择电子而不是光子，主要基于以下两个原因：电子束由于不需要经过靶区，更容易达到所需的剂量率；而更重要的一点是电子束无法保护皮肤，其深度剂量（均匀的浅表剂量）更适合小动物实验。虽然电子束可以满足小动物（如小鼠）或浅表靶区的临床前放疗实验，但其有限的射程将限制 Flash 在人体肿瘤治疗中的临床应用。与之比较而言，质子治疗近些年有了较快的发展，全球有 70 多家中心提供质子治疗，由于不同于 X 线的物理特性，通过调节质子的能量，可控制质子不同的深度以释放出杀灭肿瘤细胞的能量；由此不但确保对靶区肿瘤细胞造成最大的杀伤，同时也可保护周围正常组织及器官。这在再程放疗和儿童肿瘤放疗方面显示出较大的优势。此外，质子系统具有提供超高剂量率的潜能，能够在临床质子系统上实现 Flash 技术。

法国居里研究所采用质子系统，在 138～198MeV 能量范围内通过设计单散射系统并利用脊形滤线器（ridge filter），不但达到 Flash-RT 所需的剂量率（40Gy/s），还在 12mm×12mm 射野内实现了质子 90% 射野内的平坦度。美国马里兰大学质子中心首次在瓦里安 ProBeam 进行了质子 Flash 预临床动物实验，结果显示，在相同的治疗剂量下，与传统质子放疗比较，Flash 可以有效地降低正常肺组织的损伤（25%～30%），从而减小放疗引起的肺纤维化率，同时治疗过程中可有效降低辐照区域内皮肤皮炎的发病率（35%）。图 7-49 为 Flash 照射肺部纤维化和放射性皮炎的比较。

2019 年 3 月，瓦里安在美国亚特兰大举行了第一次 Flash 前沿技术研讨会，参会的主要学者主要来自 14 家瓦里安 ProBeam 质子中心。大会首先回顾了现有 Flash 相关的成果，介绍了几个由瓦里安主导的 Flash 临床前实验项目的状态，分组（临床、放射生物、物理）讨论并总结了 Flash 面临的挑战以及迫切需要解决的问题，并

着重阐述了瓦里安在未来几年内对 Flash 临床实验的支持计划，以及对 Flash 最终在临床中应用的展望。

要真正实现质子 Flash 的临床应用，我们还要面临许多与物理相关挑战。

1. 需要统一定义 Flash 的剂量率

这对综合分析和比较来自不同研究中心的研究数据尤为重要，这样可以降低由于不同剂量率标准而造成的数据不一致性以及分析难度。

2. 现有质子系统无法直接提供 Flash

比如在当前广泛使用的笔形扫描束治疗系统中，扫描磁铁的横向（x，y）扫描质子束提供合适的射野尺寸，能量调节器调整能量保证质子束能达到治疗所预期的深度，这些功能在临床应用上都是必需的；但这两个过程都需要时间来完成，而 Flash 又需要维持超短治疗时间，从而保持超高剂量率，因此当前质子笔形扫描束治疗系统无法同时提供 Flash 需要的高剂量率和临床在横向与纵向上所需的剂量展宽。此外，质子治疗系统内的有些重要部件，也因 Flash 技术需要考虑升级；比如，现有质子系统里的监测电离室（monitor chamber）在 Flash 的高剂量率环境中会

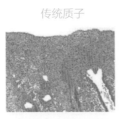

正常组织毒性分析

肺部纤维化降低 *
Flash vs. 传统质子放疗（17.5Gy）

对照组　　　　　Flash 质子　　　　传统质子

25%

35%

放射性皮炎 * Flash vs. 传统质子放疗（17.5Gy）

* 平均放射性皮炎分数

肺部纤维化　　　　　　　　　　　　　放射性皮炎
（由不知晓方案的、独立的病理学家分级）

* 平均纤维化分数

▲ 图 7-49　**Flash** 照射肺部纤维化和放射性皮炎的比较

出现饱和，因而也需要更新。

现今质子 Flash 的研究仅限于使用穿透患者的高能质子束，使用其近端（非布拉格峰区域）剂量进行治疗，并未有效地利用质子有限射程的物理优势和布拉格峰附近高放射生物效应的生物优势。此外，当前治疗系统能提供的最高质子能量并不能在所有角度上穿透人体的各个部位，这种方法会大大地限制 Flash 可选择的治疗角度。

质子治疗的放射生物效应一直是临床上关注的一个焦点。在 Flash 应用于临床之前，需要清楚地了解其放射生物效应，并考虑将这种效应计算到治疗计划的优化过程中，从而确保治疗计划的精确性。

3. 在线图像引导技术

考虑到 Flash 是低分割甚至是单次治疗，而且治疗时间很短，高精准的在线图像引导技术至关重要；图像引导系统应该同时具备实时跟踪肿瘤靶区和引导摆位，并具备触发治疗射线的功能。

现有质子中心的辐射屏蔽需要在 Flash 环境中进行再次的评估，以确保治疗环境的安全性。

除此之外，还有许多生物和临床相关的问题均有待解决。比如，至今为止，我们始终无法找到 Flash 的放射生物机制。为了理解 Flash 现象，研究人员提出了各种不同的解释。在 Flash 过程中，当含氧的正常组织受到高剂量率照射时该组织来不及富含氧气，造成了在照射区域内引起的氧耗尽现象，从而增强了该局部区域内正常组织的抗辐射性。肿瘤内部本身则处于乏氧状态，其与氧含量相关的抗辐射性并不会因为辐照而变化，而 Flash 的剂量递增会增强对肿瘤组织的破坏性。换而言之，Flash 过程中正常组织能更好地耐受治疗中的高剂量，而肿瘤组织却保持着与传统放疗类似的抗辐射性，这就是我们所看到的 Flash 效应。也有学者从免疫学角度解释了 Flash

现象，超快的 Flash 辐照降低了循环血细胞中受到辐照的比例，因此对整个免疫系统的伤害小于传统大分割放疗。由于循环血中淋巴细胞的染色体畸变完全由受辐照的细胞比例以及辐照时间所决定，Flash 超短的治疗时间将使大量的循环免疫细胞避免受到照射，由此减少了治疗相关的并发症，而这种效应无法在传统的大分割放疗中观察到。对于如何从放射生物学角度去解释在动物 Flash 中观察到的实验现象，还需要通过设计更系统且有针对性的实验，分析并探讨更多的动物模型及实验结果以寻求最终的答案。

一些研究人员也正在研究 Flash 疗法和免疫治疗之间的关系，免疫疗法利用人体的免疫系统来对抗癌症。免疫疗法在少数癌症患者中产生了前所未有的疗效和生存率，但是也有许多其他患者并没有从这些药物中获益。研究人员想要知道 Flash 加上免疫治疗是否能够改变目前这种情况。他们希望包括 Flash 在内的研究项目能够更好地增强免疫疗法。目前一个 Flash 的科研项目就是研究它对于干扰素和模式识别受体信号的影响，这些信号使免疫系统能够对抗癌症。另外一个项目是研究 Flash 是否能够在减少不良反应的同时，让肿瘤组织更易受到免疫系统的攻击。

Flash 放射治疗是一种很有前景的癌症治疗方法，持续的科研将帮助人们了解这种方法的工作原理。如果科研继续在动物身上产生积极的结果，在未来几年内或许可以看到人体临床试验。

九、清华大学新型呼吸门控项目介绍

（一）呼吸运动对肿瘤放疗的影响不容忽视

呼吸运动对肝脏和肺部等位置的肿瘤放射治疗效果有重要影响。呼吸会造成肝脏和肺等器官中的肿瘤位置变化，包括前后方向、左右方向、上下方向。受到患者呼吸模式、肿瘤位置等因素的影响，肿瘤位置的变化往往十分复杂。在肿瘤放射治疗中，尤其对于质子和重离子治疗，如果不考虑呼吸运动的影响，将造成靶区剂量不足，无法达到预期治疗效果，同时质子和重离子射线将对正常组织造成严重的放射性损伤，引起并发症。图7-50为肺部肿瘤在不同呼吸时刻的位置，从图中可清晰看出呼吸对肿瘤位置的影响。

（二）临床存在多种放疗呼吸管理方法

目前，运用于肿瘤放疗的呼吸管理技术主要包括扩大照射野、腹部压迫呼吸、屏气技术、呼吸门控技术和肿瘤实时跟踪技术。研究表明，这些方法都能有效地减少呼吸运动对肿瘤靶区精确照射造成的不利影响，与未采取呼吸控制技术进行放疗的最终结果相对比，最终都能够在一定程度上提高肿瘤局部控制率或是降低NTCP。

1. 扩大照射野

在光子放疗中，通常扩大照射野，使射线照射范围能够覆盖肿瘤运动全过程，保证肿瘤的照

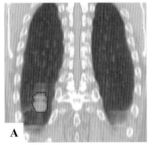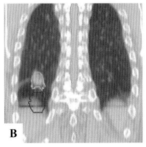

▲ 图7-50 呼吸运动对肺部肿瘤位置的影响

射剂量（图7-51）。该方法简单、直观，仅需要制订相应的治疗计划，对治疗流程和方法影响较小，在临床实践中得到了广泛的应用。

然而，简单的扩大照射野并不适用于质子/重离子治疗。光子的生物学效应远低于质子/重离子，扩大照射野后，光子对正常组织的损伤有限，有助于肿瘤治疗。而质子/重离子生物学效应高，一旦照射到正常组织，对其损伤较大，将大大提升正常组织并发症风险。

2. 腹部压迫呼吸

腹部压迫呼吸技术是通过限制呼吸来降低肿瘤位置的变化。临床上，通过一块平板压迫在患者腹部，使患者呼吸受限，进而限制肿瘤运动的范围（图7-52）。这种方法最早由瑞典一家医院提出并用于立体定向放射治疗中。据报道，在肿瘤运动超过5mm时，该方法能够达到比较好的效果。

该方法对患者呼吸进行限制，在治疗过程中容易引起患者不适，而且压迫力度和位置的确定依赖于物理师经验，压迫后对肿瘤运动的限制效果需要在每次治疗前进行验证。

3. 屏气技术

屏气技术是通过主动控制呼吸来限制肿瘤位置。在患者屏住呼吸的时候，肿瘤停止运动，位置相对固定，此刻进行照射即可避免呼

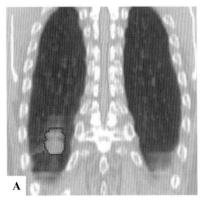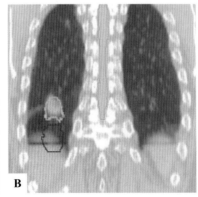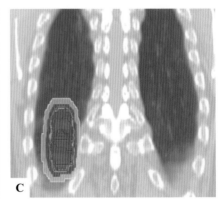

▲ 图7-51 扩大照射野覆盖肿瘤运动范围

吸运动的影响。屏气技术一般需要配合肺量计等设备，辅助患者实现自主或半自主的屏气呼吸（图 7-53）。

屏气技术需要患者高度配合，治疗中需要患者和医护人员不断交互，指导患者进行规律的屏气和呼吸，以实现顺利的治疗。该方法使用范围有限，多数患者很难掌握有效的屏气呼吸方法，辅助设备也容易造成不适感，同时对患者进行呼

吸训练也会给医护人员带来额外的工作量。

4. 呼吸门控技术

呼吸门控技术通过实时监测呼吸运动，在特定的呼吸相位（一般为呼气末期）打开射线照射，保证每次照射时间内肿瘤保持在预定的位置（图 7-54）。临床常用的呼吸门控系统包括美国 Varian 公司的 RPM 系统和日本 Anzai 医疗公司的 AZ-733Vi 系统，其通过测量呼吸过程中腹部的起伏来跟踪呼吸运动，并利用四维 CT 确定呼吸运动和肿瘤位置的关系，从而实现呼吸门控治疗。

呼吸门控技术对患者相对友好，在治疗过程中患者可以自由呼吸，仅需在保持规律的呼吸节律下，即可实现呼吸门控治疗。其主要缺点是治疗效果高度依赖于呼吸信号的准确性，在患者呼吸不规律或者信号测量不准确的情况下难以保证治疗质量。

5. 肿瘤实时跟踪技术

肿瘤实时跟踪技术利用 X 线影像，在放疗过程中实时跟踪肿瘤或者金属标记位置，并据此实时调整射线照射角度，实现对肿瘤的实时跟踪治疗（图 7-55）。目前的放疗装置多利用 X 线或正交 X 线成像，直接观察肿瘤或者金标的位置。肿瘤追踪技术对靶区影像质量、图像处理技术、放疗射线跟踪精度等的要求较高，不适用于肿瘤影像分割困难和金标植入不便等情况的患者。

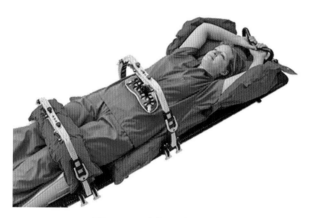

▲ 图 7-52　腹部压迫呼吸装置

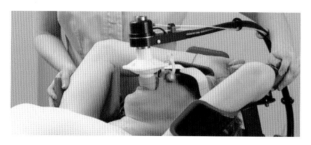

▲ 图 7-53　屏气呼吸辅助装置

来自网络：https://en.wikipedia.org/wiki/Deep_inspiration_breath-hold

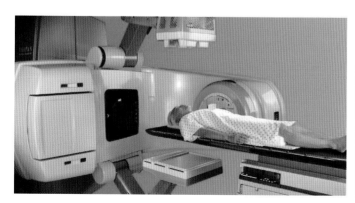
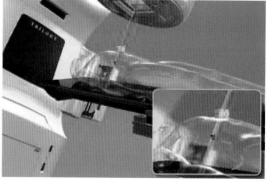

▲ 图 7-54　呼吸门控技术图示

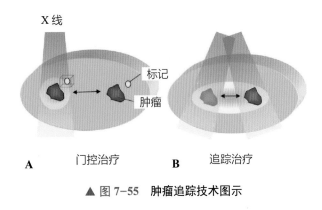

▲ 图 7-55　肿瘤追踪技术图示

（三）清华大学新型呼吸门控技术

呼吸和心跳会引起背部压力的微小变化，清华大学唐劲天教授团队提出通过背部压力实现对呼吸运动的实时监测，并用于解决放疗中由于呼吸引起的肿瘤运动问题。目前清华大学联合美国 MGH 和中国人民解放军总医院已完成该技术的初步验证。该方法可准确监测呼吸运动，同时监测身体位置、身体活动和心脏搏动，且测量过程隐蔽，对患者无任何生理或者心理负担，有望成为新的肿瘤放疗监测方法。

1. 背部压力肿瘤放疗呼吸监测系统

基于背部压力的放疗呼吸监测系统由压力传感器、信号调理电路、射线开关监测、门控信号输出和监测软件等模块组成，可实现对放疗过程中呼吸运动、心脏搏动、身体活动和体位变化等关键状态的监测（图 7-56）。该系统仅需患者仰卧在治疗床，背部与传感器接触即可实现呼吸监测，监测过程隐蔽，对患者无任何负担。

背部压力肿瘤放疗呼吸监测系统各模块具体功能如下。

（1）压力传感器模块与患者背部产生压力接触，将呼吸、心跳、身体活动、体位变化等引起的压力信号转换为模拟电信号。

（2）信号调理模块接收压力传感器输出的模拟信号，对其进行适当的放大、滤波等调理，抑制传输线上噪声，对模拟信号进行采样，将采样数据发送到电脑终端。

（3）射线开关监测模块对射线开关指示信号进行测量，该信号为逻辑电平，指示 CT 射线束或放疗射线束是否打开，模块将采集的数据发送到电脑端。该信号主要用于四维 CT 重建和放疗射线监测。

（4）监测软件模块实时显示呼吸信号、心冲击信号、身体活动、体位变化和射线开关状态，并计算呼吸门控信号。

（5）门控信号输出模块适配放疗设备，将门控信号输出到放疗设备，控制放疗射线的开关。

2. 验证呼吸监测与门控的可行性

清华大学唐劲天教授团队已完成背部压力呼吸监测系统用于放疗呼吸监测的可行性验证工作。通过临床验证实验，对比背部压力呼吸信号和实时位置管理系统（real-time position management，RPM）（美国瓦里安公司）呼吸信号，并对两种信号重建的四维 CT 影像进行评估。结果表明，两种系统测量的呼吸信号一致性强，重

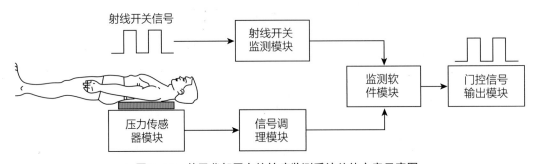

▲ 图 7-56　基于背部压力的放疗监测系统总体方案示意图

建的四维 CT 影像质量相近。这说明背部压力信号可反映呼吸运动，基于背部压力的呼吸监测系统可作为 RPM 系统的替代或补充手段，应用于肿瘤放疗呼吸监测等相关领域中。

3. 探索心脏监测、身体位置与身体活动监测的可能性

清华大学唐劲天教授团队对该方案在心脏监测、身体位置与身体活动监测的可能性进行探索，通过实验测试，证明背部压力在心动周期检测方面与心电图有很强的一致性。这说明该方法可成为心脏门控的替代或补充手段。同时，提出利用背部压力变化检测身体活动，验证了背部压力系统用于放疗中身体活动与体位变化监测的可能性。

（四）小结

1. 呼吸运动对肝脏和肺部等位置的肿瘤放射治疗效果有重要影响，如果不加以考虑，将造成靶区照射剂量不足，无法达到预期治疗效果，同时射线将对正常组织造成严重的放射性损伤，引起正常组织并发症。

2. 临床上有多种肿瘤呼吸运动管理技术，主要包括扩大照射野、腹部压迫呼吸、屏气技术、呼吸门控技术和肿瘤实时跟踪技术。

3. 清华大学唐劲天团队提出利用背部压力的新型放疗呼吸监测与门控方法。该方法可准确监测呼吸运动，同时监测身体位置、身体活动和心脏搏动，监测过程隐蔽，对患者无任何生理或者心理负担。

十、设备小型化的探索与未来

（一）质子放疗的探索历史

自 1903 年英国科学家、诺贝尔奖得主 William Henry Bragg 发现质子束的物理学效应——布拉格峰以来，质子放疗技术在全球已经过 110 多年的探索研究和发展，大体可分为三个阶段。

1. 实验室和临床研究阶段（1903—1990 年）

标志性事件是 1952 年，美国加州大学伯克利分校（University of California, Berkeley）的 LBL 开展了首例质子和氦粒子放疗实验，拉开了利用质子治疗恶性肿瘤的序幕。此后，欧洲、美国、苏联、日本等国家和地区的众多科研机构利用大型科研装置进行了大量质子治疗的实验和临床研究。

2. 大型多室质子设备应用阶段（1990—2012 年）

1990 年，美国 LLUMC 建成了全球第一家医院内的质子治疗中心并治疗了第一名患者，开创了质子治疗的商业应用时代。此后，质子技术正式在世界各国投入商业化运营，美国、比利时、日本等国相继开发了各种的大型质子设备，这一时期建成的质子中心绝大多数由政府或研究机构支持，质子治疗技术未得到大范围普及。

3. 小型化单室质子设备应用阶段（2012 年至今）

大型质子系统面临投资运营成本高等问题，全球科研人员和生产厂一直在努力寻找解决方案，2012 年 Mevion Medical Systems, Inc.（以下称"Mevion 公司"）最先取得突破，研发成功全球首台集成化小型单室质子设备，并于 2013 年在美国临床治疗第一个患者，开创了质子系统小型单室化的道路。之后国际主要厂商均开始研发生产小型化质子设备，质子治疗行业从此进入小型化时代。

（二）质子治疗系统进行小型化探索的原因

从实验室和临床研究阶段到大型多室质子设备应用阶段，质子治疗发展缓慢，这主要是受到设备的制约，这个时期的系统具有以下问题。

1. 系统复杂

为提高束流使用效率，均为多治疗室系统，由一个大型加速器配用多个治疗室，配备复杂的束流传输系统、大型控制磁铁、供电电源和大型

旋转机架，结构极其复杂。

2. 占地巨大

由于装置复杂，五室中心占地可达数千平方米，一般无法布置在现有医院内，还需要建设配套科室甚至新建一个医院，因此占地十分巨大。

3. 价格昂贵

复杂的系统结构带来高昂的设备造价，设备本身价格就高达数亿人民币，加上配套机房等设施的建设成本，总造价超过十亿人民币。

4. 建设困难

在束流从加速器输送到多个治疗室近百米的距离上，机房的精度和沉降要以零点几毫米进行控制，加上庞大的机房体积和机房内复杂的管线布置，造成了建设难度成几何级数增加，细微的偏差就会造成系统无法正常投入使用。

5. 运营维护负担大

大型加速器、复杂的束流传输系统及大型旋转机架需要每年消耗大量电能才能维持系统的正常运转。复杂的构造还增加了运行维护的困难，厂家和用户需要建立专门的庞大运行维护团队操作设备并每日对设备进行维护，这使得运营维护的成本居高不下，成为用户的长期负担。

由于以上问题，这一时期建成的质子中心绝大多数由政府或研究机构支持，运作情况普遍不佳，多家质子中心因此破产或重组。因此，即便在发达国家，质子治疗技术也难以大范围普及推广。

相较于传统大型多室设备，小型单室设备大大降低了占地面积，总体拥有成本低、效率高，操作简单，性价比高（表7-11）。

此外，小型化单室设备更具有以下优势。

(1) 可安装在现有院区内，甚至作为现有放疗科的组成部分，无须另建新的院区。

(2) 可以共享医院现有医疗资源、医生、技术人员。

(3) 患者在医院内部就诊治疗，便于进行综合治疗。

(4) 总体拥有成本低，部署时间短，经济效益好，可持续发展。

(5) 与直线加速器类似，医疗机构可根据需求逐个治疗室装机，配置灵活。

由于以上优势，近几年小型化质子设备已经逐渐成为市场绝对主流，质子设备小型化、单室化发展趋势已经形成。

（三）质子治疗系统小型化探索的路径

由于小型化质子治疗设备越来越受到市场的青睐，各主流设备厂商对于缩小设备投入的科研力量也越来越大。主要的探索路径包括加速器小型化、系统结构简化缩小和布置形式的创新。

1. 加速器小型化

加速器是质子治疗系统的核心，加速器的小型化是整个系统小型化的基础，回旋和同步加速器目前是用于质子治疗领域加速器的主流，针对这两种加速器小型化的研究一直在进行。

缩小回旋加速器体积重量的主要方法就是使用高场强的磁铁，采用超导磁铁可满足这个要求。目前使用超导磁铁的等时性回旋加速器已经将常温磁体加速器5m左右的直径缩小到3.5m，重量也从200吨多下降到100吨以内。进一步将磁场强度提高2~3倍，并采用同步回旋技术，可以使加速器缩小到15~50吨重。Mevion公司仅重15吨的超导同步回旋加速器是小型化的探索中最出类拔萃的代表，磁场强度高达10T，直径1.8m（图7-57）。

对于同步加速器来说，通过改进磁铁、改变磁铁布置方式、调整束流特性以及与注入器加速器联合使用，已经实现将加速器直径从8m缩小到5m（图7-58）。

2. 传统系统结构的简化缩小

大型质子治疗系统都是一个加速器配多个治

表 7–11 典型单室质子治疗系统与传统多室质子治疗系统对比（以 Mevion S250i 为例）

	典型单室质子治疗系统	传统多室质子治疗系统
系统初始投资	显著降低，为多室系统的 20%～30%	为单室系统的数倍
建设成本	大幅减少，机房体积缩小减少了建筑成本，且系统的简化降低了建筑的难度，进一步降低了建筑成本	庞大的机房体积带来巨大的建筑成本，且需一次投入。复杂的机房结构和沉降要求大幅增加了建筑的难度，带来了额外的建筑成本
部署时间	大幅缩短，从设计到临床调试完成在 2 年以内	至少 2 年以上，大部分是 3 年
运营要求	大幅降低：标准放疗团队；无须单独加速器操作团队；能耗低，小于多室系统能耗的十分之一	质子束流输送系统庞大，操作复杂，除医疗团队外还需要加速器操作团队配合；能耗高（每年耗电以千万 kW·h 计算）
系统维护	维护简单，无须日维护，仅需季度维护与年度维护，最大限度保证了客户的临床使用时间	系统复杂，需每日维护，影响每日治疗时间，同时每年需要的维护时间长，整体维护成本高昂
患者量	无须束流排队，效率高	整个系统仅有一台加速器，多个治疗室只能依次治疗，需要束流排队和束流配给，患者量受到限制

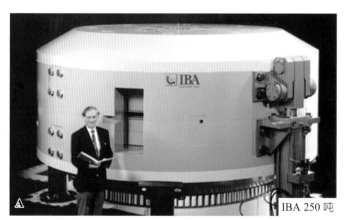

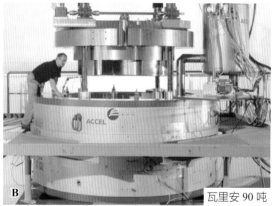

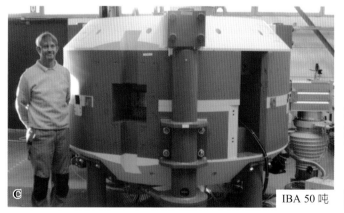

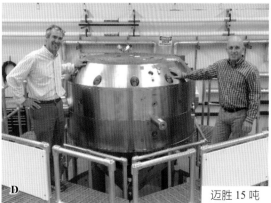

IBA 250 吨	瓦里安 90 吨	IBA 50 吨	迈胜 15 吨
等时性回旋加速器	等时性回旋加速器	同步回旋加速器	同步回旋加速器

E

▲ 图 7–57 不同重量回旋加速器

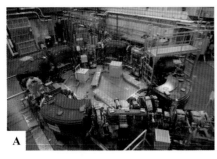 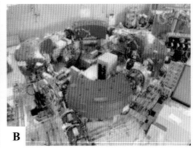 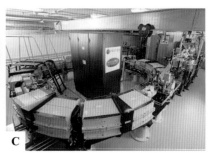

▲ 图 7-58　不同直径的同步加速器

HITACHI 传统同步加速器，直径 7.8m（A）；HITACHI 紧凑型加速器，直径 5.1m（B）；PROTOM 的紧凑型同步加速器，直径 4.88m（C）

疗室的系统结构，配备束流传输系统和旋转机架，它们是设备占地和体积巨大的主要因素。要将系统小型化，对整个系统结构和这两部分进行改进是必然的选择。

首先，系统结构由一个加速器对应多个治疗室，变为一个加速器对应一个治疗室，可以立竿见影地把整个系统的占地面积大幅缩小。治疗室的减少自然减少了束流传输系统的长度，经过专门优化后，束流传输系统从传统大型质子治疗系统的近百米大幅缩小到仅几米，除了占地面积大幅减少外，还带来了能耗降低和便于维护的好处。

其次，旋转机架直径都很大，非常占空间。传统的 360° 旋转机架半径大概为 5～6m。旋转机架半径过大主要是因为质子源（位于扫描磁铁附近）和患者之间要有一定距离；此外，剂量设备、照射野转换器和扫描磁铁（通常位于最后一个偏转磁铁的下游），都需要占用空间，这让旋转机架的半径增加了 1.5～2m。而通过把扫描磁铁放置到偏转磁铁前面或置入偏转磁铁内的"上游扫描"（upstream scanning）式旋转机架，半径只需要 2～3.5m。

除了要给治疗头组件预留空间外，造成旋转机架直径过大的另外一个主要原因是偏转半径的限制。缩小质子束偏转半径的唯一方法是增强主偏转磁铁的磁场强度，但传统的常导磁铁

（resistive magnet）的磁场已接近最大值，只有使用超导磁铁才能获得更强的磁场。使用超导磁铁以后，加上从"下游扫描"到"上游扫描"的改进，就能真正缩小质子治疗设备旋转机架的直径。此外，使用超导磁铁还可以减轻设备的重量，这有助于简化支撑结构的设计制造，从而降低旋转机架的体积重量。

除了在 360° 旋转机架基础上改进减小机架尺寸外，还有一个探索路径是让机架只做 180° 左右的 C 形旋转，配合治疗床的旋转仍然可以实现 360° 的照射角度，这样在保证治疗需要的情况下机架所需的空间就自然减少了一半，通过这种方法配合上述减少机架直径和重量的设计，可以将设备的占地面积缩小约 100m²，同时进一步降低机架的体积和重量。这种改进路径实现难度低，效果显著，目前主流的单室系统大部分采用了这种 C 形旋转机架（图 7-59、图 7-60）。

3. 布置形式的创新

虽然对系统结构简化和缩小后占地面积大幅缩小，但仍是加速器室、束流传输系统室、治疗室水平横向布置的传统系统布置形式，严格说并不能称为真正的"单室"系统，各部分都需要占用一定的平面面积，造成整个系统的总占地面积仍居高不下。

改变这种状况的一个创新的探索方向是将加

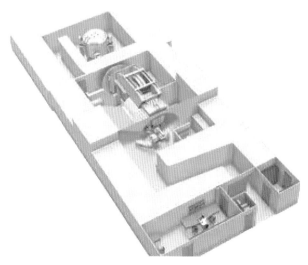

▲ 图 7-59　IBA Proteus One 单室系统采用的 C 形旋转机架

案中唯一真正的"单室"方案，是占地面积和体积优化比较好的布置形式（图 7-61）。

另外一个缩小系统占地面积的探索方向是将加速器安置在治疗室下方或上方的加速器室内，通过垂直的束流传输系统将束流输送到治疗室内。这种垂直竖向布置的设计能够减小设备的占地面面积，但是显然建筑的高度需要相应增加（图 7-62）。

（四）质子治疗系统小型化的未来

1. 采用新型加速器

同步和回旋加速器小型化经过多年的研究已经取得了许多进展，但这也意味着继续改进的可

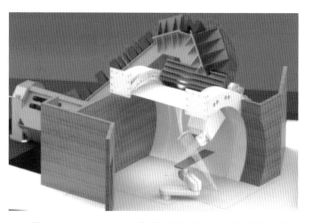

▲ 图 7-60　HITACHI 单室系统采用的 C 形旋转机架

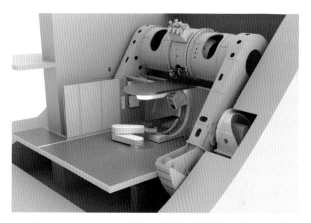

▲ 图 7-61　Mevion 公司加速器与旋转机架集成在一起

速器和旋转机架集成在一起，这样做的难度在于加速器的大小和重量需要缩小到能够安装到旋转机架上，这个难题被 Mevion 公司和麻省理工学院（Massachusetts Institute of Technology）合作攻克了，他们创造出了目前最小的治疗用质子加速器。这个加速器被安装在了一个专门设计的旋转机架上，束流直接从加速器输送到治疗室内，从而取消了复杂且占地的传统束流传输系统，整个系统（包含加速器、旋转机架、新型直接束流传输系统）全部集成在了一个空间内，占地面积大幅缩小，高度上却没有增加，甚至只有传统 360°旋转机架的 2/3。这个方案是目前系统小型化方

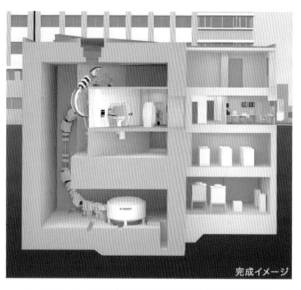

▲ 图 7-62　垂直竖向布置的质子治疗系统示意图

能性有限。因此，进一步缩小加速器需要新技术的引入，随着技术的进步，新型加速器的概念和设计层出不穷，代表方案如下。

(1) 介质壁加速器：介质壁加速器是一种新概念高梯度脉冲加速器。核心是介质壁加速管，可产生高达 50～100MeV/m 的梯度，一个 2m 长的介质壁加速管在顺序点火后，就能将质子连续加速至治疗所需能量值。由于加速梯度高，相对于传统线性加速器，介质壁加速器不但重量和体积小，建造的成本也具有优势。

(2) 激光加速器：激光加速器是利用激光束的高电场来加速带电粒子的一类新型加速器。激光具有短波长、高功率密度的特点，可产生场强度很高的电场来获得比传统加速器更高的加速梯度，从而缩短加速的长度。加速长度的缩短可以显著降低系统所需要的空间、运行和维护成本，同时激光加速器产生的离子束具有能量高、脉冲短（皮秒量级）、尺寸小（微米）、方向性好等特点，具有很高的时间和空间分辨率，适合肿瘤治疗使用。

2. 取消旋转机架

无论如何改进，旋转机架的存在都限制了系统进一步缩小。研究表明，通过水平固定束、束流偏转和患者在竖向治疗椅上转动的方式可实现几乎所有角度束流的照射；并且剂量学研究结果显示，采用这种形式系统笔束扫描计划的质量与有旋转机架的系统相当。因此，如果能够在束流固定不变的情况下通过患者自身的旋转获得必要的束流角度以实现预期的剂量分布，就可以取消复杂的束流传输系统和旋转机架，大幅减少系统的占地面积和体积（图 7-63）。

另一种更加彻底的办法是使用环形磁场，环形磁场具有轴对称性，可以将任意角度入射的离子偏转到它的中心处，利用这一特点可以直接将不同角度治疗束偏转到患者的肿瘤位置，从而不再需要使用旋转机架和导向磁铁，这就是 CERN

推出的 GaToroid 机架的原理。这种设计减轻了系统重量和机械的复杂度。经过计算，对于质子治疗来说，GaToroid 机架（图 7-64）可以缩小到半径 1.5m，长度大约为 6m，质量大约为 12000kg。这个尺寸重量将使在常规直线加速器的机房大小的空间中放入质子治疗系统成为可能。

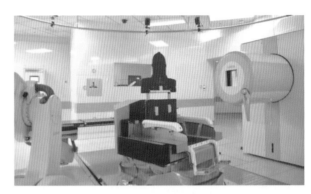

▲ 图 7-63　上海质子重离子医院用于试验的旋转治疗椅系统

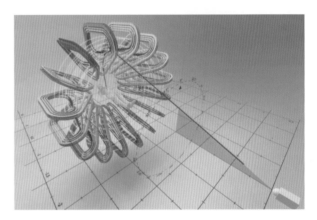

▲ 图 7-64　GaToroid 的设计可以为离子治疗设备提供更加小巧轻便的机架

十一、加强粒子治疗硬件设备加工的质量标准化和质量追溯管理系统建设

（一）概述

近半个世纪年以来，随着中国加速器大科学装置的蓬勃兴起与发展，国内前后涌现出了一批具有专业素养并与国内大科学装置相配套的加速

器硬件设备供应商，如兰州科近泰基新技术有限责任公司、北京高能锐新科技有限责任公司、上海克林技术开发公司、合肥科烨电物理设备制造有限公司、合肥聚能电物理高技术开发有限公司、西部超导材料科技股份有限公司等，同时他们也为中国加速器技术的创新与发展做出了巨大的贡献。

在国内质子、重离子治疗设备制造机构（如中核质子、合肥中科离子、上海艾普强、兰州科近泰基、华中科技、无锡新里程、广州恒健、南京中硼等公司）蓬勃兴起的新时代，加速器硬件设备供应商也成为了质子、重离子治疗硬件设备供应商，为质子、重离子治疗设备的奠定了硬件基础。但是随着加速器技术在质子、重离子放疗上的应用，这些加速器设备的生产厂商，需要在一定程度上推陈出新、转变思路，为加工出适应质子、重离子医疗产品的硬件设施做出更多贡献。

（二）国内质子、重离子治疗设备硬件加工环境

质子、重离子放疗设备属于国家甲类大型医用设备，其对产品的安全性、可靠性、稳定性、经济性、系统性要求要远远高于其他类型的医疗产品。而目前国内的大部分生产厂商由于长期为科研加速器产品服务，产品主要用于实验装置，而非用于市场的医疗产品。所以在设计、加工制造过程中，生产厂商对于医疗产品的安全性、可靠性、稳定性和系统性的考虑有所欠缺。另外由

于质子、重离子放疗设备的产业化，将会造成产品硬件的批量化生产，这对于产品的经济性也提出了较高的要求。质子重离子治疗设备硬件如电磁铁、射频四极、DTL、电子加速管、旋转支架、回旋加速器等作为质子、重离子放疗设备的核心部件，其安全性、可靠性、稳定性、经济性直接影响了整套设备的性能与市场竞争力，而提高质子、重离子放疗设备的安全性、可靠性、稳定性、经济性的一个重要前提工作是产品的质量管控体系的建设，而质量管控体系建设的核心内容为质量标准化体系和质量追溯管理系统的建设。

（三）国内质子、重离子治疗设备硬件加工的质量标准化体系的建立

由传统的加速器部件向质子、重离子放疗产品的转变，质子、重离子治疗设备硬件的加工需要建立相应的产品标准，在一定程度上实现产品质量的标准化。为了使产品质量在产品的各个阶段均可以得到有效控制，从设计、原材料进厂、工艺安排、生产、安装、调试、销售、维护保养等各个环节，都必须有相应检验标准作为保证。检验标准不仅仅包括各种技术标准，还需包括管理标准。质量标准化体系的主要内容如图 7-65。

同时，质量标准化建设将很大程度上提高产品的稳定性，降低成本，缩短产品产出周期，实现企业精益化管理。如上海克林技术开发有限公司近十几年来一直为某日本企业提供质子、重离子治疗设备用电磁铁。在 2010 年，为某日企的

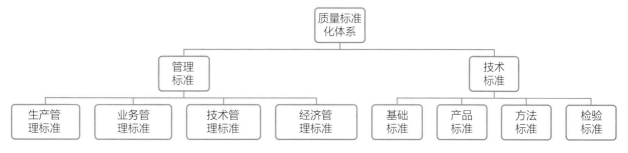

▲ 图 7-65　质量标准化的主要内容

质子治疗系统供应电磁铁共计130余台，其中包含上千个水接头，验收时需对产品进行水压试验，两次试验均合格，但在现场安装时发现一个水接头漏水，被罚款50万元人民币。而罚款如此之重的缘由为所有同类工艺的水接头需全部重新焊接。正是在如此严格的产品质量要求下，上海克林技术开发有限公司在产品质量标准化建设上积累了丰富的经验，并在借鉴日本企业的质量要求上建立起了自己的质子、重离子治疗设备硬件加工的质量标准。

（四）国内质子、重离子治疗设备硬件加工的质量追溯管理系统建设

由于质子、重离子治疗设备是系统工程，产品生产时存在品种多、批量小的客观情况，一个批次零部件往往用在多个产品型号、不同批次订单生产中。当制造过程或使用质量异常，调查出某批次元器件存在问题时，为了锁定问题零部件的具体用在什么订单、哪几个批次，需要手工对现有大量的纸面产品流程卡、领料单等信息展开过滤、清查。往往浪费大量人力及时间，造成异常发生后不能快速响应、效率低下，甚至有时候出现等调查清楚时发现存在潜在风险的产品已经安装使用的情况，对公司的品牌建设、售后成本及客户的时间成本都造成很大损失，同时由于医疗产品对安全性的特殊要求，所以硬件加工企业都迫切需要建立一套完善的产品质量追溯系统。

企业生产的每批（台）产品均应当有检验记录，并满足可追溯的要求。检验记录应当包括进货检验、过程检验和成品检验的检验记录、检验报告或者证书等。企业应当规定产品放行程序、条件和放行批准要求。放行的产品应当附有合格证明。同时应当根据产品和工艺特点制定留样管理规定，按规定进行留样，并保持留样观察记录。

追溯过程中为了还原生产环境，挖掘产生产品质量异常的原因，需要在生产过程中采集制造过程的"5M1E"信息，包括人（man）、机（machine）、料（material）、法（method）、测（measurement）、环（environment），系统在采集过程中将按采集点布局进行采集，采集内容见表7-12。

质量追溯管理系统建设将实现产品来源可追溯、生产可记录、去向可查证、真假可鉴别、责任可追究、产品可召回的精益管理目标。

国内质子、重离子治疗设备硬件加工厂商和系统集成单位需协同发展、相互补充，在现有的技术及管理基础上，建立和完善适应质子、重离子治疗设备硬件的质量标准体系和质量追溯管理系统，同时以此作为基础，延伸并发展质子、重离子治疗设备的行业标准化体系建设。

表 7-12　质量追溯管理系统采集内容

序　号	项　目	采集内容
1	人	操作者对医疗产品质量的认识、技术熟练程度、身体状况等
2	机器	机器设备、工夹具的精度和维护保养状况等
3	材料	用于医疗产品的材料的成分、物理性能和化学性能、第三方检验记录等
4	方法	质子重离子硬件设备的加工工艺、工装选择、操作规程等
5	测量	硬件设备的测量所采取的方法是否标准、正确
6	环境	生产、检测车间及安装地的温度、湿度、照明和清洁条件等

第 8 章　我国粒子机构建设与临床发展方向分析与建议

一、质子治疗机构建设发展分析与建议

（一）概述

随着科技的进步和医学的发展，癌症的治疗从 20 年前的只能手术治疗，到今天的手术、放疗、化疗等一系列多学科综合治疗方式，使癌症患者延长了生存期，同时也大大提高了癌症患者的生活质量。

说起传统放疗，很多经历过的患者都会联想起恶心、呕吐、脱发等"不堪回首"的痛苦。即使患者"熬"过了这些痛苦，在有些情况下，癌细胞往往也没能得到有效的控制。在医疗水平发达的先进国家，质子放疗已经在很大程度上取代了传统放疗，成为治疗癌症肿瘤的主要手段。由于质子治疗具有穿透性能强、剂量分布好、局部剂量高、旁散射少、半影小等特征，尤其对于治疗有重要组织器官包绕的肿瘤时，显示出较大的优越性。

国外临床治疗数据表明，质子治疗肿瘤有效率达到 95% 以上，5 年存活率高达 80%，被高能物理界和医学界评估为疗效最好、不良反应最少的治疗方法。

质子治疗是一种采用质子束进行肿瘤放射治疗的方式。从 20 世纪 50 年代应用于临床开始，质子治疗在精确性、有效性和安全性上已体现出确切的优势。目前，全球质子中心的数量迅速增长，运营和在建的中心已经达到 100 多家。质子是一种带正电荷的亚原子粒子，通过质子束照射肿瘤靶区，能破坏肿瘤细胞的 DNA，最终导致其死亡或干扰其繁殖能力。质子束和 X 线的主要区别是它进入体内的剂量分布。以 X 线为代表的传统放疗不良反应较大，与之不同的是，质子束的射程终点处有一个明显的局部高剂量区（布拉格峰），其后能量陡然降低至 0。利用这种优良的剂量分布特性，可以把布拉格峰置于肿瘤，使肿瘤部位可以接受更高剂量的照射，而体表、周围正常组织受到的照射减少，达到延长患者生存期和改善生存质量的目的。

质子设备占地面积大，辐射防护设计要求高，设备安装调试时间很长（约 2 年），场地要求极为苛刻，环保、卫生及食品药品监测系统等多方面的审批严格。一个质子设备机房的建设，从立项到最终的试营业，往往会持续很长时间。

（二）质子建设项目立项与审批

1. 选址

关于质子机房的选址，并无明确的规范规定，但考虑到质子设备属于 I 类射线装置，其

《核技术利用建设项目环境影响评价报告书》的内容必须包含公众参与章节，即必须进行项目信息公示，且叙述公众参与本项目的情况。

根据《辐射环境保护管理导则 核技术利用建设项目环境影响文件的内容和格式》（HJ10.1—2016）中规定："放射源和射线装置应用项目的评价范围，通常取装置所在场所实体屏蔽物边界外50m的范围（无实体边界项目视具体情况而定，应不低于100m的范围），对于Ⅰ类放射源或Ⅰ类射线装置的项目可根据环境影响的范围适当扩大"；《辐射环境保护管理导则 核技术应用项目环境影响报告书（表）的内容和格式》（HJ/T 10.1—1995）规定，射线装置选取装置所在场所半径500m的区域为评价范围。

综合考虑，一般会选择质子治疗加速器机房为中心半径500m的区域作为评价范围和公众参与的范围，考虑到质子设备属于射线装置，在进行公众参与时会遇到一定阻力，一般选址距离居民区500m以外。

注：以上选址仅作为参考，目前国内的质子机房选址，除特殊情况外，一般均在距离居民区500m以外的区域。

2. 审批

质子建设项目作为房建工程，与普通房建工程的建设审批程序既有相同之处，又有不同之处。相同之处在于，都要经历立项规划选址、建设用地审批、工程规划许可审核及施工许可审批等阶段；不同之处在于，质子建设项目作为医疗机构建设项目、核技术利用建设项目、可能产生放射性职业病危害的建设项目，质子设备作为大型医疗设备及医疗器械，要经过卫生管理部门、环保部门及食品药品监测部门的层层严格审批，才能保证质子设备的运行安全。对于涉及普通房建工程的建设审批程序，此处不再赘述，以下仅对涉及卫生、环保及食品药品监测部门的审批手续进行简单介绍。

（1）卫生类审批。

①职业病危害放射防护预评价：根据《中华人民共和国职业病防治法》第十七条："新建、扩建、改建建设项目和技术改造、技术引进项目（以下统称建设项目）可能产生职业病危害的，建设单位在可行性论证阶段应当进行职业病危害预评价。"

医疗机构建设项目可能产生放射性职业病危害的，建设单位应当向卫生行政部门（表2-1）提交放射性职业病危害预评价报告。卫生行政部门应当自收到预评价报告之日起30日内，作出审核决定并书面通知建设单位。未提交预评价报告或者预评价报告未经卫生行政部门审核同意的，不得开工建设。

建设项目的职业病防护设施设计应当符合国家职业卫生标准和卫生要求；其中，医疗机构放射性职业病危害严重的建设项目的防护设施设计，应当经卫生行政部门审查同意后，方可施工。

②职业病危害放射防护控制效果评价：建设项目在竣工验收前，建设单位应当进行职业病危害控制效果评价。

医疗机构可能产生放射性职业病危害的建设项目竣工验收时，其放射性职业病防护设施经卫生行政部门验收合格后，方可投入使用；其他建设项目的职业病防护设施应当由建设单位负责依法组织验收，验收合格后，方可投入生产和使用。

应按照表8-1对放射治疗项目进行危害分类，包括危害严重类的项目编制评价报告书、危害一般类的项目编制评价报告表。

根据上表所知，质子设备属于危害严重类的项目，其《职业病危害放射防护预评价报告书》及《职业病危害放射防护控制效果评价报告书》

表 8-1　放射诊疗建设项目分类

序　号	危害严重类放射诊疗建设项目	危害一般类放射诊疗建设项目
1	立体定向放射治疗装置（γ 刀、X 刀等）	CT 机
2	医用加速器	双管头或多管头 X 线机
3	质子治疗装置	单管头 X 线机
4	重离子治疗装置	透视专用机、碎石定位机、口腔 CT 卧位扫描装置
5	钴 60 治疗机	乳腺机、全身骨密度仪
6	中子治疗装置	牙科全景机、局部骨密度仪、口腔 CT 坐位扫描 / 站位扫描装置
7	后装治疗机	口内牙片机
8	正电子发射计算机断层显像装置	数字减影血管造影机
9	单光子发射计算机断层显像装置	其他危害一般类放射诊疗建设项目
10	使用放射性药物进行治疗的核医学设施、日等效最大操作量 $> 4 \times 10^9$Bq 的核医学等非密封源工作场所	
11	使用或贮存单个密封源活度 $> 3.7 \times 10^{10}$Bq 的建设项目	
12	其他危害严重类放射诊疗建设项目	

应委托具备放射诊疗建设项目职业病危害放射防护评价（甲级）资质的机构进行编写。

③医疗机构设置许可：与普通医疗机构的设置医疗机构审批一致，此处不再赘述。

④医用设备配置许可：我国对大型医用设备实行严格的配置许可管理（图 8-1），其中甲类大型医用设备由国务院卫生行政部门管理，乙类大型医用设备由省级卫生行政部门管理，医疗机构不得未经批准自行配置。

质子设备属于甲类大型医用设备，由国务院卫生行政部门管理。但根据《关于发布 2018—2020 年大型医用设备配置规划的通知》（国卫财务发〔2018〕41 号），对于质子治疗肿瘤系统，全国总体规划配置控制在 10 台左右，全部为新增配置。按区域功能定位、医疗服务辐射能力和医疗机构诊疗水平等实际情况，到 2019 年底前，在华北、华东、中南、东北、西南、西北 6 个区

甲类（国家卫生健康委员会负责配置管理）

一、重离子放射治疗系统
二、质子放射治疗系统
三、正电子发射型磁共振成像系统（英文简称 PET/MR）
四、高端放射治疗设备。指集合了多模态影像、人工智能、复杂动态调强、高精度大剂量率等精确放疗技术的放射治疗设备，目前包括 X 线立体定向放射治疗系统（英文简称 Cyberknife）、螺旋断层放射治疗系统（英文简称 Tomo）HD 和 HDA 两个型号、Edge 和 Versa HD 等型号直线加速器
五、首次配置的单台（套）价格在 3000 万元人民币（或 400 万美元）及以上的大型医疗器械

乙类（省级卫生计生委负责配置管理）

一、X 线正电子发射断层扫描仪（英文简称 PET/CT，含 PET）
二、内窥镜手术器械控制系统（手术机器人）
三、64 排及以上 X 线计算机断层扫描仪（64 排及以上 CT）
四、1.5T 及以上磁共振成像系统（1.5T 及以上 MR）
五、直线加速器（含 X 刀，不包括列入甲类管理目录的放射治疗设备）
六、伽马射线立体定向放射治疗系统（包括用于头部、体部和全身）
七、首次配置的单台（套）价格在 1000～3000 万元人民币的大型医疗器械

▲ 图 8-1　大型医用设备配置许可管理目录（2018 年）

域进行配置；目前已经实行运行的有上海和山东各1台。北京、河北、天津、山东、安徽、上海、湖北、重庆、四川、广东和海南等地区，纷纷在进行质子设备的场地建设。对于质子建设项目的投资，前期评估中必须考虑相关国家政策的宏观调控作用。公立医院先办理设备配置许可，再进行项目投资与建设，但民营资本的投入，促进了质子设备的建设。

⑤放射诊疗许可：放射诊疗许可，作为质子建设项目卫生类审批的最后一关，必须取得《辐射安全许可证》《医疗机构执业许可证》《建设项目职业病放射防护设施竣工验收合格证明文件》《大型医用设备配置许可证明文件》等卫生类及环保类的所有许可（图8-2）。

（2）环保类审批。

①环境影响评价报告：根据建设项目环境影响评价分类管理目录（2017年6月29日环境保护部令第44号公布，根据2018年4月28日公布的《关于修改〈建设项目环境影响评价分类管理名录〉部分内容的决定》修正）。

根据项目的不同情况，建设单位应当按照本名录的规定，分别组织编制建设项目环境影响报告书、环境影响报告表或者填报环境影响登记表（表8-2）。

质子建设项目作为医疗机构建设项目，应按照图示的项目规模，编制环境影响报告登记表、环境影响报告表或环境影响报告书。

依法应当编制环境影响报告书、环境影响报告表的建设项目，建设单位应当在开工建设前将环境影响报告书、环境影响报告表报有审批权的

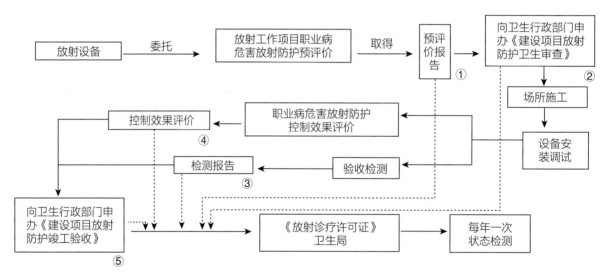

注：1、①②③④⑤为办理《放射诊疗许可证》相关事宜的必备文件。
2、请同步咨询环保部门关于《辐射安全许可证》相关办证程序

▲ 图8-2　放射诊疗许可获取流程

表8-2　建设项目环境影响评价分类管理名录部分内容

项目类别		报告书	报告表	登记表
111	医院、专科防治院（所、站）、社区医疗、卫生院（所、站）、血站、急救中心、妇幼保健院、疗养院等其他卫生机构	新建、扩建床位500张及以上的	其他（20张床位以下的除外）	20张床位以下的

环境保护行政主管部门审批；建设项目的环境影响评价文件未依法经审批部门审查或者审查后未予批准的，建设单位不得开工建设。注：现行规范已经将环境影响报告书、报告表的报批时间由可行性研究阶段调整为开工建设前。

时效：建设项目环境影响报告书、环境影响报告表自批准之日起满 5 年，建设项目方开工建设的，其环境影响报告书、环境影响报告表应当报原审批部门重新审核。原审批部门应当自收到建设项目环境影响报告书、环境影响报告表之日起 10 日内，将审核意见书面通知建设单位；逾期未通知的，视为审核同意。

建设项目环境保护设施竣工验收（大环评验收）：根据中华人民共和国国务院令第 682 号《国务院关于修改〈建设项目环境保护管理条例〉的决定》已经在 2017 年 6 月 21 日国务院第 177 次常务会议通过，现予公布，自 2017 年 10 月 1 日起施行。

编制环境影响报告书、环境影响报告表的建设项目竣工后，建设单位应当按照国务院环境保护行政主管部门规定的标准和程序，对配套建设的环境保护设施进行验收，编制验收报告。

建设单位在环境保护设施验收过程中，应当如实查验、监测、记载建设项目环境保护设施的建设和调试情况，不得弄虚作假。

除按照国家规定需要保密的情形外，建设单位应当依法向社会公开验收报告。取消了环境保护部门对建设项目环境保护设施竣工验收的审批，改为建设单位依照规定自主验收。

②核技术利用建设项目环境影响评价报告（辐射环评）：根据建设项目环境影响评价分类管理目录（2017 年 6 月 29 日环境保护部令第 44 号公布，根据 2018 年 4 月 28 日公布的《关于修改〈建设项目环境影响评价分类管理名录〉部分内容的决定》修正）（表 8-3）。

根据项目的不同情况，建设单位应当按照本名录的规定，分别组织编制建设项目环境影响报告书、环境影响报告表或者填报环境影响登记表。

质子建设项目作为核技术利用建设项目，也属于 I 类射线装置，应编制环境影响报告书。

依法应当编制环境影响报告书、环境影响报告表的建设项目，建设单位应当在开工建设前将环境影响报告书、环境影响报告表报有审批权的环境保护行政主管部门审批；建设项目的环境影响评价文件未依法经审批部门审查或者审查后未予批准的，建设单位不得开工建设。注：现行规范已经将环境影响报告书、报告表的报批时间由可行性研究阶段调整为开工建设前。

时效：建设项目环境影响报告书、环境影响报告表自批准之日起满 5 年，建设项目方开工建设的，其环境影响报告书、环境影响报告表应当

表 8-3　建设项目环境影响评价分类管理名录部分内容

	项目类别	报告书	报告表	登记表
191	核技术利用建设项目（不含在已许可场所增加不超出已许可活动种类和不高于已许可范围等级地核素或射线装置）	生产放射性同位素地（制备 PET 用放射性药物的除外）；使用 I 类放射源的（医疗使用的除外）；销售（含建造）、使用 I 类射线装置的；甲级非密封放射性物质工作场所	制备 PET 用放射性药物地；医疗使用 I 类放射源的；使用 II 类、III 类放射源的；生产、使用 II 类射线装置地；乙、丙级非密封放射线物质工作场所（医疗机构使用植入治疗用放射线粒子源的除外）；在野外进行放射性同位素示踪试验的	销售 I 类、II 类、III 类、IV 类、V 类放射源的；使用 IV 类、V 类放射源的；医疗机构使用植入治疗用放射性粒子源的；销售非密封放射性物质的；销售 II 类射线装置的；生产、销售、使用 III 类射线装置的

报原审批部门重新审核。原审批部门应当自收到建设项目环境影响报告书、环境影响报告表之日起 10 日内，将审核意见书面通知建设单位；逾期未通知的，视为审核同意。

建设项目环境保护设施竣工验收（辐射类）：编制环境影响报告书、环境影响报告表的建设项目竣工后，建设单位应当按照国务院环境保护行政主管部门规定的标准和程序，对配套建设的环境保护设施进行验收，编制验收报告。

建设单位在环境保护设施验收过程中，应当如实查验、监测、记载建设项目环境保护设施的建设和调试情况，不得弄虚作假。

注：原来的法律法规中，生产放射性同位素、销售和使用 I 类放射源、销售和使用 I 类射线装置的辐射工作单位的建设项目环境保护设施竣工验收，由国务院环境保护主管部门负责。最新的法律法规中，除按照国家规定需要保密的情形外，建设单位应当依法向社会公开验收报告。取消了环境保护部门对建设项目环境保护设施竣工验收的审批，改为建设单位依照规定自主验收，环境保护部门备查。

(3) 食品药品监测类审批：质子 / 碳离子治疗系统，属于《医疗器械分类目录》（2002 年版）医用高能射线设备，类别代号为 6832；《医疗器械分类目录》（2017 年版）05 放射治疗器械，一级产品类别：01 放射治疗设备，二级产品类别：02 医用轻离子治疗系统。治疗系统主加速器类型为同步加速器或回旋加速器。其他类似的粒子束治疗系统应参照本指导原则的相关内容。

根据《医疗器械监督管理条例》（国务院令第 650 号）第十一条：申请第二类医疗器械产品注册，注册申请人应当向所在地省、自治区、直辖市人民政府食品药品监督管理部门提交注册申请资料。申请第三类医疗器械产品注册，注册申请人应当向国务院食品药品监督管理部门提交注册申请资料。向我国境内出口第二类、第三类医疗器械的境外生产企业，应当由其在我国境内设立的代表机构或者指定我国境内的企业法人作为代理人，向国务院食品药品监督管理部门提交注册申请资料和注册申请人所在国（地区）主管部门准许该医疗器械上市销售的证明文件。第二类、第三类医疗器械产品注册申请资料中的产品检验报告应当是医疗器械检验机构出具的检验报告；临床评价资料应当包括临床试验报告，但依照本条例第十七条的规定免于进行临床试验的医疗器械除外。

为加强医疗器械产品注册工作的监督和指导，进一步提高注册审查质量，国家食品药品监督管理总局组织制定了《质子 / 碳离子治疗系统技术审查指导原则》。

（三）质子设备的辐射防护

1. 概述

质子治疗设施在使用中会产生辐射，为了确保其安全运营，周围环境和人员所受到的电离辐射满足国家相关规范要求，需要考虑质子治疗设施的辐射防护问题。通过对质子治疗机理和屏蔽原理的分析，提出辐射防护设计方法，确定辐射防护设计目标，进行源项评估，综合考虑设备使用的便利性和安全、工程造价等因素，确定屏蔽材料和参数，经屏蔽计算，设置安全联锁系统和辐射监测系统，确保医护人员受到的职业照射、大众受到的公众照射满足安全剂量要求。

质子设备的辐射防护设计，对于核技术利用项目环境影响评价报告及职业病危害放射防护预评价报告的编制，有非常重要指导意义。

质子治疗装置的加速器系统由回旋加速器、能量选择系统和束流输运线这三部分组成。其中回旋加速器和能量选择系统均位于加速器室，束流输运线位于束流输运线隧道（图 8-3）。

2. 质子治疗系统运行模式

质子回旋加速器运行模式如下。

(1) 每天产生束流的时间为 4.25h（在屏蔽计算中取 5h）。

(2) 一年工作 48 周。

(3) 每周工作 6 天。

(4) 加速器年出束时间 1440h。

3. 质子设备辐射防护设计目标

(1) 质子设备运行时产生的主要污染源：质子设备运行时产生的辐射和有害物质及其性质。

质子治疗系统的核心是质子加速器，被加速的高能质子在能量选择及传输过程中都会有质子束流的损失，损失的质子撞击在周围的结构材料上，会与材料中的原子发生核反应，发生级联碰撞、交换能量，并打出中子，在激发核退过程中伴随有 γ 射线发射。

中子和 γ 射线皆具有很强的穿透能力，穿过屏蔽层的中子和 γ 射线将对人引起直接的辐射剂量，以及穿过屋顶进入天空的中子由于散射（称为天空散射）而对周围地面上的人引起辐射剂量，这些是质子设备运行时需要考虑的一个重要的环境影响问题。

中子会引起加速器部件的活化，特别是束流损失较大处的部件，从而使检修人员受到较强的辐射照射和产生一定量的放射性固体废物。

中子还会引起加速器房间、束流传输隧道中空气的活化以及设备冷却水的活化，这些气态和液态放射性物质的排放会对环境造成一定的影响。此外，穿过设备底层屏蔽而进入土壤的中子还会引起土壤和地下水的活化，也会对环境造成一定的影响。

γ 射线会引起加速器房间及束流传输隧道空气中分子原子的电离产生自由基，自由基的结合从而产生有害物质（主要是 O_3、NO_2、HNO_3），这些物质的排放也会对环境带来一定的影响。

此外，维持加速器运行的其他设备（高频设备、通风设备及给排水设备等）会产生电磁辐射和噪音，这对环境有一定影响。

(2) 基本剂量限值：辐射剂量约束值。依据《电离辐射防护与辐射源安全基本标准》（GB18871—2002）相关规定：工作人员的职业照射水平控制为连续 5 年的年平均有效剂量不超过 20mSv，任何一年中的有效剂量不超过 50mSv。公众的年有效剂量不超过 1mSv。

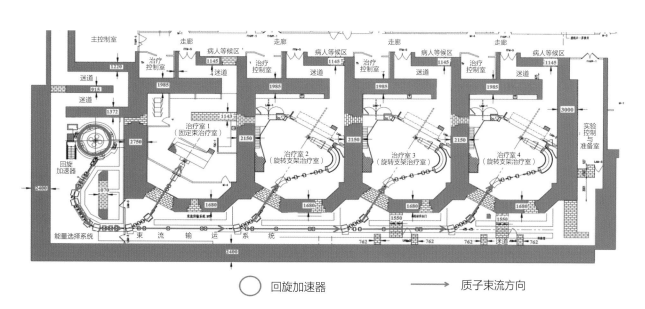

▲ 图 8-3　质子治疗装置回旋加速器及旋转机架治疗室的束流线布局图

依据《粒子加速器辐射防护规定》(GB5172—85)的相关规定：公众每年受到的有效剂量限值为0.1mSv/a。

根据国家卫生和计划生育委员会发布的GBZ/T 201.5—2015《放射治疗机房的辐射屏蔽规范第五部分：质子加速器放射治疗机房》，如屏蔽外人员居留因子如 < 1/2，则屏蔽外的剂量率限值为10μSv/h；如人员居留因子 ≥ 1/2，则其限值为2.5μSv/h。

根据以上标准及质子加速器的具体情况，采用的剂量管理约束值如下。

①由于装置位于半地下，回旋加速器及高能束运线紧贴土壤的侧墙外辐射需考虑其对土壤、地下水的活化影响，根据相关研究及同类装置运行经验，对于其屏蔽外的剂量率限值设定为5mSv/h。

②各治疗室治疗时对两侧治疗室，以及人员日常不常到达的区域，中子剂量率限值为10μSv/h。

③其余工作区域，屏蔽外剂量率限值为2.5μSv/h。

④公众区域，屏蔽外剂量率目标值取0.25μSv/h。

(3) 废水排放标准：依据《电离辐射防护与辐射源安全基本标准》(GB18871—2002)第8.6.2条的规定，对于放射性废水经净化处理达标后，在经审管部门确认的情况下可排放到流量大于10倍排放流量的普通下水道，其排放标准为：每月排放的放射性总活度不超过10ALImin (ALImin是相应于职业照射的食入和吸入年摄入量限值的较小者)，每次排放活度不超过1ALImin，并且每次排放后用不少于3倍排放量的水进行冲洗。

(4) 空气质量评价管理标准：考虑到项目所在地位于居住区内，因而执行国标GB3095—1996的2000年修改版中规定二级标准，即臭氧的小时平均浓度限值为0.20mg/m³，二氧化氮的

小时平均浓度限值为0.24mg/m³。

4. 辐射防护设计

(1) 辐射屏蔽：对于230MeV的质子，其与靶材料相互作用后产生的次级辐射场是一个中子、光子的复杂混合场。大量的研究及经验已经表明，粒子加速器的屏蔽主要由束流损失所产生的次级中子场及屏蔽外剂量率限值所决定，其他次级辐射如γ射线、电子以及质子的穿透能力均小于中子，因此在进行屏蔽计算时，只考虑中子的贡献。

计算时所有屏蔽材料均采用普通混凝土，密度为2.5g/cm³；在实际的屏蔽设计中，则充分考虑土层的屏蔽作用。屏蔽结构采用整体屏蔽 + 局部屏蔽的方式，这样可以在保证屏蔽效果的同时有效地降低建筑成本。

对于加速器屏蔽的设计，依据加速器各个阶段的辐射场特性，采用各种经验公式法及蒙特卡罗模拟的方法来计算和设计。

(2) 模拟计算：①回旋加速器大厅及束流传输系统：由于回旋加速器的束流工作模式为连续束，因此其屏蔽设计主要考虑引出口及能量选择系统两处束流损失所产生的次级辐射场的叠加。

图8-4、图8-5分别给出了回旋加速器大厅水平面及顶部的中子剂量分布，图中红色栅格为计算模型中的混凝土屏蔽体，从中可以看出为保证其侧墙外中子剂量率符合限值要求。各屏蔽墙所需厚度如表8-4。

②治疗室：治疗室有两种，固定束治疗室和旋转机架治疗室。在治疗舱室的屏蔽计算中，考虑在治疗时次级中子场最强的情况，即质子能量为230MeV时的情况。在此情况下，一次治疗过程一般为30s，需要14nC的束流，其平均流强为0.467nA。固定束治疗室顶部及第四治疗室外侧为公共区，剂量率限值0.25μSv/h；对于迷宫、旋转束治疗室顶部屏蔽外剂量率限值为2.5μSv/h；

中子剂量分布图（μSv/h）

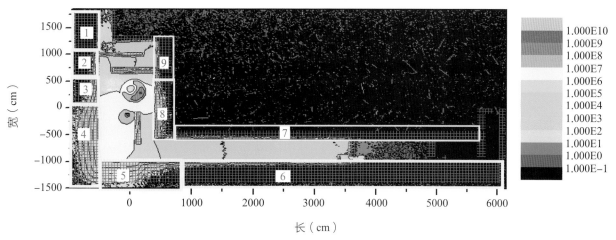

▲ 图 8-4　回旋加速器大厅水平面中子剂量分布

中子剂量分布图（μSv/h）

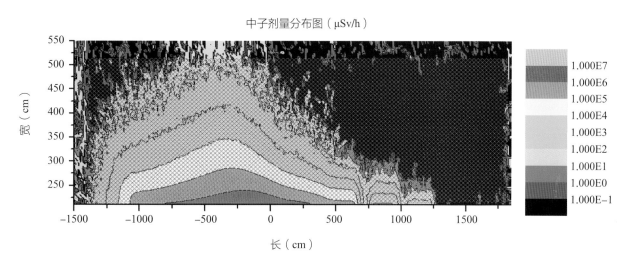

▲ 图 8-5　回旋加速器大厅顶部中子剂量分布

表 8-4　回旋加速器及束流传输区域的计算屏蔽厚度

位　置	厚度（m）	位　置	厚度（m）
1	0.6	6	0.5（泥土填充）
2	1.45	7	1.65
3	2（泥土填充）	8~9	2.75
4	2.4（泥土填充）	顶	2.5/3.6 整体＋局部屏蔽
5	2.2（泥土填充）	地板	0.6

对于治疗室之间的侧墙来说，由于其两边均为治疗室，且每次治疗时间很短，因此对于侧墙外剂量率限值设定为10μSv/h。

旋转治疗室的另一种治疗情况是束流垂直于顶部照射，该种情况用于确定旋转治疗舱室顶部的屏蔽厚度。固定束治疗室只有一种治疗方式，束流参数与旋转治疗室相同。

③天空反照：早期加速器由于没有顶部屏蔽或顶部屏蔽很薄的情况下，中子经过顶部屏蔽进入大气层，再返回地面，从而对地面人员造成照射的现象称为中子天空反照。质子设备由于隧道顶部屏蔽厚度足以保证工作人员在该处连续工作时，所受照射远低于国家标准规定的剂量当量限值。对于具有较好顶部屏蔽的加速器，即便不考虑因中子在空气中多次散射使得其能量降低的效应，由于天空反照给公众带来的剂量负担远低于国家标准规定的值，可以忽略不计。

④小结：根据上述计算结果及剂量率限值，表8-5及图8-6至图8-8给出了整个质子加速器各区域的推荐屏蔽厚度。

表8-5　质子加速器机房及治疗室辐射防护设计情况

名　称	机房墙体、屋顶材料/厚度	
质子回旋加速器机房	①加速器室与固定束治疗室1之间的混凝土屏蔽墙为2.75m；西侧混凝土墙体厚度2.4m，南侧混凝土墙厚度为2.4m ②加速器室迷宫各阶厚度分别为0.915m、1.372m，过道宽1.83m，迷宫口设联锁防护门 ③回旋加速器顶部吊装舱下面的吊装口混凝土盖板厚度为3.665m，底层厚度为2.45m	加速器机房和4个治疗室屋顶为统一包覆，为无缝混凝土浇筑。并在施工建设采取以下措施。 ①穿过机房屏蔽墙的电缆管、水管、风管应成弯成S形或U形，其开口不要正对辐射源和工作人员经常停留的地点 ②为防止辐射泄漏，门与墙和通风口屏蔽板与墙的重叠宽度至少为空隙的10倍，门的底部与地面之间的重叠宽度至少为空隙的10倍
束流输运线	①束流输运线与治疗室之间的混凝土屏蔽墙厚度为1.68m ②束流输运线迷宫各阶混凝土屏蔽墙厚度分别为1.5m、1m、0.5m，过道宽1.2m，迷宫口设普通联锁门 ③束流输运线与土壤相连的南侧混凝土墙厚2.4m 束流输运线顶层混凝土厚度2.7m，底层厚度2.45m	
旋转治疗室	①旋转治疗室之间的混凝土屏蔽墙为2.15m厚，旋转治疗室南墙厚度为1.68m，治疗室4东侧墙厚3.00m ②旋转治疗室迷宫混凝土屏蔽墙厚度为1.95m，过道宽1.68～1.83m ③顶层厚度为3.6m，底层厚度为2.45m	
固定治疗室	①固定治疗室南墙混凝土墙厚度为1.68m ②固定治疗室迷宫各阶混凝土屏蔽墙厚度分别为1.90、1.14m，过道宽1.68～2.50m ③顶层厚度为2.40m，底层厚度为2.55m	

混凝土密度为2.35g/cm³

区　域	结果1	结果2	推荐值
西墙	4.5m	4.5m	4.5m
南墙	4.3m	4.5m	4.5m
北墙	暂无	暂无	暂无
天花板	4.0m	4.0m	4.0m

*结果1：在居留因子＞0.5和＜0.5的情况下分别以最大瞬时剂量率为2.5μSv/h和10μSv/h为条件进行评估得到。

*结果2：以公共区域最大年剂量为1mSv、控制区最大年剂量为20mSv为条件进行评估得到

▲ **图8-6　IBA提供的回旋加速器区域辐射防护设计参考值**

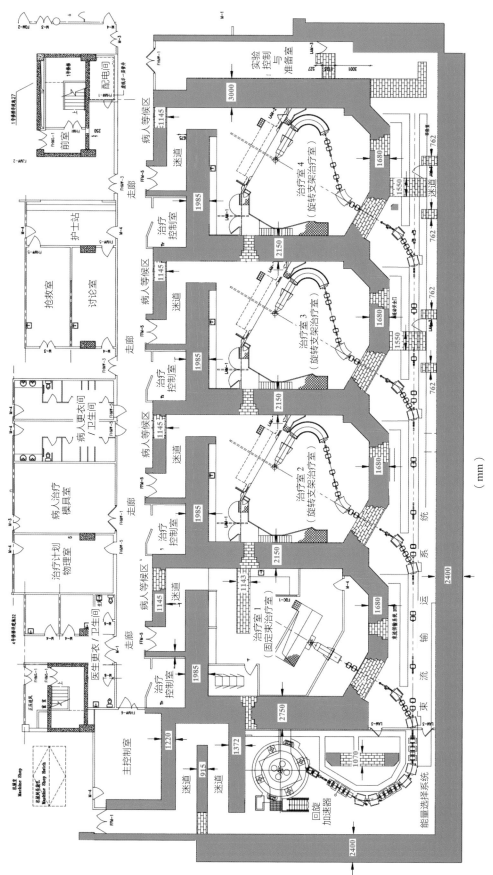

▲ 图 8-7　典型质子设备平面及剖面图图纸和质子治疗系统防护墙体厚度平面图
（mm）

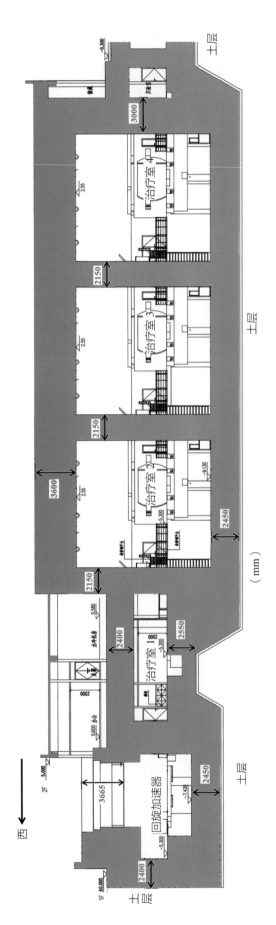

▲ 图 8-8　典型质子设备平面及剖面图图纸和质子治疗系统防护墙体厚度剖面图

（mm）

注：由于装置位于半地下，回旋加速器、能量选择系统区域及束流传输区域紧贴土壤的侧墙外辐射仅需考虑其对土壤、地下水的活化影响，而对土壤、地下水的活化影响的剂量率限值并无相关规范。根据相关研究及同类装置运行经验，对于其屏蔽外的剂量率限值设定为 5mSv/h；如回旋加速器、能量选择系统区域及束流传输区域紧贴土壤的侧墙外为有人员逗留的区域，则对于其屏蔽外的剂量率限值需要设定为 2.5μSv/h，其厚度需相应改变（考虑回旋加速器、能量选择系统区域及束流传输区域紧贴土壤的侧墙外为有人员逗留的区域）。

5. 感生放射性及三废处理措施

(1) 感生放射性：对于 1 台屏蔽良好的加速器，感生放射性常常是工作人员受射线照射的主要原因。对于质子加速器来说，感生放射性主要是主束或次级中子与加速器部件、设备冷却水及隧道内的空气相互作用引起的。

加速器运行期间初级粒子或次级粒子与靶室中空气相互作用产生放射性气体。这种空气中的放射性一般是短寿命的，即使产生的放射性达到不能接受的高水平，放射性衰变和放射性空气的稀释都非常快地使放射性浓度降低到可接受水平。一般情况下，对质子设备的进气、出气进行过滤，可以减少隧道内及排到环境中的气溶胶含量。隧道内的气压设计为负压，在开机时并不通风，只有当停机后工作人员要进入隧道之前需要通风，清除隧道内空气中的放射性物质，以保障工作人员的健康。

质子工艺加速器冷却水中的感生放射性水平是很低的，因此对冷却水进行收集后，短时间的冷却就能使加速器冷却水中的放射性核素降低到可以忽略的水平，经过检测合格后即可正常排放。

对于地下水和土壤，粒子加速器常常不被认为是环境的潜在污染物。在本项目中，为防止地下水和土壤活化，设计的屏蔽外（为土壤）中子剂量率限值为 5mSv/h，此限值并无相关规范，是调研了大量国内外同类装置的设计水平后给出的。

(2) 事故处理。

① 放射性废气及处理措施：质子加速器换气工况为 1 次 / 小时新风，停机后排风 8 次 / 小时，加速器运行时，质子回旋加速器室及治疗室始终保持负压通风状态，及时排出产生的感生放射性气体。本项目放射性核素的排放经高效过滤器后由通风管道集中到质子治疗楼屋面进行高空排放。可以保证在加速器隧道内外换气时，将保持隧道内部为负压，且流向隧道内部的空气都将经过过滤，除去空气中多余的杂质，使得空气中不会有多余的放射性气溶胶产生，且已产生的放射性气体由于负压的缘故将不会流向加速器外部。

质子治疗系统正常运行工况下放射性气态流出物对环境的影响，主要考虑空气浸没外照射和吸入内照射。根据计算，空气浸没外照射引起的年剂量远小于公众年剂量约束值。

② 放射性废液及处理措施：质子项目产生的放射性废液主要是活化的冷却水。质子治疗系统的放射性废液一般会设置衰变池进行处理，衰变池内设置相应的液位传感器、辐射检测计、取样口及液位监测透明管；衰变池出水经审管部门检测合格并确认产生的冷却水中，感生放射性核素的活度浓度能够满足单次排放和单月排放的要求后，排入医院统一的污水处理站进行处理。

③ 放射性固体废物及其处理措施：质子加速器产生的放射性固体主要为加速器检修环节更换下来的加速器部件、靶件等含感生放射性的结构部件。对于产生的放射性固体废物，一般经分类收集、包装后，装入带有分类标记的专用口袋

或容器，送入放射性固体废物暂存库暂存。当收集的数量达到一定量时，移交至城市放射性废物库。

④事故的环境影响分析：质子设备产生的辐射场是瞬发性的，只要加速器停机，辐射场就会消失，同时也不再引起空气、设备冷却水及土壤的活化，不再产生有害的气体。也就是说，只要加速器停机，能造成环境影响的主要辐射源则会消失。

实际上，加速器可能发生的严重事故是人员误入高辐射区而造成的人身伤害事故。对于此类事故，质子设备已经做了较完善的人身安全联锁系统的设计（后续章节中详述），以防止此类事故的发生，而且此类事故不会对环境构成任何影响。

6. 辐射监测系统

(1) 系统：辐射监测系统主要包括环境辐射监测、工作场所辐射监测及个人剂量监测。辐射监测系统的主要功能是测定加速器的工作场所和周围环境中的辐射水平，以便控制人员的活动，使其接受的辐射剂量能实现"合理达到尽可能低"

的原则，保证工作人员和公众的安全，并为安全联锁系统提供辐射水平信号；验证屏蔽措施的可靠性，防治辐射泄漏造成环境污染。

室外环境辐射监测系统为环境监测站，用于监测加速器运行时园区内加速器主体建筑以外的中子、伽马剂量率，以验证屏蔽的有效性并保证加速器运行时射线不会泄漏至主体建筑以外。

工作场所辐射监测系统按照质子加速器的布局，在其辐射区及周围共布置了 11 个监测点，每个监测点由一台中子探测器和一台 γ 探测器组成，下图给出了监测点详细布局（图 8-9）。

中子探测器可以选用包有慢化体的 BF_3 正比计数管（或 He-3 管），并考虑对高能中子的响应，宜使用宽能区中子剂量仪，这类中子剂量仪具有良好的中子、γ 鉴别能力，稳定可靠，能够实时监测。γ 探测器可以选用电离室，电离室具有良好的能量响应，适合用于脉冲辐射场测量，性能稳定可靠。

辐射监测系统由剂量监测器、数据采集单元、内部局域网、监控计算机、中心管理计算机与辐射防护数据库组成。辐射监测系统将与安全

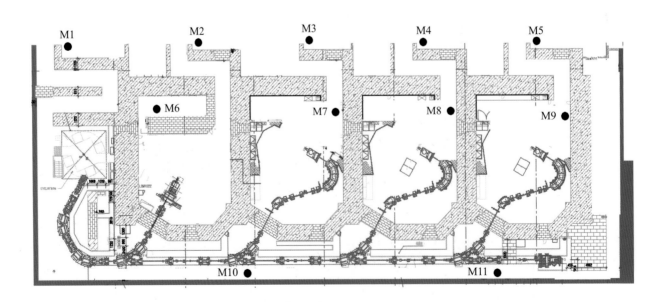

▲ 图 8-9　工作场所监测点分布图

联锁系统进行通信，主要包括工作场所辐射监测系统及个人剂量监测系统与安全联锁系统数据通信。相关的接口主要由软件完成，包括通信协议。信息的通信在内部控制网上进行。

(2) 中子探测器：目前用于辐射防护目的的常用的中子剂量仪是称为 Andersson–Braun 的中子雷姆计，简称 A–B 雷姆计（图 8-10），它适用的中子能量范围从热中子到 10MeV。对中子监测器的要求如下。

①能量响应范围：0.025eV～1GeV。

②量程范围：1～100000μSv/h。

(3) γ 射线探测器：目前市售的 γ 探测器种类很多，对于质子项目，满足 γ 监测需要的探测器应满足以下要求。

①灵敏度为 ≥ 0.250nSv/ 脉冲，测量范围 0.1～15000μSv/h。

②能量响应范围约为 80000eV～3MeV。

③在中子、γ 的混合辐射场中，对中子的响应不至于影响 γ 探测器对 γ 照射量的测量结果。

④长期稳定性：探测器连续工作 96h，所测得数据的最大相对偏差≤ 0.3%。

(4) 软件的主要功能：监测系统软件应有以

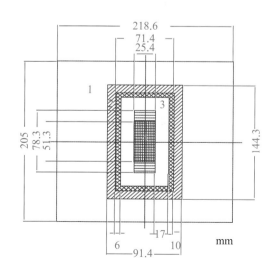

▲ 图 8-10　A–B 雷姆计
1. 聚乙烯慢化体；2. 铅；3. 含硼聚乙烯；4. He-3

下功能。

①数据保存功能：对监测数据在数据库中长期保存。

②数据查询功能：对监测数据以时间区间可查询。

③数据统计功能：对各通道的剂量监测数据进行周、月、年的累积剂量、平均剂量率、最大值、最小值等信息的统计报表。

④实时显示功能：各通道的剂量实时显示。

⑤作图功能：以曲线图形直观地显示各个探测器的剂量率随时间的变化。

⑥参数设置：设置各个探测器的刻度系数和报警阈值。

⑦报警功能：对超过报警阈值的监测点在显示界面给出颜色提示。

7. 人身安全联锁系统

加速器人身安全联锁系统目的是在系统运行期间，确保工作人员的人身安全。只有当各项安全系统都已启动并正常工作后，加速器才能开机供束，所有通往辐射区的门都必须与加速器联锁，以避免由于人员误入而造成意外照射。

(1) 系统结构：质子治疗系统的安全联锁系统的设计遵循"失效安全""纵深防御"和"最优切断"原则，不但重要场所进行多重"冗余"设计，整个系统也为"冗余"，一般采用四重冗余安全措施，系统结构如图 8-11。

①安装直接控制离子源的"联锁控制单元"，凡是由剂量监测系统传来超剂量信号或由量程调制器电子单元传来的错误调制量程信号等，都能在几十微秒时间内切断离子源，确保安全。

②安全联锁系统是一个专用的全部用硬件连接的系统，将质子治疗建筑、设备和单元部件中一切关键、与辐射安全有关的联锁信号（如离子源供电电源、束流线上的束流闸、旋转机架和患者定位系统的马达、治疗室和加速器机房门开关

等），彼此串联成一个"安全锁链"。当其中任何一个安全联锁条件不成立时，对应联锁节点就会打开，断开此安全链，切断质子束流。安全锁链控制的功能主要如下。

a. 切断离子源供电电源，阻止在加速器中产生质子。

b. 切断加速器高频调制器，停止质子加速，这是阻止切断质子产生的冗余措施。

③除硬安全联锁和软 SRCU 安全联锁系统外，系统本身还设有一个安全应用程序，一旦上述多重安全联锁都失效时，该程序能立即切断质子束流。

(2) 控制区内联锁分区：根据加速器的运行模式，利用实体屏蔽将整个加速器辐射区分为控制区和监督区，其中，控制区分为加速器区域、固定束治疗室区域、三个旋转治疗室区域；加速器区有 2 个子区：回旋加速器区及束流输运线区；

固定束治疗室分 4 个子区：设备区（1 区）、储藏区（2 区）、机电设备电缆区（3 区）和治疗区（4 区）；三个旋转治疗室区各分 2 个子区：旋转机架区和治疗区。各辐射区将采用实体屏蔽及束流闸来保证分区独立，子区划分只为管理方便而没有实体屏障。控制区内联锁分区如下图所示（图 8-12）。

(3) 系统组成：人身安全联锁系统主要组成包括钥匙控制、门磁系统、清场搜索、紧急停机和状态监控 5 个部分。

①钥匙控制。

a. 主控钥匙转换开关有"ON"和"OFF"两种转换状态，用于控制束流的开启和停止。当因工作需要进入加速器机房时，通过将该主控钥匙旋转至"OFF"，使得加速器停机，切断束流。欲进入人员拔下该钥匙随身携带。在加速器机房内的工作完成后，加速器主控室的工作人员确认所

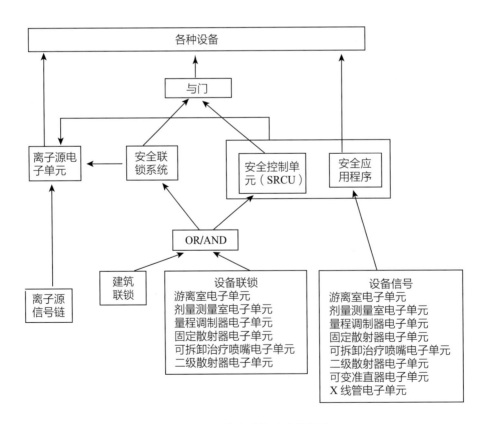

▲ 图 8-11　安全联锁系统结构图

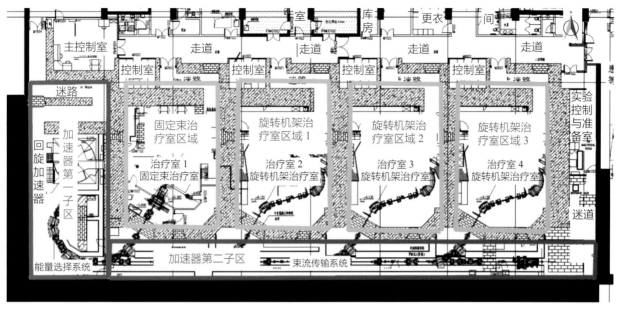

▲ 图 8-12　控制区内联锁分区示意图

有安全联锁条件均成立时，将主控制钥匙插回并旋转到"ON"的状态，加速器方可开机出束。

此外，加速器机房迷道入口的门设有 3 把钥匙：2 名加速器运行维护人员各持有 1 把。另一把为备用钥匙，平时不使用，放入保险柜中，由加速器负责人保管。钥匙由专人负责管理，实行领用登记制度。

b. 每间治疗室的控制室均设有一个控制面板，控制面板上设有三个按钮，包括 1 个急停按钮、1 个允许出束按钮以及 1 个用于控制治疗定位系统的按钮。每间治疗室设有进门按钮和出门按钮，人员通过相应的按钮进出治疗室。

②门磁系统：加速器机房门磁系统设置在加速器机房入口处，保证防护门一旦离开固有位置则会自动启动联锁系统，切断装置出束。

③清场搜索按钮：清场搜索是在开机前执行一套特定的安全搜索程序完成清场和建立联锁，联锁完成信号作为开机的必要前提条件，从而确保在开机前无人员滞留在里面。

④紧急保护装置。

a. 紧急停机按钮：加速器机房、各治疗室以及这些区域的控制室内均安装若干各紧急停机按钮（图 8-13、图 8-14）。若装置开机后仍有人员滞留在这些区域内，可按下该区域出口处的紧急停机按钮切断加速器运行。待确认该区域内没有工作人员并按下"清场"确认按钮，并将急停按钮恢复后可重新进行开机操作。

b. 警告警示标志：回旋加速器机房、输运线隧道入口和内部四周沿途一定距离处以及各治疗室入口处，安装有束流状态指示灯、警铃警灯等。根据不同区域的束流状态，质子治疗系统设施三种类型的状态指示灯。具体如图 8-13 和图 8-14。

⑤束流闸：束流闸为防止质子束被配送到错误辐射区的冗余设施。质子治疗系统的束流闸设在由能量选择系统引出至各治疗室的分支束线上，束流闸按照"失效保护"的原则设计，其材质为铜。只有当安全联锁逻辑中所有条件都成立时，束流闸方可打开，束流方可进入下游区域。安全联锁逻辑中任意条件被破坏，束流闸均不能

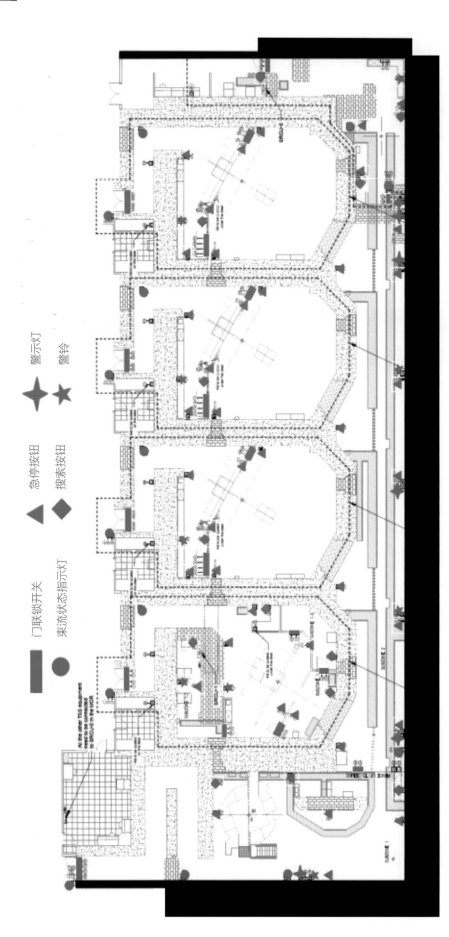

图例：

门联锁开关
束流状态指示灯

急停按钮
搜索按钮

警示灯
警铃

▲ 图 8-13 质子治疗系统安全联锁设施安装点位示意图

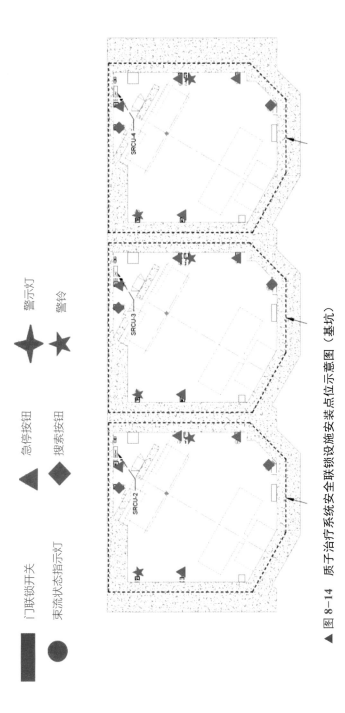

▲ 图 8-14 质子治疗系统安全联锁设施安装点位示意图（基坑）

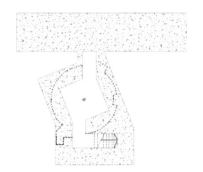

打开。束流闸安装点位示意图如图 8-15。

⑥束流监测系统：质子治疗系统在其输运线和治疗室的治疗头内均设置了束流监测系统，监测设备都由人身安全联锁系统监控，一旦监测到不应该出现束流之处有束流，会立刻中断束流。

⑦状态监控：状态监控包括 LED 显示屏和动态监测组件，用于确保辐射防护人员在中央监控室能掌握安全联锁系统的现场实时状态。

⑧加速器安全设备：束流安全设备处于启动状态时，束流将通过安全设备。当束流安全设备处于停止状态时，束流将无法通过该安全设备。定位安全设备处于启动状态时，治疗师通过患者资料，操作定位系统定位患者肿瘤位置。当定位安全设备处于停止状态时，治疗师无法操作。因此，通过控制这些安全设备的启停状态，可以控制束流的分布区域以及定位系统的开关状态。辐射安全联锁系统对是否允许安全设备工作进行控制。如果联锁系统不允许安全设备工作，则安全设备处于停止状态。如果联锁系统允许安全设备工作，则由束流和定位安全控制系统对安全设备的启停进行控制。

(4) 安全联锁系统监督检查内容：为了规范辐射安全与防护监督检查工作，安全联锁系统设施参照环保部制定的《环境保护部辐射安全与防护监督检查技术程序》（2012 年版）中的内容（表 8-6 至表 8-10）。

质子设备的安全联锁设计，能够最大限度地防止人员被误照射，降低辐射事故发生的概率；能够确保质子加速器对工作人员、公众及环境造成的环境影响满足国家法律法规和标准的要求，所采取的防护措施能够防止辐射事故的发生，并使工作人员所受照射剂量降低到可接受的水平。

（四）质子设备的建设指南及分析

1. 质子设备的用地面积

(1) 水平尺寸（表 8-11）。

(2) 空间布局（图 8-16 和图 8-17）。

质子设备机房一般设置 3 层，底层为旋转机架治疗室设备底坑及拉线室（用于安装旋转机架治疗室相关的电气设备），治疗层为患者治疗区域、主控制室、治疗控制室等用于治疗的房间，上层为质子设备专用配电室、质子设备工艺冷却

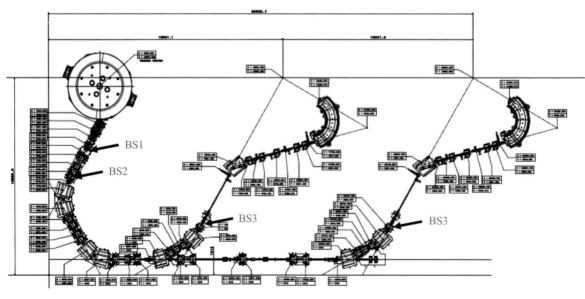

▲ 图 8-15　束流闸安装点位示意图

表 8-6　场所内的安全与联锁设施

序　号		检查内容	加速器厅与传输通道	治疗装置机架室	治疗装置室
A1*		监控摄像头（数量）	√	√	√
A2		语音提示装置	√	√	√
A3*		加速器运行状态显示	√	√	√
A4*		准备出束铃声警告	√	√	√
A5*		巡更清场联锁（数量）	√	√	√
A6*		固定的剂量监测探头（γ、n，数量）	√	√	√
A7	1*	紧急停机按钮（数量）	√	√	√
	2	有自锁的复位按钮（数量）	√	√	√
	3	按钮处醒目标识	√	√	√
A8*		束流转向及传输出口闸门联锁	√	√	×
A9		闸门开、关状态显示	√	√	×
A10	1	独立的通风设施	√	√	√
	2	通风设施联锁	√	√	√
A11		部件活化较高剂量率区的放射警示标志	√	√	×
A12		火灾报警系统	√	√	√

加 * 的项目是重点项，以下相同

表 8-7　出入口与防护门的安全设施（1）

序　号		检查内容	加速器厅与传输通道	治疗装置机架室	治疗装置室
B1*		门外加速器工作状态显示	√	√	√
B2*		门外电离辐射警示标志	√	√	√
B3		门内紧急开门按钮	√	√	√
B4*		门与加速器高压触发联锁	√	√	√
B5	1*	开门钥匙开关	√	√	√
	2*	门禁系统 刷卡出入	√	√	√
	3	读卡记录进入人员编码、总数	√	√	×
	4	人员总数清零与出束联锁	√	√	×
B6*		门与束流传输出口闸门及粒子束联锁	√	√	√
B7*		门与场所的辐射剂量率联锁	√	√	√
B8*		门与通风联锁	√	√	×
B9		停束后延时开门联锁	√	√	√
B10	1*	治疗装置室紧急开门设施（门外）	×	×	√
	2*	治疗装置室紧急开门设施（控制台）	×	×	√

表 8-8　出入口与防护门的安全设施（2）

序　号		检查内容	安全门	物品门
B11*		设备门外出束状态显示	√	√
B12*		门外显著位置电离辐射警示标志	√	√
B13*		门机联锁	√	√
B14		控制台显示门的开关状态	√	√
B15		安全门内紧急开门	√	×
B16	1	物品门内机械锁	×	√
	2	机械锁钥匙专人严管	×	√

表 8-9　控制台的安全设施

序　号	检查内容	设　施
C1*	束流钥匙开关	√
C2*	固定监测点场所剂量读出	√
C3*	摄像监控图像屏幕显示	√
C4*	语音广播系统	√
C5*	紧急停束按键	√
C6	束控部件工作状态显示	√
C7*	对讲机和电话通讯设备	√
C8	治疗剂量和时间控制与显示	√
C9*	场所辐射安全设施工作状态显示	√
C10	准予复位按钮	√

表 8-10　加速器设备束控部件的工作状态显示

序　号	检查内容	设　施
D1	离子源供电电源	√
D2	加速器调频调制器	√
D3	能量选择系统入口束闸	√
D4	能量选择系统出口束闸	√
D5	独立的安全控制系统	√

表 8-11　质子设备用地面积水平尺寸

厂商名称	瓦里安	IBA
水平尺寸（治疗室墙厚）	质子 4 室：72.1m×29m（2.8m） 加速器区域的墙厚按照墙外有人员通行考虑，如建在地下室，则水平及竖向的尺寸均会减少约 2m	质子 4 室：70.2m×31.8m（2.15m） 加速器区域的墙厚按照墙外有人员通行考虑，如建在地下室，则水平及竖向的尺寸均会减少约 2m

厂商名称	日　立	住　友
水平尺寸（治疗室墙厚）	质子 4 室：72m×32m（2.15m） 均按照地上建筑考虑，如建在地下室，水平及竖向的尺寸均会减少	质子标准机房 4 室 +1 固定束：74m×31.6m（2m） 质子紧凑机房 4 室 +1 固定束：64.4m×28.6m（2m） 两种方案均按照加速器室建在地下考虑，且外侧为土壤，加速器室外墙厚度约为 2m；如果加速器外墙相邻有人员停留的地方，则加速器外墙需要增加 3m，因此，考虑最不利情况，质子区尺寸最多会增加到 67.4m×31.6m 和 77m×34.6m

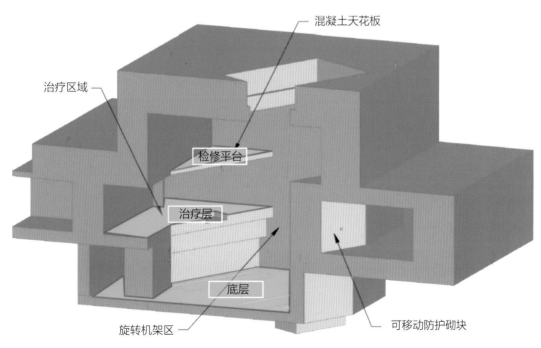

▲ 图 8-16　典型质子旋转机架治疗室空间布局图

水机房、质子设备人员办公室等辅助区域。一般治疗层的标高与建筑物的地下一层标高齐平，上层的标高与建筑物的首层层高齐平，底坑的标高根据质子设备厂商的不同略有不同。表 8-12 为常见质子设备厂商质子机房区域各层标高。

为保证从回旋加速器的提取点到设备内部任何单个和所有等中心治疗位置在一个连续平面的精确性，质子束流传输线组件应以微米为单位进行校准。不断微调束流磁铁组件，以维护束流从一个组件通往另一个组件的路径。

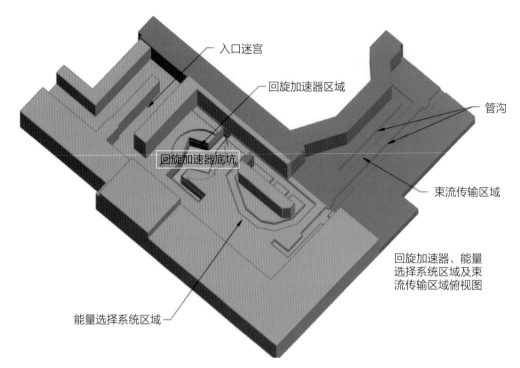

入口迷宫

回旋加速器区域

管沟

回旋加速器底坑

束流传输区域

回旋加速器、能量选择系统区域及束流传输区域俯视图

能量选择系统区域

▲ 图 8-17 典型质子回旋加速器、能量选择系统区域及束流传输系统区域空间布局图

表 8-12 常见质子设备厂商质子机房区域各层标高

序 号	区 域	不同质子设备厂商对应各区域相对标高 (m)			备 注
		IBA	瓦里安	日 立	
1	加速器底坑	−10.23	−10.8	−8.4	1. 治疗层（含回旋加速器、能量选择系统区域及束流传输系统区域地面）相对标高统一按照 −8.40m 考虑 2. 加速器顶板考虑了人员居留因子，如加速器顶板不高出地面，其实际厚度应减少 1m 3. 束流传输区域顶板考虑了人员居留因子，如不高出地面，其实际厚度应减少 4. 旋转机架治疗室顶板考虑了人员居留因子 5. 关于顶板的防护厚度，土壤防护可以代替混凝土防护，参考比例为 2.5m 土壤≈ 1.5m 混凝土
2	加速器顶板	−0.935	0	−2.4	
3	能量选择系统区域底板	−8.4	−8.4	/	
4	能量选择系统区域顶板	−1.935	−0.9	/	
5	束流传输区域底板	−8.4	−7.5	−8.4	
6	束流传输区域顶板	−2.66	−3.3	−2.4	
7	旋转机架治疗室底板	−12.23	−12.23	−11.9	
8	旋转机架治疗室顶板	3.05	2.37（混凝土） 4.17（种植屋面）	3.6	
9	固定束治疗室底板	/	/	/	
10	固定束治疗室顶板	/	/	/	

为不断保持对患者治疗的这种"精度"，运营第一个 2 年期间里，整个束流传输系统所在区域，其地面的"不均匀沉降"的最大值不得超过 ±3mm（1/8 英寸）（不均匀沉降是指相对于初始地面平面的相对偏差）。

2. 其他辅助用房

(1) 质子设备专用配电室：一般设置于首层，参考尺寸为 57m（长）×3.5m（宽）×5.5m（高），房间内设置 60cm 防静电架空地板，顶部设置运输设备的吊车梁及挂钩，挂钩底部距离架空地板的高度不得小于 2.75m。

(2) 质子工艺冷却水机房：一般设置在首层，参考尺寸为 7.5m（长）×8m（宽）×5.5m（高），房间应设置隔声墙。瓦里安质子设备必须设置 100m² 以上的工艺冷却水系统专用机房。

(3) 主控制室：必须设置在治疗层，靠近质子治疗室的位置，参考尺寸为 6m（长）×7.5m（宽），房间应设置 30cm 防静电架空地板，天花板距离架空地板的高度不得小于 2.5m。

(4) 治疗控制室：必须设置在治疗层，每间治疗室都必须设置，位置临近治疗室的入口迷宫处，参考尺寸为 4m（长）×4m（宽），一般设置 30cm 防静电架空地板，天花板距离架空地板的高度不得小于 2.5m。

(5) 质子设备计算机室：必须设置在治疗层，参考尺寸为 4m（长）×4m（宽）×5.5m（高）。房间应设置 30cm 防静电架空地板，天花板距离架空地板的高度不得小于 2.5m。

(6) 机械室：顶部应设置吊装孔（5m×3m），应设置在治疗层，参考尺寸为 8.5m（长）×8.5m（宽）×5m（高），墙面及天花均应考虑隔音措施。

(7) 其他房间。

①维修室：靠近机械室或者质子设备供应商办公室设置，房间面积不得小于 20m²。

②质子设备供应商零件库房：应在治疗层及首层各设置 1 间，位于治疗层的面积不得小于 50m²，位于首层的应靠近质子设备专用配电室设置，且面积不得小于 50m²。

③质子设备供应商办公室及备品备件库房：应在治疗层或者首层设置可供 14 人同时办公的，面积不得小于 85m² 的办公室。

应在治疗层靠近主控制室的位置，设置 2 间可供 3 人同时办公、面积不得小于 11m² 的办公室。设置 5m² 的储藏间和复印室，无位置要求。设置可供 12 人开会的会议室，无位置要求。

④质子治疗计划室：在治疗层设置面积不得小于 40m² 的质子治疗计划室。

(8) 选配房间。

① TPS/OIS 机房：必须设置在治疗层，参考尺寸为 4m（长）×4m（宽）×5.5m（高）。房间应设置 30cm 防静电架空地板，天花板距离架空地板的高度不得小于 2.5m。

②患者固定装置储藏间：该房间用于储存患者固定装置，这些装置用于将患者的身体固定在聚苯硫醚（polyphenylene sulfide，PPS）床或椅子上。设置在治疗层尽量靠近治疗区域的地方。房间的大小取决于客户所选择的固定装置的类型和尺寸。

③患者治疗装置储藏间：该房间用于储藏患者的特殊装置，应设置在尽量靠近治疗区域的地方。医院为方便起见，可将该储藏间与患者固定装置储藏间合并。

④患者治疗装置控制储藏间：应设置在非公共区域，可允许使用托盘叉车进出通过，该房间面积应大于 12m²。

⑤患者身体固定装置制作间：该储藏间应当尽量设置在距离诊断或模拟区较近的地方。客户可根据运营阶段的患者数量确定该储藏间的大小。

⑥放射量测定设备储藏间：该储藏间应设置

在治疗室附近。应根据放射量测定设备情况确定房间的大小。

⑦治疗头（snout）储藏间：该储藏间应设置在治疗室附近，面积应在 18m² 左右。

3. 质子设备的运输及吊装

(1) 外部吊装及运输：质子设备的运输及吊装由质子设备供应商委托专业的吊装公司完成，但建设单位应为其创造运输及吊装的条件。质子设备吊装前，质子设备供应商会委托专业的吊装公司去现场进行踏勘，并向建设单位提供详细的设备吊装方案。

(2) 回旋加速器吊装：回旋加速器由上下两部分构成，总重 227000kg，一般使用 500000kg 汽车吊进行吊装，吊装时总重量为 387000kg，需要在地面铺设吊装 4 块 3m×3m 的路基板，吊装时，路基板需要占据 15m×15m 的吊装区域。

(3) 旋转机架吊装：旋转机架吊装部件较多，最大吊装重量约 10000kg，一般采用 100000kg 履带吊车进行吊装。

(4) 其他设备吊装：均通过楼内运输通道进行吊装。

(5) 内部设备运输：应设置质子设备专用货梯。最小尺寸及载重量要求：电梯门最小尺寸：140cm（宽）×245cm（高），轿厢最小尺寸：185cm（宽）×215cm（深），载重量≥2500kg。

4. 变配电及智能化系统要求

(1) 变配电系统要求：应为质子治疗设备提供市电、应急电源及不间断电源，其中瓦里安质子设备的市电容量要求为 4000kVA，IBA 质子设备的市电容量要求为 2500kVA，日立设备的市电容量要求为 2750kVA；质子设备的应急电源可以选择 500kW 柴油发电机组，当互为备用的两台变压器市电故障或市电欠压时机组可立即启动，并在 15s 内能投入正常带负荷运行；应设置 90kW 容量不间断电源，并配置满足至少 15min

满负荷运行的电池柜。

质子设备专用电缆桥架必须使用不锈钢（瓦里安）或热镀锌（IBA）网格线槽。

(2) 预埋管线要求：对于质子区混凝土中的预埋管线，尽量采用大半径弯头，且必须被减震和隔热材料包住，避免与混凝土直接接触，表 8-13 是对于预埋管线的弯曲变径要求。

瓦里安要求用于质子设备的所有混凝土预埋管，均必须使用美标 PVC 管道，且必须提供 UL（Underwriter Laboratories Inc.，美国保险商试验所）认证，因瓦里安对于管件的弯曲半径要求很高，因此，使用的电气预埋管件均为国外进口。

IBA 对于电气预埋管线，仅有 10D（直径）的弯曲半径要求，但其管材可以使用国标金属软管。

(3) 智能化系统要求。

①通信系统：在质子设备吊装前，必须实现质子区域手机信号覆盖。同时，应向质子设备供应商配置多用户多频道对讲机或接收器。

另外，应向质子治疗设备供应商安装内部移动电话系统 [数字增强无绳通信（digital enhanced cordless telecommunications, DECT）或类似设备] 和无线网络接收器系统。

②监控系统：在质子设备吊装前，必须安装视频监控系统，安装位置由质子治疗设备供应商决定，应保证整个质子区域 360° 无死角覆盖。

③门禁系统：质子区域主要用房均应设置门禁系统。

(4) 计算机网络设备：质子设备计算机室和质子设备供应商办公室都应通过独立的高速数据传输网络与指定地点相连。网络基本特征包括。

①ATT 六类电缆及插头(100Mbps/s)或更优。

②信源之间最大距离为 100m（ 330 英尺 ）。如长度超过限度，应安装中继器。

表 8–13　依据 NEC 管线最小半径

管线尺寸		最小弯曲半径		选择弯曲半径	
公　制	美国交易规模	mm	英　寸	mm	英　寸
16	1/2	101.6	4	102	4
21	3/4	114.3	4½	127	5
27	1	146	5¾	152	6
35	1¼	184	7¼	203	8
41	1½	209	8¼	254	10
53	2	241	9½	305	12
63	2½	267	10½	381	15
78	3	330	13	457	18
91	3½	381	15	533	21
103	4	406	16	610	24
155	6	762	30	914	36

③所有的网线插座上必须做标签。

④需向质子设备供应商提供互联网接线，必须保证：下载速率最少 5Mbps/s；上传速率最少 5Mbps/s。

⑤提供静态 IP 地址（至少 / 公共 IP 的 29 子网）。

(5) 空调系统要求：质子区域空调系统负荷约为 1100kW，其中具体如下。

①质子设备计算机房和质子主控机房采用独立专用的恒温恒湿系统空调。

②质子设备治疗室采用低速风道全新风直流空调系统，但应保证旋转机架区域均接入新风。

③质子回旋加速器区域、能量选择系统区域及束流传输区域均采用新风机组加风机盘管。

④质子旋转机架区域要求专门的空调系统，必须设置梯度空调管道，同时，在旋转机架区域的不同高度安装 3 个恒温器，以保证整个旋转机架区域各个部分的温度公差保持在 1.5℃之内。

其余房间所需的温湿度要求，质子设备厂商会在场地文件中进行详细说明，此处不再赘述。

(6) 工艺冷却水系统要求：由于质子设备的用电量很大，且全年每天 24h 不间断运行，各种工艺设备所消耗的电能绝大多数转化为热能，大部分热量需要用工艺冷却水系统作为载体带走。根据瓦里安的要求，需要为回旋加速器、束流传输磁铁、配电室、压缩机等装置配置工艺冷却水循环系统，以上每个末端工艺装置均有各自不同的水温、控制精度、流量、压降等控制要求，作为对一些对温度变化敏感部件的恒温调节手段，对工艺冷却水系统的温度、压力等控制精度要求极高。

IBA 质子设备工艺冷却水换热系统由 IBA 自行提供，建设单位向工艺冷却水系统提供冷源，总冷负荷为 1100kW，必须保证全年 24h 运行，在北方，冷源可以考虑采用自然冷却风冷冷水机组。

瓦里安质子设备工艺冷却水换热系统由建设单位提供，总冷负荷为 1100kW，必须保证全年 24h 运行。包括工艺冷却水机房内的板式换热机组、定压补水装置、离子交换柱、设备连接管阀件、监测仪表、自控系统、配套动力柜、配套控制柜、电线电缆、机房至各用水点的管道及阀部件等内容的深化设计、供货、现场安装、调试，并负责通过建设单位及质子设备供应商的相关验收，并提供全过程形成的图纸、记录、档案资料等其他相关服务。

(7) 质子纯水系统要求。

IBA质子设备纯水系统要求：根据IBA的要求，工艺冷却水系统循环水必须采用纯水，可以外购纯水一次灌装或设置专用纯水系统进行补水，补水周期约为2年/次，纯水系统要求如下（表8-14）。

瓦里安质子设备纯水系统要求：根据瓦里安的要求，工艺冷却水系统循环水必须采用纯水，可以外购纯水一次灌装或设置专用纯水系统进行补水，补水周期约为2年/次，但必须考虑在工艺冷却水在循环过程中水质下降时，设置pH和电导率报警系统，并设置离子交换系统，去提升循环水水质，纯水系统要求如下（表8-15）。

(8) 质子工业气体要求。

① IBA质子工业气体要求：根据质子治疗设备供应商（IBA）的要求，质子区设置压缩空气、氧气、氮气、氢气、氦气供应。

a. 压缩空气系统：用于气压传动装置的运转（阀门和束流停止）、真空条件下质子治疗设备（PTE）部件的通风以及旋转机架的气压制动器。

需提供两个独立和备用的压缩机以提高该设备的可用性，并需提供一个储气罐（储气总容量为200L），以便在电源发生故障时不间断供应压缩空气。

质子设备需要的压缩空气流量不连续，最高流量为4L/s（1加仑/秒），但1min不超过一次，而且通常1h不超过一次。

所需压力为6～10bar（87～145磅/平方英寸）。

压缩空气必须是无尘、无油和工业干燥的气体，露点温度为-20℃。

b. 干氮系统要求。

• 用于回旋加速器质子治疗设备（PTE）的排气，出口处需连接可更换的氮气瓶（配有压力稳压器）；
• 工业氮纯度99.9%；
• 压力：1～2bar（14.5～29磅/平方英寸）；
• 流速：>5min内2m³（5min内70立方

表8-14 IBA质子设备纯水系统要求

序 号	供水区域	特殊供水原则	水质水量参数
1	工艺冷却水系统	pH: 6.5～8.5 浊度: 30NTU 溶解铁: ≤0.5mg/L 溶解锰: 3×10^{-5}磅/立方英尺 电导率: <1μS/cm	温度: 5～35℃。 流量: ≥2m³/h 压力: 4～6Bar

表8-15 瓦里安质子设备纯水系统要求

序 号	供水区域	特殊供水原则	水质水量参数
1	工艺冷却水一次回路1号和2号	需提供去离子pH中性水，必须将水中溶氧量保持在低水平	电导率≤2μS/cm（25℃）。流量: ≥4000L/h，压力3.5～8Bar

英尺）。

c. 氧气系统：用于回旋加速器内导流器。

- 纯度：氧气 N45（即 99.995%）；
- 压力调节：1～3bar（15～45 磅 / 平方英寸）；
- 流速：1～2cm³/min（标准状态 0.002～0.004 立方英尺 / 小时）。

d. 氢气系统：用于回旋加速器内部。

- 纯度：氢 N60（即 99.9999%）；
- 压力调节：1～3bar（15～45 磅 / 平方英寸）；
- 流速：1～2cm³/min（标准状态 0.002～0.004 立方英尺 / 小时）。

e. 氦气系统。

- 用于质子设备的束流线隧道内（固定于载体上）；
- 纯度：纯度：氦 N45（即 99.995%）；
- 压力调节：1～1.5bar（15～22 磅 / 平方英寸）；
- 备用瓶采用固定架安装在束流线隧道内。

②瓦里安质子工业气体要求：根据质子治疗设备供应商（瓦里安）的要求，质子区设置压缩空气、氧气、氮气、氢气等特殊气体供应系统。

a. 压缩空气系统要求：根据国际标准 ISO 8573-1《压缩空气 第 1 部分 污染物和清洁度等级》，需要提供的压缩空气清洁度等级为，固体粒子等级 3，湿度和液态水含量等级 2，含油量等级 1。

压缩空气点位分布：在能量选择系统区域和束流传输系统区域地面沟道内、每间旋转机架治疗室内以及回旋加速器底坑内。

b. 干氮系统要求。

- 气体质量：纯度超过 99.8%，无碳氢化合物。
- 所有管道必须进行内部清理以及压力测试。
- 泄漏率：每个连接处或者每 1m 管长 < 1×10^{-6} mbar L/s；整个系统 < 1×10^{-3}

mbar L/s。

c. 氧气系统。

- 氧气纯度：99.995%
- 所有管道必须进行内部清理以及压力测试。
- 泄漏率：每个连接 < 5×10^{8} mbar L/s；整个系统 < 1×10^{6} mbar L/s。

d. 氢气系统：需要为质子设备供应商（瓦里安）的氢气系统管路上安装一个小气瓶，氢气系统发生器和分配系统由质子设备供应商（瓦里安）提供。

(9) 质子区装修要求：质子区域及设备机房（配电室、主控制室、计算机房）设置架空地板，质子治疗室内部采用精装修外，其余区域均采用环氧地坪漆进行密封，各区域要求如下（表 8-16）。

(10) 质子区域消防要求：质子区域设置空气采样系统、火灾探测系统及自动灭火系统。

自动灭火系统一般建议采用气体灭火系统，但目前多使用高压细水雾灭火系统作为质子区域的主要灭火方式（质子设备专用配电室仍必须使用气体灭火系统）。

(11) 质子设备吊装要求：质子设备吊装是整个质子设备安装非常重要的一环，因质子设备场地面积大、牵涉的系统较多，因此，对于质子设备吊装场地的验收要求也非常严格，会在不同时段对场地进行验收，以下仅截取 IBA 质子设备的交付使用日的场地要求：交付使用日安装回旋加速器、束流输运系统及房间配套。装置之前，下列内容需准备就位，必须达到所有界面建设文件（IBD）的全部要求。包括但不限于以下要求。

a. 保持建筑内部的所有出口通道通畅无阻。

b. 起重机装配垫可以使用，无障碍且可进入。

c. 所有质子治疗设备区必须保证正式电源和

表 8-16　质子区装修要求

序　号	房　间	位　置	环氧树脂漆等级
1	回旋加速器	地板及墙面	工业
2		沟槽及顶面	高级（防尘）
3	能量选择区域 束流传输区域	地板及沟槽	工业
4		墙面及顶面	高级（防尘）
5	治疗舱	地板	工业
6		墙面及顶面	高级（防尘）
7	拉线室	地板	工业
8		墙面	高级（防尘）
9	IBA 配电室	地板（架空地板下）、墙面、顶面	高级（防尘）
10	主控制室	地板、墙面（架空地板下）	高级（防尘）
11	IBA 计算机房	地板（架空地板下）	高级（工业类型）
12		服务器后的墙面	高级（防尘）
13	IBA 零件机房	墙面、顶面	防尘涂层即可
14		地板	工业

照明可用。

d. 建筑可提供全功率用电，以供质子治疗设备供应商连接装置使用。

e. 工艺冷却水系统可正常运行，质子治疗设备供应商水冷空调室冷却水供给满负荷可使用。

f. 回旋加速器、能量选择系统、固定束流治疗室及旋转台架地坑的所有地面排水系统至主集水坑泵运作良好并测试正常。

g. 位于主集水坑水泵和排水泵系统经测试可正常运行。

h. 所有预制混凝土顶板及吊装口盖板梁需实地测量、组装，做好标记，根据质子治疗设备供应商（PTEV）质子治疗设备安装计划及施工进度适时安装。

i. 在回旋加速器顶部开口处安置临时屋顶。

j. 搭建通达回旋加速器地坑的楼梯及楼梯上面的金属平台到位。

k. 给回旋加速器、吊装设备提供临时用电（回旋加速器仓 400V，3 相，20A）

l. 在每个旋转台架吊装口放置临时用的、可拆卸的旋转台架吊装口盖，保证日常进出操作正常进行。

m. 单轨吊车梁及吊点安装到位，进行负载测试并做记录。

n. 准备好治疗安全系统导管、电缆布线及必要元件，将设备到主控制室、旋转台架牵引室、固定束流治疗室及技术室之间的缆线做好标记，由质子治疗设备供应商完成最后工作。

o. 所有从质子治疗设备供应商水处理室到束流输送系统的冷却水供应及回水管，包括阀门、过滤器及滤水管，应搭建好并进行压力测试。

p. 在束流输送系统通达治疗室的配套地沟安装设计／建筑团队的净化水水管、阀门、滤水管、过滤器、管帽。

q. 对设备与质子治疗设备电气接地系统进行测试并记录。

r. 在束流输送系统配套地沟、治疗室及吊顶线上方的廊道建立电缆线槽系统。

s. 将机械加工间顶部吊装口布置好，确保其正常运行（如应用）。

t. 完成所有空调系统，测试其是否符合质子治疗设备供应商的要求，进行记录，确保其正常运行。

u. 安装、测试空气压缩机及相关管道、阀门及接口，记录在案，确保其正常操作。

v. 安置通讯系统，确保其正常运作。

w. 其他与质子治疗设备供应商区域相关、辅助质子治疗设备安装团队成员及设备包括主控制室、治疗控制室、固定束流控制室、质子治疗设备供应商计算机室、办公区、机械车间及储存室必须完成以下。

- 地板、墙壁、天花板施工完成。
- 正式照明。
- 正式供电。
- 计算机网络连接。
- 数字用户线路接入互联网。
- 提供电话及传真机，可拨打国际长途。
- 墙壁、天花板及可以上锁的门安装就位、刷漆，可投入运营。
- 消防措施完备。见上面关于灭火器使用说明。
- 空调系统可正常运行，调试平衡。
- 将设计／建筑团队提供的家具和工作台安放到位。

x. 安全的暂存区，放置可供使用的质子治疗设备。

y. 供应商的质子治疗设备安装团队可随时使用办公室及卫生间。

z. 送货电梯正常运行。

（五）质子设备的投资及运行分析

1. 质子设备的投资分析

建设成本分析：目前，国内质子项目的建设分为政府投资（合肥离子中心、山东质子医疗中心、上海质子重离子医院等）及民营／私营企业投资（广州泰和肿瘤医院、一洲国际质子医学中心等），因此，关于质子项目的土地成本，各项目差异较大，本文不再进行分析，仅对质子建设项目的建设成本进行分析。

以 XX 项目一期质子机房为例，总建筑面积约 $40000m^2$，其中：质子区地下二层建筑面积约 $1500m^2$，质子区地下一层建筑面积约 $3000m^2$，质子区地上一层建筑面积 $2000m^2$，质子机房总建筑面积为 $6500m^2$。

其造价组成如表 8-17。

2. 质子设备的运行成本分析

质子设备的运行分为维保费用及运行费用（水电费），维保费用一般包含在质子设备的销售合同中，以下仅对运行费用进行分析，以国外知名质子设备为例，年运行费用为 1186.23 万元，运行费用明细见表 8-18。

二、重离子治疗机构建设发展分析与建议

（一）重离子治疗正被广泛认可，全球治疗患者与日俱增，治疗机构建设空间巨大

重离子治疗目前被业界公认为当今世界上最尖端的癌症治疗技术，随着重离子治疗设备技术的进步、治疗价格的下降、基础及临床研究的深入开展，在不久的将来势必会在世界各个国家

表 8-17 质子设备的投资造价组成

序 号	名 称	造价（万元）
1	地基处理	338.14
1.1	场地平整	71.11
1.2	土石方工程	267.03
2	建筑主体	3749.88
2.1	结构工程	2826.20
2.2	电气工程	718.68
2.3	给排水工程	205.00
3	专业分包工程	2552.28
3.1	精装修工程	486.60
3.2	空调工程	833.70
3.3	配电工程	644.00
3.4	消防工程	88.68
3.5	吊装设备	159.00
3.6	弱电工程	88.68
3.7	柴油发电工程	46.84
3.8	绿化工程	127.11
3.9	质子工业气体工程	77.68
4	专业工程	1544.00
4.1	工艺冷却水	796.00
4.2	质子纯水	81.00
4.3	射线防护工程	222.00
4.4	辐射监测工程	350.00
4.5	电梯工程	45.00
4.6	质子治疗室、加速器房中辐射、防护灯、机械联锁	50.00
5	其他费	921.69
5.1	辐射职业病危害评价	82.00
5.2	防辐射设计费	88.00
5.3	辐射环境评价	58.00
5.4	其他	693.69
6	合计 1+2+3+4+5	9105.99

表 8-18　质子设备的运行费用明细

序号	名称	设备名称	形式	设备功率 (kW)	每日使用时间 (h)	单价 (元/度)	年累计费用 (万元)	备注
1		加速器主线圈	主用	300	24		249.66	全年365天24h满负荷运行
2		加速器离子发生器	主用	160	24		133.15	全年365天24h满负荷运行
3		二极磁铁	主用	315	5		54.61	短时间工作，每天工作时间按照5h满负荷运行考虑，全年365天使用
4		四极磁体	主用	220	5		38.14	短时间工作，每天工作时间按照5h满负荷运行考虑，全年365天使用
5	质子专用	扫描磁体	主用	80	5		13.87	短时间工作，每天工作时间按照5h满负荷运行考虑，全年365天使用
6	设备	加速器电源	主用	100	12		33.29	全年365天80%负荷24h运行
7		质子电源分配柜	主用	70	24		58.25	全年365天24h满负荷运行
8		加速器分配柜	主用	20	24		13.32	全年365天80%负荷24h运行
9		电源分配柜	主用	90	12		18.72	全年365天50%负荷24h运行
10		UPS 电源	主用	90	24	0.95	74.90	全年365天24h满负荷运行
11		X 线发生器 1	主用	100	6		20.81	拍X线片时使用，每天按照6h满负荷运行考虑，全年365天使用
12		X 线发生器 2	主用	100	6		20.81	拍X线片时使用，每天按照6h满负荷运行考虑，全年365天使用
13		X 线发生器 3	主用	100	6		20.81	拍X线片时使用，每天按照6h满负荷运行考虑，全年365天使用
14		X 线发生器 4	主用	100	6		20.81	拍线光片时使用，每天按照6h满负荷运行考虑，全年365天使用
15	质子设备配套	冷水机组 1	主用	356	24		177.76	作为质子工艺冷却水系统冷源使用，但考虑到该机组冬季耗电量极小，按照全年365天24h满负荷运行考虑，全年综合负荷按照60%的最大功率考虑
16		冷水机组 2	主用	356	24		116.88	作为质子区空调系统冷源使用，按照全年180天24h满负荷运行考虑，因使用时室外温度较高，综合负荷按照80%的最大功率考虑
17		衰变池	主用	20	2		0.68	短时间工作，每天工作时间按照2h满负荷运行考虑
18		质子纯水	主用	15	0		0.00	作为质子工艺冷却水系统补水源使用，约2~3年使用一次，可以忽略不计

（续表）

序号	名称	设备名称	形式	设备功率 (kW)	每日使用时间 (h)	单价 (元/度)	年累计费用 (万元)	备注
19		质子库房	主用	5	24		2.05	全年365天24h满负荷运行
20		质子区空调	主用	60	24		24.62	按照全年180天24h满负荷运行考虑
21		质子维修电源及排风机	主用	40.7	2	0.95	2.82	短时间工作，每天工作时间按照2h满负荷运行考虑，全年365天使用
22	质子设备配套	质子区照明	主用	45	24		37.45	根据IBA的要求，需要提供全天照明，每天工作时间按照24h满负荷运行考虑，全年365天使用
23		质子压缩空气	主用	20	8		5.55	作为质子旋转机架动力使用，每天工作时间按照8h满负荷运行考虑，全年365天使用
24		质子区换热站	主用	115.2	24		47.28	/

逐渐普及。国际粒子（质子）治疗协作委员会（Particle Therapy Co-Operative Group，PTCOG）统计数据显示，截至 2018 年底，全球超过 22 万患者接受了粒子治疗，其中接受重离子治疗的患者达 2.8 万人，占 12.7%。分析 2007—2018 年相关统计数据，全球接受重离子治疗的患者人数正以年均超过 10% 的速度增长。然而，截至 2019 年 6 月，建设中及建设完成的重离子治疗机构全球仅有 13 家，其中日本 6 家、中国 3 家、德国 2 家、奥地利 1 家、意大利 1 家。重离子治疗机构的建设已经远远不能满足重离子治疗患者数量增长的需求（图 8-18）。从我国恶性肿瘤发病率逐年增高的国情考虑，从国家战略层面及早进行区域布局规划，避免缺乏规划而盲目建设，布局建设区域重离子治疗机构势在必行。

（二）缩短重离子治疗机构建设周期，降低设备建设和维护成本势在必行

由于重离子系统设备研发成本高、技术投入大，国际上除日本、德国、奥地利、意大利等少

数几个国家拥有重离子治疗系统的核心技术以外，中国科学院兰州近代物理研究所在重离子治疗技术方面已经走在了世界的前列，其自主研发的医用重离子治疗系统已经通过国家相关机构的检测，并且顺利完成了临床试验患者的治疗，即将投入临床应用。按照"市场主导、政府引导；立足当前、着眼长远；整体推进、重点突破；自主发展、开放合作"的原则，发展重离子设备制造业完全符合国家《中国制造 2025》战略。发展科技尖端、全球领先的大型医用设备，有助于我国医学科学事业的发展和肿瘤治疗技术的进步，并走在国际前列。从设备建设成本和维护成本计算，目前国产重离子治疗系统的建设成本约为 5.5 亿元，维护费用每年大约 0.5 亿元；而目前国内已经运营的上海质子重离子医院，设备建设成本约为 12 亿元，维护成本每年大约 1 亿元。因此，建议国内拟建设重离子治疗系统的医疗机构应优先考虑选择国产医用重离子治疗系统，不仅可以大大降低建设成本和维护成本，同时有助于推动我国大型医疗设备的科技创新，并带动其他

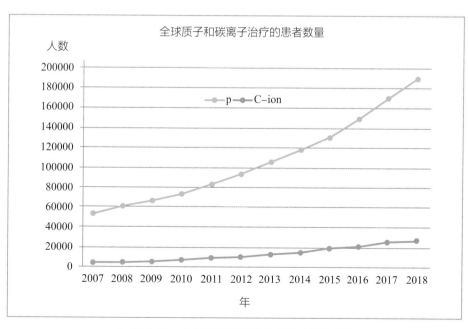

▲ 图 8-18　全球质子重离子治疗患者增长曲线
P. 质子；C-ion. 碳离子（数据来自于 PTCOG 官网，截至 2018 年 12 月）

相关产业的科技进步。

同时，作为国内掌握重离子治疗系统技术的兰州近代物理研究所，在设备研发中应把符合国际肿瘤放射治疗技术发展趋势作为技术路线和系统设备的主要考量标准，不仅在核心技术上突破，更重要的是要在"精准放疗"方面突破，配备尖端的治疗床系统、影像引导系统、控制系统等，在重离子治疗设备的建设中不断进行技术创新，以临床治疗的最高需求作为设备建设的考量标准，把每一家重离子治疗机构建设成为重离子治疗装置研发中心、示范中心，在建设中不断提高效率，缩短建设周期，提高运行效率，从而降低治疗成本。

（三）创新投资机制和运营模式，坚持"政府主导、企业投资"和医院、研发中心"一体化"管理

重离子放射治疗技术的普及有限，除了重离子技术研发成本高、运营维护保养成本高、资金投入大、回报周期长等原因，还受限于重离子治疗中心接纳患者的容量（德国、日本质子重离子中心近几年年诊疗人数为500～700人，就目前我国首家运行良好的上海市质子重离子医院而言，在最佳运行流程和最高运行效率的状况下，年诊疗人数在800～1000人，但即便在这种情况下，也需要多年才能收回投资成本。鉴于重离子项目资金投入高、回报周期长的特点，很少有社会资本愿意投入这类项目，即便是日本、美国、德国等发达国家的这类项目，走的也都是"国家战略"路径。他们往往以"国家研究中心"的名义，通过政府支撑来推进质子重离子项目建设。为切实掌握并运用好这一尖端放射治疗技术，避免投资方急功近利，建议我国重离子项目必须以政府为主导，国有企业去投资的机制来推动。上海质子重离子医院在建设运营过程中

积累了丰富的成功经验，后续建设机构可以"上海模式"为参照，坚持以"政府主导、企业投资"的机制来推动项目建设。鉴于重离子技术相对年轻、临床病例相对较少，在项目运行开始后，上海市专门与质子重离子医院同步成立了"上海市质子重离子临床技术研发中心"，与医院实行"一体化"管理，在人才引进方面，医院与复旦大学附属肿瘤医院"高度融合"，依托并充分利用肿瘤医院在肿瘤诊治领域的丰富资源开展临床试验，加强相关临床治疗新技术的研发，进一步深化对质子重离子技术的理论研究和开发应用。

（四）以"国际化视野、市场化运行"模式，创新人才引进方式，坚持"引育并重"的人才战略

重离子治疗机构要以国际化视野，建立与国际接轨的医疗运行体制，充分利用"互联网＋"的宣传功能，为海内外患者提供免费远程咨询与治疗前评估，逐步拓展国内外市场，而不是拘泥于本地区、本区域患者。迈向国际化医疗机构的重要标志是通过JCI的评审。每家重离子治疗机构要以此为目标建设运行医院，争取将重离子治疗机构建设成为面向世界的高端医疗服务机构。在医院运营模式方面，应跳出传统公立医院的管理运行模式，建立以现代企业制度管理的市场化运行模式，建立政府主要控股的股份制医院。创新人才引进模式，建立灵活的薪酬制度，吸引海内外高端人才加盟医院的建设和发展。在人才培育和建设方面，坚持"引育并重"的原则，一方面通过引进一批国内外核心人才，为其提供经费和团队保障，确保海内外高层次专家人尽其才、才尽其用，带动学科的建设与发展；另一方面通过核心人才队伍培育一批本土化人才。在人才培养和职业发展方面，医院不应以学历、职称为单

一标准，以专业能力、工作实绩等为"标尺"进行职位提升和薪酬发放。

（五）多方协商，建立符合重离子治疗特点的收费制度及医疗保险政策

由于质子重离子设备研发及维护成本高、投入大，世界各国质子重离子放疗费用都比较高，且绝大部分国家没有将该费用全额纳入国家基本医疗保险，一些国家将其部分纳入基本医疗保险或给予一定程度的优惠政策，质子重离子治疗费用大多由商业保险或者个人自行承担。以日本为例，日本的质子和重离子治疗被归为"先进医疗"类别，此类别项目不被纳入国民健康险支付系统，费用由个人或商业保险承担。但与之相配套的如检查等相关医疗服务可被纳入国民健康险系统，国民健康险将承担这部分费用的70%。另外，日本各地政府对于进行质子重离子治疗的患者有免息贷款等相应的优惠减免政策。上海市质子重离子医院参照国外质子重离子治疗与商业保险紧密合作的通行做法，与国内外主流商业保险机构签订直付协议，建立商保患者标准服务流程，并与商业保险机构联合开发具有质子重离子医院特色的保险产品，努力让这项国际领先的医疗技术更多惠及广大肿瘤患者。以上这些措施或将为各国考虑质子重离子费用分担开辟新思路。

随着质子重离子放疗在肿瘤治疗中的优势越来越明显，就诊患者数也逐渐增加，一方面我们国家的医保相关部门也应该考虑医保费用覆盖的问题，从制订重离子优势病种开始，让那些确实符合重离子治疗适应证的患者能够享受到国家医疗保险的利好；另一方面，重离子治疗机构应加强与国内外主流商业保险的合作，建立商保患者标准服务流程，并与商业保险机构联合开发具有质子重离子医院特色的保险产品。

（六）坚持科研与临床并重的发展思路，在创新中求发展，努力占领医学科研制高点

重离子治疗机构运行之后，应把临床科研工作作为一项日常工作来做，积极做好、做实临床研究与研发创新，不断提高核心竞争力。因为重离子治疗肿瘤领域还有很多未知的问题尚待解决，在确保患者安全的前提下，围绕重离子治疗肿瘤领域的临床关键问题，联合国内外相关治疗及研究机构开展前瞻性临床研究，探索建立符合重离子治疗特点的诊疗方案。同时，应积极配合研发机构，在国产医用重离子加速器辅助设备研发方面进行技术创新。不断完善重离子治疗系统设备的信息系统，对重离子系统设备运行维护进行智能化管理，提高系统设备的运行维护效率，从而提高治疗效率。

三、硼中子俘获治疗治疗机构建设发展分析与建议

（一）硼中子俘获治疗治疗机构建设发展分析

国内首座也是当前全球规模最大的单体硼中子俘获治疗（boron neutron capture therapy，BNCT）中心 AB–BNCT（加速器 BNCT）临床与研究中心（厦门弘爱医院 BNCT 中心）建筑于 2021 年 2 月竣工验收，2021 年 8 月完成设备安装并顺利打靶成功引出中子束，目前正积极准备投入临床试验与相关审批程序，预计将在 2021 年底启动人体临床，但在本文撰写时尚未明确；中国科学院高能物理研究所也正在东莞建设其第一台加速器 BNCT 中子源。日本则于 2020 年 3 月率先获得了日本厚生劳动省签发的制造和销售基于加速器 BNCT 系统的医疗器械审批许可，成为全球 BNCT 最早正式批准用于临床应用的国家医疗技术，中日两国各自不断努力，使 BNCT 走

向了一个全新的时代。

作为人口大国，我国在癌症预防与治疗方面面临着巨大的挑战，对于安全有效、可获得、可普及、可持续的新型癌症医疗技术有着巨大的潜在需求。BNCT 的短疗程、强效性，结合加速器中子源的可普及性与经济性等特征，必将成为我国癌症治疗方法中不可或缺的一个选择。

依照现有硼药物 BPA 可以覆盖的实体癌种类，约占我国癌症人口 31% 左右；如考虑每座 BNCT 中心年去化患者数目为 2625 人每套设备（约 3500 次照射），综合衡量各病种照射次数、患者接受程度、经济可负担情况，以及医疗技术的可获得性，可预测中国在 2030 年时对于 BNCT 装置的需求约为 210 套，但当前我国仅有一台医院配置 AB-BNCT 装置且正在建设中，市场对于本项技术的潜在需求十分巨大。日本方面，根据筑波大学的测算，日本国内约需求 70 套 BNCT 设备，已经达到每百万人口 0.55 套 BNCT 装置的配置率，约是每 13.5 台传统放疗装置搭配 1 套 BNCT 设备的比例（日本每百万人口配置放疗装置数目约 7.5 台）。如以每百万人口 0.55 套 BNCT 设备测算，则对应中国需求为 791 套，这个数目在未来数年实现有一定困难，且考虑到配置证，因此前述测算的 210 套装置是较为合理的数字，约为每百万人口 0.146 套 BNCT 装置，即每 680 万人口配备一套。如按照 2030 年我国每百万人口配置 5 台放疗装置，则相当于每 34 台一般放疗装置搭配一套 BNCT 设备。然而即便以每年 10 套 BNCT 装置的建设速度，截至 2030 年，我国 BNCT 装置数目也不超过 80 套，每年仅能服务 21 万名 BNCT 病患，届时仅占我国癌症人口的 3.5%，仍存在巨大的"治疗缺口"。

（二）硼中子俘获治疗治疗机构建设的建议

BNCT 中子源的产生方式在前述章节已经有所说明，可以分为三种主要来源，一是反应堆中子源，二是加速器中子源，三是中子发生器，三者各有其优缺点。反应堆中子源可以同时产生多束中子束供不同用途使用，束流强度依功率不同而变化，一般而言 100kW 的反应堆可以产生符合临床需要的超热中子束 [超热中子通率在 $1 \times 10^9 n/ (s \cdot cm^2)$]，如芬兰 FiR-1 反应堆即是一个典型代表。然而其受限于核安全因素、经济因素、社会接受度等原因，不具备临床普及性，因此仅作为研究机构使用，进行基础科研、药物研究与临床尝试性试验。加速器则是目前主流的中子源产生方式，全球范围内，已经有 10 个以上的 AB-BNCT 项目在医疗机构（不包括研究机构与高校）开展，证明了其普及性。中子发生器方面，则受限于其产生的中子产额低，中子能量偏高导致的减速效率差等问题，目前而言仅适合科研机构开展基础研究。虽然日本福岛 SiC 应用技术株式会社发展了一套基于中子发生器的环形中子照射装置，但并未经过国际 BNCT 社会论证，且安全性是一大疑虑，对于全身暴露的保护需要十分审慎地进行论证与研究。其他中子产生方式尚有光中子发生机制，利用传统高能 X 线直线加速器打击钨靶或其他靶材，产生光核中子的方式，但其效率与产额均不高，目前仅适合科研使用，尚不具备临床普及的实用性。

医疗机构配置 BNCT 设施所采用的中子源，在未来几年应优先考虑使用加速器方案，虽然有其他在研的小型中子源产生装置，但距离实际应用尚有一段距离，在往后将会持续关注这些技术的发展。

一般而言，BNCT 治疗机构的建设应注意以下几点。

1. 治疗室数量

BNCT 单个治疗室可治疗的最大次数约为 2500 次（以单次 30min 治疗计算），双治疗室则可以提高至 4600 次；三个治疗室则可以达到近 5000 次，同时可以提高设施的可用度。四个治疗室或更多，则边际效应迅速递减至 0，除特殊需要以外，三个治疗室是最大建议数目。对于建于人口稠密地区的 BNCT 设施，应优先考虑多治疗室，满足使用需求；非人口稠密地区或空间有限的情形下，则应考虑单个治疗室，降低建设成本。

2. 水平或垂直射束

目前所有的 BNCT 中子束均为固定束，因此设置 BNCT 设施时需要考虑使用水平束或是垂直束。水平束适合用于脑部照射与头颈部坐姿照射，垂直束则适合胸腹部与四肢照射。理想情况下是水平与垂直束均配置。

3. 治疗室大小

治疗室的大小则是另外一个必须被考虑的问题，当治疗室过于狭小时，将会产生中子反射的问题，增加病患的非必要暴露剂量，同时也将影响治疗摆位的弹性。建议治疗室的净长宽均不小于 4m，净高不小于 3m。

4. 辐射屏蔽与辐射安全分析

BNCT 设备是放射线产生装置的一种，会产生包括光子与中子的强穿透辐射。不同于传统放疗设施的评估，中子的辐射评估需要非常注意，尤其是其产生的次生光子（又称二次光子）需要被缜密计算。因此在设施的屏蔽计算上，应采用公认可靠的蒙特卡罗软件，最大限度考虑设施的完整剂量分布，从而确保整体辐射安全的评价。如采用 DORT、TORT 等传统离散坐标法解析中子输运方程的软件，则应在结果上加入安全系数（safety factor）或安全余量（safety margin）。

5. 与其他放疗手段的结合

全新的医疗机构考虑配置 BNCT 时，应该同时考虑配置其他的放疗装置，如传统直加治疗机或是质子治疗装置等。BNCT 的临床应用仍然有其局限性，在一些案例中，仍然会建议结合其他放疗手段增强剂量涂布的覆盖率与均匀性。

6. 其他基础设施

BNCT 的执行应该配合医学影像进行，因此每一个 BNCT 中心应该要有配套的医学影像装置，配置包括 CT（常规解剖学影像）、MRI（脑部诊断）及 PET（硼摄取显像）。其中 CT 是执行治疗计划的必备医学影像工具。除此以外，BNCT 中心亦应配置硼浓度检测设备，最常见的包括有电感耦合等离子体质谱仪（ICP-MS）、电感耦合原子发射光谱仪（ICP-AES）或是瞬发伽马射线中子活化分析仪（prompt gamma neutron activation analysis，PGNAA）等仪器。

7. 人员训练

BNCT 的治疗流程、治疗观念与传统放射治疗及其他粒子治疗不同，因此对于既有人员必须安排专业训练。在观念上与其他放疗不同之处在于剂量的计算方法、硼浓度对于剂量的影响，以及摆位要求。在摆位要求上，BNCT 与传统放疗及粒子治疗的高精度不同，BNCT 治疗所能接受的摆位容许范围可以达到 ±0.5cm，部分研究显示可以达到 ±1cm。

（三）我国硼中子俘获治疗发展建议

我国近年来在 BNCT 研究上逐步加大研究投入，包括最早投入相关研究的周永茂院士团队、陈达院士带领的南京航空航天大学团队，到目前已经有包括清华大学、中国科学院近物所及高能所、北京大学、中国药科大学、北京协和医院、上海仁济医院等多个单位投入研究，但仍多局限在独立课题的研究上，缺乏有效整合、发挥资源协同优势。我国在 BNCT 发展历史上仍然属于新进入者，对比欧美日等传统 BNCT 国家，在许多部分仍然处于探索阶段。因此应见贤思齐，学习其他国家可以借鉴参考与引以为戒之处。以下是值得深入思考与考虑的几点。

1. 成立二级专业学会

当前我国BNCT研究仍然散落在各高校与科研机构中，各学者间缺乏相互交流、激发创新的机会，难以形成协同创新的合力。反观日本、芬兰，以及我国台湾地区，均组建有地域性的BNCT学会，每年固定召开学术交流会，使各机构间可以有一个良好的交流平台，并且可以通过学会向政府机构建言献策，促进BNCT科研与产业发展。BNCT可以考虑于中国临床肿瘤学会、中华医学会或是中国核学学会下成立二级学会，促进相关科研交流发展，并定期召开学科会议，推广BNCT，让更多科研工作者了解BNCT。

2. 编撰教材与组织培训

目前，日本BNCT学会已经编撰了BNCT相关教材，学会每年都会组织培训，帮助有志BNCT研究的年轻研究者与学生快速了解与学习BNCT，培训内容涵盖了医学物理、工程技术、硼药化学、放射生物学及临床医学。国内在该方面的投入十分欠缺，偶有专业会议组织，但规模与目的并非针对培训教育。虽然BNCT相关英文材料已经有相当数量，但多是专业文献，缺乏入门引导教材，且英文非我国惯用语言，在学习与推广上有其局限性。因此若能出版BNCT中文教材，对于在国内快速普及BNCT知识有必要性和重要意义，也可以引导更多有兴趣的年轻科研工作者与学生投入相关研究工作。教材编撰与教育培训可以在二级学会的主导与组织下开展工作。

3. 建立国家级研究平台

BNCT技术正处于快速发展阶段，除了加速器中子源技术外，尚有许多相关配套科研工作需要展开，如中子光子混合场剂量研究、新型探测器开发、线上硼浓度与影像测量、放射生物学相关研究等。但当前我国缺乏专业用于支撑BNCT基础研究与技术开发的国家级研究平台，配备离子束、多条BNCT中子束及相关基础设施，这也成为制约我国BNCT发展的主要瓶颈之一。正如同上海光源、东莞散裂中子源，BNCT也需要一个大科学装置。未来或许在二级学会的组织下，BNCT有机会向科技部或其他相关部委争取建设国家级研究平台。

四、粒子治疗技术临床发展方向分析

（一）概述

全球恶性肿瘤的发病率和死亡率均呈明显的上升趋势，癌症已成为城市居民死亡的首要原因。癌症的治疗方式包括手术、放疗、化疗、靶向治疗和免疫治疗等。放疗在癌症的治疗中发挥重要作用，约70%的癌症患者在其治疗的不同阶段需要接受放疗。其中，粒子（质子、中子和重离子）放射治疗因其独特的技术和效果优势备受关注。

（二）粒子治疗全球分布现状

据PTCOG官网上数据显示，截至2019年6月，在全球范围内有近80家粒子放疗中心，其中质子治疗中心占96%，这些机构集中在日本和美国等经济发达国家，而重离子治疗中心仅占4%。此外，截至2018年底，全球共有221528例患者接受了粒子治疗，其中接受质子治疗的患者190036例，占总数的85.8%；接受碳离子治疗的患者27905例，占总数的12.6%；其余患者接受了氦离子（2054例）、π介子（1100例）和其他离子治疗（433例）。

根据PTCOG统计，目前全球治疗患者量最多的中心是美国罗马琳达（Loma Linda）大学质子治疗中心，在1990—2018年间共治疗了20400例患者；第二位是日本千叶县医疗用重离子加速器（HIMAC），在1994—2018年间共治疗了12799例患者；第三位是美国麻省总医院质子治疗中心，在 2001—2018 年间共治疗了 10374 例患者；法国奥尔赛质子治疗中心以 9476 例患者位列第四，美国哈佛大学实验室（该实验室于 2002 年停止治疗患者）以 9116 例患者位列第五，日本兵库县粒子束治疗中心（HIBMC）以 8881 例患者位列第六；治疗患者量排在第七、八、九、十位的中心分别为美国 MD 安德森癌症中心（MDACC）（8800 例）、美国佛罗里达大学质子治疗中心（8053 例）、法国尼斯质子治疗中心（6394 例）以及美国宾夕法尼亚大学质子治疗中心（5800 例）。

（三）粒子治疗技术

1. 质子放射治疗

（1）质子治疗临床优势：质子治疗的原理是将氢原子中的质子剥离出来并加速至光速的 60% 后，通过束流传输系统引导至治疗室，并通过质子治疗头照射肿瘤靶区。质子束进入人体后，其速度会随着组织深度的增加而减慢，LET 则随速度的降低而增加，而剂量的释放则随组织深度的增加而增加，在射程的末端释放出最大能量，与肿瘤靶区精确契合，形成一个剂量高峰即布拉格峰，峰值过后剂量急剧下降，趋近于 0。因质子的布拉格峰特性的存在，质子束剂量在肿瘤靶区内沉积，肿瘤靶区周围正常组织所接受的剂量大大降低，体现了肿瘤精准治疗，减少对周围健康组织的伤害。质子的 RBE 值约为 1.1，对肿瘤细胞的杀伤作用更强。

质子治疗应用于手术不可切除或无法耐受手术的肺癌患者，对肺部病灶进行精准治疗，既保护周围正常组织，又减少肺癌治疗相关的不良反应，同时降低了淋巴结转移时周围正常组织的照射剂量。肝脏组织对射线敏感，正常肝细胞对射线的耐受性差。而质子治疗可以更大限度地保护肝脏正常组织，减少对肝功能的影响，适用于肝

功能低下的患者以及原位复发肿瘤的再程放疗。当质子治疗前列腺癌时，仅对局部肿瘤进行照射，可保护膀胱及肠道，降低并发症的发生率。

（2）质子治疗适应证：头颈部、脑部、肺、肝脏、前列腺、膀胱、食管及胰腺等部位的原发病灶；直肠癌术后骨盆复发、寡转移肿瘤（肝转移、肺转移、淋巴转移），儿童肿瘤（除白血病）以及软骨肿瘤等。

头颈部肿瘤中，位于鼻腔、副鼻腔、唾液腺、颅底以及甲状腺等部位的肿瘤均适用于质子治疗；其中，位于鼻腔、副鼻腔、外耳道等的扁平上皮癌和腺癌，以及恶性黑色素瘤等均可考虑行质子治疗。

颅底肿瘤及脑部肿瘤的质子治疗可与手术治疗联合应用，食管癌质子治疗可同步进行化疗。

（3）质子治疗的局限和挑战：自 1946 年 Wilison 提出肿瘤质子放射治疗以来，质子治疗已有 70 多年的历史，质子治疗的临床应用却难以推广。

①经济效益比低是限制质子治疗临床应用的主要因素。虽然质子治疗的近期疗效显著，但质子治疗费用昂贵，且未被纳入医保，限制了许多肿瘤患者的使用。此外，质子治疗设备及防护和维护费用极其昂贵，投资成本高，限制了质子治疗设备的大力投入和医院的建设。

②由于进入质子治疗头的质子束非常薄且具有 Bragg 峰特性，因此，它不适合于用于三维、任意形状的肿瘤靶区。IMPT 和 PSPT 可能会改善质子剂量分布问题，但 IMPT 和仍处于早期发展阶段，许多技术和生物问题亟须解决。通过改进的图像引导减少不确定性，在稳健优化中加入残余不确定性以提高递送剂量分布的置信度，可能会使 IMPT 的效果增强。与 IMRT 相比，虽然 PSPT 通常在低剂量分布方面具有优势，但却表现出较差的高剂量顺应性。期待将来有更多随机

化的 IMRT 与 IMPT 试验，为质子治疗反应与剂量分布提供相关联的数据，使质子治疗相关的各种问题得到更好的解释，从而进一步增强治疗效果。

③在质子治疗过程中，呼吸运动是影响肺癌靶区受量和治疗效果的主要原因。因此，就如何开展影像引导技术以减少呼吸运动影响，如采用 IMPT 技术等，提高肺癌患者质子治疗精确性问题等，这都需要开展更多的临床研究，积累更多的病例和更有说服力的数据来支撑质子治疗在临床肿瘤治疗应用上的地位。

2. 硼中子俘获治疗

(1) BNCT 治疗临床优势：中子治疗是利用电离辐射的生物学效应，放出射线直接或间接地造成肿瘤细胞损伤。BNCT 是一种基于核俘获和裂变反应的二元治疗方式，裂变反应发生于稳定的同位素 ^{10}B 被中子辐射时产生高能 α 粒子和反冲 ^{7}Li 核。在大剂量电离辐射的照射下，生物机体及细胞大分子会造成损伤，从而导致肿瘤细胞的凋亡或坏死；电离辐射作用于生物体内的水分子后产生了自由基，这些自由基带有不成对的电子，反应活性高，亦能够损伤 DNA、蛋白质及各种生物膜等细胞的重要组成部分，从而导致肿瘤细胞功能紊乱、丧失。

BNCT 的优势主要体现在以下几个方面：①中子能够特异性地与肿瘤细胞中的硼发生俘获反应杀灭细胞，尤其对于弥散型肿瘤靶向性更强，定位更为精确，且克服了运动肿瘤定位困难的问题；②中子发生俘获反应后，短距离释放出的粒子，其射程与细胞直径相当，故能更加确保在不影响周围健康组织的前提下杀死肿瘤细胞；③该反应释放的带电粒子可以引起 DNA 不可逆的损伤，有效抑制肿瘤复发；④与质子等粒子相比，在同等能量下中子的穿透性更强，为深部癌症治疗提供了可能；⑤中子的使用成本相对低廉。

(2) BNCT 治疗适应证：脑胶质瘤、恶性黑色素瘤、头颈部肿瘤、肝癌、肺癌、恶性胸膜间皮瘤及骨肉瘤等。目前高级别胶质瘤还是以光子放疗联合替莫唑胺为标准治疗方案，BNCT 仅作为一种挽救疗法。对于复发性肿瘤患者而言，当这些患者进行了化疗和光子放疗，剂量达到正常组织耐受水平且无其他治疗选择时，亦可选择BNCT。

(3) BNCT 治疗的局限和挑战：目前，BNCT 面临的主要问题包括 3 个方面。

①高效含硼药物的研发：一代硼剂因不具备肿瘤靶向能力，不能达到足够高的肿瘤血硼比，从而实现中子俘获效果而被淘汰。二代硼剂性能方面有了较大改进，但其肿瘤血硼比仅大于 1，肿瘤靶向性也一般，血液清除率快，在肿瘤中停留时间短，治疗效果差。肿瘤靶向性更强、肿瘤血硼比更高的三代硼剂已经在研发中，但临床实践数据尚未公布。当务之急仍是研发多功能、高选择性的新型硼剂。

②建立精确的剂量测算体系：实时测量中子注量率及肿瘤组织中硼剂量是 BNCT 治疗的关键问题。中子注量率的测量技术已较为成熟，但是肿瘤组织中硼剂量的测算体系仍待进一步完善和改进。现有的径迹刻触技术、等离子体原子光谱分析法、瞬发 γ 射线中子活化分析法和 ^{18}F-BPA PET 扫描存在操作繁冗、程序复杂、采样困难、特异性低和精确度差等缺点。因此，开发更简便、更精准的测量技术也是未来研究的重点。

③开发适合的中子源：开发无核化的加速器中子源是现阶段 BNCT 治疗的发展趋势。中子源一般由核反应获得，但原子反应堆存在运营程序复杂、安全性低和成本高的缺陷，选择更符合BNCT 对中子能级低、强度高要求的无核化加速器中子源，尤其是基于 ^{7}Li（p，n）^{7}Be 反应的加

速器中子源是未来的研究热点之一。

3. 重离子放射治疗

(1) 重离子治疗临床优势：重离子是指重于元素周期表中 2 号元素氦并被电离的粒子。运用离子束轰击金靶，并以弹性散射后的离子束作为辐射源，利用 Q3D 磁谱仪的主四极和多极磁场的散焦作用，使散射离子束在垂直和水平方向均匀散开，并通过波速散射和波速扫描的方法，使离子束均匀准确地辐照在肿瘤区域。为当前最热门研究的重离子，具有以下优势。

①肿瘤定位准确，周围组织损伤减少。碳离子具有高 LET，在穿透路径上，碳离子能产生很强的局部电离，能诱导更严重的辐射损伤。

②对肿瘤杀伤力大，氧依赖性小碳离子束可在细胞周期任意阶段，致使肿瘤细胞 DNA 产生更复杂多样的团簇损伤。这种损伤很难被修复，且氧依赖性低，对恶性肿瘤的杀伤作用更强，同时对于抗辐射的乏氧肿瘤细胞的也产生强大杀伤例，效应是光子的 2～3 倍，提高肿瘤控制率、降低肿瘤复发率。

③对治疗实时观察。在碳离子布拉格峰跌落临近结束段，由 ^{10}C 和 ^{11}C 形成一个低剂量拖尾区，该区域可产生正电子束，被 PET 监测，进而追踪到碳离子束在人体内分布情况，对患者治疗进行实时观察和控制，以达到最佳治疗效果，这是碳离子特有的性质。

(2) 碳离子治疗适应证：头颈部及颅底肿瘤、胸腹部肿瘤、骨与软组织肉瘤、前列腺癌、黑色素瘤，以及不可手术、对辐射高度抵制的且大量乏氧细胞存在的肿瘤等。

(3) 碳离子治疗的局限和挑战：目前碳离子治疗仍处在摸索阶段，还有许多问题亟须解决，包括：①较光子治疗的适应证方面局限，部分肿瘤临床试验数据较少，治疗剂量及方案不够明确；②胃肠肿瘤碳离子放射治疗过程中如何更好地保护正常空腔脏器的问题；③碳离子放疗结合化疗时化疗方案及药物剂量如何确定等。

（四）总结

随着粒子治疗设备的不断升级改进，各国也逐渐开展粒子治疗，包括中国、日本、美国和德国等，但粒子治疗在稳定性、治疗头技术、成本和维护等方面仍有很多需要改进的地方，这需要社会各部门的共同努力。

参考文献

[1] PARTICLE THERAPY CO-OPERATIVE GROUP. Patient statistics［EB/OL.［2019-7-19］. https://www.ptcog.ch/index.php/ facilities-in-operation

[2] 国务院印发《中国制造 2025》

[3] 吴晓峰，郭小毛，诸葛立荣 . 国内首家质子重离子医院建设运营实践与思考［J］. 中国卫生资源，2018, 21(5):393-396.

[4] 王岚，戴小亚 . 全球质子重离子医院现状与展望 [J]. 中国医院建筑与装备,2016(01):27-31.